Hermann Ludwig Cohn

Lehrbuch der Hygiene des Auges

Verlag
der
Wissenschaften

Hermann Ludwig Cohn

Lehrbuch der Hygiene des Auges

ISBN/EAN: 9783957009104

Auflage: 1

Erscheinungsjahr: 2016

Erscheinungsort: Norderstedt, Deutschland

Hergestellt in Europa, USA, Kanada, Australien, Japan
Verlag der Wissenschaften in Hansebooks GmbH, Norderstedt

Verlag
der
Wissenschaften

LEHRBUCH

DER

HYGIENE DES AUGES.

VON

HERMANN COHN,

DR. MED. ET PHIL.,

PROFESSOR AN DER KGL. UNIVERSITÄT ZU BRESLAU.

MIT 112 HOLZSCHNITTEN UND 1 TAFEL IN FARBENDRUCK.

WIEN UND LEIPZIG,

URBAN & SCHWARZENBERG.

1892.

SEINEM

HOCHVEREHRTEN LEHRER UND GÖNNER

HERRN

GEH. MED.-RATH

PROFESSOR DR. RUDOLF VIRCHOW

IN BEGRÜNDETER HOCHSCHÄTZUNG

GEWIDMET

VOM VERFASSER.

SR. EXCELLENZ

HERRN

MARSCHALL UND SENATOR

PROFESSOR DR. MAVROGÉNY-PASCHA

CHEFARZT UND ERSTEM LEIBARZT SR. MAJESTÄT DES SULTANS,
DIRECTOR DER MEDICINERSCHULEN UND GENERAL-INSPECTOR
DER CIVIL- UND MILITAR-HOSPITÄLER DER TÜRKEI, EHREN-
PRÄSIDENT DER KAIS. OTTOMAN. GESELLSCHAFT DER
ÄRZTE IN CONSTANTINOPEL, EHRENMITGLIED DER
FRANZÖSISCHEN HYGIENISCHEN GESELLSCHAFT
ETC. ETC.

MIT VORZÜGLICHSTER HOCHACHTUNG

GEWIDMET

VOM VERFASSER.

Vorwort.

Wer sich die Aufgabe stellt, ein Lehrbuch zu schreiben, muss sich zunächst die Frage beantworten, ob ein solches fehlt. Ohne Zweifel giebt es jetzt vorzügliche Lehrbücher der Augenheilkunde und vorzügliche Lehrbücher der Hygiene. Allein die ersteren behandeln die hygienischen Fragen meist etwas stiefmütterlich, die letzteren aber behandeln die augenärztlichen oft noch viel stiefmütterlicher. Dabei ist ja immer ein Gebiet, in dem zwei grosse Wissenschaften an einander grenzen, weitaus am Interessantesten für den Forscher, — und doch giebt es bisher noch kein Lehrbuch der Hygiene des Auges.

Wenn ich mich nun nach fast 30jährigen eigenen monographischen Arbeiten auf diesem Gebiete entschloss, ein solches Lehrbuch zu schreiben, so war wesentlich eine besondere Aufmunterung von fachverständiger Seite die Ursache.

Im September 1882 hatte ich in dem Artikel „Schulkinderaugen" in der 1. Auflage der Eulenburg'schen Real-Encyclopädie der gesammten Heilkunde zum ersten Male eine Uebersicht über die bis dahin in diesem Capitel gelieferten Arbeiten mitgetheilt.

Mannigfache Aufforderungen, so namentlich von der kgl. Regierung zu Breslau, kamen darauf an mich heran, ich möge diesen Artikel auch grösseren, nicht medicinischen Kreisen zugänglich machen.

Für diesen Zweck schien aber die Darstellung in der Real-Encyclopädie nicht geeignet; es mussten einige populäre Capitel über Anatomie, Physiologie und Pathologie des Auges vorausgeschickt und mehrere Abschnitte über Subsellien, über Schulärzte etc. hinzugefügt werden. So entstand meine Schrift „Hygiene des Auges in den Schulen", Wien 1883, Verlag von Urban & Schwarzenberg.

Dieselbe wurde im Auftrage der Midland Educational Company in Birmingham von Turnbull ins Englische übersetzt und erschien 1886 in London; im Jahre 1887 übersetzte sie Stabsarzt Dr. Medem ins Russische, und sie erschien in Poltawa. Für diese beiden Uebersetzungen hatte ich mehrere neue Capitel, namentlich über Beleuchtung, hinzugefügt. —

Als die 2. Auflage der Eulenburg'schen Real-Encyclopädie 1889 erschien, war es nöthig, den Artikel „Schulkinderaugen" für den 17. Band völlig umzuarbeiten und bedeutend zu vergrössern. Dieser Artikel fand zu meiner Freude noch mehr Anerkennung, als der frühere; eine besonders schmeichelhafte Beurtheilung wurde demselben in der Zeitschrift für Schulgesundheitspflege, 1890, Nr. 12, pag. 759, von Prof. Dr. Pflüger in Bern zu Theil, welcher wünschte, „dass der Artikel jedem Arzte und jedem Schulmanne bekannt werden möchte".

Dies war entscheidend für mich, und ich wagte mich daran, ein Lehrbuch der Hygiene des Auges zu schreiben, in welchem nicht allein die Fragen der Schule, sondern alle Fragen, welche dieses interessante Gebiet betreffen, in einer dem heutigen Stande der Wissenschaft entsprechenden Weise vorgetragen werden sollten.

Allerdings wuchs der Stoff und die Arbeit unter den Händen; das Buch, ursprünglich auf 20 Bogen berechnet, ist bei meinem Bestreben nach erschöpfender und gründlicher Behandlung unter der Feder auf über 50 Bogen angewachsen.

Man wird bei einem Blicke auf das vorliegende Werk zugeben, dass die Hygiene des Auges in den letzten Jahrzehnten einen solchen Umfang angenommen, dass eine übersichtliche Arbeit nicht unnöthig war, und dass eine Art Nachschlagewerk für jeden Forscher wünschenswerth sein musste.

Freilich unterscheidet sich dieses Lehrbuch von manchem anderen dadurch, dass es nicht eine trockene Aufzählung aller Augenkrankheiten, gegen welche die Hygiene etwas zu leisten vermag, und eine Herzählung aller vorgeschlagenen hygienischen Mittel bringt: überall habe ich vielmehr versucht, die Entwicklung der heutigen Ansichten aus der Geschichte der letzten 20 Jahre, seit denen überhaupt Arbeiten auf diesem Gebiete gemacht wurden, wenn auch kurz, vorzuführen.

Es war mein Streben, alles Werthvolle aus der reichen Literatur am geeigneten Orte zu erwähnen; allein stets habe ich Kritik geübt, zumal ich mich in fast allen Capiteln auf eigene Untersuchungen und eigene, fast 30-jährige praktische Erfahrungen als Augenarzt stützen konnte. Die wichtigen Fragen, in denen noch keine Uebereinstimmung unter den Gelehrten herrscht, habe ich besonders kritisch gesichtet. — In der Nichterwähnung einiger Arbeiten liegt freilich auch eine Kritik.

Allerdings liess sich etwas Polemik nicht ganz vermeiden. Die persönlichen Verdächtigungen und Angriffe, welche ich von Magnus, Stilling, v. Hippel und Win-

gerath erfahren, habe ich gelegentlich kurz abgewehrt und
zurückgewiesen. —

Durch ein möglichst vollständiges Literaturverzeichniss (die meisten der 1150 Quellen habe ich im
Original eingesehen) glaubte ich den Werth der Arbeit zu
erhöhen, da spätere Forscher dann leichter die zu den einzelnen Capiteln nöthigen Vorarbeiten finden können. —

Dass ich den Schwerpunkt der Schrift in die genaue
Schilderung der Vorbeugungsmassregeln gelegt und
mich nicht in weitschweifige klinische Schilderungen, patho-
logisch-anatomische Einzelnheiten oder gar theoretische physiologische oder pathologische Erörterungen eingelassen, wird
wohl damit entschuldigt werden, dass das vorliegende Buch
ein Lehrbuch der Hygiene des Auges ist.

Von dem Aufsatze in der Real-Encyclopädie und von
meiner früheren Schrift „Hygiene des Auges in den Schulen"
sind nur die einleitenden 5 Capitel über Anatomie, Physiologie,
und Pathologie des Auges und im Capitel über Myopie eine
Anzahl Tabellen, aber auch diese dem neuesten Standpunkte
entsprechend verändert, in das folgende Buch übergegangen.
Cap. VI—X und XII—XIX sind vollkommen neu, ebenso
die meisten Abschnitte aus Cap. XI; es ist also ein
ganz neues Werk geworden.

Dafür, dass die Leser ihre eigenen Augen beim
Lesen dieses Buches nicht schädigen, ist auf meine
Bitte von Seiten der Herren Verleger durch grossen
Druck und breite Zwischenräume zwischen den
Zeilen in dankenswerther Weise gesorgt worden. Den
augenmörderischen Petitdruck findet man selbst
in den Noten nicht.

Mein Streben war, möglichst so klar zu schreiben,
dass auch ein gebildeter Nichtarzt das Werk verstehen

könne; auch habe ich versucht, Fremdworte, die durch gute deutsche zu ersetzen sind, zu vermeiden.

Vielleicht bringt die Schrift einigen Nutzen, wenn sie ausser von Studirenden und Aerzten auch von Behörden, Schulmännern, Erziehern und Technikern gelesen wird.

Ein von Herrn cand. med. Pälchen gearbeitetes, möglichst vollständiges alphabetisches Sach- und Namenregister dürfte ein schnelles Nachschlagen erleichtern.

So übergebe ich denn dieses Buch der Oeffentlichkeit mit der Bitte um nachsichtige Beurtheilung, da es der erste Versuch eines Lehrbuches der Hygiene des Auges ist, und mit dem Wunsche, dass es dazu beitragen möge, das edelste Organ vor einer Reihe von Erkrankungen zu bewahren, von denen dasselbe nicht befallen zu werden braucht.

Breslau, Neujahr 1892.

Der Verfasser.

Inhalts-Verzeichniss.

Vorwort VII

Einleitung . . . . XXV -XXXII

Wichtigkeit der Hygiene des Auges XXV. Arbeiten von Beer XXVI. Plagiat von Lafontaine XXVII. Arbeiten von Arlt, v. Graefe, v. Helmholtz, Jüngken XXVII. Preisschrift von Fuchs XXIX. Versuche eines Systems für die Hygiene des Auges XXX.

Cap. I. Anatomische Vorbemerkungen . . . . . pag. 1—14

Lederhaut 1. Hornhaut 2, 3. Augapfel 3. Vordere Kammer 3. Iris 3, 4. Pupille 4. Aderhaut und Strahlenkörper 5. Netzhaut 5—9. Gelber Fleck 9. Linse 9, 10. Anhängeband derselben 10. Hintere Kammer 10. Glaskörper 11. Sehnerv 11. Muskeln 12. Lider 13. Bindehaut 13. Thränenwege 14.

Cap. II. Physikalische und chemische Vorgänge beim Sehen . . . . pag. 15—22

Camera obscura 15. Convexlinsen 15. Brennweite 16. 17. Dioptrie 17. Zerstreuungskreise 18. Bilderzeugung im Auge 19. Iris als Diaphragma 20. Sehroth 21. Optogramme 21.

Cap. III. Accommodation . . . . pag. 22—26

Methoden, nahe Gegenstände zu photographiren 22. Accommodationsmechanismus 23. Accommodationsmuskel 24. 25.

Cap. IV. Sehschärfe . . . . pag. 26—35

Gesichtswinkel. Knotenpunkt, Richtungslinien 27. Snellen's Schrifttafeln 28—30. Burchardt's Punkttafeln 30. Cohn's Tafel 31. Sehschärfe in verschiedenen Altern 32. Sehschärfe bei wilden Völkern 33. Sehschärfe im Greisenalter 33. Widerlegung von de Haan's Angaben 33. 34. Einfluss der Beleuchtung 34. Gesichtsfeld und Perimeter 35.

Cap. V. Refraction . . . . pag. 35—38

Gegensatz von Kurzsichtigkeit und Uebersichtigkeit 35—37. Weitsichtigkeit eine Accommodationskrankheit 37. Astigmatismus 37.

Cap. VI. Augenentzündung der Neugeborenen pag. 38—72

Krankheitsbild 38. Verlauf und Ausgänge 39, 40. Vorkommen nach Berichten aus Augenkliniken 41, nach Berichten über beobachtete Blindheiten 42. Unwahre Behauptung von Magnus 43. Vorkommen nach Berichten aus Blindenanstalten 44, aus Gebäranstalten 45. Ursache. Frühere irrige Ansichten 46. Neisser's Gonococcen 47. Ansteckung während und nach der Geburt 48, 49. Verhütung vor der Geburt 50. Tripper des Vaters 50. Reinigung der Scheide 51. Verhütung nach der Geburt 51. Reinigung der Augen mit Wasser 51. mit desinficirenden Flüssigkeiten 52. Eingiessungen von Höllenstein 53. Credé's Verfahren 53. Erfolge desselben 54. Unschädlichkeit desselben 55. 56. Valenta's Einwände 57. Nothwendigkeit der Einübung von Credé's Verfahren bei den Hebammen 58, 59. Schädliche Folgen des Gutachtens der wissenschaftlichen Deputation 60. Belehrungen des Publikums in anderen Ländern über die Gefahr der Krankheit 61. Abnahme der Blennorrhoeen in Breslau 61, in Zürich 62. Ansteckung nach der Geburt. Uebertragungsweisen 62, 63. Verhinderung der Epidemieen in Gebäranstalten 63, 64. Behandlung. Schnelles Herbeiholen des Arztes 64. Entfernung des Eiters aus den Augen 64, 65. Schutzbrille für den Reinigenden 66. Kalte Umschläge 66. Salbe 67. Schutz des zweiten Auges 68. Geschulte Wärterinnen 68. Anzeigepflicht der Hebammen 69. Hebammenvorschriften in Preussen und Oesterreich 70. Bestrafung fahrlässiger Eltern 71. Belehrung des Publikums im Allgemeinen und in den Standesämtern bei Geburtsmeldungen 72. Verminderung der Erblindungen durch Vorbeugung 72.

Cap. VII. Scrophulöse Augenentzündungen . pag. 72—97

Wesen der Scrophulose 73. Verwandtschaft mit Tuberculose 74. Krankheitsbild 74. Eczem des Lides 75. Lidrandentzündung 76. Phlyctaenen 77. Hornhautentzündung und eczematöses Geschwür 77. Pannus 78. Knochenfrass des Augenhöhlenrandes 78. Verlauf und Ausgänge 79. Tylosis, Madarosis 79. Stellungsänderungen der Lider 80. Hornhauttrübungen 80. Folgen derselben 81. Vorkommen in Kliniken 82, 83, in Schulen 84—86. Ursache 87. Verhütung 88. Ernährung 89. Luft 90. Feriencolonien 90. Licht 91. Augenschirme 91. Bäder 92. Seebäder 93. Moralische Behandlung 93. Behandlung bei Eczem 94, bei Lidrandentzündung 95, bei Phlyctaenen 96, bei Hornhautentzündung 96, bei Hornhautflecken 97.

Cap. VIII. Trachom und verwandte Bindehautkrankheiten . . . . pag. 98—158

Verwirrung in der Benennung 98. Anatomie. Papillen und Trachomkörner 99, 100. Bläschencatarrh und echtes Trachom 101—103. Angebliche Uebergänge 104. Klinische Unterschiede 105. Catarrh 106. Verlauf 107. Pannus 107. Umkehren des Augenlides 108. Geschwüre der Hornhaut 109. Schrumpfung. Entropium, Symblepharon 110. Xerosis 111. Vorkommen. Geschichtliches 112. Trachom in Heeren 113—117. Erblindungen 115. Abnahme des Trachoms in der preussischen Armee 116. Trachom in verschiedenen Ländern 117—121. Trachom in Schulen 121—130. Epidemie in Breslau 122—124. Vorkommen im Hochgebirge 124. Förster's neueste Beobachtungen in den oberschlesischen Schulen 127—129. Vorkommen im Orient 129. Ansteckungsfähigkeit 130—137. Ursachen des Trachoms 138—139. Verhütung 1) bei der freilebenden Bevölkerung 140—142. 2) beim Militär 142—146, 3) in Schulen und geschlossenen Anstalten 146—153. Hilfe der Polizei in Königsberg 148. Schulschluss 149. Unreinlichkeit in den Schulen 149, 150. Bacterien im Staube 149. Spucknäpfe 151. Ventilation 151, 152. Trachomcurse in Ungarn 152. Instruction bei der Epidemie in Dresden 153. Behandlung 153. Anweisung zum Touchiren 154, zum Eingiessen von Augenwässern 156.

Cap. IX. Augenentzündungen bei Pocken . pag. 158—174

Augenentzündungen bei Infectionskrankheiten überhaupt 158, bei Diphtherie 159. Krankheitsbild bei Pocken. Anfangsstadium 159. Ausbruchsstadium 160. Eintrockungs-

stadium 161. Seltenes Auftreten in der Jetztzeit 162, 163.
Vorkommen der Pocken vor der Impfung 163, nach derselben 164. Häufigkeit der Augenentzündungen bei Pocken
165. Ursache Bacterien 166. Variolation 167. Vaccination
167. Jenner's Impfinstitut 168. Wiederimpfung 169.
Nutzen derselben 169. Verschontbleiben der Juden bei
der Epidemie in Manchester 169. Leichter Verlauf der
Krankheit bei Wiederimpfung 169. Möglichkeit der Mit-
übertragbarkeit von anderen Krankheiten 170. Impfgegner
in der Schweiz 170. Impfgesetz in Deutschland 171.
Ausbleiben von Augenentzündungen bei Pockenerkrankung
Geimpfter 171, 172. Abnahme der Pocken in Deutschland
172. Schutz des Wartepersonales 173. Behandlung 173, 174.

Cap. X. Uebersichtigkeit u. Einwärtsschielen pag. 174—193
Wesen der Hyperopie 174. Grade derselben 175, 176.
Dioptrie 176. Totale, manifeste und latente Hyperopie 177.
Facultative, relative und absolute Hyperopie 178. Er-
müdung der Hyperopen 178, 179. Zusammenhang von
Hyperopie und Schielen 179. Periodisches Schielen 180.
Einseitiges und abwechselndes Schielen 181. Sehschwäche
schielender Augen 181. Vorkommen von Hyperopie in
Kliniken 182, in Schulen 182. Vorkommen von Schielen
bei Hyperopie 183. Vorkommen facultativer Hyperopie in
Schulen 184. Hyperopie als Normalzustand von Erismann gefunden 184. Cohn's Untersuchung atropinisirter
Schulkinder in Schreiberhau 185. Dürr's Untersuchung
der Schüler mit Homatropin 186. Gelpke's Prüfungen
in Karlsruhe 187. Ursachen 187. Erblichkeit 188. Schielspiel in Schulen 189, 190. Verhütung. Convexbrillen 190,
191. Stereoskopische Uebungen 192. Schieloperation 193.

Cap. XI. Kurzsichtigkeit . . . . 194—549
1. Wesen der Krankheit 194. Wirkung der Concavgläser 195. Messung des Fernpunktes 196. Grade der
Myopie 196.
2. Anatomische Veränderungen 196, 197.
3. Augenspiegelbefund 197—200.
4. Verlauf und Ausgänge. Verarbeiten der Zerstreuungskreise 201. Insufficienz der inneren Augenmuskeln
202. Auswärtsschielen 203. Accommodationskrampf 204.
Stationäre und progressive Myopie 204, 205. Donders'

frühere Ansichten 206. Netzhautablösung und -entzündung 206, 207.

5. Vorkommen der Myopie bei Schulkindern. Beobachtungen von Ware 207, von Schürmeyer, Szokalsky, E. v. Jaeger 208, von Rüte 209, von Cohn 209. Drei Gesetze über die Myopie bei Schulkindern 210—212. Staphylome bei Schulkindern 213.

Tab. I. Procentzahl der kurzsichtigen Schüler, Beobachtungen von 1861—1891, pag. 215—225.

Tab. II. Procentzahl der kurzsichtigen Schüler in den verschiedenen Classen von 1865—1890, pag. 226—231.

Curventafel über die Zunahme der myopischen Schüler von Classe zu Classe in 24 deutschen Gymnasien pag. 232, 233.

Tab. III. Durchschnittsgrad der Myopie in den verschiedenen Classen 234.

Uebergang von Hyperopie in Emmetropie nach Erismann 235. Accommodationskrampf und Insufficienz nach Erismann 236.

6. Wiederholte Untersuchung derselben Schulkinder. Prüfungen von Cohn 236, 237. von v. Reuss 238, 239. Accommodationskrampf 240. Spätere Prüfungen 241—244. Abnahme der Myopie in den neuen Schulen in Coburg 241. Prüfungen im Kindergarten 243.

7. Myopie bei Studenten 244—246.

8. Myopie der Schüler bei verschiedenen Nationen 246—252.

9. Die Schülermyopie keine gleichgiltige Krankheit 252—268.

Donders' spätere Ansichten 253. Widerlegung derselben 254, 255. Becker's Einwürfe 256. Widerlegung von Tscherning's Ansichten 256, 257. Stilling's. v. Hippel's und Kirchner's Ansichten 258—261. Abwehr der Verdächtigungen von Wingerath 262, 263. Ansicht von Horner 264, 265, von Schmidt-Rimpler 266, von Smith 266, von Schiess, Seggel, Nagel und Pflüger 266—268.

10. Ursachen der Myopie 269—297.

A. Die Erblichkeitstheorie 269. Untersuchungen von Cohn 270, von Erismann 271, von Dor, Scheiding,

Pflüger 272, 273. Ansicht von Arlt 273, von Loring, Nicati, Kotelmann, Schmidt-Rimpler, Schneller 274. Untersuchungen von Leininberg, Straumann, Kirchner 275—277. Virchow's Ansicht 278.

B. Die Accommodationstheorie 278. Accommodationskrampf 279. Förster's Beobachtungen 279.

C. Die Convergenztheorie 280.

D. Die Sehnervenzerrungstheorie 281. Hasner's und Weiss' Ansichten 282. Abrollungsstrecke nach Weiss, Stilling und Schneller 282.

E. Die Augenhöhlenbau- oder Rollmuskeltheorie. Stilling's Beunruhigungen 283. Anatomische Untersuchungen Stilling's 283—285. Cohn's Beobachtungen bei Uhrmachern, welche feste Gegenstände betrachten 286. Hypsiconchie und Chamaeconchie 286. Orbital-Index 287. Stilling's Naturgesetz 287. Einwände gegen dasselbe von Cohn 287, 288, von Schmidt, Weiss, Seggel, Bär, Kirchner, Fizia 289. Widerlegung Stilling's bei Anisometropen 289, bei kurzsichtig Gewordenen 290, durch directe Messungen 290, 291, durch Messungen bei verschiedenen Racen 292, durch den Einfluss des Inhaltes auf die Form der Augenhöhle 293, durch den nicht nachweisbaren Sehnenansatz 293, durch Krotoschin's Sectionen 294. Widerlegung von Stilling's Ansicht über zwei völlig verschiedene Arten von Myopie durch Schneller, Seggel, Pflüger 295.

F. Die Naharbeitstheorie 296, 297.

11. Verhütung der Myopie 297 539.

A. Subsellien 297—340.

a) Grundbedingungen für den Bau richtiger Schultische. Orthopädische Vorarbeiten 298. Fahrner's Arbeiten über die Haltung der Kinder 298 302. Einfluss des Schultisches auf Entstehung von Myopie 302. Cohn's Messungen der Breslauer Subsellien 303. Differenz 304. Distanz 305. Hermann Meyer's Lehre vom Sitzen und von der Lehne 305 309. Hockbank 310. Bänke im Johannes-Gymnasium in Breslau 310 311. Strassburger Gutachten 311, 312. Bankhöhe 313. Neigung der Tischplatte 313. Lesepult 314. Lehne 314. Bankbreite,

Platzlänge. Tischbreite, Bücherbretter 315, 316. v. Esmarch's Regeln über das Sitzen 317.

b) Die verschiedenen Schultische. Auf den Ausstellungen in Paris 1867, Wien 1873 und Paris 1878 318, 319. *A.* Subsellien mit fester Null- oder Minusdistanz 1) von Fahrner 319, 2) von Buchner 319, 3) von Löffel 320. *B.* Veränderliche Subsellien: α) Klapp- und Schiebetische. 1) von Parow 321—323, 2) von Kunze 324, Paul's Verbesserung 325, 3) von Cardot 326. β) Bewegliche Bänke. Amerikanische 326, von Kayser 326, von Lickroth 327, von Vandenesch 328, von Hippauf 328, von Wackenroder 330, von Beyer 330, 331, von Schenk und von Lorenz 332.

Baron's Modellsammlung zum Unterricht 333. Maasstabellen 333—336. Regierungsverfügungen 337. Kostenpunkt 338. Sitzerhöhungen für verwachsene Kinder 338. Subsellien für Universitäten 338, für das Haus 339.

B. Geradhalter 340—346.

Geradhalter von Schreber 340, Myopodiorthoticon 340, von Happel 341, von Heffter 341, 342, von Soennecken 343, von Kallmann 344, von Dürr 345. von Kuhn 346.

C. Tagesbeleuchtung 346—392.

1. Beziehungen zwischen Helligkeit und Sehschärfe. Gesetz von Tobias Meyer 347, von Aubert und Posch 347. Arbeiten von Albertotti. Sous. Carp und Cohn 348, 349.

2. Lichtmessungen. Frühere Methoden 350. L. Weber's Meterkerze 351. Weber's Photometer 352 bis 353. Cohn's Tageslichtmessungen mit demselben 354. Messungen der Himmelshelligkeit 356. Wie viel vom Himmel sehen die Schüler? 357. Bestimmungen des Landrechtes über die Fenster 358.

3. Raumwinkelmessung. L. Weber's Raumwinkelmesser 358—362. Reducirter Raumwinkel 363. Beispiel der Berechnung 364.

4. Beziehungen von Raumwinkel und Helligkeit. Cohn's Befunde 365, 366.

5. Nothwendige Lichtmenge für Arbeitsplätze. Helligkeitsminimum sind 10 Kerzen 367. Erleichterung der

Berechnung bei Lichtprüfungen in Schulzimmern 368 bis 370. Fensterkreuze 371.

6. Prismen und Spiegel vor den Fenstern. Strahlengang im Prisma 373. Förster's Prismen 374. Stellspiegel 375.

7. Lage der Fenster nach der Himmelsrichtung 376.

8. Zahl und Grösse der Fenster 377—380.

9. Lage der Fenster in Bezug auf den Schreibenden 381. Einseitige und zweiseitige Fensteranlage 383. Glasdächer 383.

10. Die Umgebung des Schulhauses 384. Förster's Oeffnungswinkel 385.

11. Fenstervorhänge 389.

12. Farbe der Wände 392.

D. Künstliche Beleuchtung 393—408.

1. Gaslicht 393. Zahl der Flammen 394. Cylinder 395. Petroleum-, Gas-, Glühlicht, Albo-Carbonlicht 395.

2. Lampenglocken 396. Cohn's Messungen des Beleuchtungswerthes der Glocken und Schirme 397. Lampenteller, Glaskugeln 398. Hygienische Normallampe 399. Mitrailleusenlampe 399. Wenhamlampe 400. L. Weber's Schema zur Berechnung der Platzhelligkeit bei verschiedenen Glocken 401. Abendbeleuchtung in den Hörsälen der Universität 403. Erismann's zerstreute Abendbeleuchtung 405.

3. Elektrisches Licht 406. Temperatur bei demselben 407. Uebercylinder 408.

E. Die Handschrift 409—458.

1. Abductions- und Adductionsschrift 409. Bustrophedon 409. Spiegelschrift von Leonardo da Vinci 410.

2. Heftlage und Schriftrichtung 411. Vorschriften in den Seminarien 412. Die 4 Heftlagen nach Schubert 413—417. Stärkere Refraction des rechten Auges 418. Ansichten von A. Weber 419, von Berlin und Rembold 420—423. Neue Messungen von Schubert und Schenk 424. Schwabacher Federhalter 426.

3. Praktische Erfahrungen mit Steilschrift. Urtheile von Schubert. Mayer. Fuchs. Bayr. Scharff 427—436.

4. Geschichte der Steilschrift. Proben aus dem germanischen Museum 436—441. aus dem britischen Museum

442—444. Schrift von Heinrigs und von Gosky 445. Schrift von Soennecken 446. Steilschrift 446. Alphabet von Scharff 447. Regeln von Schubert 448.

5. Deutsche oder lateinische Schrift? 450. Proben englischer, französischer und lateinischer Werke, die mit deutschen Typen gedruckt sind 454. Lateinschriftverein 455.

6. Schönschrift und Kurzschrift. Schreibhefte und Tinte 455. Linienblätter 455. Liniaturen der Schreibhefte 456. Stenographie 457. Tinte 458.

F. Schiefertafel und Wandtafel 458—466.
Irradiation 458. Ansicht der Schweizer Lehrer 460. Weisse Tafeln von Thieben, von Schmidt, von Wenzel, von Campe 462—463. Wandtafeln 464—466.

G. Zeichnen und Handarbeiten 466—470.
Stuhlmann's Methode 466. Zeichentische 467. Vier Arten von Handarbeiten 468. Nähtische 469.

H. Bücherdruck und Papier 471—488.
Patent Franz I. 471. Druckproben 472—474. 1) Grösse der Buchstaben 475. 2) Dicke derselben 479. 3) Querstriche an den Enden 480. 4) Form der Buchstaben 481. 5) Approche 482. 6) Durchschuss 483. 7) Zeilenlänge 484. Papier 486—488.

I. Ueberanstrengung der Augen 489—500.
Ansichten von Beer, Giraud-Teulon 489, von Zehender 490, von Alexi 491, von Dürr und Förster 492. Rede Kaiser Wilhelm's II. 493—496. Hausarbeiten 497. Turnspiele 497. Handfertigkeitsunterricht 498. Privatlectüre 498. Schlaf der Schulkinder 499. Lesen im Bette 499.

K. Schulärztliche Aufsicht 500—539.
Verwechslung von Myopie und Sehschwäche 501. Traurige Zustände in den Breslauer Schulen 501. Nothwendigkeit von Schulärzten 502. Aerztliches Gutachten aus Strassburg 504, aus Hessen 507. Thesen des Genfer Congresses 509. Freiwillige Schulärzte in Breslau 511. Abweisung derselben durch den Breslauer Magistrat 512. Schulärzte in anderen Ländern 513. Widerlegung der Widersprüche von v. Hippel gegen die Einführung von Schulärzten 514—537. Der Arzt muss Schularzt werden, nicht der Lehrer 537. Ein Scheinschularzt in Breslau 538.

L. Verheiratung Kurzsichtiger 539.

12. Behandlung. Brillen. Anzahl der Brillenträger in Schulen 540. Ansichten über Brillen für Kurzsichtige 541. Lorgnons 542. Prismatische Brillen 546. Ruhe der Augen 548. Wahl des Berufes 549.

Cap. XII. Augenleiden bei Onanisten . . . pag. 550—565

Verbreitung der Onanie 550. Verschiedene Augenleiden nach starker Onanie 551. 1) Subjective Lichterscheinungen 552. 2) Accommodationsschwäche 554. 3) Basedow'sche Krankheit 555. 4) Bindehautentzündungen 555. Ansichten über die Gefahren der Onanie 557. Verhütung 559. Behandlung 561.

Cap. XIII. Syphilitische Augenkrankheiten . pag. 565—608

1) Stadien und Arten der Syphilis 565. *a)* Die erworbene Lues. *b)* Die angeborene Lues 567.

2. Hornhautentzündung bei ererbter Syphilis 568.

3. Primäre syphilitische Erkrankungen an Bindehaut und Lidern 570. Küsse aufs Auge 572. Leptothrixfäden in den Thränenröhrchen 573.

4. Secundäre syphilitische Augenkrankheiten. *a)* Syphilitische Regenbogenhautentzündung 574. *b)* Aderhautentzündung 575. *c)* Netzhaut- und Sehnervenentzündung 576.

5. Tertiäre syphilitische Augenkrankheiten 577.

6. Verlauf und Ausgänge 578.

7. Vorkommen *a)* im Allgemeinen 580 ; *b)* Hornhautentzündung 582. *c)* primäre Erkrankungen der Lider und Bindehaut 582; *d)* Irisentzündungen 583 ; *e)* Aderhaut- und Netzhautentzündung 584; *f)* Augenmuskellähmungen 584.

8. Verhütung. *A.* Verhütung der Vererbung. Verhinderung der Verheiratung Syphilitischer 585. *B.* Verhütung der Ansteckung : *a)* Prostitution u. Bordelle 589 ; *b)* Schutz der Geschlechtstheile ; *c)* Untersuchung und Schutz der Ammen ; *d)* Utensilien u. Geräthschaften ; *e)* Instrumente.

9. Behandlung. Nutzen der Schmiercur 599.

10. Anhang. Der Augentripper 601. Gefahren desselben 602. Vorkommen und Ursache 603. Verhütung 606. Untersuchung der Prostituirten 607. Schutz der Aerzte und Wärter 607. Schutz des zweiten Auges 608.

Cap. XIV. Sehschwäche bei Rauchern und Trinkern . . . . pag. 609—624

Krankheitsbild 609. Gesichtsfeld und Skotom 611. Vorkommen 617. Ursache 618. Verhütung 621. Behandlung 623.

Cap. XV. Augenleiden in Folge von Blendung pag. 625—648

Arlt's Ansicht 625. 1) Netzhautentzündung, Sonnenfinsternissbeobachtungen 626. Elektrisches Licht 627. Mikroskopiren 628. 2) Nachtblindheit 628. Förster's Photoptometer 629. Adaptation 629. Xerosis 630. Xerose-Bacillen 631. 3) Bindehautentzündungen 632. 4) Grauer Staar. Folgen des Blitzes 633. 5) Vorkommen. Epidemien von Xerose und Nachtblindheit 634. 6) Verhütung. *A.* Vermeidung der Blendungsquellen, Reflexe 636. Mondlicht 637. Elektrisches Bogenlicht 637—639. Tageslicht beim Erwachen 640. Nachtlampen 640. Helle Wände 641. *B.* Farbige Brillen 642. O. E. Meyer's Farbenanalyse der verschiedenen Lichtquellen 643. Langwelliges und kurzwelliges Licht 643. Blaue und graue Gläser 644. Gelbe Gläser 646. 7. Behandlung 647.

Cap. XVI. Berufs-Augenkrankheiten . . . pag. 649—685

1. Fortschreitende Kurzsichtigkeit bei gewissen Berufsarten. *A.* Die Augen der Schriftsetzer 649. Untersuchungen von Cohn 649, von Motais 651, von Lawrentjeff 652. Beleuchtungsarten beim Schriftsetzen 653. Petitschriftlesen 654. Arbeitszeit 654. *B.* Die Augen der Lithographen, Graveure und Kunstzeichner 655. *C.* Die Augen der Fädlerinnen. Untersuchung von Buschbeck 656. *D.* Die Augen der Musiker. Ansicht von Stilling 657. Neue Untersuchungen von Cohn 658, 659. *E.* Die Augen der Uhrmacher. Donders' Ansichten 661. Untersuchungen von Cohn 662, von Emmert 663. Neue Untersuchungen von Cohn 664. Die Augen der Goldarbeiter und Juweliere 665.

2. Ermüdung der Augen der Nähterinnen. Kopiopie 666. Weitsichtigkeit 667 Note. Untersuchung der Stickerinnen von Cohn 668, von Lawrentjeff 670.

3. Das Augenzittern der Kohlenhauer 670.

4. Die Hornhautentzündung der Feldarbeiter. Hypopyon-Keratitis 673. Gefahr der Hornhaut-Verletzungen bei Thränensackleiden 675. Behandlung 677.

5. Sehschwäche bei gewissen Berufsarten. *A.* Bei Schwefelkohlenstoff-Arbeitern 678. *B.* Bei Nitrobenzol-(Roburit)-Arbeitern 680. *C.* Bei Bleiarbeitern 682.

Cap. XVII. Verletzungen des Auges . . . pag. 685—727
Krankhafte Veränderungen nach Verletzungen. 1. Verbrennungen 686. 2. Oberflächliche Fremdkörper 687 bis 689. 3. Durchbohrende Verletzungen 690. 4. Fremdkörper im Inneren des Auges 691. 5. Sympathische Erkrankung des anderen Auges 692. — Vorkommen. 1. Erblindungen durch Verletzungen 695. 2. Geschlecht und Alter 696. 3. Vorkommen in Kliniken 697. 4. Beruf der Verletzten 698. 5. Verletzungen bei Metallarbeitern 700. 6. Vorkommen von Fremdkörpern 703. 7. Verletzungen durch Kriegswaffen 704. 8. Statistik der Ursachen 706. 9. Statistik der Augenkrankheiten nach Verletzungen 709. — Verhütung. 1) Warnungen 712. 2) Schutzbrillen 713. 3) Herausnahme verletzter Augen 720. Glasaugen 722. Celluloid-Augen 723. — Behandlung. 1) Verbrennungen 724. 2) Oberflächliche Fremdkörper 725. 3) Durchbohrende Wunden und Fremdkörper im Innern des Auges 726.

Cap. XVIII. Netzhautleiden bei Kindern blutsverwandter Eltern . . . . pag. 727—735
1. Subjective und objective Zeichen 728. Gesichtsfeldeinschränkung und Nachtblindheit 729. Augenspiegelbefund 738. 2. Vorkommen bei Verwandtschaftsehe und ohne solche 731. In Taubstummenanstalten 734. 3. Verhütung 735.

Cap. XIX. Farbenblindheit . . . . pag. 736—757
1. Theoretisches 736. Helmholtz's und Hering's Theorien 737.

2. Arten der Farbenblindheit. Geiger's und Magnus' falsche Ansicht über die Entwicklung des Farbensinnes in historischer Zeit 738. Totale und theilweise, angeborene und erworbene Farbenblindheit 739. Sitz des Leidens 740.

3. Vorkommen 741. In derselben Familie 742.

4. Untersuchungsmethoden. 1) Wahlproben. Seebeck's Methode, fälschlich Holmgren's Methode genannt 743. Ungenügende Leistungen derselben 745. Cohn's Pulverproben 746. 2) Gleichscheinende (Pseudoisochromatische) Proben. Probe von Stilling, Donders Cohn 747, Daae, Mauthner 748. Feine Probe von Stilling 749. 3) Contrastproben. Successiv- und Simultancontrast 750. Schattencontrast 750. Spiegelcontrast 750. Florcontrast nach Meyer 751, nach Weber, v. Bezold, Pflüger 752. Güte der Pflüger'schen Tafel 753. Vorschlag zur Verbesserung derselben 753. Laternenproben 754. Farbensinn der Bahnärzte 755. Quantitative Farbensinnprüfung 755.

5. Behandlung 755. Rothe Brillen 756.

Schluss . . . . pag. 757—773

Verbreitung der Blindheit auf der Erde 758. Abnahme der Blindenzahl 758. Doppelseitig und einseitig Blinde 759. Unwahre Behauptung von Magnus 759. Tabelle der Erblindungsursachen nach Cohn 760—762. Sicher verhütbare, vielleicht verhütbare und nicht verhütbare Erblindungen nach Cohn 763, nach Steffan 764, nach Magnus 765. Erblindungen nach dem anatomischen Sitz 766. Tabelle von Magnus 766. Vermeidbare Erblindungen nach Dürr 768, nach Herrenheiser und Rössler 769.

Vermeidbare Augenkrankheiten nach Cohn 769. Kosten der Erhaltung der Blinden nach Fuchs 770. Pflichten der Staaten für Verhütung von Augenkrankheiten 771. Society for the prevention of Blindness 772. Association Haüy 772. — Andere Augenleiden, die möglicherweise in Zukunft verhütet werden können 773.

Literatur-Verzeichniss . . . . pag. 774—821

Sachregister . . . . pag. 822—842

Namenregister . . . . pag. 843—855

Einleitung.

„Unter allen Sinnen des Menschen ist das Auge immer als das liebste Geschenk und als das wunderbarste Erzeugniss der bildenden Naturkraft betrachtet worden. Dichter haben es besungen, Redner gefeiert; Philosophen haben es als Maassstab für die Leistungsfähigkeit organischer Kraft gepriesen und Physiker haben es als das unübertrefflichste Vorbild optischer Apparate nachzuahmen versucht. Als der härteste Verlust nächst dem des Lebens erscheint uns der Verlust des Augenlichtes." Fügen wir diesen Worten von v. Helmholtz den Satz von v. Gräfe hinzu: „Der volle Werth des Auges ist versenkt in das stumme Sehnen derer, die es einst besessen und verloren haben", so dürfte hinreichend die Berechtigung einer Wissenschaft gekennzeichnet sein, welche sich bestrebt, das wunderbare Organ vor Krankheiten zu bewahren.

In welchem Umfange die Wichtigkeit der Hygiene des Auges gerade in den letzten Jahrzehnten von den Aerzten anerkannt worden, wird das folgende Werk zeigen. Doch sind die Bestrebungen, die Augenleiden zu verhüten, keineswegs neue.

Bereits im Jahre 1800 gab G. J. Beer in Wien, der
erste Arzt, der eine Professur für Augenheilkunde in Deutschland erhielt, eine kleine Schrift heraus: „Pflege gesunder
und geschwächter Augen." Wenn jetzt nach 90 Jahren
natürlich auch manches daselbst Gedruckte als irrig erscheinen muss, so sind doch viele ausgezeichnete Beobachtungen
und Rathschläge in dem Büchlein vorhanden; einzelne Capitel
könnte man auch heute noch unverändert abdrucken lassen;
in dem folgenden Werke wird man manche Citate aus
Beer's Schrift finden.

Im Jahre 1813 erschien ein anderes Buch von Beer
in Wien unter dem Titel „Das Auge, oder Versuch, das
edelste Geschenk der Schöpfung vor dem höchst verderblichen Einflusse unseres Zeitalters zu sichern". In der Vorrede zu dieser Schrift sagt der vortreffliche Augenarzt:
„Leider fand ich mit meinem früheren Werke bei meinen
Landsleuten nicht diejenige Aufnahme, welche ich zum
Heile ihrer Augen gewünscht habe, — in patria nullus pro-
pheta! — da hingegen das Ausland, vorzüglich Frankreich,
das sonst so selten deutsches Verdienst anerkennt, den
Werth dieser kleinen Schrift ungleich mehr beherzigte."
Es war nämlich 1809 bereits die 4. Auflage jener Beer'schen
Schrift in französischer Sprache erschienen. — Doch
auch in Deutschland wurde später Beer's Arbeit geschätzt;
so bezeichnete sie der bekannte Anatom S. Th. Sömmering
in seiner 1817 erschienenen, lesenswerthen Schrift „Ueber
einige wichtige Pflichten gegen die Augen" als „ein
treffliches, den praktischen Mann durchaus verrathendes
Werk".

Um so merkwürdiger war es, dass im Jahre 1824 in
Breslau eine Schrift gedruckt wurde mit dem Titel „F. L. de
Lafontaine (vormals kgl. Polnischer Hofrath und wirk-
licher Leibchirurgus, Verfasser der Monographie über den

Weichselzopf). Ueber den vernünftigen Gebrauch und die zweckmässige Pflege der Augen. Herausgegeben von Prof. Dr. J. R. Lichtenstädt in Breslau."

Schon beim Lesen der Vorrede und des ersten Capitels erschien mir eine solche Aehnlichkeit mit den entsprechenden Abschnitten der mir längst bekannten Beer'schen Schrift, dass ich dieses Buch sofort zur Hand nahm und zu meinem grössten Erstaunen entdeckte, dass nicht allein die Vorrede, sondern das ganze Werk von Lafontaine von der ersten bis zur letzten Zeile wörtlich aus Beer abgeschrieben war.

Es gelang mir im Jahre 1884 nachzuweisen, dass im Nachlass de Lafontaine's sich eine Abschrift des Beer'schen Buches vorfand, welche mit anderen hinterlassenen Papieren de Lafontaine's 12 Jahre nach dessen in Mohilew erfolgtem Tode nach Breslau kam und dem Prof. Lichtenstädt bei Ordnung des Nachlasses mit übergeben wurde. Diesem, dem das Beer'sche Original ebenso unbekannt war, als den anderen Breslauer Aerzten, denen er in der schlesischen Gesellschaft die Schrift von Lafontaine vorlas, gefiel das Buch so gut, dass er es in dem Glauben, der polnische Hofrath habe es verfasst, mit anderen Arbeiten Lafontaine's 1824 herausgab. Ich konnte jedoch feststellen, dass de Lafontaine diese Abschrift der Beer'schen Broschüre nur zu einer Uebersetzung ins Polnische für seine Zeitschrift Dziennik zdrowia, Warschau 1802, April, Band 4, benutzt hatte.*) —

Ein halbes Jahrhundert verging, bis wieder ein hervorragender Augenarzt ein allgemein verständliches Werk

---

*) Wer sich für die höchst interessante Geschichte dieses wohl einzig dastehenden Plagiats interessirt, findet sie genau in meinem Aufsatze „Geschichte einer wörtlich abgeschriebenen Hygiene des Auges" in der Wiener medicinischen Wochenschrift, 1884, Nr. 19—22.

über das in Rede stehende Gebiet veröffentlichte. Es erschien
nämlich erst 1862 in Prag die ganz vorzügliche kleine
Schrift von Arlt: „Die Pflege der Augen im gesunden und
kranken Zustande." Treu ihrem Motto: „Ein blinder Mann,
ein armer Mann" schildert sie in einer den ausgezeichneten,
erfahrenen Praktiker auf jeder Seite verrathenden Weise nach
kurzer Darstellung des Baues und der Thätigkeit der Augen
1) die Rücksichten, welche Eltern und Erzieher auf die
Augen der Kinder zu nehmen haben, 2) die Rücksichten,
welche Erwachsene im Allgemeinen auch bei gesunden Augen
zu beachten haben, 3) das Verhalten bei regelwidrigen Zuständen des Auges und schliesst mit einem Capitel über
die Augengläser. v. Arlt hat Alles in classischer Form vorgetragen, wie der Leser aus mancherlei Citaten im folgenden Werke selbst sehen wird.

Während v. Gräfe 1867 und v. Helmholtz 1870 in
eleganter Form in populären Vorträgen richtige Kenntnisse
über den Bau und die Thätigkeit der Augen verbreiteten,
erschien im Jahre 1870 unter dem Titel „Die Augendiätetik oder die Kunst, das Sehvermögen zu erhalten und zu
verbessern" eine Schrift von Jüngken, welche den Beweis
liefert, dass ein seiner Zeit verdienter Augenarzt am Ende
seines langen Lebens dem Publicum Ansichten auftischt,
welche von der fortgeschrittenen Wissenschaft längst widerlegt sind. Dieses Buch hat, wenn auch in einigen Capiteln
richtige Winke gefunden werden, namentlich durch seine
Angaben über Würmer, über Brillen, über Erkältungen,
über Blutentziehungen und namentlich über die Behandlung
der Hornhautflecken directen Schaden gestiftet.

Die durch statistische Untersuchungen über die Kurzsichtigkeit geförderten Fragen der Augenhygiene begannen
im Jahre 1865 in weiten Kreisen Aufmerksamkeit zu erregen
und riefen eine mächtige Literatur hervor, die wir in dem

umfangreichen Cap. XI genau kennen lernen werden. Auch fehlte es im letzten Jahrzehnt nicht an kleineren populären Schriften über Augendiätetik, unter denen ich besonders die von Klein hervorhebe. Freilich wurden auch Broschüren veröffentlicht, welche nur offenbarer Reclame dienen sollten und die Leser mehr beunruhigten, als belehrten; wir erwähnen dieselben nicht. —

Eine wirklich ausgezeichnete Arbeit erschien 1885 unter dem Titel „Die Ursache und die Verhütung der Blindheit von Prof. E. Fuchs in Lüttich" (jetzt in Wien). Der vierte internationale, im September 1882 in Genf tagende hygienische Congress hatte nämlich beschlossen, einen von der Society for the prevention of blindness, auf Antrag des hochverdienten Dr. Roth in London gestifteten Preis von 2000 Franken dem Verfasser der besten neuen Arbeit „Ueber die Ursachen der Blindheit und die praktischen Massregeln zu ihrer Verhütung" zu ertheilen. Auf dem internationalen 5. hygienischen, 1884 zu Haag tagenden Congresse, auf welchem die Preisrichter*) aus allen Ländern zusammentraten, wurde unter den 7 eingegangenen Arbeiten einstimmig die Arbeit von Prof. Fuchs als die vorzüglichste mit Recht preisgekrönt. Seine Schrift wurde in fast alle europäischen Sprachen übersetzt und von der Society for the prevention of blindness herausgegeben. Ich komme oft in meinem Buche auf Fuchs' Schrift zurück. Sie konnte sich aber natürlich nicht über die gesammte Hygiene des Auges ausdehnen, sondern musste sich der

*) Es waren aus London Roth und Streatfield, aus Frankreich Fieuzal, Layet und Coursserant, aus Italien Reymond und Sormani, aus Holland Snellen, aus der Schweiz Dufour und Haltenhoff, aus Deutschland Berlin und ich als Preisrichter gewählt worden.

gegebenen Aufgabe gemäss nur auf die Verhütung der Erblindungen beschränken.

So fehlte uns bisher eine umfassende Arbeit über die Verhütung der Augenkrankheiten. Und es giebt doch viele Krankheiten, die, obgleich sie nicht zur Blindheit führen, doch eine Sehschwäche hervorrufen, die das Arbeiten und den Lebensgenuss beträchtlich stören. Das folgende Werk soll diesen Mangel ersetzen helfen; denn, wie schon im Vorwort erwähnt, sind selbst in den besten Lehrbüchern der Hygiene die Augenkrankheiten und in den besten Lehrbüchern der Augenheilkunde die hygienischen Lehren etwas stiefmütterlich behandelt. — —

Freilich wird man vergebens nach einem System in der folgenden Schrift suchen.

Ich hatte Anfangs die Absicht, den Stoff in 5 Hauptabschnitte zu gliedern:

1) Angeborene Augenleiden: *a)* bei Kindern aus Verwandtschaftsehe, *b)* Farbenblindheit. —

2) Entzündliche Krankheiten: *a)* Entzündungen der Augen der Neugeborenen, *b)* bei Scrophulose, *c)* Trachom, *d)* bei Pocken, *e)* bei Syphilis. —

3) Refractionsleiden: *a)* Kurzichtigkeit, *b)* Uebersichtigkeit und Schielen. —

4) Nervöse Leiden: *a)* bei Onanie, *b)* bei Rauchern und Trinkern, *c)* bei Blendung. —

5) Berufskrankheiten und Verletzungen.

Allein die Krankheiten des Sehnerven und der Netzhaut bei Kindern aus Verwandtschaftsehe sind ja auch Entzündungen und gehören also unter entzündliche Krankheiten. Andererseits bewirkt die Syphilis auch Muskellähmungen, die nicht entzündlicher Natur sind. — Ferner muss die Kurzsichtigkeit oft und die Uebersichtigkeit fast immer als angeborene Krankheit angesehen werden. — Auch sind die Erscheinungen der Blendung oft entzündlicher Natur. Man sieht also, dass kein rechtes Scheidungs- und Eintheilungsprincip hierbei vorhanden gewesen wäre.

Später dachte ich, den Stoff in 7 Haupttheile zu ordnen:

1) Farbenblindheit und Verwandtschaftsehe.
2) Krankheiten des ersten Kindesalters: Scrophulose.
3) Krankheiten während der Schul- und Lehrzeit: Myopie und Uebersichtigkeit.
4) Krankheiten bei Allgemeinleiden: Pocken, Syphilis.
5) Ansteckende Krankheiten: Blennorrhoe, Trachom.
6) Vergiftungen: Tabak, Alkohol.
7) Berufskrankheiten und Verletzungen.

Allein die Blennorrhoe ist doch gewiss auch eine Krankheit des ersten Kindesalters, und die Scrophulose und das Trachom kommen ja häufig genug im schulpflichtigen Alter vor. Ferner giebt es auch Fälle von Myopie, die sich nach der Schulzeit entwickeln. Wohin sollte man die Blendungserscheinungen und die Onanie stellen? Auch diese Anordnung hätte also ihre Fehler gehabt.

Eine anatomische Ordnung, wie in den Lehrbüchern der Augenheilkunde, wäre ganz falsch gewesen, da hier Dinge auseinander gerissen werden, die ursächlich aufs Innigste zusammengehören, wie bei den einzelnen Capiteln auseinandergesetzt werden wird.

Alle Eintheilungen haben zunächst noch etwas Gekünsteltes; es giebt bisher noch kein System für ein Lehrbuch der Hygiene des Auges.

Ich glaubte daher, am besten von grösseren Abtheilungen abzusehen und einfach die 14 Capitel an einander zu reihen, in denen die Hygiene der Augenkrankheiten bereits jetzt etwas zu leisten vermag. Die Ueberschrift über grössere Abschnitte ist doch eigentlich nebensächlich, und ob die

Reihenfolge so oder so gewählt wird, ist lediglich Geschmackssache.

Ich habe die Capitel geordnet als: Blennorrhoe,
Scrophulose, Trachom, Pocken, Uebersichtigkeit
und Schielen, Kurzsichtigkeit, Onanie, Syphilis,
Trinken und Rauchen, Blendung, Berufskrankheiten, Verletzungen, Blutsverwandtschaft
und Farbenblindheit.

Die Hauptaufgabe ist die, dass man das Wesentlichste,
was wir bis jetzt über die Verhütung dieser Krankheiten
wissen, leicht findet. Das Inhaltsverzeichniss und
ein sorgsames Sachregister wird wohl Jeden in den Stand
setzen, das, was er sucht, rasch nachzuschlagen.

Natürlich mussten die unumgänglich zum Verständniss
nöthigen Kenntnisse der Anatomie und Physiologie
des Auges in kurzen Zügen vorausgeschickt werden; sie
sind in den ersten 5 Capiteln enthalten.

Der Schluss beschäftigt sich mit den verhütbaren Erblindungen.

Eine wichtige Aufgabe der Hygieniker und Augenärzte
wird es sein, immer mehr Augenkrankheiten der
Verhütung zugänglich zu machen: einstweilen kann
man nur den im folgenden Werke besprochenen Augenleiden vorbeugen.

CAPITEL I.

Anatomische Vorbemerkungen.

Das Auge hat bekanntlich die Gestalt einer Kugel von etwa 24 Mm. Durchmesser.*) Es besteht aus klaren Flüssigkeiten und aus Häuten, die zum Theil nach Art von Zwiebelschalen in einander geschachtelt sind; daher nennt man den Augapfel auch Bulbus (Zwiebel).

Zu äusserst liegt die Sclera (Fig. I, *S*). Nur ihr vorderer Theil ist für gewöhnlich sichtbar, sie ist porzellanartig bläulich, im Alter mehr gelblichweiss. Der hintere Theil liegt im Fettgewebe der Augenhöhle (Orbita), welches auch den Sehnerven (Nervus opticus, *No*) umgiebt. Sie ist die dickste und festeste der drei in einander geschachtelten Häute (Sclera, Chorioidea und Retina), sie ist ja das Gehäuse des Auges selbst, heisst auch Lederhaut oder Sclera (von σκληρός, hart).

Vorn ist sie jedoch nicht geschlossen, sondern wie in das Gehäuse der Uhr, ist vorn gleich einem Uhrglase die

---

*) In keiner Schule und in keinem Volksbildungsverein sollte ein gutes, 10mal vergrössertes Modell des Auges aus Glas oder Papiermaché zur Erläuterung der im Folgenden genannten Theile fehlen. Man kann solche Modelle von Opticus Dörffel in Berlin, N. W., U. d. Linden 46 zum Preise von 20—60 M. beziehen.

Cornea oder Hornhaut *(Co)* eingefalzt. Letztere ist in der
Norm so durchsichtig, wie das reinste Wasser und so glatt

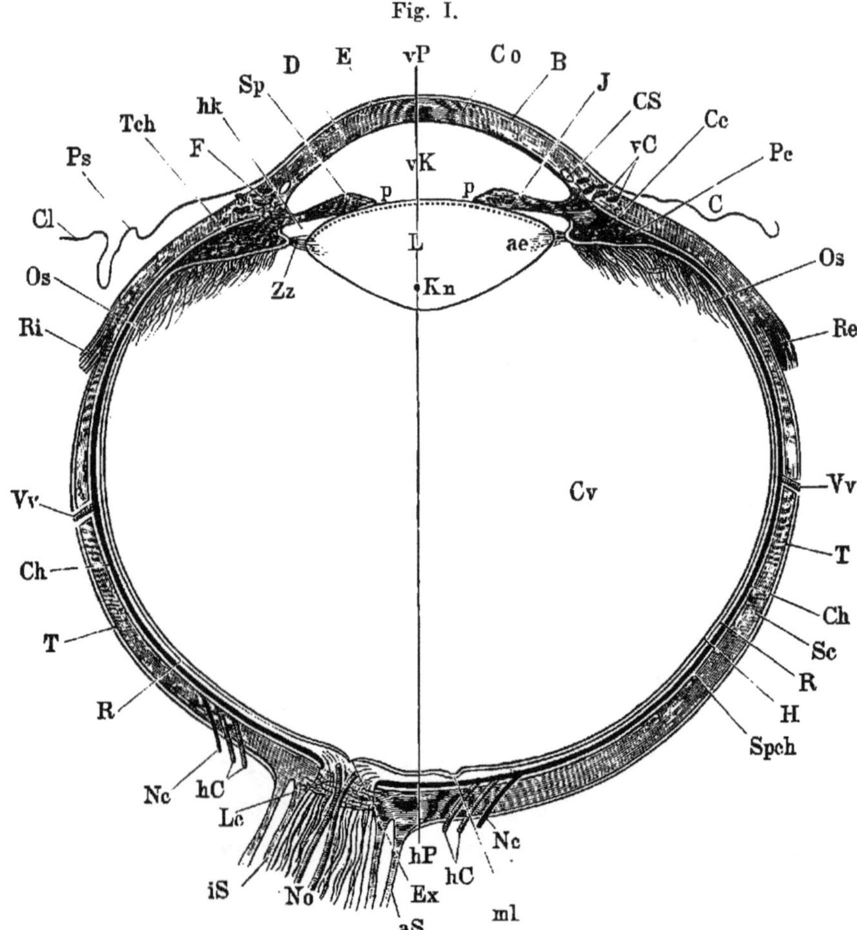

Durchschnitt des rechten Auges nach Flemming. Untere Hälfte.
E Epithel der Hornhaut. *B* Bowmann'sche Haut. *Co* Cornea. *D* Descemet'sche
Haut. *vK* Vordere Kammer. *CS* Canalis Schlemmii. *F* Fontana'sche Lücken. *J* Iris.
Sp Sphincter pupillae. *hK* Hintere Kammer. *vC* Vordere Ciliargefässe. *C* Conjunctiva
bulbi. *Ps* Plica semilunaris. *Cl* Caruncula lacrymalis. *Sc* Sclera. *Cc* Corpus ciliare.
Tch Tensor chorioideae. *Pc* Processus ciliaris. *Zz* Zonula Zinnii. *vP* Vorderer Pol.
hP Hinterer Pol. *vP, hP* Augenaxe. *Re* Rectus externus. *Ri* Rectus internus.
Vv Vasa vorticosa. *T* Tenon'sche Kapsel. *Nc* Nervus ciliaris. *hC* Hintere Ciliar-
gefässe. *No* Nervus opticus. *Lc* Lamina cribrosa. *Ex* Physiologische Excavation.
R Retina. *Os* Ora serrata. *ml* Macula lutea. *H* Hyaloidea. *Cv* Corpus vitreum.
Ch Chorioidea. *Spch* Suprachorioidealraum. *L* Linse. *ae* Aequator der Linse.
Kn Knotenpunkt. *pp* Pupille. *aS* Aeussere Sehnervenscheide. *iS* Innere Sehnerven-
scheide.

wie der beste Spiegel. Sie giebt wie jeder Convexspiegel von allen Gegenständen aufrechte verkleinerte Bilder. Daher sehen wir unser eigenes Gesicht verkleinert in dem Auge eines anderen Menschen. Die Cornea hat 10—12 Mm. Querdurchmesser an ihrer Basis und ist etwas über 1 Mm. dick. Cornea und Sclera werden durch die Flüssigkeiten im Auge und durch den Blutgehalt der inneren Häute stets in einer Spannung erhalten, die man leicht beim Druck auf das Auge mit dem Finger fühlen kann.

Wenn man sich den Augapfel wie den Erdglobus vorstellt, nur um 90° gedreht, so ist der vorderste Punkt der Cornea *(Co)* der vordere Pol, *vP* (entsprechend dem Nordpol des Globus), der hinterste Punkt der Sclera, *hP* der hintere Pol, und die diese beiden Punkte verbindende gerade Linie heisst die Augenaxe. Der Acquator des Auges liegt da, wo wir mit dem Messer den Augapfel durchschneiden würden, um ihn in eine vordere und hintere Hälfte zu trennen. Die Meridiane verbinden natürlich den vorderen und hinteren Pol. Etwas hinter der Mitte der Augenaxe liegt der Drehpunkt des Auges, welcher stets unverrückt bleibt.

Hinter der Cornea liegt ein Raum, der mit klarer, farbloser Flüssigkeit erfüllt ist, die vordere Kammer *(vK)*. Die Flüssigkeit heisst das Kammerwasser, Humor aqueus. Man kann sie durch einen Stich in die Cornea abzapfen. Die vordere Kammer ist nur 2—3 Mm. tief.

Sie wird nach hinten begrenzt von der Iris oder Regenbogenhaut *(J)*. Diese verhält sich zur Cornea, wie das Zifferblatt einer Uhr zu dem Uhrglase. Sie ist eine ringförmige, wie ein Rahmen gestaltete, gefässreiche Haut, deren Fläche senkrecht zur Augenaxe steht, und in deren Mitte sich eine Oeffnung, das Sehloch, der Stern oder die Pupille *(pp)* befindet.

Die Farbe der Iris ist bei den verschiedenen Augen verschieden. Nicht das Auge ist blau, braun oder grau, sondern nur seine Iris. Alle Kinder werden mit blauer Iris geboren, bei vielen dunkelt sie jedoch schon in den ersten Lebenstagen nach. Eine schwarze Iris giebt es nicht; selbst bei den Nubiern und Negern ist sie nur tiefbraun. In Deutschland prävaliren die blauen Irides; zwei Drittel von 760.000 bayrischen Schulkindern waren helläugig. Meist ist der Farbstoff auf der hinteren Seite der Iris abgelagert; einen blauen Farbstoff giebt es aber in der Iris nicht; die Iris erscheint nur in Folge der Interferenz blau, wenn eine trübe aber farbstofffreie vordere Schicht der Iris sich vor der dunklen hinteren Schicht befindet, so wie eine dicke trübe Luftschicht vor dunklen Bergen blau erscheint. Ist jedoch in den vorderen Theilen der Iris ebenfalls Farbstoff (Pigment) enthalten, so zeigen die Augen braune, graue und alle erdenklichen Uebergangsfarben.

In der Mitte oder richtiger ein wenig nach unten innen gegen die Nase hin ist die Iris von dem Sehloch oder der Pupille *(pp)* durchbrochen, welche uns schwarz erscheint, gerade wie wir ein Kellerloch, von der Strasse gesehen, für schwarz halten. Der Name Pupille soll daher rühren, dass ein Mädchen (puppa) sein Bild verkleinert im Auge eines Anderen in der Gegend der Pupille wahrnimmt. Dieses Sehloch kann (allerdings niemals willkürlich) vergrössert und verkleinert werden. Im Dunklen und beim Blick in die Ferne wird die Pupille weit, im Hellen und beim Blick in die Nähe wird sie eng. Diese Veränderungen hängen von zwei Muskeln ab, die sich in der Iris befinden, dem ringförmigen Schliesser der Pupille oder Sphincter iridis *(Sp)* und dem strahlenförmigen Erweiterer oder Dilatator iridis. Der Durchmesser der Pupille schwankt in der Regel zwischen 4 und 5 Mm. Es giebt aber ein Medicament, durch welches man ihn in

10 Minuten bis 9 Mm. erweitern, und ein zweites Medicament, durch welches man ihn auf 1 Mm. verengern kann. Die erweiternde Wirkung übt das aus der Atropa Belladonna (Tollkirsche) gewonnene Atropin, die verengernde das aus dem afrikanischen Physostigma venenosum (Calabarbohne) hergestellte Eserin aus.

Die innere Fläche der Sclera ist überzogen von der Aderhaut oder Chorioidea *(Ch)*. Sie erhielt ihren Namen, weil sie vorwiegend aus den Adern besteht, die das Auge mit Blut versorgen; ausserdem ist sie aber sehr reich an einem tief dunklen Farbstoff. Sie stellt, wie die Sclera, eine hohle Kugel dar, deren vordere Oeffnung durch die Iris ausgefüllt ist. Die Aderhaut schwillt in ihrem vorderen Theile dicht hinter der Iris zu einem 6 Mm. breiten, dicken Gürtel an, welcher Ciliarkörper *(Cc)* heisst. Dieser besteht aus zwei Theilen: aus einem Muskel, Ciliarmuskel oder Spanner der Aderhaut oder Accommodationsmuskel *(Tch)* genannt, und aus einer unebenen, mehr gekräuselten, dem Centrum des Auges zugewendeten Oberfläche, den Ciliarfortsätzen oder Processus ciliares *(Pc)*. Ueber diese wichtigen Theile wird im Cap. III noch speciell gesprochen werden.

Schneidet man ein Auge im Acquator durch und betrachtet die vordere Hälfte von hinten, so bildet die am meisten nach dem Centrum hin befindliche Lage des Ciliarkörpers, d. h. die Ciliarfortsätze, einen Kranz von 70 bis 72 Falten.

Die dritte eingeschachtelte, der Sclera und Chorioidea concentrische Haut ist die Netzhaut oder Retina *(R)*. Im frischen Zustande ist sie ziemlich durchsichtig, nach dem Tode weisslich trübe. Sie reicht nach vorn nur bis zum Beginne des Ciliarkörpers *(Os)*, dort endet sie mit einem gezackten Rande, der Ora serrata. Die Dicke der

Netzhaut ist am beträchtlichsten an ihrem hinteren Theile
in der Umgebung der Eintrittsstelle des Sehnerven (0·22 Mm.)
und nimmt gegen die Peripherie immer mehr ab; an der
Ora serrata hat sie nur 0·09 Mm. Dicke. Nicht am hinteren
Pole, sondern etwas nach der Nasenseite hin liegt die hell-
weisse Eintrittsstelle des Ner-
vus opticus *(No)*. Mehr
nach der Schläfenseite (3 Mm.
nach aussen und etwas nach
unten vom Nerven) findet man
den gelben Fleck oder die
Macula lutea (Fig. I. *ml*);
es ist dies die Stelle, mit der
wir am schärfsten sehen. Der
gelbe Fleck (Fig. V) ist quer-
elliptisch und hat in seiner
Mitte eine äusserst durchsichtige, sehr vertiefte Stelle, die
Netzhautgrube oder die Fovea
centralis.

Die Netzhaut ist sehr complicirt gebaut, und man unterscheidet auf ihrem Durch-
schnitte unter dem Mikroskop
10 Schichten, welche in Fig. II
nach den vorzüglichen Untersuchungen von Max Schultze
dargestellt sind. Sie heissen

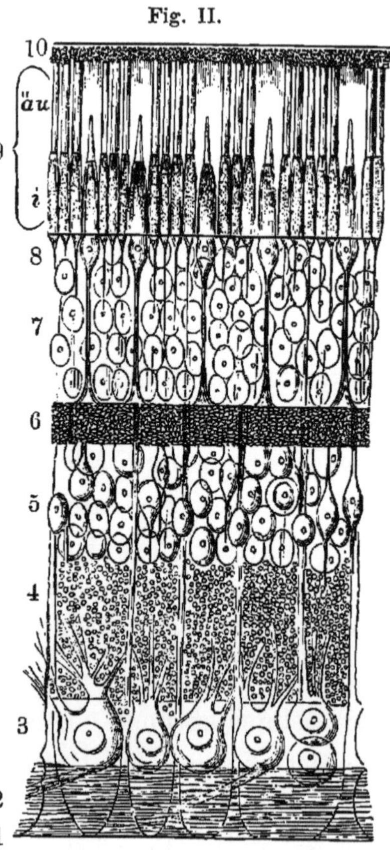

Fig. II.

Schichten der Netzhaut.
(Aus Max Schultze's „Retina" in
Stricker's Gewebelehre.)

vom Centrum nach der Chorioidea hin: 1. die innere Grenzhaut oder Membrana limitans interna, 2. die Nervenfaserschicht oder Opticusschicht, 3. die Ganglienzellenschicht,
4. die innere granulirte, 5. die innere Körnerschicht, 6. die
äussere granulirte, 7. die äussere Körnerschicht, 8. die

äussere Grenzhaut oder Membrana limitans externa, 9. die
Stäbchen- und Zapfenschicht und 10. die Pigmentepithel-
schicht.

Von besonderer Wichtigkeit für das Sehen sind die
2., 3., 9. und 10. Schicht.

Die 2. Schicht ist die Nervenfaserschicht. Wenn
der Sehnerv durch das Loch der Sclera und der Aderhaut
durchgetreten ist (*Lc* in Fig. I), schlagen sich die Nervenfasern desselben nach allen Seiten radial über die ganze
Netzhaut als äusserst zarte, durchscheinende Fasern von

Fig. III.

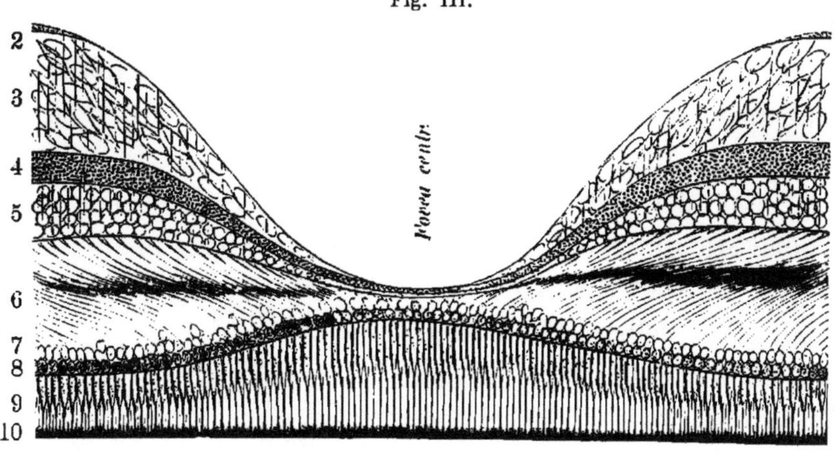

Durchschnitt des gelben Flecks. (Aus Schultze's „Retina".)

0·0005 bis 0·0045 Mm. Durchmesser. Sie umgehen aber
den gelben Fleck. Sie stehen in Verbindung mit den grossen
Ganglienzellen (3. Schicht). Dies sind Nervenzellen,
welche 2—6 Ausläufer und einen grossen Zellkern haben.
Gerade diese Ganglienzellen sind in grösster Zahl am gelben
Fleck vorhanden, in 8—10 Schichten über einander gehäuft
(Fig. III, 3). Nach der Peripherie hin wird ihre Schicht
immer dünner.

Die 9. Schicht ist die der Stäbchen und Zapfen
oder nach Kühne die Schicht der Sehzellen. Die Stäb-

chen (Fig. II, 9) sind lange, cylindrische Gebilde, zwischen denen eingeschaltet die Z a p f e n liegen, die mehr flaschenartig erscheinen; der Hals der letzteren blickt nach der Aderhaut, der Bauch dagegen nach dem Inneren des Auges. Stäbchen und Zapfen bestehen aus einem Innengliede *(i)* und einem Aussengliede *(äu)*.

Das Aussenglied ist hellglänzend und zeigt Querstreifung, das Innenglied ist granulirt und weniger glänzend. Die Stäbchen sind nur 0·0018 Mm. dick, die Zapfen etwas dicker,

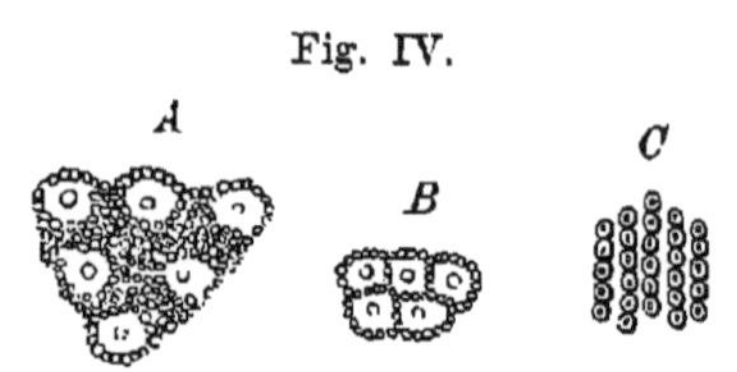

Fig. IV.

Sehzellen von der Fläche betrachtet.
(Aus H e l m h o l t z' physiolog. Optik.)

0·004 Mm. Das äussere Ende des Zapfens ist ebenfalls ein Stäbchen, das Zapfenstäbchen, sein Durchmesser aber ist nur 0·001 Mm.

Von der Fläche gesehen bilden die Sehzellen eine schöne Mosaik; Zapfen und Stäbchen sind aber nicht gleichmässig in der Netzhaut vertheilt. Am gelben Fleck sind nur Zapfen vorhanden, welche als grosse Kreise deutlich erscheinen (Fig. IV, *C*); nach der Peripherie zu ist jedoch jeder Zapfen von einem Kranze von Stäbchen (kleineren Kreisen) umgeben (Fig. IV, *B* und *A*); am Rande der Netzhaut verschwinden die Zapfen ganz und es bleiben nur die Stäbe

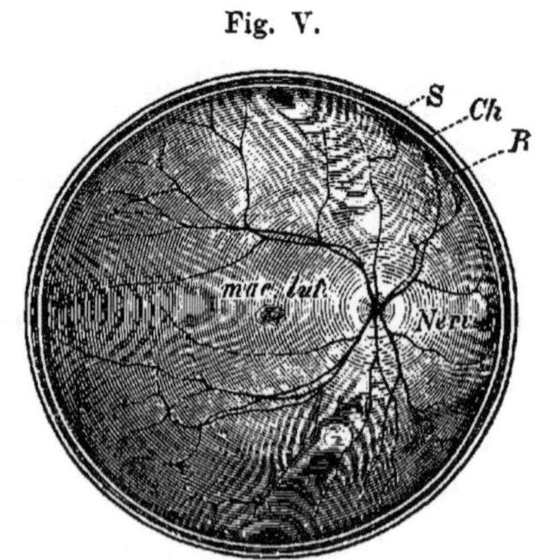

Inneres der hinteren Hälfte des Augapfels.
(Aus H e l m h o l t z' popul. Vorträgen.)

übrig.

Der Z u s a m m e n h a n g aller 10 Schichten unter einander ist noch nicht ganz klar, da die mikroskopische Untersuchung dieser Theile sehr schwierig ist; aber man

darf als sicher annehmen, dass die durch den Sehnerven
in die Netzhaut eingetretenen Sehnervenfasern mit den
Ganglienzellen und von dort aus weiter durch die verschiedenen Körner- und granulirten Schichten in Verbindung
stehen mit den Stäbchen und Zapfen, den letzten, eigentlich das Licht empfindenden Elementen, den wahren Sehzellen.

Dicht hinter ihnen ist die 10. Schicht, welche aus
einer einfachen Lage pigmentirter, pflasterförmiger Zellen
besteht. Bei Flächenansichten erscheinen sie als ziemlich
regelmässige Sechsecke, die eine zierliche Mosaik bilden
(Fig. VI, *a*). Der sehr dunkle Farbstoff in denselben heisst

Fig. VI.

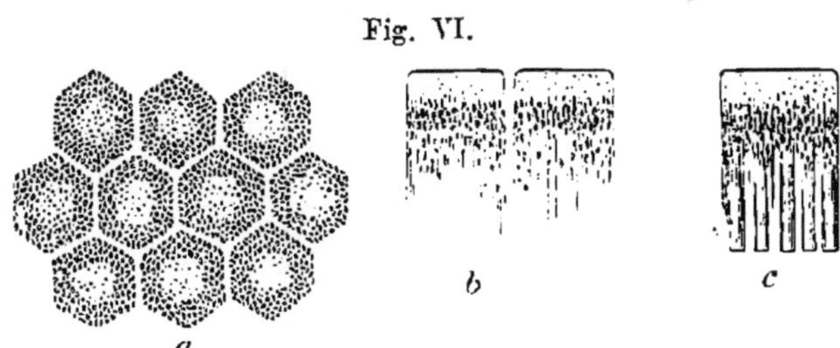

Pigmentzellen der Netzhaut. (Aus Max Schultze's „Retina".)

Fuscin. Bei Profilansichten überzeugt man sich, dass diese
Pigmentzellen eine grosse Anzahl feiner, wimperförmiger
Fortsätze zwischen die Aussenglieder der Stäbchen und
Zapfen hineinsenden (Fig. VI, *b* und *c*).

Der gelbe Fleck (Fig. III) ist ausgezeichnet durch
die grosse Zahl von Ganglienzellen und durch den Reich-
thum an Zapfen, die ganz besonders dicht gedrängt, schmal
und lang sind in der Mitte des gelben Fleckes, in der
Fovea centralis. —

Der Raum zwischen Iris und Netzhaut ist ausgefüllt
von der Krystalllinse und dem Glaskörper. Erstere
(Fig. I, *L*) ist in einer äusserst dünnen und durchsichtigen
Kapsel eingeschlossen, hat eine biconvexe Gestalt, und zwar

eine vordere weniger und eine hintere stärker gewölbte Fläche, ist stark lichtbrechend, ganz durchsichtig, fest und doch weich und elastisch. Den Rand der Linse nennt man Aequator (Fig. I, *ae*); sie ist lamellös gebaut, hat eine Rinde und einen Kern und kann ihre Gestalt bis zu einem gewissen Grade ändern. Im Alter wird sie härter und etwas gelblicher. Die Trübung der Linse, die zuweilen als Greisenerscheinung, wie das Weisswerden der Haare, eintritt, wird **grauer Staar** genannt; dann erscheint die Pupille nicht schwarz, sondern grau und der Kranke sieht nicht, weil nicht genug Licht durch die trübe Linse zur Netzhaut gelangen kann.

Von grosser Wichtigkeit für das Verständniss der Hygiene des Auges ist die Kenntniss der **Befestigungsweise der Linse.** Die Linse liegt hinter der Iris und ist durch ein eigenthümliches **Aufhängeband,** Ligamentum suspensorium lentis oder **Zonula Zinnii,** an den Ciliarkörper befestigt (Fig. I, Zz und unter Fig. XIII, Z). Es bleibt nämlich, wie ein Horizontalschnitt in Fig. XIII zeigt, zwischen dem Aequator der Linse x und den Ciliarfortsätzen n noch ein dreieckiger Raum übrig, q. Dies ist der **Petit'sche Canal,** ein Raum, welcher vorn und hinten von einer zarthäutigen Lamelle, von z und p begrenzt wird. z befestigt sich an der vorderen, p an der hinteren Linsenkapsel. Diese beiden feinen Häutchen vereinigen sich in eines an den Ciliarfortsätzen n und hängen wohl mit der zarten Glashaut, Hyaloidea, welche den Glaskörper umgiebt, zusammen. z (Fig. XIII) ist also das vordere Blatt, p das hintere Blatt der Zonula Zinnii oder des Aufhängebandes der Linse. Sie befestigen die Linsenkapsel an die faltenförmigen Erhebungen der Aderhaut, an die Processus ciliares.

Der Raum zwischen Iris und Linse (zwischen T und z in Fig. XIII) ist im Leben äusserst schmal, capillar und heisst die **hintere Kammer** (Fig. I, hK).

Hinter der Linse liegt der Glaskörper (Fig. I, *Cv*) Corpus vitreum, der die Sclera, Chorioidea und Retina in Spannung erhält und der den grössten Theil des Auges ausfüllt. Er ist gallertartig, ganz durchsichtig und von einer feinen Haut umgeben, der Glashaut oder Hyaloidea *(H)*.

Durch ein Loch in der Sclera und Aderhaut tritt hinten, etwas nach innen von der optischen Axe der Sehnerv (Fig. I, *No*) in's Auge. Er ist von einer festen äusseren Scheide, *a S*, und einer zarteren inneren Scheide, *i S*, umgeben, zwischen welchen ein sehr schmaler Zwischenscheidencanal ein Stück weit in die Sclera geht. (Noch deutlicher sieht man in Fig. XXXIV die äussere Scheide *v* und den Zwischenscheidencanal *c a*.) Der Sehnerv ist aus einer grossen Anzahl Nervenfasern zusammengesetzt, welche durch ein bindegewebiges Maschenwerk, die Lamina cribrosa, die siebförmige Platte (*Lc* in Fig. I und XXXIV) hindurchgehen, in der sie ihre glänzenden Markhüllen verlieren und sich als feinste, durchscheinende Axencylinder in der Sehnervenscheibe oder Papilla optica zeigen, um als zarte, zweite Netzhautschicht, als Nervenfaserschicht, sich radienförmig nach allen Richtungen, freilich mehr nach der inneren als nach der äusseren Seite der Netzhaut zu vertheilen. Im Inneren des Sehnerven läuft die Arteria und Vena centralis retinae, deren Verzweigungen sich von der Eintrittsstelle des Nerven in's Auge mit dem Augenspiegel bis in die äussersten Theile der Netzhaut verfolgen lassen (Fig. V). Die Sehnerven (Fig. VII, *n*) empfinden selbst kein Licht, sind blind; sie haben in der Augenhöhle eine Länge von fast 30 Mm.; sie leiten nur den Lichteindruck nach dem Gehirn, in welchem sie sich zum Theil überkreuzen (Fig. VII, *m*). — —

Ausser den geschilderten Theilen des Bulbus hat das Auge noch eine Reihe accessorischer oder Hilfsappa-

rate. Das Auge bewegt sich, ohne seine Stelle zu ändern;
es wird nur um seinen Drehpunkt nach allen Richtungen
gedreht. Dieser liegt ungefähr in der Mitte des Bulbus.
Die Drehung bewirken 6 willkürliche Muskeln. Die
4 geraden Augenmuskeln, Recti, entspringen hinter dem
Auge an der Spitze der Augenhöhle und setzen sich mit
dünnen, breiten Sehnen vorn fest an die Sclera (Fig. I
und VII, *Re* und *Ri*), der obere, untere und innere Rectus
etwa 6 Mm. vom entsprechenden Hornhautrande, der Rectus

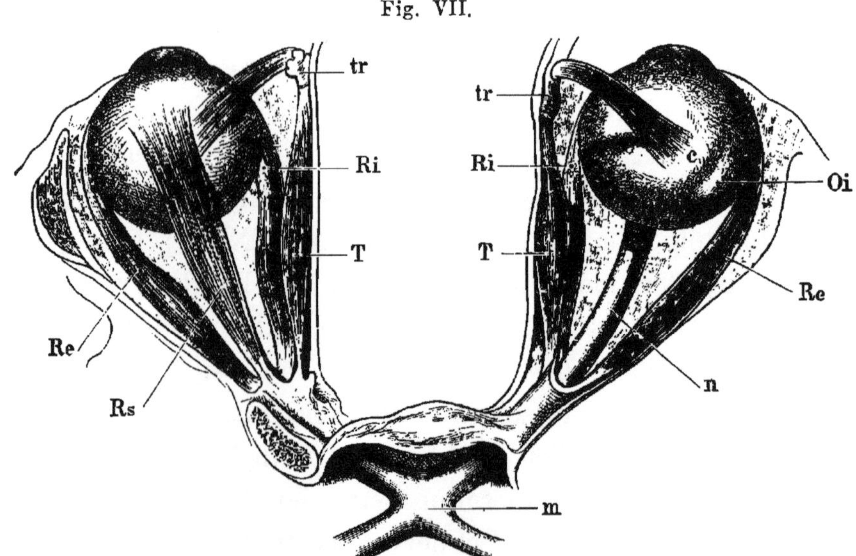

Sehnerven und Augenmuskeln von oben gesehen. Nach Helmholtz.

externus aber etwa 7 Mm. vom äusseren Hornhautrande
entfernt. Dann giebt es noch zwei schiefe Muskeln, die
Obliqui. Der obere schiefe (Fig. VII, *T*), auch Trochlearis genannt, entspringt mit den geraden Muskeln
gemeinsam an der Spitze der Augenhöhle und läuft bis zum
inneren oberen Augenhöhlenrand nach vorn; dann geht
seine Sehne durch eine Rolle, Trochlea (Fig. VII, *tr*), d. h.
einen dort befestigten, starken, faserknorpeligen Ring, biegt
wieder nach hinten um, läuft oben über den Bulbus nach

aussen und hinten hin und setzt sich am oberen, äusseren, hinteren Octanten der Sclera an (Fig. VII, *c*). — Der **untere** schiefe Augenmuskel entspringt vom unteren Augenhöhlenrande dicht neben der Nase und schlägt sich unten um den Bulbus herum, um sich unter dem Trochlearis ebenfalls am oberen, äusseren, hinteren Octanten der Sclera anzusetzen (Fig. VII, *Oi*). Durch diese 6 Muskeln wird der Augapfel äquilibrirt; durch die allmähliche Aufeinanderfolge der Verkürzung eines oder mehrerer derselben kann der Bulbus sehr leicht in jede beliebige Stellung gebracht werden. Beim Sehen in der Nähe wirken gemeinsam **die inneren** geraden Muskeln (Recti interni) beider Augen. —

Die **Augenlider** haben eine dünne Knorpelplatte, den **Tarsus**, zur Grundlage; zwischen ihm und der äusseren Haut der Lider liegen dünne, kreisförmig von dem inneren nach dem äusseren Augenwinkel verlaufende Muskelfasern, welche den Schliessmuskel, den **Sphincter palpebrarum** oder Orbicularis bilden. — Das obere Lid kann durch einen Muskel, der im Hintergrunde der Augenhöhle entspringt und sich mit dem Lidknorpel durch eine breite Sehne verbindet, den **Levator palpebrae**, emporgehoben werden. — Im Knorpel selbst liegen viele traubenförmige Drüsen, die **Meibom'schen Drüsen**, welche eine fettige Flüssigkeit bereiten, die den Lidrand einölt. Am äusseren Rande der Lider entspringen die Wimpern, im oberen Lide 100—200, im unteren 50—100. —

Durch die **Bindehaut** oder **Conjunctiva** werden die Augenlider mit dem Augapfel verbunden. Sie ist eine Schleimhaut, welche die Beweglichkeit der Lider am Bulbus vermittelt, sie ist sehr dünn und fast durchsichtig, überzieht die Lider am inneren Theile und dreht sich in den Umschlagsfalten (Fig. VIII, *b*) oben und unten vom Lide zum

Augapfel, den sie vorn mit Ausnahme der Cornea *(h)* bedeckt und feucht erhält. —

Endlich sind noch die Thränenwege zu erwähnen. Die Thränen werden erzeugt in der Thränendrüse, welche oberhalb des äusseren Augenwinkels hinter dem Orbitalrande liegt und die Thränen durch 6—10 Ausführungsgänge auf die Bindehaut sendet. Sie laufen in der zwischen dem unteren Lide und dem Augapfel gebildeten Rinne nach dem

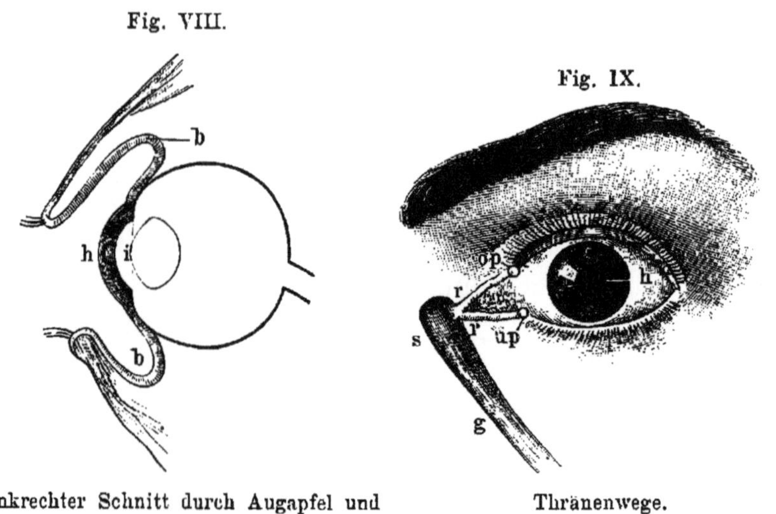

Fig. VIII.
Fig. IX.

Senkrechter Schnitt durch Augapfel und
Augenlider.
Thränenwege.

inneren Augenwinkel hin und werden hier von dem oberen und unteren Thränenpünktchen (Punctum lacrymale sup. et inf., Fig. IX, *op* und *up*) durch die convergirenden Thränenröhrchen *(r* und *r)* nach dem etwa 12 Mm. langen Thränensack *(s)* geführt. Dieser liegt hinter dem inneren Augenwinkel zur Seite der Nase und führt durch den Thränennasengang *(g)* in die Nasenhöhle.

CAPITEL II.
Physikalische und chemische Vorgänge beim Sehen.

Zum besseren Verständniss des physikalischen Vorganges beim Sehen sind einige Vorbemerkungen über die Camera obscura nothwendig. Dieser Apparat wurde, nach der allgemeinen Annahme, im Jahre 1560 von Johann Baptist Porta, nach Mauthner's sorgsamen Forschungen aber von Leonardo da Vinci (1452—1519), erfunden und ist heute Jedermann als photographischer Kasten bekannt, als ein dunkler Kasten, in welchen nur von vorn Licht fällt. Die vordere Wand ist mit einer biconvexen

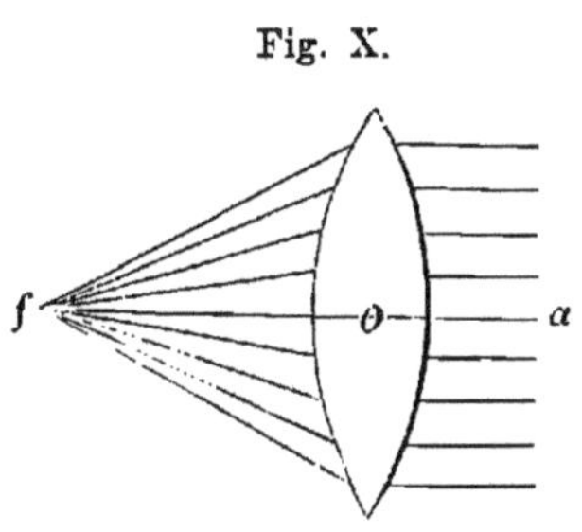

Linse verschlossen, d. h. mit einer Glaslinse, deren beide Seiten durch einen Theil einer Kugelfläche begrenzt werden. (Es sind dies dieselben Gläser, deren sich alte Leute zum Lesen bedienen müssen.) Lichtstrahlen, die aus grosser Ferne kommen, z. B. von der Sonne, also parallel auffallen, werden durch diese Linse gesammelt in einem Punkte, den man den Brennpunkt nennt (Fig. X, f).

Das Sonnenbildchen wird gewissermassen dort photographirt. Helmholtz bemerkt sehr treffend: „Es wird gewöhnlich gar nicht beachtet, dass die Brennlinse selbst einen Schatten wirft, wie ein undurchsichtiger Körper, während sie doch aus durchsichtigem Glase besteht. Das Licht wird also durch die Brechung im Glase auf die leuchtende Stelle des Sonnenbildchens vereinigt, daher hier auch Licht und Wärme viel intensiver sind, als in den ungebrochenen Strahlen der Sonne.“ (Popul. wissensch. Vorträge. II, pag. 14, 1871.)

Wenn aber die Strahlen nicht aus unendlicher Ferne
kommen, sondern wenn leuchtende Gegenstände aus endlicher Entfernung ihr Licht auf die Linse entsenden,
so wird von denselben ein umgekehrtes, verkleinertes Bild
entworfen hinter der Linse, welches man in der Luft auf-
fangen kann. In Fig. XI ist la das umgekehrte Luftbild von bv.
Bringt man also ein Brennglas in einer bestimmten Entfernung vor ein Blatt Papier, das man dem Fenster gegenüber hält, so wird man ein umgekehrtes, verkleinertes Bild
des Fensters mit Leichtigkeit auf dem Papier entwerfen
können. Am besten sieht man das Bild, wenn kein Seiten-
licht auf das Papier fällt. Im photographischen Kasten ist

Fig. XI.

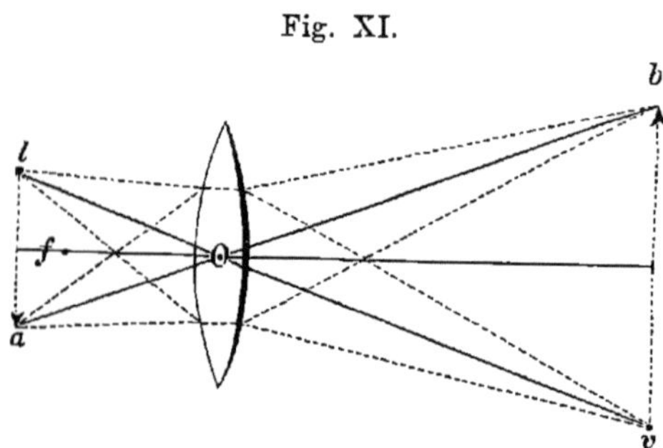

eben deshalb alles seitliche Licht durch den schwarzen
Kasten abgeschlossen und nur im Hintergrunde des Kastens
befindet sich eine matte Scheibe, auf der das von der
Linse entworfene, umgekehrte Bild genau aufgefangen
werden kann.

Die Stelle, wo dieses Bild erscheint, hängt ab von
der Grösse der Krümmung oder Wölbung der Linse,
und zwar liegt sie der Linse um so näher, je stärker die
Krümmung derselben, um so ferner, je geringer ihre Krümmung ist. In dem ersten Falle sagt man: die Linse habe
eine kurze Brennweite oder eine starke Brechkraft, in dem anderen Falle: sie habe eine grosse Brennweite oder eine schwache Brechkraft.

Man hatte früher Gläser oder Brillenkästen mit einer Reihe von Convexlinsen, deren Brennweite nach dem Zollmaass bestimmt war, und man bezeichnete die Linsen mit Brüchen, deren Zähler 1 war, und deren Nenner die Brennweite in Zollen ausdrückte. Eine Linse $1/_2$ hiess ein Glas, dessen Brennweite in 2 Zoll, eine Linse $1/_4$ war ein Glas, dessen Brennweite in 4 Zoll, $1/_{10}$, dessen Brennweite in 10 Zoll etc. sich befand.

Seit 1872 ist man aber auch bei den Brillen zum Metermaass übergegangen und hat den Begriff der Dioptrie eingeführt. Eine Dioptrie ist die Brechkraft einer Linse, deren Brennpunkt in 1 M. liegt. Wir bezeichnen jetzt die Brillen nicht mehr in Brüchen, die ihr Verhältniss zur Brennweite angeben, sondern in ganzen Zahlen, direct nach ihrer Brechkraft; wir nennen diese Gläser Meterlinsen oder Dioptrien *(D)*. Also Linse 1 *(D)* ist ein Glas von solcher Brechkraft, dass seine Brennweite in 1 M. sich befindet. Werden zwei solcher Gläser aufeinander gelegt, so haben wir ein Glas Nr. 2 *(D)*, dessen Brennweite natürlich in $1/_2$ M. sich befindet. Bei Glas 10 *(D)* ist die Brennweite in 10 Cm. = $1/_{10}$ M., u. s. f. Nach der alten Zollrechnung ist Nr. $1/_2$ das stärkste, Nr. $1/_{120}$ das schwächste Glas. Bei den Metergläsern ist Glas $0\cdot25\,D$ das schwächste und Glas $20\,D$ das stärkste Glas.

Je stärker nun die Brechkraft der Linse in der Camera obscura, um so näher muss natürlich der Schirm, auf dem das Bild aufgefangen werden soll, an das Glas herangerückt werden; also bei Nr. $10\,D$ bis 10 Cm., bei $+\ 5\,D$ ($+$ bedeutet stets convex) aber nur bis auf $1/_5$ M., d. h. bis 20 Cm. Der Kasten muss daher von vorn nach hinten um so kürzer sein, je stärker die lichtbrechende Linse am Eingange ist. (Selbstverständlich ist Klarheit und Sauberkeit der Linse auch in diesem Falle vorausgesetzt, wenn ein scharfes und kein verschwommenes Bild auf der Platte entstehen soll.)

Das Bild wird aber natürlich sofort unscharf werden, wenn der Schirm oder die Platte mehr nach hinten gerückt werden, als die Brechkraft des Glases erheischt. Wenn der Schirm *SS* (Fig. XII), auf dem in *v* das Bild des Punktes *l* sehr scharf entworfen wurde, nach vorn, nach *ab* gerückt wird, wird ein verschwommenes Bild des Punktes *v* entstehen, ebenso wenn der Schirm nach hinten, nach *cd* rückt. Denn die Lichtstrahlen sind einander wohl genähert, aber sie bilden noch immer einen Kreis auf der vorgeschobenen

Fig. XII.

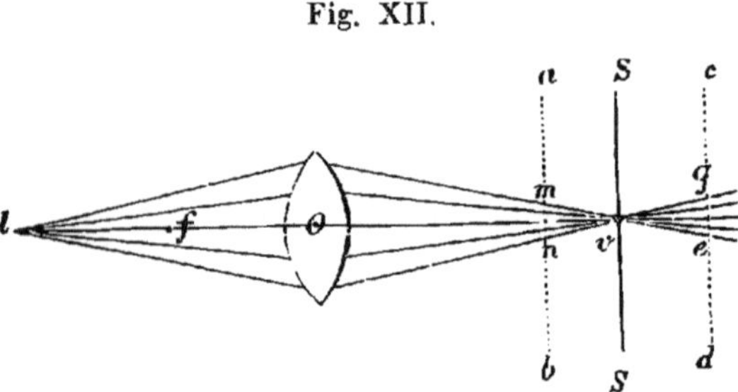

Platte *ab*, einen unscharfen Kreis, einen sogenannten Zerstreuungskreis, dessen Durchmesser *mn* ist. Schiebt man aber den Schirm weiter zurück nach *cd*, so werden die Lichtstrahlen, da sie von ihrem Vereinigungspunkte *v* wieder auseinander fahren, ebenfalls einen Zerstreuungskreis auf dem Schirme erzeugen, dessen Durchmesser *ge* ist; denn von jedem leuchtenden Punkte aus divergiren ja wieder die Lichtstrahlen, hier also von *v* aus.

Es wird daher nur ein scharfes Bild entstehen können, wenn der Schirm genau in der Brennweite der Linse liegt.

Freilich gestalten sich die Verhältnisse etwas anders, wenn die leuchtenden Gegenstände bedeutend näher heranrücken; dann fällt aus Gründen, die hier augenblicklich nicht zu erörtern sind, das Bild weiter hinter die Brennweite des Glases; man muss in diesem Falle also die Platte des photographischen Kastens weiter nach hinten herausziehen.

Ganz genau entsprechend dem Vorgange im photographischen Kasten ist die Bilderzeugung im Auge; denn dieses ist selbst eine Camera obscura, nur sind die Wände nicht viereckig, sondern rund. Im Inneren ist ja die Aderhaut, wie wir oben sahen, auch reichlich mit dunklem Farbstoff austapeziert. Der Augapfel ist aber nicht hohl, wie der photographische Apparat, sondern mit durchsichtigen Flüssigkeiten erfüllt, und statt einer einfachen Linse finden wir im Auge mehrere das Licht brechende Medien, nämlich: die kugelig gewölbte, durchsichtige Hornhaut, deren Stellung und Krümmung sich nicht ändern kann, das Kammerwasser und die Krystalllinse selbst. Nachdem die Lichtstrahlen diese drei durchsichtigen Theile durchschritten haben, kommen sie nicht in Luft, sondern in den Glaskörper, der die Strahlen noch stärker als die Luft bricht. Da also mehr lichtbrechende Theile im Auge vorhanden, ist seine lichtbrechende Kraft natürlich auch bedeutend stärker als die im photographischen Apparate, so dass schon auf der Hinterwand des nur 24 Mm. Durchmesser haltenden Auges ein scharfes Bild erzeugt wird. Hornhaut, Kammerwasser, Linse und Glaskörper heissen auch kurz die brechenden Medien oder der dioptrische Apparat.

Die matte Scheibe des Photographen wird im Auge ersetzt durch die Netzhaut, und zwar durch die Sehzellen. Das schärfste Bildchen entsteht am gelben Fleck, am Ende der Sehaxe. Der Erste, der aus optischen Gründen nachwies, dass ein umgekehrtes, kleines Bild auf der Netzhaut entstehen müsse, war Kepler (Ad Vitellionem Paralipomena, 1604), und im Jahre 1625 demonstrirte bereits der berühmte Pater Josef Scheiner in Rom dieses Bildchen auf der Rückwand eines menschlichen Auges. Trotzdem wurde bis in unser Jahrhundert hinein von Vielen irrigerweise die Aderhaut als diejenige Membran bezeichnet, auf der das Bildchen entstände; indessen ist es jetzt völlig sichergestellt, dass nur in der Stäbchen- und Zapfenschicht der Netzhaut das Bild entworfen wird.

Endlich ist bei der Bilderzeugung im photographischen Kasten noch ein Blendungsapparat, das Diaphragma, von Wichtigkeit. Die Lichtstrahlen, welche durch den Rand einer Linse gehen, werden viel unregelmässiger und stärker gebrochen, als diejenigen, welche die Mitte der Linse passiren. Um daher ein möglichst scharfes Bild auf der matten Scheibe zu erhalten, werden, wie in allen optischen Instrumenten, auch in der Camera obscura die Randstrahlen der Linse durch kleine Rahmen, Diaphragmen, verdeckt. Ganz denselben Dienst leistet im Auge die Iris; sie verhindert, dass die Lichtstrahlen durch den Rand der Linse hindurchgehen. Ausserdem wirkt sie freilich auch als Lichtregulator. Ist es hell, so zieht sich die Pupille zusammen und lässt überhaupt weniger Licht auf die empfindliche Netzhaut; ist es dunkel, so erweitert sie sich so, dass von dem wenigen Licht noch möglichst viel auf die Netzhaut kommt. Es ist dies ein Vorgang, auf den der Wille des Menschen keinen Einfluss hat. — —

Allein nicht blos die Bilderzeugung, auch der chemische Vorgang beim Sehen hat die grösste Aehnlichkeit mit dem Vorgange beim Photographiren. Der Photograph nimmt eine Bromsilber-Gelatineplatte; alle Gegenstände des Objectes, welche leuchten, reduciren das Bromsilber und geben an der entsprechenden Stelle ein dunkles Bild; die dunklen Objecte reduciren das Bromsilber nicht; so erhält der Photograph bekanntlich ein Negativ, das er durch abermaligen Abdruck wieder in ein Positiv verwandelt.

Im Jahre 1876 machte Boll die ausgezeichnete Beobachtung, dass die frische Netzhaut bei Thieren purpurroth sei, aber schon nach kaum einer Minute erblasse; ferner entdeckte er, dass die Färbung, welche bei geblendeten Fröschen verschwunden, in der Dunkelheit wieder entstehe.

Kühne zeigte dann, dass das Licht die alleinige Ursache des Erblassens, und dass der Farbstoff, das Sehroth, in den Stäbchen enthalten sei. Die Zapfen enthalten es nicht. Mittelst Galle konnte Kühne das Sehroth aus den Stäbchen ausziehen und ausserhalb des Thierkörpers dessen photochemische Eigenschaften studiren. Im lebenden Auge kann man das Sehroth natürlich nur durch Licht vertreiben, und Kühne gelang es, wahre Optogramme (ähnlich den Photographien) auf Netzhäuten von Thieren zu erzeugen. Die Thiere waren vorher lange im Dunkeln gehalten worden, damit sich viel Sehroth ansammle; dann wurden sie einen Augenblick einem Fenster, auf welches einige Streifen dunklen Papiers geklebt waren, gegenübergehalten; hierauf wurde ihnen sofort der Kopf abgeschlagen. Bei geeigneter Präparation fand man dann nur die Stellen des Fensters, welche mit Papier verklebt waren, schön rosenroth auf der Netzhaut abgebildet, während letztere in allen anderen Theilen durch das Licht des Fensters ausgebleicht war. —

Die Regeneration des Sehroths wird bewirkt durch das Pigmentepithel, die 10. Schicht der Netzhaut. — Interessant ist auch die neue Beobachtung von Engelmann, dass die Innenglieder der Zapfen sich bei Licht zusammenziehen und im Dunklen sich ausdehnen. — Die chemischen Veränderungen, die durch das Licht in den Sehzellen hervorgerufen werden, bewirken vermuthlich in den vor ihnen liegenden Ganglienzellen und Nervenfasern weitere chemische Veränderungen. Diese gehen durch den Sehnerven bis in's Gehirn, und erst dort, und zwar nach Munk in der Rinde des Hinterhauptlappens des Grosshirns entsteht das bewusste Sehen.

CAPITEL III.

Accommodation.

Im photographischen Apparat finden wir eine Vorrichtung, welche gestattet, auch näher liegende Gegenstände zu photographiren. Es geschieht dies dadurch, dass die matte Scheibe, auf der das Bild aufgefangen wird, weiter nach hinten geschoben wird. Dem entsprechend müssten wir die Netzhaut weiter nach hinten bewegen können, wenn wir nahe Gegenstände wahrnehmen wollen. Eine solche Vorrichtung existirt im Auge nicht.

Aber auch mit Hilfe einer anderen Vorrichtung kann man im photographischen Kasten bei ruhig stehender Platte das Bild von nahen Gegenständen entwerfen. Die Glaslinse des Apparates kann nämlich mittelst einer Schraube nach vorn von der Platte fortbewegt werden. Je näher das Object, desto mehr muss die Linse herausgeschoben, — je ferner das Object, um so mehr muss die Schraube zurückgestellt werden. Hätten wir eine solche Vorrichtung der Verschiebung der Krystalllinse des Auges nach vorn, so müssten gleichfalls durch dieselbe nahe Gegenstände auf der Netzhaut sich abbilden lassen. Aber auch eine solche Vorrichtung giebt es im Auge nicht.

Indess der Photograph hat noch ein drittes Mittel, nahe Gegenstände auf seiner Platte aufzufangen, wenn er weder die Platte zurückziehen, noch die Linse vorschieben will. Er braucht nur vor seine erste, nicht bewegte Glaslinse bei ruhig bleibender Platte eine zweite, dritte, vierte Linse vorzulegen, und zwar um so mehr Linsen, je näher der Gegenstand kommt, den er photographiren will. Eine doppelt so starke Linse hat aber ganz dieselbe Brechkraft, wie zwei auf einander gelegte, gleich starke Linsen. Wenn also das Auge einen Mechanismus besitzt, durch welchen es seiner Linse bald eine flachere, bald eine mehr convexe Form geben kann, seiner ruhenden Linse gewissermassen eine zweite, ideale Linse vorlegen, seine Linse dicker machen kann, so muss auch das Auge in die Ferne und in die Nähe scharf sehen können. Und dieser höchst wichtige Mechanismus existirt wirklich, es ist der Accommodations-Mechanismus. Die grössten Geister haben ein Heer von Schwierigkeiten bei der Auffindung desselben zu überwinden gehabt, und erst in neuerer Zeit ist durch die Arbeiten von Sanson, Helmholtz, Brücke, Hensen und Völckers der Vorgang völlig sicher erkannt worden.

Die Krystalllinse ist elastisch und würde, wenn sie sich selbst überlassen wäre, eine viel kugligere Gestalt annehmen, als sie im Leben hat. Es existirt jedoch eine Zugkraft, die an ihrem Rande angebracht ist und sie dauernd so abflacht, dass die Bilder, die sie von fernen Gegenständen entwirft, sich gerade auf der Netzhaut vereinigen. Die Linse ist nämlich durch ein sie ringförmig umgebendes, einer Halskrause ähnlich in strahlige Falten gelegtes Befestigungsband, die Zonula Zinnii oder das Ligamentum suspensorium lentis (Fig. XIII, z), ringsum an die Ciliarfortsätze befestigt und dieses Band spannt die Linse nach der Peripherie hin, flacht sie also ab. — Die Spannung dieses Bandes kann aber durch den im Ciliarkörper gelegenen Muskel, den Accommodationsmuskel oder Ciliarmuskel, verringert werden. Dieser Muskel entspringt hinter dem Rande der Hornhaut (bei *k*) und geht nach hinten in die Aderhaut *(t)*. Indem er sich zusammenzieht, spannt er die Aderhaut mehr nach vorn; dabei müssen natürlich auch die Ciliarfortsätze *(n)* nach vorn rücken, und da an diesen die Zonula *(z)* befestigt ist, so muss bei der Zusammenziehung jenes Muskels auch die Zonula nach vorn rücken.

Fig. XIII.

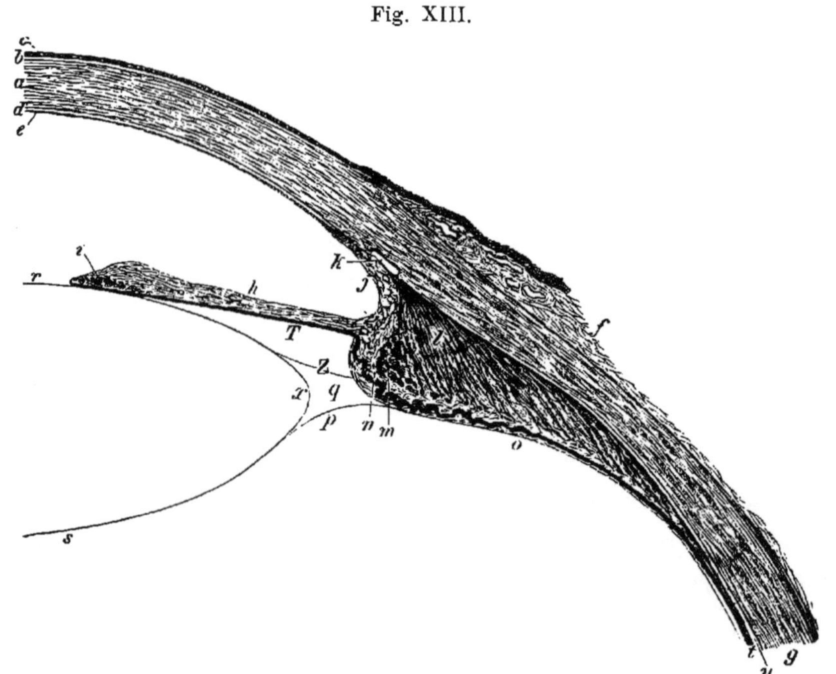

Durchschnitt durch Ciliarkörper und Zonula Zinnii. (Aus Klein's Augenheilkunde.)

Sobald die Zonula nach vorn rückt, kann die Linse nicht mehr, wie in der Ruhe, flach bleiben, sondern sie muss, ihrer Elasticität folgend, eine dickere, convexere Gestalt annehmen. Besonders wölbt sich die vordere Fläche der Linse alsdann stärker, und so wird die ruhende Linse gewissermassen durch eine ihr vorn hinzugelegte, ideale Linse dicker; dann muss sie natürlich von näheren

Gegenständen Bilder auf der Netzhaut entwerfen; das Auge
ist auf diese Weise für nahe Gegenstände angepasst oder
accommodirt. In Fig. XIV zeigt die obere Hälfte die
Wirkung des Accommodationsmuskels bei Nahblick, in der
unteren Hälfte dagegen ist die Lage der Theile bei Fernblick gezeichnet.

In der geschilderten Weise wirken die radiären
Fasern des Accommodationsmuskels; es giebt aber auch ring-
förmige Muskelfasern in demselben, die mehr nach dem
Linsenrande hin liegen (Fig. XIII, *m*); durch ihre ringförmige
Zusammenziehung helfen sie die Zonula noch mehr er-
schlaffen. Hensen und Völckers haben den experimentellen

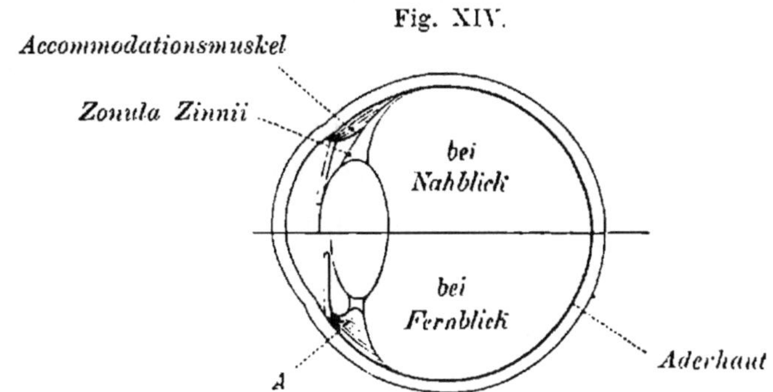

Nachweis gebracht, dass die Aderhaut bei der Contraction
des Accommodationsmuskels wirklich etwas nach vorn gezogen
wird (wie es bereits Brücke, der den Muskel entdeckte,
vermuthet hatte), und dass auf diese Weise die Zonula
erschlafft. Wenn sie eine Nadel gerade in den Ciliarmuskel
eines Hundes (etwa bei *l* in Fig. XIII) stiessen, während
sie eine zweite Nadel dahinter durch die Sclera und Chorioidea (etwa hinter *l* in Fig. XIII) stachen, so blieb die
erste Nadel bei Reizung des Accommodationsnerven vollkommen
ruhig, während das freie Ende der letzteren eine lebhafte
Bewegung nach rückwärts machte; das wäre aber ohne
ein Vorwärtsziehen der Aderhaut ganz unmöglich.

Gerade diesem Accommodationsmuskel wird beim Schreiben und Lesen die doppelte Arbeit aufgebürdet: einerseits die Linse durch Erschlaffung der Zonula in stärkere Krümmung zu bringen, andererseits die Aderhaut nach vorn zu ziehen. Diese Arbeit ist aber eine wesentliche Quelle von Schädlichkeiten für das jugendliche Auge, so dass auf das Verständniss des Accommodations-Mechanismus nicht Werth genug gelegt werden kann.*)

CAPITEL IV.

Sehschärfe.

Die Feinheit des Tastsinnes bestimmen wir bekanntlich nach der Fähigkeit, zwei Zirkelspitzen noch gesondert als zwei Spitzen auf der Haut zu empfinden; ein stumpfer Tastsinn empfindet sie nur als eine einzige. Auf der Zungenspitze können wir sie noch als zwei unterscheiden, wenn sie nur 1 Mm. von einander entfernt sind, auf der Fingerkuppe erst bei 2 Mm., auf der Hand bei 20, am Halse bei 30 und am Oberarm sogar erst bei 60 Mm.

Ebenso bestimmen wir die Feinheit des Sehens, die Sehschärfe, nach der Fähigkeit, zwei neben einander liegende Punkte noch als zwei Punkte zu unterscheiden, vorausgesetzt, dass sie gut beleuchtet sind. Die Entfernung, in welcher dieselben noch deutlich unterschieden werden

---

*) Ein kleines Modell des Accommodations-Mechanismus wird nach meinen Angaben vom Opticus Heidrich in Breslau (Schweidnitzer-Strasse 27) angefertigt. Man kann durch eine einzige Bewegung an einem Hebelarm bei diesem Modelle alle Veränderungen, welche bei der Accommodation vorkommen, zur Anschauung bringen und die Schwierigkeiten, welche die alleinige Beschreibung des verwickelten Vorganges bietet, im Augenblicke überwinden.

können, wird abhängen von der Entfernung, in welcher
ihre Bildpunkte auf der Netzhaut stehen; letztere Entfernung wird aber abhängen vom sogenannten Gesichtswinkel.

Der Gesichtswinkel ist bekanntlich derjenige Winkel,
welchen die von zwei Objectpunkten nach dem optischen
Mittelpunkte des Auges gezogenen geraden Linien mit einander bilden. Den optischen Mittelpunkt einer Linse nennt
man den Knotenpunkt der Linse, den optischen Mittelpunkt der das Auge zusammensetzenden, brechenden Flächen
nennt man den Knotenpunkt des Auges. Er liegt etwa

Fig. XV.

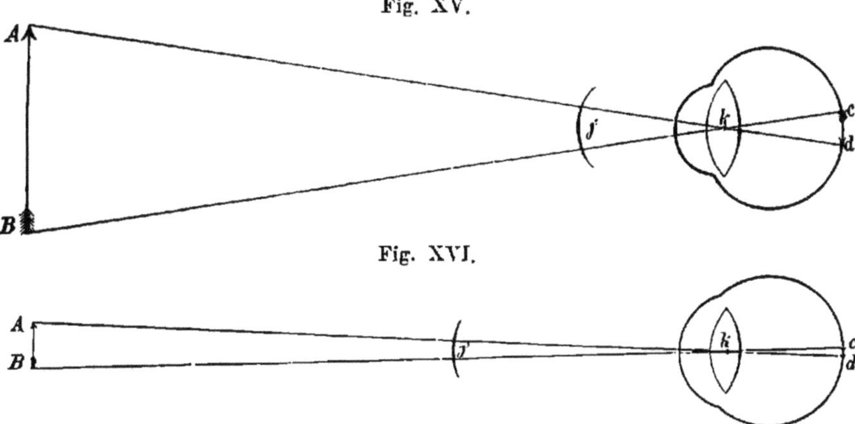

Fig. XVI.

$^{1}/_{2}$ Mm. vor der hinteren Fläche der Linse (Fig. I, *Kn*).
Alle Lichtstrahlen, die durch den Knotenpunkt gehen, gehen
ungebrochen weiter. Wenn man von den Endpunkten eines
Pfeiles *AB* (Fig. XV) nach dem Knotenpunkt *k* zwei gerade
Linien zieht, so gehen dieselben ungebrochen weiter und
treffen die Netzhaut in den Punkten *d* und *c*. Man nennt
sie die Richtungslinien. Der Knotenpunkt ist also auch
der Kreuzungspunkt der Richtungslinien. Der Winkel, den
diese beiden Richtungslinien einschliessen, *AkB* oder γ ist
der Gesichtswinkel oder Sehwinkel. Natürlich wird *AkB*
gleich sein müssen *dkc*.

Dieser Gesichtswinkel wird um so kleiner werden, je weiter sich dasselbe Object vom Auge entfernt oder je kleiner das Object ist (Fig. XVI); schliesslich wird er eine solche Kleinheit erreichen, dass die Punkte A und B auf der Netzhaut nicht mehr gesondert wahrgenommen werden können. Man kann nun leicht aus dem Gesichtswinkel γ die Grösse des Netzhautbildes berechnen.

Wenn derselbe $1/_{60}$ Grad oder 1 Minute beträgt, so ist die Grösse des Netzhautbildes im normalen Auge $= 0{\cdot}0043$ Mm.

Jedes Zapfenstäbchen hat aber nur etwa $0{\cdot}001$ Mm. Durchmesser. Es werden also die leuchtenden Punkte A und B, wenn $\gamma = 1$ Minute und das Bild also $0{\cdot}004$ Mm. gross ist, zwei nicht neben einander liegende Zapfenstäbe treffen, also noch als zwei Punkte distinct wahrgenommen werden.

Der Gesichtswinkel von 1 Minute wurde von Snellen in Utrecht den Messungen der Sehschärfe zu Grunde gelegt; Snellen construirte Buchstaben und Zeichen, die in einer bestimmten Entfernung unter einem Gesichtswinkel von 1 Minute erscheinen. Man sucht nun im einzelnen Falle das Minimum des Winkels, welcher für das Erkennen jener Buchstaben nothwendig ist, und hat so die Sehschärfe *(S)*.

Die Schrifttafeln von Snellen, Test-Types oder Optotypi (in Berlin bei Peters erschienen), sind so gearbeitet, dass die senkrechten Linien und queren Linien jedes Buchstaben $1/_5$ der Höhe des ganzen Buchstaben betragen. Erscheint nun ein solcher Buchstabe einem Auge unter einem Gesichtswinkel von $1/_{12}$ Grad oder 5 Minuten, so werden die einzelnen Striche desselben unter einem Winkel von 1 Minute gesehen. Ueber jeder Reihe von Buchstaben steht nun bei Snellen die Zahl von Metern als Ueberschrift, in welcher diese Buchstaben dem Auge unter 5 Minuten Sehwinkel erscheinen.

Wenn also über einer Reihe Nr. 6 steht, so heisst das: in 6 Meter Entfernung erscheinen diese Buchstaben unter einem Winkel von 5 Minuten, jeder Strich jedes Buchstaben also unter 1 Minute. Sieht nun ein Auge diese Schrift bis 6 Meter, so ist seine Sehschärfe $S = {}^6/_6 = 1$. Sieht ein Auge diese Schrift nur bis 3 Meter, so ist $S = {}^3/_6 = {}^1/_2$; das Auge braucht also einen Winkel von 2 Minuten, um die Striche der Buchstaben noch zu unterscheiden. Sähe aber ein Auge die Schrift bis 12 Meter, so wäre $S = {}^{12}/_6 = 2$; ein solches Auge würde also unter einem Winkel von $^1/_2$ Minute noch scharf sehen, hätte mithin

Fig. XVII.

$$\text{B E P F}$$
$$\text{L D Z T}$$
$$\text{F P D L}$$

(Aus Snellen's Test-Types.)

eine doppelte Sehschärfe. Die S wird daher ganz allgemein durch einen Bruch ausgedrückt, dessen Nenner (D) die Meteranzahl angiebt, welche über den Buchstaben steht, und auf welche das normale Auge sie lesen muss, dessen Zähler (d) aber die Meteranzahl angiebt, auf welche diese Buchstaben von dem betreffenden Auge wirklich gelesen werden; also $S = \frac{d}{D}$.

In Fig. XVII sind einige Buchstaben der Tafel 6 von Snellen abgebildet. Wer sie nicht bequem in 6 Meter liest, hat keine normale Sehschärfe. In den Snellen'schen Schriftproben sind nicht blos einzelne Buchstaben, sondern auch

fortlaufende Textdrucke in verschiedenen Grössen vorhanden,
und die Entfernungen angegeben, in welchen sie unter 5 Minuten gesehen werden.

Freilich kommt viel auf die Form der Buchstaben an.
Mauthner bemerkt ganz richtig: „Das lateinische O wird
viel leichter erkannt, als die Lücke in C und G von der
im O unterschieden." Es handelt sich aber darum, dass
die Buchstaben nicht gerathen, sondern deutlich erkannt
werden. Wer einmal eine Correctur gemacht hat, weiss wie
viel Druckfehler man übersieht. Ist doch sogar eine Schrift
von Prof. Dr. Dor erschienen, auf deren Titelblatt gross
gedruckt ist: „Anleitung zur Untersuchung der Seeschärfe."

Zur Prüfung von ganz kleinen Kindern und von An-
alphabeten hatte Snellen schon 1870 nach seinem Principe auch Tafeln construirt, welche statt der Buchstaben
Zeichen von hakenartiger Gestalt ⊔ ⊓ ⊏ ⊐ enthielten,
und bei denen man nur zu fragen brauchte, ob der Haken
oben, unten, rechts oder links offen sei. Ich konnte aber
1871 nachweisen, dass diese Haken weiter als die Buchstaben gelesen werden. Daher erschwerte Snellen später
die Erkennung der Haken, indem er einen Querstrich hin-
einfügte, also Ε Ⴈ Ш ⊓. Mayerhausen hat arabische
Ziffern statt der Buchstaben zu den nach Snellen's
Principe construirten Tafeln gewählt.

Mathematisch am Richtigsten sind die Punkttafeln
von Prof. Dr. Burchardt in Berlin (Internationale Sehproben genannt); allein für den praktischen Gebrauch dürften
sich mehr die Snellen'schen Text-Typen eignen. Für
Schulen, Soldaten, Bahnbeamte, überhaupt für Massenuntersuchungen habe ich mir die beifolgende Tafel mit
36 Haken (Fig. XVIII), die sich Niemand von oben nach
unten, von rechts nach links, von vorn nach hinten und
umgekehrt auswendig merken kann, gezeichnet. Die Varia-

tionen sind darum so mannigfach, da man sie durch Drehung des Blattes viermal ändern kann. Das Täfelchen ist nebst Bemerkungen über die mit ihm auszuführenden Prüfungen der Sehschärfe im Verlage von Priebatsch in Breslau im Jahre 1886 erschienen und in vielen Schulen, besonders in Sachsen, eingeführt. Gelpke hat dasselbe ausschliesslich

Fig. XVIII.

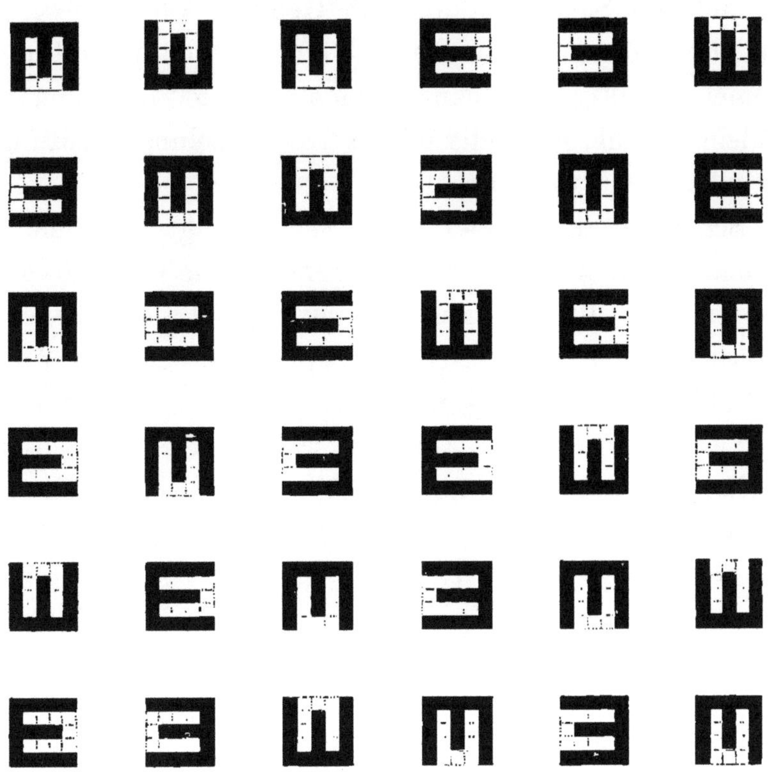

zu der Prüfung der Augen von 5417 Elementarschülern in Karlsruhe verwendet. Im Sommer 1891 erschien die vierte Auflage, die durch grössere Zwischenräume zwischen den einzelnen Figuren noch verbessert ist. —

De Haan, ein Schüler von Donders, hat mit den Snellen'schen Tafeln die S für verschiedene Alter festgestellt und gefunden, dass bis zum 30. Lebensjahre die S

fast unverändert $^{22}/_{20}$ bleibt, im 40. Jahre durchschnittlich $^{20}/_{20}$, im 50. $^{18}/_{20}$, im 60. $^{14}/_{20}$, im 70. $^{12}/_{20}$ wird und im 80. auf $^{10}/_{20}$, also auf die Hälfte, selbst bei normalen und gesunden Augen herabsinkt. Die Ursache dieser wenig tröstlichen Erscheinung sucht de Haan und Donders in geringerer Durchsichtigkeit der Linse und des Glaskörpers und zum Theil in noch unbekannten Veränderungen in der Netzhaut, im Sehnerven und im Gehirn. Allein diese Angaben über die Abnahme der S können schon deshalb nicht allgemeine Giltigkeit beanspruchen, da sie auf einer viel zu kleinen Zahl, nämlich auf nur 281 Einzelnbeobachtungen an Holländern, basiren.

Schon im Jahre 1871 hatte sich gezeigt, dass das gesunde kindliche Auge in Gebirgsgegenden eine viel grössere S besitze, als die von Snellen als normal angegebene. In Schreiberhau (im Riesengebirge) prüfte ich 244 Augen der Dorfschulkinder und fand, dass nur 7 die Hakentafeln von Snellen Nr. 6 auf 6 Meter sahen, dagegen 38 Augen zwischen 7 und 9 Meter, 85 Augen zwischen 10 und 12 Meter, 104 Augen zwischen 13 und 15 Meter und 10 Augen sogar zwischen 16 und 18 Meter. Doppelte S ist also noch etwas ganz gewöhnliches in der Jugend; selbst dreifache S wurde erreicht. Ein ähnliches Resultat erhielt ich mit Burchardt's Punktproben.

Burchardt wiederholte meine Versuche bei Soldaten und fand, dass unter 474 Augen nur 61 $S < 1$, dagegen 43 $S = 1$, 281 > 1 und < 2, 73 $S = 2$, 16 $S = 2^1/_3$ und $2^1/_5$ zeigten. (Mit Recht meint er daher, dass Personen mit so guter Sehschärfe nicht beim Train oder Krankenträgerdienste oder beim Eisenbahn-Bataillon, sondern nur bei der Artillerie und Infanterie eingestellt werden müssten.) Auch Reich hat bei der aus Georgiern bestehenden Infanterie im Kaukasus in $32^0/_0$ doppelte S gefunden.

Von den wilden Völkern wusste man übrigens schon längst, dass sie ein vortreffliches Auge haben. Humboldt erzählt, dass die Indianer seinen Freund Bonpland, der den mehr als 3 geographische Meilen von ihm entfernten Basaltkegel des Pichincha erklommen, eher mit blossem Auge sahen, als er ihn mit dem Fernrohr fand. Allein directe S-Prüfungen wurden früher bei Wilden nicht angestellt.

Erst die Anwesenheit der Nubier im Breslauer zoologischen Garten ermöglichte eine solche. Jene Nubier wurden von mir mit den Punktproben von Snellen geprüft; es ergab sich, dass sie Punkte, die der normale Europäer nur bis 16 Meter zählen kann, bis 26, bis 30, einzelne sogar bis 39 Meter zählten. Doppelte S ist also bei Nubiern nichts Aussergewöhnliches. Kotelmann und Stein haben später in den zoologischen Gärten in Hamburg, resp. Frankfurt a. M. bei anderen Nubiern, bei Lappländern, Kalmücken, Singhalesen und Patagoniern dieselbe Erscheinung gefunden. So war nach Kotelmann die durchschnittliche S von 34 Kalmücken-Augen $= 2\cdot7$, das Minimum $= 1\cdot2$, das Maximum sogar $= 6\cdot7$! Bei 46 Singhalesen-Augen war S im Mittel $= 2\cdot1$, im Maximum $= 3\cdot1$.

Auch de Haan's Angaben über die schlechte S im Alter konnte ich in Schreiberhau nicht bestätigen. De Haan hatte seine Mittheilungen basirt auf nur 41 Personen im Alter von mehr als 60 Jahren, und unter diesen waren noch obendrein 13 Augenkranke, so dass seine Befunde an nur 28 Menschen die Grundlage seines Gesetzes über die rapide Abnahme der S nach dem 60. Jahre bildeten. Die Statistik beweist aber nur in grossen Zahlen etwas.

In Schreiberhau, einem noch wenig cultivirten Gebirgsdorfe, dessen Greise fast sämmtlich nicht lesen gelernt hatten (deren Augen sich noch gewissermassen im Urzustande befanden), konnte ich im Jahre 1874 feststellen, dass bei 100

Personen, die über 60 Jahre alt waren, 34 Augen $S = 1$ und 88 Augen $S > 1$ hatten. Von den Letzteren sahen 70 die Hakentafel statt bis 6 Meter zwischen 7 und 9 Meter, 17 zwischen 10 und 12 Meter und 1 sogar über 12 Meter, hatten also die doppelte Sehschärfe. Die Durchschnittsgrösse der S beträgt dort im 60. und 70. Jahre $27/20$, im 80. Jahre $26/20$. Leider ist bisher, trotzdem 17 Jahre seit meinen Versuchen vergangen, noch niemals eine ähnliche Untersuchung von anderer Seite über diese doch gewiss wichtige Frage veranstaltet worden; es ist eben recht schwierig, 100 Personen mit gesunden Augen, die älter als 60 Jahre sind, zur Prüfung zusammen zu bekommen.

Es wäre sehr wichtig, ein Gesetz über die Durchschnittsgrösse der S zu finden; doch müssten dazu, wenn man verallgemeinern will, auf dem Lande und in den Städten, bei civilisirten und nichtcivilisirten Völkerstämmen, bei verschiedenen Nationen und Berufsclassen, in den Thälern und auf den Bergen, bei grossen Massen von Menschen Untersuchungen angestellt werden.

Selbstverständlich ist die Beleuchtung vom grössten Einfluss auf die S. Früher war man in Ermangelung eines Photometers für Tageslicht für praktische Zwecke leider ausschliesslich auf sein eigenes Auge angewiesen, und man konnte füglich nicht verlangen, dass ein Anderer $S - 6/6$ bei einer Tagesbeleuchtung erreichen solle, bei der das eigene normale Auge nicht mehr $S\,5/6$ besitzt. Jetzt besitzen wir ein schönes Photometer für Tageslicht von Professor L. Weber (siehe unten im Capitel Myopie), und ich habe bereits eine Anzahl Versuche über die S bei photometrirtem Tageslichte angestellt; allein da dieselben noch nicht in genügender Zahl ausgeführt und von Anderen bisher nicht wiederholt worden sind, so müssen wir einstweilen immer noch unser eigenes Auge zum Vergleiche benützen.

Schliesslich sei noch erwähnt, dass das Auge nicht blos eine centrale *S*, sondern auch eine excentrische, freilich viel unvollkommenere Sehschärfe besitzt. Denn nicht blos das Centrum der Netzhaut, der gelbe Fleck, empfindet Licht, sondern die ganze Netzhaut, soweit Zapfen und Stäbchen vorhanden sind.

Man kann sich leicht davon überzeugen, dass, wenn man bei geschlossenem rechten Auge mit dem linken einen vorgehaltenen Finger fixirt, man auch ausserdem noch die Zahl der Finger zu zählen vermag, die von einer anderen Person seitwärts nach oben, unten, rechts oder links vom centralen Finger vorgezeigt werden. Es gelingt dies jedoch nur bis zu gewissen Grenzen, und man nennt die Ausdehnung der Fläche, in der man bei centraler Fixation noch excentrisch Objecte wahrnehmen kann, das Gesichtsfeld. Will man dieses genauer aufzeichnen, so bedient man sich besonderer Apparate, Perimeter, deren empfehlenswerthester von Förster angegeben wurde, und über welche unten bei dem Capitel „Ueber Sehschwäche bei Rauchern und Trinkern" ausführlicher gesprochen werden wird.

CAPITEL V.

Refraction.

Das Lichtbrechungsvermögen eines Auges im Zustande seiner Ruhe (also ohne jede Thätigkeit des Accommodationsmuskels) nennt man die Refraction des Auges.

Es ist ein unvergängliches Verdienst von Donders, die grosse Verwirrung, die früher betreffs Accommodation und Refraction des Auges in der Wissenschaft herrschte, durch seine im Anfange der Sechziger-Jahre erschienenen, Epoche machenden, klaren Arbeiten beseitigt zu haben.

Die Lichtbrechung kann normal vor sich gehen, das heisst die Axe des Auges kann die normale Länge haben, so dass die Lichtstrahlen, die aus unendlicher Ferne kommen, genau auf der Netzhaut vereinigt werden; dann sagen wir: die Refraction des Auges ist emmetropisch (von ἔμμετρος, das richtige Maass haltend und ὤψ, das Auge), E, Fig. XX.

Oder die Axe des Auges kann zu kurz sein, so dass die Lichtstrahlen, die aus unendlicher Ferne kommen, sich

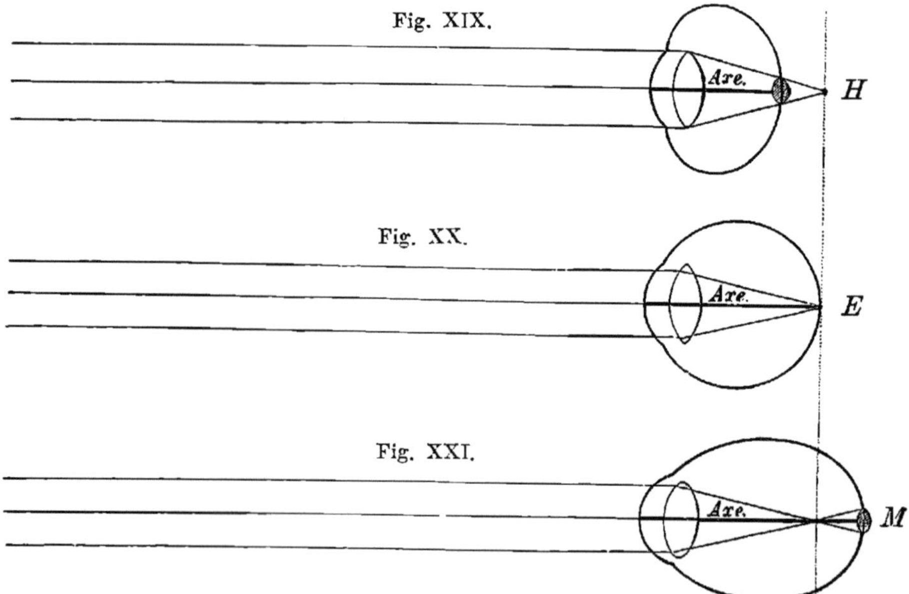

nicht auf der Netzhaut, sondern erst hinter ihr vereinigen; solche Refraction nennen wir hypermetropisch (ὑπέρ über, μέτρον Maass und ὤψ Auge, über das Maass hinausgehend) oder hyperopisch, übersichtig, H, Fig. XIX. Diese Uebersichtigkeit ist durchaus nicht zu verwechseln mit der Weitsichtigkeit, einer von einer Schwäche der Accommodation im Alter herrührenden Erscheinung.

Oder endlich drittens: die Axe des Auges kann zu lang sein, so dass die Lichtstrahlen, die aus grosser Ferne kommen, sich nicht auf der Netzhaut, sondern schon vor ihr vereinigen, Fig. XXI. Solche Refraction nennen wir kurzsichtig oder myopisch (von μύειν, blinzeln und ὤψ, das Auge), *M,* weil die meisten Kurzsichtigen die Augenlider zusammenkneifen, wenn sie in die Ferne scharf sehen wollen.

Die Uebersichtigkeit und die Kurzsichtigkeit sind also wahre Gegensätze; sie schliessen sich stets gegenseitig aus. Bei der Uebersichtigkeit ist die Augenaxe zu kurz, bei der Kurzsichtigkeit ist sie zu lang. Hyperopie und Myopie sind also Refractions-Krankheiten oder Fehler in der Axenlänge des Auges. — Früher stellte man der Kurzsichtigkeit die Weitsichtigkeit gegenüber. *) Das ist aber entschieden falsch; die Weitsichtigkeit ist keine Refractions-, sondern eine Accommodations-Krankheit, die sich zur Emmetropie, zur Hyperopie und auch zur Myopie hinzugesellen kann.

Endlich giebt es noch eine Asymmetrie in der Krümmung der verschiedenen Meridiane des dioptrischen Systems des Auges, in Folge deren eine verschieden starke Lichtbrechung in den verschiedenen Meridianen stattfindet, so dass die Vereinigung der Strahlen nicht in einem Brennpunkte, sondern in einer sogenannten Brennstrecke stattfindet. Einen solchen Fehler der Refraction nennen wir Astigmatismus. Wer an dieser angeborenen Krankheit leidet, bemerkt schon zeitig eine Schwäche, die ihn zum Augenarzt führt. Oft kann durch geeignete, cylindrisch geschliffene Gläser grosse Besserung der S geschafft werden. Die Untersuchung und Diagnose dieses Zustandes ist nicht leicht; für die Hygiene hat er wenig Bedeutung.

Mit diesen allgemeinen Vorbemerkungen schliessen wir

---

*) Man hatte das schöne Wortspiel erfunden: „Der Weitsichtige sieht beinahe nichts (bei Nahe nichts), und der Kurzsichtige sieht beiweitem weniger (bei Weitem weniger)."

die einleitenden Capitel, indem wir die speciellen Mittheilungen über Uebersichtigkeit und Kurzsichtigkeit späteren
Abschnitten vorbehalten.

CAPITEL VI.

Augenentzündung der Neugeborenen.

Schon in dem Momente, wo das Auge zum ersten
Male das Licht der Welt erblickt, ist es zuweilen einer
sehr schweren Gefahr ausgesetzt, der Bindehautentzündung der Neugeborenen oder Conjunctivitis purulenta oder Blennorrhoea neonatorum (von βλέννα,
Schleim und ῥέω, fliessen).

Krankheitsbild.

In den ersten Lebenstagen, meist am dritten Tage,
beginnt das Auge einen eitrigen Schleim abzusondern, der,
anfangs wässrig, gelblich, später mehr rahmartig dick
grüngelb wird — die Alten nannten ihn pus bonum et
laudabile! — und der, wenn man die Augenlider des Kindes
auseinander zieht, mit grosser Gewalt weit herausspritzt.
Aerzte, welchen bei der Untersuchung solcher Augen etwas
von dem gefährlichen Eiter ins eigene Auge geschleudert
wurde, haben dasselbe verloren; also Vorsicht bei der Be-
sichtigung!

Die Augenlider werden bald heiss und roth und
schwellen von Stunde zu Stunde mehr an, sind am vierten
bis fünften Tage meist paukenartig aufgedunsen, so dass
es schwer wird, sie umzudrehen. Gelingt dies, so findet
man die Bindehaut der Lider stark serös durchtränkt und
gespannt; die Umschlagsfalte (Fig. VIII, *b*) bildet einen
mächtigen Wulst; die Bindehaut des Augapfels ist meist

geröthet und geschwollen und umgiebt oft wie ein Wall die Hornhaut (Chemosis). Mitunter findet man auf der umgeschlagenen Lidbindehaut ein abwischbares weisses Häutchen (Fibringerinnsel).

Verlauf und Ausgänge.

Allmählich verliert die Oberfläche der Lidbindehaut ihre Glätte und ihren Glanz, sie wird rauh, erhält eine warzige, papilläre Beschaffenheit (siehe unten Fig. XXIV); dagegen wird das pralle, harte Lid weicher. Bleibt die Krankheit ohne Behandlung, so bietet die Bindehaut nach 3—6 Wochen das Bild einer stark granulirenden Wundfläche und nach vielen Wochen sieht sie einer normalen Bindehaut ähnlich und zeigt sich keineswegs in Narbengewebe verwandelt.

In einer Zerstörung der Schleimhaut liegt also die Gefahr der Krankheit nicht; sie liegt vielmehr in dem Uebertreten des Leidens auf die Hornhaut. Diese Haut besteht, mikroskopisch betrachtet, aus 5 Schichten, deren vorderste, das Plattenepithel, durch den Eiter leicht angeätzt wird; vielleicht genügt auch ungeschickte Reinigung oder rohes Aufreissen des Auges, um einen ganz leichten Verlust des schützenden Epithels hervorzurufen, und nun ist durch den unscheinbaren, kleinsten Defect der vordersten Hornhautschicht der Infection des ganzen Auges der Weg gebahnt.

In 24 Stunden bereits zeigt sich eine Infiltration der Hornhautsubstanz, meist in der Mitte, rundlich oder oval; der Substanzverlust vergrössert sich von Stunde zu Stunde, der Geschwürsgrund wird unregelmässig, das Geschwür greift immer mehr in die Tiefe, und so kommt es — wenn nicht schnell Hilfe gebracht wird — oft schon nach zwei bis drei Tagen — zum Durchbruch der Hornhaut.

Ist die Oeffnung klein und central, so legt sich, nachdem das Kammerwasser abgeflossen, die Linsenkapsel in dieselbe, und es entsteht eine das ganze Leben bleibende centrale Linsentrübung (Cataracta polaris anterior oder pyramidalis). Ist das Geschwür sehr breit und tief, so springt die ganze Krystalllinse heraus, auch wohl ein Theil des Glaskörpers, und es kommt dann zur Schrumpfung des Augapfels; liegt das Geschwür mehr nach der Seite, so stürzt die Iris in dasselbe, und es entstehen alle Gefahren einer Einklemmung derselben, über welche noch in einem späteren Capitel bei den Verletzungen des Auges gesprochen werden wird.

Die Endausgänge der Blennorrhoe können sein: Theilweise oder totale Trübung der Hornhaut, Leucoma, oder Vorbauchung der getrübten Hornhaut, Staphyloma, oder Linsentrübung, Cataracta, oder Ausdehnung des ganzen Augapfels, Hydrophthalmus, oder Schrumpfung desselben, Phthisis bulbi. Alle diese Folgeleiden sind mit gänzlicher oder theilweiser Blindheit verbunden. Meist gesellt sich ein eigenthümliches beständiges Augenzittern, Nystagmus, hinzu.

Durch rechtzeitige und geeignete Behandlung kann die Hornhaut aber vor der Infection meist bewahrt und die Krankheit, ohne schädliche Reste zu hinterlassen, vollkommen geheilt werden.

Vorkommen.

Mit absoluter Sicherheit lässt sich nicht sagen, wie oft die Krankheit unter den Neugeborenen vorkommt; denn ein Theil derselben wird weder in Entbindungsanstalten, noch in Augenkliniken oder Polikliniken behandelt, sondern kommt entweder zu Privatärzten oder erst, nachdem bereits völlige oder fast völlige Erblindung eingetreten, zu Augenärzten oder in Blindenanstalten.

Wir sind also, um über die Häufigkeit der Blennorrhoe zu urtheilen, nur angewiesen auf die Berichte: *A.* der Augenkliniken über beobachtete Blennorrhoe; *B.* der Augenkliniken über beobachtete Blindheiten in Folge von Blennorrhoe; *C.* der Blindenanstalten; *D.* der Gebäranstalten.

A.

Unter 49.000 Augenkranken, die ich von Juli 1866 bis December 1890 behandelte, sah ich die Krankheit 734mal, also in $15^0/_{00}$. Unter 40.000 Kranken, die von 1866 bis 1886 in meine Klinik kamen, waren 638 Blennorrhoeen $= 15 \cdot 9^0/_{00}$ der Kranken; jene 40.000 Personen litten an 70.174 Augenkrankheiten, die Blennorrhoe betrug also $9 \cdot 1^0/_{00}$ der beobachteten Krankheiten.

Mein Befund von $15^0/_{00}$ stimmt sehr gut mit der Mittheilung, dass nach Valenta aus den verfügbaren Statistiken aller grösseren Anstalten durchschnittlich $1 \cdot 5^0/_0$ Blennorrhoeen herausgerechnet wurden.

Folgende von Fuchs begonnene, von mir erweiterte Tabelle dürfte lehrreich sein.

Autor	Zahl der Fälle	Darunter mit Hornhautleiden	Doppelseitige Erblindung	Procent der geschädigten Augen
Horner .	108	43	0	40
Hirschberg	200	55	6	28
Schöler .	156	43	?	28
Heymann .	139	25	?	18
Emrys Jones.	420	72	16	17
Schweigger	452	123	?	27
Horner	468	122	?	26

Dass die Krankheit in den ärmeren Classen viel häufiger ist, als in den vermögenden, habe ich schon seit Jahrzehnten beobachtet. In meiner Poliklinik zählte ich unter 30.027 Kranken 634 Blennorrhoeen = $20^0/_{00}$, in der Privatpraxis unter 18.973 Kranken nur 100 Blennorrhoeen = $5^0/_{00}$.

B.

In einer Dissertation „Zur Aetiologie und Prophylaxis der Erblindungen", die Seidelmann 1876 unter Benützung der Krankenbücher meiner Augenklinik schrieb, und in der jedes Auge als blind betrachtet wurde, welches zur Arbeit nicht mehr gebraucht werden konnte, auch wenn es noch etwas Lichtschein hatte, zeigte er, dass unter 11.050 Personen, die bei mir Hilfe gesucht, 1000 Augen bei 776 Personen erblindet waren, und zwar 224 doppelseitig*) und 552 einseitig.*) Von den 1000 Augen waren 111 an Blennorrhoe erblindet. Hirschberg hatte unter 100 völlig unheilbaren doppelseitigen*) Blindheiten, die aus 7500 Fällen im Jahre 1873 ausgezogen wurden, 16 Blennorrhoeen. Bremer fand unter 340 einseitigen*) Erblindungen, die in der Kieler Klinik zur Beobachtung kamen, $24^0/_{00}$ Blennorrhoe. Landesberg in Elberfeld sah unter 580 Blinden $26^0/_{00}$ und Stolte in Greifswald unter 436 Blinden, wovon 242 einseitig*) und 97 doppelseitig*) blind waren, $71^0/_{00}$ als Folgen von Blennorrhoe.

Aus dem Auslande finde ich folgende Mittheilungen. Krükow sah im Jahre 1878 unter 409 erblindeten Augen $7^0/_0$ Blennorrhoe, van Millingen in Constantinopel in den Jahren 1877—1879 unter 326 doppelseitigen Erblindungen,

---

*) Ich habe oben bei verschiedenen Zahlen ein *) aus folgendem Grunde gemacht. In der ersten Ausgabe der Eulenburg'schen Real-Encyclopädie habe ich 1878 den Artikel „Blindenstatistik" ge-

die er selbst beobachtet. 4·3%/0 Blennorrhoe. Dalinger in
Astrachan 1888 bei 715 blinden Augen 11·2%/0 Blennorrhoe.

---

schrieben und eine Tabelle entworfen, welche die Häufigkeit der
Erblindungsursachen nach den Arbeiten von Hirschberg, Bremer-
Völkers, Seidelmann-Cohn, Landesberg und Stolte-
Schirmer auf 1000 berechnet umfasst. Für das Verständniss dieser
Tabelle ist vor derselben eine ganze Seite gedruckt, auf welcher die
Urtabellen jener Forscher besprochen und bei allen Autoren so genau,
wie ich es oben überall durch das Zeichen*) markirt, besonders
erwähnt worden, ob es sich um einseitige oder doppelseitige Blindheiten handelte. So heisst es wörtlich vor der Tabelle: „Hirschberg führte nur doppelseitige Erblindungen an“, ferner „Bremer
stellte 456 Fälle von einseitigen und doppelseitigen Erblindungen
zusammen“; ferner: „ausserdem gab Bremer noch eine eigene
Tabelle über 450 einseitige Erblindungen, siehe Colonne 3 der
folgenden Tabelle; dass er auch die einseitigen Erblindungen
aufgezeichnet hat, ist nur zu billigen, denn bei der wissenschaftlichen
Untersuchung über die Ursachen der Erblindungen hat jedes Auge,
das seine Sehkraft eingebüsst, allen Anspruch auf Berücksichtigung“.
Ferner: „Bei Seidelmann waren 224 Personen doppelseitig,
552 einseitig erblindet“; so endlich: „Die Fälle von Stolte treffen
242 einseitige und 97 doppelseitige Erblindungen.“

So deutlich habe ich es vorangestellt, dass es in meiner Tabelle
sich nicht nur um doppelseitige Blinde handle.

Trotzdem hat Magnus in seinem Buche über Blindheit, pag. 102,
die Kühnheit gehabt, seinen Lesern vorzureden, dass ich sie
nicht darauf aufmerksam gemacht, dass sich meine Tabelle
nicht auf Blinde, sondern hauptsächlich auf Einäugige beziehe, und
dass Jeder, dem ohne genaue Kenntniss der von mir benutzten
Autoren meine Tabelle zu Gesicht kommt, zu dem Glauben verleitet
werde, es handle sich um wirklich beiderseits erblindete Personen.
Diese Behauptung von Magnus muss also als Unwahr-
heit bezeichnet werden; welchen Werth daher die Schluss-
folgerung von Magnus hat, dass durch meine Tabelle „in die
Blindenlehre die schwerwiegendsten Irrthümer eingeführt werden
können, deren Folgen sich für die prophylactischen Massnahmen in
der bedenklichsten Weise fühlbar machen dürften“, dies zu entscheiden,
kann ich jedem Leser getrost überlassen.

In einer Addition, die Magnus*) bei 2528, von verschiedenen Beobachtern gesehenen doppelseitigen Blindheiten vorgenommen, zeigte sich die Blennorrhoe als Ursache mit $10.9^0/_{00}$ vertreten, was schön mit der von mir gefundenen Zahl $11.1^0/_{00}$ übereinstimmt.

C.

In den Blindenanstalten Deutschlands und Frankreichs waren nach Beger im Jahre 1886 zwei Drittel der Schüler als durch Blennorrhoe erblindet notirt. Reinhardt fand 1876 unter 2165 Blinden aus 22 Anstalten $658 = 40^0/_0$, Bergmeister unter 75 Schülern in Purkersdorf bei Wien im Jahre 1883: $20^0/_0$, Claisse unter 208 Schülern in Paris 95, also fast die Hälfte, Magnus in Breslau unter 87 Schülern $34^0/_0$, Dürr in Hannover unter 98 : $10^0/_0$, Snell in Sheffield $38^0/_0$ durch Blennorrhoe Erblindete. Ein auf Veranlassung von Tweedy von der Ophthalm. society niedergesetztes Comité machte in England statistische Erhebungen in den Blindenanstalten und fand bei $30—40^0/_0$ als Ursache Blennorrhoe. Kerschbaumer berechnete, dass im Herzogthum Salzburg von 10.000 Menschen jährlich 1·6, Fizia, dass im Bezirk Teschen nur 0·6 von 10.000 Menschen an Blennorrhoe erblinden.

D.

Die Häufigkeit der Krankheit in den Gebäranstalten erhellt aus folgender Tabelle, welche Haussmann zusammenstellte:

Anstalt	Jahrgänge	Blennorrhoe-Procent
Berliner Univ.-Entb.-Anstalt .	1829—1869	1·1— 8·3
Berliner Charité	1817—1879	7·4—21·3
Breslau	1827—1877	7·0—18·5

*) Siehe Note auf der vorigen Seite.

Anstalt	Jahrgänge	Blennorrhoe-Procent
Dresden	1826—1875	2·2—25·3
Halle	1840—1879	2·8—21·7
Leipzig	1849—1879	7·6—13·6
München	1860—1881	0·8— 5·2
Stuttgart	1828—1879	5·8—20·9
Wien, I. Klinik	1857—1864	0·8— 2·3
Wien, II. Klinik	1857—1864	0·6— 1·6
Petersburg	1845—1854	1·2— 1·4
Stockholm	—	2·9— 7·9

Die grossen Schwankungen, z. B. zwischen den beiden Anstalten in Berlin, rühren daher, dass manche Directoren die leichteren Fälle — denn es giebt auch einfache catarrhalische Bindehautentzündungen ohne Gonococcen, die der Blennorrhoe ähnlich, aber viel milder sind — mitzählen, andere nicht.

Im Gebärhaus zu Christiania erblindeten $6—12\%$, in Stockholm $6—7\%$, im Prager Findelhaus 1836—1839 6% an Blennorrhoe.

Nachstehende Tabelle entwarf Fuchs über die Hornhauttrübungen und Erblindungen in folgenden Anstalten:

Anstalt	Blennorrhoefälle	Hornhauttrübung	Einseitige Erblindung	Beide Augen erbl.	Procent der geschädigten Augen
Berliner Charité	213	2	2	?	1·9
Münchener Gebäranstalt .	123	1	2	1	2·4
Dresdener Entbindungsanstalt	1378	38	15	4	3·8
Stuttgarter Gebäranstalt .	538	13	12	1	4·6
Wiener Findelanstalt . .	1347	112	171	42	21·0
Prager Findelanstalt . .	300	105	32	?	45·7

Im Jahre 1885 stellte Haab fest, dass unter 42.871 in Gebäranstalten lebend geborenen Kindern 3845 Blennorrhoe hatten, d. h. $8·9\%$.

Diese Zahlen werden genügen, um zu zeigen, dass alle Hebel in Bewegung gesetzt werden müssen, um eine Krankheit, die so viele Augen vernichtet, von den Neugeborenen fernzuhalten!

Ursache.

Früher wurde Erkältung oder zu helles Licht im Wochenzimmer als Ursache der Blennorrhoe beschuldigt; daher hüllte man den Kopf der Kinder fest ein und machte die Wochenstube möglichst dunkel. Die Erkältungen spielen in der älteren Literatur eine Hauptrolle; so schrieb Prof. Benedict in Breslau in seinem Handbuche der Augenentzündungen (Leipzig 1814, pag. 300), dass die Krankheit entstehen kann, „wenn das Kind wenige Tage nach der Geburt zur Winterszeit in die kalte Kirche gebracht und bei der Taufe nicht mit lauem, sondern mit kaltem Wasser begossen oder besprengt wird".

Prof. Jüngken sagte sogar noch im Jahre 1870 in seiner für das grosse Publicum gearbeiteten „Augendiätetik", pag. 43 wörtlich, dass „die Unsitte, den Kopf des Neugeborenen frei von jeder Bedeckung zu lassen, einen sehr wesentlichen Antheil an der Entstehung der Blennorrhoe habe; denn unter den verschiedenen Ursachen ist Erkältung des Kopfes bei weitem die häufigste und wichtigste".

Gut beobachtende englische Augenärzte hatten aber schon am Anfang dieses Jahrhunderts die Ursache des Leidens sehr richtig in dem weissen Ausfluss der Mutter vermuthet, so Gibson im Jahre 1807; Mackenzie betrachtete 1832 diese Ursache bereits als die Regel.

Als ich vor 30 Jahren studirte, fing man bereits an, die Mutter blennorrhoischer Kinder auf weissen Fluss zu untersuchen, und es fand sich kaum ein Fall, wo der Fluor albus fehlte. Indessen es gab ja auch ganz unschuldige

Ausflüsse, und das Mikroskop konnte damals noch keine Unterschiede zwischen diesen und den gefährlichen Ausscheidungen nachweisen.

Helles Licht in die Frage kam erst 1879 durch die grundlegende Entdeckung Neisser's, der in dem Eiter der Blennorrhoea neon. genau denselben Mikrococcus fand, den er im Eiter der Scheide der Mutter und im Eiter des Trippers des Vaters entdeckt und Gonococcus (von Gonorrhoea, Tripper) genannt hatte.

Es ist dies ein eigenthümlicher, nur bei den genannten Blennorrhoeen vorkommender Mikroorganismus, ein Doppelcoccus, wie er in Fig. XXII, *g* gezeichnet ist. Es sind immer zwei Coccen in Gestalt einer Semmel aneinander gelagert. Die mittlere Länge beträgt 0·00125 Mm. Diese Coccen liegen im Eiter, der aus dem Auge ausfliesst, oder sie liegen auf und in den Eiterzellen (Fig. XXII, *e e*). Neisser und Bumm haben sie auch ausserhalb des Körpers auf Blutserum gezüchtet. Vom Rande des Impfstriches entwickelte sich an einzelnen Stellen ein feiner Beschlag zu einem dünnen, graugelblichen Belag mit feuchter glatter Oberfläche, der aus dichten Colonien von Coccen bestand; das Wachsthum ist freilich immer ein sehr dürftiges; die Züchtung und Weiterzüchtung durch mehrere Generationen ist schwer.

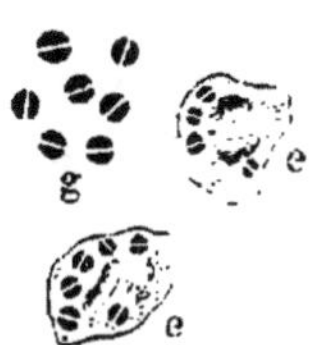

Fig. XXII.

g Freiliegende, *e* in Epithelzellen liegende Gonococcen. 1000 : 1.

Die Thiere sind so glücklich, von dem Gonococcus durchaus nicht angesteckt zu werden; bei keiner Art von Versuchsthieren gelang eine Uebertragung auf die Schleimhaut der Harnröhre, der Scheide oder der Bindehaut. Nur der Mensch bietet leider dem Gonococcus einen guten Nährboden; dieser Spaltpilz ist der eingefleischteste Parasit des menschlichen Körpers, der ausserhalb desselben nur sehr wenig Bedingungen für sein Fortkommen findet. Der Versuch, gesunde Menschen mit den Coccen zu inficiren, ist aber sehr gefahrvoll, und so sind denn auch die wenigen gelungenen Versuche von Bockhart und von Bumm nach Flügge's Urtheil nicht ganz einwandsfrei.

Aber wenn auch dieser letzte, gewissermassen mathematische Beweis, dass die Gonococcen die alleinige Ursache der Blennorrhoe sind, noch nicht so vollkommen geliefert ist, wie der, dass nur der Tuberkelbacillus die Tuberculose erzeugen kann, so ist er eben nur eine Frage der Zeit, und es zweifelt heute kein Arzt mehr, dass die Neisserschen Diplococcen, die alle späteren Forscher bei den Blennorrhoeen immer wiederfanden, die alleinigen Träger des gefährlichen Giftes sind. —

Es giebt nur zwei Zeiten, zu denen die Gonococcen in die Augen der Kinder kommen können, die erste während der Geburt, die zweite nach der Geburt.

Wenn die Gonococcen in der Scheidenschleimhaut der Mutter vorhanden, so werden sie leicht, während das Gesicht bei der Geburt die Scheide passirt, auf die Augenlider und dann beim Oeffnen derselben ins Auge selbst kommen können. Und dass eine mikroskopische Menge genügt, um die Krankheit hervorzurufen, folgt aus der Gefahr, welche die weitere Uebertragung der kleinsten Eitermengen erwiesenermassen mit sich bringt. Je enger und unnachgiebiger die Scheide bei Erstgebärenden, je vorzeitiger die Blase gesprungen, je schwerer die Geburt, je länger der Kopf in der Scheide verweilt, desto eher ist die Möglichkeit der Ansteckung gegeben.

Aber auch wenn diese nicht im mütterlichen Körper erfolgt, so kann sie bald nach der Geburt oder im Wochenbett geschehen. Entweder werden beim ersten Bade durch das Wartepersonal die Gonococcen vom Gesicht in das Auge hineingewischt, oder es werden Schwämme, Leinenstücke etc., die (in Geburtsanstalten) für mehrere Kinder gemeinsam gebraucht werden, oder Hände der Hebammen oder Aerzte, Badewasser, Tücher, Waschbecken, die mit dem eitrigen Secret der Wöchnerin oder eines anderen blennorrhoischen Kindes und dann mit dem Auge der Neugeborenen in Berührung kamen, die Ueberträger des Giftes sein.

Andere Ursachen, als Gonococcen, die von Schleimhaut zu Schleimhaut übertragen werden, existiren durchaus nicht.

Grelles Licht, Erkältung, schlechte Ventilation der Wochenstube sind gewiss dem Auge nicht dienlich, aber eine Blennorrhoe rufen sie niemals hervor. Eine Zeitlang glaubte man, dass jeder weisse Fluss der Mutter beim Neugeborenen auch die Blennorrhoe veranlassen könne; allein Zweifel bewies die Unrichtigkeit dieser Annahme dadurch, dass er in die Augen von Neugeborenen blutiges, seröses oder eitriges Secret aus der Scheide von Wöchnerinnen brachte, welches aber frei von Gonococcen war, und dass dann trotzdem die Augen gesund blieben. Ebenso blieben Impfungen des Scheidensecretes von gonococcenfreien Wöchnerinnen auf die Bindehaut von fünf Blinden nach Kroner wirkungslos.

Diese Versuche sind darum so sehr wichtig, weil die Mehrzahl der schwangeren Frauen an weissem Fluss (Scheidencatarrh) leidet.

Verhütung.

Sie ist die denkbar dankbarste unter allen Augenleiden; durch richtige Prophylaxe kann und muss die Krankheit völlig aus der Welt geschafft werden. Wir müssen sie verhüten vor und nach der Geburt.

A. Vor der Geburt. Da vor dem Kinde die Mutter an einer Blennorrhoe erkranken muss, die Mutter dieselbe aber nur vom Vater erhalten kann, so beginnt die Prophylaxe ganz eigentlich beim Vater.

Ein tripperkranker Mann soll keinen Beischlaf ausüben, auch wenn der Tripper nur noch ganz geringfügig ist!

Ein einziger Gonococcus aus der Harnröhre des Mannes wird die Veranlassung zu einem langwierigen Tripper der Frau. Freilich giebt es auch Tripper bei Männern, welche nie ganz aufhören; die sogenannte „Morgenthräne" wird noch Jahre lang secernirt, und die Aerzte gestatten dann schliesslich das Heiraten. Ich kenne einen solchen Fall genau; ein junger Mann heiratete eine virgo intacta; sie bekam bereits auf der Hochzeitsreise einen ganz leichten Fluor albus; das erste Kind erkrankte am dritten Tage an Blennorrhoe; jedes folgende Jahr, wenn ich eine Entbindungsanzeige der Dame in der Zeitung las, sagte ich meinen Assistenten, dass wir gewiss wieder zur Blennorrhoe werden hingeholt werden, — und so geschah es auch beim zweiten, dritten und vierten Kinde. Erst beim fünften Kinde (es waren endlich prophylactische Ausspritzungen der Scheide mit Carbollösung vor der Geburt gemacht worden) blieb die Augenentzündung aus. Gerade, wenn Männer mit altem Nachtripper heiraten, müssten sie demnach ebenso wie ihre Hausärzte besondere Vorsichtsmassregeln vor und während der Geburt ihrer Frauen treffen.

In jedem Falle aber muss die Scheide schon während der Schwangerschaft, besonders wenn ein eitriger oder stark schleimiger Ausfluss existirt, fleissig desinficirt werden, und wo das verabsäumt wurde, muss es während der Geburt geschehen. Gibson hat diesen Rath schon 1807 gegeben, Credé nahm ihn 1881 wieder auf. Die Scheide wird allerdings, wenn das Fruchtwasser abfliesst, schon durch dieses ausgespült, doch werden damit nicht die Gonococcen in den Falten der Schleimhaut zerstört. In Oesterreich sind, wie Fuchs in seiner ausgezeichneten Preisschrift über die Verhütung der Erblindung pag. 125 mittheilt, die Hebammen verpflichtet, vor der Geburt die Scheide zu desinficiren. Wenn auch vom neuesten geburtshilflichen Standpunkte die ausnahmslose vorbeugende Scheidenausspülung verworfen wird, so ist doch in jedem irgend verdächtigen Falle eine Reinigung der Scheide mit Carbol- oder schwacher Sublimatlösung zu empfehlen.

B. Nach der Geburt. 1. Einfache Reinigung der Augen. Die Gonococcen befinden sich auf der Haut der Augenlider oder an den Wimpern des Kindes; dann werden sie beim Oeffnen in's Auge gerathen. Die erste Aufgabe wird also die sein, durch mechanische Reinigung der Lider und Wimpern die Gonococcen zu entfernen. Aber gerade bei dem Abwaschen der Lider mit Schwämmen sind oft erst recht die Coccen in die Bindehaut hineingewischt worden. Auch wurde das Badewasser als Träger der Infection beschuldigt von Schirmer, welcher meint, dass dieses eine Menge des Vaginalschleimes von der Haut des Kindes entferne und die Coccen in's Auge bringe; er rieth daher, den Kopf nach der Geburt nicht zu baden, sondern zunächst mit einem trockenen Tuche abzuwischen und erst am nächsten Tage den Kopf zu waschen.

Das sorgsame Auswaschen der Augen mit destillirtem Wasser hat in neuester Zeit wieder Anhänger gefunden, so Abegg, der 3%, Kaltenbach, der bei 200 Fällen 0% und Ernst Cohn, der in Schröder's Klinik bei 653 Geburten nur 1·9% Blennorrhoe sah. Diese Methode mag in Anstalten mit ausgezeichnet geschultem Personal nützlich sein, für alle Fälle reicht sie meiner

Erfahrung nach nicht aus. Ich behandle jetzt ein Kind, dessen Augen gehörig mit Wasser ausgewaschen worden und doch die schlimmste Blennorrhoe mit beiderseitigem Hornhautdurchbruch bekamen.

2. Reinigung mit desinficirenden Flüssigkeiten. Im Alterthum wurde, wie Soranus, Moschion, Aëtius, berichten, Oel in's Auge gegossen; im vorigen Jahrhundert nahm man Muttermilch oder Malvenwasser oder Lavendelwasser. Haussmann reinigte die Lider und Wimpern, noch bevor die Augen geöffnet wurden, mit Leinwand, die in $1^0/_0$ige Carbollösung getaucht war. Fieuzal empfahl schwächere Carbollösung $1 : 250$. Olshausen wandte auf Alfred Graefe's Rath $1^0/_0$ Lösung, aber erst nach der Abnabelung und nach dem Bade an, wobei die Krankheitsziffer von $12\cdot5^0/_0$ auf $8^0/_0$ fiel; später wusch er Lider und Augen sofort nach der Geburt mit einer 2procentigen Lösung aus, wobei nur noch $3\cdot6^0/_0$ Blennorrhoe vorkamen. (Graefe wünschte, dass dabei die Lider umgestülpt werden sollen.) Auch Königstein hatte bei 1541 Kindern in der Späth'schen Klinik in Wien im Jahre 1881 in Folge von Carbolwaschungen nur $21 = 1\cdot4^0/_0$ Blennorrhoe zu verzeichnen. Die Carbolsäure war für die Hebammen sehr bequem, da sie sie ja stets bei sich führen müssen.

Von Bischoff wurde die Salicyllösung, von Schmidt-Rimpler das Chlorwasser, von Schirmer $1^0/_0$ Thymollösung, von v. Wecker $4^0/_0$ Borsäure, von Valenta das übermangansaure Kali (siehe unten) empfohlen. Auch Credé hatte Anfangs $2^0/_0$ Borsäure genommen, war aber mit den Erfolgen nicht zufrieden; deshalb griff er zur Silberlösung.

3. Eingiessung von Höllenstein.

Längst wussten die Augenärzte, und A. v. Graefe hatte es in seiner berühmten Arbeit über die Blennorrhoea neon. im Jahre 1854 ganz besonders betont, dass es kein besseres

Heilmittel bei dieser Krankheit giebt, als den Höllenstein. Aber auf den überaus glücklichen Gedanken, prophylactisch den Höllenstein in's Auge der Neugeborenen zu giessen, ist er leider nicht gekommen.

Diesen segensreichen Gedanken, dem Tausende und aber Tausende die Erhaltung ihres Augenlichtes verdanken und verdanken werden, hat zuerst Credé in Leipzig 1882 ausgesprochen.

Anfangs tropfte er eine 2procentige Lösung nur 30 Kindern kranker Mütter ein und schützte dadurch alle 30; dagegen erkrankten 12 Kinder von Müttern, die für gesund gehalten worden waren. Daher beschloss Credé, bei allen Kindern ohne Ausnahme gleich nach der Geburt das Mittel einzuspritzen. Credé's Anordnung ist so vorzüglich, dass ich sie am Besten mit seinen eigenen Worten wiedergebe:

„Die Kinder werden nach der Abnabelung zunächst von der Hautschmiere und dem an ihnen haftenden Blute, Schleime u. s. w. in der bekannten Weise befreit, dann in das Bad gebracht und dabei die Augen mittelst eines reinen Läppchens oder besser mittelst reiner Watte, nicht mit dem Badewasser, sondern mit anderem reinen, gewöhnlichen Wasser äusserlich gereinigt, namentlich von den Lidern alle anhaftende Hautschmiere beseitigt. Dann wird auf dem Wickeltische vor dem Ankleiden des Kindes jedes Auge mittelst zweier Finger ein wenig geöffnet, ein einziges, am Glasstäbchen hängendes Tröpfchen einer 2procentigen Lösung von salpetersaurem Silber der Hornhaut bis zur Berührung genähert und mitten auf sie fallen gelassen. Jede weitere Berücksichtigung der Augen unterbleibt. Namentlich darf in den nächsten 24—36 Stunden, falls eine leichte Röthung oder Schwellung der Lider mit Schleimabsonderung erfolgen sollte, die Einträufelung nicht wiederholt werden." Die

Glasstäbchen sind 15 Cm. lang, 3 Mm. dick und an beiden Enden rund abgeschmolzen und glatt.

Bei diesem Verfahren hatte Credé im Verlaufe von 3 Jahren bei 1160 Kindern nur einen Fall von Blennorrhoe $= 0\cdot 1^0/_0$.

Dieselben vorzüglichen Erfolge rühmten alle späteren Autoren. So hatte Königstein in der Späth-schen Klinik ohne prophylactische Behandlung $19^0/_0$, mit Carbol $7^0/_0$ und mit Höllenstein unter 1250 Kindern nur $9 = 0\cdot 7^0/_0$ Blennorrhoe. — Felsenreich sah vor der Credé'schen Methode unter 1187 Fällen 82 Blennorrhoeen $= 4\cdot 3^0/_0$, nach Einführung derselben unter den ersten 3000 Geburten nur $58 = 1\cdot 9^0/_0$ und später unter 2100 Kindern nur $21 = 1^0/_0$ Blennorrhoe. — Bayer hatte früher $12\cdot 3^0/_0$, nach Höllenstein aber unter 361 Geburten $0^0/_0$. — Krukenberg fand ohne Behandlung $7^0/_0$, mit Carbol $13^0/_0$, dagegen mit Höllenstein, den er in Salbenform gab, nur $0\cdot 14^0/_0$ Blennorrhoe. — Der Director der Provincial-Hebammen-Lehranstalt in Breslau, Herr San.-Rath Dr. Fuhrmann theilt mir mit, dass er im Jahre kaum einen Fall von Blennorrhoe mehr habe, da er bei jedem Kinde genau nach Credé verfahre.

Haab machte aus den verschiedensten Anstalten eine Zusammenstellung, aus der folgt, dass vor Einführung von Credé's Methode von 42.871 Neugeborenen $8\cdot 9^0/_0$, nach derselben unter 10.521 Neugeborenen nur $1^0/_0$ an Blennorrhoe erkrankt sind.

Wer darf vor solchen Zahlen seine Augen verschliessen?! Man wird alle Zeit Credé höchst dankbar sein, da er ein so einfaches und sicheres Mittel zur Vorbeugung dieser fürchterlichen Krankheit ersonnen hat.

Die Wirkungsweise der Silberlösung muss man sich als antiseptisch vorstellen dadurch, dass die Lösung die

Eiweissstoffe gerinnen macht und mit denselben eine Verbindung eingeht. „Die Silberlösung", sagt Fuchs sehr richtig, „zeichnet sich dadurch vor der Carbollösung aus, dass sie nicht blos auf die Oberfläche, sondern auch noch etwas in die Tiefe wirkt; sie verschorft nämlich die obersten Lagen der Epithelzellen; sollten daher die Coccen schon in diese eingedrungen sein, so werden sie dennoch durch die Silberlösung erreicht und vernichtet; darum ist wohl ihre Wirkung um so sicherer, als die der Carbollösung." Allerdings, meinte Fuchs, seien noch weitere Versuche mit Sublimatlösung anzustellen, da diese ja nach Koch's Untersuchungen die sicherste antiseptische Wirkung ausübt; allein es hat sich doch wohl bei allen Augenärzten in den letzten Jahren als sicher herausgestellt, dass das Auge leider nur ganz schwache Lösungen Sublimat (1 : 5000) verträgt, und diese dürften zur völligen Zerstörung der Keime kaum ausreichen.

Dass aber der Höllenstein ein vorzügliches Mittel zur Verhütung der Blennorrhoe ist, darüber stimmen alle Geburtshelfer jetzt überein. Ein kleiner Streit entspann sich nur zwischen Fürst und Königstein, da ersterer die Einträufelung gleich nach der Geburt, letzterer, wie Credé, sie erst nach dem Bade wünschte; darin liegt eben wieder der Vorzug der Credé'schen Methode, dass man sich anfangs gar nicht um das Kind zu kümmern braucht und seine ganze Aufmerksamkeit der Beendigung der Geburt zuwenden kann.

Wir hätten also nur zu fragen, ob denn bei Anwendung eines Tropfens Höllenstein im gesunden Auge irgend ein Schaden bis jetzt beobachtet worden ist. Gewiss wird er im gesunden Auge etwas Brennen, einen leichten Schmerz, eine leichte Injection, ja vielleicht eine Spur von Schwellung hervorrufen, — aber alle diese unbedeutenden Erscheinungen verschwinden vollkommen nach 24 Stunden. Und sollte wirklich einmal eine etwas stärkere Röthung eintreten, so wird sie durch kalte Umschläge in kürzester Zeit beseitigt. Wenn irgend ein gesundes Kind durch diesen Silbertropfen eine nennenswerthe Augenerkrankung bekommen hätte, so wäre ein solcher Fall längst bekannt gemacht worden; aber weder in der Literatur noch in meiner Praxis habe ich etwas derartiges gesehen. Es liegt also gar kein Grund vor, die ausgezeichnete Methode nicht allgemein einzuführen. Der schönste Beweis von der Unschädlichkeit des Verfahrens wurde neuerdings von Fränkel in Chemnitz geliefert. Er brachte täglich bei einseitiger Blennorrhoe in das gesunde Auge der Kinder einen Tropfen Höllensteinlösung und schützte dadurch ausschliesslich dasselbe vor Ansteckung. Wenn dies Verfahren auch Schmerzen verursachte, so wurde doch trotz wochenlanger Wiederholung keine dauernde Reizung beobachtet. „Aus Furcht vor einer solchen ist also das Credé'sche Verfahren sicher nicht zu beanstanden.“

Die leichten vorübergehenden Reizungen haben allerdings Schröder und Kaltenbach veranlasst, zu Sublimat- oder reinen Wasserausspülungen zurückzukehren; aber Olshausen erhielt bei Sublimat wieder einzelne Erkrankungen, Ernst Cohn in Schröder's Klinik fand bei Sublimat (1 : 1000) doch $0·6\%$, bei Sublimat ($0·2\%_{00}$) noch $0·4\%$, bei einhalbprocentigem Zincum sulfo-carbolicum $0·3\%$ Blennorrhoe. Valenta empfahl in neuester Zeit (1890) das übermangansaure Kali statt des Höllensteins. Doch leugnet Keiner den grösseren Werth des Höllensteins.

Einzelne Geburtshelfer haben freilich erklärt, dass sie das Verfahren wohl in geschlossenen Entbindungsanstalten, aber keineswegs für die Privatpraxis empfehlen würden, da man den Hebammen dasselbe nicht überlassen dürfe; sie könnten durch rohes Eingiessen des Höllensteins das Auge gefährden. „Bei der Manipulation selbst mit einem Stäbchen oder Tropfröhrchen“, sagt Valenta, „kann mehr Schaden als Nutzen angerichtet werden, wenn diese von dazu untauglichen Händen vollführt wird. Bei einer so tief einschneidenden Massregel darf man nicht an die besten Schülerinnen denken, sondern an die schlechtesten mit ungefügen, hartschwieligen Händen. Man stelle sich nur die zitternde Hand der Landhebamme vor, welche, von der Feldarbeit nach Hause kommend, plötzlich zu einer Entbindung gerufen wird!“

Aus diesen Gründen lehrt auch Valenta seinen Hebammen die Credé'sche Methode gar nicht!

Credé, der mit Recht bereits längst für die Einführung seines Verfahrens bei allen Geburten eingetreten, bemerkte schon früher, dass in die Hebammenschulen nach einer älteren Verordnung nur Frauen aufgenommen werden dürfen, „welche schmale, geschmeidige und geschickte Hände mit feiner Haut und schlanken, gelenkigen, nicht zu kurzen Fingern haben, frei von Warzen, Schwielen und Verunstaltungen“. Leider, fügte Credé mit feinem Sarkasmus hinzu, besteht eine derartige Verordnung für Aerzte nicht, und sein Urtheil falle nach 30jähriger Thätigkeit mehr zu Gunsten der Hebammen als der Aerzte in dieser Hinsicht aus. —

Ich bin der Ansicht, dass die Hebammenschulen eben auch dazu da sind, dass der kleine Handgriff, einen Tropfen ohne Rohheit in's Auge zu bringen, gehörig eingeübt wird, sowie viele andere Handgriffe auch den weniger geschickten Frauen dort beigebracht werden. Man lasse im Hebammen-Examen jede Candidatin einem Kinde etwas in's Auge tropfen und lasse jede unbarmherzig durchfallen, die diesen kleinen Dienst nicht

ordentlich leisten kann. Freilich scheint auch mir für diesen
Zweck der Credé'sche Glasstab besser als die Pipette,
da bei grober Ungeschicklichkeit mit letzterer eher eine
Verletzung denkbar wäre. — Ich stimme vollkommen mit
Steffan überein, welcher ausruft: „Wahrlich, ein Heb-
ammenstand, dem man das Credé'sche Verfahren nicht
einlernen und zur Ausführung anvertrauen könnte, hätte
überhaupt keine Existenzberechtigung!"

Ganz ähnlich spricht sich auch Haab aus: „Eine
Hebamme, die diese einfache Manipulation nicht richtig
vornehmen könnte, sollte überhaupt ihr Amt aufzugeben
gezwungen werden; denn ihre übrigen Functionen invol-
viren ja noch viel schwierigere und weitertragende Ein-
griffe in Gesundheit und Leben von Mutter und Kind."
Dr. Fuhrmann theilt mir mit, dass in der Provincial-
Hebammen-Lehranstalt zu Breslau in der 2. Hälfte des
Cursus die Schülerinnen die Credé'sche Methode selbst
ausüben, und dass er nie einen Schaden dabei gesehen habe.

Die anderen Einwände, welche Valenta macht, sind
auch nicht zutreffend. Er meint, dass die Hebammen auf
dem Lande nicht immer frische Höllensteinlösung haben,
und dass die älteren Lösungen durch Verdunstung concen-
trirter sein werden. In einem Fläschchen mit 30 Gramm
Silberlösung sind 480 Tropfen, dies reicht also für 240
Entbindungen; dasselbe muss einen eingeschliffenen Glas-
stöpsel haben, mit dem die Flasche, sobald der Tropfen
herausgeholt, sofort geschlossen wird. Was kann da ver-
dunsten? Valenta meint auch, dass Silbertheilchen mit
der Zeit in der Lösung ausgeschieden und das Auge
stärker reizen würden. Wenn die Flasche gelb ist, wird
aber bekanntlich der Höllenstein nicht zersetzt. Auch giebt
es jetzt gute gelbe Tropfgläser mit eingeschliffenen gelben
Pipetten für Silberlösungen.

Valenta hat in seiner Klinik in Laibach, um den Höllenstein, dessen ausgezeichnete Wirkung er aber auch nicht im Entferntesten bestreitet, zu vermeiden, im Jahre 1890 auf den Rath von Emil Bock das übermangansaure Kali angewendet. „Von einer concentrirten Lösung dieses Mittels“, sagt er, „hat die Hebamme stets Fall für Fall eine frische Lösung zu bereiten, indem sie einige Tropfen davon in ein Glas reinen Wassers schüttet, so dass dasselbe die Farbe eines schwachen rothen Weines bekommt. In dieses Glas wird nun ein Wattebäuschchen oder Leinwandläppchen eingetaucht und mit diesem dann zuerst die Aussenfläche der Lider sorgfältig durch Bespülen und darauffolgendes zartes Wischen gereinigt. Mit einem zweiten, mit der Lösung vollgesogenen Wattestückchen oder Leinwandläppchen wird hierauf die Ausspülung des Bindehautsackes vollführt. Indem man mit der linken Hand die Lidspalte vorsichtig öffnet, lässt gleichzeitig die rechte Hand durch Zusammendrücken des Bäuschchens einen sanften Strahl der Lösung in's Auge rieseln. Diese Berieselung bei jedem Auge 3—4mal wiederholend, ist die antiseptische Reinigung vollkommen vollbracht.“

Mir scheint dieses Valenta'sche Verfahren technisch viel schwerer für eine Hebamme, als das einmalige Einbringen eines einzigen Tropfens Höllensteinlösung. Ob es ebenso sicher wirkt wie das Credé'sche lässt sich noch nicht sagen, da aus der Statistik von Valenta gerade die Zahl der nur mit Kali hypermanganicum behandelten Kinder und der dabei behandelten Blennorrhoeen nicht ersichtlich ist. —

Sehr beklagenswerth finde ich das Gutachten der kgl. preuss. wissenschaftlichen Deputation für das Medicinalwesen vom Jahre 1887, welches sagt: „Das Verfahren von Credé ist sehr gut, hat jedoch den Nachtheil, dass die Bindehaut sehr leicht gereizt wird. Wird den Hebammen diese Prophylaxis überlassen, so können sie leicht, allzu sorglos, den Ausbruch der Blennorrhoe übersehen. Es wird abgerathen, den Hebammen in der Privatpraxis das Verfahren zu überlassen.“ Wo sind denn die Fälle von Reizung der Bindehaut, die Schaden gebracht haben, mitgetheilt worden? Wie kann denn ein Ausbruch von Blennorrhoe übersehen werden, da sie ja notorisch nach Höllenstein nicht ausbricht? Und wenn wirklich einmal die Lösung schlecht eingegossen worden wäre, wie kann die Hebamme überhaupt den Ausbruch der Blennorrhoe übersehen? Die Krankheit ist doch für jeden Laien so überaus leicht zu erkennen, geschweige für eine Hebamme, der sie oft genug im Unterrichte gezeigt worden ist. Ein Eiterausfluss aus dem Auge kann doch Niemandem verborgen bleiben! Ich muss leider sagen, dass dieses recht schwache Gutachten der obersten wissenschaftlichen medicinischen Behörde die Blindheit vieler Kinder in Preussen verschulden wird.

Meines Erachtens hätten alle Regierungen die Pflicht, den Hebammen auf's Sorgsamste die Credé'sche Methode beibringen zu lassen und ihnen wie den Aerzten dieselbe bei jeder Entbindung vorzuschreiben. Sie muss wie die Zwangsimpfung eingeführt, aber wie bei dieser muss auch das Volk durch Vorträge und populäre Schriften über die Nützlichkeit der Methode aufgeklärt werden!

Die Besorgniss von Haab theile ich nicht, dass, wenn der Zusammenhang von Blennorrhoea neon. und Tripper im grossen Publicum bekannt wird, viele Väter oder Mütter, die sich rein von jeder Gonorrhoe wissen, das Verfahren nicht gestatten würden. Man betone nur in öffentlichen

Belehrungen, dass ganz u n s c h u l d i g e, gonococcenfreie, schleimig-eitrige Augencatarrhe der Neugeborenen durch einen Tropfen Höllensteinlösung e b e n f a l l s sicher verhütet werden.

In Havre hat bereits B r i è r e an alle Personen, welche auf der Mairie die Geburt eines Kindes anmeldeten, eine Brochure über Blennorrhoe vertheilen lassen; R o t h in London hat im Namen der Society for the prevention of blindness durch Flugschriften auf die Gefahren der Blennorrhoe hingewiesen. F i e u z a l hat vorgeschlagen, ein Avis aux parents bei der Eheschliessung auszugeben. Die französische Regierung lenkte 1880 im Journal des communes die Aufmerksamkeit auf die Blennorrhoe, das ungarische Ministerium des Innern liess eine populäre Abhandlung über Blennorrhoe an alle Hebammen vertheilen und die österreichische Regierung empfahl 1882 das Credé'sche Verfahren den Aerzten.

Wenn einzelne Geburtshelfer noch immer gegen die Einführung sind, so kommt das wohl daher, dass sie nur in den ersten 8—10 Tagen die blennorrhoischen Kinder sehen und nicht die entsetzlichen Fälle von Zerstörung der Hornhaut und ihrer Folgen beobachten, welche die Augenärzte später zu Gesicht bekommen bei Kindern, deren Mütter bei den einfachen Entbindungen nur Hebammen zuzuziehen nöthig hatten.

N u r w e n n d i e o b l i g a t o r i s c h e E i n f ü h r u n g d e r C r e d é'schen M e t h o d e e r f o l g t, w i r d d i e B l e n - n o r r h o e a n e o n. v o m E r d b o d e n v e r s c h w i n d e n!

In B r e s l a u nehmen erfreulicherweise die Blennorrhoen s i c h e r a n M e n g e a b. Unter 49.000 Kranken, die ich in circa 25 Jahren, von 1866—1890 behandelte, kamen im ersten Jahrfünft 17, im zweiten 19, im dritten 16, im vierten 12 und im fünften nur $10^0/_{00}$ Blennorrhoeen vor.

In der Privatpraxis unter etwa 19.000 Fällen sanken die Blennorrhoeen in den 5 Lustren von 9 auf 6, 5, 4, $3^0/_{00}$.

In den letzten 3 Jahren kam alljährlich bei mir nur 1 Fall in der Privatpraxis vor. Ebenso mindern sich die vielen Nachkrankheiten nach Blennorrhoe, so Phthisis bulbi, Staphylom, Glaucom, Leukom, besonders in der Privatbehandlung. Die wesentlichste Ursache für die Abnahme der Blennorrhoe in unseren Augenkliniken liegt offenbar in dem im Jahre 1870 in Preussen eingeführten Staatsexamen in der Augenheilkunde. Seitdem fällt die Curve constant bis fast auf die Hälfte, von 19 auf $10\,^0/_{00}$. Die Aerzte werden seitdem sorgsamer in der Behandlung und Verhütung der Blennorrhoe herangebildet, und es kommen daher nicht mehr so viele Fälle wie früher in die Augenkliniken; wahrscheinlich trägt auch schon die prophylactische Höllensteinbehandlung, obgleich sie noch nicht allgemein bei uns geübt wird, dazu bei.

Dem Umstande, dass die Hebammen in Zürich auf's Strengste verpflichtet werden, sich bei den ersten Symptomen an den Arzt zu wenden, und der Verbreitung besserer Kenntnisse bei den Aerzten ist es, wie Horner betont, zu verdanken, dass in der Züricher Blindenanstalt kein Fall von Erblindung nach Blennorrhoe mehr seit dem Jahre 1865 aufgenommen zu werden brauchte.

Ansteckung nach der Geburt.

Nicht allein auf dem mütterlichen Geburtswege können die Gonococcen in das Auge des Kindes gelangen, sondern auch durch Berührung mit Gegenständen, welche Gonococcen enthalten. Die Finger der Mutter, der Hebamme, der Wärterin, des Arztes, Waschbecken, Wäsche, Leinenläppchen, Schwämme, Handtücher, Taschentücher, welche mit Gonococcen-haltigem Ausfluss der Wöchnerin in Berührung gekommen, können Blennorrhoe übertragen. Bei armen Leuten liegt das neugeborene Kind im Bett der Mutter, wo ja am leichtesten die Gelegenheit zur Uebertragung auf das Auge des Kindes gegeben ist, zumal sich, wie Bumm nachgewiesen, in den ersten Tagen des Wochenbettes die Gonococcen ganz ausserordentlich vermehren.

Die sorgsamste, täglich mehrmalige Reinigung und der Abschluss der äusseren Geschlechtstheile der Wöchnerin durch einen schwach desinficirenden Deckverband, die grösste Sauberkeit der Finger aller Derjenigen, welche mit dem Kinde in Berührung kommen, die stete Benützung eigener reiner Läppchen, reiner Wäsche, reinen Wassers zum Waschen des Gesichtes und der Augen des Kindes sind hier der sicherste, aber auch der durchaus zu verlangende Schutz des Kindes. Ganz besonders gilt dies für Gebär- und Findel- anstalten, wo leider häufig aus Mangel an Zeit, Personal und Mitteln für mehrere Kinder gemeinsame Schwämme, Wäsche, Bäder etc. benützt werden. Alle diese Ueber- tragungen kommen erst nach dem dritten Tage, am 5., 6., 8., selbst am 10. Tage nach der Geburt zum Vorschein.

In Findelhäusern namentlich findet die Uebertragung von einem Auge eines Kindes in das des anderen Kindes statt. Ein augenkrankes Kind muss sofort isolirt werden. Lefort hat im Pariser Kinder-Hospiz diese Tren- nung durchgeführt und, wie Fuchs erzählt, die Krankheit dadurch fast zum Verschwinden gebracht. Die hohen Zahlen von Blennorrhoe in der Prager, Wiener, Petersburger Findel- anstalt, 8—10%, sind zum Theil auf Ansteckung von Kind zu Kind zurückzuführen. — Es ist wohl selbstver- ständlich, dass man in Findelhäusern nicht Ammen, welche selbst Blennorrhoe der Augen*) oder Scheide haben,

---

*) Ueber die Blennorrhoe bei Erwachsenen wird unten in dem Capitel über syphilitische Augenkrankheiten gesprochen werden.

zum Säugen der Kinder benutzen darf. — Wenn in einer Gebär- oder Findelanstalt eine Epidemie von Blennorrhoe ausbricht, so ist dies stets ein Zeichen, dass es an Sauberkeit und sorgsamer Beobachtung gefehlt hat; es darf keine Epidemie ausbrechen.

Behandlung.

Naturgemäss kann in einem Lehrbuch der Hygiene die Behandlung der Krankheiten nur ganz nebenher besprochen werden; darüber sind die Lehrbücher der Augenheilkunde nachzuschlagen. Indessen sind doch einige Bemerkungen hier am Platze, da die Blennorrhoe in der That eine völlig heilbare Krankheit ist, wenn sie rechtzeitig in Behandlung kommt, aber auch nur dann.

Es handelt sich hier um jede Viertelstunde, und darum sind auch in einer Hygiene die Vorschriften zu geben, welche befolgt werden müssen, bis der Arzt, der schleunigst gerufen werden muss, herbeikommt.

Ist also eine genügende Vorbeugung vor der Geburt versäumt worden, so beginne man, sobald sich nur die geringste Spur Schleim oder Eiter im Augenwinkel zeigt, mit der Behandlung. Es kann sich dabei oft um einen unschuldigen schleimigen Catarrh des Auges handeln, bei dem keine Gonococcen vorhanden sind, bei dem alle Erscheinungen, Röthe, Absonderung, Schwellung viel geringer sind, bei dem der Hornhaut keine Gefahr droht, und der in wenigen Tagen heilt, — aber die Behandlung bleibt ganz dieselbe wie bei der echten Blennorrhoe.

1. Es kommt darauf an, sobald sich die ersten Spuren des Leidens zeigen, die Schädlichkeit, das heisst den Gonococcen-haltigen Eiter so schnell als möglich aus dem erkrankten Auge herauszuschaffen.

Freilich, das Wie ist dabei die Hauptsache. Die Lider sind also aufzureissen, der **Eiter herauszuwischen** mit gut gewaschenen, durch schwache Carbolsäure (2:100) desinficirte Läppchen, und zwar **aus der Tiefe heraus**, nicht blos oberflächlich, wobei man sich durch das Geschrei des Säuglings (und der meist aus Mitgefühl mitschreienden Mutter) ja nicht stören lassen darf! Meist wird der Eiter nur oberflächlich abgewischt, das ist eben der Hauptfehler. Besser, das Kind jammert jetzt wegen der Schmerzen, als später wegen der Blindheit. Läppchen ziehe ich der Watte vor, weil häufig von dieser kleine Fäserchen im Auge zurückbleiben und reizen. Schwämme sind ganz zu verwerfen, da sie kaum völlig zu desinficiren sind. Man wische also ja **nicht oberflächlich** ab, sondern drücke kräftig auf die Schleimhaut der umgeschlagenen Augenlider, wenigstens auf die des unteren Lides, wenn man das obere Lid nicht umkrempeln kann. Oder man spritze mit der Pipette eines Tropfglases **destillirtes**, eventuell abgekochtes Wasser in gehörigem Strahle bei geöffneten Augenlidern über den Augapfel fort, um so möglichst allen Eiter herauszubringen.

Man kann auch eine schwache Sublimatlösung von 1 auf 5000 oder eine Carbolsäurelösung von 1 auf 100 durchspritzen. Diese Befreiung des Auges vom Eiter muss alle Viertelstunden, besser noch alle 10 Minuten geschehen! Die Mutter kann es unmöglich machen, man muss eben eine Wärterin besonders dazu anstellen; schlimmstenfalls muss der Vater oder ein Verwandter diese Reinigung der Kinderaugen vornehmen, bis der Arzt kommt.

Man sei beim Oeffnen der Augenlider aber vorsichtig, damit man nicht etwas von dem herausspritzenden Eiter in's eigene Auge bekommt, da man sonst unfehlbar selbst die schwere Krankheit erhalten würde. (Gut ist es, sich eine Schutzbrille dabei aufzusetzen.) Sollte jenes Unglück sich ereignen, so müsste sofort das eigene Auge mit 2%iger Carbollösung oder, wenn sie irgend schnell zu erreichen, mit 2%iger Höllensteinlösung desinficirt und sogleich mit Eisumschlägen behandelt werden. Wie wir im Anfange des Capitels mittheilten, haben manche Aerzte, da sie nicht sofort diese Gegenmittel anwendeten, ihr Auge verloren. Von Einspritzungen mit einer schwachen Lösung von übermangansaurem Kali wollen Stellwag, v. Reuss und Wolffberg auch gute Resultate gesehen haben.

Die Bauern in Schlesien pflegen zuweilen das Auge mit Kuhmilch oder Muttermilch auszuspritzen; auch Ausspritzungen mit Urin habe ich gesehen; erstere gehört freilich in den Magen, letzterer in das Nachtgeschirr, aber nicht in das Auge.

2. Permanente kalte Umschläge sind von grösster Wichtigkeit; sie sind bei jeder Eiterung, auch wenn sie noch so schwach ist, bis der Arzt kommt, anzuwenden. Aber alles kommt auch hier auf das Wie an.

Man erlebt da merkwürdige Dinge. Ich habe feuchte Läppchen auf dem kranken Auge liegen gefunden, die geradezu heiss waren, — und dies nannten die Angehörigen kalte Compressen. Man hatte dem Kinde nasse kalte Umschläge aufgelegt und sie eine Stunde und länger liegen lassen; natürlich werden diese durch die Entzündung der geschwollenen Augenlider in kürzester Zeit in warme feuchte Umschläge verwandelt und bewirken dann gerade eine Zunahme statt einer Abnahme der Entzündung. Wir beabsichtigen ja, die erweiterten Gefässe der entzündeten Lider und der entzündeten Bindehaut durch die Kälte zusammenzuziehen und die weitere Züchtung der Gonococcen durch die Kälte zu erschweren. Man benützt also ein Leinwandstück, das man achtmal zusammenlegt, taucht es in Eiswasser oder möglichst kaltes Wasser, nimmt es heraus, windet es gut aus (denn wir wollen keine nassen, sondern trockene kalte Umschläge) und legt es auf das oder die entzündeten Augen. Man vergesse nicht, dass nach 2—3 Minuten der Umschlag heiss ist, und wechsle ihn also nach 2, höchstens 3 Minuten mit einer zweiten solchen Compresse, die inzwischen im Eiswasser gelegen. In dieser Weise verfahre man stundenlang; sehr bald wird man eine Abschwellung und verringerte Eiterung wahrnehmen.

Meist wünschen die Mütter, dass das Kind nicht im Schlafe gestört werden möge durch Fortsetzung der kalten Umschläge; selbstverständlich müssen aber die Compressen trotz des Schlafes Tag und Nacht aufgelegt werden, und zwar 3—4 Tage und Nächte lang. Auch die Wärterinnen müssen bei dieser anstrengenden Aufgabe miteinander wechseln. — Ich habe öfters gesehen, dass Landleute rohes Rindfleisch auf die Augen legten: dies mag wohl im ersten Augenblicke kühlend wirken, wird aber wie die längere Zeit liegende Compresse bald als warmer Umschlag Schaden bringen.

3. Man bestreiche die Augenlider und besonders ihre Ränder alle halbe Stunden mit reiner Vaseline, eventuell Cold-Cream oder bestem Schweinefett, um das Verkleben der Lider durch den zusammentrocknenden Eiter zu verhüten.

4. Sollte das Uebel nur auf einem Auge ausgebrochen sein, so schütze man das andere Auge, indem man durch passende Lagerung das Ueberfliessen des Eiters über die Nasenwurzel verhindert, und indem man nie mit demselben Fleckchen das gesunde Auge wie das kranke berührt; freilich ist leider oft doch schon der Gonococcus heimlich

hinübergewandert, und es gelingt trotz aller Mühe nicht, die Ansteckung des zweiten Auges zu verhüten.

Man sende so schnell als möglich zum Arzte, am besten zum Augenarzte, und dieser wird durch Eingiessungen von Höllensteinlösung ganz sicher die Heilung herbeiführen, wenn er rechtzeitig gerufen wird.

Freilich genügt nun nicht mehr ein Tropfen Silberlösung, sondern 6—8 Tropfen einer 1—2procentigen Lösung sind täglich einmal oder zweimal nöthig. Von den früher durch A. v. Gräfe so empfohlenen Touchirungen der Schleimhaut mit Lapis mitigatus, einer Mischung von Höllenstein und Salpeter, bin ich schon seit 20 Jahren zurückgekommen; die schwachen Silberlösungen reichen völlig aus. Alle anderen empfohlenen Mittel habe ich auch geprüft, sie haben mich aber mehr oder weniger im Stiche gelassen, und ich kann aus fast 30jähriger Erfahrung versichern, dass ich niemals ein Auge verloren, das ich mit Höllensteinlösung behandelte, wenn ich im ersten Beginn der Krankheit zugezogen, und wenn das Kind auf's Sorgsamste nach meinen Vorschriften gepflegt wurde.

Freilich, die sorgsame Pflege des Kindes ist das Schwierigste; es fehlt immer an geschulten Wärterinnen für diese kleine Specialität. Das richtige Auswischen und die Umschläge sind nicht Jedermanns Sache. Seit etwa 15 Jahren habe ich eine Person ganz besonders für diese Pflege bei Blennorrhoe eingeschult und konnte ruhig sein in jedem Falle, wo sie die Pflege übernahm. Gerade für diese besondere Art der Krankenpflege sollten die Wärterinnen besser ausgebildet werden.

Die meisten Autoren betonen, dass sie kein Auge verlieren, wenn die Hornhaut noch unversehrt ist. Ist aber diese nur im Geringsten angegriffen, so wird gleich die

Aussicht für das Auge trüber, und es gelingt dann häufig auch dem geübtesten und erfahrungsreichsten Augenarzte nicht mehr, ein gutes Sehvermögen zu erhalten.

Wir haben aber oben geschildert, wie schnell die Hornhaut ebenfalls ergriffen wird. Die Hygiene hat also die Aufgabe, dafür zu sorgen, dass jede Blennorrhoe sofort nach ihrem Erscheinen zur sachverständigen Behandlung kommt.

Und gerade bei dieser Krankheit sind wir in der Lage, bestimmte Personen für die versäumte Zuziehung ärztlicher Hilfe verantwortlich machen zu können, während uns dies bei anderen Krankheiten oft nicht möglich ist; das sind hier die Hebammen. Diese werden in den Unterrichtsanstalten sehr genau mit der Krankheit vertraut gemacht, die Gefahr derselben wird ihnen oft genug gepredigt, und sie haben die Pflicht, den Arzt sofort zu rufen, wenn sie nur die leiseste Spur von Eiter am Auge sehen.

In den Gebär- und Findelanstalten schlagen sie wohl auch sofort Lärm, und die nöthige Behandlung wird sogleich eingeleitet; aber oft gehen die Wöchnerinnen am 9. oder 10. Tage aus den Geburtskliniken und vernachlässigen ihr blennorrhoisches Kind. Natürlich ermahnen die Frauenärzte die Mütter, das Kind weiter ärztlich behandeln zu lassen, aber wie oft hat die Mutter keine Zeit und auch körperlich nicht die Kraft, das Kind weite Strecken zu einem Arzte oder in eine Poliklinik für Augenkranke zu tragen. So erlebt man es, dass die Kinder 1—2 Wochen gar keiner Behandlung unterzogen werden und dann erst mit den schwersten Eiterungen der Hornhaut, ja mit Durchbruch derselben in die Augenkliniken kommen, — dann, wenn es zu spät ist!

Diesem Uebelstande wäre nur dadurch abzuhelfen, dass keine Wöchnerin aus der Geburtsanstalt entlassen würde, deren Kind die geringste Augenentzündung zeigt.

Bei den Privat-Entbindungen finden wir aber mitunter gerade die Hebammen als die Verbrecherinnen, welche die schnelle Zuziehung eines Arztes bei der Blennorrhoe direct verhindern.

Trotz aller ihnen ertheilten Warnungen und aller Gesetze erklären sie oft im Beginn das Leiden für ein unerhebliches, verordnen den ihnen seit vielen Generationen als gut empfohlenen Kamillenthee zu Auswaschungen und widersprechen, wie ich leider häufig habe constatiren können, energisch, wenn die Eltern, beängstigt durch die stärker werdende Schwellung und Eiterung, die Zuziehung eines Arztes wünschen.

Der § 395 des preussischen Hebammen-Lehrbuches, das von Professor Litzmann in Kiel gearbeitet und im Auftrage des Unterrichts-Ministeriums herausgegeben worden, dessen letzte Auflage leider von 1878 herrührt, lautet sehr treffend: „Schleunige ärztliche Hilfe ist nothwendig, um Erblindung zu verhüten, und die Hebamme würde eine strafbare Schuld auf sich laden, wenn sie auch nur wenige Stunden mit der Herbeirufung eines Arztes versäumte.“

Im § 7 der österreichischen Hebammen-Ordnung wird die Unterlassung der Zuziehung eines Arztes mit Strafe bedroht; in Sachsen ist den Hebammen auf's Strengste die selbstständige Behandlung der Blennorrhoe verboten; auch in der Schweiz ist dies der Fall. Dort sind die Erfolge so ausgezeichnete, dass Horner in der Blindenanstalt zu Zürich seit dem Jahre 1865 keinen einzigen Fall mehr von Erblindung durch Blennorrhoe fand, ein Beweis, wie frühzeitig im Canton Zürich die Blennorrhoe zur ärztlichen

Behandlung kommt. So weit sind wir in Preussen leider lange noch nicht.

Die Aerzte können der folgenschweren Handlungsweise der Hebammen nur dadurch entgegentreten, dass sie unbarmherzig jede Hebamme anzeigen und beantragen, ihr die Praxis zu entziehen, wenn sie nachgewiesenermassen die Eltern an der rechtzeitigen Zuziehung des Arztes gehindert hat. Ich habe in früheren Jahren in meiner Klinik eine Liste von „Obstetrices accusandae" geführt. Meist genügte die einmalige Drohung meinerseits, um diese Hebammen für die Zukunft vernünftiger zu machen. In einem Falle aber, wo beide Augen total verloren waren, weil die Hebamme in Neisse tagtäglich die Mutter trotz ihrer Bitten verhinderte, ärztlichen Rath zuzuziehen, veranlasste ich die Mutter, dass sie die Hebamme dem Staatsanwalt anzeigte; meiner Ansicht nach war die Geldstrafe von mehreren hundert Mark durchaus nicht ausreichend; einer solchen Person hätte die Praxis für immer entzogen werden müssen.

Aber nicht blos die Hebammen sollten bestraft werden, sondern in Zukunft auch die Eltern, welche nicht zur Zeit den Arzt holen. Wird doch eine Mutter wegen fahrlässiger Tödtung, wenn das Kind in Folge ihrer Unachtsamkeit gestorben, vom Gericht bestraft, wenn sie auch durch den Tod des Kindes schon gestraft genug erscheint. Wie vielmehr müssten die Eltern wegen fahrlässiger Blindmachung bestraft werden, wenn sie bei dieser gefahrvollen Krankheit, obgleich die Hebamme sie dazu ermahnt, nicht ärztliche Hilfe zuziehen. Fuchs meint mit Recht, dass die Hebammen in diesen Fällen verpflichtet werden müssen, den Behörden Anzeige zu erstatten, um sich so von der Verantwortung zu entlasten.

Freilich muss in dieser Beziehung das Publicum noch mehr über die Gefahr der Blennorrhoe aufgeklärt werden. Warum sollte man in den Schulen nicht den erwachseneren Kindern eine Mittheilung machen (am besten bei der Anthropologie), dass manchmal in den ersten Lebenstagen schon eine heftige Augenentzündung auftritt, die, wenn nicht sofort der Arzt geholt wird, zu unheilbarer Blindheit führt. (Über die Ursache des Leidens braucht der Lehrer natürlich nichts mitzutheilen.)

Auch öffentliche Belehrungen des Volkes in Zeitschriften und in Brochuren, die auf den Standesämtern bei Geburtsmeldungen übergeben würden, wie es Fieuzal vorschlug, würden noch manches Auge vom Untergange retten.

Wenn die von mir in diesem Capitel auseinandergesetzten prophylactischen Massregeln bei allen Müttern und Neugeborenen getroffen werden, so wird bestimmt kein Auge mehr an Blennorrhoe zu Grunde gehen, und der verständigen Hygiene wäre das glänzende Resultat zu verdanken, dass in Europa jährlich 30.000 Menschen weniger erblinden, dass aus den Blindenanstalten ein Drittel aller Blinden verschwinden, und dass über 100.000 Menschen, die in Folge von Blennorrhoe mehr oder weniger Störungen ihrer Sehkraft erfahren, die vollkommene Sehschärfe behalten würden.

Wahrlich ein Ziel, des Schweisses der Edlen werth!

CAPITEL VII.

Scrophulöse Augenentzündungen.

In den Kinderjahren treten an den Augen häufig eine Reihe von Erscheinungen auf, die man früher mit dem gemeinsamen Namen „scrophulöse Augenentzündungen (Ophthalmia scrophulosa)" bezeichnete, mit einem Namen, der aber aus den Lehrbüchern der Augenheilkunde seit etwa 30 Jahren verschwunden ist, da man seitdem die Augenleiden nach dem anatomischen Sitz und nicht nach der Ursache zu ordnen pflegt. So richtig dieses Princip für ein Lehrbuch der Augenheilkunde ist, so wenig würde es für ein Lehrbuch der Hygiene geeignet sein, eine Reihe von ursächlich zusammengehörigen krankhaften Erscheinungen auseinanderzureissen deswegen, weil sie sowohl an den Lidern, als an der Bindehaut und Hornhaut vorkommen.

Für das Verständniss der Hygiene und Prophylaxe und für die Vereinfachung der Darstellung ist der alte Begriff der scrophulösen Augenentzündung entschieden vortheilhafter. (Der Name Scrophulose kommt eigentlich von sus scrofa, Mutterschwein her; scrofulae nannte man Halsdrüsengeschwülste, die man bei Schweinen beobachtete.)

Die letzte Ursache der Scrophulose ist uns freilich leider nicht so bekannt, wie die der Blennorrhoe der Neugeborenen; aber ihre Erscheinungen kennt man gut, und man bezeichnet die Krankheit wohl am richtigsten als eine eigenthümliche Störung der gesammten Ernährung, die an den Lymphdrüsen, an der Haut, an den Schleimhäuten, an den Augen, Gelenken, Knochen und an der Beinhaut zu Veränderungen theils entzündlicher, theils hyperplastischer Natur führt. Virchow zeigte durch seine vorzüglichen Arbeiten, dass das Wesen der Scrophulose in Entzündungen bestehe, deren Producte durch die krankhafte Constitution zur Verkäsung neigen. In neuester Zeit ist durch die Arbeiten von Rindfleisch u. A. auf die Wahrscheinlichkeit der Identität von Scrophulose und Tuberculose hingewiesen worden. Zweifellos sind bei scrophulösen Knochen- und Gelenkleiden fast immer Tuberkelbacillen gefunden worden. Auch folgt eine innige Beziehung beider Krankheiten aus den neuesten Beobachtungen von Köhler, sowie von Königshöfer und Maschke, welche fanden, dass Bindehaut- und Hornhautentzündungen entstanden, wenn sie scrophulösen Personen Koch'sche Tuberculinlösungen in kleiner Menge einspritzten; allein nicht in allen Fällen trifft dies ein, wie ich mich bei höchst scrophulösen Kindern überzeugte. Auch sind bisher bei scrophulösen Augenentzündungen noch niemals Tuberkelbacillen gefunden worden. Ein inniger Zusammenhang beider Krankheiten besteht wohl; scrophulöse Kinder scheinen auch zur Aufnahme von Tuberkelbacillen mehr zu neigen, als andere; aber eine vollkommene Identität ist bis jetzt noch nicht erwiesen.

Die Scrophulose ist eine der häufigsten und über den ganzen Erdball verbreiteten Krankheiten; Monti beobachtete sie schon bei Säuglingen; indessen kommt sie vom 2. bis 15. Lebensjahre am häufigsten vor; nach der Pubertät ist sie dagegen recht selten. Die Scrophulose ist erblich, aber nicht ansteckend.

Krankheitsbild.

Obgleich die Ursache der Scrophulose nicht klar ist, sind doch alle Aerzte einig über das Krankheitsbild, das sie als scrophulöse Augenentzündungen betrachten. Vornehmlich sind es vier Krankheiten des Auges, die entweder allein oder mit einander vereint bei scrophulösen Kindern auftreten. Doch ist wohl zu merken, dass jede der im Folgenden zu beschreibenden Augenkrankheiten auch ohne Scrophulose auftreten kann; nur wenn sie verbunden sind mit Lymphdrüsenschwellungen am Halse oder Nacken, unter dem Unterkiefer oder vor den Ohren, mit dicken Oberlippen und Nase, mit wunden, von Borken bedeckten Nasenlöchern, mit Ausschlägen im Gesicht, an den Mundwinkeln oder Ohren, wenn also auch andere

Körperstellen als die Augen befallen sind, nur dann darf man von scrophulöser Augenentzündung sprechen.

1. Die häufigste scrophulöse Entzündung der Augenlider ist das Eczem (von ἐκζέω, aufbrausen, Blasen bilden), eine nässende Flechte der Haut. Das Eczem ist eine acut oder chronisch verlaufende, mit Jucken vergesellschaftete Hautkrankheit, welche sich darstellt in Form von theils unregelmässig zerstreuten oder dichtgedrängten Knötchen, Bläschen oder Pusteln, theils von diffuser Röthung und Schwellung der Haut, deren Oberfläche alsdann schuppend oder nässend, oder mit gelben gummiartigen Borken bedeckt erscheint. Diese Hautkrankheit kann an allen Körperstellen vorkommen; besonders gern befällt sie die Lider der scrophulösen Kinder, zugleich aber auch meist die Haut des behaarten Kopfes, der Wangen, der Ohren, der Nase; oft findet man das ganze Gesicht mit Krusten oder Borken bedeckt. Von dem Auftreten einzelner Bläschen bis zu den zusammenfliessenden Formen der tiefgreifenden eitrigen Pusteln sind alle Grade vertreten. Ein geringer Reiz genügt schon, um die Entzündung der ·Haut hervorzurufen; daher findet man das Eczem häufig bei Augen, die viel thränen; die kochsalzhaltige Thränenflüssigkeit übt bereits einen genügenden Reiz aus. Michel veranschaulicht die Entstehung dadurch, dass er darauf hinweist, dass häufig zugleich die Rückenfläche der Händchen der Kinder von Eczem befallen werden, da die Kinder die Gewohnheit haben, die Augen mit vorgehaltenen geballten Händen gegen das Licht zu schützen oder zu reiben; dadurch wird, abgesehen von dem mechanischen Reiz, die Secretmenge auf grössere Flächen der Lider und der Hände vertheilt. — Auch bei Erwachsenen, deren Augen längere Zeit verbunden sind, findet man durch Reizung, welche die Secrete veranlassen, oft ein Eczem der Lidhaut.

2. Das Eczem greift gern auf den Rand der Lider über und erzeugt dort Lidrandentzündung, Blepharitis ciliaris (von βλέφαρον, Augenlid). Freilich kann dies auch ohne Betheiligung der Lider und der Bindehaut geschehen. Es entzündet sich nicht allein die Haut der Lidränder, sondern auch die Haarbälge, in denen die Wimpern (Cilien) sitzen. Man findet letztere mit Krusten bedeckt; entfernt man diese mit feuchter Watte oder mit einem Tuche, so findet man stecknadelkopfgrosse, trichterförmige, mehr oder weniger tiefe Geschwürchen um die Haarwurzeln; in schlimmen Fällen fliessen mehrere Geschwürchen zusammen und bilden grosse Geschwüre längs des Wimperrandes. Entfernt man die Krusten mit Gewalt, so giebt es oft Blutung; kleine Abscesse sind häufig an den Wimperrändern vorhanden, die bei der Entfernung der Krusten ihren Eiter entleeren. Meist werden eine Anzahl kranker Wimpern, welche ganz locker in der Tiefe der Geschwüre oder des Eiters sitzen, bei der Reinigung mit entfernt; auch ist der Lidrand oft roth und verdickt.

3. Besteht die Lidrandentzündung länger, so verbindet sie sich fast stets mit Erkrankungen der Bindehaut (mitunter freilich geht auch umgekehrt der krankhafte Process von der Bindehaut auf die Lidränder über); man spricht von einem Eczem der Bindehaut oder einer scrophulösen Bindehautentzündung, Conjunctivitis scrophulosa oder lymphatica, oder von einer bläschenförmigen Entzündung, Conjunctivitis phlyctaenulosa (von φλύζω, sieden, Wasserbläschen). Die Bindehaut entzündet sich, es entstehen durch Einwanderung lymphoider Zellen unter ihr Epithel ein oder mehrere Bläschen, die sich von denen der äusseren Haut dadurch unterscheiden, dass ihre oberste Decke, das Epithel, sehr bald abgestossen wird, also eczematöse Geschwüre entstehen. Diese Bläschen sind stecknadelkopfgross, sand-

korn-, selten mohnkorngross und sitzen einzeln oder in grosser Zahl fast stets auf der Bindehaut des Augapfels (Fig. XXIII*p*), und zwar meist dicht am Hornhautrande oder nicht weit von ihm entfernt. Entzündung der Bindehaut ist gewöhnlich nur in der Umgebung der Bläschen vorhanden (*g*, Gefässe). Selten sind grössere, breite Phlyctänen, 3—4 Mm. gross. Fast immer ist ein Catarrh der Bindehaut mit mehr oder weniger reicher Secretion mit den Phlyctänen verbunden. Mitunter haben die Kinder gar keine Beschwerde, mitunter haben sie Thränen und ein wenig Lichtscheu.

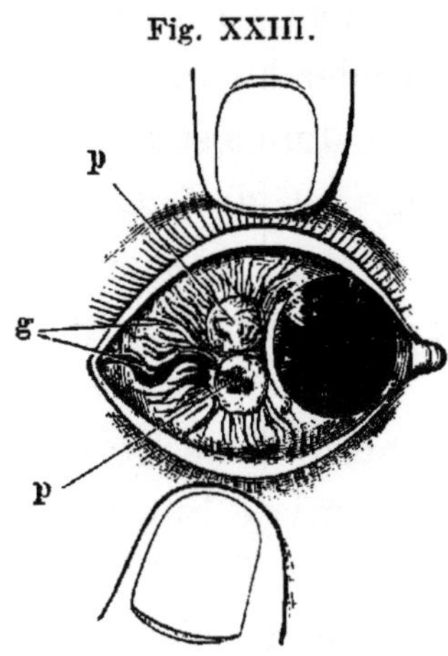

Fig. XXIII.

Phlyctänen nach Michel.

4. Diese bläschenförmigen Entzündungen können auch auf die Hornhaut übergehen, es entsteht eine bläschenförmige, büschelförmige oder umschriebene herdartige Hornhautentzündung, Keratitis (κέρας, das Horn) phlyctaenulosa, vasculosa, superficialis. circumscripta oder scrophulosa. Man findet dann auf der Hornhaut ein rundliches graues Infiltrat, das 1—4 Mm. Durchmesser haben kann, über dem sich die oberste Schicht (das Epithel) der Hornhaut etwas erhebt: sobald diese aber platzt. haben wir einen Substanzverlust vor uns, ein eczematöses Geschwür. Dabei ist fast immer eine tief blaurothe Gefässfüllung in der Bindehaut um die Hornhaut herum (pericorneal) vorhanden, die sogenannte Ciliarinjection. Die Infiltrate können am Rande der Hornhaut oder mehr in der Mitte sitzen; ein oder mehrere Herde können vorhanden sein. Giffard und M. Burchardt fanden dabei im Secret Coccen (aber keine Tuberkelbacillen), und Burchardt gelang es, bei einigen Kaninchen durch Impfung dieser

Coccen Knötchen, die den Phlyctänen ähnlich waren, zu erzeugen.

Meist tritt sogleich mit der Erkrankung der Hornhaut sehr heftiger Schmerz, Thränen und oft eine furchtbare Lichtscheu ein. Die Kinder kneifen krampfhaft die Augenlider zu, fliehen in die dunkelsten Winkel der Zimmer, liegen den ganzen Tag auf dem Gesichte, drücken die Hände vor die Augen, wobei, wie oben bemerkt, das Eczem auf den Lidern und im Gesicht nur noch mehr zunimmt.

Eine gerade der Scrophulose eigenthümliche Hornhautkrankheit ist die sogenannte büschelförmige Entzündung, Keratitis fasciculosa, oder das scrophulöse Gefässbändchen genannt. Am Rande der Hornhaut bildet sich nämlich ein kleines Geschwürchen, welches nach einer Richtung hin immer weiter gegen die Hornhautmitte hinkriecht und so eine schmale, 2—3 Mm. breite geschwürige Rinne darstellt, in der sich, während das Geschwür am Rande heilt, eine Anzahl paralleler Gefässe bilden, die wie ein rothes Bändchen nach der Mitte hin ziehen, wo dann der gelbliche oder grau infiltrirte Geschwürsrand manchmal die Form einer Epaulette zeigt. Mitunter ziehen mehrere solche Geschwürchen von verschiedenen Randstellen über die Mitte oder quer über die Hornhaut weg. Diese Form der Entzündung hat die Eigenthümlichkeit, nie in die Tiefe der Hornhaut hineinzugehen, sondern bleibt stets oberflächlich. Ist der grösste Theil oder die ganze Hornhaut von neuentstandenen Blutgefässen bedeckt, so spricht man von scrophulösem Fell, Pannus scrophulosus.

Endlich sei noch erwähnt, dass mitunter in Folge von Scrophulose Knochenfrass (Caries) des Jochbeins entsteht, welcher Fisteln im Jochbein und Narben der Haut über demselben hervorruft, die wiederum eine Umkrempelung der Lider nach aussen (Ectropium) nach sich ziehen und in Folge dessen zu endlosen Bindehautentzündungen Veranlassung geben. Glücklicherweise ist diese Caries selten; ich sah sie unter 40.000 Kranken nur 14mal.

Verlauf und Ausgänge.

Wenn örtlich und allgemein gegen die geschilderten scrophulösen Entzündungen nichts geschieht, so verlaufen die besprochenen vier Haupterscheinungen folgendermassen:

1. Das Eczem der Lider an sich führt kaum zur Narbenbildung; die Schrunden bleiben aber lange noch wund und nässen. Es kann sich jedoch bei Vernachlässigung Diphtherie in den Eczempusteln einnisten, und dann entstehen trotz bester Behandlung der Diphtherie oft grosse strahlige Narben der Lider.

2. Wenn die Krusten bei Blepharitis nicht entfernt und die Geschwüre nicht behandelt werden, so kommt es zu mehr oder weniger starker Verdickung der Lidränder, Tylosis (von τύλωμα, die Schwiele). Wenn grosse Geschwüre an den Lidrändern auftreten, so spriessen die Wimpern nicht mehr einzeln, sondern zu 2—5 und mehreren aus einer gemeinsamen Oeffnung; diese büschelförmige Vertheilung der Wimpern kommt nach Förster daher, dass bei der von dem Umkreise nach der Mitte des Geschwüres fortschreitenden Vernarbung die Wimpern pinselförmig zusammengedrängt werden, wenn ihrer mehrere auf dem gemeinsamen Geschwürsboden standen. Noch nach Jahren kann man daraus mit Sicherheit auf die frühere Blepharitis schliessen.

In schlimmen Fällen können alle Wimpern zu Grunde gehen, da sie sich, wenn ihre Haarbälge herausgeeitert sind, nicht wieder ersetzen. Man nennt diesen Zustand Mada-

rosis (von μαδαρόειν, kahlmachen). Die Augen sind dann
zeitlebens empfindlich gegen Rauch, Wind und Staub,
die Lidränder bleiben roth, und die Bindehaut, die des
Schutzes der Wimpern entbehrt, bleibt stets entzündet.
Auch zur Einwärtskehrung oder Auswärtskehrung der Lider
(Entropium und Ectropium) kann die chronische Blepharitis führen.

3. Die Phlyctänen der Bindehaut bringen keine
Gefahr, geben niemals zur Schrumpfung der Bindehaut
Anlass (im Gegensatz zum Trachom, siehe Cap. VIII), heilen
oft von selbst und wirken nur schädlich durch den sie
stets begleitenden Bindehautcatarrh, der immer
von Neuem Eczem der Lider hervorruft.

4. Dagegen treten ernste Gefahren ein mit
dem Augenblicke, wo die Krankheit auf die Hornhaut übergreift; in dieser Betheiligung der Hornhaut
liegt daher die grosse Bedeutung der scrophulösen Augenentzündungen für die Hygiene. Die Hornhaut soll (wie
das Objectiv des Mikroskops und Teleskops) spiegelglatt,
rein, vollkommen durchsichtig und richtig gekrümmt sein;
je mehr diese Eigenschaften, namentlich nach der Mitte
hin leiden, desto undeutlicher wird das Netzhautbild und
desto schlechter also die Sehschärfe. Ist die Entzündung
nur eine ganz oberflächliche, z. B. bei der büschelförmigen
Keratitis, so kann, nachdem die Gefässe des Gefässbändchens
sich aufgesogen haben, die Rinne noch als zarter, grauer,
dünner Streifen lange Zeit sichtbar bleiben. Waren
aber die Herde in der Hornhaut umschrieben und haben
sich die Infiltrate zertheilt, so bleiben grauweisse, mehr
oder minder runde Trübungen zurück. Sind diese nur
ganz durchscheinend, so dass sie bei Tageslicht kaum,
wohl aber bei der Lampe mit einer Convexlinse betrachtet,
sichtbar werden, so nennt man sie Nebulae; sind sie

dicker, so dass sie sich schon ohne weiteres zeigen, so heissen sie Flecken, Maculae (in manchen Provinzen: Blüthen oder Blümchen); sind aber die Geschwüre so tief in die Substanz der Hornhaut gedrungen, dass die Trübungen nicht nur die oberen Schichten, sondern die ganze Dicke der Hornhaut durchsetzen, so nennt man sie Leukome (von λευκός, weiss). Alle drei Trübungen stören am bedeutendsten in der Mitte, gegenüber der Pupille; aber auch wenn sie mehr nach dem Rande hin liegen, bewirken sie Veränderungen in der Krümmung der Hornhaut und in Folge dessen in der Brechung der Lichtstrahlen, rufen also eine Krankheit hervor, die man Astigmatismus nennt (siehe oben im Cap. V, Refraction), und gegen die man oft mit den complicirtest geschliffenen Brillen nichts ausrichten kann.

In der Mitte der Hornhaut handelt es sich um die Durchsichtigkeit eines jeden Millimeters; durch eine sehr kleine centrale Trübung kann grosse Sehschwäche entstehen. Personen, welche im Hornhautcentrum Flecke, auch wenn sie ganz dünn sind, haben, werden meist kurzsichtig, da sie genöthigt sind, sich die Gegenstände näher zu halten, um sie deutlicher zu sehen (siehe unten pag. 85). Auch findet sich bei diesen Augen später öfters Schielen. In den schlimmsten Fällen können die Geschwüre zum Durchbruch der Hornhaut mit den gefahrvollen Folgen kommen, welche schon oben bei der Blennorrhoea neonatorum (pag. 39 und 40) beschrieben wurden. Fällt die Iris vor, so muss sie meist operativ entfernt werden, mitunter heilt sie ein; dann hat man eine an die Iris angewachsene Hornhautnarbe, Leucoma adhaerens. Es kann aber auch, wenngleich selten, zu schweren Entzündungen der Iris und Aderhaut kommen; der Druck im Auge kann herabgehen und das Auge schrumpfen, oder er kann sich erhöhen und die Hornhautnarbe ausdehnen, Leucoma ectaticum, und endlich

kann durch Zerdrücken des Sehnerven (Sehnervenaushöhlung)
Erblindung entstehen.

Vorkommen.

Bei der Vielgestaltigkeit, die das Bild der scrophulösen
Augenentzündungen bietet, ist es schwer, absolute Zahlen
über ihr Vorkommen zu geben.

In meiner Anstalt sah ich:

	unter 40.000 Augenkranken	unter 10.000 Augenkranken
Phlyctänen	3515	879
Keratitis fasciculosa	1383	346
Keratitis ulcerosa	1952	438
Blepharitis	1384	346
Eczem der Lider	134	34
Zusammen	8368	**2043**

Freilich habe ich das Lideczem nur dann notirt, wenn es
besonders ausgebreitet und heftig war; es begleitete aber die
Phlyctänen und die Blepharitis so häufig, dass ich die angegebene Zahl 134 getrost verzehnfachen dürfte; indessen mag
es bei der geringen Menge von Eczemen sein Bewenden haben.

Ferner fand ich in meiner Anstalt:

	unter 40.000 Augenkranken	unter 10.000 Augenkranken
Maculae	3318	779
Leucoma simplex	127	32
Leucoma totale	73	18
Leucoma ectaticum	41	10
Leucoma adhaerens	447	112
Zusammen . .	4006	**951**

Diese Folgezustände von Hornhautentzündungen sind
sicher nicht alle auf scrophulöse Entzündungen zurück-

zuführen; auch werden unter den Krankheiten der ersten Tabelle, besonders unter der Keratitis ulcerosa, eine Anzahl Fälle aufgezeichnet sein, welche ohne Scrophulose auftraten; aber wohl dürfen wir behaupten, dass mindestens die Hälfte aller oben citirten Krankheiten scrophulöser Natur waren. Es kamen in den beiden Tabellen 2043 + 951, d. h. fast genau 3000 auf 10.000 Augenkranke $= 30\%$; mindestens die Hälfte derselben, also 15%, können bestimmt als scrophulös betrachtet werden.

Die Zahl steht sicher weit hinter der Wirklichkeit zurück; denn wer einmal einen Blick in eine augenärztliche Poliklinik gethan hat, wird wissen, dass zur Pein der durch die einförmige Behandlung gelangweilten Assistenten die Mehrzahl der täglichen Gäste die scrophulösen Kinder sind. Aber selbst 15% wären genügend, um alle Hebel der Hygiene gegen dieses Leiden in Bewegung zu setzen.

Es steht fest, dass die am meisten der Aussenwelt ausgesetzten Theile des Auges: die Lider, die Bindehaut und die Hornhaut, die grösste Zahl der Augenkrankheiten liefern, fast 60%, wie die folgende Zusammenstellung lehrt. Es fanden pro Mille:

	Cohn in Breslau	Mooren in Düsseldorf	Schöler in Berlin	Hirschberg in Berlin	Bäuerlein in Würzburg	Cohn in verschiedenen Kliniken zusammen
unter Fällen	70.174	127.648	35.445	22.525	20.518	297.326
Krankheiten der Bindehaut .	230	166	216	228	226	**296**
Krankheiten der Hornhaut . .	140	218	269	260	169	**208**
Krankheiten der Lider	63	109	70	76	92	**89**
Zusammen .	433	493	555	564	487	**593**

Während ich also bei einer Addition von fast 300.000 Fällen aus 35 verschiedenen Kliniken im Jahre 1877 die Morbilitätsziffer für Bindehaut, Hornhaut und Lider $= 30^0/_0$, $29^0/_0$ und $9^0/_0$ gefunden, berechnete Horner für 20.760 Kranke seiner Poliklinik für das Kindesalter: $27^0/_0$, $22^0/_0$ und $10^0/_0$.

Merkwürdige Uebereinstimmung! Horner hat in Summa $59^0/_0$, ich ebenfalls.

Gewiss sind dies nicht alles Scrophulosen, aber der grössere Theil wird es wohl sein. Wenn wir also oben $15^0/_0$ als Minimum annahmen, so blieben wir, wie gesagt, gewiss noch weit hinter der Wirklichkeit zurück.

Zu wirklicher Erblindung führen die scrophulösen Augenentzündungen glücklicherweise selten; ich fand unter 1000 blinden Augen nur 7 sicher durch Scrophulose erblindete, Magnus unter 1000 doppelseitig Blinden nur 0·3; dennoch ist die Krankheit eine sehr ernste, da sie eine grosse Menge von Menschen zur Schwachsichtigkeit führt in Folge von Hornhauttrübungen, die unheilbar zurückbleiben. Ueber die absolute Anzahl dieser Geschädigten wissen wir freilich bis jetzt nichts.

Einen gewissen Anhalt dürften aber die Untersuchungen der Augen geben, die ich im Jahre 1865 in Breslau bei 10.060 Schulkindern vornahm, und bei denen ich auch auf die scrophulösen Leiden achtete.

Ich fand Phlyctänen bei 6—12jährigen Kindern 11mal, davon 2 mit Blepharitis, 3 mit Maculae und 4 mit Keratitis vergesellschaftet. Von den 11 Kindern waren 7 Volksschüler.

Ich fand Hornhautentzündung bei 8—13jährigen Kindern 16mal, 4 mit Hornhautflecken, 4 mit Phlyctänen und 1 mit Schielen; von den 16 Kindern waren 14 Volksschüler.

An Hornhautflecken, die von scrophulösen Entzündungen herrührten, litten 211 Schüler $= 2^0/_0$ aller Kinder und $53^0/_0$ aller augenkranken Kinder. Bei 1486 Dorfschülern fand ich $1{\cdot}6^0/_0$, bei 8574 Stadtschülern $2{\cdot}1^0/_0$ Maculae.

4978	Kinder	in	Volksschulen	zeigten 127	Fälle	$= 2{\cdot}5^0/_0$
834	„	„	höh. Töchtersch.	„ 13	„	$= 1{\cdot}5$ „
426	„	„	Mittelschulen	„ 19	„	$= 4{\cdot}4$ „
1141	„	„	Realgymnasien	„ 9	„	$= 0{\cdot}8$ „
1195	„	„	Gymnasien	„ 18	„	$= 1{\cdot}5$ „

Besonders häufig waren die Maculae also in den von der ärmeren Bevölkerung besuchten Volks- und Mittelschulen, seltener in den höheren Anstalten. In den Volksschulen, welche mehr von den Armen besucht werden, die in alten hygienisch schlechten Häusern im Inneren der Stadt wohnen, z. B. in der Weissgerbergasse, in der Harrasgasse, Nicolaistrasse etc., fanden sich $3{\cdot}5$—$6{\cdot}5^0/_0$ Maculae; in den Anstalten, die von Kindern in den besser gebauten Vorstädten besucht werden, fanden sich $0{\cdot}6$—$2^0/_0$ Hornhautflecke; es scheint das nicht ganz zufällig zu sein.

Ich sah in allen Lebensaltern der Schüler Flecke; das rechte Auge war 25mal, das linke 27mal, beide Augen 159mal betroffen. Complicirt waren die Flecke 12mal mit Lidrandentzündung, 6mal mit Augenzittern, 5mal mit Hornhautentzündung, 5mal mit Schielen nach Innen, 1mal mit Schielen nach Aussen, 3mal mit Phlyctänen, 2mal mit grauem Staar, 1mal mit vorderer, 2mal mit hinterer Anwachsung der Iris, 1mal mit künstlicher Pupille und 1mal mit Schrumpfung des Augapfels. Nur 175 Fälle zeigten keine Complicationen.

Fast alle Fälle hatten zu Kurzsichtigkeit geführt; die Grade derselben waren sehr verschieden; in 12 Fällen vergass ich den Grad zu verzeichnen; die übrigen 199 erfuhren

Besserungen der Sehschärfe durch Concavgläser. Und zwar bedurften 51 Schüler Concavglas Nr. 1—1·5; 57 Nr. 1·75—2·25; 40 Nr. 2·5—3; 26 Nr. 3·25—4; 16 Nr. 5 und 6; 6 Nr. 7 und 3 Nr. 9. 91 Kinder mit Hornhautflecken hatten auch Staphyloma posticum (vergl. unten Cap. XI, Kurzsichtigkeit). Nach Angabe der Kinder sollen 3mal die Flecke nach Masern, 2mal nach Blattern und 1mal nach Scharlach zurückgeblieben sein.

Leukome, dichte weisse Trübungen, die durch die ganze Dicke der Hornhaut gehen, sah ich 9mal, davon 7 in Volksschulen, bei 8—13jährigen Kindern; sie sind also eine seltenere Krankheit unter den Schülern, nur bei 0·1% beobachtet. (Freilich besuchen Kinder mit doppelseitigen Leukomen überhaupt keine Schule, da sie nicht lesen können.) Zwei Leukome waren total, 7 partiell; 2 waren mit der Iris verwachsen. Als Complicationen wurden notirt 1mal Schrumpfung des anderen Auges, 1mal kegelförmige Vorwölbung der Hornhaut, 1mal Augenzittern und Staar des anderen Auges, 2mal Schielen nach Innen.

Bedenkt man, dass von den 211 Kindern höchstens 20—30 im Laufe der Jahre bei sorgsamer Behandlung die Flecke verlieren, dass aber nicht allein Kurzsichtigkeit, sondern auch unverbesserliche Sehschwäche durch sie hervorgerufen wird, dass also von 10.060 Schülern 180 für den Militärdienst unbrauchbar werden, so sieht man, dass auch der Staat ein Interesse hat, der Scrophulose vorzubeugen.

In der soeben erschienenen Arbeit von Gelpke wird auch über die Hornhautflecken berichtet, die unter 5417 Elementarschülern in Karlsruhe gefunden wurden. 1013 unter den 10.832 Augen derselben zeigten Sehschwäche $= 9·3\%$, und zwar hatten 380 Maculae, d. h. $3·5\%$ aller untersuchten Augen. In Karlsruhe wurden also $1·5\%$ mehr auf

Scrophulose basirende Flecke gefunden, als in Breslau. Auch dort waren die niederen Elementarschulen, die ihre Schüler aus den ärmeren Volksclassen beziehen, reicher an Maculae (41%), als die höheren Elementarschulen (35% der Schwachsichtigen); doch fand G e l p k e weniger Myopen bei Hornhautflecken als ich, nur 31%, während 29% übersichtig (von G e l p k e stets irrigerweise weitsichtig genannt) waren.

Unter allen kranken Kindern sah G e l p k e bei 31% Zeichen von Scrophulose (37% der Kranken hatten andere Augenleiden und 32% andere Krankheiten). Von den kranken Kindern litten an Scrophulose 38% Schüler mit normalen Augen, 26% mit Myopie, 27% mit Hyperopie und 21% mit Sehschwäche. Die Scrophulose nahm im Durchschnitt von den niederen nach den höheren Elementarschulen ab, 36% : 22%.

Ursache.

Sie ist leider unbekannt; die Beziehung der Scrophulose zur Tuberculose wurde oben erwähnt. Wahrscheinlich wird der Keim der Krankheit schon bei der Zeugung gelegt, da scrophulöse Eltern oft scrophulöse Kinder haben. Vielleicht erhalten Kinder auch durch scrophulöse Ammen die Krankheit. Weitere Forschungen werden hoffentlich über die Ursache der Scrophulose Licht bringen. Dass aber der ganze obenbeschriebene Complex von Erscheinungen auf einer eigenthümlichen Ernährungsstörung beruht, die man sich gewöhnt hat als scrophulöse zu bezeichnen, steht fest.

Verhütung.

Man könnte glauben, dass eine Krankheit nicht zu verhüten sei, deren Ursache man noch nicht kennt; und in der That, die ersten Erscheinungen des Auftretens der Scrophulose lassen sich auch nicht verhüten. Allein so sicher man alle Krankheitserscheinungen der Scrophulose kennt, so sicher sind auch im Laufe der Zeit eine Anzahl von Mitteln festgestellt worden, welche das Weiterschreiten des scrophulösen Processes verhüten, und welche namentlich bei scrophulösen Augenentzündungen von höchstem Werthe sind.

Es steht fest, dass alle scrophulösen Augenleiden gern beide Augen nach einander befallen und bald auf dem einen, bald auf dem anderen Auge wiederkehren, bis das zu Grunde liegende Allgemeinleiden gehoben oder vermindert ist; hierauf muss also das Hauptaugenmerk gerichtet sein, sowohl gleich wenn das Uebel das erste Mal ausbricht, als auch nach Beseitigung desselben. Man achte darauf um so mehr, als die scrophulösen Entzündungen mit ihren häufigen Rückfällen sich sonst durch die ganze Jugend hinziehen und Schul- und Fachbildung natürlich sehr stören.

Zunächst muss jedes Kind, das Lichtscheu, Thränen, Röthe der Augen oder Lideczem zeigt, sofort von einem Arzte, am besten von einem Augenarzte, untersucht werden. Sollte ein Fremdkörper, der ins Auge geflogen, ein Sandkorn, Kohlenstückchen etc. das Thränen und die Lichtscheu verursachen, so müsste dieser sogleich entfernt werden; ist aber die Entzündung als scrophulös erkannt, so muss alsbald geregelt werden:

1. Die Ernährung des Kindes. Ich pflege den Müttern, welche mit scrophulösen Kindern kommen, folgende kurze, aber wie ich glaube das Wesentliche enthaltende Anweisung zu geben: „Viel Milch, Eier und Fleisch, wenig Mehl und Brot, kein Zucker, kein Fett und keine Kartoffeln." — Folgenden sorgsamen Küchenzettel machte der

erfahrene Arlt: „Zum Frühstück Wassersuppe oder Milch-
suppe, schwachen, mit Milch versetzten Kaffee, Eichelkaffee,
Cacao oder Stiefmütterchenthee mit Milch. Zum 2. Frühstück (2 Stunden vor dem Mittagessen) eine Semmel, ein
Stück Zwieback, Suppe, ein weiches Ei oder etwas Aehnliches,
leicht Verdauliches, niemals bis zur Sättigung. Mittags:
Suppe, Fleischspeise (kein gepöckeltes, kein in Butter ge-
backenes, kein fettes Fleisch) und eine Milch- oder Mehl-
speise. Zur Vesper, 3—4 Stunden nach dem Mittag-
brot: Semmel, Brot, Milch oder etwas reifes Obst. Abends:
eine Suppe oder sonst etwas Leichtes, etwas gedünstetes
oder gebratenes Fleisch, aber nur in kleiner Menge. Zum
Getränk in der Regel Wasser, mitunter ein gutgehopftes
Bier, aber nur in geringer Menge Mittags und Abends.
Vermieden sollen werden: starke Säuren, sehr fette, stark
gewürzte Speisen, Zuckerwerk, Hülsenfrüchte, saure Aepfel,
Stachelbeeren, Birnen, Nüsse, Kastanien, Mandeln. Nur
in geringer Menge sind erlaubt: Gemüse (ausser Rüben,
Erbsen, Spinat und Spargel), Kartoffeln und Roggenbrot." —
Von $1/_4$ Liter schwerem bayerischen Bier, Kulmbacher Export-
bier, zum 2. Frühstück, habe ich freilich niemals Schaden
gesehen. — Arlt schliesst sehr richtig: „Der gewöhnliche
Fehler wird darin begangen, dass man die Kinder über-
füttert, dass man ihnen zu viel auf einmal giebt, noch mehr
aber, dass man ihnen so oft zu essen giebt, als sie wollen.
Eine gute Verdauung ist eine der ersten Bedingungen
zur Verhütung und Heilung der Scrophulose."

2. Die Luft. Besonders schädlich sind für Scrophulöse die sumpfigen, schlecht gelüfteten Stadtwohnungen
des Proletariats. Man schicke die Kinder soviel als möglich auf die Spiel- und Turnplätze und auf die Promenaden.
Das Kinderzimmer sei geräumig und habe Sonne. Niemals
lasse man scrophulöse Kinder in neugebauten oder in

feuchten älteren Häusern wohnen. Arlt, der erfahrungs-
reiche und zuverlässige Beobachter, sagt, es sei völlig ausser
Zweifel, dass Kinder in feuchten Wohnungen scrophulös
werden, selbst nachdem sie 5, 6 und mehr Jahre vollkommen
gesund waren. Nie darf in den Zimmern gekocht, Wäsche
gewaschen oder getrocknet werden. Wer irgend bemittelt
ist, soll scrophulöse Kinder im Sommer aufs Land bringen,
aber freilich sich auch dort erst überzeugen, ob die Sommer-
wohnung trocken und gesund ist.

Um auch ärmeren Kindern die gute Landluft zu
bieten, eröffnete zuerst Pfarrer Bion in Zürich im Jahre
1878 Feriencolonieen, in denen schwächliche, besonders
scrophulöse Kinder einen Monat zu ihrer Erholung blieben.
Diese humane Einrichtung hat überall seitdem Eingang
gefunden; die Kinder kehren meist gekräftigt und schwerer
an Gewicht zurück und befinden sich im nächsten Schuljahre auch dauernd wohler. In Dänemark hat man einen
billigen, aber auch sehr guten Weg eingeschlagen, indem
man nur immer 2 oder höchstens 3 Kinder zusammen
während der Ferien zu Bauern in Kost giebt; so konnte
man, wie Fuchs erzählt, 7000 dänischen Kindern in den
letzten Jahren die Wohlthat guter Landluft erweisen, während
in allen Feriencolonieen Deutschlands, Oesterreichs und der
Schweiz zusammen in den Jahren 1876—81 nur 5984
Kinder untergebracht werden konnten. Auch Bremen und
Hamburg ahmten das Beispiel Dänemarks nach. Weniger
zu empfehlen dürften die Stadtcolonien sein, welche
zuerst in Posen eingeführt wurden; man vereinigte dort
täglich eine Anzahl Kinder auf Spielplätzen und bei Aus-
flügen, liess sie gemeinsame Mahlzeiten einnehmen, aber
die Nächte wieder in der Stadt bei den Eltern verbringen.

3. Das Licht. Durchaus zu vermeiden ist die Finsterniss der Zimmer; dadurch wird die Lichtscheu nur noch

grösser und die Entzündung, da die Thränen beim Zusammenkneifen der Lider zurückgehalten werden, ärger. Natürlich
ist directes Sonnenlicht ebenfalls schädlich. Man verwende
einfache graue oder blaue Leinwandvorhänge, um eine mittlere
Helligkeit im Zimmer hervorzurufen. Waren die Kinder
thörichterweise schon einige Zeit im finsteren Zimmer, so
gewöhne man sie langsam an helleres Licht, nicht plötzlich!
Ganz falsch ist es, die Augen zu verbinden. Die
Thränen, die ja in Menge erzeugt werden, erwärmen bald
das Tuch und ätzen die Haut der Lider und Wangen, so
dass das Eczem noch vermehrt wird. Blaue oder graue
Brillen kann man kleinen Kindern nicht geben; denn
letztere fallen zu leicht, zerbrechen die Gläser und verletzen sich möglichenfalls noch das Auge. Man gebe ihnen
Schirme.

Arlt macht mit Recht darauf aufmerksam, dass der
Draht der Schirme in die Haut drücke, und dass Pappdeckel-
schirme den Kindern zu schwer sind. Er nahm bei seiner
praktischen Erfindungsgabe ein länglich viereckiges Stück
Papier, etwas breiter und länger als die Stirn, schlug
es einfach zusammen und befestigte es mit einem Bändchen
oder einem Faden, der zwischen beiden Blättern lief, so an
den Kopf, dass es etwa 3 Cm. über die Augenbrauen herab
ragte. Ein solcher Schirm kann überall ohne Kosten so
oft erneuert werden, als es die Reinlichkeit erfordert.

Das Zuhalten der Augen mit den Händen und das
Reiben mit denselben muss man bei ungezogenen Kindern
unter jeder Bedingung verhüten, sei es, indem man ihnen die
Hände in eine Art von Zwangsjacke auf dem Rücken zu-
sammenbindet, sei es, dass man, wie Knies empfiehlt,
die Arme in einfache gerade Pappröhren oder Blechröhren
steckt, in denen das Ellenbogengelenk nicht bewegt, die
Hand also nicht ans Auge gebracht werden kann.

4. **Bäder.** Von Alters her sind **Salzbäder** ein berühmtes Mittel zur Verhütung des Fortschreitens der Scrophulose. Bei **Wannenbädern** kann man Seesalz, Steinsalz oder Viehsalz verwenden. Vorzüglichen Nutzen sah ich von Kinderbädern, in welche 2 Kilo **Stassfurter** und 1 Kilo **Kreuznacher** Salz, nachdem sie aufgelöst und durchgeseiht waren, gethan wurden. Nach 20 Minuten müssen die Kinder schliesslich mit dem Badewasser gehörig am ganzen Körper abgerieben werden. Auch Bäder mit $1-1^1/_2$ Kilo Malz wurden empfohlen. Ich kann die Ansicht **Arlt's** nicht theilen, dass man die Bäder erst anwenden soll, wenn die Augenentzündung beseitigt ist; ich habe allerdings auch gesehen, dass die gerötheten Augenlider in **See**bädern und **Fluss**bädern noch röther wurden; allein von **Wannenbädern mit Salz** habe ich stets mit Nutzen auch **während** der Entzündung Gebrauch gemacht. Freilich müssen die Bäder 6—8 Wochen lang täglich fortgesetzt werden.

Vorzügliche Erfolge sah ich auch von den **jod-** und **bromhaltigen** Bädern in **Kreuznach** und **Hall** in Oberösterreich; von anderen Aerzten werden andere Soolbäder gerühmt, besonders Ischl, Kissingen, Kösen, Nauheim, Reichenhall, Colberg, Königsdorf-Jastrzemb, Wittekind, Aussee, Rehme. In vielen Soolbädern existiren auch Anstalten für arme scrophulöse Kinder.

Schon im Jahre 1796 wurde zur Heilung Scrophulöser an der Küste des Canals ein **maritimes Sanatorium** angelegt, das Royal seabating infirmary and royal national hospital for scrophula in Margate; jetzt existiren 30 solcher Heilanstalten in England; manche nimmt 700 Kinder auf. In Italien wurde das erste Hospiz: „di santa Filomena“ 1845 zu Turin eröffnet; später wurden, besonders in Folge der Bemühungen von **Barellai**, Professor in Florenz, 20 Anstalten am Meere errichtet, in denen jährlich viele Tausende von Kindern untergebracht werden, die meisten 6 Wochen lang. In Frankreich lässt man sie in dem Seehospiz von Berck-sur-mer $3/4$—2 Jahre, je nach der Schwere des Falles; man sendet sie auch, nachdem sie dort gekräftigt worden, nicht in die Stadt zurück, sondern aufs Land oder zum See-dienst. In Deutschland ist ein Seehospiz in Norderney und in Wyk auf Föhr errichtet. Ich halte die Ostseebäder, so Colberg und Zoppot, für Scrophulöse empfehlenswerther, als die Nordseebäder, an deren Küsten heftigere Stürme vorkommen, und wo ein zu heftiger Wellenschlag von den oft sehr zart angelegten Scrophulösen nicht vertragen wird. Auch lauten die Berichte des Seehospizes in Berck-sur-mer gerade betreffs der Augenentzündungen nicht besonders günstig.

Von täglichen kalten Waschungen und Abreibungen will Monti auch gute Erfolge gesehen haben.

5. Moralische Behandlung. Meist weinen und schreien die scrophulösen Kinder viel und werden daher von den Eltern gern verzogen. Das ist unrecht; die Er-ziehung muss fest bleiben; man darf sich nichts abzwingen lassen. Arlt erzählt, dass er oft Kinder, deren Mütter zu nachgiebig waren, auf die Klinik aufgenommen habe, wo dann nach 2—3 Tagen der Eigensinn und die Weh-leidigkeit verschwanden. „Wenn solche Kinder, sagt Arlt sehr treffend, sehen, dass die Mutter ängstlich ist und gar wohl weint, sobald der Arzt sie besichtigen will, wenn sie ihnen zuredet, sie möchten sich nicht fürchten, es werde ihnen nichts geschehen, darf es uns dann wundern, wenn die Kleinen furchtsam werden und zu weinen an-fangen?“

In keinem Falle lasse man sich durch Ungeberdigkeit und Gebrüll der Kinder abhalten, die Augen gründlich zu öffnen und zu untersuchen; am besten ist es, dass

man, während ein Gehilfe das Kind auf den Schooss
nimmt, ein anderer den Kopf fest zwischen seinen Händen
hält, dem Kinde ein Taschentuch in den Mund stopft
und nun jedes Auge gehörig öffnet. Aber wenn diese
anscheinend etwas barbarische Untersuchung beendet ist,
komme man dem Kinde mit Freundlichkeit entgegen;
sonst wird es, wie Arlt sehr richtig sagt, störrisch und
verschmitzt oder verdummt. Bei Lehrlingen sah Arlt scrophulöse Augenleiden sich verschlimmern, wenn sie übermässige Arbeit und harte Behandlung hatten. Freilich
dürfen auch die eigenen Eltern aus Ehrgeiz ihre scrophulösen Kinder nicht zu viel mit Schul- und Hausarbeiten
anstrengen, da ja die Augen meist reizbar und sehschwach
zu sein pflegen.

Behandlung.

Kommen die scrophulösen Augenentzündungen gleich
im Beginn in Behandlung, so lässt sich sowohl durch die
angeführten Vorbeugungsmassregeln, als auch durch erfahrungsgemäss gut wirkende örtliche Medicamente meist
Heilung bringen. Wenn auch die specielle Besprechung
aller empfohlenen Mittel nicht in die Hygiene gehört, so sei
doch hier wenigstens auf die hauptsächlichsten Mittel hingewiesen, sowohl um einige Vorurtheile zu beseitigen, die das
Publicum noch immer hat, als auch um bei dem jahre-
langen Gebrauche der Medicamente einige allgemeine
Regeln zu geben.

1. Bei Eczem. Die grösste Reinlichkeit ist die
erste Hauptsache. Die Lider und alle Stellen des Kopfes
und Gesichtes, die von Eczem bedeckt sind, müssen täglich
2—3mal aufs Sorgsamste mit lauem Wasser gereinigt werden.
Alle Krusten und Borken sind abzuweichen (nicht abzu-
reissen!), und erst wenn sie entfernt sind, dürfen Salben

oder Streupulver, die der Arzt verordnet, auf die kranken Stellen gebracht werden. Unter den vielen Mitteln, die vorgeschlagen wurden, habe ich eine Salbe von Hydrargyrum amidato-bichloratum, weissem Präcipitat, 0·1 bis 0·5 auf 10 Vaseline am vortrefflichsten gefunden. Sehr schnell schwindet unter dieser das Eczem der Lider, die Verdickungen von Nase und Lippe, die Krusten an den Nasenlöchern, die Geschwüre auf dem Kopfe. Die Kopfhaare muss man ganz kurz abschneiden, ehe man die Salbe anwendet. Viele Eltern haben vor dem Worte „Quecksilber" eine Angst, die ganz unberechtigt ist; man sage, es sei „nur Präcipitat" und man wird keinen Widerspruch erfahren.

2. Bei Blepharitis. Ganz besondere Sorgfalt ist auf die Reinigung der Wimperränder zu verwenden. Die beste Salbe nützt nichts, wenn sie auf die Borken und Krusten kommt. Gut ist es, die Wimperränder 3mal täglich mit lauem Wasser oder mit sehr verdünntem lauem Bleiwasser (1 Theelöffel auf eine Untertasse Wasser) abzureinigen und dann die rothe oder weisse Präcipitatsalbe (0·1—0·5 auf 10 Vaseline) in die Geschwüre der Wimperränder hineinzureiben (nicht blos darüber wegzustreichen!). Alle lockeren Wimpern sind mit einer Pincette zu entfernen. Wenn Flüssigkeiten, z. B. Höllensteinlösung, Jodtinctur, Theeröle, verordnet worden, die auch oft Vorzügliches leisten, so achte man darauf, dass nichts ins Auge hineinkomme, da sonst Schmerz und Reizung entstehen könnte. Man schliesse also die Augen vorsichtig, entferne die Mittel, nachdem sie 5—10 Minuten auf den kranken Lidrand gewirkt haben, und öffne dann erst wieder die Augen.

3. Bei Phlyctänen. Das zweifellos Beste gegen diese Bläschen ist und bleibt das Calomel, doch darf es nicht auf flüssigem Wege hergestellt, sondern vapore paratum, ferner ganz trocken und aufs Feinste gepulvert sein. Nach

5—8tägigem Einpulvern mit Calomel verschwinden die Phlyctänen völlig. Freilich spielt auch hier das Wie? eine Rolle. Mit der linken Hand drehe man das untere Lid gehörig um und mit der rechten Hand schütte man aus einiger Entfernung das Pulver mittelst eines feinen Pinsels auf die Bindehautfläche des unteren Lides, und zwar in feinster Vertheilung. Der Pinsel darf die Schleimhaut nicht berühren, da er sonst feucht wird, und da dann kein feines Pulver mehr abgeklopft werden kann. Laien erreichen dies Ziel besser mit einem Ballon, der ähnlich wie für das Streuen des Insectenpulvers gearbeitet ist. Nach einigen Minuten ballt sich dann das Pulver in der unteren Uebergangsfalte der Bindehaut zu einem feinen Faden zusammen, der viele Stunden liegen bleibt und gar nicht drückt. Langsam verwandelt sich ein Theil des Calomelfadens durch die kochsalzhaltige Thränenflüssigkeit in Sublimat und gerade in diesem Status nascendi wirkt der Sublimat als ein unschätzbares Heilmittel bei Phlyctänen. Aber noch wochenlang müssen täglich diese Einpulverungen zur Vorbeugung fortgesetzt werden, wenn auch das Uebel völlig beseitigt ist.

4. Bei Keratitis. Sobald als Zeichen begonnener Hornhauterkrankung Lichtscheu erscheint, giebt es kein besseres Mittel, als die von A. v. Graefe sogenannte Taufe. Man nimmt das Kind im Ganzen in die Höhe und steckt es mit dem Kopfe zuerst in ein Schaff mit Wasser (von Zimmertemperatur). Bei diesem Tauchen brüllt das Kind natürlich, macht aber vor Schreck die Augen auf. Dann trockne man den Kopf gut ab und wiederhole die Procedur täglich 4—6mal; in wenigen Tagen ist die Lichtscheu geschwunden. — Auch Jodaufpinselungen auf die Stirn beseitigen die Lichtscheu.

Ob bei Hornhautgeschwüren Atropin oder Eserin eingegossen werden soll, kann nur im speciellen Falle vom Arzte entschieden werden, ebenso auch, ob der Zeitpunkt gekommen, um zu Opiumtinctur oder Calomel oder Quecksilbersalben überzugehen, d. h. zu Mitteln, welche die von den Geschwüren zurückbleibenden Flecke aufhellen und verdünnen sollen. Mitunter sind auch Operationen (Ausbrennen, Einstechen) bei Geschwüren nothwendig. — Ob die Einspritzungen von Koch-schem Tuberculin wirklich scrophulöse Hornhautgeschwüre heilen, bleibt abzuwarten; ich sah keinerlei Einwirkung derselben bei typischen Fällen, glaube auch nicht, dass wir eine den ganzen Körper angreifende Injection eines so giftigen Mittels machen dürfen, wenn uns in den bisherigen Mitteln eine gute örtliche Hilfe gegeben ist.

Leberthran und Jodpräparate sind altbewährte Mittel bei allen scrophulösen Leiden. Man vergesse aber nie, dass der Leberthran bei längerem Gebrauche oft den Appetit verdirbt. Jod ist in Salbenform und innerlich als Jodeisen und Jodkalium ein unschätzbares Heil- und Vorbeugungsmittel.

Der häufigste Fehler der Eltern ist der, dass sie glauben, mit der Vorbeugung und Behandlung aufhören zu dürfen, sobald Flechten, Thränen, Röthe und Lichtscheu verschwunden sind. Aber gerade das Gefährlichste, die Flecke der Horn-haut, sind dann noch da, und es bedarf oft jahrelanger Behandlung, um sie zu beseitigen und Rückfälle, Ent-zündungen in alten Flecken, zu verhüten. Nie höre man eher auf, als der Arzt es gestattet. Leider lassen sich oft genug die Flecke trotz der zweckmässigsten und beharrlichsten Behandlung doch nicht ganz beseitigen. „Darum wohl den Eltern, ruft Arlt aus, welche so glücklich sind, dem Ausbruche scrophulöser Augenentzündungen bei ihren Kindern vorzubeugen! Glücklich Jene, welchen nebst der Einsicht und dem guten und festen Willen auch die äusseren Mittel dazu gegeben sind!“

CAPITEL VIII.

Trachom und verwandte Bindehaut-
krankheiten.

Namen.

Es giebt keine Gruppe von Augenkrankheiten, über deren Benennung, Eintheilung und Beurtheilung eine heillosere und von Jahr zu Jahr immer schlimmer werdende Verwirrung herrscht, als die Gruppe von Erkrankungen der Bindehaut, welche mit Rauhigkeiten auf ihrer Oberfläche verknüpft sind. Rauh heisst τραχύς, daher ist der Name Trachom wohl zunächst der beste, weil er nichts weiter sagt, als dass Rauhigkeiten vorhanden sind.

Die Bindehaut überkleidet, wie bereits im Cap. I, pag. 13 erwähnt wurde, die hintere Fläche der Augenlider (Conjunctiva palpebrarum oder tarsi) und die vordere Fläche des Augapfels (Conjunctiva bulbi). Zwischen beiden befindet sich die Uebergangsfalte, Umschlagsfalte, der Fornix conjunctivae (Fig. VIII *b*), die Stelle wo die Lidbindehaut in die Augapfelbindehaut eben übergeht. Dreht man am gesunden Auge die Lider um, so sieht man die Bindehaut der Lider als eine glatte und fest und unverschieblich mit dem darunterliegenden Knorpel verwachsene Schleimhaut. Sie ist von einem geschichteten cylindrischen Epithel bedeckt und hat eine sogenannte adenoide Beschaffenheit, d. h. sie enthält eine reichliche Menge Rundzellen, Lymphzellen.

Bei gewissen Erkrankungen entwickelt sich aber eine Hypertrophie der Bindehaut, welche statt der Glätte eine Rauhigkeit der Schleimhautfläche hervorruft. Die Unebenheiten, die auf ihr aufschiessen, werden als Körnchen,

Körner, Trachomkörner, Granula, Granulationen, Follikel, Trachomfollikel beschrieben, und man spricht daher von einer granulösen, trachomatösen, folliculösen Bindehautentzündung (Conjunctivitis) oder bezeichnet die Entzündung als Ophthalmia granulosa, follicularis, aegyptiaca, bellica oder militaris. Leider wird sie von Einigen auch Blennorrhoea chronica, von Anderen contagiöse Augenentzündung genannt, Namen, welche jetzt vollkommen verschwinden müssen.

Der Umstand, dass nicht zwei Autoren bei der Lehre dieser Entzündungen mit einander übereinstimmen, und dass in der Bibliothek, die über diese wichtigen Leiden geschrieben worden, sich geradezu trostlose Widersprüche finden, erklärt sich aus der Mannigfaltigkeit der klinischen Erscheinungen überhaupt, aus dem Wechsel der Erscheinungen im einzelnen Falle, aus den vielen Uebergängen der einzelnen Formen, aus der Unmöglichkeit, die oft viele Jahre dauernde Krankheit in jedem Falle von Anfang bis zum Ende zu verfolgen, zum Theil aber auch daraus, dass derselbe Fall zu verschiedenen Zeiten verschiedene anatomische Veränderungen zeigt.

Anatomie und Krankheitsbild.

Zur Orientirung dürfte es sich empfehlen, zunächst zwei mikroskopische Durchschnitte zu betrachten, die Schmidt-Rimpler von den Rauhigkeiten der Bindehaut gezeichnet hat.

In der gesunden Bindehaut existirt ein System sehr kleiner Leisten und Falten, sehr kleiner umschriebener Hervorragungen, die man Papillen nennt. Diese können in Krankheiten anschwellen, grössere Hervorragungen bilden, sich zu hahnenkammartigen Wucherungen erheben und der Oberfläche ein sehr unebenes, warzenförmiges, sammtartiges Aussehen verleihen (Fig. XXIV a). Bisweilen backen die dicht an einander liegenden Papillen zu pflasterförmigen, kleineren Abschnitten zusammen. Das Epithel wuchert, wird mehrschichtig und unter dem Epithel findet sich eine e n o r m e Menge lymphoider Zellen in diffuser Ausbreitung, jedoch nie in kugelförmiger Anhäufung. Diese Wucherungen erscheinen dunkelroth oder himbeerroth und kommen nur auf der Bindehaut der L i d e r , meist nur am oberen Lide vor. Die ganze Schleimhaut ist stark mit Blut überfüllt, die Gefässe sind sehr erweitert. Das sind also

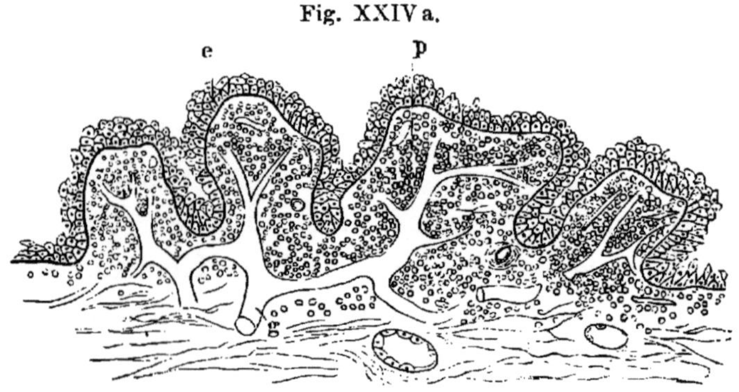

Fig. XXIV a.

Blennorrhoe mit Papillenhypertrophie nach S c h m i d t - R i m p l e r. e Epithel. p Papille. g Gefäss.

geschwollene Papillen, die ähnlich aussehen wie Granulationen auf einer Wunde.

Wohl zu unterscheiden von diesen Rauhigkeiten ist eine zweite Art (Fig. XXIV b). Es sind eigenartige Neubildungen, T r a c h o m k ö r n e r o d e r G r a n u l a, runde oder ovale Körner, welche im adenoiden Gewebe sitzen, aus einer grossen Anhäufung von lymphoiden Zellen bestehen, die in der Mitte meist grösser als am Rande sind. Mit der Zeit wird das Epithel der Schleimhaut platter, es kommt zu Geschwürsbildung und zu N a r b e n der Bindehaut.

Beides, Papillenschwellungen und Trachomkörner, können zusammen vorkommen, dabei verdecken die ersteren die

letzteren oft; meist aber sieht man die Trachomkörner,
die mit Wundgranulationen nicht die leiseste Aehnlichkeit
haben, als g r a u e oder g e l b e oder b l ä u l i c h - g r a u e ovale
oder rundliche Körner durchscheinen und die oberfläch-
lichsten Schichten der Bindehaut halbkugelig empordrängen.
Wegen dieser durchscheinenden, gallertigen Beschaffenheit
bezeichnet man sie ganz richtig als s a g o a r t i g oder f r o s c h -
l a i c h a r t i g. Sie liegen meist im Fornix, der als ein dicker
Wulst hervorspringt, wenn man das Lid abzieht. Zwischen
und auf den Körnern ist ein reiches Lymphgefässnetz
nachgewiesen, so dass die Zugehörigkeit der Körner zum
Lymphsystem ganz unzweifelhaft ist. M i c h e l bezeichnet

Fig. XXIV b.

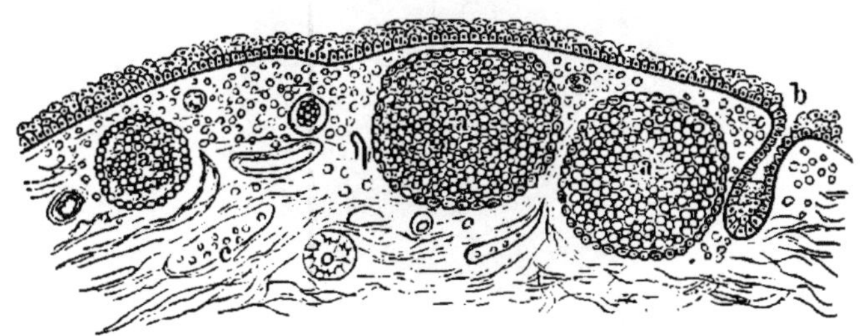

Trachomfollikel nach S c h m i d t - R i m p l e r.
a a Trachomfollikel. *b* Schlauchförmige Epitheleinsenkung. *c* Lymphgefäss.

sie direct als Lymphgeschwülste, L y m p h o m e. Oft sind
sie perlschnurartig in einer Reihe, oft in mehreren langen
parallelen Reihen aufmarschirt (Fig. XXV a). In der Bindehaut des Lides sind sie kleiner und können hier die Schleimhaut nicht so empordrängen; man sieht sie daher nur als
kleine, h e l l e, weissliche oder gelbliche Punkte oder Inselchen in der Tiefe der Schleimhaut liegen.

Von dieser Krankheit, dem K ö r n e r t r a c h o m,
welches, wie später erörtert werden wird, zu gefährlichen
N a r b e n b i l d u n g e n d e r L i d e r und zu S e h s t ö r u n g e n
führt, wurde von S a e m i s c h im Jahre 1876 sehr scharf, vielleicht allzuscharf, abgezweigt eine andere, sehr ähnliche

Krankheit, die nach den neueren Untersuchungen freilich anatomisch vom Trachom nicht zu unterscheiden ist, aber wegen ihres gutartigen Verlaufes klinisch vollkommen von ihm getrennt werden muss, das ist der Bläschencatarrh, Follicularcatarrh, Conjunctivitis folliculosa oder Folliculosis.

Auch diese Krankheit ist durch kleine, blasse, durchscheinende, stecknadelkopfgrosse, runde oder ovale Körnchen gekennzeichnet, welche im Uebergangstheile der Bindehaut vereinzelt oder perlschnurartig liegen und sie in kleinen

Fig. XXV a.

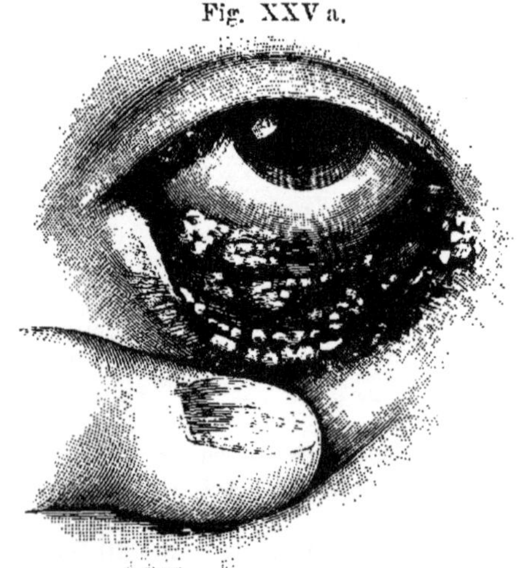

Trachomkörner, nach einer von mir aufgenommenen Blitzlichtphotographie.

Hügeln emporheben (vergl. Fig. XXV b). Auch sie sind oft, wenn auch nicht immer, mit einem Catarrh verknüpft, sie verschwinden auch oft erst nach Jahren, hinterlassen aber niemals Spuren und gefährden das Sehen niemals.

Viele Autoren werfen beide Krankheiten zusammen, und selbst ausgezeichnete Beobachter bekennen, dass es in einzelnen Fällen schwer ist, im Beginne zu sagen, ob ein Trachom oder Follicularcatarrh vorliegt. So sagt Schmidt-Rimpler: „Es kommen Uebergänge vor, bei denen selbst der Geübte unsicher wird und erst den weiteren

Verlauf abwarten muss." Schweigger meint: „Oft genug bleibt man darüber im Zweifel, ob man geschwellte Follikel, infiltrirte Schleimhautfalten oder Excrescenzen aus dem Gewebe der Bindehaut vor sich hat." Auch Förster sagt: „Hin und wieder mag ein Fall vorkommen, wo auf kurze Zeit ein Zweifel Platz greifen kann; der Verlauf der Krankheit entscheidet aber stets auf das Bestimmteste."

Das ist gewiss richtig. Ich würde daher, wenn ich nicht fürchten müsste, die schon so ausgedehnte Nomenclatur noch zu vermehren, vorschlagen, beide Krankheiten, da sie anatomisch gleich sind, als Trachom zu benennen,

Fig. XXV b.

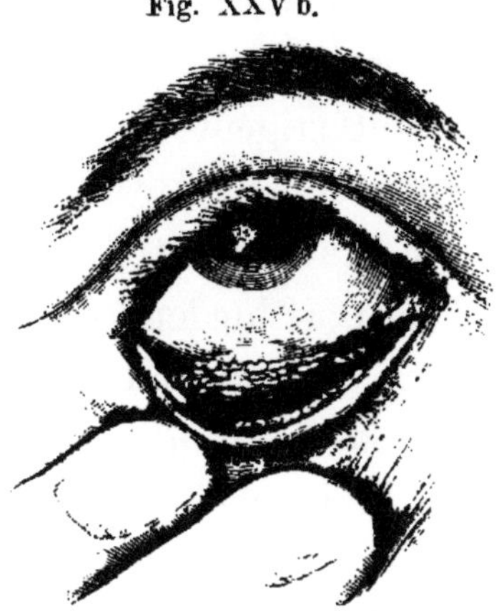

Follicularcatarrh nach einer von mir aufgenommenen Blitzlichtphotographie.
(Die hellen Punkte am inneren Rande des unteren abgezogenen Lides sind keine
Follikel, sondern nur die hier ausnahmsweise stark das Magnesiumlicht reflectirenden
Oeffnungen der Meibom'schen Drüsen.)

und zwar das schlimme, narbenbildende als malignes Trachom und das andere, nichtnarbenbildende als benignes Trachom. Natürlich nur bis auf Weiteres; denn der Bacteriologie wird es wohl bald gelingen, die Ursache der so grundverschieden verlaufenden Krankheiten zu finden.

Die Verwirrung in der Benennung ist jetzt darum so gross, weil auch das Wort Blennorrhoe leider von vielen Autoren noch für chronisches Trachom gebraucht wird. Da

Trachomkörner einerseits oft nach wirklicher Blennorrhoe der Neugeborenen, die im Cap. VI beschrieben worden, gesehen, und da andererseits auch bei Trachom oft stärkere schleimig-eitrige Abscheidung wahrgenommen wurde, hat man das Trachom selbst „chronische“ oder „secundäre Blennorrhoe“ genannt. Das muss ganz aufhören. Der Name Blennorrhoe muss nur der Entzündung der Augen der Neugeborenen vorbehalten bleiben und der entsprechenden Entzündung bei Erwachsenen, die durch Tripper angesteckt worden (siehe unten das Capitel über syphilitische Augenleiden). Dort ist ein specifischer Coccus, der Gonococcus, der die Blennorrhoe hervorruft; beim Trachom jedoch existirt der Gonococcus nicht.

Aber zwischen gutartigem und bösartigem Trachom müssen wir eine Grenze ziehen. Schweigger steht freilich auf entgegengesetztem Standpunkte, er meint: „Der Verlauf gestaltet sich ziemlich verschieden; die folliculären Schwellungen können völlig verschwinden, aber auch fortbestehen und in Trachom übergehen.“

Auch Reich in Tiflis behauptet: „In Truppentheilen, wo 20—30$^0/_0$ Folliculosis vorkommt, kann man oft die Uebergangsstadien von Folliculose der unteren Lider zum Trachom der oberen Lider beobachten. Solche positive Beobachtungen haben eine weit grössere Bedeutung als entgegengesetzte negative.“ Rählmann in Dorpat hält ebenfalls eine Trennung beider Leiden für unrichtig; er kann nur einen quantitativen, keinen qualitativen Unterschied finden. Haab hingegen, der in Zürich in trachomfreier Gegend lebt, beobachtete oft genug den gutartigen folliculären Catarrh, sah ihn aber nie zu Trachom führen.

Das habe ich auch nie gesehen; nach fast 30jährigen Erfahrungen schliesse ich mich den Autoren an, welche eine scharfe Trennung machen.

Da der Hauptunterschied in der späteren Narbenschrumpfung liegt und diese ja für die Trennung im Anfang nichts nützt, so ist es sehr wichtig, hier zu notiren, was erfahrene Aerzte über die klinischen Unterschiede des gutartigen und bösartigen Trachoms gefunden.

Schmidt-Rimpler findet, dass beim Follicularcatarrh jede stärkere Betheiligung des Papillarkörpers fehlt. Förster sagt: „Beim Trachom sind die Körner grösser, deutlich grauröthlich, am besten in der oberen Uebergangsfalte ausgeprägt; auf der Bindehaut der oberen Lider stellen sie sich im Anfang nicht als prominente Körner, sondern nur als helle weissliche, injectionsfreie Inselchen mit getötheter Umrandung dar; bei weiterer Entwicklung erscheint die Bindehaut des oberen Lides hypertrophisch, ihre Oberfläche gleicht einer granulirenden Wundfläche. — Beim Follicularcatarrh hingegen erreichen die Anschwellungen niemals die Grösse der Trachomkörner, sind nicht grau, sondern durchscheinend röthlich, kommen nur in der unteren Uebergangsfalte in Menge vor, während sie auf den oberen Lidern völlig fehlen; niemals sieht man jene injectionsfreien hellen Inseln, niemals Granulationen.“

Ferner heisst es bei Förster: „Jedes Trachomkorn endet mit Schrumpfung der Bindehaut an der befallenen Stelle; sind die Körner zahlreich, so schrumpft die ganze Conjunctiva und kann im Laufe der Jahre auf ein Viertel der normalen Ausdehnung und noch weiter zurückgehen. Die Follikelschwellungen hingegen fallen völlig der Resorption anheim, ohne eine Spur von Schrumpfung zu hinterlassen. Mir sind Fälle bekannt, in denen die Follikelschwellungen 10 Jahre lang immer wieder auftraten und schliesslich nach weiteren 10 Jahren die Conjunctiva ein völlig normales Aussehen behielt.“

Auch ich habe nie einen Follicularcatarrh in ein Trachom übergehen sehen und möchte die Kleinheit der Granula und den Sitz nur in der unteren Falte als die wichtigsten Zeichen des Follicularcatarrhs, des benignen Trachoms, bezeichnen.

Ganz unmöglich ist, beiläufig bemerkt, eine Verwechslung des Trachoms oder Follicularcatarrhs mit dem gewöhnlichen Bindehautcatarrh.

Bei letzterem zeigt sich nur Röthe, mehr oder weniger ausgedehnte Füllung der oberflächlichen Gefässe der Bindehaut, mitunter leichte Schwellung derselben, schleimige Absonderung und dadurch, dass letztere während der Nacht eintrocknet, ein Verbackensein der Lider in den Augenwinkeln am Morgen, — aber nie zeigt die Schleimhaut beim einfachen Catarrh eine Rauhigkeit. Er hat für die Hygiene kaum Bedeutung. Aber er verbindet sich häufig mit den kleinen Follikeln, welche auch ganz ohne Spur von Catarrh in der unteren Uebergangsfalte monatelang liegen und gar keine Schmerzen hervorrufen, dann aber, sofort wenn der Catarrh hinzutritt, jene subjectiven Erscheinungen veranlassen, welche dem Catarrh und dem Trachom eigen sind. Diese sind Brennen und Drücken in den Lidern und im Auge selbst, das Gefühl, als wenn ein fremder Körper, ein Sandkörnchen im Auge wäre, Schwere der Lider, besonders am Abend, leichte Ermüdung bei Beschäftigung in der Nähe und besonders bei künstlichem Licht, mühsames Oeffnen der Lider am Morgen und mitunter etwas Lichtscheu.

Verlauf und Ausgänge.

Es war bereits oben nöthig, die ganz verschiedenen Ausgänge des benignen und malignen Trachoms zu besprechen, um eben beide Krankheiten zu unterscheiden. Der

Follicularcatarrh ist keine bedenkliche Krankheit; monate- und jahrelang können die Follikel geschwellt bleiben, schliesslich verschwinden sie aber spurlos. Oft wissen die Kranken gar nicht, dass sie abnorme Augen haben, höchstens werden sie von den oben geschilderten catarrhalischen Beschwerden belästigt. Dagegen ist das Trachom eine bedenkliche Krankheit. Freilich kann das Trachom wochen- und monatelang bestehen, ohne dass die Kranken ahnen, dass sie krank sind, und das ist eben das Unglück. Viele Fälle würden geheilt werden, wenn das Leiden mit Schmerzen begönne und die Kranken durch diese genöthigt würden, sogleich ärztliche Hilfe zu suchen. Man findet oft gelegentlich bei Schüleruntersuchungen (siehe unten pag. 121) Trachomfälle bei Kindern, die über Nichts klagen. Nach kürzerer oder längerer Zeit freilich kommt Röthe der Bindehaut und drückender Schmerz, sowie schleimig-eitrige Absonderung, namentlich am Morgen, hinzu. Letztere kann nach einiger Zeit freilich von selbst schwinden. Man muss also ein schleichendes und ein acutes Trachom unterscheiden; letzteres kommt mit starker Entzündung, Schwellung der Lider und der Bindehaut und starker Absonderung.

Aber die Hauptgefahr des Trachoms liegt in der Betheiligung der Hornhaut, es entstehen der sogenannte Pannus trachomatosus und später Geschwüre, welche mehr oder minder arge Sehstörungen nach sich ziehen müssen.

Der Pannus (wörtlich ein Stück Tuch, ein Lappen, ein Fleck) besteht in einer Auflagerung eines neugebildeten, sehr gefässreichen, sulzigen Gewebes, welches sich unter dem Epithel der Hornhaut auf der Bowman'schen Haut vom Rande nach der Mitte hinschiebt, Fig. XXVI.

Die Oberfläche der Hornhaut erscheint daher uneben, trübe, mit z a h l r e i c h e n G e f ä s s e n bedeckt. Meist kommen diese über den o b e r e n Rand der Hornhaut herab. Später freilich können sie auch über die Mitte nach unten ziehen. Sobald man also Gefässe auf der Cornea sieht, d r e h e m a n s o g l e i c h d a s o b e r e A u g e n l i d u m!

Dies ist, beiläufig bemerkt, oft keine leichte Arbeit, es will geübt werden. Da für die Hygiene des Auges dieser Handgriff öfter von Wichtigkeit ist, seien hier einige Winke gestattet. Zunächst muss man dem Kranken befehlen, und zwar f o r t w ä h r e n d befehlen: N a c h u n t e n

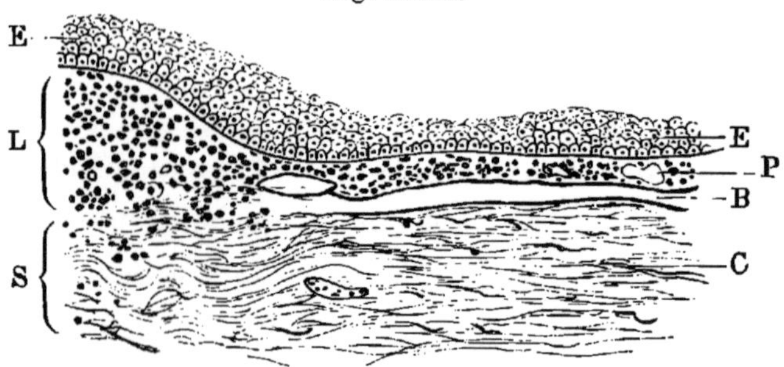

Fig. XXVI.

Querschnitt durch den Rand eines P a n n u s t r a c h o m a t o s u s nach F u c h s.
Vergr. 125fach.
E E Hornhautepithel. *L* Hornhautrand verdickt. *B* Bowman'sche Glashaut.
C Eigentliches Hornhautgewebe. *S* Sclera. Vom Hornhautrande schiebt sich
der Pannus *P* zwischen *E* und *B* auf die Hornhaut *C*.

sehen! Denn, wenn er nach oben blickt, wozu er meist Neigung hat, ist es selbst dem Geübtesten unmöglich, das obere Lid umzudrehen. Sieht der Kranke gehörig nach unten, so fasst man den Wimperrand des oberen Lides, welches dem Blicke nach unten folgt, zwischen den Daumen und Zeigefinger seiner l i n k e n Hand, zieht das Lid noch mehr nach unten und etwas nach vorn vom Augapfel fort, legt den Daumen seiner r e c h t e n Hand oder einen Bleistift oder einen Federhalter auf die Haut des oberen Lides, aber möglichst h o c h über den Lidknorpel, dicht unter dem

Augenbrauenbogen, drückt den oberen Theil des Lides auf diese Weise etwas nach hinten und kann nun leicht das Lid umkehren. Aber man vergesse ja nicht, während dieses ganzen Vorganges fortwährend dem Kranken, bis er daran gewöhnt ist, zuzurufen: Nach unten sehen!

Findet man dann in der oberen Uebergangsfalte Körner, so handelt es sich um einen Pannus trachomatosus. Findet man keine Körner, so hat man es mit einem Pannus scrophulosus zu thun, über welchen schon im vorigen Capitel (pag. 78) gesprochen wurde.

Die Unterscheidung dieser beiden Pannusarten ist von grösster Wichtigkeit wegen der Behandlung, wie unten gezeigt werden wird.

Wenn der Pannus mehr nach der Hornhautmitte hinrückt, so leidet natürlich die Sehschärfe oft in hohem Grade; selbst grosse Gegenstände können bei sehr dichtem Pannus nicht mehr erkannt werden.

Lucanus hat von den 1629 Augen, die mit Trachom in die Marburger Klinik kamen, die Sehschärfen zusammengestellt. 577 Augen $= 33^0/_0$ hatten Pannus und 396 unter ihnen Narbenschrumpfung. $S > 1^1/_2$ war nur bei 22, also kaum bei $4^0/_0$ vorhanden, dagegen S $^1/_4$ und $< ^1/_4$ bei $88^0/_0$; in $54^0/_0$ war S sogar $^1/_{20}$. In dem kleinen Landstrich südlich der Stadt Riedenkopf war eine derartige Schädigung des Sehvermögens durch Trachom verbreitet, dass von 175 Patienten 96 $S < ^1/_4$ und 48 $S < ^1/_{20}$ zeigten.

Der Pannus kann sich in Bindegewebe verwandeln und ist dann nicht mehr aufsaugbar. Häufig entstehen am Ende der pannösen Gefässe Geschwüre der Hornhaut, die zu Durchbruch derselben, zu Ausbauchungen (Ectasieen), zu Trübungen und anderen schweren Folgeleiden führen, über deren Gefahren wir oben (pag. 40, 80 u. 81) gesprochen haben.

Nach längerer oder kürzerer Zeit nimmt die Hypertrophie der Bindehaut ab und an ihre Stelle tritt die gefürchtete narbige Schrumpfung derselben. Je länger die Krankheit bestand, desto ärger die Schrumpfung. In der verdickten und grötheten Bindehaut sieht man zuerst einzelne weissliche Narbenstränge, die sich dann zu einem Netzwerk verbinden, so dass schliesslich die Bindehaut der Lider ganz dünn, blass und glatt erscheint, wie die äussere Haut bei oberflächlicher Narbenbildung; selten wird eine weniger stark hypertrophisch gewesene Stelle wieder normal. In der Uebergangsfalte verschwinden die dicken Wülste und die normalen Falten, die Bindehaut verkürzt sich.

Unter geeigneter Behandlung kann der Pannus, wenn er nicht zu lange bestanden, verschwinden, aber Rückfälle sind häufig, wenn die Behandlung zu zeitig abgebrochen wird.

In den schweren Fällen, die nicht rechtzeitig behandelt worden, kommt es aber ferner auch zur Verkrümmung der Lider mit kahnartiger oder muldenförmiger Verbiegung des Knorpels in Folge narbiger Schrumpfung des Knorpels und zur Einwärtskehrung der Wimpern, so dass letztere auf der Hornhaut wischen und reiben (Trichiasis, von θρίξ, das Haar). Der Knorpel selbst entzündet sich nämlich in den schlimmen Fällen und schrumpft dann ebenso wie die Bindehaut (Fig. XXVIII, altes Trachom, zum Unterschiede von dem frischen Trachom, Fig. XXVII).

Wendet sich der ganze Lidrand nach hinten um, so entsteht Entropium des Lides (ἐν, hinein und τρέπω, wenden), die Hornhaut wird beständig gekratzt, es entstehen auf ihr Geschwüre.

Auch verwächst schliesslich das Lid mit dem Augapfel, Symblepharon (σύν, zusammen und βλέφαρον, das Lid), die Bindehaut schlägt sich direct vom Lide auf den

Bulbus, und es entstehen senkrechte Falten zwischen Lid und Augapfel beim Abziehen des Lides.

Endlich verstopfen sich bei der weiteren Schrumpfung der Bindehaut die Ausführungsgänge aller Drüsen, die in sie einmünden, der Thränendrüsen, der Meibom'schen, der Haarbalg- und Bindehautdrüsen; alle Organe, welche zur

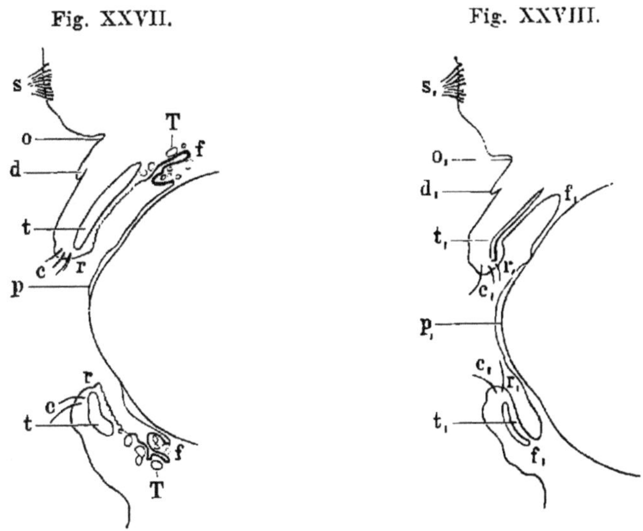

Schematischer Durchschnitt durch Lider und Augapfel.
Fig. XXVII bei frischem Trachom und Fig. XXVIII bei altem Trachom, nach Fuchs.

$s\,s_1$ Augenbrauen. $o\,o_1$ Furche zwischen Braue und Lid. $d\,d_1$ Deckfalte. c Wimpern in richtiger Stellung, c_1 gegen die Hornhaut gewendet. r Freier Lidrand, am oberen und unteren Lide parallel zugeschnitten mit scharfer hinterer Lidkante. r_1 Freier Lidrand, nach hinten sehend, hintere Kante abgerundet. t Lidknorpel, verdickt und von der sammtartigen Bindehaut des Knorpels überzogen. t_1 Lidknorpel, verdünnt (atrophisch) und nach seinem freien Ende winklig geknickt, von glatter Bindehaut überzogen. f Uebergangstheil der Bindehaut mit zahlreichen Trachomkörnern T in den Falten. f_1 Uebergangstheil glatt, ohne Falten (Symblepharon). p Dicker Pannus, die obere Hälfte der Hornhaut überziehend. p_1 Geschrumpfter, über die ganze Hornhaut ausgedehnter Pannus.

Befeuchtung der Schleimhaut dienen, werden also vernichtet; daher wird Bindehaut und Hornhaut trocken, das Epithel wird dicker, es entsteht Xerosis (ξηρός, trocken) oder Xerophthalmos, wachsartige Vertrocknung, die Bindehaut des Augapfels sieht wie zart gefälteltes Seidenpapier, glanzlos wie bei der Leiche aus; unheilbare Blindheit ist das Ende.

Dieses maligne Trachom kann allerdings viele Jahre und Jahrzehnte bestehen, bis die Blindheit eintritt.

Vorkommen.

A. Geschichtliches. Trachom in Heeren.

Man war früher wohl allgemein der Ansicht, dass das Trachom erst im Anfang dieses Jahrhunderts durch Napoleon's Heere aus Aegypten nach Europa gebracht worden sei; allein genauere historische Untersuchungen haben gezeigt, dass die Krankheit schon lange vorher in Europa bekannt war. Arlt (Klin. Darstellung der Krankheiten der Bindehaut. 1881, pag. 47) hat eine Stelle aus Celsus (De re medica. lib. VI) mitgetheilt, welche beweist, dass die alten Römer bereits die Krankheit gekannt und die Rauhigkeiten der Lider durch Einschnitte mit Messern oder durch Reiben mit Feigenblättern behandelt haben. In der späteren Literatur findet sich wenig; doch erzählt Arlt auch von einer Trachomepidemie, welche 1761 in Westphalen unter den Soldaten herrschte.

Allerdings mag wohl Aegypten die Heimatstätte der Krankheit sein, wie dies nach Hirschberg aus einer Stelle des Papyrus Ebers, der mehr als 1500 Jahre vor Christus geschrieben wurde, hervorzugehen scheint.

Rust meint zwar, dass die Krankheit erst kurz vor Prosper Alpinus (646) entstanden sei, also nach der Besitznahme Aegyptens durch die Nachfolger Mohamed's.

Jedenfalls wurde die Aufmerksamkeit der Aerzte erst in grösserem Maassstabe auf das Trachom gelenkt, als Napoleon im Juli 1798 in Aegypten, und als die englische

Armee 1800 in Abukir landete; es brach nämlich damals unter den Truppen eine so ausserordentlich heftige Augenentzündung aus, dass, wie Larrey erzählte, das ganze aus 32.000 Mann bestehende französische Heer und fast alle englischen Truppen ergriffen wurden. Eine solche Erscheinung war bis dahin noch nie in stehenden Heeren beobachtet worden und wurde mit der ägyptischen Augenentzündung in Verbindung gebracht. Obgleich nach der Rückkehr der Franzosen nach Europa im Jahre 1801 dieser Truppenkörper in die grosse französisch-italienische Armee eingereiht wurde und das französische Heer bis 1816 mit fast allen anderen europäischen Heeren in vielfache Berührung kam, blieb merkwürdigerweise gerade die französische Armee von einer grösseren Epidemie verschont, während die Heere aller anderen Länder Europas von schweren Trachomepidemien heimgesucht wurden. So wurde die Krankheit zu einer wahren Geissel in der italienischen, österreichischen, preussischen, russischen, holländischen, belgischen und englischen Armee; die Aerzte der letzteren machten zuerst auf die bei Trachom vorkommenden Granulationen aufmerksam.

In dem englischen Heere gab es in Folge der Krankheit 1818 mehr als 5000 blinde Invaliden; im preussischen Heere wurden 1813—1817 etwa 20—25.000 Mann befallen, im russischen von 1816—1839: 76.811 Mann; von diesen wurden 878 auf einem, 654 auf beiden Augen blind. In Italien erblindeten von 1500 kranken Soldaten 97 auf einem, 49 auf beiden Augen; in Portugal wurden von 1849—1859 nur 55 von den 10.000 befallenen Soldaten blind. 1848 erkrankten in Kopenhagen 1156 Mann unter 6171. Nach Uhlick litt auch in der österreichischen Marine etwa jeder sechste Seesoldat an Trachom. In Belgien fanden sich 1834 allein 4000 gänzlich und 10.000 halb erblindete Soldaten und 1840 war unter 5 Soldaten immer ein Trachomkranker; die belgische Regierung fragte den damals berühmten Berliner Augenarzt Jüngken um Rath, und dieser gab leider den recht schlimmen Rath, die trachomkranken Soldaten in die Heimat zu entlassen. Dadurch breitete sich das Trachom in Belgien in der Civilbevölkerung in erschreckender Weise aus.

Aber auch in England, Italien, Preussen und besonders am Niederrhein griff die Krankheit unter den Bürgern bedenklich um sich, so dass die Regierungen ihr ernstes Augenmerk auf sie richteten.

Man nannte sie ägyptische Augenentzündung; doch lässt sich keineswegs behaupten, dass die aus Ägypten eingeschleppte Entzündung dem heutigen Trachom genau entsprach. Wie Saemisch vermuthete, werden wohl verschiedene Bindehautkrankheiten vorhanden gewesen sein, gewiss viel gefährlichere Formen, als wir heute haben, da sich sonst kaum die Menge und Schnelligkeit der Erblindungen erklären liesse; die rasche Zerstörung der Hornhaut deutet, wie Hirschberg mit Recht annimmt, darauf hin, dass es sich in vielen Fällen um gonorrhoische Erkrankungen der Schleimhaut handelte.

Fast mit Sicherheit möchte ich dies behaupten von der berüchtigten Epidemie, die im Jahre 1819 auf dem französischen Sclavenschiffe „Rodeur“ ausbrach, und die Mackenzie so genau schildert, dass man nur das Krankheitsbild der Gonorrhoe vor sich zu haben meint. Das Schiff hatte 22 Matrosen und 160 Sclaven an Bord, die in Bonny in Afrika, wo kein Bewohner augenkrank gewesen, aufgenommen und in den Schiffsraum unter den erbärmlichsten Verhältnissen eingepfercht worden waren. 15 Tage war das Schiff bereits unter Segel, als plötzlich die fürchterliche Krankheit unter den Negern ausbrach.

Als man sie auf das Verdeck brachte, um ihnen frische Luft zu schaffen, stürzten sich Viele aus Schmerz und Angst ins Meer. Bald darauf wurde auch ein Matrose ergriffen, und 3 Tage darnach war der Capitän und die ganze Mannschaft bis auf einen Matrosen so schwer augenkrank, dass das Schiff nur mit grösster Mühe nach 8 Wochen nach Guadeloupe gebracht werden konnte. Es blieben gänzlich blind 39 Neger, 11 Matrosen und der Schiffsarzt; es verloren ein Auge 12 Neger, der Capitän und 4 Matrosen; Hornhautflecken behielten 14 Neger und 4 Matrosen.

Auch heute ist das Trachom in allen Heeren noch nicht erloschen; es wird sogar berichtet, dass von den im letzten russisch-türkischen Kriege Erblindeten $79^0/_0$ durch Trachom ihr Auge verloren haben. — Aus der türkischen Armee haben wir nur zuverlässigen Bericht von van Millingen, der 1880 in dem Hôpital de la Marine impériale ottomane unter 1118 verschiedenen Augenkranken 63 Trachome fand — $5\cdot6^0/_0$. —

Im Ganzen aber hat das Trachom doch jetzt einen viel milderen Verlauf, als früher. Es schädigt gewiss sehr Viele an der Sehschärfe, aber die Zahl der wirklich dadurch Erblindeten ist nur eine relativ geringe. Unter 1000 blinden Augen, die in meiner Klinik zur Beobachtung kamen, fand Seidelmann[*]) nur 17 = $1\cdot7^0/_0$ durch Trachom erblindet. Von diesen waren 6 doppelseitig blind, und zwar auswärtige arme Leute. Magnus fand unter 770 doppelseitig Blinden nur 17 = $2\cdot2^0/_0$ Trachome. Selbst van Millingen in Constantinopel berechnete auf 116 Erblindungsfälle, die er 1880—1881 gesehen, als durch Trachom verursacht nur $6\cdot4^0/_0$, allerdings in einer 1882 aufgenommenen und Sr. Excellenz dem Herrn Prof. Mavrogény-

---

[*]) Vergl. oben pag. 43, Note.

Pascha in Constantinopel überreichten Statistik auf 365 Blinde 49 = 14°/₀ Trachome.

Sehr verbreitet ist das Trachom noch jetzt in der russischen Armee. Reich fand im Jahre 1883 unter 10.623 eingestellten Recruten der kaukasischen Truppen bei 964 = 9°/₀ Trachom; Grigorjew sah unter 238 kaukasischen Soldaten 122 = 51°/₀ und Lawrentjeff in einem Regimente des ersten Armeecorps 26°/₀ Trachomkranke.

Viel günstiger liegen die Verhältnisse in der preussischen Armee. In den in jeder Beziehung vorzüglichen statistischen Sanitätsberichten der preussischen Armee, die seit 1873 alle 2 oder 4 Jahre erscheinen, ist stets besonderer Fleiss auf das Trachom verwendet. Ich kam durch Vergleich derselben zu dem sehr bemerkenswerthen Ergebniss, dass die Krankheit 1873/74: 6·9°/₀, 1874/78: 6·1°/₀, 1878/79: 5·6°/₀, 1879/81: 5·6°/₀, 1881/82: 4·4°/₀, 1883/84: 3·9°/₀ und 1884/88 nur noch 2·6°/₀ der Mannschaften befallen, also in 15 Jahren sich fast auf den dritten Theil verringert hat, ein Beweis, was eine gute Vorbeugung (siehe pag. 142) zu leisten vermag!

Freilich sind trotz dieser Abnahme in den Jahren 1884—88 immer noch 12.888, 12.247, 11.284 und 11.975 Mann trachomkrank gefunden worden. Die Mehrzahl kam und kommt noch immer im I., II. und V. Armeecorps, d. h. im ost- und westpreussischen und im Posen'schen Corps vor, weil die Recruten aus jenen trachomreichen Provinzen stammen. Doch ist auch dort eine Abnahme nachweisbar. So waren z. B. im ostpreussischen Corps in den Jahren 1874—78: 29°/₀₀, in den Jahren 1881—82 nur noch 22°/₀₀ erkrankt. Wie die Zahl von Ost nach West abnimmt, ergiebt sich daraus, dass im Jahre 1888 auf 1000 Soldaten in Tilsit 51, in Graudenz 24, in Posen 7, in Breslau 2·6 und in Berlin nur 0·6 Trachomatöse kamen.

Während 1874: 128 Mann in Folge von Trachom als Ganzinvalide entlassen werden mussten, betrug deren Zahl im Jahre 1884 nur noch $17 = 0.8^0/_0$ der Behandelten. Die meisten Fälle wurden alljährlich im September beobachtet, theils weil da die Ersatzreservisten die Krankheit aus der Heimat mitbrachten, theils weil während der Manöver (wie ich vermuthe wegen Mangels besonderer Waschgefässe und Handtücher) viele Soldaten erkrankten; das Verhältniss der Befallenen im September zu dem im März war fast alljährlich 8:3. — Viele interessante Einzelnheiten findet man in den genannten höchst exacten Sanitätsberichten.

B. Trachom in verschiedenen Ländern.

Aus den Berichten der Augenheilanstalten ersieht man, dass die geographische Verbreitung des Trachoms eine ganz eigenthümliche ist. Am Allerhäufigsten soll es in Aegypten, in Arabien soll $^1/_5$ der Bevölkerung befallen sein; aber auch Indien, China, Japan und Sibirien sollen reich an Trachom sein. In Amerika ist es mit Ausnahme der La Plata-Staaten sehr verbreitet. In hohen Gebirgsgegenden, in der Schweiz, Tirol, Oberbayern ist es recht selten, dagegen ist es in den Niederungen, in Belgien, Ungarn, Holland sehr verbreitet; Russland, Finnland, Polen und Irland sind besonders bevorzugt, während Dänemark und Norwegen wenig, Schweden fast gar kein Trachom hat.

Feuer theilte 1884 mit, dass unter 41.511 Einwohnern Südungarns 2119 hochgradig, 337 leichtgradig trachomkrank seien; unter 93.643 Personen waren 4228 schwere Trachome, mehr als 1000 derselben arbeitsunfähig. Sehr verbreitet ist die Krankheit auch unter den polnischen Juden. Alle Beobachter stimmen darin überein, dass die Krankheit fast ausschliesslich in den ärmeren Classen vorkommt.

In meiner Klinik wurden unter 40.000 Augenkranken 3663 mit trachomatösen Leiden notirt $= 9\%$; auf die 70.174 beobachteten Augenkrankheiten berechnet giebt es nur 5%. Das Trachom nimmt in Breslau seit 25 Jahren stetig ab; früher waren es auch meist die polnischen und die oberschlesischen Arbeiter, die es herbrachten; jetzt, wo Oberschlesien besondere Augenkliniken hat, und wo der Zuzug der Polen und der polnischen Juden, unter denen die Krankheit sehr verbreitet ist, nach Breslau immer geringer wird, hört auch das Körnertrachom immer mehr auf. Man sieht in den Polikliniken, die aus Breslau und aus Mittelschlesien ihre Kranken haben, fast nur den folliculären Catarrh, diesen freilich sehr oft; ja scherzweise schreibe ich in meine Krankenbücher, sobald ein echtes Trachom einmal kommt, schon seit Jahren ein: Trachoma polonicum.

Mooren in Düsseldorf, der wohl über das grösste Material in Deutschland verfügt, hat in 25 Jahren unter 127.648 Kranken nur 8917 Trachome $= 7\%$ notirt, also noch weniger als ich in Breslau. Er fand

	auf beiden Augen	auf einem Auge
granulöse Conjunctivitis .	662	51
Trachoma acutum . . .	1741	340
Trachoma chronicum . .	3227	209
Trachom mit Pannus . .	1544	237
Trachomschrumpfung . .	809	151
Zusammen .	7983 +	988 = 8971.

Schmidt-Rimpler hatte in der Klinik zu Marburg 12% Trachom. Saemisch fand unter 7200 Kranken, die 1863—65 in der Bonner Augenklinik behandelt wurden, 1151 $= 16\%$ Trachom. 463 waren frisch erkrankt, und zwar im Alter von 1—10 Jahren: $32 = 7\%$, 10—20: $183 = 39\%$, 20—35: $206 = 44\%$, über 35 Jahre: $42 = 9\%$. Das jüngste Kind war $1\frac{1}{2}$ Jahre alt. Also befällt die Krankheit besonders Personen zwischen 10 und 30 Jahren. Im frühesten Kindesalter ist sie höchst selten; findet man sie bei Leuten über 40 Jahren, so ist der Beginn des Leidens meist weit zurückzuverlegen.

Nach dem Osten nimmt die Menge der Trachomkranken zu. Schon in Königsberg sehen wir bei Burow unter 915 Kranken der Jahre 1875—77: 27% Trachom notirt.

· Ganz besonders ergriffen sind die Ostseeprovinzen. In Dorpat war Trachom 1883—84 in 62% aller Bindehaut- und in 18% aller Augenkrankheiten, in Riga in 32% der Bindehaut- und in 14% aller Augenkrankheiten, in Petersburg nach Germann nur in 21%, resp. 7% der Augenkrankheiten beobachtet.

Adelmann fand unter 9150 Augenkranken in Livland in den Jahren 1842—67: 5125 Fälle von Bindehautleiden, darunter 2253, also fast die Hälfte, Trachom. Er sah dabei 503 Fälle von Pannus, 415 Entropium, 245 Distichiasis, 10 Symblepharon und 23 Xerose. Als eigenthümliche Nachkrankheit beobachtete er Schwund des Fettpolsters in der Augenhöhle. Unter den 2253 Trachomkranken waren 1914 Esthen, 125 Deutsche, 112 Russen, 12 Letten, 28 Juden und 5 andere. Die meisten waren 15—28 Jahre alt, Frauen 1611, Männer nur 639. Im Februar bis Mai wurde eine Zunahme bemerkt.

v. Oettingen hat aus der Dorpater Klinik eine Zusammenstellung über das Alter der Erkrankten gemacht, schickte aber voraus, wie schwierig und unsicher es ist, das Alter der Krankheit bei den Befallenen zu bestimmen. Er vergleicht seine Zahlen mit denen, welche Weiss aus Dorpat veröffentlicht hatte. Es fanden unter 1000 Trachomkranken

	v. Oettingen	Weiss
unter 10 Jahren	62	66
von 10—19 Jahren	197	180
„ 20—29 „	243	195
„ 30—39 „	201	212
„ 40—49 „	171	164
„ 50—59 „	88	124
über 60 Jahre	38	59
	1000	1000

Auch in den an Russland und die Bukowina grenzenden Theilen Rumäniens ist Trachom besonders unter den Juden verbreitet. Crainicean in Jassy hatte unter den 2176 Kranken, die sein Ambulatorium besuchten, 1139 Trachomatöse, d. h. $52^0/_0$. Sowohl eiternde als schleichende Formen kamen vor; selbst ein einjähriges Kind zeigte die ausgeprägtesten Granula.

In Italien sah Grasselli eine Zunahme des Trachom in der Klinik von Rosmini in Mailand. In den Jahren 1874—1879 wurden nur $58^0/_0$, dagegen 1880—1885: $67^0/_0$ aller Kranken trachomatös gefunden.

Merkwürdiger Weise sollen die Neger, wie Burnett und Knapp 1881 und Balduin 1884 berichteten, unter sonst geeigneten Bedingungen für das Trachom nicht empfänglich sein. Dasselbe berichten die Reisenden aus Central-Afrika.

Die neuesten Mittheilungen über Trachom im Constantinopel verdanke ich dem Director der Medicinerschule daselbst, Sr. Excellenz Herrn Prof. Dr. Mavrogény-Pascha. Derselbe ersuchte Ostern 1891 meinen verehrten Freund, Herrn Dr. van Millingen, um Notizen und gestattete mir gütigst Einsicht in das ihm von diesem eingereichte Manuscript, das eine gediegene Monographie über Trachom enthält.

Van Millingen fand unter 5917 Augenkranken im Jahre 1890 nicht weniger als 1092 Trachomatöse $= 18\cdot3^0/_0$, und zwar unter 1290 Türken $11^0/_0$, unter 1408 Griechen $25^0/_0$, unter 1088 Armeniern $19^0/_0$, 437 Juden $10^0/_0$, 24 Negern $20^0/_0$ und unter 1670 Fremden $7^0/_0$.

C. Trachom in Schulen.

Schon seit der Mitte dieses Jahrhunderts sind Epidemien von Trachom in Schulen, Waisenanstalten, Pensionaten, Internaten, Gefängnissen, Casernen, kurz in Anstalten beschrieben worden, in welchen eine grössere Zahl von Menschen zusammenwohnen. So berichtete schon 1840 Hairion, dass er im Waisenhause zu Mecheln unter 66 Mädchen 64, in Mons unter 74 Mädchen 71 Trachomatöse gefunden habe. Nach Kirkpatrik waren im Zwangsarbeitshause zu Dublin in den fünf Jahren 1849—1854 nicht weniger als 134.838 Personen von Trachom befallen. (?) Nach Bader litten in einer Armenschule zu Holborn sämmtliche 500 Kinder an Trachom; nach Bowman waren in den Armenschulen Londons im Jahre 1858—1862 unter 1162 Kindern $59^0/_0$ augenkrank.

Seit 25 Jahren fand man oft in den Zeitungen die alarmirende Mittheilung, dass in dieser oder jener Schule, namentlich in Deutschland, Trachomepidemien ausgebrochen seien; bei genauer Untersuchung aber stellte es sich heraus, dass in den Schulen, in denen nur Unterricht ertheilt wurde, in denen aber die Kinder nicht wohnten und nicht schliefen, niemals das bösartige, sondern immer das gutartige Trachom grassirte.

Die Internate sind die Stätten des Trachoms, die Schulen diejenigen des folliculären Catarrhs.

Einen schlagenden Beweis dafür konnte ich im Jahre 1867 liefern. Damals brach im October in der Taubstummen-

anstalt zu Breslau eine sehr heftige Epidemie von Trachomkörnern mit starker Secretion aus.

Unter den 111 Kindern fand ich 84 Kranke; diese
schliefen aber sämmtlich in der Anstalt. Dagegen war kein
einziges von den 27 Kindern befallen, welche
nur als Schulgänger dem Unterrichte, wenn auch täglich viele Stunden lang, beiwohnten. In dem Internate
hatten immer 6—8 Kinder ein gemeinsames Waschgefäss
und gemeinsame Handtücher benützt und offenbar dadurch die Krankheit verbreitet. Die Epidemie war übrigens
sehr hartnäckig (vergl. meine Schilderung derselben in der
Jubelschrift der Anstalt, September 1869), die gesunden
Kinder wurden in ihre Heimat entlassen; aus der Taubstummenanstalt wurde eine Augenheilanstalt gemacht, und
erst im Februar 1868 wurde der Unterricht mit den gesunden Kindern wieder eröffnet, nachdem das ganze Haus
desinficirt worden war. Erst nach zwei Jahren waren die
letzten Fälle geheilt. Seitdem kam nie mehr eine Epidemie
in der Anstalt vor; meine letzte Prüfung 1891 ergab unter
den 286 Taubstummen keinen Fall von Trachom und nur
4 Fälle von Bläschencatarrh.

Ganz andere Verhältnisse hatte ich bei der Untersuchung von 10.060 Schulkindern in den Jahren 1864 bis
1866 in Breslau gefunden, bei denen allerdings nicht die
Bindehaut aller Kinder untersucht wurde, sondern nur derjenigen, welche über Brennen oder Drücken oder Schmerzen
klagten. Damals sah ich nur 25mal Trachom, also nur bei
$0\cdot2^0/_0$ aller Kinder und bei $6\cdot3^0/_0$ aller augenkranken Kinder
(wobei aber die Kurzsichtigen auch als Augenkranke ge-
rechnet sind). In 20 Fällen waren nur Granulationen, in
fünf auch schon Pannus vorhanden; in keiner der 33 Schulen
war die Krankheit epidemisch; es handelte sich nur um
ganz vereinzelte Fälle.

Im März 1877 verbreitete sich in Breslau das Gerücht, dass in einer Volksschule, die besonders von Kindern aus einem benachbarten Waisenhause besucht wurde, die „ägyptische Augenentzündung" ausgebrochen sei. Dieser Name flösste den Behörden einen solchen Schrecken ein, dass eine Commission von 5 Aerzten eingesetzt wurde, die sämmtliche hiesigen Schulen auf Trachom untersuchen sollten. Wir kamen zunächst zu einer Besprechung in einer Schule zusammen und einigten uns sehr bald auf Vorschlag von Prof. Förster dahin, 4 Rubriken zu machen: 1. Die leichtesten Catarrhe der Bindehaut ohne jedes Körnchen, 2. den Folliculærcatarrh ohne stärkere Entzündungserscheinungen, 3. denselben mit stärkeren Entzündungserscheinungen und 4. die wirklichen Trachomkörner.

Ich untersuchte von den Schülern 5000 und fand die leichten Catarrhe bei 378, die leichten Folliculærcatarrhe bei 270, die starken Folliculærcatarrhe bei 28 und Trachom nur bei 22. Also 7% Catarrh, 5% Folliculærcatarrh und nur 5 pro Mille Trachom. Jedenfalls war die grosse Zahl abnormer Bindehäute 698 = 13% überraschend. Auffallend war übrigens, dass die Nachbarn der Trachomkranken niemals erkrankt waren.

Um mich zu überzeugen, ob vielleicht auch anderwärts unter Hunderten von Personen viele Bindehautleiden, ohne Beschwerden hervorzurufen, vorkämen, fuhr ich in ein in bester Luft gelegenes Dorf, nach Langenbielau bei Reichenbach in Schlesien, 300 Meter hoch gelegen, wo Niemand etwas von einer epidemischen Augenkrankheit ahnte und kein Kind klagte. Dort fand ich unter 1000 Dorfschulkindern jene 4 Gruppen durch die Zahlen 54, 68, 1 und 2 vertreten, im Ganzen also 125 = 12% kranke Bindehäute, darunter 5% Catarrhe und 6% Folliculærcatarrhe, ganz wie in Breslau. Solche Anomalien kommen gewiss überall vor, wo man sucht. Ich erinnere vergleichsweise daran, wie oft man bei Menschen, die nichts ahnen und sich ganz wohl fühlen, kleine Mengen Zucker findet, wenn man gelegentlich den Urin untersucht.

Um mich zu überzeugen, dass die massenhaften Bindehautleiden nicht allein im Frühjahr vorkommen, machte ich eine Probe im August. Ich prüfte 10 Jahre später in Schreiberhau, einem Dorfe im Riesengebirge, im August 1887 die Schulkinder, obgleich kein Kind klagte. Unter den 295 Schülern der zwei Dorfschulen hatten $75 = 25^0/_0$ abnorme Bindehäute, und zwar waren die 4 Gruppen vertreten durch 10, 13, 1, $1^0/_0$. Im Hochgebirge waren also $13^0/_0$ Follicularcatarrhe, d. h. doppelt so viele als in Breslau und Langenbielau; aber ebenfalls sehr wenig echtes Trachom ($1^0/_0$). Die Thatsache ist auch darum interessant, weil sie die Ansicht widerlegt, dass im Hochgebirge die Bindehautleiden seltener seien als in der Ebene; Schreiberhau liegt 600 Meter hoch.

Es sind seit jener Breslauer Veröffentlichung eine grosse Reihe ähnlicher Untersuchungen anderwärts vorgenommen worden, deren Ergebnisse, so weit sie mir bekannt, in Folgendem zusammengestellt werden mögen.

In demselben Jahre wie ich in Breslau, 1877, beschrieb Manz eine Epidemie aus Freiburg i. Br., Karlsruhe und Constanz. Auch er prüfte zu einer Zeit der völligen Beruhigung und fand bei 896 Knaben $1^0/_0$ Hyperämie, $4^0/_0$ Bindehautschwellung, $11^0/_0$ Follicularcatarrh, zusammen $22^0/_0$. In einer Mädchenschule fand er $11^0/_0$ Follicularcatarrh, in einer Volksschule $5^0/_0$ bei den Knaben, $21^0/_0$ bei den Mädchen. (In Breslau hatte sich kein Unterschied bei den verschiedenen Geschlechtern gezeigt.) Auch Manz betonte, dass nicht die Schule, sondern das Zusammenleben den Einfluss übt. Von 56 Mädchen eines Waisenhauses erkrankten erst 34, schliesslich 41 an acutem Follicularcatarrh. — Nach 8—12 Wochen fand Manz die Follikel nach Zahl und Art unverändert. Er betrachtet die Erscheinungen nicht als Krankheit, sondern nur als einen von der Norm abweichenden Befund.

Harpain fand 1878 in den Schulen in St. Houbert, Bras und Mirwaent in Belgien unter 393 Kindern 114 mit Bindehautleiden, bei 83 „Granulation im ersten, bei 11 im zweiten Stadium". Ueberwiegen bei den Mädchen sah er nicht.

Im Jahre 1883 war in Antwerpen viel Trachom; in einer Mädchenschule beobachtete Desguin bei mehr als der Hälfte die Krankheit.

Wallerstein in Gelsenkirchen schilderte 1884 eine mild verlaufende Epidemie unter etwa 500 Kindern; er fand aber gerade die Follikel besonders im oberen Lide und glaubt, dass die leichteren Formen in schweres Trachom übergehen können. Ihm stimmt Schilling bei, der in Polnisch-Wartenberg sehr viele kranke Schulkinder und ihre Familien behandelte. Er beobachtete, dass, wenn die älteren Familienmitglieder Trachom hatten, die schulpflichtigen Kinder einen schwachen Follicularcatarrh und die Kinder von 1—6 Jahren nur Catarrh oder leichten Follicularcatarrh zeigten. Oft sah er schon ein Auge trachomatös, während das andere erst Follikel und dann nach Wochen oder Monaten Trachomkörner zeigte.

Michel fand 1886 in einem Waisenhause in Aschaffenburg unter 97 Kindern nur 28 gesund, 55 mit leichteren, 14 mit schwereren Granulationen.

Im Jahre 1888 wurden in Holzminden, in Saunter (wo 60% erkrankt waren), in Polnisch-Wartenberg die Schulen und in Berlin das Joachimsthal'sche Gymnasium wegen Follicularcatarrh geschlossen.

Im Jahre 1889 war in den Edmonton-Schulen Londons die Hälfte, in den Hanwell-Schulen $34^0/_0$ der Kinder befallen; die Schüler hatten sich mit demselben Wasser gewaschen und gebadet.

Im Herbst 1886 behandelte Vossius in Königsberg eine Epidemie von Follicularcatarrh in zwei Knaben-Volksschulen; $25^0/_0$, resp. $10^0/_0$ waren erkrankt; diese waren Ende 1887 geheilt.

Auch Crainicean untersuchte 47 Volksschulen in Bukarest im Jahre 1887, als das Alarmgerücht sich verbreitete, das Trachom sei epidemisch verbreitet, fand aber bei 8000 Kindern nur 143 Follicularcatarrhe und 15 Fälle von wahrem Trachom.

Hirschberg sah in einer Berliner Volksschule im Jahre 1889 unter 140 Schülern nur einen wirklichen und einen verdächtigen Fall von Granulose; auch einige Jahre vorher hatte er nur einen Granulösen unter 800 Kindern auffinden können.

Das echte Trachom ist also, wie aus allen Beobachtungen hervorgeht, in den Schulen sehr selten.

Dies bestätigen auch die neuesten Untersuchungen, die im Jahre 1890 von Gelpke in Karlsruhe, von Krug in Dresden und von Förster in Oberschlesien angestellt wurden.

Gelpke fand unter 5417 Karlsruher Elementarschülern 118 — $2 \cdot 2^0/_0$ an mehr oder weniger ausgesprochenem Bläschencatarrh erkrankt; 3mal mehr Fälle bei Mädchen als bei Knaben, also ähnlich wie es früher Manz in den badischen Schulen beschrieben. Echtes Trachom erwähnt Gelpke gar nicht. — Krug behandelte eine sehr heftige Epidemie in Dresden; von 9320 Schülern im Alter von 6—14 Jahren erkrankten 4653, also fast die Hälfte, Knaben und Mädchen in gleichem Grade. Trotzdem wurde nur dreimal wirkliches Trachom gefunden. Auch·in den Bürgerschulen Dresdens waren 78—92% erkrankt; nach zwei Monaten traten schlimme Rückfälle auf, besonders in einer der hygienisch besten Schulen. —

Förster wurde im Jahre 1890 von der Regierung aufgefordert, im Regierungsbezirke Oppeln Untersuchungen anzustellen und mitzutheilen, ob die Bevölkerung Oberschlesiens durch die Entzündung gefährdet sei. Der an den Minister gesendete Bericht ist leider nicht gedruckt worden; er ist aber so werthvoll, dass ich meinen hochverehrten Lehrer, Herrn Prof. Förster, ersuchte, mir zu gestatten, aus seinem Manuscripte hier Einiges mittheilen zu dürfen; für die gütige Erlaubniss wird der Leser gleich mir dem vortrefflichen Beobachter gewiss dankbar sein.

Förster bereiste den Regierungsbezirk Oppeln im Januar 1890 und sah in 34 Ortschaften in 51 verschiedenen Anstalten 2228 Schulkinder und ausserdem 222 Nicht-Schulpflichtige, die freiwillig erschienen. Er brachte die Kranken in 7 Rubriken: 1. Einfacher Catarrh, 2. chronischer Catarrh, 3. Follicularcatarrh, 4. Trachomkörner. 5. Trachomschrumpfung, 6. Trachom mit Hornhauterkrankungen, 7. andere Augenleiden der Nicht-Schulpflichtigen. Zum einfachen Catarrh wurden auch die secundären Catarrhe gerechnet, welche bei Lidrandentzündung und bei scrophulöser Augenentzündung vorkommen, also gar nicht ansteckend sind; aber auch die ansteckenden Catarrhe sind ja ungefährlich. Der chronische Catarrh ward nur der älteren Leute wegen abgesondert. Vom Follicularcatarrh sagt Förster mit Recht: „Namhafte Fachmänner wollen ihn immer noch nicht vom Trachom trennen; zweifellos ist die Bekehrung auch dieser Aerzte nur eine Zeitfrage.“

Leider konnten nicht alle Schulkinder untersucht, also der Procentsatz nicht angegeben werden; Förster prüfte nur alle, welche von den Lehrern als krank bezeichnet worden, alle, die entweder selbst krank zu sein glaubten, oder bei denen die Lehrer eine solche Vermuthung hegten, und diejenigen, die ihm bei einem Ueberblick über die Classe nicht gesund zu sein schienen. In einzelnen Schulen wurde nur eine Stichprobe gemacht und ausschliesslich die am meisten leidende Classe untersucht. Förster fand

von	1. Gesund	Cat. simpl.	2. Cat. chron.	3. Cat. foll.	4. Trachomkörner	5. Trachomschrumpfung	6. Trachom mit Hornhauterkrank.	7. Andere Augenleiden
2228 Schulkindern .	1087	629	9	**329**	**170**	4	0	?
222 Nicht-Schulpflichtigen .	16	62	32	20	9	6	7	70
2450 Personen .	1103	691	41	349	179	10	7	70

Unter den Schulkindern waren also die 6 Gruppen vertreten durch $28\cdot2^0/_0$; $0\cdot4$; $15\cdot2$; $7\cdot6$; $0\cdot4$; $0\cdot3^0/_0$. Bei den $15^0/_0$ Follicularcatarrhen waren freilich sehr viele ganz leichte Fälle. Nur in Lublinitz, Gleiwitz, Kosel, Ratibor, Katscher, Oberglogau war die Krankheit stärker ausgeprägt, doch ohne jede Gefahr. Trachome waren $7\cdot3^0/_0$, eine hohe Zahl, aber auch meist ganz geringfügig, nur in Ruda und Koberwitz stärkere Fälle. „Unter den 2228 Schülern, sagt Förster, wurde kein einziger gefunden, dessen Sehvermögen in Folge der Affectionen gelitten hätte; dagegen gab es unter jener Zahl etwa 10—12, bei denen entweder durch vorhandene oder abgelaufene scrophulöse Entzündung oder Hornhautflecke das Sehvermögen mehr oder minder beeinträchtigt wird, so dass mit aller Bestimmtheit gesagt werden kann: „Die scrophulöse Entzündung hat unter den Untersuchten mehr Schaden angerichtet, als alle hier in Betracht kommenden Bindehautentzündungen zusammen."

Nur sieben ältere Personen hatten in Folge des Trachoms schlechteres Sehen; auch die Zahl von 22 Trachomen unter 222 älteren Personen ist sehr gering. Allerdings dürfen wir nicht vergessen, dass unter den nicht erschienenen älteren Leuten ganz andere Verhältnisse existiren können; freilich meint Förster, dass gerade solche, die durch die Krankheit arbeitsunfähig geworden, sich wohl eingefunden haben würden. Auffallend ist, dass unter allen Trachomkranken kein einziger war, der dem dienstpflichtigen Alter angehörte. Aus Allem schliesst Förster, dass in den besuchten Districten Oberschlesiens die Bevölkerung durch eine Bindehautkrankheit zur Zeit nicht gefährdet ist; freilich können im Sommer die Verhältnisse andere gewesen sein; denn im Winter pflegen diese Entzündungen immer einen milderen Charakter anzunehmen. —

Auch aus dem Orient haben wir einige Notizen über Trachome in Schulen. So fand Reich 1878 in zwei armenischen Schulen in Erzerum unter 371 Kindern bei $67^0/_0$ Mädchen und bei $73^0/_0$ Knaben Bindehautleiden, und zwar bei $30^0/_0$ Mädchen und bei $20^0/_0$ Knaben Trachomkörner. — Hirschberg sah im Jahre 1889 in Assuan in Ägypten alle koptischen Kinder einer amerikanischen Missionsschule und in Cairo alle 26 Kinder einer niederen Schule augenkrank; fast alle hatten Körner, mehrere waren einäugig, einer blind. In der besten Knabenschule in Cairo, welche nur von sauber gekleideten Kindern aus guten Familien besucht wurde, fand er unter 32 Schülern von 8—10 Jahren 26 mit chronischem Trachom, die meisten ohne Beschwerden,

einige aber mit deutlicher Röthung, 4 waren zweifelhaft
und nur 2 gesund, und zwar die Kinder eines Arztes und
eines Beys. Bezeichnend ist Hirschberg's Bemerkung:
Sapienti sat! —

Aus Amerika liegen nur grössere Untersuchungen
von Roberts vor. Dieser sah im Jahre 1882 bei 12.464
Augen von Schülern in Buenos-Ayres 3388 $= 27^0/_0$ mit
Follicularcatarrh behaftet.

Ansteckungsfähigkeit des Trachoms.

Ueber diese wichtige Frage sind die Acten noch nicht
geschlossen. Die Mehrzahl der Autoren hält das gutartige
und das bösartige Trachom für ansteckend, die Minderzahl
nur das gutartige.

Schon im Jahre 1877 machte ich darauf aufmerksam,
dass 1. von 22 an wahrem Trachom erkrankten Schülern
2 nur auf einem Auge das Leiden zeigten, 2. dass die
Schulnachbarn der Trachomatösen nie erkrankt waren,
und 3. dass in 4 Fällen Geschwister der Befallenen in
derselben oder in einer anderen Schule trachomleidend
gefunden wurden. Eine Ansteckung durch die Luft scheint
also nicht wahrscheinlich. (Langerhans hat im Gegentheil bei einer Diphtherieepidemie im Dorfe Steinhorst im
November 1889 gefunden, dass die 13 Mädchen, welche
unter 80 Schulkindern erkrankt waren, in 2 Gruppen
dicht bei einander ihre Schulplätze hatten, während
sonst im Dorfe kein Herd zu finden war.) Dagegen konnte
ich die Ansteckung echten Trachoms durch Wasch-Uten-
silien und Handtücher bestimmt im Jahre 1867 in
der Breslauer Taubstummenanstalt nachweisen; denn nur
die Internisten, die sich gemeinsam gewaschen, waren erkrankt, dagegen kein anderes, nur die Schule besuchendes
Kind.

Vennemann in Loewen hat 100 Fälle von Trachom durch eine Reihe von Jahren betreffs der Ansteckungsgefahr für die Angehörigen, Eltern, Geschwister, Gatten und Kinder genau verfolgt. Die 100 Personen standen jahrelang im innigen täglichen Verkehre mit 497 anderen Personen. Von diesen wurden nur 40 befallen, die anderen blieben frei. Von den 100 Familien waren nur 28, in denen sich die Krankheit fortpflanzte; 72 blieben frei, davon 40 Verheiratete. In den 28 Familien wurden aber nie alle Mitglieder ergriffen, in 19 nur eine zweite Person, in 5 eine zweite und dritte, und nur in 3 Familien waren ausser dem Erkrankten noch 3 weitere Fälle. Auffallend war die Seltenheit der Uebertragung zwischen Ehegatten, sie kam nur 7mal in 50 Fällen vor.

Vennemann nimmt eine individuelle Disposition an; ich möchte diese ganz abweisen, glaube vielmehr, dass eine viel verständlichere Ursache für die geringe Erkrankungsziffer der Angehörigen vorhanden sein könne. Es ist nicht anzunehmen, dass die Trachomkranken, welche doch in Behandlung getreten waren, von den Aerzten nicht bald gewarnt worden wären in Bezug auf die Ansteckung ihrer Angehörigen. Je nachdem diese oder der Kranke die Benützung gemeinsamer Handtücher etc. vermieden, oder, wie dies in Familien schnell einmal vorkommt, nicht vermieden, kamen mehr oder weniger neue Fälle in der Familie vor. Gegen das Luftcontagium spricht freilich die kleine Zahl der befallenen Familienmitglieder sicher ebenfalls.

Im Jahre 1890 hat allerdings Lucanus in der Marburger Klinik eine Zusammenstellung gemacht von 33 Familien, in denen 6, 7 oder mehr Erkrankungen im Laufe der Jahre vorgekommen sind. Unter 1861 waren 527, also fast der dritte Theil aus Familien, wo mehrere Mitglieder befallen waren. Auch fand er häufig Ansteckung unter Ehegatten. Allein auch er nimmt keine individuelle Disposition an, sondern bemerkt sehr richtig: „In den hessischen Dörfern finden oft mit den Eltern noch mehrere Kinder in dem grossen Familienbette Platz. Geschwister schlafen miteinander, Gesellen und Lehrlinge oder Dienstboten schlafen zu mehreren, und die ganze Familie, oft auch die Dienstboten benützen dasselbe Waschzeug und das Familien-Handtuch. Es ist gang und gäbe in hiesiger Gegend, dass sich die ganze Familie, von der Grossmutter bis zu den Kindern, desselben Handtuches, oft auch desselben Taschentuches bedient, falls die Cultur bereits zu diesem, meist als unnöthig erachteten Gegenstande fortgeschritten ist."

Fuchs und Adamük sind der Ansicht, dass Trachom nur durch Ansteckung hervorgerufen werde; Arlt und Förster erklären es direct für nicht ansteckend. Auch Förster hat 1890 in Oberschlesien Fälle gesehen, wo nur die Geschwister der erkrankten Schulkinder Trachom zeigten, obgleich sie in verschiedenen Classen waren und die anderen Schulkinder nicht inficirt hatten. In einer Schule in Koberwitz sah Förster unter 49 Augenkranken 20 Trachome; 4 von ihnen gehörten derselben Familie an, daher wurden die übrigen 4 Familienmitglieder untersucht und von diesen noch 2 kleinere Kinder und die Mutter trachomkrank gefunden; der Vater, der mehr ausserhalb des Hauses verkehrte, war gesund. Daraus schloss Förster, dass nicht das Schulzimmer, sondern die Wohnung der Ort der Ansteckung sei. Folgende Bemerkungen Förster's aus dem oben erwähnten ungedruckten Berichte sind gewiss allgemein interessant: „Strenge Beweise für die Uebertragbarkeit von einem Individuum auf das andere fehlen; statt deren wird immer angeführt, dass das Trachom namentlich in geschlossenen Anstalten auftritt. Gerade der Umstand, dass die Krankheit so häufig an den Ort gebunden ist, spricht dagegen, dass die Individuen sie verbreiten. Dieses Gebundensein an den Ort trifft beim Trachom auch für ganze Länderstrecken zu. Alle sicher ansteckenden Krankheiten, Scharlach, Masern, Ruhr, Cholera, Pocken binden sich nicht an den Ort, sondern pflanzen sich von Individuum zu Individuum, wenn auch oft durch Vermittlung anderer Dinge fort, während die an einem Orte heimischen Krankheiten, Wechselfieber, nicht von einem Individuum auf das andere übertragen zu werden pflegen; freilich giebt es auch hier Ausnahmen, z. B. die Lepra."

„Gegen die Contagiosität des Trachoms, sagt Förster weiter, spricht, dass ich in meiner 35jährigen Wirksamkeit niemals gesehen habe, dass Aerzte oder Wärterinnen, die sich täglich mit Trachomkranken befassen, oder andere Kranke, die mit Trachomatösen in der Anstalt zusammenwohnen, mit Trachom inficirt worden wären, ferner dass nicht selten ein Auge gesund bleibt, auch wenn das zweite jahrelang an Trachom leidet. Es ist ferner sehr selten, dass Personen aus besser situirten Familien, bei denen doch in der Regel eine grössere Reinlichkeit in Bezug auf Wohnung, Kleidung und Körperpflege heimisch ist, von Trachom befallen werden. Wenn sich aber eine elegant, vielleicht sogar luxuriös gekleidete Dame mit Trachom behaftet vorstellt, so mag man sie ersuchen, die Handschuhe auszuziehen und sich ihr Taschentuch ausbitten. Man erblickt dann stets schwarz berandete Fingernägel und nach einigem Zögern kommt ein unsauberes Tuch aus der Tasche."

Diese Beobachtungen Förster's sind zweifellos richtig; aber sie beweisen noch nicht, dass das Trachom nicht ansteckend sei. In geschlossenen Anstalten ist nicht allein die Luft, sondern meist auch das Waschgeräth gemeinsam gewesen. In allen Polikliniken und Augenheilanstalten hüten sich Aerzte und Wärterinnen sorgsam, Waschzeug und Handtücher der Trachomkranken zu benützen; es wird dort aufs Strengste darauf gehalten, dass die Trachomkranken ihre besonderen Waschgefässe haben, damit die anderen Kranken sich nicht anstecken. Das Trachom befällt fast immer beide Augen; jahrelanges, alleiniges Leiden eines Auges kommt sicher vor, ist doch aber stets eine sehr grosse Ausnahme von der Regel. Ich kenne einen Kranken, der das rechte kranke Auge immer mit einem roth umrandeten Tuche abwischt, das er aus der rechten Tasche nimmt, das linke gesunde aber mit einem weissen Tuche aus der linken Tasche, und der in Folge dieser Gewissenhaftigkeit das linke Auge monatelang bewahrt hat.

Sicher ist das Trachom eine Krankheit der unsauberen Leute, aber auch hier giebt es Ausnahmen; seit 20 Jahren behandle ich eine Dame der höchsten Aristokratie, deren Fingernägel und Taschentücher stets tadellos sind, und deren echtes Trachom alljährlich wiederkehrt, obgleich sie auf ihren verschiedenen Landgütern die verschiedenen Jahreszeiten verlebt; sie hat das Leiden 1870 in einem Kriegslazareth bei der freiwilligen Krankenpflege acquirirt, ihrer Angabe nach bei Umschlägen, die sie einem trachomkranken Officier machte; wie leicht konnte sie da etwas von dem Secret in ihr Auge bringen.

Die Luft ist es also wohl nicht, die die Ansteckung verursacht, auch nicht der Ort, sondern die gemeinsamen Waschapparate. Früher freilich haben sich namentlich alle Militärärzte für die Luftübertragung ausgesprochen. Der preussische Regimentsarzt Dr. Müller, der die bösartige, langdauernde Epidemie der preussischen Besatzung in Mainz im Jahre 1819 sehr gut beschrieb, sagte sogar wörtlich: „So unbesorgt und ohne Furcht vor Ansteckung ich nun auch bei immer sehr gut gelüfteten und rein gehaltenen Zimmern meinen Geschäften auf der Station nachgehe, so würde mich doch Niemand dazu bewegen können, auch nur eine Nacht in einem geschlossenen Aufenthaltsorte zuzubringen, worin eine Menge Leute zusammenschlafen, unter denen sich einige dergleichen Kranke befänden, weil mich die Erfahrung gelehrt hat, dass unter solchen Umständen die Infection am Oeftesten geschieht, vorzüglich bei nur einigermassen zu engen Räumen und bei einem nicht in vollem Masse stattfindenden Luftwechsel." Nun blieb aber gerade in Mainz nicht nur die Civilbevölkerung, sondern auch der österreichische Theil der Bundestruppen völlig frei von Trachom, während von den preussischen der 3. Theil, 1146 Mann, in der Zeit von einigen Monaten erkrankte. Sollte das nicht erst recht dafür sprechen, dass nicht die Luft in Mainz, sondern die gemeinsamen Waschgeräthe in der Caserne die Ursache der Epidemie waren?

Diese meine Ansicht wird wesentlich unterstützt durch eine wohl wenig bekannte Beobachtung, die ich den ausgezeichneten statistischen Sanitätsberichten der preussischen Armee (1873 und 1878) entnehme. Da wird in mehreren Jahrgängen betont, dass die Unterofficiere, obgleich sie meist dasselbe Zimmer mit den Soldaten theilen, relativ selten befallen werden, dass also wohl nur das gemeinsame Benutzen von Effecten der Augenkranken oder zufällige Verwechslung der Handtücher, Mützen, Helme und nicht die Zimmerluft die Krankheit verbreite. Auch wird berichtet (1884), dass Gesunde neben Kranken ohne Gefahr liegen konnten, wenn sie nur besondere Waschgeräthe hatten. — Sehr bezeichnend ist auch die in den Berichten enthaltene Mittheilung aus Giessen. Die dortige Garnison war bis 1878 stets völlig frei von Trachom gewesen; ein Mann, der vom Urlaub kam

und die Krankheit einschleppte, steckte 44 Mann an,
„nachdem alle gemeinsam zum Waschen ein grösseres
Gefäss benützten, das nach dem Gebrauch nicht regelmässig entleert wurde". — Gegen das Luftcontagium spricht
ferner wohl die Angabe des Oberstabsarztes Dr. Schiericke
in Gumbinnen, dass von zwei Compagnien, welche 1882
ein halbes Jahr lang in demselben Hause zusammen-
lagen und deren Räume nur durch einen Flur von einander getrennt waren, die eine 42, die andere nur einen
Trachomkranken hatte. — Sehr interessant ist auch die Mittheilung von Vossius, dass die Epidemie in Königsberg
meist Schulkinder betraf, welche in einer Volksbade-
Anstalt gebadet und dort mit anderen Badegästen gemeinsame Handtücher benutzt hatten.

Auch betreffs des follicularen Catarrhs sind die
Autoren uneinig. Als durchaus nicht ansteckend betrachtet
ihn Adamük. Nach Fuchs ist es noch nicht sicher, ob
er nur durch Ansteckung oder blos durch Staub, Aus-
dünstungen, verdorbene Luft etc. hervorgebracht wird; dagegen hält er es für vollkommen ausgemacht, dass unter
Umständen der folliculare Catarrh ohne jede Ansteckung
entstehen kann. „Dies ist der Fall bei längerer Atropineinträufelung, wonach sich bei manchen Personen ein typi-
scher Follicularcatarrh entwickelt." Das Factum haben alle
Augenärzte gesehen, allein es kommen auch nach Eingiessungen von Eserin solche Fälle vor, und sie dürften
vielleicht eher den Schlüssel bieten, die Ursache der Follicularcatarrhe zu finden. Meiner Ueberzeugung nach entstehen Follikel nur dann, wenn die Atropinlösung Pilze
enthält. Früher pflegte man kleine Pipetten zu den Augenwässern zu verschreiben, die meist, wenn sie nicht zur
Einträufelung gebraucht wurden, in Papier gewickelt oder
auf dem Tische herumlagen und dann beim Eintauchen in

die Augenwässer diese leicht mit Bacterien verunreinigten. Seit 5 Jahren, wo ich Tropfgläser habe anfertigen lassen, in denen die Pipetten oben eingeschliffen sind, so dass sie unmittelbar nach der Benutzung wieder luftdicht in die Lösung eintauchen, habe ich nie mehr ein Atropintrachom gesehen. Bei operativen Fällen empfiehlt es sich sogar, etwas Sublimat der Atropin- oder Eserinauflösung zuzusetzen, um jede Verpilzung sicher zu verhüten. —

Basevi hält den acuten und chronischen Folliculārcatarrh für überaus contagiös.

Förster spricht sich sehr vorsichtig über die Ansteckungsfähigkeit des Folliculārcatarrhs aus. „Der einfache Catarrh ist wohl sicher ansteckend: dem Folliculārcatarrh soll diese Eigenschaft in noch höherem Grade beiwohnen. Zweifelhaft dürfte sein, ob die Ansteckung durch die Luft vermittelt wird oder ob sie nicht vielmehr durch die directe Uebertragung des Secrets vom kranken auf das gesunde Auge erfolgt oder auch vielleicht dadurch, dass der Kranke den Ansteckungsstoff irgendwo deponirt und der Gesunde sich denselben von dort auf irgend eine Weise, also wohl meist mittelst der Hände, holt, wie es z. B. bei der Cholera der Fall ist. Sichere Massregeln würde man erst dann angeben können, wenn der Weg, auf welchem die Ansteckung erfolgt, sicher bekannt wäre. Glücklicherweise verlaufen der einfache und der Folliculārcatarrh unschädlich.“

Es bleibt der Zukunft vorbehalten, durch Experimente die Ansteckungsfrage sicher zu lösen; ich glaube nach meinen Erfahrungen sagen zu können: **Jedes secernirende Trachom und jeder secernirende Folliculārcatarrh ist ansteckend.** Ich warne alle meine Kranken, um ihre Angehörigen zu schützen.

Ursachen des Trachoms. Bacterien.

Alle Forscher sind darin einig, dass die letzte Ursache des Trachoms gerade wie bei der Blennorrhoea neonatorum in Mikroben liegen müsse.

Es fehlt auch nicht an sorgsamen Untersuchungen im letzten Jahrfünft; nur ist der echte Coccus noch nicht mit Sicherheit gefunden.

In Ägypten selbst haben schon Robert Koch und Gaffky im Jahre 1883 bei den beiden Arten der dort vorkommenden Entzündung zwei verschiedene Mikroben nachgewiesen, bei der leichteren catarrhalischen Form nur Bacillen (ähnlich denen des Schweinerothlaufs, der Mäusesepticämie oder der Xerose der Bindehaut), bei der schweren eiternden Form dagegen nur die Neisser'schen Gonococcen. Diese Angaben bestätigte 1887 Kartulis.

In Deutschland wurden 1885 von Michel und später von Sattler, im Kaukasus 1887 von Kucharsky im Secret sowohl als in den Follikeln bei Trachom und Follicularcatarrh kleine, dem Gonococcus ähnliche Doppelcoccen gefunden, auf deren Beschreibung wir aber hier um so mehr verzichten können, als jene Autoren selbst noch nicht den Beweis für sicher erbracht finden, dass gerade diese Mikroben die Erzeuger der Krankheit seien. Dies wird auch von anderen Forschern, von Schmidt-Rimpler, Baumgarten, Vossius bestritten, da sie sie nicht im Trachom auffanden, und da Uebertragungen der Coccenculturen nicht sicher Trachom beim Menschen hervorriefen.

Die Untersuchung des Secretes ist übrigens stets mit besonderen Schwierigkeiten verknüpft, da auch im normalen Bindehautsack viele Mikroben vorkommen; Fick fand allein daselbst sechs Arten Bacillen, die freilich harmlos waren.

Basevi will allerdings 1888 einen specifischen Mikrococcus bei Follicularcatarrh und einen anders gestalteten bei Trachom gefunden haben, die sich auch auf Nährböden verschieden gestalten; durch Einimpfung konnte er auf Hunde, Affen und Tauben die Krankheiten übertragen. Auch dem Thierarzte Blacesowic soll eine Uebertragung des Trachoms von Pferden durch Impfungen auf gesunde Pferde, Katzen und Hunde gelungen sein. Bestätigungen fehlen freilich noch und weitere Untersuchungen sind abzuwarten. An Forschungen fehlt es nicht; während der Durchsicht dieses Capitels erscheint eben eine Arbeit von Noiszewski in Dünaburg, der ein Mikrosporon trachomatosum sive Jagium, also eine den Schimmelpilzen nahestehende Pflanze gefunden haben will, durch deren Reinculturen bei Kaninchen nach 4—5 Wochen stets Trachom erzeugt werden soll.

Zunächst können wir nur sagen: Ein Pilz muss die Ursache des Trachoms sein; er kommt durch die Waschutensilien ins Auge, er muss in schmutzigen Localen seine Lieblingsstätte haben; vielleicht haftet er auch an Wänden, Decken, Fussböden; denn nach gehöriger Reinigung derselben pflegen oft Epidemien zu erlöschen; freilich werden damit auch noch andere hygienische Massregeln wohl immer verbunden. Begünstigend für die Verbreitung wirkt das enge Zusammenwohnen; Schmidt-Rimpler macht darauf aufmerksam, dass in den hessischen Dörfern oft die ganze Familie in einem Bette schläft, und dass dadurch die Krankheit verbreitet wird. Gewiss ist der Pilz im Secret vorhanden, dieses also der Hauptträger der Gefahr.

Verhütung.

Da das Trachom ansteckend ist, muss man in erster Linie sehen, die Kranken aus den Wohnungen der Gesunden zu entfernen. Das ist aber leider nur selten möglich, zumal das Leiden Monate und Jahre dauert und oft den Ernährer der Familie trifft. Zur Verhütung der Verbreitung sind also noch andere Wege einzuschlagen.

I. Verhütung bei der frei lebenden Bevölkerung.

Vor Allem ist Belehrung der Kranken und ihrer Umgebung über die Ansteckungsfähigkeit und die Gefahr der Krankheit nothwendig. Da wir ferner sicher wissen, dass Handtücher, Taschentücher und Waschutensilien das Trachom übertragen, so wird als oberster Grundsatz der Verhütung stets gelten müssen, dass keine Person das Waschzeug und die Tücher der Kranken benützen darf. Das hat gewiss in Anstalten und Familien bei der langen Dauer des Leidens seine Schwierigkeiten, aber darauf muss trotzdem mit grösster Energie gehalten werden. In Folge derselben hatten wir seit 1869 nie mehr eine Epidemie in dem grossen Internat unserer Taubstummenanstalt. —

Wir wissen nicht sicher, aber wir vermuthen, dass der Trachomkeim an festen Gegenständen, Dielen, Thüren, Fenstern, Wänden, haftet; daher wird sehr häufiges Waschen derselben mit Carbol- oder Sublimatwasser, Abkratzen des Kalkes von den Wänden, Neutünchung derselben mit einer Mischung von Chlorkalk und Kalk, Verbrennen von Schwefel im Zimmer, Abreiben der Tapeten mit Brot, frischer Anstrich der Dielen empfehlenswerth sein.

Förster ist sehr geneigt, anzunehmen, dass unreine Hände besonders Veranlassung zu weiterer Verbreitung des gutartigen und bösartigen Trachoms geben; auf die grösste Reinlichkeit der Hände ist gewiss Rücksicht zu nehmen.

Wir wissen nicht sicher, aber Viele vermuthen, dass die Luft der Träger der Keime ist; daher ist die ergiebigste Lüftung der Zimmer, in denen Kranke wohnen und schlafen, von Wichtigkeit, und man wird besonders darauf sehen müssen, dass nicht viele Personen in einem Zimmer oder gar mehrere in einem Bett schlafen.

Ob Uebertragung beim Küssen möglich, ist noch nicht erwiesen; wenn dies der Fall wäre, hätte Vennemann wohl mehr Trachom bei Ehegatten oder Kindern finden müssen.

Ob Waschungen der Augen der noch gesunden Familienmitglieder mit Sublimat- oder Borsäurelösungen verhütend wirken, ist gleichfalls noch nicht bewiesen; jedenfalls sind sie zu empfehlen.

Die Kranken müssen natürlich in beständiger Behandlung bleiben bis zur Heilung; dies ist wegen der langen Dauer am schwersten zu erreichen. Fuchs empfiehlt Anzeigepflicht des Arztes wie bei anderen ansteckenden Krankheiten; dann soll der Physikus die Wohnung des Erkrankten besichtigen, die übrigen Familienmitglieder untersuchen und auf die Bedeutung, Ansteckungsfähigkeit und Nothwendigkeit der Behandlung hinweisen. Passauer will auch Anzeigepflicht seitens der Lehrer, Directoren, Familienvorstände; er will, dass nur Dienstboten gemiethet werden dürfen, deren Augen nach ärztlichem Attest trachomfrei sind, dass erkrankte Dienstboten aber sogleich der Behörde zu melden seien. Arme sollten, wenn sie schwere Formen von Trachom haben, aus Orten, in denen keine Augenärzte sind, zwangsweise (auf Grund des § 16 des Regulativs vom 8. August 1835, eventuell einer neu zu erlassenden Bestimmung) in Lazarethe oder Augenkliniken gebracht werden. Augenärzte sollten auch auswärts Termine abhalten, um den Kranken in entlegenen Orten des Kreises die Gestellung zu erleichtern.

In Deutschland werden die neuen Zwangs-Kranken-
cassen gewiss zur Abnahme des Trachoms beitragen. Je
mehr Menschen jetzt gezwungen werden, den Cassen beizu-
treten, desto leichter und bequemer haben sie Gelegenheit,
sich ärztliche Hilfe zu schaffen; sie sind nicht mehr auf
die Wohlthätigkeit des Arztes angewiesen, sondern haben
die Behandlung bis zur Heilung zu verlangen. So werden
jetzt auch die Trachomkranken nicht so schnell der Behandlung überdrüssig werden, als früher. Wiederkehrende Belehrungen des Publicums über Zeichen und Bedeutung der
Krankheit in Zeitungen, Kreisblättern, selbst durch Plakate
empfiehlt Passauer.

2. Verhütung beim Militär.

An Vorschlägen zur Bekämpfung der Verbreitung in
den Armeen hat es nie gefehlt; eine Abnahme des Leidens
ist auch sicher vorhanden, jedenfalls in Preussen, wie oben
nachgewiesen wurde. Gerade hier wird der Krankheit von
den Militärärzten und Behörden die grösste Aufmerksamkeit
geschenkt. Die preussischen Massnahmen können daher
wohl manchen anderen Ländern dringend empfohlen werden.
Nach zuverlässigen Ermittlungen sind es folgende:

1. Jeder Soldat, auch der mit gesunden Augen,
hat sein eigenes Waschgefäss und Handtuch.

2. Ausgehoben wird keiner, dessen Augen secerniren.

3. Die Aushebungscommission ist verpflichtet, jeden
Trachomkranken dem Landrath zu weiterer Veranlassung
anzuzeigen.

4. Kommt ein als gesund Ausgehobener bei der Einstellung
dann mit Trachom an, so wird er zunächst nicht eingestellt.

5. Bekommt ein Soldat während der Dienstzeit Trachom,
so kommt er sogleich in das Lazareth und wird
nicht eher entlassen, bis er geheilt oder bei sehr

langwierigen Fällen, bis die Ansteckungsfähigkeit, d. h. die Secretion, vorüber ist; in letzterem Falle aber wird die Ortsbehörde auf ihn aufmerksam gemacht.

6. Wenn grössere Mengen Soldaten erkranken, so dass das Lazareth nicht ausreicht, wird Isolirung in der Caserne mit absolutem Abschluss vom Verkehr mit den Gesunden angeordnet.

7. Besonders sorgsam werden Wachtlocale und Arrestlocale controlirt, da gerade dort durch die Waschvorrichtungen und Handtücher, die früher hintereinander von verschiedenen Truppen gebraucht wurden, der Verbreitung Vorschub geleistet wurde.

8. Oelanstrich der Dielen und tägliches nasses Aufwischen wird statt des Staub aufwirbelnden Ausfegens empfohlen.

9. Wöchentliche Revisionen in trachomreichen Gegenden.

10. Soldaten mit Follicularcatarrh werden bei den Truppen gelassen, aber vom Stalldienst und Wachdienst befreit.

11. Besondere Aufmerksamkeit wird dem oberen Lide zugewendet, damit nicht dort versteckt die Krankheit weiter schreite und Rückfälle verursache.

12. Wo die Krankheit in schlechten Quartieren ausbricht, wird die Truppe dislocirt. So hörte 1882 eine Endemie im 2. Bataillon des 6. Inf.-Reg. Nr. 43 auf, als dasselbe aus den kasemattirten Räumen einer tiefliegenden Caserne in Königsberg in die freiliegenden, der Lufterneuerung zugänglichen Casernen nach Bartenstein verlegt wurde.

In Bezug auf Einzelheiten, die hier zu weit führen würden, verweise ich auf die Instruction für preussische Militärärzte vom 9. December 1858, § 20 und § 39 nebst den Zusätzen, die Prager (Das preuss. Militär-Medicinalwesen. II. Aufl., pag. 931) mittheilt.

Recht gute Bestimmungen sind auch in dem trachomreichen Belgien getroffen. Jeder Soldat muss dort
seine Waschschüssel auf dem Tornister mit
sich führen. Jede Woche findet ärztliche Revision der
Augen zugleich mit der der Geschlechtstheile statt. Alle
schweren Fälle kommen ins Hospital und werden abgesperrt.
In Loewen war lange ein besonderes Spital für diese
Kranken. Urlaub erhält nur der, welcher trachomfrei ist.
Die leichteren Fälle werden in besonderen Casernensälen
untergebracht und behandelt; diese Patienten dürfen nicht
exerciren, aber auch nicht ausgehen; daher entbehren
sie die frische Luft, können aber doch nicht streng von
den Gesunden geschieden werden. Um diesen Uebel-
ständen zu entgehen, haben Peltzer und Fialkowski
Barakenlager selbst im Winter in guter staubfreier Luft
und mässige Exercirübungen empfohlen. —

Sehr schwierig ist die Frage zu beantworten, ob man
Leute mit Trachom einstellen darf; in Deutschland geschieht es
nicht, in Belgien aber muss es, um die Zahl der Soldaten nicht
allzusehr zu vermindern, leider geschehen, ferner aber, wie
Fuchs mittheilt, auch deswegen, weil sich sonst zu Viele
anstecken würden, um nicht eingezogen zu werden.

Förster ist dafür, dass man die leichteren Fälle von
Follicularcatarrh und Trachom namentlich im Winter ein-
stelle und auch während der militärischen Uebungen behandle. „Nur schwere Fälle würden zurückgestellt werden
müssen; diese gelangen dann wahrscheinlich nicht mehr
zur Ableistung der Dienstpflicht; denn die ärztliche Behandlung, die bis zur Heilung $1/2$ Jahr und mehr in Anspruch nehmen kann, wird bei ihnen schwerlich mit der
erforderlichen Consequenz und Ausdauer ausgeführt werden.“

Passauer wünscht noch strengere Controle der als geheilt entlassenen Soldaten durch eine gemischte Commission

von Civil- und Militärärzten, eventuell sofortige Rücksendung der noch für krank Gefundenen in die Militärlazarethe, ferner strengere Controle über die Cur der bei der Musterung als augenkrank bezeichneten Militärpflichtigen und besondere Controle über den häuslichen Gebrauch der gegebenen Mittel.

Fuchs macht in seiner Preisschrift folgende gute Vorschläge: *A.* **Für Länder mit viel Trachom:** 1. Bei der Recrutirung werden nur die leichten Fälle genommen und sofort behandelt. 2. In der Caserne muss der Mann mindestens 25 Cbm. Luft bekommen; die Säle müssen gut ventilirt sein und wenigstens einmal im Jahre 14 Tage lang leer stehen und frisch getüncht werden. 3. Jeder muss eigene Waschschüssel und eigenes Handtuch haben; am besten ist fliessendes Wasser zum Waschen zu benutzen. 4. Wöchentlich einmal ärztliche Inspection aller Augen, ebenso bei Jedem, der auf Urlaub geht oder zurückkommt; Trachomkranken darf kein Urlaub gegeben werden. 5. Schwere Trachome kommen ins Spital und in eigene Säle, die leichten ins Barakenlager; nur wenn dies unmöglich, nehme man in den Casernen eigene Säle und verhindere den Umgang der Kranken mit den Gesunden. 6. Kein Trachomatöser darf vor seiner völligen Heilung entlassen werden.

B. **Für Länder mit wenig Trachom:** 1. Alle Trachomatösen bei der Recrutirung zurückzuweisen. 2. Alle vier Wochen Inspection aller Augen und jedes vom Urlaub Heimkehrenden. 3. Jeder Trachomatöse ins Spital und dort bis zur völligen Genesung zu behandeln. 4. Keinen vor der Genesung aus dem Heere zu entlassen.

Eine treffende Bemerkung machte neuerdings der russische Oberstlieutenant Protachow; er meint, dass man das Trachom nicht aus den Heeren beseitigen könne, wenn man nicht die Kleider, Betten, Zelte etc., die von Trachomkranken benützt worden, nach ihrer Entlassung desinficirt oder vernichtet oder nur wieder an Kranke giebt, während jetzt gesunde Recruten jene Utensilien wieder erhalten.

Schliesslich möchte ich noch den Wunsch aussprechen, dass in keinem Zimmer, welches Trachomkranke enthält, die Stiefel oder Schuhe, welche den Strassenschmutz an den Sohlen tragen, über Nacht stehen gelassen werden.

3. Verhütung in Schulen und geschlossenen Anstalten.

Es handelt sich hier um Vorbeugungsmassregeln für Schulen, die mit Internat verbunden sind; dieselben gelten für alle geschlossenen Anstalten, Findelhäuser, Waisenhäuser, Kinderhorte, Erziehungsanstalten, Pensionate, Blinden- und Taubstummenanstalten, Gefängnisse, Armenhäuser, Invalidenhäuser u. s. w. Alles, was oben betreffs der Verhütung beim Militär gesagt wurde, hat auch hier seine Giltigkeit. Nur müssen hier auch noch alle Dienstboten und Beamten häufig vom Arzte untersucht werden. — Sind viele Personen in einer Anstalt befallen, so sind diese in besonderer Abtheilung von den Gesunden zu trennen. In Mons in Belgien wurde bei einer Epidemie eine eigene École infirmerie für Trachomatöse eingerichtet; dort wurde unterrichtet und behandelt. Albini wünscht besondere Schulen für trachomkranke Kinder und mit ihnen verbunden kleine Polikliniken, in denen die Kinder täglich, bevor sie in die Classe gehen, ärztlich behandelt werden. — Bei der oben beschriebenen Epidemie in unserer Taubstummenanstalt 1867 liess ich den Unterricht schliessen, schickte die Gesunden nach Hause und verwandelte die ganze Anstalt in ein Krankenhaus, bis die grosse Mehrzahl geheilt war.

Fuchs macht den guten Vorschlag, dass aus jeder Kategorie von Anstalten eine dazu bestimmt wird, die Trachomkranken aufzunehmen, also ein Waisenhaus des Landes solle nur für trachomatöse Waisenkinder eingerichtet werden, ebenso ein Gefängniss, ein Armenhaus u. s. w. Wenn nur wenige Fälle vorkommen, so sind sie streng zu sondern und die stärker secernirenden ins Hospital zu schicken. Bei geringer Secretion dürfen sie am Tage in denselben Arbeits- und Schulzimmern bleiben, nur nicht in denselben Räumen schlafen. Fuchs verwirft mit Recht jedes Zerstreuungssystem, da sonst die Ungeheilten die Krankheit in ihrer Heimat vernachlässigen und die Ihrigen anstecken. Empfehlenswerth ist es, sie in Reconvalescentenstationen zu schicken, wo sie in guter Luft und bei mässiger Bewegung viel schneller genesen.

Nach den von mir oben geschilderten Verhältnissen aus der Taubstummenanstalt sind die Schulgänger, welche nicht in der Anstalt wohnen, keiner Gefahr ausgesetzt. Fuchs wünscht freilich, und das ist richtig, dass die Schulärzte (siehe unten den Abschnitt über dieselben) die Schulgänger und die Internisten überwachen, und zwar sollen sie 1. die Augen Aller regelmässig besichtigen, 2. nur die leichteren Fälle am Unterrichte theilnehmen lassen, die schwereren nicht, 3. dafür sorgen, dass alle Augenkranken behandelt, und dass diejenigen Eltern, welche die Behandlung unterlassen, wie bei den Schulversäumnissen bestraft werden; ob der Schularzt oder ein anderer Arzt behandelt, bleibt gleich, aber ein Zeugniss muss beigebracht werden, dass die Behandlung regelmässig erfolgt; 4. soll der Schularzt entscheiden, wenn das Kind wieder den Unterricht besuchen darf, 5. soll er bei ausbrechenden Epidemien die Anstalt schliessen oder Parallelclassen für die Trachomkranken errichten und 6. soll er regelmässige Berichte über den Augenzustand an die Behörden senden. — Was Schulärzte bei dem Trachom leisten können, folgt aus der Be-

merkung von de Mets, dass im Jahre 1888 nur 69 Kinder
von 7040 Schülern Antwerpens Granulationen hatten, und
dass diese Abnahme „dans des proportions incroyables"
eine Folge der ärztlichen Schulinspectionen seien.

Auch Appia spricht sich in ähnlicher Weise aus,
wünscht sofortige Zuziehung eines Arztes, sobald nur
ein Fall von Secretion bemerkt wird, und wünscht einen
Arzt als ständiges Mitglied der Schulbehörde. Er ist aber
dafür, dass die kranken Kinder sogleich in ihre Heimat entlassen werden, wobei er allerdings den Wunsch ausspricht,
dass sie dort bald in ein Hospital gegeben werden möchten.
Das. lässt sich jedoch bekanntlich viel weniger erzwingen,
als die Behandlung in der Anstalt.

Bei der Epidemie in Königsberg 1886 schickte das
Polizei-Präsidium Schutzleute, welche die Gestellung
der augenkranken Schüler in der Poliklinik von Vossius
controlirten und für Ueberführung der zu Operirenden in
das Krankenhaus sorgten. „Wenngleich im Anfang, sagt
Vossius, mit manchen Schwierigkeiten seitens der Angehörigen der Kinder zu kämpfen war, so legte sich der
Widerstand derselben gegen die officielle Behandlung und die
Operationen Dank dem Einschreiten der königl. Regierung und
der thatkräftigen Unterstützung des Polizei-Präsidiums sehr
bald, so dass in der Cur im Allgemeinen keine Störung eintrat."

So richtig mir der Zwang der Behandlung scheint,
so wenig kann ich den Zwang zu Operationen, die
Vossius an 116 Knaben (unter 276) vornahm, gutheissen.
Denn ich bin fest überzeugt, dass der Follicularcatarrh dieser
Kinder auch ohne Ausschneidung der kranken Uebergangsfalten (siehe unten pag. 158) nur durch Medicamente geheilt wäre; ja es scheint mir noch gar nicht erwiesen,
ob nicht später Narbenschrumpfung bei den Operirten eintreten wird.

Dass man selbst bei grossen Epidemien von Follicularcatarrh die Schulen nicht zu schliessen braucht, wurde schon oben bei Besprechung der Breslauer Verhältnisse betont; die Krankheit schwindet mit der Zeit auch ohne Schulschluss. Die Kinder mit schwerem Follicularcatarrh und schwerem Trachom können auf einige Wochen vom Unterrichte befreit werden, aber, wie Förster sehr richtig sagt, nicht wegen der Ansteckungsgefahr für die übrigen, sondern weil die Erkrankten am Lesen und Schreiben behindert sind. Förster wünscht, dass auch seitens der Lehrer und Erzieher auf Reinlichkeit der Kinder in Körper und Kleidung, besonders der Hände und namentlich auf häufigen Gebrauch der Seife grosses Gewicht gelegt werde. — —

Von grösster Wichtigkeit ist die Staubfreiheit der Luft in den Anstalten. Der Staub ist bekanntlich der Träger der Bacillen. Um ihn zu bestimmten Bacterienuntersuchungen zu benutzen, bedurfte man im Jahre 1889 im hygienischen Institute der Universität Breslau eine grosse Menge Staub. In den Anstalten der Universität gelang es nicht, die nöthige Menge Staub aufzutreiben; da liess man ihn von den Schränken der Breslauer Volksschulen holen, wo riesige Quantitäten vorhanden waren. Ohne diese wären die schönen Untersuchungen von Richard Stern über den Einfluss der Ventilation auf die in der Luft suspendirten Bacterien unmöglich gewesen; aus denselben folgt, dass die Zimmer niemals trocken gekehrt, sondern täglich mit ganz schwacher Sublimatlösung aufgewischt werden müssen.

Gerade in dieser Beziehung wird nun in fast allen Anstalten überaus gesündigt. Ich kenne keine Schule, in der täglich die Classen feucht aufgewischt werden. Die besten Verordnungen waren bisher noch die, welche ein Ausfegen alle

2 oder 3 Tage vorschrieben. Aber wie selten werden auch
diese befolgt! In den grossen Gymnasien in Breslau wurden
früher nur 2—3mal im Jahre alle Subsellien fortgerückt
und aller unter ihnen angesammelter Staub fortgekehrt.
Dicker Staub liegt überall, jeder Gasarm ist mit Staub
bedeckt. Die Leinwandvorhänge in der Volksschule in
der Kirchstrasse sind in den ersten 8 Jahren des Bestehens der Schule niemals gewaschen worden. In der
Töchterschule am Ritterplatz werden die Zimmer und Corri-
dore nur alle 6 Wochen gescheuert.

Aehnliches fand Schmidt-Rimpler 1889 in den
Schulen zu Wiesbaden, Frankfurt, Fulda, Marburg. „In
einem Gymnasium,“ sagt er, „war der auf dem Boden liegende
sandige Schmutz zu dicken Massen geballt und liess die
unter den Schülern oft beliebte Bezeichnung „Stall“ für
„Schule“ ganz zutreffend erscheinen; es wurde hier in der
That nur einmal im Jahre, in den Sommerferien, nass
aufgescheuert und gründlich gereinigt. Sonst wurde zweimal
wöchentlich trocken ausgefegt, in den Ferien mit feuchten
Sägespänen. Dass das trockene Ausfegen nur eine Orts-
veränderung des Schmutzes zur Folge haben kann,
ist klar.“ In jenen Gymnasien fand Schmidt-Rimpler
unter 1662 Schülern 556 = 34% mit abnormen Binde-
häuten (Catarrh und Folliculcatarrh).

Die Ursache dieser mangelhaften Reinigung der Schulen
liegt überall am Mangel an Personal für die Reinigung.
Wie kann ein Schuldiener täglich 20 Classen genügend
reinigen? Ich habe schon vor Jahren vorgeschlagen, dass man
in grösseren Städten besondere Personen mitverwenden möge
zur Reinigung der Zimmer, in welche täglich 40—60 Kinder
Unmassen von Staub von der Strasse hineinschleppen.

Erfreulich ist die neueste Verordnung der königl. Regierung zu Breslau vom 27. November 1890, in welcher

es u. A. heisst: „Von ärztlichen Autoritäten wird es für möglich erachtet, dass die vielen Bindehauterkrankungen der Schüler dem Staub ihre Entstehung verdanken. Es genügt daher nicht, die Schulzimmer wöchentlich zweimal trocken auszufegen, sondern sie müssen in jeder Woche mindestens einmal trocken und einmal nass gereinigt und der Staub muss jedesmal mit feuchten Lappen sorgsam abgewischt werden. Wo aber mehr geschehen kann, soll dies niemals unterlassen werden. Ausserdem ist überall da, wo die Raumverhältnisse es gestatten, darauf zu sehen, dass alle Ueberschuhe und Ueberkleider in den Corridoren abgelegt werden, damit nicht schmutzige und nasse Sachen in's Schulzimmer kommen.“

Wichtig scheint mir ferner, dass in jeder Classe ein oder zwei Spucknäpfe stehen, die mit schwacher Sublimatlösung gefüllt sind, und dass jedes Kind streng bestraft wird, das in die Stube spuckt. (Leider spucken noch immer manche Lehrer selbst in die Stube.)

Auch ist zu empfehlen, dass Kinder mit Follicularcatarrh und Trachom wegen des in den Turnhallen oft unvermeidlichen Staubes vom Turnen dispensirt werden.

Kräftige Ventilation ist überhaupt in den Classen von grösster Wichtigkeit, denn nur kräftiger Zug leistet etwas, wie Stern gezeigt hat; es muss also durch regelmässiges, häufig wiederholtes und möglichst langdauerndes Oeffnen von Fenstern und Thüren die natürliche Lufterneuerung verstärkt werden. Dann dringt die Aussenluft ins Innere und drängt die Innenluft in meist sehr kräftigem Ansturm hinaus; dieser rührt den Staub auf, schafft ihn hinaus und entfernt dadurch einen grossen Theil der Mikroben, sowohl der freischwebenden, als der an den Staubtheilchen haftenden. Uffelmann sagt: „Um kräftige Zugluft zu erhalten, genügt es niemals, blos die Fenster oder blos die Thüre zu öffnen. Der Process der Lufterneuerung vollzieht sich dann nicht in der Weise, dass alle Theile der Zimmer, der Gänge, auch die sogenannten todten Winkel eine gute Luft erhalten und von ihrem Staube befreit werden. Oeffnet man Thüre und Fenster und strömt die Luft nur mit einer Geschwindigkeit von 1 Meter pro Secunde ein (in der Regel ist sie viel grösser), so streichen binnen 10 Minuten 500—600 Cbm. Aussenluft durch ein mittelgrosses Zimmer mit zwei Fenstern. Dadurch kann schon eine recht schlecht gewordene Luft genügend verbessert werden. Also diese Art der Lüftung muss in Schulen nach jeder Stunde, in Arbeitsräumen während jeder Mahlzeitpause täglich vorgenommen werden."

Zeigen sich grössere Epidemien unter den Schülern, so müssen alle Kinder wöchentlich ärztlich untersucht werden. Da noch nicht in allen Ländern während des Studiums ein so grosses Gewicht auf die Erkennung und Behandlung des Trachoms gelegt wird, wie in Preussen, so muss in Zukunft beim medicinischen Staatsexamen in allen Ländern das Trachom Gegenstand häufiger praktischer Prüfungen sein.

In Ungarn werden auf Veranlassung des Ministers des Innern in neuester Zeit durch den Landes-Sanitätsinspector Dr. Feuer für die beamteten Aerzte in den von Trachom besonders heimgesuchten Gegenden 14tägige Trachomcurse abgehalten; der erste Cursus begann im September 1890 im Augusten-Spitale zu Maria-Theresiopel, und es fanden jetzt dort und in Szegedin Wiederholungen statt. Den von Auswärts kommenden Aerzten gewährt der Staat Reisekosten und Diäten. Die so ausgebildeten Aerzte werden die Schulen zum Angriffspunkte ihrer Thätigkeit machen und damit gewiss eine der hervorragendsten Quellen für die Verbreitung des Trachoms verstopfen.

Recht empfehlenswerth ist auch die Instruction, welche Krug bei der grossen Epidemie in Dresden im Winter 1890 jedem kranken Schulkinde mitgab, und welche lautet:

„Die Augenkrankheit, an welcher Du leidest, ist eine ansteckende: deshalb vermeide es, andere Kinder zu berühren oder ihnen zu nahe zu kommen, und wasche Deine Hände, wenn Du Deine eigenen Augen berührt hast, sobald Du kannst. Wische nie die Augen mit dem gebrauchten Schnupftuch. Auch lüfte Dein Wohnzimmer gegen Mittag eine kurze Zeit und Deine Schlafkammer den grössten Theil des Tages hindurch. Wenn Dir der Schulbesuch verboten ist, so gehe täglich eine Zeit lang ins Freie; Du kannst damit eine nützliche Besorgung verbinden. Beschäftige Dich dann, so lange gutes Tageslicht ist, einige Zeit mit Lesen, Schreiben oder Zeichnen, des Abends aber mit anderen Dingen, zu welchen genaues Sehen nicht nothwendig ist. Früh wasche Dir Gesicht und Augen mit reinem Wasser, welches aber nicht eisig kalt sein darf, und trockne Dich stets mit einem Tuche, welches nur von Dir allein benutzt wird. Reibe nicht mit den Fingern an den Augen herum. In der Mitte des Nachmittags, etwa um 5 Uhr, wäscht Du Dir die Augen mit reinem Wasser, welches 2 Stunden im warmen Zimmer gestanden hat, 2 Minuten lang aus.“

Behandlung.

Wie schon bei der Blennorrhoea neonatorum und der scrophulösen Augenentzündung erörtert, handelt es sich beim Capitel der Behandlung hier nicht um eine Angabe aller gegen die Leiden vorgeschlagenen Mittel, sondern nur um allgemeine Bemerkungen.

Bereits vor 3000 Jahren haben die Ägypter den Grünspan, das essigsaure Kupferoxyd, als bestes Heilmittel

bei Trachom gepriesen. In der That ist tägliches Touchiren der Trachomkörner in der oberen und unteren Uebergangsfalte mit Kupfervitriol auch heute noch das weitaus
beste Mittel. Freilich kommt auch hier wieder Alles auf das
Wie? an, und es gehört viel Uebung selbst des Arztes dazu, das
Touchiren mit einem Kupferstifte richtig zu machen. Selbst
wenn man einen runden, ganz durchsichtigen, an allen
Kanten und Ecken sorgsam abgeschliffenen Kupfervitriol-
krystall (Blaustift) anwendet, kann man leicht die Hornhaut verletzen und ein Geschwür derselben hervorrufen,
wenn man nicht die obere Uebergangsfalte bei Abwärtsblick
ganz vorsichtig touchirt. (Die Handgriffe beim Umdrehen des
oberen Lides sind oben pag. 108 geschildert.)

Es ist zu bedauern, dass das Touchiren mit solchen
Schwierigkeiten verbunden ist; selbst vielen Aerzten wird
es schwer; man könnte sonst den Angehörigen der Kranken
den Kupferstift übergeben und ihnen tagelang die Behandlung des Trachoms überlassen. Ich würde aber keinem Laien
den Stift anvertrauen, wenn ich mich nicht erst acht Tage
lang davon überzeugt hätte, dass er die nöthige Sicherheit
im schulgerechten Touchiren erlangt habe.

Es kommt auch Alles darauf an, dass man nicht mit
Gewalt den Stift auf die kranke Stelle aufdrückt, sondern
nur leicht über die Körner fährt und keine Stelle doppelt
berührt; man bekommt sonst tiefe Schorfe und später
Narben. „Nicht beizen, nur reizen!“ ist der Lehrsatz,
den man nicht oft genug predigen kann. Man stellt sich
nämlich vor, dass durch das flache Berühren der Granulationen mit dem Kupferstift in Folge chemischer Wirkung
eine stärkere Blutzufuhr und reichlichere Secretion entsteht, wobei eine Entfernung der krankhaften Keime theils
durch Abstossung des Epithels, theils mit dem Durch-
wanderungsstrom durch das Epithel eintritt. Leider wirken

weder Salben mit schwefelsaurem Kupfer, noch Lösungen derselben auch nur annähernd so, wie die Berührung mit dem Stifte selbst; davon habe ich mich in langer Praxis zu überzeugen reiche Gelegenheit gehabt. Eine Woche Touchiren leistet mehr als zwei Monate Eingiessen. Bei richtiger Anwendung des Blaustiftes ist die Heilung des Trachoms und zugleich damit auch des Pannus meist in Wochen, Monaten, manchmal freilich erst nach Jahren ohne Narbenbildung möglich.

Sehr vortheilhaft ist es, nach dem Touchiren kalte Umschläge machen zu lassen, so lange der Schmerz dauert. Selbst wenn der Schmerz in Folge von Eingiessungen von Cocain in 2%iger Lösung vor und nach dem Touchiren ganz fehlt, beschleunigen die kalten Umschläge die Heilung.

Beim folliculären Catarrh leistet der Kupferstift gleichfalls Vorzügliches; oft sieht man schon nach 14 Tagen unter demselben alle Erhabenheiten schwinden. Aber auch Augenwässer mit anderen Stoffen wirken hier sehr gut. Schwefelsaures Zink $1/2$—1% oder Borax 3—4%, täglich 1—2mal eingegossen, bringt, wenn auch etwas langsamer, Heilung. Solche Lösungen müssen aber ebenfalls richtig eingegossen werden. Das Eingiessen muss gelehrt werden, wird aber meist schnell erlernt, und das ist wichtig, da es ja unmöglich ist, dass der Arzt monatelang jeden, noch so fern wohnenden Kranken täglich selbst behandeln kann.

Bricht also eine Epidemie aus, so müssen die Pfleger, Wärterinnen, Diaconissinnen, barmherzigen Schwestern u. s. w. ordentlich im Eingiessen der Augenwässer eingeübt werden. Die Flüssigkeit muss in das Auge hineinlaufen; meist presst der Kranke wegen des Gefühls der Kälte oder wegen leichten Brennens, das die Wässer hervorrufen, die Augenlider stark zusammen, so dass die Flüssigkeit nur über die Wangen und nicht genügend ins Auge gelangt.

5—10 Tropfen sollen aber auf die kranke Schleimhaut kommen. Man giesse also mit einer Pipette, welche sonst in dem Tropfglas eingeschliffen ist, damit keine Bacillen in die Lösung kommen (siehe oben pag. 136 u. 137), etwa 5—10 Tropfen in den inneren Augenwinkel des Kranken, ziehe dann das untere Lid mit der linken Hand gehörig nach unten, hierauf das obere Lid mit der rechten Hand gehörig nach oben und wiederhole diese Bewegung 6—8 mal, wobei der Kopf des Patienten möglichst wagrecht liegen muss; dann kann man überzeugt sein, dass alle Theile der Bindehaut von dem Mittel ordentlich bespült worden sind. Natürlich darf man dabei niemals auf den Augapfel drücken; wenn aber die Finger auf den oberen und unteren knöchernen Augenhöhlenrand drücken sollten, so ist das kein Unglück. Immer wasche man seine Hände nach der Eingiessung!

Sehr gut wäre es, wenn die Lehrer sich in den Eingiessungen fleissig einüben liessen; sie könnten dann nicht allein selbst die verordneten Augenwässer bei den Kindern anwenden, sondern auch den Personen aus der Umgebung der Schüler den Kunstgriff lehren. Die Eltern freilich sind weniger geeignet, weil sie zu mitleidig und schwach sind, wenn das Kind zuckt oder etwas wehklagt. Eine 4%ige Boraxlösung ist übrigens ganz schmerzlos und auch eine 0·5%ige Zinklösung verursacht nur ein unbedeutendes Brennen; man lasse sich also durch das Widerstreben der Kranken nicht irre machen in der consequenten Anwendung der verordneten Mittel.

Ganz gut ist auch der Theil der Instruction, welche Krug den Dresdener Schulkindern betreffs der Eingiessungen mitgab. Da heisst es: „Sind Dir Augentropfen verschrieben, so wende dieselben dreimal täglich, Früh nach dem Waschen, Mittags und Abends mit Hilfe der Eltern oder der älteren Geschwister in folgender Weise an: „Du tauchst das Glasröhrchen, welches Du hierzu erhalten hast, in das Fläschchen, indem Du zugleich den Gummi zusammendrückst. Wenn Du dann mit dem Druck der Finger aufhörst und das Röhrchen herausziehst, so wird sich dieses mit den Augentropfen gefüllt haben. Sodann lässt Du durch schwachen Druck auf den Gummi so viel von den herausgenommenen Tropfen wieder in das Fläschchen zurückfliessen, dass nur noch etwa 4—5 Tropfen in dem Röhrchen zurückbleiben. Hierauf setzt Du Dich, biegst den Kopf weiter zurück, lässt Dir das untere Lid herabziehen, während Dein Blick sich nach der Stubendecke richtet, und lässt Dir den Inhalt des Röhrchens durch Zusammendrücken des Gummis in das Auge tropfen, erst in das eine, dann in das andere. Darauf schliesst Du das Auge leicht zu und drückst dasselbe mit einem Tuche sanft aus. Das Röhrchen ist für jedes Auge besonders zu füllen. Wenn Deine Augentropfen verbraucht sind, bringst Du das leere Fläschchen zu der Dir bekannten Zeit zum Arzte.“

Grosse Kosten verursachen die Medicamente bei Epidemien nicht. Förster meint, dass 10 Grm. schwefelsaures Zink für 5 Pfennige mit 2 L. destillirten Wasser, als $\frac{1}{2}$%ige Lösung, für 2000 Eingiessungen hinreicht. Nehmen wir den etwas theureren, aber für Follicularcatarrh wirksameren Borax, so würden 80 Grm. Natron biboracicum für 80 Pfennige in 2 L. Wasser gelöst, als 4%ige Lösung ebenfalls zu 2000 Eingiessungen genügen. Für noch nicht eine Mark könnte man also 100 Kinder drei Wochen lang mit Augenwasser versehen.

Alle schweren Formen von Trachom muss der Arzt selbst täglich besichtigen und selbst behandeln; auf die verschiedenen Methoden der Behandlung, namentlich der Complicationen, kann hier nicht eingegangen werden; bemerkt sei nur, dass man sich in neuester Zeit bestrebt, die Dauer der Behandlung einzuschränken, indem man kurzen Process macht und den Inhalt der Körner ausquetscht oder die Uebergangsfalten zusammen mit den Granulationen ausschneidet. Namentlich haben Vossius und Sattler das letztere Verfahren warm empfohlen. Ich habe es bisher nie geübt, habe allerdings in den bösartigsten Fällen durch galvanokaustische Zerstörung der einzelnen Körner Beschleunigung der Heilung gesehen, glaube jedoch, dass grosse Ausschneidungen nach Jahren zu jenen bedenklichen Narben führen werden, die wir so sehr fürchten.

Schliesslich sei bemerkt, dass das Trachom, wenn es rechtzeitig in Behandlung kommt, stets heilbar ist, wenn auch manchmal erst nach langer Zeit, und dass bei richtiger Hygiene kein Mensch mehr durch Trachom eine Einbusse an seinem Sehvermögen zu erleiden braucht.

CAPITEL IX.

Augenentzündungen bei Pocken.

Viele acute fieberhafte Krankheiten haben Augenleiden im Gefolge, so Masern, Scharlach, Pocken, Croup, Diphtherie, Typhus, Rückfallsfieber, Hirnhautentzündung, epidemische Genickstarre (Meningitis cerebro-spinalis), Gesichtsrose, Wochenbettfieber und Pyämie.

Leider sind wir aber gegenüber der Infection mit diesen Krankheiten, mit Ausnahme der Pocken, vollkommen ohnmächtig. Leider sind uns ebenso wenig Mittel bekannt, welche, wenn eine jener Krankheiten ausgebrochen, die Betheiligung der Augen verhüten können.

Höchstens könnte daran erinnert werden, dass Diphtherie (von διφθέρα, Haut; Entzündung, bei welcher Häutchen gebildet werden) eine überaus ansteckende und gefahrvolle Krankheit ist, die auch die Bindehaut und die Hornhaut ergreifen kann, und dass also hier, wie bei der Blennorrhoe der Neugeborenen, die grösste Vorsicht wegen der Uebertragung auf andere Personen, besonders auf Wärterinnen und Aerzte, geboten ist. Adler erzählt, dass in Wien in einem Kinderspitale die Diphtherie sich von Bett zu Bett verbreitete; sämmtliche Assistenzärzte und 11 Wärterinnen erkrankten an Bindehautentzündungen, die allerdings leichter Natur waren. Ist ein Auge befallen, so muss das andere durch sorgsamsten Schlussverband geschützt werden. Die strengste Isolirung des Kranken ist geboten. — Dies genüge; es kann ja hier natürlich nicht näher auf Krankheiten eingegangen werden, die wir in keiner Weise verhüten können.

Um so mehr aber müssen wir uns mit der Augenentzündung bei Pocken, Variola (von varius, bunt, gefleckt), beschäftigen, da man letzteren glücklicherweise vollkommen vorbeugen kann.

Krankheitsbild, Verlauf und Ausgänge.

Wenn die Angaben der Aerzte über die Augenentzündungen bei Pocken von einander abweichen, so liegt der Grund darin, dass die Augenärzte meist die Kranken erst nach Ablauf der Blattern sehen und sehr selten Gelegenheit haben, die Kranken während des sogenannten Ausbruchsstadiums zu beobachten. Die Pocken zeigen nämlich, nachdem das Krankheitsgift 13—15 Tage (Incubationsstadium) im Körper verweilt hat, drei Stadien:

1. Das Anfangs- oder Initialstadium, welches 3—5 Tage dauert und durch Schüttelfrost, hohes Fieber (40—41°), Kreuz- und Kopfschmerz gekennzeichnet ist.

2. Das Ausbruchs- und Eiterungsstadium (Eruptions- und Suppurationsstadium), in welchem der Ausschlag zuerst an der Stirn und allmählich über den ganzen Körper sich verbreitet; das Exanthem (von ἐξανϑεῖν, blühen, Blüthe, Ausschlag) vermehrt sich 2—4 Tage lang in neuen Nachschüben; es entstehen unter Jucken und Brennen Efflorescenzen, dicht gestellte, blassrothe, über die Haut erhabene Flecke von Hirsekorngrösse und darüber; die Flecke werden immer dunkler und grösser, es entstehen deutliche Knötchen, die am 3. oder 4. Tage an der Spitze ein mit heller seröser Flüssigkeit gefülltes Bläschen (Pustel) zeigen; dieses wächst bis zum 5. Tage zu Erbsengrösse; in der Mitte entsteht eine eigenthümliche Einsenkung, welche Delle genannt wird. Sticht man eine Pustel mit der Nadel ein, so tritt ein kleiner Tropfen der gelblichen Flüssigkeit aus, keineswegs aber der ganze Inhalt, da die Pustel fächerförmig gebaut ist. Immer mehr Lymphe strömt in die Pustel und am 5. oder 6. Tage erscheint der Inhalt mehr eitrig-flüssig; das ist das Eiterungs- oder Suppurationsstadium. Nun treten Erscheinungen wie bei ausgedehnten Verbrennungen ein. Die Umgebung der Blattern schwillt an, besonders da, wo die Pocken dicht stehen, und die Qualen der Kranken vermehren sich. Einzelne Pocken fliessen zusammen, confluiren, es bilden sich grosse, mit Eiter gefüllte Säcke, besonders in der Gesichtshaut.

Sehr richtig sagt Zültzer: „Selbst der Arzt, der viel gesehen hat, vermag nur schwer den abschreckenden Eindruck zu überwinden, den solche Kranke darbieten. Das ganze Gesicht ist wie mit einer gelbgrauen, fahlen Maske verhüllt; die Augenlider, Lippen, Ohrmuschel sind bis zur Formlosigkeit verschwollen, die Augenlider nur mit äusserer Hilfe zu öffnen, die Nasenlöcher dick mit Borken verklebt, der Mund andauernd halb geöffnet, die Sprache schwer; die Kranken sind in diesem Stadium absolut unkenntlich."

Auch auf den Schleimhäuten im Munde, auf der Zunge, im Kehlkopf, in der Speiseröhre u. s. w. erscheinen die Pocken.

3. Das Stadium der Eintrocknung, exsiccationis. Am 8. bis 10. Tage fangen die Pusteln an zusammenzutrocknen; es bleiben bräunliche Borken zurück, die sich nach einigen Tagen ablösen und eine flache weissglänzende Delle zurücklassen. Wo die Pocken zusammenflossen, sickert der eitrige Inhalt heraus, zersetzt sich auf der Haut und in der Wäsche und nimmt einen abscheulichen Geruch an. Es entstehen die bekannten tiefen, strahligen Narben, die mit der Zeit weisser als die übrige Haut werden und während des ganzen Lebens eine arge Entstellung verursachen. In schweren Formen tritt der Tod durch Eiterinfection des Blutes (Pyämie), Lungenentzündung oder Kehlkopferkrankung ein.

Ich wurde nur ein einziges Mal bei einem frischen Pockenfalle zugezogen, der mir allerdings unvergesslich bleiben wird. Im März 1868 rief mich ein College zu zwei Kindern, die er nicht hatte impfen lassen, da sie Windpocken (Varicellen) schwer durchgemacht hatten. Das 7jährige Mädchen war bereits 14 Tage krank und am ganzen Körper mit eintrocknenden Pusteln bedeckt. Die Lider waren vorher nie vom Arzte geöffnet worden, waren verklebt, zeigten viele confluirende Pocken. Die Abscheidung der Bindehaut war mässig, aber beide Hornhäute waren vollständig von tiefen eitrigen Geschwüren eingenommen, aus denen stellenweise schon die Iris bucklig durchschimmerte. Das hohe Fieber, der entsetzliche Gestank, die Lichtscheu, die durch die alte Methode, das Zimmer während der ganzen Krankheit stockfinster zu halten, noch erhöht war, die Unruhe des Kindes machten sorgsamere Untersuchung unmöglich; nach langem Leiden endete der Process auf beiden Augen mit grossem Staphylom und Augenzittern. Im Jahre 1890, also nach 22 Jahren, sah ich das Mädchen wieder; rechts war totale Blindheit eingetreten, links noch eine Spur Lichtschein und Erkennen der Farben grösserer Gegenstände. — Der Bruder des Mädchens, 9 Jahre alt, war erst seit 3 Tagen pockenkrank, die Augen wurden mit Glycerinsalbe bestrichen, Atropin wurde prophylactisch eingegossen, die Augen kamen mit leichtem Catarrh davon.

Wie selten Augenärzte selbst früher die Kranken im Eruptionsstadium sahen, beweist folgende Note, welche Benedict im Jahre 1814 seinem Capitel: „Von der Augenentzündung der Blatternkranken" vorausschickt: „Ich muss gestehen, dass ich in meiner Praxis, Dank sei es der Erfindung der Vaccination, nie eine Ophthalmia variolosa (Ophthalmia, Augenentzündung) zu beobachten Gelegenheit hatte, dass bei den wenigen Blatternkranken, an denen ich den Verlauf dieses Allgemeinleidens sehen konnte, nie eine Ophthalmia hinzutrat, dass ich also wohl über die Nachwehen dieser Entzündung, nicht aber über die Entzündung selbst aus der Erfahrung urtheilen kann."

Adler beobachtete in allen Fällen, wo die Lider stark geschwollen waren, im Eruptionsstadium Catarrh der Bindehaut; andere Autoren, wie Arlt, sahen Pusteln auf der Bindehaut der Lider und des Augapfels und am Lidrande. Dass Pocken auf der Hornhaut auftreten wie auf der übrigen Haut, wird von den älteren Autoren behauptet, von vielen Neueren ausser Horner bestritten. Mackenzie sah, nachdem der Ausschlag schon verschwunden war, eine Pustel auf der Hornhaut entstehen. Genaue Beobachtungen sind schon wegen der grossen Geschwulst der Lider und wegen des argen Schmerzes der Patienten schwer möglich.

Viele Aerzte beobachteten Hornhautentzündungen, die zu tiefer Vereiterung, Irisvorfall, Panophthalmie (Vereiterung des ganzen Augapfels) führten; andere fanden vor Ende der zweiten Woche Entzündungen der Iris und Aderhaut und später der Sehnerven und des Thränensackes. Hornhautabscess kommt nach Fuchs häufig nicht auf der Höhe der Erkrankung, sondern erst im Exsiccationsstadium, ja selbst noch später vor. Kommt es zu Durchbruch der Hornhaut, so treten die oben pag. 40 bei der Blennorrhoea neonatorum beschriebenen schlimmen Folgen ein: Staphylom, Leucom, Hydrophthalmus, Phthisis bulbi.

Vorkommen.

Die Blattern sollen in Indien und China schon vor Jahrtausenden geherrscht haben; auch kannten die alten Indier bereits die Thatsache, dass, wenn von dem Euter einer Kuh Blatternflüssigkeit mit einer Nadel entnommen und der Arm eines Menschen mit derselben verwundet wird, an dieser Stelle sich unter Fieber Blattern bilden. Erst nach Christus soll die Seuche nach Europa gekommen sein; Byzanz, Italien und Spanien waren die Eingangsorte; wo die Pocken bis Ende des vorigen Jahrhunderts auftraten, richteten sie die grössten Verheerungen unter der Bevölkerung an; in Berlin betrugen z. B. die Todesfälle 1758 bis 1770: $8 \cdot 2^0/_0$, in London 1728—1757 ebenfalls $8^0/_0$; in Nord- und Ostdeutschland starben 1794—96 nahe an 200.000 Menschen an Blattern. In Mexico erlagen den Pocken über $3^1/_2$ Millionen der Ureinwohner, auf der Ebene von Quito im Jahre 1710 gegen 60.000, in Kamschatka im Jahre 1767 über 20.000 Menschen.

Vor der Einführung der Impfung waren in Frankreich wie in Preussen $35^0/_0$ aller Blinden in Folge von Pocken erblindet; nach derselben wurden in Frankreich nach Caron de Villards nur noch 7%, in Preussen nach Steffan nur 2% pockenblind. In den Jahren 1838—42 gab es im Herzogthum Braunschweig 8% und im Herzogthum Nassau $9{\cdot}3\%$ Pockenblinde. Unter 1000 Blinden, die ich 1866—73 gesehen, waren nach Seidelmann's*) Zusammenstellung $36 = 3{\cdot}6\%$, und zwar $2{\cdot}5\%$ doppelseitig durch Blattern erblindet. Doppelseitig Blinde nach Pocken fand Magnus nur $1{\cdot}8\%$, Landesberg $1{\cdot}8$, Bremer $1{\cdot}3$, aber Hirschberg 9%. In der Blindenanstalt in Rom wurden von Dantone 1877: 15%, in den österreichischen Blindenanstalten zu Wien, Prag, Brünn, Lemberg und Linz 1882: 14%, in Russland 1878 von Krückow $7{\cdot}8\%$ und in Norwegen von Hjort $2{\cdot}7\%$ Erblindungen durch Pocken gefunden.

Eine Zusammenstellung aus dem letzten Jahrzehnt fehlt uns; in Deutschland würde dieselbe gewiss weniger als 2% ergeben, da seit dem französischen Kriege keine nennenswerthen Epidemien mehr vorkamen.

Die Häufigkeit der Augenerkrankungen bei Pocken mag bei verschiedenen Epidemien verschieden sein; aus den oben angegebenen Gründen giebt es nur wenig Berichte. Fuchs stellt folgende Tabelle zusammen, bei der allerdings zu bemerken ist, dass Manz nur die schweren, Oppert auch die leichten Fälle notirt hat. Es beobachtete

	unter Pockenkranken	Augenleidende
Hebra	12.000	1%
Manz	2.000	$1{\cdot}6\%$
Adler im I. Comm.-Hosp. .	—	6%
Adler im II. Comm.-Hosp. .	1182	$2{\cdot}9\%$
Adler im Wiener Kinderspital	700	9%
Montagne D. Makuna . .	—	$9{\cdot}7\%$
Oppert in Hamburg . . .	2755	11%

*) Vergl. oben pag. 43, Note.

Ueber die verschiedenen Arten von Augenleiden bei Pocken berichten nur Oppert, Manz, Coccius, Landesberg und Seidelmann.

Oppert fand im Hamburger Spitale unter 2755 Blatternkranken über 300 Augenleiden; in $^3/_4$ derselben beschränkte sich das Leiden auf die Bindehaut und setzte hier in 10% Granulationen, in 8% kleine Geschwüre; in den anderen trat, von den randständigen Herden ausgehend, Erweichung der Hornhaut ein. Vollständige Phthisis zeigte ein Knabe, der eine Pustel auf der Hornhaut gehabt hatte. Einer erblindete doppelseitig, 8 einseitig. — Manz beobachtete in einer Epidemie in Freiburg 1871: 32 schwere Augenaffectionen, darunter 24 Hornhautinfiltrate, 4 Iris- und 2 Netzhautentzündungen; 4mal endete der Process mit Phthisis, 2mal mit Staphylom, 6mal mit Leucom. — Coccius hatte vom 1. März bis 15. August 1871 in der Leipziger Augenklinik 58 Fälle, die grösste Zahl seit dem Bestehen der Klinik. Er sah 44 Hornhauterkrankungen, 2 oberflächlich, die anderen alle eitrig, unter diesen 2mal Durchbruch, 2mal völlige Verschwärung, 6mal Vorfall, 1mal Staphylom; Irisentzündung (Iritis) kam 9mal primär vor. — Landesberg in Elberfeld hat unter 270 Fällen 156mal die Bindehaut, 15mal den Thränencanal, 3mal die Lider, 81mal die Hornhaut (dabei 14mal Vorfall der Iris), 6mal die Iris, 6mal die Aderhaut (2mal davon mit grünem Staar) erkranken sehen. — Seidelmann hat in meiner Anstalt bei 36 durch Pocken erblindeten Augen 19 Leucome (davon 9 angewachsene, 7 totale und 3 centrale), 8 Durchbrüche, 1 Hornhautentzündung mit Eiter in der Vorderkammer, 2 Irisentzündungen, 2 Irisvorfälle, 2 Staphylome mit Phthisis verzeichnet gefunden.

Man sieht also, wie mannigfache Zerstörungen der Augen durch Pocken hervorgerufen werden; denn Adler hatte $42^0/_0$, Landesberg $30^0/_0$, Manz $75^0/_0$, Coccius $76^0/_0$ und ich $78^0/_0$ Hornhauterkrankungen notirt.

Ursache. Bacterien.

Daran, dass die Ursache der Pocken ein Bacterium sein muss, zweifelt wohl heute Niemand. Aber über die Form desselben sind die Ansichten noch getheilt. Weigert hat in Fällen, die im Eruptionsstadium starben, die Mikroben in der Haut bei ganz jungen Pocken und auch in inneren Organen nachweisen können. Es sind farblose, sehr kleine, kugelige Zellen, die durch Theilung oder Abschnürung sich zu 2, 4 bis 8 oder mehrgliederigen, rosenkranzförmigen Ketten vermehren, unregelmässige Gruppen entwickeln, sogenannte Keber-Cohn'sche Körperchen oder Mikrosphären, die in einer enorm raschen Vermehrung sich auch in der Pockenlymphe und in der Kuhpocke finden. Freilich werden diese Coccen noch nicht von allen Autoren als Träger des Giftes anerkannt, sondern als secundäre Erscheinungen aufgefasst. Weitere bacteriologische Untersuchungen werden gewiss bald Klarheit bringen.

In jedem Falle ist in den Pocken ein schlimmes Gift enthalten, das die Krankheit auf Andere überträgt. Das Gift ist aber auch erwiesenermassen in allen von Blut durchströmten Organen, ja sogar in den gasförmigen Aushauchungen der Kranken und nach Zültzer selbst in der Luft, die von Pockenleichen ausströmt, vorhanden. Auch Leib- und Bettwäsche, Pelze, Kleider, Gebrauchsgegenstände, selbst Zimmerwände enthalten das Gift. Zültzer sagt: „Das Gift haftet an allen Gegenständen um so leichter und erhält sich um so länger lebensfähig, eine je rauhere Oberfläche diese haben. Wollene Decken, Kleidungsstücke von Tuch, Soldatenmäntel, Röcke etc. nehmen das Gift besonders leicht auf und behalten es oft monatelang."

Zültzer kennt einen Fall, wo die von Pockenkranken benützten Wolldecken nach ¼ Jahr, lange nach dem Ende der Epidemie, ausgeklopft wurden; von den dabei beschäftigten Personen erkrankten in Folge davon mehrere an Pocken.

Verhütung. Impfung und Wiederimpfung.

Schon in vorhistorischer Zeit haben die Chinesen ihre Kinder Pockenschorfe schnupfen lassen; auch die Braminen haben schon Haarseile, die mit Pockengift getränkt waren, angelegt, da sie beobachtet hatten, dass Jeder nur einmal von den Blattern befallen wird, und dass selbst die leichten durch die Impfungen hervorgerufenen Erkrankungen vor einer zweiten Ansteckung Schutz gewährten. Jahrtausende vergingen, bis man in Europa die Impfung menschlicher Pocken, die Variolation, versuchte. Sie wurde zuerst in England an sieben zum Tode verurtheilten Verbrechern geprüft, und als diese von den Pocken verschont blieben, liess sich im Anfange des 18. Jahrhunderts die königliche Familie in England mit Menschenpocken impfen. In der Mitte des Jahrhunderts wurde dann ein öffentliches Institut für die Variolation gegründet.

Aber diese Methode wurde verlassen, als Edward Jenner am 14. Mai 1796 in seinem Geburtsorte Berkley-Glocestershire öffentlich einen Knaben mit Flüssigkeit aus den Kuhpocken impfte und dessen Unempfänglichkeit für Blattern durch wiederholte Variolation bewies. Man hatte wohl schon lange gewusst, dass Personen, die von den Zitzen pockenkranker Kühe kleine Blattern an den Fingern bekamen, bei Pockenepidemien verschont blieben; allein Jenner's unsterbliche Verdienste bleiben doch die Nutzanwendung der Schutzkraft der mild verlaufenden Kuhpocken, Vaccination (von Vaccine. Kuhblatter; vacca die

Kuh), und die überaus wichtige Beobachtung, dass das vom Menschen wiedererzeugte Vaccinegift, d. h. die humanisirte Lymphe, vor den echten Pocken schützt. Jenner zeigte die Schutzkraft der von Menschen auf andere Menschen durch vier Generationen überimpften Kuhpocken.

Bereits 1798 und 1799 wurden 10.000, im Jahre 1801 und 1802 über 100.000 Impfungen vorgenommen, und 1803 wurde ein Impfinstitut unter Jenner's Leitung in London von Staatswegen gegründet. Viele andere Staaten folgten bald dem Beispiele Englands; aber es entstand später durch die Lässigkeit des Volkes ein Rückschlag, und so wurde der Impfzwang, der 1853 in England zum Gesetz erhoben worden, allmählich vereitelt. Der Gesundheitsrath in London wendete sich daher mit vier Fragen über den wahren Werth der Vaccination an alle Autoritäten Europas und Amerikas. Auf die Frage: „Ist irgend ein Zweifel denkbar, dass eine erfolgreiche Impfung den ihr unterzogenen Individuen Schutz gegen die natürlichen Blattern und eine beinahe absolute Sicherheit vor dem Tode durch diese Krankheit gewährt?" lauteten von 542 Antworten nur zwei verneinend; alle betonten die Wohlthat der Vaccination; nur darüber, dass vielleicht doch Syphilis, Scrophulose oder andere constitutionelle Krankheiten übertragen werden könnten, waren die Ansichten getheilt. Daher bestrebte man sich, an Stelle der humanisirten Lymphe die thierische, an Stelle der Impfung von Arm zu Arm die animalische Vaccination zu setzen.

Allerdings hatte man schon in den Zwanziger-Jahren dieses Jahrhunderts die beiden wichtigen Beobachtungen gemacht: 1. dass Personen, welche vor 15—20 Jahren geimpft worden waren, bei Epidemien von Neuem die Pocken bekamen und starben, 2. dass bei 20jährigen Menschen die wiederholte Impfung die schönsten Schutzpocken entwickelte. Jenner hatte geglaubt, dass einmalige Vaccination für das ganze Leben schütze; das war nicht richtig; man fand die Wiederimpfung, Revaccination, als eine nothwendige Massregel. Gesetzlich wurde sie zuerst 1829 in Württemberg, 1834 in dem preussischen Heere eingeführt. Der Segen dieser Massregel ist durch grosse Zahlen zu beweisen.

Das württembergische Armeecorps hatte 1848—1870 bei einem Bestande von 9000 Mann nur 50 Pockenfälle. In der preussischen Armee wurden in den Jahren 1834—1867 1,787.824 Mann wiedergeimpft, davon mit Erfolg: 1,130.634; es erkrankten in den 33 Jahren nur 3601 Mann, d. h. $2^0/_{00}$. Als das deutsche Heer 1870 in Frankreich einrückte, herrschten dort die Blattern in schlimmer Weise; dennoch blieben die preussischen Truppen fast ganz verschont; beim Werder'schen Armeecorps kamen im Ganzen 226 Erkrankungen vor. — In den 28 Jahren vor der Impfung starben in Schweden von 1 Million Einwohner jährlich 2050 an Pocken, nach Einführung des Impfzwanges nur noch 158.

Bei der in Manchester im Jahre 1888 herrschenden grossen Pockenepidemie sind die Juden völlig verschont geblieben. Die „Lancet" erklärte dies dadurch, dass dort alle Juden geimpft und wiedergeimpft werden in Folge der strengen Massregel des jüdischen Vorstandes, dass keine Familie, bei der sich ein ungeimpftes Kind findet, je irgend eine Unterstützung erhält (Zeitschrift für Schulgesundheitspflege, 1888, pag. 492). — Es hat sich ferner sicher gezeigt, dass, wenn die Pocken einen Wiedergeimpften befallen, der Verlauf um so leichter ist, je näher der Zeitpunkt der letzten Impfung lag. Am besten sieht man das bei den Kindern. Während nach Zültzer im vorigen Jahrhundert oft Jahrzehnte lang der 10. Theil aller Kinder in den ersten Lebensjahren an Pocken starb, erkrankt überhaupt jetzt kaum mehr ein Kind; wenn es aber erkrankt, so ist die Form eine sehr leichte.

Den oben angeführten Zahlen gegenüber müssen die Impfgegner schweigen. Wenn wirklich syphilitische Erscheinungen nach der Impfung einmal auftreten, so handelt es sich wohl meist um Personen, die schon vorher syphilitisch waren, bei denen aber die Krankheit so lange verborgen blieb, bis die Impfstiche, wie jede andere Verletzung ihren Ausbruch nach aussen hervorriefen. Durch grosse Vorsicht bei der Wahl der Stammimpflinge werden sich gewiss die sehr seltenen Fälle vermeiden lassen, in denen Tuberculose, Syphilis, Scrophulose oder Wundrose (Erysipelas) mit übertragen werden.

Leider fehlt es auch heute noch immer nicht an Impfgegnern, namentlich unter den Ungebildeten. Da die Bewegung in der Schweiz 1877 sehr gross wurde, frug der Verein der Aerzte alle Collegen in der Schweiz über den Nutzen der Impfung an; für die Kinderimpfung sprachen sich aus 1128, dagegen 25, unentschieden waren 15; für die Wiederimpfung stimmten 1083, dagegen 60, unentschieden waren 25; für zwangsweise Impfung waren 1010, dagegen 133 Aerzte. Leider haben vor einigen Jahren in etlichen Cantonen bei Volksabstimmungen die Gegner der Zwangsimpfung gesiegt; die Stimme des Laien hat bedauerlicherweise dort denselben Werth, wie die des Arztes; aber schon jetzt ertönen die Klagen über die bedeutende Zunahme der Pocken in der Schweiz.

Für das deutsche Reich ist glücklicherweise auch bei der Civilbevölkerung der Impfzwang und der Wiederimpfzwang durch das gute Gesetz vom 8. April 1874 eingeführt. Es müssen alle Kinder vor Ablauf des auf ihr Geburtsjahr folgenden Kalenderjahres, sowie alle Zöglinge öffentlicher Lehranstalten und Privatschulen in dem Jahre, in welchem sie ihr 12. Lebensjahr vollenden, wieder geimpft werden. Ist die Impfung oder Wiederimpfung ohne Erfolg, so muss sie in den zwei nächstfolgenden Jahren wiederholt werden. Strafe trifft den Vater, der die Impfung des Kindes nicht veranlasst.

Zu dieser weisen Anordnung war der Bundesrath und Reichstag wesentlich durch die Erfahrungen im französischen Kriege 1870/71 gekommen. Man hatte die schreckliche Krankheit schon ziemlich vergessen; viele jüngere Aerzte kannten sie gar nicht: da traten die grossen Epidemien unter den ungeimpften oder nicht wiedergeimpften französischen Gefangenen auf und zeigten auch wieder die gefährliche Antheilnahme des Auges an der Krankheit, wie sie oben aus den Berichten von Coccius, Manz u. A. mitgetheilt wurden.

Es fand sich aber auch damals, dass Niemand ernstlich erkrankte, der revaccinirt war, und was für uns speciell noch interessanter, dass Alle, welche bei den Pocken augenkrank geworden, entweder gar nicht geimpft, oder nicht wiedergeimpft worden waren.

Coccius gebührt das Verdienst, zuerst darauf aufmerksam gemacht zu haben, dass alle pockenkranken Kinder mit Augenentzündungen nicht geimpft, alle Erwachsenen mit Augenentzündungen nicht revaccinirt waren. Die 31 Personen, deren Blindheit nach Pocken ich beobachtete, sind zum Theil vor 1871, also bevor Coccius' Arbeit erschien, bei mir gewesen; es wurde daher nach der Wiederimpfung nicht gefragt. Von den 31 Menschen waren aber sicher nur vier geimpft, 12 sicher nie geimpft und bei 15 konnte es nicht bestimmt festgestellt werden.

Um so wichtiger ist daher die Arbeit von Landesberg. Dieser hat bei 169 Kranken Augenentzündung gesehen; 78 waren geimpft, 60 nicht geimpft; bei 31 war es ungewiss. Wiedergeimpft wurde ein Soldat im 18. Jahre, der im 28. Jahre doch die Pocken bekam; sechs Patienten waren als Soldaten geimpft, die aber wahrscheinlich in der Kindheit nicht geimpft worden waren. Von diesen erkrankte einer im 27., 2 im 29., 2 im 31. und 1 im 46ten Jahre an Pocken. Sonst war keiner wiedergeimpft. Also existirte nur eine Ausnahme, und da wissen wir auch nicht, wie die Lymphe beschaffen war.

Dumont berichtete, dass von 122 Pockenblinden des Hospice des Quinze-vingts in Paris nur ein einziger geimpft, und zwar ohne Erfolg geimpft worden war. Bei 56 Erblindungsfällen, die Magnus zusammenstellte, war in 34 die Wiederimpfung unterblieben. Im Kaukasus und in Marokko, wo die Impfung überhaupt noch wenig verbreitet ist, sollen noch heute sehr viele Erblindungen durch Pocken vorkommen.

Es muss also die Impfung und Wiederimpfung als eine überaus segensreiche Verhütung der Augenkrankheiten bei Pocken betrachtet werden. Wie sehr in den letzten zwanzig Jahren die Fälle in den Augenheilanstalten abgenommen haben, beweist am schönsten der Umstand, dass die sehr genauen Nagel'schen Jahresberichte über die Fortschritte der Augenheilkunde von 1873 bis heute nichts Nennenswerthes über die variolöse Ophthalmie bringen, und dass die in Deutschland erschienenen Lehrbücher sich mit wenigen, oft recht zerstreut untergebrachten Zeilen über diese Krankheiten begnügen. In den letzten zehn Jahren habe ich keinen Fall mehr aus Preussen gesehen; der einzige Fall, der vorkam, betraf einen österreichischen Knaben, der nicht geimpft worden war und an einer langwierigen Hornhautentzündung litt.

Ganz besonders anerkannt wird auch der Werth der Impfung und Wiederimpfung in Japan, wie Professor

Rein an Schmidt-Rimpler berichtete; früher waren die
meisten Blinden dort blatternarbig; im Jahre 1874 wurde der
Impfzwang eingeführt, von allen Bewohnern freudig begrüsst, und alle Anordnungen sehr willig befolgt; ein Bürger-
meister in Japan bemerkte, dass die beiden grössten Wohl-
thaten, welche Japan dem Verkehr mit dem Abendlande
verdanke, die Petroleumlampe und die Impfung seien.

Schliesslich sei noch bemerkt, dass wegen der grossen
Ansteckungsfähigkeit streng darauf zu halten ist, dass
Aerzte, Wärter, Wärterinnen, Wäscherinnen und
das Dienstpersonal, welche in Blatternhospitälern
beschäftigt sind, sich wiederimpfen lassen.

Behandlung.

Da wir den einmal ausgebrochenen Erkrankungen
machtlos gegenüber stehen, so können wir auch nicht der
Erkrankung des Auges vorbeugen, falls der Betreffende
nicht wieder geimpft war. Doch hat man sich bemüht,
wenigstens die Beschwerden der Augenkranken zu lindern.
Himly schrieb vor 50 Jahren: „Als Vorbeugungsmittel
gegen die auf den Augen entstehenden Pusteln sollte das
Vorhängen eines Camphorläppchen oder das Anhauchen
des Camphordunstes, nachdem die Mutter oder Wärterin
den Camphor gekaut hat, dienen; eine falsche Idee früherer
Zeit! Man lege gegen die schon entstandene Entzündung
Läppchen auf die Augenlider, die mit einer Sublimatlösung oder Opiumtinctur getränkt sind."
Horner verlangt mit Recht, dass der Arzt das Verkleben der Lider verhüte durch Auflegen eines mit Bor-
salbe bestrichenen Läppchens, dass er täglich die Augen an-
sehe und den Bindehautsack mit einer antiseptischen Lösung,
am besten mit Sublimat, reinige. „Eine genaue Ueberwachung, sagt er, wird den ersten Beginn der Hornhaut-

erkrankung erkennen lassen, welche in diesem frühen Stadium die günstigsten Bedingungen für die Behandlung bietet." Viele Augen sind gewiss zu Grunde gegangen, weil die Aerzte sie erst angesehen haben, wenn im Eintrocknungsstadium die Kranken die Augen von selbst öffneten und die Hornhaut schon durchbrochen war. Ich warne auch davor, das Zimmer stockfinster zu machen, wie ich es in dem oben geschilderten Falle fand; durch rechtzeitiges Nachsehen, Befeuchtung der Lider mit Glycerin und Atropineinspritzungen glaube ich den Bruder jenes erblindeten Mädchens vor tieferer Augenerkrankung bewahrt zu haben.

— —

CAPITEL X.

Uebersichtigkeit und Einwärtsschielen.

Uebersichtigkeit oder Hyperopie *(H)* ist, wie in Capitel V besprochen wurde, derjenige Refractionszustand des Auges, bei dem die Axe des Auges zu kurz ist.

Wesen und Arten der Hyperopie.

Bei Hyperopie vereinigen sich, wie in Capitel V erwähnt, die aus unendlicher Ferne kommenden Lichtstrahlen hinter der Netzhaut, da eben das Auge zu kurz gebaut ist, die Netzhaut also vor dem Brennpunkte des lichtbrechenden Apparates liegt (Fig. XIX). Welche Lichtstrahlen vereinigen sich denn nun bei Hyperopie auf der Netzhaut? Nur diejenigen, welche convergent ins Auge fallen, solche, welche nach einem Punkte hinter der Netzhaut (nach *m* in Fig. XXIX) convergiren. Gerade diese werden im Auge so gebrochen, dass sie sich auf der Netzhaut in *o* vereinigen. Man nennt solche Strahlen „überunendliche", da der fernste Punkt gewissermassen jenseits unendlicher Ferne oder richtiger in endlicher Entfernung hinter dem Auge liegt. Deswegen wurde auch von Donders der Name Hyperopie gewählt, um die Fähigkeit zu bezeichnen, über das normale Maass, über die unendliche Ferne hinaus scharf zu sehen.

Solch überunendliche, convergente Strahlen existiren natürlich auf Erden gar nicht; allein man kann sie jeden

Fig. XXIX.

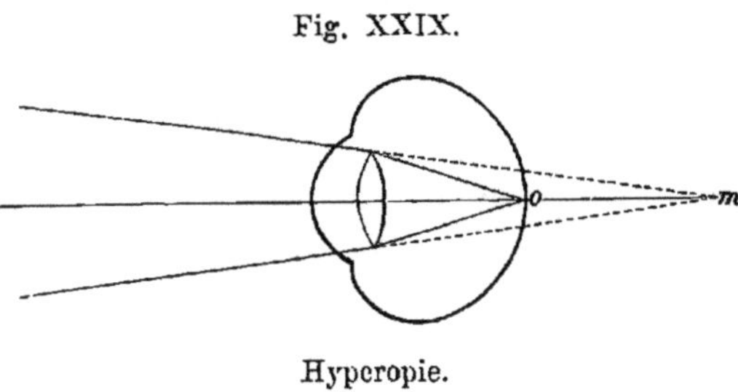

Hyperopie.

Augenblick künstlich herstellen, indem man parallele Lichtstrahlen durch ein Convexglas gehen lässt; dadurch werden sie eben convergent gemacht (Fig. X, f). Die Hyperopie ist demnach derjenige Lichtbrechungszustand des Auges,

Fig. XXX.

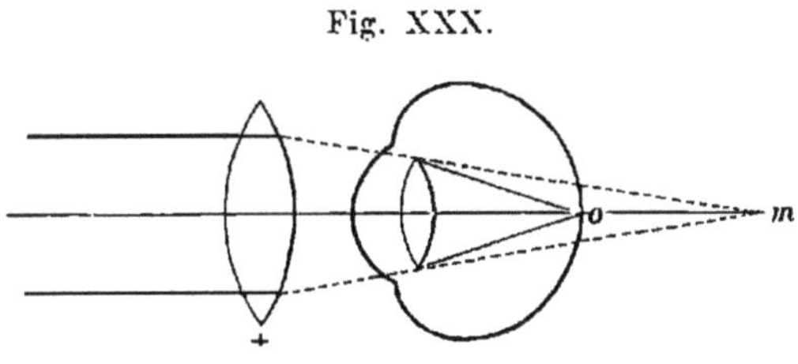

Hyperopie mit Convexglas.

bei welchem Lichtstrahlen nur dann auf der Netzhaut zur Vereinigung kommen, wenn sie durch ein Convexglas gegangen sind (Fig. XXX, o). Der Hyperop kann also nur mit einem Convexglase in die Ferne scharf sehen.

Der Grad der Brechkraft einer Linse, welche die Strahlen so convergent macht, dass sie auf der Netzhaut zu einem Punkte vereinigt werden, ist zugleich der Grad der Hyperopie des Auges.

Ist z. B. Jemand ausser Stande, die Buchstaben und Haken von Nr. 6 Snellen (Fig. XVII und XVIII) in 6 Meter mit blossem Auge zu lesen, kann er sie aber leicht lesen, wenn er durch ein Convexglas $+ 1{\cdot}0$ sieht (convex wird mit $+$ bezeichnet), so hat er eine Hyperopie $= 1\,D$, d. h. der Fernpunkt liegt 1 Meter hinter seinem Auge. Braucht Jemand, um in die Ferne scharf zu sehen, ein Convexglas $+ 5{\cdot}0$, so ist seine Hyperopie $= 5\,D$; bei $+ 10{\cdot}0$ ist die Hyperopie $= 10\,D$ u. s. w.

Das stärkste Convexglas, durch welches Jemand noch in die Ferne scharf sieht, giebt also auch den Grad der Hyperopie an.

Die lichtbrechende Kraft einer Linse, deren Brennweite 1 Meter beträgt, nennt man die Dioptrie; D ist die Abkürzung für Dioptrie. Legt man zwei solche Gläser auf einander, so ist ihre Brechkraft doppelt so stark, also $2\,D$; die Brennweite beträgt nun $1/_2$ Meter. Legt man $4\,D$ auf einander, so ist die Brennweite $1/_4$ Meter, bei $10\,D$ $1/_{10}$ Meter u. s. f.

Die Brillengläser haben Nummern von $1\text{—}20\,D$, und zwischen ihnen giebt es noch $1/_4$ und $1/_2$ Nummern. Das schwächste Convexglas hat $0{\cdot}25\,D$, also eine Brennweite von 4 Meter, das stärkste hat $20{\cdot}0\,D$, also eine Brennweite von $1/_{20}$ Meter $= 5$ Cm.

Als schwache Hyperopie pflegt man $0{\cdot}25$ bis 3, als stärkere Hyperopie $3{\cdot}25$ bis 6 und als starke Hyperopie > 6 zu bezeichnen.

Natürlich ist bei der Prüfung, mit welchem Convexglase das Auge des Hyperopen am besten in die Ferne sieht, vorausgesetzt, dass das Auge sich in vollster accommodativer Ruhe befindet (vergl. Cap. III). Diese ist jedoch nicht immer vorhanden, und zwar aus folgendem Grunde. Der Hyperop sieht bei accommodativer Ruhe in die Ferne schlecht, sofort jedoch besser, wenn er seine Linse stärker krümmt, accommodirt; denn hierdurch beseitigt er den Fehler seines Augenbaues bei schwächeren Graden leicht selbst, indem er seiner ruhenden Linse die corrigirende Convexlinse gewissermassen durch Accommodation selbst vorsetzt. Dadurch verliert er aber allmählich die Fähigkeit, seine Accommodation beim Fernblick wieder zu erschlaffen, er contrahirt seinen Accommodationsmuskel vielmehr beständig unwillkürlich auch beim Fernblick.

So kann es denn kommen, dass namentlich jugendliche Hyperopen im Anfange behaupten, mit dem vorgelegten richtigen convexen Brillenglase in die Ferne schlechter zu sehen, weil sie eben hinter dem Glase noch accommodiren. Daher ist es auch schwer, den wahren Grad der Hyperopie mit Gläsern allein festzustellen. Zu diesem Zwecke muss man die Accommodation des Betreffenden ganz lähmen; das geschieht durch Atropineinträufelung; dann erst kommt die ganze, die totale Hyperopie, Ht, mit Convexgläsern zur Geltung.

Diese totale Hyperopie, Ht, besteht also aus Hm, der manifesten, offenbaren Hyperopie, welche ohne Atropin nur durch Gläser gefunden wurde, und aus Hl, der latenten, verborgenen Hyperopie, die erst nach Anwendung des Atropin berechnet werden kann. Dieser Umstand ist wichtig, wie wir später bei der Prüfung der Schüleraugen (Cap. XI) sehen werden.

Man theilt ferner nach Donders die Hyperopie ein in facultative, relative und absolute Hyperopie.

Facultative Hyperopie, Hf, hat derjenige, welcher sowohl mit als ohne Convexglas und ohne zu schielen in die Ferne scharf sieht; er ersetzt eben dann eventuell durch accommodative Anstrengung den Mangel des Convexglases.

Relative Hyperopie, *Hr*, hat derjenige, welcher nur bei übergrosser Anstrengung der Convergenz ohne Convexglas, also nur, wenn er nach innen schielt (siehe unten), in die Ferne scharf sieht.

Absolute Hyperopie, *Ha*, hat derjenige, welcher selbst bei grösster Anstrengung seiner Accommodation und Convergenz ohne Convexglas in die Ferne nicht scharf sehen kann, der also beständig für die Ferne eine Convexbrille haben muss.

Folgezustände der Hyperopie.

Wird der Fehler des Auges nicht corrigirt, so entwickeln sich zwei verschiedene Folgezustände, die Ermüdung und das Einwärtsschielen.

Da der Hyperop schon für die Ferne accommodiren muss, so beginnt er, wie Donders sehr treffend sagte, schon beim Fernblick mit einem Deficit. In der Jugend, wo die Accommodation sehr ergiebig ist, hat der Betreffende, namentlich bei schwächeren Graden der Hyperopie, keine wesentlichen Beschwerden von der letzteren. Nur bei höheren Graden und in späteren Jahren macht sich beim Arbeiten in der Nähe eine Ermüdung geltend in Folge der übergrossen Anstrengung des Accommodationsmuskels, welcher ja schon für die Ferne das Deficit decken muss. Diese Ermüdung heisst Kopiopie (von κόπος, Mühe, mühsames Sehen) oder Asthenopie (von ἀ privativum und σθένος die Kraft, kraftloses Sehen).

Im Anfange kann die Ermüdung wohl durch kurze Arbeitspause überwunden werden, die nöthige Accommodation wird von Neuem aufgebracht, aber nur immer kürzere Zeit ausgehalten; es gesellen sich zu der Anstrengung

Schmerzen und Spannung in dem Auge und um das Auge;
Thränen tritt ein; das Lesen, Schreiben, Zeichnen, Nähen
oder eine andere Nahearbeit muss weggelegt werden; es
entsteht eine accommodative Asthenopie, Kraftlosig-
keit im Nahesehen, die aber durch richtige Convexgläser
sofort beseitigt wird. Die Erscheinungen treten in um so
jüngeren Jahren auf, je höhergradig die Hyperopie ist;
geringe Grade können jahrelang bestehen, ohne Beschwerden
zu machen; je älter aber der Hyperop wird, desto schwächer
wird der Accommodationsmuskel, desto mehr stört also die
Asthenopie.

Oft entdecken übersichtige Schulkinder ganz zufällig,
dass sie durch die Brille der Grossmutter vortrefflich in die
Ferne sehen und veranlassen so die Angehörigen, eine gründliche Augenuntersuchung vornehmen zu lassen. Meist werden
solche Kinder für kurzsichtig und schwachsichtig gehalten,
weil sie sich bei der Arbeit stark auflegen, um alle Gegenstände grösser und damit deutlicher zu sehen; aber eine
genaue Gläserprobe und die Prüfung mit dem Augenspiegel
zeigt leicht, dass es sich um Hyperopie handelt.

Wir werden später bei der Kurzsichtigkeit eine zweite
Art der Asthenopie, die musculäre, und bei der Onanie
eine dritte Art, die nervöse Asthenopie, kennen lernen.

In vielen Fällen tritt bei übersichtigen Kindern, die
keine Convexbrillen erhalten, Einwärtsschielen, Strabismus convergens (στραβισμός, Schielen von στραβός, verdreht) auf. Donders hat den Zusammenhang von Hyperopie
und Strabismus aufgedeckt.

Es existirt ein inniger Zusammenhang zwischen Accommodation und Convergenz der Sehlinien; wenn man in
die Ferne blickt, also nicht accommodirt, stehen die Sehlinien parallel; je näher aber ein Gegenstand rückt, den
wir genau betrachten wollen, desto mehr stellen wir beide

Augen nach der Nase, desto mehr strengen wir die geraden inneren Augenmuskeln (Fig. VII, *Ri*) an, desto mehr convergiren die Augen. Der Uebersichtige muss aber stärker accommodiren, als der Normale; bei der gewöhnlichen, auf den fixirten Gegenstand gerichteten Convergenz kann er aber nicht die vermehrte nothwendige Accommodation aufbringen; convergirt er jedoch stärker, als der Entfernung des Gegenstandes entspricht, so hört das Einfachsehen auf, er sieht doppelt. Bei dem Kampfe gegen das Doppeltsehen giebt er nun, namentlich wenn ein Auge sehschwächer ist, lieber das Fixiren mit beiden Augen auf, dreht ein Auge mehr nach innen, um stärker accommodiren zu können, lässt die Sehlinie dieses Auges also an dem Objecte vorbeischiessen, d. h. er schielt nach innen. Das andere Auge stellt er richtig ein; da der Grad der Accommodation auf beiden Augen gleich gross ist, so kommt sie auch dem weniger convergirenden Auge zu Gute.

Man sieht diesen Vorgang bei kleinen Kindern in dem Augenblicke, wo sie ein kleines Spielzeug, ein Bildchen etc. in der Nähe betrachten wollen; blicken sie aber in die Ferne, so stehen die Augen ganz normal. Man nennt dies das periodische Schielen; es kommt namentlich bei Kindern mit schwachen Graden von Hyperopie vor, welche eben noch durch stärkere Convergenz die nothwendige Accommodation aufbringen können; bei hohen Graden von Hyperopie nutzt diese starke Convergenz auch nichts; bei diesen findet man auch seltener Schielen. Fast stets entwickelt sich das Schielen im 2. bis 5. Lebensjahre.

Bei einer häufigen erhöhten Inanspruchnahme der Musculi recti interni zeigen diese natürlich eine Contractur, aus der schliesslich eine dauernde Verkürzung des Muskels, also ein permanentes Schielen hervorgehen kann. Schielt immer nur ein Auge, so spricht man von monolateralem Strabismus; schielt abwechselnd das eine oder das andere Auge, so nennt man den Zustand: Strabismus alternans. Nur in ganz seltenen Fällen verschwindet das Schielen in den Pubertätsjahren von selbst.

Wenn nun auch die Beobachtung von Donders richtig ist, dass in $^3/_4$ aller Fälle von Einwärtsschielen die Augen übersichtig sind, und dass ein inniger Zusammenhang zwischen Accommodation und Convergenz besteht, so ist doch mit Recht in neuerer Zeit, namentlich von Schweigger, die Ursache des Schielens ausser in der Hyperopie noch in anderen Momenten gesucht worden, namentlich in abnormen Verhältnissen der Musculi recti interni selbst, in Anomalien in dem Ansatze, der Länge, der Entwicklung dieser Muskeln, in mangelnder Leistung der Musculi recti externi, in erblicher Anlage. Es würde zu weit führen, hier auf diese Punkte einzugehen, da sie für die Vorbeugung keinen Anhalt geben. Nur sei besonders betont, dass es fast immer das sehschwächere Auge ist, welches schielt; oft findet man Hornhautflecke auf dem schielenden Auge. — Das periodische Schielen geht, wenn nichts dagegen geschieht, natürlich meist in ein permanentes über.

Nun kommt der bekannte fehlerhafte Zirkel. Weil das eine Auge sehschwächer ist, betheiligt es sich nicht beim gemeinsamen Sehen; dadurch, dass es nun nicht mitgebraucht wird, büsst es wie jedes unthätige Organ an Leistungsfähigkeit ein, d. h. es verliert an Sehkraft; in Folge dessen schielt es wieder mehr; da es mehr schielt, betheiligt es sich noch weniger am Sehen; in Folge dessen wird es wieder sehschwächer u. s. w.

Vorkommen.

Die Hyperopie ist eine ungemein häufige Krankheit. Unzählige Menschen mit schwacher Hyperopie und guter jugendlicher Accommodationskraft wissen gar nicht, dass sie Hyperopen sind und haben nicht die geringsten Beschwerden. Unzählige andere Hyperopen kaufen sich beim Händler eine Brille und kommen gar nicht zum Arzte. Trotzdem sah ich unter 40.000 Augenkranken 4161, welche mich wegen ihrer Hyperopie um Rath fragten, also $10^0/_0$, und 895 Personen, die bei Hyperopie einwärtsschielten, $= 2^0/_0$; Mooren notirte 3772 Hyperopen und 3384 Strabismus convergens-Fälle bei 108.416 Patienten, d. h. etwa $3^0/_0$. Bessere Anhaltspunkte über das Vorkommen der Hyperopie und des Strabismus bieten Massenuntersuchungen in Schulen.

Untersuchungen aus früherer Zeit haben für die Fragen der Hyperopie keinen Werth, da vor dem Erscheinen von Donders' Arbeiten (1862) die Uebersichtigen, da auch sie sich meist stark auf die Bücher legen, als Kurzsichtige betrachtet wurden.

In den Jahren 1865—66 fand ich unter 10.060 Schulkindern in Breslau 239 Hyperopen $= 2 \cdot 3^0/_0$, eben so viel bei Knaben als bei Mädchen; freilich wurde damals nur manifeste Hyperopie bestimmt; offenbar waren viel mehr facultative Hyperopen vorhanden. Die Zahl der Hyperopen war ganz unabhängig von der Schulkategorie, von der Classe oder von den Schuljahren. Die Grade von Hyperopie schwankten zwischen $H\,0 \cdot 5$ und $H\,5 \cdot 0$; am häufigsten fand ich $H\,1$ bis $H\,2$. $H > 3$ kam nur 7mal vor. In den höheren Schulen sah ich etwas höhere Grade von manifester Hyperopie, als in den niederen; z. B. war der Durchschnittsgrad der Hyperopie in Gymnasien $H\,1 \cdot 75$, in den Dorfschulen nur $H\,1 \cdot 0$; vielleicht darf hieraus geschlossen werden, dass, je grössere Anstrengung der Hyperopenaugen in den höheren Schulen stattfindet, um so eher die Accommodationskraft nachlässt und um so höhere Grade von manifester Hyperopie zum Vorschein kommen. (Wer sich für die Einzelheiten interessirt, findet sie in meiner Schrift über die Augen von 10.060 Schulkindern. Leipzig 1867, pag. 138—151.) Der Durchschnittsgrad aller Hyperopen war gering, er betrug nur $H\,1{\cdot}5$. Nur 9 Hyperopen trugen Convexbrillen, und zwar $+\,1{\cdot}0$; $+\,1{\cdot}5$; $+\,2$; $+\,2{\cdot}5$; $+\,3{\cdot}0$; $+\,3{\cdot}5$ und $+\,4{\cdot}0$, also meist die höheren Nummern.

Man kannte damals noch nicht den grossen Nutzen der Convexgläser für Hyperopen; daher fand ich auch auffallend viel schielende Hyperopen. Von den 239 Hyperopen hatten $158 = 66^0/_0$ Einwärtsschielen, also $1{\cdot}5^0/_0$ aller 10.060 Kinder. Von den hyperopischen Knaben schielten $67^0/_0$, von den hyperopischen Mädchen $63^0/_0$. Periodisch schielten 44, permanent 114 Kinder. Unter 100 schielenden Hyperopen hatten 10: $H\,0{\cdot}5$ bis $H\,1{\cdot}0$, 80: $H\,1$ bis $H\,2$, 10 : $H\,2$ bis $H\,5$; also wesentlich sind es die geringen Grade der Hyperopie, mit denen sich Schielen verbindet. Ich fand bei 125 Hyperopen auf dem schielenden Auge die Sehschärfe in 20 Fällen nur $S\,^5/_6$, in 31 Fällen $^2/_5$, in 12 Fällen $^1/_2$, in 22 Fällen $^1/_6$, in 7 Fällen $^1/_{10}$, in 23 Fällen $^1/_{100}$ und in 10 Fällen nur $^1/_{200}$. Ob diese schlechten Sehschärfen schon vor dem Beginn des Schielens bestanden oder erst durch Nichtgebrauch des Schielauges vermehrt oder hervorgerufen wurden, liess sich natürlich nicht entscheiden.

Einen Fortschritt in der Kenntniss der Häufigkeit der Hyperopie in der Jugend bildeten die Untersuchungen Erismann's in Petersburg im Jahre 1871. Es wurde oben schon erwähnt, dass eine Menge Hyperopen nur als Emmetropen erscheinen, da sie durch ihre treffliche Accommodation auch ohne Convexgläser in die Ferne sehr gut sehen. Ich hatte bei meinen Untersuchungen der Schulkinder (pag. 140) darauf besonders hingewiesen, hielt aber genauere Prüfungen der anscheinend Emmetropen mit Convexgläsern für überflüssig, da mit diesen doch nur die manifeste Hyperopie bestimmt werden und man ohne Atropin doch nicht wissen konnte, wie viele Kinder sicher Hyperopen waren. Erismann machte aber die Probe so, dass er allen Emmetropen auch Convexgläser vorlegte, und so die Zahl der facultativen Hypermetropen feststellte. Diese war in der That überraschend gross. Von 4368 Schülern fand er **43**% Hyperopen; die Zahl nahm von der untersten bis zur obersten Schulclasse in folgender Weise ab: 68%, 56, 51, 41, 35, 35, 32, 36, 40%.

Erismann vermuthete daher mit Recht, dass Hyperopie der normale Refractionszustand des jugendlichen Auges sei. Er zeigte (vergl. unten im Cap. XI, Myopie), dass nur der kleinere Theil der Fälle hyperopisch bleibt, die Mehrzahl aber myopisch wird, nachdem sie das Stadium der Emmetropie durchlaufen hat.

Ueber die Grade der Hyperopie erfuhr man allerdings nichts von Erismann; es schwanken ja auch die Angaben der facultativen Hyperopen beständig; einen Tag wird $+ 1 \cdot 0$, den anderen $+ 1 \cdot 5$ als bestes Fernglas bezeichnet, je nachdem die Accommodation mehr oder minder hinter dem Glase erschlafft oder gespannt ist. Auch über das Schielen der Hyperopen theilt Erismann nichts mit.

Da Donders den Satz ausgesprochen: „Ein hyperopisch gebautes Auge sah ich nie kurzsichtig werden“, so erregten natürlich die Mittheilungen von Erismann über die Häufigkeit von Hyperopie und ihren allmählichen Uebergang in Emmetropie und Myopie viel Aufsehen.

Entscheidend konnte natürlich nur der Versuch sein, alle Schüler einer Schule zu atropinisiren. Eine Reihe günstiger Umstände traf im Jahre 1871 in Schreiberhau, dem Dorfe im Riesengebirge, in dem ich so oft

Untersuchungen (s. oben Cap. IV und VIII) vorgenommen, zusammen, um mir dieses Experiment zu ermöglichen. Weder vorher, noch nachher ist einem Arzte die Erlaubniss zur Atropinisirung einer ganzen Schule gegeben worden, obgleich manche Collegen den Versuch gern wiederholt hätten.

Ich atropinisirte in Schreiberhau erst alle rechten Augen der 240 Schulkinder und 14 Tage später alle linken Augen, da mir eine gleichzeitige Erweiterung beider Pupillen zu gewagt schien. Denn, wenn auch keinerlei Uebelstände vom Atropinisiren zurückbleiben, so ist doch die 1—2 Tage dauernde Blendung beider Augen recht unangenehm. Da die Kinder von allen Arbeiten mehrere Tage lang nach dem Atropinisiren befreit wurden, war ihnen diese Untersuchung gar nicht so unangenehm. Einen Atropincatarrh habe ich in keinem Falle entstehen sehen; Homatropin, welches allerdings nur für wenige Stunden, aber dafür immer nur unvollkommen die Accommodation lähmt, war 1871 noch nicht erfunden, ebensowenig Cocain oder Eserin.

Ich fand also in Schreiberhau mehr als 80% scheinbar emmetropisch, noch nicht 1% kurzsichtig, dagegen rechts 77% und links 64% facultative Hyperopie, bei Mädchen etwas häufiger als bei Knaben. Eine Verringerung der facultativen Hyperopie vom 6.—13. Lebensjahre fand ich im Gegensatz zu Erismann, der allerdings in Stadtschulen untersucht hat, in den Dorfschulen nicht. Alle Grade von facultativer Hyperopie kamen vor von $H\,0{\cdot}5$ bis $H\,4$; am häufigsten $H\,0{\cdot}75^*$); je stärker die Grade, desto seltener. Jedes scheinbar emmetropische Auge

*) Damals wurde noch in Zollen nach der alten Brillenrechnung geschrieben: $H\,^1\!/_{60}$; die alten Brüche lassen sich nur annähernd genau in die neuen Meterbrillen (Dioptrieen) übertragen.

war nach Atropin hyperopisch; von 299 Augen
waren nur 4 wegen unvollkommener Accommodationslähmung emmetropisch geblieben. Alle Grade von totaler
Hyperopie *(Ht)* von 0·5 bis 5·0 kamen vor; am häufigsten
$H1$ bis $H2$. Der Durchschnittsgrad von totaler Hyperopie
war gering, rechts etwa $H1·0$, links etwa $H0·75$. Die durch
Atropin entdeckte, latente Hyperopie schwankte von
$H0$ bis $H4$; am häufigsten betrug sie etwa $H0·75$ bis $H1·5$.
In 17% aller Fälle vergrösserte sich die Hyperopie nicht.
Manifeste und totale Hyperopie zeigten betreffs des Grades
bei beiden Geschlechtern keine wesentlichen Unterschiede.
Weder manifeste noch totale Hyperopie zeigten
eine Abnahme ihres Grades nach Lebensjahren.

Durch meine Versuche wurde also die Vermuthung
Erismann's bestätigt, dass Hyperopie der normale
Zustand des jugendlichen Auges sei.

Dürr hat im Jahre 1883 die Schüler eines Lyceums
und eines Seminars in Hannover mit dem von Ladenburg
entdeckten Homatropin geprüft; es unterzogen sich
jedoch nur 318 von den 538 Schülern der Einträufelung;
ein Tropfen einer 5%igen, also starken Lösung, wurde in
den Bindehautsack eines Auges getropft; durchschnittlich
währte es 42 Minuten, bis Accommodationslähmung eintrat; leider gingen vor dieser Zeit eine Anzahl Schüler
fort und kamen nicht wieder, so dass die Zahl der sicheren
Beobachtungen sich noch verringert. Nach der Untersuchung
tropfte Dürr etwas Eserin, welches die Pupille verengert,
ein, und die meisten Schüler versicherten am anderen Morgen,
keinerlei Beschwerden zu haben. Nur in $7·6\%$ war keine
völlige Lähmung der Accommodation eingetreten. Dürr
bestätigte meine Beobachtungen. Von allen Emmetropen
im Lyceum blieben nach Homatropin nur noch $6·6\%$
Emmetropen, die anderen zeigten Hyperopie.

Gelpke fand in Karlsruhe bei 10.832 Schüleraugen durch Prüfung mit Convexgläsern 2019 Hyperopen $= 18 \cdot 6^0/_0$ (die er immer irrthümlich „weitsichtig" nennt; wir dürfen unter keiner Bedingung dulden, dass die alte Verwirrung, die durch Donders glücklicherweise beseitigt war, wieder einreisst; weitsichtig ist Jemand, der in der Nähe mit einem Convexglase besser sieht; übersichtig aber der, welcher in die Ferne damit besser sieht). Hyperopie $0 \cdot 25$ bis 1 war in $61^0/_0$, Hyperopie $1 \cdot 25$ bis $2 \cdot 0$ in $31^0/_0$ und Hyperopie $> 2 \cdot 0$ in $8^0/_0$ vorhanden. Normale Sehschärfe hatten $74^0/_0$, geringere Sehschärfe $26^0/_0$ Hyperopen. Unterschiede bei Knaben und Mädchen wurden nicht bemerkt. Doch mögen viele facultative Hyperopen bei der Probe übersehen worden sein, da alle Schüler für Emmetropen erklärt wurden, die mein Täfelchen ohne Glas lasen.

Von den 10.832 Augen schielten 150 nach innen, von diesen waren $63 \cdot 3^0/_0$ Hyperopen, was gut mit den $66 \cdot 1^0/_0$ Hyperopen übereinstimmt, die ich in Breslau gefunden.

Ursachen.

Die Hyperopie ist fast stets angeboren, sie besteht in einer zu kurzen Axe des Augapfels. Fast alle Neugeborenen sind Hyperopen, weil ihre Augen für die Brechkraft der Linse zu kurz gebaut sind; allmählich verlängern sich in den ersten Jahren die Axen und es entsteht Emmetropie oder selbst Myopie; in vielen Fällen aber bleibt Hyperopie das ganze Leben bestehen. Bei den hohen Graden sieht man auch von Aussen schon Kleinheit des Augapfels, enge Kammer und engere Pupillen. Mit dem Augenspiegel erscheint das Innere des Auges normal; Hyperopie beruht eben nur auf einer optischen, nicht auf einer anatomischen Störung. Hornhautabflachungen, Linsenverschiebungen, Herausnahme der Linse bei der Operation des grauen Staares,

Verringerung der Brechkraft der Linse im hohen Alter verursachen auch Hyperopie; diese selteneren Formen interessiren uns aber hier nicht.

Höchst wahrscheinlich ist Hyperopie erblich; doch fehlen darüber grössere Untersuchungsreihen.

Ganz gewiss spielt Erblichkeit beim Einwärtsschielen mit. Ich habe in den letzten Jahren, seit ich darnach frage, über 100 Fälle notirt, in denen ein Verwandter, oft auf demselben Auge, z. B. rechts, schielt; seltener schielt der Vater oder die Mutter; meist schielt eine Tante (Schwester des Vaters oder der Mutter). Es handelt sich da wohl um ererbte Abnormitäten der Augenmuskeln und um erbliche Hyperopie.

Früher wurden allerlei zufällige Umstände von den Müttern als Ursache des Schielens angegeben, schiefe Stellung des Kinderbettes, helle Gegenstände auf einer Seite des spielenden Kindes etc.; von alledem ist keine Rede. Donders sagt sehr treffend: „Es gehört zur menschlichen Natur, bei jeder Erscheinung eine äussere Ursache vorauszusetzen und die erste beste als solche anzunehmen. Von dieser Leichtfertigkeit und Leichtgläubigkeit hat auch die Pathologie sich nicht ganz frei gemacht.“ Gewiss führen nur falscher Bau des Auges, schlechtere Sehschärfe eines Auges (meist in Folge von Hornhautflecken) und Krankheiten der Augenmuskeln zum Schielen. Doch dürfte die folgende Beobachtung immerhin zeigen, dass vielleicht das Schielspiel nicht ohne Einfluss bleibt.

Bei 45 von 222 Schielenden, die ich unter 10.060 Schülern gefunden, konnte weder Hyperopie, noch sonst ein Leiden nachgewiesen werden; 35 dieser Kinder schielten periodisch, 10 permanent; 11 dieser Fälle kamen in der Knabenschule Nr. XXV, 26 in der Töchterschule von Luchs und 8 in der Töchterschule von Gleim, sonst in keiner einzigen Schule vor. In der erstgenannten Schule enthielt die 4. Classe allein 9, in der zweitgenannten enthielt die 8. Classe 5, die 5. Classe 7, die 2. Classe 6 solcher Schielenden, so dass in diesen Classen gewissermassen eine Schielepidemie grassirte. Das war schon beim Eintritte in die Classenzimmer höchst auffallend und hatte auch bereits die Aufmerksamkeit der Lehrer erregt, die aber die Ursache nicht ahnten.

Allerdings waren ausserdem in der Knabenschule Nr. XXV noch 25 Knaben mit Schielen bei Hyperopie und 9 davon sassen in der 4. Classe; in den genannten Töchterschulen befanden sich auch 17, beziehungsweise 16 Schielende mit Hyperopie; diese Schulen zeichneten sich also durch zahlreiche, wegen der Hyperopie zum Schielen berechtigte Augen aus. Schon dieser Umstand hätte zu der Vermuthung führen können, dass die übrigen, nicht hyperopischen Schielenden vielleicht aus Nachahmungssucht sich das periodische Schielen angewöhnt hätten. Allein, da diese Art und Weise der Entstehung des Uebels sehr problematisch und von gewichtigen Fachmännern bisher angezweifelt ist, so wagte ich anfänglich gar nicht, dieser Vermuthung Raum zu geben. Der Zufall führte mir aber die Erwägung dieser Frage näher. Nachdem ich soviele Mädchen in der Schule von Luchs unberechtigt schielend gefunden, unterzog sich auch eine junge Lehrerin der Anstalt der Untersuchung. Auch sie schielte periodisch, war aber emmetropisch; sie suchte die Ursache in einem Spiele, das auf dieser Schule, die sie selbst erst vor Kurzem verlassen hatte, sehr beliebt, gewissermassen endemisch war. Die meisten Kinder dieser Anstalt pflegten nämlich in den Zwischenstunden ihren Zeigefinger aus grösserer Entfernung dem Auge zu nähern, bis derselbe etwa 6 Cm. vor der Nasenwurzel stand und die Augen also aufs Stärkste convergirten; nun nahmen sie den Finger weg und beobachteten, welche der Schülerinnen die Augen am längsten in dieser hässlichen, einwärtsblickenden Stellung erhalten könne.

Sogleich wurde in den Classen Rückfrage gehalten, und die Kinder gestanden gleich ein, dass sie das „Schielspiel" täglich mehrmals übten, und in der That hatte es der grösste Theil der unberechtigt Schielenden zu einer wahren Virtuosität in dieser Kunst gebracht. Möglich wäre es immerhin, dass durch dasselbe Verkürzungen der inneren geraden Muskeln entstehen und zum Schielen Anlass geben. Jedenfalls verbiete man das Spiel!

Verhütung und Behandlung.

Die kurze Augenaxe können wir natürlich nicht verhüten, wohl aber ihre Folgen: Asthenopie und Schielen. Die Verhütung und Behandlung liegt in der zeitigen Verordnung einer passenden Convexbrille, welche dem Hyperopen die accommodative Anstrengung erspart, gewissermassen für ihn accommodirt. Hat der facultative Hyperop auch ohne Glas eine volle Sehschärfe, so bedarf er für die Ferne kein Glas; wird aber die Sehschärfe durch Gläser für die Ferne gebessert, so lasse man ihn das stärkste Convexglas, mit dem er scharf in die Ferne sieht, auch im Freien tragen.

Treten Ermüdungserscheinungen bei der Naharbeit ein, so gebe man zur Arbeit ein Convexglas. Dasselbe müsste eigentlich seine totale Hyperopie aufheben und den Patienten in einen Emmetropen verwandeln. Da er aber dann seine Accommodation anzustrengen verlernen würde, so giebt man ihm ein Glas, das 1 oder 2 D stärker ist, als seine manifeste Hyperopie. Je älter der Hyperop wird, desto mehr wird von seiner früher latenten Hyperopie manifest, da die Accommodation mit den Jahren mehr und mehr nachlässt; daher wird der Hyperop allmählich immer stärkere Convexgläser zur Arbeit nehmen, bis er im höheren Alter überhaupt gar keine Accommodation mehr hat und nun ein für allemal seine totale Hyperopie corrigirt. (Vergl. auch unten das Cap. Weitsichtigkeit.)

Wie viel von der latenten Hyperopie bei der Arbeit durch Convexgläser berücksichtigt werden muss, lässt sich nicht ganz allgemein ausdrücken; es ist auch oft gar nicht möglich, die totale Hyperopie zu bestimmen, da Atropin verweigert wird. Probiren geht hier über Studiren. Ich habe z. B. bei Personen mit manifester Hyperopie = 2·0 mitunter durch + 2·5, andere Male durch + 3·0, in noch anderen Fällen erst durch + 4·0 die Asthenopie beseitigt.

Anders liegen die Dinge beim Strabismus hyperopicus. Ganz kleinen Kindern, die zu schielen beginnen, kann man leider keine Brillen geben, da sie hinfallen, die Gläser zerbrechen und sich beschädigen. In diesen Fällen muss man sich begnügen, täglich mehrmals eine halbe Stunde das nicht schielende Auge verbinden zu lassen, damit das schielende nicht durch Nichtgebrauch an Sehschärfe einbüsst. Freilich muss der Verband ordentlich mit Watte angelegt werden, weil bei losem Tücherverbande das Kind erst recht unter demselben hervorschielt. Aber sobald das Kind zu lesen anfängt, verordne man Convexgläser, atropinisire, bestimme die totale Hyperopie und corrigire diese vollständig.

Für Kinder, die noch nicht Buchstaben ordentlich lesen können, empfiehlt sich mein kleines Hakentäfelchen (Fig. XVIII); die Richtung oben, unten, rechts und links wenigstens zu zeigen, lernen 5jährige Kinder in 3—4 Tagen; man kann dann gerade für den Unterricht im Lesenlernen schon die richtige Brille bestimmen.

In der Klinik von Gunning in Amsterdam sah ich jüngst sehr empfehlenswerthe, aus Eisenblech geschnittene grosse ⊐ förmige Zeichen, die einen Handgriff hatten; ein solches Zeichen erhält das Kind, das noch nicht rechts und links unterscheiden kann, in die Hand und dreht es einfach nach der Richtung, die dem Haken ⊓ ⊔ ⊐ ⊏ entspricht. Auf die Bestimmung der Hyperopie bei kleinen Kindern ohne Atropin mit dem Augenspiegel gebe ich wenig, da die Kinder stets beim Spiegeln accommodiren.

Mit der richtigen Convexbrille muss das schielende Kind förmlich verwachsen, es darf sie nie ablegen; das periodische Schielen kann dabei freilich auch nur dann aufhören, wenn die Sehschärfe beider Augen ziemlich gleich und ein binoculäres Sehen überhaupt möglich ist. Jedenfalls stärke man die Sehkraft des schielenden Auges durch Sonderübungen desselben im Lesen feiner Schrift mit starken Convexgläsern. Leider sind die kleinen Kinder noch zu unverständig, um stereoskopische Uebungen vorzunehmen. Kroll und Dalfeld haben daher Stereoskopbildchen herausgegeben, die dem Verständniss der Kleinen nahe liegen, z. B. auf der einen Seite ein Käfig, auf der anderen ein Vogel. Man benützt am besten dazu ein offenes, sogenanntes amerikanisches Stereoskop und kann durch den Reiz, der in der Vereinigung der zusammengehörigen Bilder liegt, also dadurch, dass das Kind z. B. den Vogel im Käfig zu sehen wünscht, versuchen, die Schielstellung auf Momente wenigstens zu beseitigen. Oder man benützt bei grösseren Kindern nach Javal unter dem Stereoskop farbige Oblaten, die man am besten nach dem Vorschlage von Schmidt-Rimpler in einer horizontalen Rinne in dem unterliegenden Carton allmählich weiter von einander abrückt.

Eine häufige Ermahnung „Schiele nicht!“ wird auch den Willen zur binoculären Fixation anregen.

Hört trotz der friedlichen Behandlung das Schielen nicht auf, so muss operirt werden. Der Rectus internus wird durch Sehnenschnitt, Tenotomie oder Strabotomie, von der Ansatzleiste an der Sclera gelöst, fällt daher etwas zurück, setzt sich dann weiter hinten an der Sclera an und kann nun weniger stark das Auge nach innen drehen. Es ist hier nicht der Ort, auf die Operation, die von Böhm 1845 angegeben und von v. Gräfe 1854 sehr vervollkommnet worden, näher einzugehen; nur sei bemerkt, dass ihre Ausführung eine sehr schnelle und bei Anwendung von Cocain völlig schmerzlose ist, dass allerdings die sogenannte Dosirung, d. h. die Berechnung, wie viel man von der Tenon'schen Kapsel, durch welche die Sehne geht, seitlich einschneiden darf, zu den feinsten Aufgaben der operativen Technik gehört. (Die Tenon'sche Kapsel ist eine Hülle, welche noch die Lederhaut umgiebt, siehe Fig. I, *T, T*.) In den meisten Fällen wird bedeutende Besserung der Stellung erreicht; allein ich habe sowohl Personen gesehen, welche von den hervorragendsten Augenärzten operirt worden waren, und bei denen das Auge nach der entgegengesetzten Seite, nach aussen schielte, als auch solche, bei denen doch ein sehr unangenehmes Einwärtsschielen zurückgeblieben war. In ersterem Falle muss der zu weit nach hinten angeheilte Rectus internus wieder vorgenäht, in letzterem Falle muss der Rectus externus vorgenäht werden, damit derselbe den Augapfel weiter nach seiner Seite herumdreht. Jedenfalls muss man sich bestreben, binoculäres Sehen zu erhalten, was freilich nur selten gelingt.

Natürlich muss auch nach der Schieloperation die Hyperopie beständig durch Gläser corrigirt werden.

CAPITEL XI.

Kurzsichtigkeit.

1. Wesen der Krankheit.

Der directe Gegensatz der Uebersichtigkeit ist die
Kurzsichtigkeit, Myopie *(M)*. Die Axe des Auges ist zu lang
(Fig. XXI). Lichtstrahlen, die aus unendlicher Ferne
parallel ins Auge fallen, werden bereits vor der Netzhaut in
einem Punkte vereinigt und geben, da sie von diesem Punkte
aus wieder auseinanderfahren, auf der Netzhaut einen Zerstreuungskreis. Wohl aber werden auf der Netzhaut Strahlen
in einem Punkte vereinigt, welche divergirend von einem

Fig. XXXI.

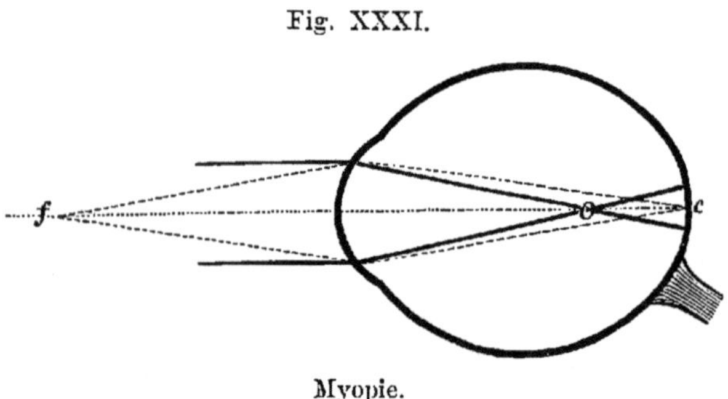

Myopie.

Punkte aus endlicher Entfernung kommen; diesen Punkt
nennt man Fernpunkt (Fig. XXXI, *f* der Fernpunkt,
c sein Bild auf der Netzhaut).

Bekanntlich sind concav geschliffene Gläser (Fig. XXXII)
im Stande, parallel auffallende Strahlen so divergent zu
machen, die parallelen Strahlen so zu zerstreuen, dass
sie von einem vor dem Glase liegenden Punkte *(a)* herzukommen scheinen. Liegt dieser Punkt, von dem die Strahlen
herzukommen scheinen, 1 Meter vor dem Concavglase, so
nennen wir das Glas — 1·0 Dioptrie; liegt der Punkt in

25 Cm., also in $^1/_4$ Meter, so nennen wir das Glas — 4·0 D. (Mit — wird concav bezeichnet; das Wesen der Dioptrie ist oben pag. 17 und 176 erörtert.)

Das schwächste Concavglas nun, welches, vor das Auge gesetzt, demselben gestattet, in die Ferne scharf zu sehen, ist zugleich der Grad der Myopie des Auges.

Fig. XXXII.

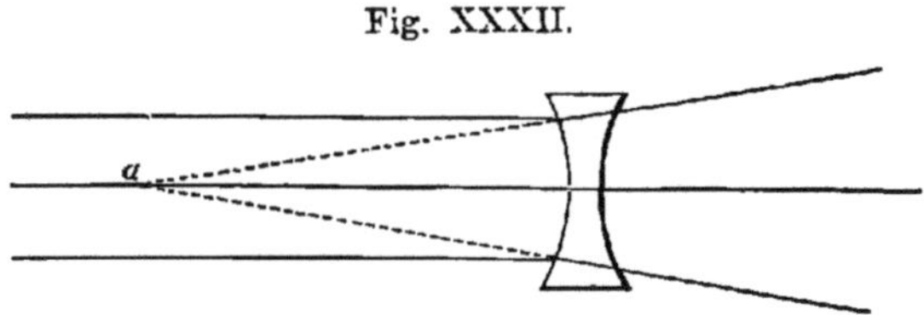

Gang paralleler Strahlen durch Concavgläser.

Muss ich ein Glas — 1 D vorlegen, um $S = 1$ zu erreichen, so ist $M = 1·0$; muss ich — 4 D vorlegen, so ist $M = 4·0$. Denn diese Gläser bewirken eben, dass dem Auge unendlich ferne parallele Strahlen aus jener Entfernung zu kommen scheinen, bis zu welcher das kurz-

Fig. XXXIII.

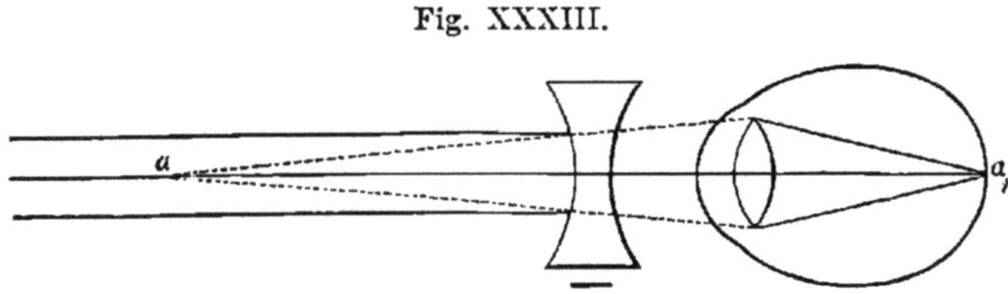

Myopie mit Concavglas.

sichtige Auge noch scharf sieht, d. h. dass sie aus dem Fernpunkt des Auges zu kommen scheinen (Fig. XXXIII, a).

Man kann nun diesen Fernpunkt des kurzsichtigen Auges direct durch Messung bestimmen, während dies bei dem hyperopischen Auge niemals möglich ist. Man legt einfach dem Betreffenden ganz kleine Schrift, sogenannte Cassenscheinschrift oder Diamantschrift, vor und bestimmt mit dem Metermaassstabe den fernsten Punkt, bis zu welchem sie noch fliessend gelesen wird. Beispielsweise muss folgende Zeile

Diese feine Schrift entspricht ungefähr der Nr. 0·5 von Snellen.

vom normalen Auge noch bis 50 Cm. gelesen werden. Beträgt aber der Fernpunkt nur 25 Cm., so wird ein Glas von $^1/_4$ Meter negativer Brennweite, d. h. concav 4 oder — 4·0 D das Sehen für die Ferne verbessern.

Es ist auch bei dieser Leseprobe nöthig, dass der Betreffende nicht accommodirt, sonst wird man einen zu nahen Fernpunkt und also eine zu hohe Myopie finden; durch Atropin lässt sich natürlich auch in solchen Fällen die Accommodation aufheben.

Vollkommen willkürlich ist eine Eintheilung der Myopie in geringe, mittlere und stärkere Grade; im Allgemeinen aber bezeichnet man Grade, die schwächer sind als M 3, als schwache, zwischen M 3 und M 6 als mittlere und die über M 6 steigenden als hohe Grade der Myopie.

2. Anatomische Veränderungen.

Dass in der That Verlängerung der Augenaxe die Ursache des kurzsichtigen Augenbaues sei, wurde zuerst von Arlt 1839 anatomisch nachgewiesen. Die Gegend des hinteren Poles ist ausgedehnt. Die Axe des normalen Auges ist 24 Mm., bei hohen Graden von Myopie wurde sie aber 27, 30, 33, in einem Falle von Donders sogar 37 Mm. lang gefunden. (In letzterem Falle lag der Fernpunkt des Kranken nur 31 Mm. vor dem Auge.) Der Augapfel nimmt also bei Myopie eine mehr eiförmige Gestalt an. Die Sclera und Chorioidea werden gegen den hinteren Pol zu beständig dünner, durchscheinender; die Aderhaut wird in der Nachbarschaft des Sehnerven zu einem farblos dünnen Häutchen, nicht genug ernährt, atrophisch; ihr Pigment fehlt dort oder ist am Rande der atrophischen Stellen in abnormer Menge aufgespeichert. Die Netzhaut ist gedehnt; ihre Gefässe sind gestreckt. Zur Seite des Sehnerven zeigt sich sehr oft das sogenannte Staphyloma posticum, d. h. eine Ausbauchung der Bulbuswand; dabei wird eine merkwürdige Veränderung im Zwischenscheiden-Canal des Sehnerven beobachtet, die in Fig. XXXV nach Donders gezeichnet, und über welche in Fig. XXXIV zum Vergleiche der normale Befund nach Klein gestellt ist (vergl. auch pag. 11).

Die äussere Sehnervenscheide a tritt bei Myopen in der Nähe der Sclera vom Nerven ab und geht nach a''; die innere Scheide b aber umgiebt den Nerven eng und geht bei b' nach aussen in die Sclera über. Das dünne Bündelchen $a'\,b'$ schliesst also das lockere Zellgewebe im Zwischenscheidencanal c', welcher hier auffallend breit geworden ist, nach vorn ab und ist offenbar also sehr stark ausgedehnt. Dieses dünne Bündelchen der Sclera $a'\,b'$ ist nun von der völlig verkümmerten, atrophischen und pigmentlosen Aderhaut vorn überdeckt *(d')*.

Bei den höheren Graden von Myopie findet man ferner den Glaskörper besonders im hinteren Theile verflüssigt und mit Flocken erfüllt, die in ihm herum schwimmen. — Im Accommodationsmuskel Kurzsichtiger sind nach Iwanoff auch die Längsfasern (Fig. XIII, l) viel entwickelter, als die Ringfasern (Fig XIII, m).

3. Augenspiegelbefund.

Aeusserlich ist beim kurzsichtigen Auge nichts Abnormes zu sehen; nur in den allerhöchsten Graden bemerkt man bisweilen ein gewisses Glotzen der zu lang gebauten Augen. Sonst kann man nur durch den Augenspiegel die sichere Diagnose der Myopie und sogar ihres Grades

stellen, so dass man von allen subjectiven Angaben des
Patienten ganz un-
abhängig ist.

Bei der Spiege-
lung ist nun ein Be-
fund von grösster
Wichtigkeit, den wir
constant in jedem
stärker kurzsichti-
gen Auge finden,
und der mit der
Myopie unzweifelhaft
in sehr innigem Zu-
sammenhange steht;

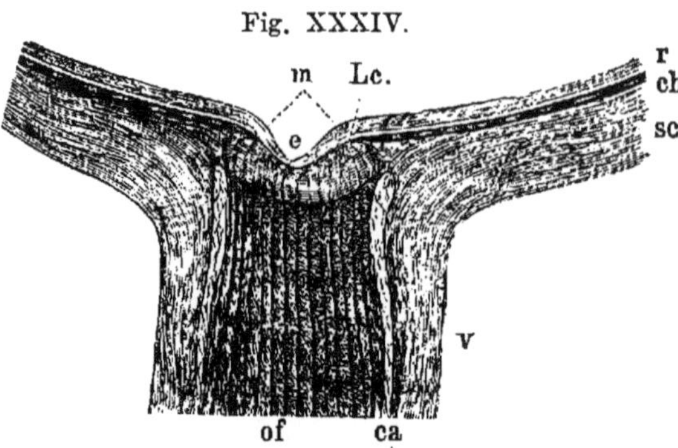

Fig. XXXIV.

Durchschnitt des Sehnerveneintritts im gesunden
Auge. Nach Klein.

Lc Siebförmige Platte. *r* Retina. *ch* Chorioidea. *sc* Sclera.
of Nervenbündel des Sehnerven. *c a* Zwischenscheidencanal. *v* Aeussere Sehnervenscheide.

man sieht nämlich mit dem Spiegel meist eine sichelförmige weisse Figur
an der äusseren Seite des
Sehnerven bei Myopen.
(Fig. XXXVI stellt den normalen Hintergrund und
Fig. XXXVII nach Don-
ders den Augenhinter-
grund bei Myopie dar.)
Diese sichelförmige Figur
(C) wird bedingt durch
jene Atrophie der Ader-
haut, welche auch ana-
tomisch nachgewiesen
wurde, und zeigt sich mit
dem Spiegel als weisse
Stelle, da durch die

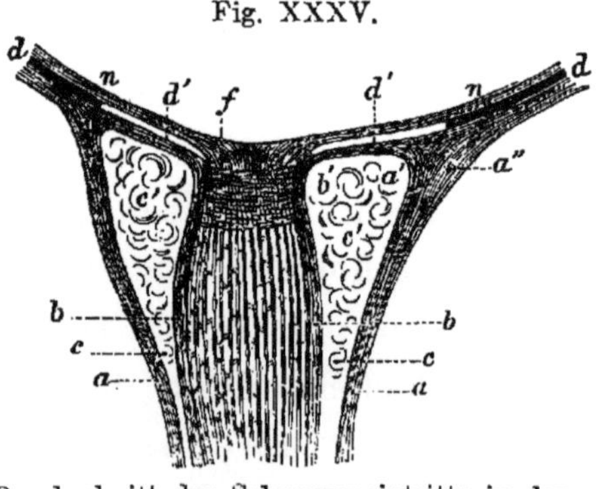

Fig. XXXV.

Durchschnitt des Sehnerveneintritts im kurzsichtigen Auge. Nach Donders.

a Aeussere Sehnervenscheide, *b* Innere Sehnervenscheide. *c* Zwischenscheidencanal. *c'* Ge-
dehnter Zwischenscheidencanal. *a' b'* Gedehn-
tes vorderes Ende des Zwischenscheidencanals.
a'' Aeussere Sehnervenscheide nach der Sclera
hinziehend. *d* Gesunde pigmentreiche Aderhaut.
d' Atrophische pigmentfreie Aderhaut. *n* Netzhaut. *f* Siebförmige Platte.

atrophische farbstofflose Aderhaut hindurch die weisse Sclera
zur Seite des Nerven deutlich sichtbar wird.

Die sichelförmige Figur kann sehr verschiedene Grösse haben; die Sichel kann schmal sein, kann ein Viertel, selbst mehr als die Hälfte des Sehnervendurchmessers erreichen; meist liegt sie nach aussen von ihm, geht aber auch bisweilen nach oben, unten oder innen, hat Dreieckform (Fig. XXXVIII) oder sie ist bei den hohen Graden von Myopie ringförmig um den Nerven herumlagert(Fig.XXXIX).

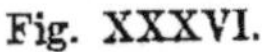

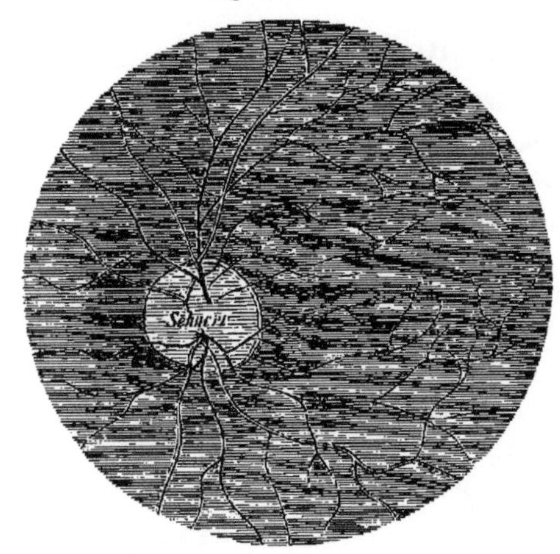

Normaler Augenhintergrund.

Mitunter ist sie durch einen dunklen Pigmentstreifen gegen die gesunde Aderhaut abgegrenzt, mitunter ist der Uebergang ein unscharfer. Ob wirklich eine Entzündung der Aderhaut (Sclerotico-chorioiditis posterior) dieser Atrophie vorangeht, ist noch nicht ausgemacht; zuweilen beobachtet man in der That im Beginne des Processes eine heller rothe Farbe an dieser Stelle, auch sieht man mitunter am Rande jener sichelartigen Figur etwas Röthung (vergl. unten Abschn. 10).

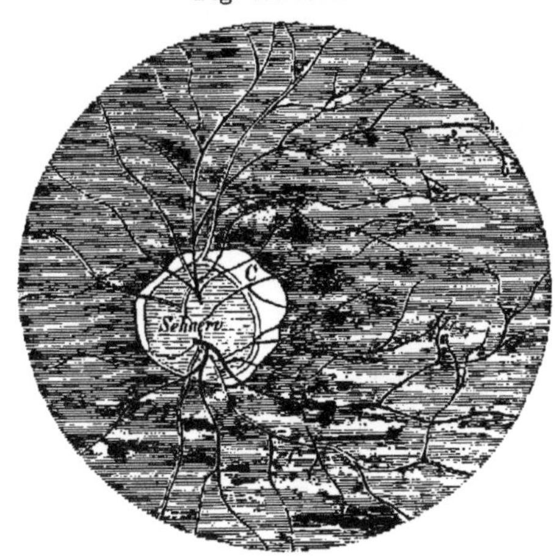

Augenhintergrund bei Kurzsichtigkeit. Nach Donders. C Atrophische Sichel der Aderhaut.

Bei höheren Graden von Myopie kommt es auch an anderen Stellen der Aderhaut zu inselförmiger Atro-

phie. Natürlich wird die Gefahr eine sehr grosse, sobald
diese Atrophie sich weiter nach aussen der Macula lutea
nähert, da die leiseste Mitbetheiligung der hinteren Schichten

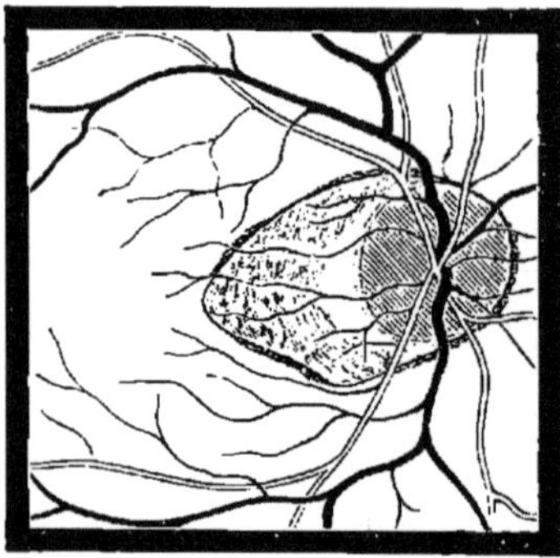

Fig. XXXVIII.

Sehnerv mit Staphylom in Dreieckform. Nach Ed. v. Jaeger.

der Netzhaut an diesem gelben Flecke das centrale Sehen
im höchsten Grade beeinträchtigt. Bisweilen kann man sogar mit dem Spiegel eine wirkliche Ausbuchtung der
hinteren Theile des Augapfels wahrnehmen.

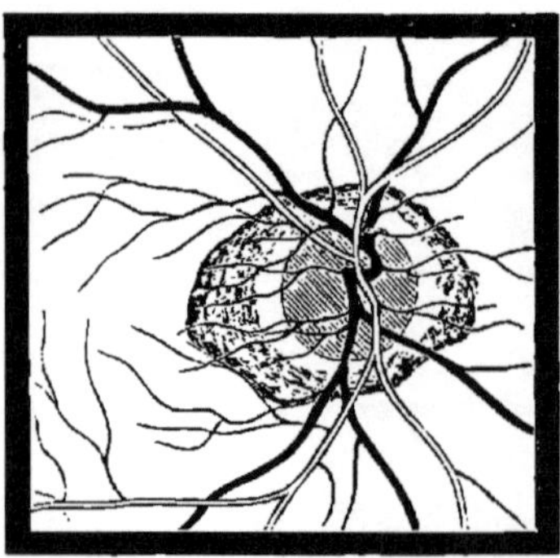

Fig. XXXIX.

Sehnerv mit ringförmigem Staphylom. Nach Ed. v. Jaeger.

Auch im Glaskörper findet man bei höheren Graden
von Myopie mit dem Augenspiegel oft grössere und kleinere
bewegliche oder stillstehende Trübungen und Flocken. In

den höchsten Graden von Myopie sieht man wirkliche Netzhaut- und Aderhautentzündung, Blutungen in der Netzhaut und Ablösung der Netzhaut.

Die Atrophie der Aderhaut ist der allergewöhnlichste Begleiter der Myopie; sie nimmt erfahrungsgemäss mit der Zunahme des Grades der Myopie ebenfalls zu.

4. Verlauf und Ausgänge.

Da der Myop ausschliesslich in der Nähe sehr scharf, in der Ferne aber statt scharfer Bilder nur Zerstreuungskreise sieht, so muss derselbe (ohne Brille) schon im Zimmer nicht wenig, im Freien aber ganz besonders genirt sein. Er hilft sich dann meist durch eine unschöne Grimasse, durch das Zusammenkneifen der Augenlider, da er auf diese Weise seine Pupille zum Theile verdeckt und nun die Zerstreuungskreise kleiner und weniger störend werden. Grade von diesem Kneifen oder Blinzeln (griechisch μύειν) führt auch, wie schon oben im Cap. V erwähnt, das Leiden den Namen Myopie. Manche Myopen haben sich durch Uebung gewöhnt, ihre Zerstreuungskreise zu entwirren oder, wie Donders sagt, „zu verarbeiten", so dass sie trotz ganz unscharfer Netzhautbilder sich doch im Ganzen oft überraschend gut zurechtfinden. Dagegen gerathen Myopen, welche sich an ihre Brille gewöhnt haben, oft in die peinlichste Verlegenheit, wenn ihnen die Brille abhanden gekommen. (Cardanus meinte, dass die Myopen besonders verliebt seien, da sie alle weiblichen Wesen für Engel hielten.)

Die Sehschärfe sinkt bei der Myopie, wie Seggel und Schmidt-Rimpler gezeigt haben, da bei der Ausdehnung des hinteren Augapfelpoles auch die Sehzellen mehr auseinander gedrängt werden.

Beim Sehen in die Nähe wird nicht blos accommodirt, es werden vielmehr auch beide Augen nach innen, nach der Nase hin gedreht, eine Arbeit, welche die Musculi recti interni (siehe oben Fig. VII, *Ri, Ri*) leisten; die Augen convergiren dabei. Während nun bei Normalsehenden, Emmetropen, ein bestimmtes Zusammenspiel von Accommodation und Convergenz besteht, wird bei Myopen die Accommodation geschont, da ja die Augen in einer gewissen Nähe schon ohne Accommodation sehen; dagegen wird die Convergenz bei den Myopen übermässig beansprucht, die Recti interni müssen beständig den Bulbus stark nach innen drehen; dabei ermüden sie, und es kommt zu einer nicht hinreichenden Wirkung, zu einer Insufficienz dieser geraden Augenmuskeln. Können sie nur den erhöhten Ansprüchen nicht mehr genügen, so sprechen wir von einer relativen Insufficienz der geraden inneren Augenmuskeln. Man kann sich sehr leicht von derselben überzeugen, wenn man ein Auge des Kranken mit der Hand verdeckt und einen Finger in der Nähe in der Mittellinie fixiren lässt; zieht man dann die verdeckende Hand schnell fort, so zeigt sich sofort das Uebergewicht des äusseren Augenmuskels, indem das vorher verdeckte Auge nicht mit dem offenen zusammen nach der Nase gegangen, sondern nach aussen (nach der Schläfe hin) abgewichen ist.

Allmählich wird diese relative Insufficienz zu einer absoluten; es tritt ein Gefühl von Ermüdung, Spannung und Drücken im Auge ein, das von v. Gräfe vorzüglich als musculäre Asthenopie (kraftloses Sehen in Folge von Muskelschwäche) beschrieben worden ist. (Im Capitel Hyperopie, pag. 178 u. 179, haben wir dagegen eine accommodative Asthenopie kennen gelernt.) Jener durch Ermüdung der geraden inneren Augenmuskeln hervorgerufene Mangel an Ausdauer beim Sehen stört die Myopen ausserordentlich beim

Arbeiten; Alles erscheint ihnen undeutlich dadurch, dass sie eigentlich doppelt sehen; meist ist es nur ein verkapptes Doppeltsehen, indem die Buchstaben durcheinander laufen. (Mittelst sogenannter prismatischer Gläser lässt sich die Schwäche der inneren geraden Augenmuskeln genau messen.) Mitunter helfen sich die Myopen instinctiv dadurch, dass sie das zweite Auge vom Sehen ausschliessen, indem sie es entweder zukneifen, oder, wenn sie sich erst an die Benutzung eines Auges allein gewöhnt haben, das andere nach aussen ablenken. So entsteht aus der Insufficienz ein wirkliches Auswärtsschielen, zunächst nur periodisch beim Betrachten naher Gegenstände, später permanent, besonders bei höheren Graden von Myopie. —

Zur Kurzsichtigkeit gesellen sich häufig noch die Mouches volantes, d. h. kleine schattenartige Figuren, Pünktchen, Kettchen, ähnlich fliegenden Mücken oder anderen kleinen Insecten. Diese Figuren sind die Schatten äusserst feiner Glaskörpertrübungen, welche die Myopen auf ihrer Retina leichter wahrnehmen, als die Emmetropen. An und für sich sind solche Erscheinungen nicht gefährlich, aber bei der Arbeit oft recht lästig; viele Myopen werden in Folge dieser beständig gespensterartig vorüberfliegenden, besonders auf weissem Papier umhertanzenden kleinen Figuren ganz hypochondrisch. Bei den höheren Graden von Myopie kommen freilich grosse Schatten und Flecken vor das Auge, welche grösseren Glaskörpertrübungen (Opacitates corporis vitrei) entsprechen und in der That sehr bedenklich sind. —

In Folge der beständigen Anstrengung der Accommodation beim Lesen, Schreiben, Handarbeiten geräth der Accommodationsmuskel schliesslich in eine Art von krampfhafter Zusammenziehung, Accommodationskrampf oder Spasmus, welcher oft selbst dann nicht nachlässt, wenn das Auge eine Zeit lang in die Ferne blickt. Durch diesen Krampf muss die Linse eine stärker convexe Form annehmen. Die Bilder, die sie entwirft, werden also beim Fernblick nicht auf der Netzhaut, sondern vor ihr vereinigt. Es entsteht eine scheinbare Myopie, eine sogenannte Linsenmyopie im Gegensatze zu der oben geschilderten Axenmyopie. Ruht der Accommodationsmuskel gehörig aus, wird die Linse wieder flach, so kann diese Linsenmyopie wieder verschwinden und Emmetropie zurückkehren. Gönnt man aber dem Accommodationsmuskel nicht Zeit, auszuruhen, kann die Linse also nicht gehörig erschlaffen, so geht die vorübergehende Linsenmyopie allmählich in bleibende über.

Der Einfluss des Accommodationskrampfes auf die Linse wird oft genug bei Augenuntersuchungen nach Einträufelung von Atropin, welches ja die Accommodation lähmt, offenbar. Ein Schüler braucht z. B. scheinbar für die Ferne eine Brille — 3 D; giesst man ihm aber Atropin ein und hebt damit seine Accommodation auf, so findet man, dass er ohne jede Brille in die Ferne ganz scharf sieht, oder dass er nur eine Brille — 1 D für die Ferne braucht. Im ersten Falle ist durch seinen Accommodationskrampf eine Myopie 3 vorgetäuscht worden, während er in der That Emmetrop war; im zweiten ist seine Myopie um 2 D grösser erschienen, als sie wirklich war. Ich habe sehr viele solche Fälle von Krampf und Linsenmyopie gesehen. Eben dieser Krampf macht auch die sichere Bestimmung des Grades der Myopie mittelst Leseproben und Gläsern häufig schwierig; oft genug zeigt dann der Augenspiegel eine viel geringere Myopie als die Leseprobe. — —

Man muss zwei Arten von Myopie unterscheiden: die stationäre und die progressive. Bei der ersteren bleibt die Kurzsichtigkeit unverändert bestehen und veranlasst (bei schwächeren Graden) ausser einer gewissen Unbeholfenheit meist nur eine Beschränkung in der Wahl des Berufs. Mit dem 40. Jahre, mit welchem die Accommodationskraft abnimmt, scheint diese schwache Kurzsichtigkeit sogar mitunter etwas geringer zu werden. Es erklärt sich die Erscheinung aus mehreren Thatsachen: einerseits daraus, dass die Linse in diesem Alter etwas flacher wird, mithin Strahlen aus grösserer Entfernung noch auf der Netzhaut vereinigt werden, andererseits daraus, dass durch die in diesem Alter stets etwas engere Pupille die Zerstreuungskreise auf der Netzhaut kleiner ausfallen, die Bilder also weniger unscharf erscheinen. Die Beobachtung solcher Fälle im Alter scheinbar abnehmender Myopie hat vielfach zu der ganz falschen, aber nur schwer auszurottenden Ansicht verleitet, dass die kurzsichtigen Augen die besten seien! Jene Fälle sind jedoch nach der übereinstimmenden Ansicht der Augenärzte leider sehr selten.

Ganz anders ist der Verlauf bei der progressiven Myopie, deren unheilvollen Gang Donders aufs Treffendste in folgenden Sätzen schilderte: „Hat die Ausdehnung des Auges eine gewisse Höhe erreicht, so werden die Häute so verdünnt und ihr Widerstand so vermindert, dass die Ausdehnung nicht mehr stationär bleiben kann, zumal der Druck im Innern des myopischen Auges meist etwas erhöht ist. Mit dieser progressiven Ausdehnung geht die progressive Myopie einher, und diese ist eine wahre Krankheit; ich spreche es also ohne Zaudern aus, dass ein myopisches Auge ein krankes Auge ist. Hohe Grade von Myopie bieten viel weniger Aussicht dar, stationär zu bleiben, als leichte Grade; sie entwickeln sich sogar auch im vorgeschrittenen Lebensalter noch weiter. In der Jugend ist beinahe jede Myopie progressiv; ihre

Zunahme ist dann oft mit Erscheinungen der Reizung verbunden. Dieses Alter ist die kritische Periode für das myopische Auge; nimmt während dieser die Myopie nicht sehr zu, so kann sie stationär werden; war sie aber einmal zu einem höheren Grade entwickelt, so wird es später schwer, dem Fortschreiten Grenzen zu setzen. Es müssen daher in dieser Periode die schädlichen Einflüsse besonders ängstlich vermieden werden. Darauf kann ich gar nicht genug Gewicht legen. Jede progressive Myopie ist für die Zukunft bedenklich. Denn wenn sie progressiv bleibt, so wird das Auge bald unter quälenden Symptomen weniger tüchtig, und das Sehvermögen geht nicht selten im Alter von 50 oder 60 Jahren, wenn nicht schon viel früher, entweder durch Netzhautablösung oder durch Blutung oder endlich durch Atrophie und Degeneration des gelben Fleckes unwiderruflich verloren.“

Jeder erfahrene Augenarzt wird diese von Donders im Jahre 1862 veröffentlichten Sätze unterschreiben.*)

Je weiter nämlich die Atrophie der Aderhaut am hinteren Pole schreitet, um so näher rückt sie dem gelben Flecke, mit dem wir ja am schärfsten sehen, und mit dessen Erkrankung das centrale Sehen erlischt. Nicht minder schlimm ist die Ablösung der Netzhaut, Sublatio retinae, von der leider viele hochgradige Myopen getroffen werden, eine Krankheit, bei welcher nach Leber's Untersuchungen meist die überdehnte Netzhaut reisst und nun Glaskörper zwischen Aderhaut und Netzhaut tritt. Mit dieser Ablösung ist der letzte Schritt zu unheilbarer Blindheit

---

*) Donders' veränderte Anschauungen im Jahre 1881 siehe unten im Abschnitt 9: Die Schülermyopie keine gleichgiltige Krankheit.

geschehen; denn wenn auch die Versuche, die Flüssigkeit unter der Netzhaut abzuzapfen, in neuester Zeit mitunter gelingen, so ist doch der Effect nur in den allerseltensten Fällen ein dauernder; niemals werden solche Augen zur Arbeit wieder brauchbar.

5. Vorkommen der Myopie bei Schulkindern.

Die Myopie ist eine überaus verbreitete Krankheit. Unter 40.000 Kranken, die in meine Klinik kamen, waren 6707 kurzsichtig, d. h. 16·8%. Mooren sah unter 108.416 Kranken 8452 = 7·8% Myopie.

Einen weit besseren Einblick in die Verbreitung der Myopie, als Berichte aus Augenkliniken, bieten uns Untersuchungen von Schulkindern, und wir besitzen jetzt in dieser Hinsicht ein Material, wie es vollkommener wohl überhaupt von keiner zweiten Krankheit existirt.

Randall fand bei der Durchsicht von 167 Arbeiten, dass von 213.690 nur auf das Vorkommen von Myopie untersuchten Personen: 17·9% Myopen waren. —

Die ersten Mittheilungen über die Augen von Schulkindern rühren, soweit ich es feststellen konnte, von James Ware aus dem Jahre 1812 her; in einer Militärschule zu Chelsea klagten unter 1300 Kindern nur 3 über Myopie; dagegen waren unter 127 Studenten in Oxford im Jahre 1803 nicht weniger als 32, die sich der Lorgnetten oder Brillen bedienten. „Es ist möglich," fügt Ware hinzu, „dass mehrere blos durch die Mode zu diesem Gebrauche verleitet wurden; diese Anzahl ist aber sicher nur unbeträchtlich im Vergleich zu denen, die wirklich durch die Gläser besser sahen."

Im Laufe der Vierziger-Jahre wurden im Grossherzogthum Baden, wie Schürmayer erzählt, Nachfragen in den Schulen gehalten, und diese ergaben, dass von 2172

Schülern der 15 gelehrten Anstalten 392 kurzsichtig waren, d. h. fast $1/5$ aller Schüler. Unter den 930 Schülern in den höheren Bürgerschulen fanden sich 46 Myopen, also etwa $1/20$. In der 5. und 6. Classe (d. h. den obersten) der Gymnasien waren 25—50% der Schüler myopisch.

Im Jahre 1848 zog Szokalsky in Paris Erkundigungen ein und hörte, dass im Collège Charlemagne 1 Myop auf 9, im Collège Louis le Grand 1 Myop auf 7 Schüler kam. „Dieses Resultat war um so befremdender, als sich unter den 6300 Kindern der Pariser Elementarschulen im 6. und 7. Bezirk kein einziges kurzsichtiges Kind befand." (??) Szokalsky giebt bereits Tabellen über das graduelle Steigen der Myopie in den verschiedenen Classen. Von Quarta bis Prima stieg die Myopenzahl im Collège Charlemagne wie 1 21, 14, 11, 8, 9; im Collège Louis le Grand wie 1 : 11, 12, 7, 4. Im letzteren scheint Szokalsky selbst untersucht zu haben; doch ist dies nicht ganz sicher. Es fehlen Angaben über die Grade der Myopie.

Gegenüber diesen älteren Beobachtungen, welche sich also auf Klagen der Schüler oder Erkundigungen oder nur sehr ungenaue Prüfungen beziehen, verdienen die von E. v. Jäger in Wien im Jahre 1861 veröffentlichten als bahnbrechend hervorgehoben zu werden, da dieser Forscher zuerst eigene Untersuchungen mit dem Augenspiegel über den Refractionszustand der Kinder anstellte. Er fand in einem Waisenhause unter den Knaben, die 7—14 Jahre alt waren, 33% normalsichtig, 55% Myopen und 12% Hyperopen; dagegen in einem Privaterziehungshause unter den Individuen von 9—16 Jahren 18% normal, 80% Myopen und 2% Hyperopen. Auch notirte Jäger bereits die verschiedenen Grade der Myopie, indess wurden sie nicht nach Classen geordnet; auch war sein Material, nur 100 Fälle, wie er selbst sagt, ein für allgemeine Schlüsse zu geringes.

Rüte untersuchte im Sommer 1865 selbst die ihm von den Lehrern als angeblich augenkrank zugeschickten 213 Kinder aus 2 Leipziger Volksschulen, in denen im Ganzen 2514 Schüler unterrichtet wurden. Von diesen 213 litten an Entzündungen der Lider, Conjunctiva und Cornea 107, an Kurzsichtigkeit 48 und an Uebersichtigkeit 55. Es schwankte also die Zahl der Myopen zwischen 2 und $3^0/_0$. Freilich kam gewiss eine grosse Anzahl schwacher Myopieen gar nicht zur Kenntniss Rüte's.

Da bei keiner der älteren Untersuchungen eine für die Ausschliessung des Zufalls hinreichend grosse Zahl von Schülern, bei keiner die Kinder von Aerzten selbst geprüft, und da die Grade der Myopie im Verhältniss zu den Classen, da ferner die Schullocale und Subsellien gar nicht berücksichtigt worden waren, unternahm ich in den Jahren 1865/1866 die Untersuchung von 10.060 Schulkindern in der Weise, dass erst in der Classe eine Vorprüfung aller Schüler mit Schriftproben und dann eine Specialuntersuchung derjenigen mit dem Spiegel stattfand, welche die Schriftproben nicht in der normalen Entfernung gesehen hatten. Ferner maass ich in jeder der 166 Classen die Körpergrösse der Schüler, alle Dimensionen der vorgefundenen Subsellien und legte eine Beleuchtungstabelle an (s. unten, Abschnitt 11, *C*). Bei jedem Schüler wurden das Alter, die Schuljahre, die Leseprobe, die eventuelle Brille und der Augenspiegelbefund verzeichnet.

In dieser Weise untersuchte ich 5 Dorfschulen (in Langenbielau, Kreis Reichenbach in Schlesien), 20 städtische Elementarschulen, 2 Mittelschulen, 2 höhere Töchterschulen, 2 Realschulen und 2 Gymnasien in Breslau, im Ganzen 10.060 Kinder, und zwar 1486 Dorf- und 8574 Stadtschüler. Von ihnen fand ich $5 \cdot 2 \%$ Dorfschüler und $19 \cdot 2 \%$ Stadtschüler nicht emmetropisch, ametropisch. Im Ganzen waren $17 \cdot 1 \%$, also fast der 5. Theil aller Schüler ametropisch. Die Summe wäre zweifellos eine bedeutend grössere gewesen, wenn ich nicht damals alle Fälle von $M < 1\,D$ als zu unbedeutend aus meinen Tabellen ausgeschlossen hätte.

Ich fand 83% Emmetropie, 13% Refractionskrankheiten (davon 10% Myopie) und 4% andere Augenleiden. Die Häufigkeit der Myopie ergiebt sich aus folgender Tabelle. Ich notirte in

5 Dorfschulen .	$1 \cdot 4 \%$ M,
20 Elementarschulen .	$6 \cdot 7 \%$ „
2 höheren Töchterschulen .	$7 \cdot 7 \%$ „
2 Mittelschulen	$10 \cdot 3 \%$ „
2 Realschulen .	$19 \cdot 7 \%$ „
2 Gymnasien .	$26 \cdot 2 \%$ „

also unter 10.060 Kindern 1004 $M = 9 \cdot 9 \%$.

Es ergab sich hieraus: 1. dass in den Dorfschulen nur sehr wenig Myopen vorhanden, dass dagegen in den städtischen Schulen die Zahl der Myopen constant steigt von der untersten bis zur höchsten Schule, dass also die Zahl der Kurzsichtigen im geraden Verhältnisse steht zu der längeren Anstrengung, welche man den Augen der Schulkinder zumuthet.

In den städtischen Elementarschulen wurden 4—5mal mehr Myopen gefunden, als in den Dorfschulen. In den Dorfschulen schwankt die Zahl der Myopen überhaupt nur zwischen $0 \cdot 8$ und $3 \cdot 2 \%$, dagegen in den 20 Elementarschulen zwischen $1 \cdot 8$ und $15 \cdot 1 \%$. In den verschiedenen Realschulen und Gymnasien betrug der Unterschied nur $2 — 4 \%$.

Es zeigte sich 2. dass die Zahl der Myopen von Classe zu Classe in allen Schulen stieg. Im Durchschnitt war die Zahl der Myopen in allen dritten, zweiten und ersten Classen der Dorfschulen $1\cdot4^0/_0$, $1\cdot5^0/_0$ und $2\cdot6^0/_0$, in den 20 Elementarschulen aber: $3\cdot5^0/_0$, $9\cdot8^0/_0$, $9\cdot8^0/_0$.

Bei den Realschulen betrug die Myopenzahl von Sexta bis Prima: 9, $16\cdot7$, $19\cdot2$, $25\cdot1$, $26\cdot4$, $44^0/_0$; bei den Gymnasien: $12\cdot5$, $18\cdot2$, $23\cdot7$, 31, $41\cdot3$, $55\cdot8^0/_0$. Also mehr als die Hälfte der Primaner war kurzsichtig.

Natürlich kamen hier und da auch einmal kleine Rückschläge vor, so namentlich in den Primen gegenüber den Secunden; doch rührte dies meist daher, dass in den obersten Classen überhaupt nur noch wenig Schüler vorhanden waren, ein einziger Fall von Myopie also eine ganz andere Procentzahl liefert, als in den volleren unteren Classen. Bei grösseren Zahlen aber und im Durchschnitt erwies sich die Progression stetig.

In den Dorf- und Elementarschulen fand sich kein wesentlicher Unterschied zwischen beiden Geschlechtern; die grosse Menge der Myopen jedoch, die die Gymnasien und Realschulen stellen, bewirkte, dass unter allen 10.060 Kindern doppelt so viel Knaben als Mädchen Myopen waren.

Entsprechend der Zunahme der Myopie nach Classen zeigte sich auch die Zunahme nach Schuljahren. In den Dorfschulen fand ich unter den Kindern, die das erste halbe Schuljahr zurückgelegt hatten, noch keine Myopen. Dagegen zeigte das 5. und 6. Schuljahr bei Dorfschülern $1\cdot6^0/_0$, bei städtischen Elementarschülern $8\cdot2^0/_0$, bei Mittelschülern $11\cdot9^0/_0$, bei Realschülern und Gymnasiasten $14\cdot5^0/_0$ Myopen. Addirte ich die ersten 4, die zweiten 4 und die letzten 6 Schuljahre (welche etwa dem 7.—20. Lebensjahre entsprachen), so fand ich $4\cdot5^0/_0$, $9\cdot6^0/_0$ und $28\cdot6^0/_0$ Myopen.

3. Es zeigte sich unverkennbar in den 166 Classen der 33 Schulen eine Zunahme des Grades der Myopie von Classe zu Classe in allen Schulen. Ich wählte damals 6 Rubriken der Myopie: 1. $M\,1—1\cdot5$; 2. $M\,1\cdot75—2\cdot25$; 3. $M\,2\cdot5—3$; 4. $M\,3\cdot25—4$; 5. $M\,5$ und 6. $M\,6$. Die 1004 Myopen theilten sich in diese 6 Rubriken von Myopie wie folgt: 466, 303, 150, 76, 6, 3. Höhere Grade als $M\,2\cdot25$ fand ich in keiner Dorfschule. Im Ganzen waren fast die Hälfte aller Myopen schwächer M als $1\cdot5$. Nur in Gymnasien und Realschulen kam $M\,5$ und 6 vor. Unter den Knaben fanden sich die höheren Grade von Myopie häufiger als unter den Mädchen. (Bezüglich der Einzelnheiten sei auf das Original verwiesen.)

Mit dem Lebensjahre nimmt auch der Grad der Myopie zu, jedoch kommen in den ersten 4 Schuljahren die höheren Grade von Myopie häufiger vor, als im 7. bis 10. Lebensjahre.

Addirte ich sämmtliche Grade der gefundenen Myopie in einer Classe und dividirte sie durch die Anzahl der Myopen so erhielt ich den Durchschnittsgrad der Myopie einer Classe. Das Mittel aus diesen Durchschnittsgraden für die einzelnen Classen einer Schule gab den Durchschnittsgrad der Myopie einer Schule, und das Mittel aus diesen, in verschiedenen Schulen derselben Kategorie gefundenen Durchschnittsgraden gab den Durchschnittsgrad der Myopie einer Schulkategorie.

So fand ich den Durchschnittsgrad der Myopie in 5 Dorfschulen $= 1\cdot7$, in 20 Elementarschulen $= 1\cdot8$, in 2 Mittelschulen $= 1\cdot8$, in 2 Realschulen $1\cdot9$ und in 2 Gymnasien $= 2\cdot0$. Der Durchschnittsgrad aller Myopen war $M = 1\cdot8$. Mithin steigt der Durchschnittsgrad der Myopen von den Dorfschulen zu den Gymnasien stetig.

Dass er auch von der untersten zur obersten Classe steigt, ergeben folgende Zahlen von Sexta bis Prima

bei Realschulen: 1·8, 1·9, 1·9, 1·9, 1·9, 2·3.
bei Gymnasien: 1·8, 1·9, 1·9, 2·1, 2·4, 2·4.

Für die beiden Geschlechter ist der Durchschnittsgrad nicht sehr verschieden. Höhere Grade als M 6 wurden ohne complicirende Augenleiden niemals von mir beobachtet.

Unter den 1004 M waren 200 Fälle von Staphyloma posticum. In den Dorfschulen, und auch da stets nur in der obersten Classe, fand ich es bei 0·2% aller Kinder, in den Elementarschulen schon bei 0·5% der Kinder, in den Töchterschulen bei 0·3% aller Kinder und bei 4·6% der Myopen; in den Mittelschulen bei 1·4% aller Schüler und bei 13·6% der Myopen, in den Realschulen bei 7·1% Aller und bei 36% der Myopen und in den Gymnasien bei 6·9% Aller und bei 26% der Myopen.

Die Zahl der Staphylome stieg mit den Lebensjahren der Myopen. Je höher der Grad der Myopie, desto häufiger fand er sich mit Staphyloma posticum verbunden, so dass nach den 6 oben genannten Rubriken der Myopiegrade sich die Staphylome vertheilen in Procenten, wie 3 : 17 : 48 : 65 : 71 : 100%. Nur ganz ausnahmsweise kamen schwache Grade der Myopie mit Staphylom und starke Grade ohne Staphylom vor.

Ueber die 239 gefundenen Hyperopen wurde im vorigen Capitel bereits gesprochen.

Regelmässiger Astigmatismus wurde bei 23 Kindern notirt; nur ein Kind trug eine Cylinderbrille.

Die Zahl der Augenkranken betrug 396 = 4%. Diese hatten 490 Augenkrankheiten, darunter 211 Flecke auf der Hornhaut, über welche oben in Cap. VII bei den scrophulösen Augenleiden berichtet wurde. — —

Der Wunsch, den ich bei der Veröffentlichung meiner Befunde im Jahre 1867 ausgesprochen, dass anderwärts ähnliche Untersuchungen angestellt werden möchten, ging überreich in Erfüllung. Es sind eine grosse Zahl von Statistiken mit vieler Sorgfalt von tüchtigen Forschern in anderen Städten entworfen worden, Statistiken, die zunächst den Vorzug haben, dass auch die Grade von $M < 1 D$ mit berücksichtigt wurden. Ich hatte diese s c h w a c h e n Grade damals als praktisch unwichtig vernachlässigt; für die Lehre von der Entstehung der Myopie sind sie aber wichtig. Die gefundenen Procentzahlen der Myopie sind daher in den folgenden Arbeiten meist bedeutend grösser als die meinigen.

Ferner sind von einzelnen jener Aerzte nicht beide Augen der Untersuchten gemeinsam, sondern jedes Auge besonders geprüft worden; andere Autoren haben alle Kinder, auch die anscheinend normalen, geaugenspiegelt.

Es würde aber zu weit führen, hier die Einzelnheiten aller dieser Statistiken, die f a s t 200.000 S c h u l k i n d e r betreffen, mitzutheilen, zumal sie die H a u p t r e s u l t a t e meiner Untersuchungen sämmtlich bestätigen und auch im Untersuchungsmodus sich wenig von denselben unterscheiden. Ueberdies haben viele jener Arbeiten nur ein locales Interesse. Um aber ein Bild von der enormen Thätigkeit der Autoren auf diesem Gebiete zu geben, und da auch in ethnographischer Hinsicht eine solche Zusammenstellung zu weiteren Forschungen und zu Vergleichen in späteren Jahrzehnten anregen dürfte, theile ich folgende Tabellen über fast 200.000 Schüler mit, an die ich eine Besprechung nur derjenigen Arbeiten knüpfen werde, welche neue Gesichtspunkte zu Tage gefördert haben.

Tab. I. **Procentzahl der kurzsichtigen Schüler:**

Jahr	Beobachter	Stadt	Anstalt	Zahl der Unter- suchten	Pro- cent- zahl der M
1861	E. v. Jäger	Wien	Waisenhaus (Knaben) .	50	55
			Privaterziehungshaus. .	50	80
1865 1866	H. Cohn	Breslau	33 Schulen :	10060 :	10
			5 Dorfschulen	1486	1
			20 städt. Elementarsch.	4978	7
			2 Mittelschulen	426	8
			2 höhere Töchtersch. .	834	10
			Heil. Geist-Realschule .	502	18
			Zwinger-Realschule	639	21
			Elisabeth-Gymnasium .	552	24
			Magdalenen-Gymnas. . .	663	28
1868	Thilenius	Rostock	Gymnasium	314	31
1870	Schultz	Upsala	Gymnasium	431	37
1870	H. Cohn	Breslau	Friedrich-Gymnasium .	361	35
			Dasselb., $1\frac{1}{2}$ Jahr später	138	51
1871	Erismann	Petersburg	8 Gymnasien . .		
			4 deutsche Schulen . .	4368 :	30
			1 Mädchengymnasium .		
			Knabenschulen	3266	31
			Mädchenschulen	1092	27
			Russen .	2534	34
			Deutsche .	1834	24
			Externe	397	35
			Pensionäre .	918	42
1871	Maklakoff	Moskau	?	759	33
1871	H. Cohn	Schreiberhau	Dorfschule	240	1
1873	Krüger	Frankf. a. M.	Gymnasium	203	34
1873	H. v. Hoffmann	Wiesbaden	4 Schulen :	1227 :	20
			Vor- und Bürgerschule	568	20
			Höhere Töchterschule .	403	20
			Gymnasium	256	38
1874	A. v. Reuss	Wien	Leopoldstädter Gymn. .	409	42
			Dasselbe, 1 Jahr später	211	52
1874	Ott u. Ritzmann	Schaffhausen	Gymnasium	122	44

Tab. I. (Fortsetzung.)

Jahr	Beobachter	Stadt	Anstalt	Zahl der Untersuchten	Procentzahl der M
1874	Ott	Schaffhausen	Realschule	164	13
1874	Burgl	München	Töchterschule	179	49
1874	Dor	Bern	Cantonschule Real. . .	143	35
			Cantonschule Literar. .	117	28
			Städtische Realschule .	170	25
1875	Conrad	Königsberg	3 Gymnasien	1518	22*)
1875	Callan	New-York	Negerschulen:	457 :	3
			Primary-Department . .	?	0
			Grammar-Department .	?	5
1876	Scheiding	Erlangen	Gymnasium	175	55
1876	Koppe	Dorpat	Kindergarten	31	0
			Volksschule	103	2
			Vorschule	136	11
			Gymnasium	396	30
1876	Pflüger	Luzern	Untere Knabenschule .	808	5
			Untere Mädchenschule .	879	8
			Realschule .	74	36
			Gymnasium	85	52
1876	Adler	Wien	Taubstummenanstalt . .	100	5
1876	A. v. Reuss	Wien	Leopold. Gym. 3.Unters.	252	50
			Volksschule . . .	240	11
1876	Loring u. Derby	New-York	Primarschule	205	7
			Districtschule	249	12
			Normalschule	679	27
			Kinder deutscher Eltern	?	24
			„ amerikan. „	?	20
			„ irischer „	?	14
1877	Emmert	Bern	15 Schulen:	2148 :	12
			Lerbergymnasium Bern	219	21
			Gymnasium Burgdorf .	158	10
			Gymnasium Solothurn .	112	23
			Lehrer - Seminar Münchenbuchsee	113	8

*) Durch Leseproben 32$^0/_0$ M, durch Augenspiegel 22$^0/_0$ M.

Tab. I. (Fortsetzung.)

Jahr	Beobachter	Stadt	Anstalt	Zahl der Untersuchten	Procentzahl der M
1877	Emmert	Bern	Neue Mädchensch. Bern	292	15
			Städt. Mädchensch. Bern	239	15
			Mädchensch. Burgdorf .	89	6
			Elementarsch. Burgdorf	126	1
			Primär- und Secundärschule in St. Immer .	220	5
			Primär- und Secundärschule in Locle . . .	233	10
			Primär- u. Industriesch. in Chaux de fonds .	240	11
			4 Uhrmacherschulen . .	107	12
1877	Kotelmann	Hamburg	Johannes-Gymnasium	413	38
			Reform. Realschule	232	26
			Höhere Bürgerschule	310	25
			Pracht's Privat-Töchterschule	104	17
			Zimmermann's Privat-Töchterschule .	218	22
			Lehrerinnen-Seminar . .	45	42
			Seminar-Volksschule . .	296	12
			Gymnas. in Wandsbeck	283	19
1877	Classen	Hamburg	Johannes-Realschule . .	402	41
1877	O. Becker	Heidelberg	Gymnasium	287	35
			Bürgerschule	261	13
1877	Williams	Cincinnati	Bezirksschulen	630	10
			Mittelschulen	210	14
			Höhere Schulen	210	16
1877	Agnew	New-York	New-York College . .	579	39
			Brooklyner polytechn. Institut	300 :	19
			Academic Depart. . . .	142	10
			Collegiate Depart. . . .	158	28
1877	H. Derby	Boston	Amherst College	1880?	28
			Haward College . . .	122	29

Tab. I. (Fortsetzung.)

Jahr	Beobachter	Stadt	Anstalt	Zahl der Untersuchten	Procentzahl der M
1877	Bacon	Hartford	District scholars	308	16
1877	Steven	Hartford	District scholars	675	18
1878	Niemann	Magdeburg	Domgymnasium . . .	325	48
			Klosterpädagogium . .	388	44
1878	Seggel	München	Cadettencorps-Realgym.	?	31
1878	Dor	Lyon	Lyceum:	1016 :	22
			Externe	683	18
			Halbpensionäre	129	29
			Interne	204	33
1878	Reich	Tiflis	4 Schulen:	1258 :	29
			Class.-Gymnasium . . .	?	37
			Mädchengymnasium . .	?	25
			Stadtschule	?	10
			Lehrerinstitut	?	12
			Russen in den 4 Anstalten	?	30 30 / 2 8
			Armenier	?	38 24 / 14 25
			Georgier	?	45 21 / 14 10
1878	Haenel	Dresden	Königl. Gymnasium . .	476	49
1878	Burchardt	Berlin	Gymnasium	61	62
1879	Just	Zittau	Gymnasium	194	48
			Realschule	293	40
			Mädchen-Selecta	193	24
			Mädchen-Bürgerschule .	202	14
			Knaben-Bürgerschule	347	15
1879	Nicati	Marseille	6 (?) Schulen	1717	15
			Knaben-Primärschule .	?	8
			Mädchen-Primärschule .	?	7
			Israel. Knabenschule	?	15
			Israel. Mädchenschule .	?	10
			Grosses Lyceum, Pension und Halbpension	?	35

Tab. I. (Fortsetzung.)

Jahr	Beobachter	Stadt	Anstalt	Zahl der Untersuchten	Procentzahl der M
1879	Nicati	Marseille	Kleines Lyceum, Pension und Halbpension	?	22
			Lyceum, ext. surveillés	?	16
			Lyceum, externes libres	?	62
1879	Pristley-Smith	Birmingham	?	1636	5
			Seminaristen	357	20
1880	Dennett	Hyde Park (Massachusetts)	Verschiedene Schulen .	1133	8
1880	Beheim-Schwarzbach	Australien	Verschiedene Schulen .	3367	8
			Maori-Schulen	104	3
1880	Emmert	Bern	Gymnasium	400	13
1880	Herzenstein	Orel	Militärgymnasium . . .	472	15
1880	Schillbach	Jena	Gymnasium.	206	67
1880	Netoliczka	Graz	Gymnasium.	653	35
			Realschule	278	33
			Städt. Knab.-Volkssch.	2350	10
			Knaben-Dorfschule . .	361	4
			Städt. Mädch.-Volkssch.	2238	13
			Mädchen-Dorfschule . .	299	8
1880	Florschütz	Coburg	6 Schulen im J. 1874:	2041 :	21
			Bürger-Knabenschule	694	12
			Bürger-Mädchenschule .	782	14
			Gymnasium.	177	51
			Realschule	260	42
			Alexandrinenschule. . .	112	25
			Seminar.	16	43
			Dieselben 6 Schulen im Jahre 1877:	2323 :	14
			Bürger-Knabenschule	786	4
			Bürger-Mädchenschule .	830	7
			Gymnasium.	182	49
			Realschule	290	35
			Alexandrinenschule	147	31
			Seminar	28	32

Tab. I. (Fortsetzung.)

Jahr	Beobachter	Stadt	Anstalt	Zahl der Untersuchten	Procentzahl der M
1881	A. Weber	Darmstadt	Gymnasium.	509	44
			Realschule	354	41
			Höhere Töchterschule .	265	42
			Mädchen-Mittelschule .	270	27
1881	v. Reuss	Wien	2 Volksschulen.	474	14
1881	Reich	Tiflis	Militärgymnasium . . .	246	36
1881	Risley	Philadelphia	Primärschulen		
			Alter durchschn. $8\frac{1}{2}$ J.	228	4
			„ „ $11\frac{1}{2}$ „		9
			Grammärschulen 14 J.	430	11
			Normalschulen $17\frac{1}{2}$ „	553	19
1881	Manolescu	Bukarest	Studenten.	?	33
			Rumän. Elementarsch. .	?	2
			Nicht-Rumänische Elementarschulen	?	15
			Untergymn. Rumänen .	?	4
			Untergymn. Nicht-Rum.	?	11
			Obergymn. Rumänen .	?	19
			Obergymn. Nicht-Rum.	?	21
1881	Westphal	Schleiz	Gymnasium.	149	50
1881	Dürr	Hannover	Lyceum und Seminar .	414	41
			mit Homatropin . . .	318	32
1882	Fox	Carlisle	Indianische Schüler . .	250	2
1882	Paulsen	Hamburg	Navigationsschule . . .	76	9
1882	Borthen	Drontheim	Mittelschule.	161	21
			Gymnasium.	23	51
			Realschule Knaben	106	14
			„ Mädchen . . .	127	19
			Gemeindeschule	133	6
1882	Schubert	Nürnberg	Gemeindeschulen. . . .	1012	28
1882	Roberts	Buenos-Ayres	Verschiedene Schulen .	6163	4
1882	Mittendorf u. Derby	New-York	Primärschulen	203	3
			Grammärschulen	698	8
			„	896	13

Tab. I. (Fortsetzung.)

Jahr	Beobachter	Stadt	Anstalt	Zahl der Untersuchten	Procentzahl der M
1882	Mittendorf u. Derby	New-York	College Students	201	35
1883	Reich	Tiflis	Transkaukasisches Fräuleinstift . .	173	33
			Zweites Gymnasium . .	252	19
			Infanterieschule	292	18
1883	Nordenson	Paris	Elsasser Schule	226	15
1883	Manz	Freiburg i. Br.	Gesammtzahl d. Unters.	3982	11
		(Die Anzahl der Untersuchten Priv.-Mitth.)	Untere Mädchenschule .	1283	7
			Obere „	783	11
			Höhere Bürgerschule	292	19
			Gymnasium . .	503	29
1883	Berlin u. Rembold	Stuttgart	Waisenhausschule .	283	18
		(Diese Zahlen Priv.-Mitth.)	Realgymnasium . .	323	42
			Eberhard-Gymnasium .	316	46
1883	Gärtner	Tübingen	Studenten d. Theologie	713	78
1883	H. Derby	New-York	Amherst-College .	254	47
1883	Dobrowolsky	Petersburg	Ural-Gymnasium (Kosakenkinder) . .	212	12
1883	Dürr	Hannover	Lyceum . .	345	35
			Seminar	96	33
			Realgymnasium .	271	30
1883	Hansen	Kiel	Dorfschulen (mit Homatropin)	808	3
1883	Schtschepotjeff	Astrachan	Mittelschulen .	600	16
1883	Schadow	Insel Borkum	Dorfschulen	146	0·7
1883	Hadlow	Greenwich	Schiffschulen	1074	6 (?)
1883	Tscherning	Kopenhagen	Recruten $M > 2$ . .	7523	8
			1. Bauern, Fischer, Seeleute etc. .	2326	2
			2. Handwerker mit grober Arbeit . . .	2861	5
			3. mit feiner Arbeit .	566	11
			4. Beamte, Künstler etc.	270	13

Tab. I. (Fortsetzung.)

Jahr	Beobachter	Stadt	Anstalt	Zahl der Unter- suchten	Pro- cent- zahl der M
1883	Tscherning	Kopenhagen	5. Commis und Com- ptoiristen	1009	16
			6. Studirte Leute	491	32
			Studenten allein	354	38
1883	Manolescu	Bukarest	Verschiedene Schulen .	2998	6
1883	Schjötz	Christiania	Kathedralschule	485	34
1883	Bjerrum	Kopenhagen	Verschiedene Schulen .	967	7
1883	Philipen	Kopenhagen	„ „ .	896	17
			Privatschulen	60	8
1884	Hersing	Mühlhausen	4 Gymnasien u. Realsch.	686	23
			Elementarschulen	1100	
			Davon auf dem Lande		3
			„ in der Stadt . .		12
			„ „ Fabriken . .		16
1884	Schäfer	Gerlachsheim	Taubstummen-Anstalt .	95	8
			Knaben		8
			Mädchen		5
1884	Hell	Ulm	Höhere Mädchenschule	317	22
1884	Lopatin	Stawropol	Eparchialschule	250	16
			Weibl. Olga-Gymnasium	322	17
1884	A. Hoffmann	Strassburg	Lyceum	517	37
			(nur $M>1$)	—	24
1884	v. Hippel	Giessen	Gymnasium	520	34
			(nur $M>1$)	—	26
1884	Seggel	München	Gemeine Soldaten . . .	1526	11
			Freiwillige . . .	284	60
1884	Fox	Carlisle	Indianermädchen	60	12
1884	Kotelmann	Altona	Gymnasium	421	41
1884	Seggel	München	Gymnasium	208	50
			Höhere Mädchenschule	174	40
			Militär-Cadetten	350	25
1884	Beselin	Heidelberg	Mädchenschule ($M>1$)	250	12
			„ ($M>1$)	369	8
1884	v. Anroy	Leyden	Studenten .	470	31

Tab. 1. (Fortsetzung.)

Jahr	Beobachter	Stadt	Anstalt	Zahl der Untersuchten	Procentzahl der M
1884	Del Carlo u. Pardini	Lucca	Municipalschule	266	27
1884	Scellingo	Rom	Knaben-Elem.-Schule .	76	4
			Knaben-Municipalsch. .	350	13
			Mädchen-Municipalsch..	220	15
1884	Masini	Siena	Knaben-Municipalsch. .	352	11
		Castel Fiorentino	„ „	102	8
		Certaldo	„ Elem.-Schule	148	6
1884	Moyne	Neapel	Elem.-Schule Mädchen .	722	13
			„ „ Knaben	1037	11
			Lyceum	415	16
1884	Brignoni	Trapani	Elem.-Schule Mädchen .	156	15
			„ „ Knaben	389	12
1884	Kremer	Groningen	Gymnasien und höhere		
			Bürgerschule.	240	22
1884	A. Hoffmann	Strassburg	Lyceum.	517	37
1884	Zwingmann	Riga	Realschule und Gymn.	522	32
1884	Gardner	Springfield	Verschiedene Schulen .	1082	9
1884	Willy	Chaux de Fonds	Industrieschule Knaben	118	35
			„ Mädchen	101	54
1885	Randall	Philadelphia	Studenten der Medicin	90	10
1885	Schleich	Tübingen	Obergymnasium	60	71
1885	Stilling	Strassburg	Lehrerinnen-Seminar. .	57	5
			Lehrer-Seminar	77	33
			Real-Gymnasium. . . .	312	9
			Protest. Gymnasium .	740	12
1885	Stilling	Cassel	Gymnasium.	592	20
			Höhere Töchterschule .	581	17
1885	Schmidt-Rimpler	Frankf. a. M.	Oster-Gymnasium	314	33
			Michaelis-Gymnasium .	286	33
		Fulda	Gymnasium.	242	36
		Montabaur	Gymnasium.	241	32
		Wiesbaden	Realgymnasium	382	27
		Limburg	„	156	26
		Geisenheim	„	114	22

Tab. I. (Fortsetzung.)

Jahr	Beobachter	Stadt	Anstalt	Zahl der Untersuchten	Procentzahl der M
1885	Weiss	Mannheim	Gymnasium.	547	30
1885	Axel Key Zusammenstellung der Befunde vieler schwedischer Aerzte.	Stockholm	Dreiclassige Schulen . .	600	7
			Fünfclassige Schulen . .	2417	10
			Siebenclassige Schulen .	11210	15
			Vorbereitungsschulen für Knaben	530	4
			Nördliche Lateinschule	569	23
			Realschule	300	31
			Neue Elementarschule .	304	24
			Jacobschule.	146	15
			Ladugardsland	366	16
1885	Frost	London	Boardschool (Primary) .	267	10
1885	Horner	Zürich	Primärschulen	1355	7
1885	Ellis	Oxford	Primärschulen	255	24
		Hamilton	Primärschulen	1572	11
1885	Ulrich	Strassburg	Lyceum (Augen). . . .	273	44
1885	Widmark	Stockholm	Höhere Schulen	1296	24
			Vorschulen . .	150	6
1885	Scherdin	Stockholm	Realschule	300	31
1885	Schleich	Stettin	Idiotenanstalt.	156	6
1885	Guglielmeth	Pedace	Elementarschulen. . . .	203	10
1885	Germann	Petersburg	Nichteingeschulte Kinder von $1\frac{1}{2}$—10 J.	66	3
1885	Hell	Ulm	Realgymnasium (Augen)	3513	32
			Gymnasium (Augen). .	3456	46
1886	Schwabe	Reudnitz	Realschule	293	29
1886	Adamück	Kasan	Gymnasium.	317	14
1886	Schneller	Danzig (nur doppelseitige Myopie)	Höhere Töchterschule .	298	23
			Petri-Realgymnasium	370	23
			Johannes-Realgymnas. .	368	24
			Städt. Gymnasium . . .	403	35
1886	Heddäus	Oberstein	Realschule	172	33
1886	Schultz	Upsala	Höhere Schulen	2181	35
1886	v. Hippel	Giessen	Gymnasium.	728	34

Tab. I. (Fortsetzung.)

Jahr	Beobachter	Stadt	Anstalt	Zahl der Untersuchten	Procentzahl der M
1887	Sismann	Irkutsk	Gymnasium.	273	77(?)
1887	Tiffany	Kansas-City	Verschiedene Schulen .	2040	5
1887	Saltini	Parma	Verschiedene Schulen .	954	25
1887	Kolinski	Lodz	Knaben- u. Mädchensch.	462	36
1887	Issigonis	Smyrna	Griechisch. Gymnasium, Obere Classen . . .	?	46
1888	Kremer	Gröningen	Studenten.	330	32
1888	Crainicean	Bukarest	Elementarschulen. . . .	3099	3
		Budapest	Studenten der Medicin	229	30
1888	De Mets	Antwerpen	Elementarschulen. . . .	7040	2
1888	Haab	Zürich	Schüler, die von Horner 1882 untersucht waren, damals 3% M.	208	11
1889	Lawrentjew	Moskau	20 Schulen, davon: . .	1920	36
			12 Stadtschulen	?	29
			6 Realgymnasien . . .	?	38
			2 höhere Specialsch. .	?	41
1889	Medem	Poltawa	Cadettencorps	2412	46
1889	Tauffer u. Bider	Temesvár	Oberrealschule	227	8
1889	Kirchner	Berlin	Friedrichs-Gymnasium .	722	36
			Leibnitz-Gymnasium .	668	33
1890	Schuschny	Budapest	Oberrealschule	712	16
1890	Fizia	Teschen	Obergymnasium . .	312	33
1890	San.-Bericht der preuss. Armee	Berlin	Cadettencorps von 1882 bis 1887.	11000	25
1890	De Jong	Leyden	Verschiedene Schulen .	3930	9
1890	Axenfeld	Marburg	Bürgerschule Knaben	279	9
			Mädchen	278	9
			Höhere Töchterschule .	176	18
1891	Gelpke	Karlsruhe	2 Einfache Elem.-Sch.	1601	10
			2 Erweiterte Elementarschulen.	2406	9
			2 Höhere Elementarsch.	1410	9
1891	H. Cohn	Breslau	Taubstummenanstalt .	286	6

Tab. II. **Procentzahl der kurzsichtigen Schüler in den verschiedenen Classen.**

Beobachter	Jahr	Ort	Anstalt	Untersuchte Schüler	Procente der Myopen in Classe								
					IX	VIII	VII	VI	V	IV	III	II	I
H. Cohn	1865	Breslau	5 Dorfschulen	1486	—	—	—	—	—	—	1	2	3
(M > 1 D)	bis		20 Städt. Elementarschulen	4978	—	—	—	—	—		3	4	10
	1866		2 Höhere Töchterschulen	834	—	1	2	7	8	6	16	12	19
			2 Mittelschulen	426	—	—	—	0	10	6	13	9	15
			Realschule zum heil. Geist	502	—	—	—	7	12	25	27	25	59
			Realschule zum Zwinger	639	—	—	—	11	21	13	23	28	29
			Elisabeth-Gymnasium	532	—	—	—	11	17	19	31	48	65 !
			Magdalenen-Gymnasium	663	—	—	—	14	19	28	30	35	47
Thilenius	1868	Rostock	Gymnasium	314	—	—	—	11	16	33	36	40	41
H. Cohn	1870	Breslau	Friedrichs-Gymnasium	361	—	—	13	21	27	35	53	60	42
Erismann	1870	Petersburg	13 Anstalt. (darunter 7 Gymn.)	4358	14	16	22	31	38	41	42	43	42
Schultz	1870	Upsala	Gymnasium	431	—	14	26	15	37	26	44	53	54
Krüger	1871	Frankfurt a. M.	"	203	—	4	20	40	17	35	55	54	64 !
v. Hoffmann	1873	Wiesbaden	"	256	—	—	19	24	25	32	50	58	48
			Bürgerschule	568	—	4	1	14	13	21	30	29	23
			Töchterschule	403	—	6	9	14	27	28	39	37	27
v. Reuss	1872	Wien	Gymnasium	409	—	28	41	49	48	40	50	61	58
	1873		"	389	—	37	37	42	46	45	55	69	75 !

Tab. II. (Fortsetzung.)

Beobachter	Jahr	Ort	Anstalt	Unter- suchte Schüler	Procente der Myopen in Classe								
					IX	VIII	VII	VI	V	IV	III	II	I
v. Reuss	1875	Wien	Gymnasium	252	—	—	—	50	50	45	41	58	55
Burgl	1874	München	Töchterschule	179	—	—	—	—	—	—	44	46	62 !
Dor	1874	Bern	Cantonschule, Real.	143	—	—	10	19	28	60	54	50	60
			Cantonschule, Literar. . . .	117	—	14	17	28	15	33	35	50	54
			Städtische Realschule . . .	170	—	—	16	27	12	18	40	31	66 !
Conrad	1875	Königsberg	3 Gymnasien nach Spiegelung	1518	—	4	6	9	14	19	34	37	52
			(nur mit Leseprobe) . .		—	(11)	(15)	(20)	(22)	(28)	(44)	(55)	(62)
Scheiding	1876	Erlangen	Gymnasium . . .	175	20	20	31	38	72	58	84	88	80 !
Koppe	1876	Dorpat	. . . .	792	—	—	—	—	—	21	43	49	61 !
Pflüger	1876	Luzern	Knaben- und Mädchenschule	1687	—	—	—	1	4	4	7	10	14
			Gymnasium und Realschule .	159	—	—	17	32	45	43	57	62	63 !
O. Becker	1877	Heidelberg	Gymnasium . . .	287	—	—	—	4	?	?	?	?	100 !
Kotelmann	1877	Hamburg	Johannes-Gymnasium	413	—	—	—	15	22	45	40	48	61 !
			Reform. Realschule	2.32	—	—	—	16	21	32	29	45	45
			Höhere Bürgerschule.	310	—	—	—	12	28	21	30	25	38
			Zimmermann's Töchterschule	218	—	10	12	24	26	35	41	24	28
			Wandsbecker Gymnasium . .	283	—	—	—	9	18	23	24	45	25
Emmert	1877	Bern	Gymnasium	219	8	28	27	20	56	56	67	71	50

15*

Tab. II. (Fortsetzung.)

Beobachter	Jahr	Ort	Anstalt	Unter-suchte Schüler	Procente der Myopen in Classe								
					IX	VIII	VII	VI	V	IV	III	II	I
Emmert	1877	Burgdorf	Gymnasium	158	—	5	10	5	6	8	25	33	25
		Solothurn	„	112	—	—	6	33	10	20	52	30	30
		Bern	Städtische Mädchenschule . .	239	9	4	16	9	12	25	14	19	44
		Burgdorf	Mädchenschule	89	—	—	—	—	3	4	0	11	15
			Elementarschule	126	—	—	—	—	—	—	0	0	1
		Bern	Neue Mädchenschule.	292	6	11	10	8	17	12	9	23	39
		St. Immer	Knaben-Sec.-Schule	92	—	—	—	—	4	3	10	0	0
			Mädchen-Sec.-Schule	98	—	—	—	—	7	8	4	12	0
		Chaux de Fonds	Knaben-Industrieschule . . .	71	—	—	—	—	—	2	10	12	50
			Mädchen-Industrieschule . . .	92	—	—	—	—	—	—	20	9	23
		Loele	Mädchen-Sec.-Schule	50	—	—	—	—	—	—	8	23	29
Classen	1877	Hamburg	Johannes-Realschule	402	—	—	—	29	24	40	46	71	50
Niemann	1878	Magdeburg	Dom-Gymnasium	325	—	—	—	23	29	39	63	58	75 !
			Kloster-Pädagogium	388	—	—	—	23	27	42	47	56	70 !
Hänel	1878	Dresden	Königl. Gymnasium . .	476	—	—	—	33	34	51	54	64	71 !
Just	1879	Zittau	Knabenschule	347	—	—	—	5	12	13	17	22	36
			Mädchen-Elementarschule . .	202	—	—	—	12	13	8	12	14	28
			Höhere Töchterschule	193	—	—	7	8	35	20	35	35	31

Tab. II. (Fortsetzung.)

Beobachter	Jahr	Ort	Anstalt	Unter-suchte Schüler	Procente der Myopen in Classe								
					IX	VIII	VII	VI	V	IV	III	II	I
Just	1879	Zittau	Realschule	293	—	—	—	24	21	35	47	52	57
			Gymnasium	194	—	—	—	34	31	37	53	72	65 !
Netoliczka	1880	Graz	Staats-Obergymnasium . . .	167	—	—	—	—	—	7	11	22	30
			Staats-Realschule	127	—	—	9	8	13	7	18	53	62 !
			Handelsakademie . .	126	—	—	—	—	—	12	24	24	22
			Mädchen-Lyceum	129	—	—	—	24	9	25	26	14	31
Florschütz	1880	Coburg	Gymnasium . .	177	—	—	—	24	37	49	69	86	80 !
			Realschule	260	—	—	—	33	33	47	37	55	62 !
A. Weber	1881	Darmstadt	Gymnasium	509	—	—	—	24	31	47	45	54	56
			Realschule	354	—	—	—	51	28	31	38	47	51
			Höhere Töchterschule .	265	—	—	10	40	43	45	44	44	55
			Mädchen-Mittelschule .	270	—	—	—	—	29	21	15	42	45
Reich	1881	Tiflis	Militärgymnasium	246	—	—	—	11	22	38	41	37	70 !
Dürr	1881	Hannover	Lyceum (ohne Homatropin) .	414	—	—	—	29	26	33	33	54	65 !
			„ (mit Homatropin) . .	318	—	—	—	21	18	33	24	49	67 !
Manz	1883	Freiburg i. Br.	Gymnasium	503	7	8	16	26	40	50	50	51	60
			Höhere Töchterschule . .	783	0	5	4	11	13	10	30	15	40
			Höhere Bürgerschule . .	292	—	—	—	11	17	19	17	36	24

Tab. II. (Fortsetzung.)

Beobachter	Jahr	Ort	Anstalt	Untersuchte Schüler	Procente der Myopen in Classe								
					IX	VIII	VII	VI	V	IV	III	II	I
Berlin u. Rem-	1883	Stuttgart	Gymnasium	316	—	—	—	17	33	51	54	70	75 !
bold			Realgymnasium	323	—	—	—	22	31	47	71	40	48
			Waisenhaus	283	—	—	—	—	0	7	12	29	32
Hersing	1884	Mühlhausen	4 Gymnasien und Realschulen	1032	0	16	6	15	17	19	34	49	59
Hell	1884	Ulm	Höhere Mädchenschule	317	4	16	21	2	32	29	47	39	68 !
Schmidt-Rimp-	1885	Frankfurt a. M.	Michaelis-Gymnasium	314	—	—	—	15	17	28	28	43	61 !
ler			Oster-Gymnasium	286	—	—	—	17	15	12	37	50	58
		Montabaur	Gymnasium	241	—	—	—	0	10	21	22	50	48
		Fulda	„	242	—	—	—	16	20	20	42	56	59
		Wiesbaden	Realgymnasium	382	—	—	—	16	20	20	29	39	39
		Limburg	„	156	—	—	—	4	13	29	49	57	—
		Geisenheim	„	114	—	—	—	5	12	19	33	32	—
Seggel	1885	München	Gymnasium	570	23	24	34	46	60	69	65	64	61
Weiss	1885	Mannheim	„	547	0	7	8	18	18	34	45	58	50
Axel Key	1885	Stockholm	10 siebenclassige Schulen										
(viele schwedische			(Gymnasien u. Realschulen)	3054	—	—	16	14	18	18	24	30	42
Aerzte)			Dreiclassige Schulen	600	—	—	—	—	—	—	6	7	7
			Fünfclassige Schulen	2417	—	—	—	—	6	7	12	12	24

Tab. II. (Fortsetzung.)

Beobachter	Jahr	Ort	Anstalt	Unter-suchte Schüler	Procente der Myopen in Classe								
					IX	VIII	VII	VI	V	IV	III	II	I
Axel Key	1885	Stockholm	Siebenclassige Schulen....	11210									
(viele schwedische Aerzte)			a) Gymnasien		—	—	6	6	10	10	17	24	35
			b) Realschulen.......		—	—	6	6	10	9	13	18	23
		Upsala	Gymnasium (Durchschnitt von 1870—1877 nach Dr. R. Schultz.)	2605	—	—	19	20	29	33	41	48	55
Schwabe	1886	Reudnitz	Realschule . .	293	—	—	—	15	25	26	36	50	39
Schmeller	1886	Danzig	Töchterschule........	298	—	8	19	20	27	30	43	48	54
			Realgymnasium Petri	370	—	—	—	3	24	20	17	33	51
			Realgymnasium Johannes . .	368	—	—	—	9	11	24	28	38	45
			Städtisches Gymnasium . . .	403	—	—	—	14	14	31	36	59	57
v. Hippel	1889	Giessen	Gymnasium (9 Jahre lang) .	2027	5	9	14	19	24	34	40	43	50
Kirchner	1889	Berlin	Friedrichs-Gymnasium . . .	722	13	20	16	22	33	48	46	56	61
			Leibnitz-Gymnasium . .	668	11	13	13	22	22	22	46	62	65
San.-Bericht d. preuss. Armee	1890	Berlin	Cadettencorps.........	1896	—	—	9	13	17	25	35	34	35
Durchschnitt von 24 deutschen Gymnasien und Real-schulen, die in folgender Curventafel verzeichnet sind . . .				9344	—	—	—	22	27	36	46	55	58

Curventafel über die Zunahme der myopischen Schüler von Classe zu Classe in 24 deutschen Gymnasien und Realschulen.

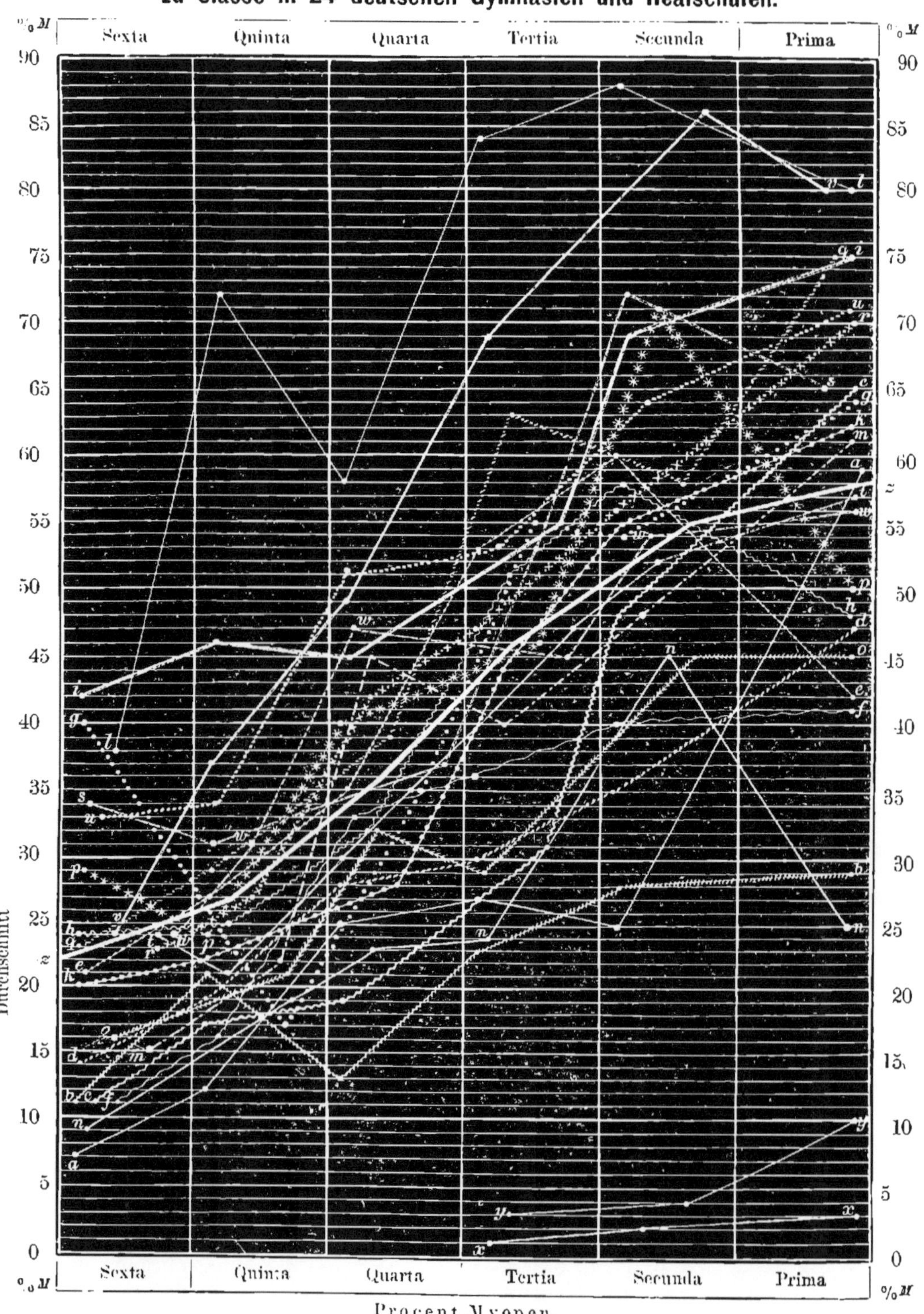

Erklärung zur Curventafel.

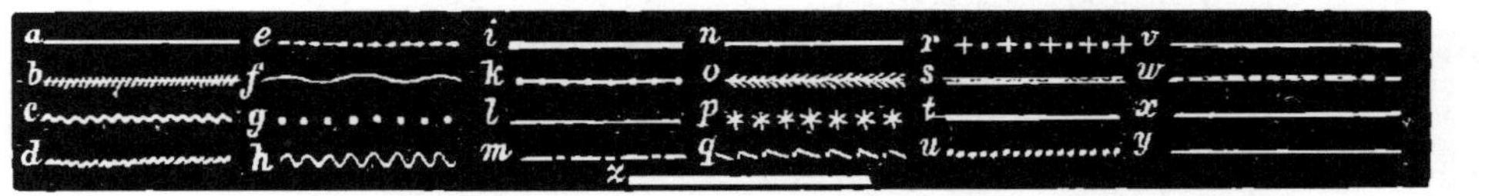

a Breslau, Heilige Geist-Realschule.

b Breslau, Zwinger-Realschule.

c Breslau, Elisabeth-Gymnasium.

d Breslau, Magdalenen-Gymnasium.

e Breslau, Friedrichs-Gymnasium.

f Rostock, Gymnasium.

g Frankfurt a. M., Gymnasium.

h Wiesbaden, Gymnasium.

i Wien, Leopoldstädter Gymnasium.

k Königsberg, drei Gymnasien.

l Erlangen, Gymnasium.

m Hamburg, Johannes-Gymnasium.

n Wandsbeck, Gymnasium.

o Hamburg, Reform-Realschule.

p Hamburg, Johannes-Realschule.

q Magdeburg, Dom-Gymnasium.

z Durchschnitt aller 21 Anstalten.

r Magdeburg, Kloster-Pädagogium.

s Zittau, Gymnasium.

t Zittau, Realschule.

u Dresden, Königl. Gymnasium.

v Coburg, Gymnasium.

w Darmstadt, Gymnasium.

x Langenbielau, 5 Dorfschulen.

y Breslau, 20 Elementarschulen.

Tab. III.

Durchschnittsgrad der Myopie in den verschiedenen Classen.

(Die Zahlen bezeichnen die Nummer der Meterbrille, welche die Myopen dieser Classe durchschnittlich brauchen.)

Beobachter	Jahr	Ort	Anstalt	Unters. Schüler	VII	VI	V	IV	III	II	I	Durchschnittsgrad der Schüler
H. Cohn	1865	Breslau	5 Dorfschulen	1486	—	—	—	—	1·6	1·7	1·8	1·7
			20 Elementarschulen	4978	—	—	—	—	1·7	1·8	1·8	1·8
			2 Töchterschulen	834	—	1·7	1·8	1·6	1·7	1·8	1·7	1·7
			Realschule zum heil. Geist	502	—	1·8	2·0	1·8	1·9	1·9	2·6	1·9
			Realschule zum Zwinger	639	—	1·7	1·8	2·0	2·0	2·0	2·0	1·9
			Gymnasium zu Elisabeth	532	—	1·8	1·9	2·0	2·2	2·4	2·0	2·0
			Gymnasium zu Magdalena	663	—	1·8	1·9	1·9	2·0	2·5	2·4	2·0
	1870	Breslau	Friedrichs-Gymnasium *)	361	—	1·8	2·0	1·8	2·4	2·2	2·2	1·8
	1867	Breslau	Universität *)	410	—	—	—	—	—	—	—	2·7
Erismann	1870	Petersburg	7 Gymnasien, 1 Progymnas., 4 deutsche Schulen, 1 Mädchenschule, zusammen	4358	0·9	1·2	1·2	1·4	1·6	1·8	2·0	
Burgl	1873	München	Töchterschule	179	—	—	—	1·8	2·1	3·7	3·7	
Conrad	1875	Königsberg	3 Gymnasien (nach Leseprobe)	1518	0·8	1·0	0·9	1·0	1·5	1·7	2·2	
			3 „ (nach Spiegelung)		1·0	1·3	1·0	1·3	1·6	1·9	2·7	
Manz	1883	Freiburg i. Br.	Höhere Bürgerschule	292	—	1·5	1·25	1·5	1·5	1·5	2·0	
			Höhere Töchterschule	783	—	1·0	1·25	2·0	1·5	3·5	1·5	
			Gymnasium	503	—	1·5	2·1	3·25	3·6	3·0	3·5	
Seggel	1885	München	Gymnasium	570	2·25	2·15	2·45	2·6	3·0	3·18	3·35	

*) Auch $M < 1\,D$.

Unter den Arbeiten, welche neue Gesichtspunkte bieten, ist zunächst die von Erismann (1871) zu nennen. Er untersuchte in Petersburg 4368 Schüler mit Snellen's Tafeln in 6 Meter Abstand und fand 30·2% Myopen, 26% Emmetropen, 43·3% Hyperopen und 0·5% Schwachsichtige. Wie oben im Capitel „Hyperopie“ geschildert wurde, vermuthete er mit Recht, dass die Hyperopie der normale Refractionszustand des jugendlichen Auges ist, und dass nur der kleinere Theil der Fälle hyperopisch bleibt, die Mehrzahl aber myopisch wird, nachdem sie das Stadium der Emmetropie durchlaufen hat.

Als Beweis diente ihm folgende Tabelle für die einzelnen Classen:

Classe	I	II	III	IV	V	VI	VII	VIII	IX
M	13·6	15·8	22·4	30·7	38·4	41·3	42	42·8	41·7
H	67·8	55·6	50·5	41·3	34·7	34·5	32·4	36·2	40
E	18·6	28	26·4	27·3	26·4	24·2	25	21	18·3
Summe .	100	100	100	100	100	100	100	100	100

Ich habe später an den atropinisirten Kindern einer ganzen Dorfschule den Beweis liefern können, dass Erismann's Vermuthung richtig war (siehe oben Cap. X, pag. 185).

Erismann's Tabellen über die Myopie stimmen sehr gut mit den meinigen überein. Er nahm oft Accommodationskrampf an, wenn die Sehschärfe nicht vollkommen und starke Röthung des Sehnerven vorhanden war. — Nur bei 85% fand er $S = 1$ oder > 1; bei 6·8% $S < 1$ und $> \frac{2}{3}$ und bei 7·6% $S < \frac{2}{3}$. Erismann fand bei den höheren Graden der Myopie die Sehschärfe sinken, übersah allerdings dabei, dass die stärkeren Concavgläser wegen ihrer verkleinernden Wirkung schon an sich die Sehschärfe herabsetzen müssen. — Unter 1245 Myopen sah

Erismann nur in $5^0/_0$ keine, dagegen in $71^0/_0$ mässige
und in $24^0/_0$ starke atrophische Chorioidalverände-
rungen; in den höheren Classen waren letztere häufiger;
den Schuljahren nach stiegen sie von 14 auf $38^0/_0$. Bei
stärkeren Graden als $M = 3 \cdot 0$ fand er stets Staphyloma
posticum, bei $M > 6 \cdot 0$ sogar $70^0/_0$ starke Veränderungen.
— Insufficientia recti interni beobachtete Erismann
bei $32 \cdot 6^0/_0$ aller Myopen. Starke Insufficienz und relatives
Auswärtsschielen war in den höheren Schulen und Alters-
classen häufiger, als in den unteren. Schon bei den
schwächsten Graden der Myopie kamen $23^0/_0$ Störungen
des musculären Gleichgewichts vor; doch steigerte sich ihre
Zahl mit den Myopiegraden. —

6. Wiederholte Untersuchung derselben Schulkinder.

Um allen Einwürfen gegen die Beweisfähigkeit der
ersten gefundenen statistischen Schlüsse, betreffs der Zunahme der Myopie auf Schulen, ein Ende zu machen, schien
es mir eine sehr wichtige Aufgabe, dieselben Schüler
einer Anstalt nach Ablauf weniger Semester von
Neuem auf ihre Refraction zu untersuchen. Daher
prüfte ich im Mai 1870 die Schüler des Breslauer Fried-
richsgymnasiums und wiederholte die Prüfung im November
1871. Bei der ersten Untersuchung wurden unter 361 Kindern 174 abnorm gefunden, und zwar $35^0/_0$ Myopen, $7^0/_0$
Hyperopen und $6^0/_0$ Augenkranke. Von Septima bis Prima
fand ich folgende Zunahme der Zahl der Myopen: 13,
21, 27, 35, 48, 58, $60^0/_0$. Es zeigten $12^0/_0$: Myopie $0 \cdot 75$
bis 1, $47^0/_0$: Myopie 1 bis $2 \cdot 5$, $25^0/_0$: Myopie $2 \cdot 5$ bis 5 und
$6^0/_0$: $M > 5$. Nach $1^1/_2$ Jahren hatten bereits 103 Emmetropen und 71 Myopen das Gymnasium verlassen; nur 84
früher als Emmetropen und 54 früher als Myopen notirte;

zusammen 138 Schüler, konnten noch untersucht werden. Von den 84 früher als Emmetropen notirten waren nur 70 Emmetropen geblieben, dagegen 14, d. h. $16^0/_0$ kurzsichtig geworden. Die Grade der inzwischen entstandenen Myopie schwankten zwischen $0\cdot75$ und $2D$. Von den früheren 54 Myopen hatten 28 eine entschiedene Zunahme des Grades ihrer Myopie in den $1^1/_2$ Jahren erfahren. Eine Abnahme fand ich in keinem einzigen Falle.

Sowohl die schwächsten als die stärksten Grade lieferten ihren Beitrag zur stationären und zur progressiven Myopie, nämlich:

Myopie $0\cdot75$—1   war in $30^0/_0$
  „   1   —$1\cdot25$ „ „ $38^0/_0$
  „ $1\cdot25$—$2\cdot5$ „ „ $69^0/_0$
  „ $2\cdot5$ —$3\cdot25$ „ „ $100^0/_0$
  „ $3\cdot25$—5 „ „ $43^0/_0$
  „   5   —10 „ „ $66^0/_0$;

bei 54 Untersuchungen war Myopie also 28mal $= 52^0/_0$ progressiv.

Der Durchschnittsgrad der Myopie von allen 28 progressiven Myopen war vor $1^1/_2$ Jahren $M = 2$, jetzt $M = 2\cdot75$: für die kurze Zeit betrug also die durchschnittliche Zunahme $M = 0\cdot75$.

Betreffs der Sehschärfe ist wichtig, dass alle früher als Emmetropen und jetzt als Myopen gefundenen Schüler volle Sehschärfe behalten hatten; nur in zwei Fällen stationärer Myopie (unter 26) war die Sehschärfe auf $^2/_3$ und $^2/_5$ gesunken. Unter den 28 progressiven Myopen hatten 23 vor $1^1/_2$ Jahren $S = 1$, bei 4 war sie jetzt auf $^2/_3$ und $^4/_5$ gesunken. Fünf progressive Myopen hatten schon früher Sehschärfe $^2/_3$; bei keinem derselben war Verringerung der Sehschärfe eingetreten. — Staphylom fand sich bei 14 aus Emmetropen in Myopen übergegangenen Schülern. 26 stationäre Myopen hatten früher 7, jetzt 14 Staphylome. In 12 Fällen stationärer Myopie war kein Staphylom entstanden. Unter den 28 progressiven Myopen früher 15, jetzt 22 Staphylome. Es hatten also $10^0/_0$ Veränderungen im Augenhintergrunde innerhalb drei Semestern erfahren.

Diese Befunde wurden bestätigt durch v. Reuss, welcher im Leopoldstädter Gymnasium in Wien die Untersuchungen im Jahre 1874, 1875 und 1876 wiederholte. Er hatte alle Myopen und alle Schüler, deren $S < 1$ war, gespiegelt, ferner jeden Emmetropen durch Convexgläser auf facultative Hyperopie geprüft und jedes Auge einzeln untersucht. Im Mai 1872 fand er unter 409 Schülern: $35^0/_0$ Emmetropen, $41 \cdot 8^0/_0$ Myopen und $20 \cdot 5^0/_0$ Hyperopen, $2^0/_0$ Astigmatische und $0 \cdot 7^0/_0$ Augenkranke. Die Zahl der Myopen stieg von Classe zu Classe: 28, 41, 49, $48^0/_0$. Hyperopie nahm von Classe zu Classe ab: 30, 27, 14, $12^0/_0$; die schwachen Grade von $H < 1$ in $85^0/_0$. Unter 162 mit dem Spiegel Untersuchten konnte v. Reuss 41mal, also in $25^0/_0$, Accommodationskrampf nachweisen, und zwar 16mal bei $M < 1$, 12mal bei $M\,1$—$1 \cdot 75$, 13mal bei $M\,1 \cdot 75$—$2 \cdot 5$, 11mal bei $M\,2 \cdot 5$—3, 13mal bei $M\,3$—6. Eine Zunahme des Krampfes nach der Höhe der Classen zeigte sich nicht. 102 Schüler hatten auf beiden Augen Myopie verschiedenen Grades; 54 waren auf einem Auge emmetropisch, auf dem anderen zeigten 38 Myopie und 16 Hyperopie; 7 hatten ein myopisches und ein hyperopisches Auge.

Ein Jahr später Wiederholung; nur noch 211 Kinder anwesend. Leider keine Spiegelung. Die Refraction in $42^0/_0$ dieselbe, in $46^0/_0$ progressiv, in $12^0/_0$ regressiv. In den unteren Classen mehr stationäre Fälle als in den oberen. $71^0/_0$ sind emmetropisch geblieben, $19^0/_0$ wurden myopisch,

$10^0/_0$ dagegen hyperopisch. — Von den Myopicen $28^0/_0$ stationär, $61^0/_0$ progressiv, $11^0/_0$ regressiv, also Krampf. Wegen mangelnder Spiegelung und mangelnder Atropinisation sind diese Zahlen etwas vorsichtig aufzunehmen.

Endlich ergab die 3. Untersuchung von v. Reuss im Jahre 1875 bei 201 Schülern:

Im Ganzen nach 1 Jahre		nach 2 Jahren	nach 3 Jahren
stationär	$42^0/_0$	$37^0/_0$	$28^0/_0$
progressiv	$47^0/_0$	$50^0/_0$	$61^0/_0$
regressiv	$10^0/_0$	$11^0/_0$	$10^0/_0$

		Ferner stationär	progressiv	regressiv
von 1872—1875	Emmetropen	56	37	10
	Myopen	15	77	8
	Hyperopen	12	72	16.

Genaueres über die Zunahme der einzelnen Grade siehe im Original. Von den Myopen waren nach 3 Jahren nur noch $12^0/_0$ unverändert. Auch Accommodationskrampf wurde beobachtet, aber niemals Regression bei $M > 3$. Bei dem Vergleiche der Resultate durch Sehproben und Spiegel fand v. Reuss: 1. Bei einer nicht grossen Anzahl von Augen ist die Progression nur durch den Krampf bedingt, also scheinbar; der Krampf kann mehrere Jahre bestehen, ohne den Bau des Auges zu ändern. 2. Bei bestehendem Krampf verändert sich der wirkliche Refractionszustand in progressiver Richtung, das ist das Häufigste. 3. Die progressiven Veränderungen treten ein ohne gleichzeitigen Accommodationskrampf; das ist gar nicht selten. Der Beginn der Myopie oder ihrer Zunahme liegt also nicht immer in einer krampfhaften Anspannung des Ciliarmuskels. — Burchardt in Berlin ist hingegen durch Nahpunktsbestimmungen zu der Ansicht geführt worden, dass Accommodationskrampf stets lange Zeit vorhanden und die fast ausnahmslos Ursache der definitiven Myopie ist.

So anerkennenswerth die von den meisten neueren Autoren geübte anstrengende Spiegeluntersuchung des Refractionszustandes aller Schüler ist, so ist sie doch keineswegs untrüglich. Ich habe oft genug gesehen, dass die Accommodation selbst bei Planspiegeln und in grossen Räumen nicht entspannt wird, ja in einzelnen Fällen erst recht gespannt wird; dies wird auch von v. Reuss und Stilling zugegeben. Ferner sind mir nicht wenige Fälle bekannt, in denen hochangesehene Collegen, welche auf ihre Refractionsbestimmungen im aufrechten Bilde sehr stolz sind, sich doch um $1—2\,D$ geirrt haben, namentlich bei schwachen Myopen und Hyperopen; die totale Entspannung des Accommodationsmuskels ist eben nicht immer ganz sicher. Absolut sicher sind also derartige Beobachtungsreihen auch nicht; es müssten für diesen Zweck eben alle Kinder und womöglich der Untersucher selbst atropinisirt werden. Das Homatropin in kleiner Gabe wirkt viel zu unbedeutend auf die Accommodation, als dass wir auf Massenuntersuchungen mit diesem Mittel ein wesentliches Gewicht legen könnten. Dürr hat im Jahre 1883 (s. oben Tab. I und II) die Schüler eines Lyceums mit Homatropin geprüft, allein es unterzogen sich von 538 Schülern nur 318 der Einträufelung. Natürlich fand auch Dürr sehr häufig Accommodationskrampf bei allen Refractionszuständen. Für die Fragen der hygienischen Statistik werden Leseproben und Gläserproben bei Schülern gewiss auch in Zukunft ihren grossen Werth behalten.

Auch Conrad, der sämmtliche Schüler mit Brillen und Augenspiegel sehr sorgsam untersucht hat, ist der Ansicht, dass man bei der Spiegelung niemals sicher sei, dass die Accommodation vollkommen erschlafft, hält jedoch den Unterschied gegen Atropinisirung für „äusserst gering". Er fand unter 3036 Augen nach Leseproben Hyperopie 11%,

Emmetropie 55⁰/₀, Myopie 32⁰/₀, nach Spiegel Hyperopie 47⁰/₀, Emmetropie 29⁰/₀, Myopie 22⁰/₀. Er stimmt übrigens mit Erismann überein, dass Hyperopie langsam durch Emmetropie in Myopie übergehe. Mit dem Spiegel fand er in der untersten Classe 70⁰/₀ Hyperopie, in der höchsten nur 22⁰/₀; Emmetropie in der untersten Classe 25⁰/₀, in der obersten 24⁰/₀, in den mittleren 30—35⁰/₀; dagegen stieg Myopie von 4—51⁰/₀ nach dem Spiegel, von 11—62⁰/₀ nach der Leseprobe, so dass etwa 10⁰/₀ Accommodationskrampf waren.

Man findet wiederholte Prüfungen derselben Schüler*) auch in späteren Arbeiten von Ott in Luzern, von Netoliczka in Graz, von Florschütz in Coburg, von Erismann in Petersburg, von Reich in Tiflis, von Derby in New-York, von Ulrich in Strassburg, von Adamük in Kasan 1877—1886, von Haab in Zürich 1882—1888, im preussischen Cadettencorps 1882—1887, von v. Hippel in Giessen 1881—1889 und von Schmidt-Rimpler 1885 und 1889.

Die Mittheilungen von Florschütz bieten das höchste Interesse, da sie eine Abnahme der Myopenzahl in den neuerbauten „Schulpalästen" ergaben. So zeigten die Bürgerschulen im Jahre 1874 noch 12 und 14, im Jahre 1877 nur 4 und 7⁰/₀ Myopen; alle 2323 Untersuchten im Jahre 1874: 21⁰/₀, im Jahre 1877 nur 15⁰/₀ Myopen. — Erismann fand im Jahre 1876 bei 350 Augen, die er schon 1870 untersucht hatte, 67⁰/₀ Zunahme der Refraction, davon 16⁰/₀ Uebergänge von Emmetropie in Myopie und 25⁰/₀ Verstärkung der Myopie. — Reich sah in sechs

---

*) Und trotz aller der in diesem Abschnitte citirten Arbeiten erlaubt sich der Schuldirector Wingerath in Strassburg in seiner Schrift: „Kurzsichtigkeit und Schule" (Berlin 1890, pag. 7) von dem „bisher meist nur in einmaliger Untersuchung derselben Anstalt gewonnenen statistischen Material" zu sprechen!

Jahren $14^0/_0$ Uebergänge von Hyperopie in Myopie, $44^0/_0$ von Emmetropie in Myopie und $81^0/_0$ Verstärkung der Myopie. —

H. Derby prüfte 254 Studenten des Amherst College (19—23 Jahre alt) 4 Jahre nach dem Eintritt in die Anstalt wieder und fand statt $15^0/_0$ Hyperopie, $49^0/_0$ Emmetropie und $35^0/_0$ Myopie, welche beim Eintritt notirt worden, dann $18^0/_0$ Hyperopie, $34^0/_0$ Emmetropie und $47^0/_0$ Myopie. Von den 125 Emmetropen wurden $23^0/_0$ Myopen; der Grad betrug durchschnittlich $1\,D$. Dieses Factum ist von hoher Wichtigkeit, weil es die seit Donders verbreitete Ansicht beseitigt, dass nach dem 15. Jahre äusserst selten und nach dem 20. Jahre niemals Myopie im vorher gesunden Auge entstehe. Ich kann aus meiner Praxis zahlreiche Beobachtungen gleich denen von Derby anführen.

Derby zeigt, dass von 90 Myopen 32 ihren Grad behielten, 28 während des 4jährigen Studiums eine Zunahme von $1—2\cdot5\,D$ erfuhren. Der Durchschnittsgrad betrug beim Eintritt $1\cdot8\,D$, beim Austritt $2\cdot4\,D$; also durchschnittliche Zunahme von $0\cdot6\,D$. —

Ulrich konnte 273 Augen controliren, die Hoffmann drei Jahre vorher untersucht hatte; er constatirte in $44^0/_0$ Zunahme der Refraction, und zwar $M\,1$ bis $> 2\,D$. — Adamük behauptete 1886, dass die früheren Forscher nicht wiederholte Prüfungen an den Augen derselben Schüler vorgenommen; er kannte, wie man aus dem Vorangehenden sieht, offenbar die Literatur nicht; er selbst untersuchte zwei Gymnasien 9 Jahre lang jährlich einmal; Anfangs waren von 317 Schülern $14^0/_0$ Myopen, die in $91^0/_0$ Zunahme der Refraction zeigten; aber auch $52^0/_0$ Hyperopen und $32^0/_0$ Emmetropen erfuhren Zunahme. —

Haab setzte in Zürich die von Horner 1882 begonnenen Untersuchungen jährlich fort bis zum Jahre 1888.

Von den damals neu aufgenommenen 309 Schülern waren nach 6 Jahren noch 208 auf der Schule; damals waren $16^0/_0$ Ametropen und $3^0/_0$ Myopen, jetzt $25^0/_0$ Ametropen und $11^0/_0$ Myopen, also haben sich die Myopen um das 4fache vermehrt. —

Die von 1882—1887 im preussischen Cadettencorps fortgeführten (durchschnittlich jährlich 1896 Schüler betreffenden) Prüfungen ergaben in diesen 6 Jahren: 24, 24, 24, 30, 23, $23^0/_0$ Myopen, durchschnittlich $25^0/_0$, dabei wurden aber die schwächsten Grade berücksichtigt, $32^0/_0 < 1 D$; nach Abzug dieser bleiben also nur $17^0/_0$ Myopen, was meinen Zahlen in den Realschulen nahekommt, während die Gymnasien mehr Myopen aufweisen. Doch wurden $39^0/_0$ Myopen im Corps selbst kurzsichtig; im vierten und fünften Jahre des Aufenthalts $25^0/_0$, im dritten 18, im sechsten 17, im zweiten 13, im ersten 8 und im siebenten $6^0/_0$ Cadetten, die meisten also im dritten bis fünften Jahre.

Interessant ist auch die Mittheilung, dass unter den im Jahre 1888/89 in der Kriegsschule myopisch gefundenen Officieren nur $35^0/_0$ im Cadettencorps, $65^0/_0$ aber in anderen Anstalten vorgebildet waren. —

Schmidt-Rimpler fand bei 178 Schülern rheinischer Gymnasien nach $3^1/_2$ Jahren $18^0/_0$ Emmetropie in Myopie verwandelt und bei $52^0/_0$ Zunahme der Myopie.

Endlich seien noch die 1881—1889 wiederholten Prüfungen von 833 Augen der Giessener Gymnasiasten durch v. Hippel erwähnt; 508 derselben hatten ursprünglich Emmetropie und Hyperopie; 75 davon $= 12^0/_0$ erwarben Myopie; bei 186 Myopen wurde 107mal, also in $58^0/_0$ Zunahme der Myopie nachgewiesen. —

Von allgemeinem Interesse dürfte auch sein, dass die einzige Untersuchung, die bisher in einem Kindergarten ausgeführt wurde, und zwar sehr sorgsam von Koppe in

Dorpat, keinen einzigen Fall von Myopie, dagegen 98% Hyperopen und 2% Emmetropen ergab.

7. Myopie bei Studenten.

In Tübingen beobachtete Gärtner bei 138 Studenten des evangelisch-theologischen Stifts vom Jahre 1861—1865: 81% Myopen und bei einer zweiten Zusammenstellung von 1861—1879 unter 634 evangelischen Theologen 79% Myopen, unter 713 von 1861—1882: 78%.

Schon Donders hatte die treffenden Sätze ausgesprochen: „Es wäre von grosser Wichtigkeit, genaue statistische Daten über die zu einer gegebenen Zeit bei einer besonderen Classe von Menschen, z. B. von sämmtlichen Studenten einer Universität, vorkommende Ametropie zu besitzen, um dieselben mit den Ergebnissen wiederholter Untersuchungen in späteren Zeiten vergleichen zu können. Wenn nun auf diese Weise gefunden würde — und ich zweifle kaum, dass dies wirklich der Fall wäre —, dass die Myopie in den gebildeten Volksclassen progressiv ist, so wäre dies ein sehr bedenkliches Symptom, und man müsste ernstlich auf Mittel bedacht sein, diesem Vorwärtsschreiten Einhalt zu thun."

Ich habe nun im Jahre 1867 eine solche Statistik versucht; allein es war schwierig, die Breslauer Studirenden zur Untersuchung zusammenzubekommen. Von den 964 Studenten erschienen nur 410; unter diesen waren 60% Myopen, und zwar: katholische Theologen 53, Juristen 55, Mediciner 56, evangelische Theologen 67 und Philosophen 68%.

Im Jahre 1880 habe ich 108 Studenten der Medicin untersucht und fand 57% Myopen; vor dem Examen physicum 52%, nach demselben 64% Myopen. Ich habe schon lange eine „Examenmyopie" in meinen Krankenbüchern eingeführt, weil ich Entstehung und Vermehrung der Myopie nach allen schweren Staatsprüfungen beobachtete, sowohl beim Abiturienten- und Seminaristinnenexamen, als bei den medicinischen, juristischen, philologischen und theologischen Prüfungen. —

Derby's Befunde im Amherst College sind auf pag. 242 bereits erwähnt. — Seggel constatirte unter 284 vom Gymnasium abgegangenen Freiwilligen und Officiersaspiranten 58% Myopen. — Collard hat die Augen der Studenten in Utrecht im Winter 1880 untersucht; es erschienen von den 550 Studenten 410. Unter den 820 Augen derselben waren 27% myopisch, und zwar bei Theologen 23, Medicinern 26, Juristen 29, Naturforschern 32, Pharmaceuten 31 und Philosophen 42%. Mehr Myopen in höheren Lebensjahren als in jüngeren fand Collard nicht, im Gegentheil eine Abnahme ihrer Zahl, nämlich von 18—20 Jahren 30%, von 21—23 Jahren 28%, von 24—27 Jahren 27% Myopen. Die ältesten Studenten sind ja aber keineswegs immer die fleissigsten! — Donders begleitet die Arbeit von Collard mit Bemerkungen; er meint, dass in Holland die Myopie weniger häufig als anderwärts, und dass die höheren Grade ziemlich selten seien. Wichtiger als Schulkinderuntersuchungen seien solche von Studenten und jungen Bauern; erst bei Wiederholung solcher Prüfungen werde sich beurtheilen lassen, ob die Myopie sich ausbreite oder nicht. — Unter 354 Studenten in Kopenhagen, die sich zum Militär stellten, fand Tscherning 38% Myopen, unter 470 Studenten in Leyden fand v. Anroy 31% Myopen, unter 330 Studenten in Gröningen fand Kremer 32% Myopen, und zwar Mediciner nur 25%, Theologen 57%. — Davidson berichtet aus Aberdeen, dass auf der dortigen Universität höchstens $12—16\%$ Myopen vorkommen.

Randall fand unter 92 Studenten in Philadelphia 10% Myopen. Nach dem Augenspiegel waren nur 19 Augen unter 142 myopisch, dagegen manifest myopisch 54. Immer war der Augenhintergrund der Myopen abnorm. „Die intraoculären Störungen," sagt Randall, „rühren von angestrengter Arbeit her und erzeugen den typischen Studentenaugenhintergrund, an welchem einzelne deutsche Professoren den Fleiss ihrer Zuhörer schätzen sollen."

Cranicean prüfte in fünf Semestern 1885—1888 die 229 Studenten der Medicin in Budapest, welche zum Augenspiegelcursus kamen; von diesen waren $139 = 30^0/_0$ Myopen. Myopische Augen zeigten bis $1·5 D$: 56, bis $3 D$: 27, bis $6 D$: 46 und $> 6 D : 10$. — An der Bukarester Universität fand Manolescu $33^0/_0$ Myopen.

8. Myopie der Schüler bei verschiedenen Nationen.

Es ist vielfach behauptet worden, dass gerade die deutschen Schulen die Pflanzstätten der Myopie seien. In Strassburg haben allerdings die Untersuchungen von Hoffmann, Ulrich und Stilling ergeben, dass unter den eingeborenen Altelsässern bestimmt weniger Myopie vorkommt, als bei den eingewanderten Deutschen. So fand Stilling im Realgymnasium St. Johann in Strassburg, welches $^3/_5$ Elsässer enthält, unter 422 Schülern nur 49 Myopen — $11^0/_0$, dagegen im Lyceum, das nur $^1/_3$ Elsässer hat, $31^0/_0$ Myopen. Auf 100 Deutsche in Strassburger Schulen kamen $34^0/_0$ Myopen, auf 322 Elsässer nur $5^0/_0$ Myopen. Stilling bezieht diese grossen Verschiedenheiten auf Verschiedenheiten im Bau der Augenhöhle. Ueber seine Hypothese wird unten bei den „Ursachen der Myopie" (Abschnitt 10, E) gesprochen werden.

Pflüger fand bei Untersuchungen von 529 Schweizer Lehrern im Alter von 20—25 Jahren, dass die Deutschen mehr Myopen stellen als die Franzosen. 154 französische

Schweizer hatten 14·3%, 357 deutsche Schweizer 24·3% Myopen.

	Welsch-Schweizer	Deutsch-Schweizer	Zusammen
$M < 2{\cdot}25$ . .	4·5%	12·0%	10·5%
$M > 2{\cdot}25$ und $< 3{\cdot}25$	59·0%	40·0%	44·0%
$M > 3{\cdot}25$ und < 5 .	27·5%	35·5%	32·0⁰/₃
$M > 5$ und < 6	9·0%	10·0%	10·0%
$M > 6$.	0·0%	4·5%	3·5%

Emmert prüfte in 4 Schweizer Uhrmacherschulen und constatirte 71% Hyperopen, 15% Emmetropen und 14% Myopen. Besonders häufig war daselbst Insufficientia interni: 54%, auch in den Schulen der Orte, in denen Uhrmacherei getrieben wird, 22% Insufficienz gegen 4% in anderen Städten. Emmert glaubt, dass die Uhrmacherei wegen der Benutzung eines Auges mit der Lupe sehr leicht zu Muskelstörungen Anlass giebt, und dass die Neigung zu denselben sich besonders leicht vererbt. (Vergl. unten das Capitel: Augenkrankheiten bei verschiedenen Berufsarten.) —

Nach Maklakoff soll der Procentsatz der Myopie bei den Georgiern und Armeniern im Kaukasus am geringsten sein; Zahlenangaben fehlen in dem deutschen Referate von Woinow. Das gerade Gegentheil behauptet Reich, der auch die Ansicht Dor's: „Je mehr nach dem Süden zu, um so mehr normale Augen", als sehr fraglich bezeichnet und betont, dass Mannhardt besonders auf die nationale Anlage der Italiener zur Myopie hinweist. In allen 4 untersuchten Schulen von Tiflis mit 1258 Schülern fand Reich unter den Armeniern und Georgiern mehr Myopen als unter den Russen (siehe Tabelle I), z. B. im Gymnasium 38% Armenier, 45% Georgier und 30% Russen; auch sah er speciell unter den ersteren die höheren Myopiegrade und ein rascheres Wachsthum des Procentsatzes der Myopie mit den

Classen; die grossen, gleichsam vorstehenden Augen der
Armenier und Georgier fielen ihm auf; die Armenier hatten
auch mehr Myopen als die Grutinier. In den untersten Classen
des Gymnasiums zu Tiflis fand Reich nur 12, in den
obersten $71^0/_0$ Myopen. Dagegen war $S = {}^9/_6$ bei $52^0/_0$ der
Schüler. — Die gewaltige Verbreitung der Myopie auf den
russischen Lehranstalten ist durch Erismann und die
anderen in Tabelle I genannten Forscher erwiesen; eine
Ausnahme macht das von Dobrowolsky untersuchte Ural-
Gymnasium, das besonders Kosakenkinder hat und nur
$12^0/_0$ Myopen aufwies. Aus Irkutsk wird dagegen über $77^0/_0$
Myopen unter den Gymnasiasten berichtet. —

In England sind bisher nur wenige Untersuchungen
gemacht worden. Pristley Smith fand 1880 unter 1636
Schulkindern $5^0/_0$ Myopen und unter 537 Seminaristen $20^0/_0$
Myopen. Hadlow fand 1883 in den Schulen zu Greenwich
Hospital, welche für den Flottendienst vorbereiten, unter
1074 Schülern, welche sämmtlich bei ihrem Eintritt in die
Anstalt im Alter von 13 Jahren ein normales Sehvermögen
besessen hatten, nach $2^1/_2$ Jahren am Schlusse des Cursus
60 Schüler in Folge von Myopie mit solchen Sehstörungen
behaftet, dass sie als zum Flottendienst unbrauchbar
zurückgewiesen werden mussten. Also $5^1/_2{}^0/_0$ waren binnen
$2^1/_2$ Jahren so myopisch geworden, dass die specielle Vorbereitung zum Seedienst bei ihnen nutzlos geworden war!
— Ellis sah 1885 in den Primärschulen zu Oxford und
Hamilton 24, resp. $11^0/_0$ Myopen; Frost in London $10^0/_0$
Myopen. —

In Frankreich wurden 1874 von Gayat in Lyon
Erkundigungen eingezogen und einzelne Schüler „au
hasard ou sur la demande du maître" herausgegriffen, auf
diese Weise „à près de 600" untersucht. Die so gefundene
Myopenzahl auf die Gesammtzahl der Schüler mit $3^0/_0$

Myopen zu berechnen, ist durchaus unzulässig. Dor hatte sich früher auf Gayat's Arbeit berufen und geschlossen, dass in Frankreich viel weniger Myopie als in Deutschland herrsche; später hat er aber selbst in Lyon ein Lyceum untersucht und dort $23 \cdot 4\%$ Myopen (ähnlich wie in deutschen Gymnasien) gefunden. —

Nicati prüfte in Marseille 3434 Schüler mit Gläsern und Spiegel und fand in den jüdischen Primärschulen 15 und 10% Myopen gegenüber 8 und 7% in den christlichen Primärschulen. Nicati bringt dies als besten Beweis für die Erblichkeit, da die jüdischen Schüler Kinder und Enkel von Kaufleuten seien, während die christlichen Schüler von Handwerkern, Arbeitern und Bauern abstammen und in ihren Familien die erste Generation bilden, welche Schulbildung geniesst. — Dieses Ueberwiegen der Juden konnte Weiss bei seinen Schuluntersuchungen in Mannheim nicht finden. Myopie kam bei Juden und Christen gleich häufig vor; doch fand Weiss auf dem dortigen Gymnasium weniger Myopen (30%) als in Heidelberg (35%); er glaubt, dass in der Handels- und Fabrikstadt Mannheim die Erblichkeit geringer sei, als in dem an Gelehrten und Beamten reicheren Heidelberg. — Auch Kirchner konnte 1889 keinen erheblichen Unterschied der Myopenzahl zwischen jüdischen und christlichen Schülern auf zwei Berliner Gymnasien finden. Von 367 Juden waren 36%, von 1023 Germanen 34% Myopen; doch sah Kirchner $M > 8\,D$ bei Juden in jüngeren Jahren als bei Germanen, $M > 4\,D$ häufiger bei Juden als bei Nichtjuden. Er glaubt die Ursache in der früheren körperlichen und geistigen Entwicklung der Orientalen suchen zu müssen.[*]

---

[*] Bei späteren Untersuchungen dürfte es sich empfehlen, die getauften jüdischen Schüler und die Kinder getaufter jüdischer Eltern, auch falls Vater oder Mutter Juden waren, in dieser Frage ebenfalls zu den Juden zu rechnen.

In Italien wurden auf Simi's Veranlassung im Jahre 1884 von Del Carlo in Lucca, Scellingo in Rom, Masini in Siena, Magne in Neapel, Brignoni in Trapani und Saltini in Parma (siehe Tab. I) Untersuchungen vorgenommen, die eine ziemliche Uebereinstimmung mit den deutschen Anstalten zeigen.

Auch in Schweden und Ungarn ähneln die Verhältnisse den deutschen.

In Rumänien sah Manolescu bei rumänischen Elementarschülern, Unter- und Obergymnasiasten $2^0/_0$, $4^0/_0$ und $19^0/_0$ Myopen, dagegen bei nichtrumänischen $15^0/_0$, $11^0/_0$ und $21^0/_0$ Myopen.

In Amerika prüfte Callan 457 Negerkinder. Sie waren 5—19 Jahre alt und besuchten 2 New-Yorker Schulen; nur $2 \cdot 6^0/_0$ waren Myopen; in der höheren Schule $3 \cdot 4^0/_0$, in der niederen $1 \cdot 2^0/_0$. Die Myopen waren sämmtlich über 10 Jahre alt; die höheren Grade $M\,5$—10 kamen nur bei Schülern über 14 Jahren vor. In den Primary Departments beider Schulen keine Myopen, in den Grammar Departments $8 \cdot 2^0/_0$ in den höheren: und $1 \cdot 6^0/_0$ in den niederen Schulen. Mit Gläserproben fand Callan nur $67^0/_0$ Hyperopie, mit Spiegel aber, nachdem er sich selbst atropinisirt hatte (gewiss ebenso empfehlenswerth für die Untersuchung, als unangenehm für den Untersuchenden) fand er $90^0/_0$ Hyperopie. — In den Indianerschulen zu Carlisle sah Fox auch nur $2^0/_0$ Myopie. — Loring und Derby haben ebenfalls in New-York untersucht und bei 2265 Augen von Schulkindern dieselbe Zunahme nach Classen wie in Deutschland gefunden. Doch ist es interessant, zu erfahren, dass sie unter den Kindern deutscher Eltern $24^0/_0$, unter denen amerikanischer nur $20^0/_0$ und unter denen von Irländern nur $15^0/_0$ Myopen sahen. Im Ganzen war jedoch die Zahl der Myopen geringer als in Deutschland, in den Primärschulen 7, in den Districtschulen 12 und in den Normalschulen 27%, Myopen. — Eine Untersuchung, welche Agnew durch eine Anzahl Aerzte bei 1479 Schülern in verschiedenen höheren und niederen Schulen in New-York, Cincinnati und Brooklyn mit Spiegel und Gläsern vornehmen liess, ergab in Cincinnati in den Bürgerschulen 10, in der Mittelschule 14, in der Normalschule 16%; in New-York in der untersten Classe 29%, in den Freshman class 40, in der Sophomore class 35, in der Junior class 53, in der Senior class 37% Myopen; in Brooklyn im Academic Department 10, im Collegiate Department 28% Myopen. —

Hasket Derby endlich fand im Amherst College zu New-York 28%, im Havard College 29% Myopen. Nach einem Jahre war die Hälfte der Myopen stärker myopisch geworden. Nach vier Jahren wiederholte er die Prüfung und fand, dass Emmetropie sich in 10% in Myopie verwandelt, und dass Myopie in 21% zugenommen habe. Es waren 1875: Emmetropen 51, Hyperopen 5 und Myopen 45%; dagegen 1879: Emmetropen 36, Hyperopen 13 und Myopen 51%.

Man sieht, die amerikanischen Studenten stehen den deutschen an Myopie bereits kaum nach; allerdings Randall fand in Philadelphia unter 92 Medicinern auffallenderweise nur 10%, während Risley in den Normalschulen von Philadelphia über 19% Myopen sah.

In Buenos-Ayres wurden von Roberts nur 4% Myopen bei 6163 Kindern beobachtet.

Collard sah unter 790 Augen holländischer Studenten nur 27%, dagegen unter den 30 Augen deutscher Studenten in Utrecht 40% Myopen.

Aus orientalischen Schulen haben wir wenig Berichte. In einer griechischen Schule in Smyrna fand Issigonis freilich 46% Myopen in den oberen Classen. —

Bei einem Besuche in Constantinopel 1887 fiel mir in 3 türkischen Lehranstalten: einer Hochschule, einer Kriegsschule und einer Volksschule auf, dass kein Lehrer und kein Schüler ein Augenglas trug. In der Kriegsschule (Mektebeharbié) untersuchte Herr General von der Goltz-Pascha mit meiner Hakentafel 379 Eleven und fand $17^0/_0$ ametropisch, genau so viel, als sich unter den 10.060 Breslauer Schulkindern im Jahre 1865 durchschnittlich gefunden. Unter 67 Jemenlis (Südarabern) und Tripolitanern, die als kurzsichtig gelten, waren $40^0/_0$ Ametropen. Freilich wissen wir nicht, wie viel von ihnen Myopen waren, da keine Gläserproben vorgenommen wurden. (Näheres findet man in meinem Aufsatze „Einiges über Schulhygiene in Constantinopel" in der Zeitschrift für Schulgesundheitspflege, 1888, Nr. 1.) —

Aus allen oben mitgetheilten Zahlen folgt mit Sicherheit nur, dass in der ganzen civilisirten Welt, bei allen Nationen, die Zahl der Myopen mit den Anforderungen, welche die Schule stellt, und mit den Classen zunimmt.

9. Die Schülermyopie keine gleichgiltige Krankheit.

Die fortdauernden Bestätigungen der grossen Verbreitung der Myopie unter den Schülern und der Zunahme der Myopie von Classe zu Classe haben seit 1865 die Aufmerksamkeit aller Aerzte, Pädagogen und Behörden auf sich gezogen und eine Reihe hygienischer Vorschläge zur Verhütung der Schulmyopie hervorgerufen. Seit einigen Jahren aber sind merkwürdigerweise Stimmen von Augenärzten laut geworden, welche behaupten, man mache zu viel Aufhebens von der Myopie, sie sei gar keine Krankheit.

Der erste, der allerdings in milder Weise opponirte, war Donders selbst, dessen Ansichten im Jahre 1881 freilich von seinen 1864 sehr bestimmt ausgesprochenen Sätzen (siehe oben pag. 206) beträchtlich abweichen. Derselbe Donders, der gesagt: „Ich spreche es ohne Zaudern aus, dass ein kurzsichtiges Auge ein krankes Auge ist“, und der jede progressive Myopie als wahre Krankheit bezeichnet hatte, derselbe Donders, der in dem Vorwort zur deutschen Ausgabe seines Werkes (1866) betont: „Seit einer Reihe von Jahren habe ich die Refractions- und Acommodationsanomalien des Auges zum Gegenstande eingehender Untersuchungen gemacht und alle darauf bezüglichen Verhältnisse an Tausenden von Augen bestimmt und geprüft“, derselbe Donders, der am Schlusse dieses Vorwortes sagt: „Die Praxis hat hier im Verein mit der Wissenschaft die seltene, aber glänzende Genugthuung erlebt, nicht nur untrügliche, auf feste Regeln gegründete Vorschriften geben zu können, sondern auch von einer klaren Einsicht in die Gründe ihres Handelns geleitet zu werden“, dieser selbe Donders erklärte 1881*), dass die Nachtheile der Myopie von vielen übertrieben werden. „Sind die höchsten Grade bedenklich, so sind sie durch zeitige Verordnung geeigneter Gläser meist abzuwenden, und die geringeren Grade bringen eine Fähigkeit für feine Handarbeit und wissenschaftliche Untersuchung mit sich, die wir nicht missen möchten.“

„In Wahrheit, ruft Donders mit gleicher Emphase als 17 Jahre früher das Gegentheil aus, in Wahrheit, läge es in meiner Macht, alle Kurzsichtigkeit aus der

---

*) Die Veröffentlichung geschah holländisch in dem schwer zugänglichen 22. Jahresb. d. Nederl. Gasthuis f. Ooglijders; ich kenne sie erst seit kurzer Zeit.

Welt zu schaffen, ich würde es nicht wünschen. In der Myopie sehen wir eines der vielen Beispiele von — in gewissen Grenzen gewünschter — Adaptation der Organe unter dem Einflusse der Uebung. In der Uebung liegt zugleich ein heilsames Correctiv für die Uebersichtigkeit, die nur Last, keine Lust schafft. Die Frage ist, ob man mit dem Bekämpfen der Myopie nicht am Ziele vorbeistreifen könnte. Befremden würde es mich keineswegs, wenn sich schliesslich ergäbe, dass sowohl der gelehrte als der Bauernstand das zweckmässigste Auge für seinen Gebrauch hat."

Zunächst ist bisher kein Beweis erbracht, dass durch zeitig verordnete Gläser die Zunahme der Myopie meist verhindert werden kann; ich kann sehr viele Fälle des Gegentheils aus meinen Krankenbüchern anführen, in denen die Nahearbeit trotz der frühzeitig gegebenen Gläser Fortschritte der Myopie verursachte.

Ferner ist der Nutzen, den einige tausend Menschen, welche „wissenschaftliche Arbeiten und die (nach meiner Ansicht recht überflüssigen) feinen Handarbeiten" machen, daraus ziehen, dass sie im Alter keine Convexbrille zur Naharbeit brauchen, ganz verschwindend gegenüber der Pein, die Millionen kurzsichtige Menschen empfinden, wenn sie ihr Fernglas nicht haben, und gegenüber den Gefahren der progressiven Myopie. Donders vergisst hierbei völlig, dass die Sehschärfe meist bei der zunehmenden Myopie sinkt (siehe weiter unten), dass also kein Fernglas dem stärkeren Myopen das Sehen des Normalen in die Ferne ersetzt. Der Normalsichtige, der „wissenschaftliche Arbeiten und feine Handarbeiten" machen will, kann mit Leichtigkeit durch Convexgläser diese feinen Arbeiten sehen, behält aber dabei seine gute Sehschärfe für die Ferne. Um der Bequemlichkeit einiger tausend Präcisionsarbeiter und Naturforscher willen die Kurzsichtigkeit „nicht aus der Welt schaffen zu wollen“, ist ein wirklich nicht ernst zu nehmender Gedanke.

Auch die Ansicht von Donders, dass die Myopie ein heilsames Correctiv für Hyperopie sei, die nur Last, keine Lust schafft, ist nur eine schönklingende Phrase. Um Last handelt es sich nicht, sondern um Gefahr. Die Hyperopie bringt keine Gefahr, die Myopie bringt sie häufig. Der Hyperop wird durch ein Convexglas normalisirt, und sein Auge leidet im Innern nicht; der Myop entgeht trotz des Glases tieferen Veränderungen seines Auges nicht. Man muss also jene Bemerkungen des alternden Donders über die Myopie als hinfällig bezeichnen. —

Andererseits hob Donders aber auch 1881 von Neuem hervor, dass „hochgradige Myopie nicht nur eine Last, sondern eine Gefahr für das Auge wird“, und dass, wenn es wahr sei, dass die Myopie sich weiter verbreite, man allen Grund habe, dem entgegenzutreten. In Holland sei die Myopie weniger häufiger als anderwärts. und in höheren Graden sei sie dort ziemlich selten. Deshalb seien auch dort wenig statistische Untersuchungen angestellt worden. Von weiteren Schulkinderprüfungen sei wenig Nutzen zu erwarten. Wichtiger sei es, junge Leute verschiedener Kategorien zu untersuchen in dem Alter, in welchem der Grad der Myopie bereits für das Leben abschliessend sei. also einerseits Studenten. andererseits junge Leute aus dem Bauernstande. Wenn nach einer Anzahl von Jahren dergleichen Untersuchungen wiederholt sein werden, würde sich beurtheilen lassen, ob die Myopie sich verbreitet. —

Auch Otto Becker hielt 1883 den Beweis nicht für erbracht, dass die Myopie jetzt gegen früher zunehme. Man habe eben vor 20 Jahren die Myopie noch nicht von der Hyperopie trennen können; man müsse jetzt namentlich bei Wehrpflichtigen ganz genaue Bestimmungen machen und sie 25 Jahre lang wiederholen, um zu sehen, ob eine Zunahme stattfinde. —

Dem Wunsche von D o n d e r s kam T s c h e r n i n g in Kopenhagen nach; im Jahre 1883 erschien seine Arbeit, welche auf Beobachtungen an 7564 Personen von 18 bis 25 Jahren (nicht blos Schülern, sondern Militärpflichtigen aus allen Ständen) beruht. Er prüfte nur mit dem Augenspiegel und berücksichtigte dabei seine eigene $M = 0\cdot5$ im ersten Jahre nicht; er hat aber ausserdem eine ganz willkürliche Eintheilung der abnormen Refraction eingeführt, indem er jede $M < 2\,D$ und jede $H < 2\,D$ zur Normalsichtigkeit (Emmetropie) rechnete, und das ist vollkommen falsch. Wer — oder $+ 1\cdot5$ braucht, ist ebenso abnorm wie der, welcher — oder $+ 2$ braucht.

Trotzdem er also sehr Viele als normal aufgenommen, die es nicht waren, kommt er doch zu dem Resultate, dass der Einfluss der Nahearbeit evident ist. Bei den Studenten fand er 32, bei Comptoiristen $16^0/_0$, bei Handwerkern, die grobe Arbeit machen, nur $5^0/_0$ und bei den Landleuten gar nur $2^0/_0$ Myopen. Er sieht also die Nahearbeit auch als Ursache an, hält sie aber, wenn sie in niedrigen Grenzen bleibt $(3\,D)$, nicht für bedenklich; die höheren Grade wären auf den Schulen sehr selten. Letzteres ist gar nichts Neues; auch ich hatte vor 26 Jahren unter 10.000 Kindern 919 mit $M\,1{-}3$, 76 mit $M\,3\cdot5{-}4\cdot5$ und nur 9 mit $M\,5{-}6$, aber nie eine stärkere Myopie als 6 gefunden.

Wenn nun T s c h e r n i n g die höchsten Grade $M\,9{-}12$ häufiger unter der Landbevölkerung als unter den besser Unterrichteten findet und meint, dass diese hohen Grade angeboren seien und ganz anderen Gesetzen folgen, so ist auch das nichts Neues; schon im Anfange des Jahrhunderts wurden Fälle von stark kurzsichtigen Landleuten mitgetheilt; auch entkräftet das in keiner Weise die Gesetze über die Zunahme der Zahl und des Grades der Myopieen auf Schulen. Aber Tscherning sah die Leute auch nur in ihrem 20.—22. Jahre; wie die Myopie derselben im 40. Jahre sein wird, kann er natürlich nicht wissen. Wenn er meint, dass die die Myopie begleitenden gefährlichen Krankheiten nur $M > 9\,D$ treffen, so irrt er sich. Ich habe oft genug Ablösung oder Zerstörung der Netzhaut schon bei $M\,5$ oder 6 gesehen, und jeder Augenarzt wird wissen, dass Glaskörpertrübungen, störende Muskelinsufficienzen und Aderhautentzündung oft bei noch schwächeren Graden auftreten. $M\,6$ ist auch an sich schon eine recht unangenehme Zugabe für's Leben. — Uebrigens finde ich unter 7523 Personen, die Tscherning geprüft, nur $2\cdot9^0/_0\;M > 6$ bei denen, die sich mit Naharbeit beschäftigten, und gar nur $1\cdot6^0/_0\;M > 6$ bei solchen, die keine Naharbeit trieben. Es liegt also gar kein Grund vor, zu behaupten, dass durch die Vermischung der Schulmyopie mit der perniciösen Myopie die Gefahren der ersteren wesentlich überschätzt worden seien.

Tscherning fasst die Schulmyopie als eine Arbeitsanomalie auf, durch die Anpassung des Auges an die Arbeit hervorgerufen, nicht aber als eigentliche Krankheit. Wo hat er den Nachweis geliefert, dass aus den sogenannten schwachen Arbeitsmyopieen sich nicht später die höheren Grade entwickeln? Wenn Tscherning Myopie bis zu $9\,D$ für die Zukunft für nicht bedenklich hält, weil er unter seinen Bekannten keinen Fall von vollständiger oder unvollständiger Erblindung gesehen, so kann man ihm nur, wie Donders es 1866 gegenüber E. v. Jaeger gethan, ein langes Leben und weitere Arbeitskraft wünschen, damit er die jetzt 20 Jahre alten Myopen im 40. und 50. Lebensjahre wieder untersuchen kann. Gerade dann entwickeln

sich, wie Horner (s. unten) gezeigt, die schlimmen Formen
auch bei früher leichten Graden. Die Grenze der Bedenklichkeit erst bei $9\,D$ zu setzen, ist völlig willkürlich von
Tscherning; bereits $M\,6$ wird von den Militärbehörden
als Grenze der Zulassung angesehen. — —

Vessely in Wien fand Aehnliches wie Tscherning
bei 1405 Wehrpflichtigen im Alter von 20—24 Jahren.
$M < 3$ hatten $35^0/_0$, $M\,3$—6 hatten $39^0/_0$ und $M\,7$ hatten
$26^0/_0$. Davon zeigten die Gebildeten die 3 Gruppen in 21,
24, $10^0/_0$, die Ungebildeten in 13, 15 und $17^0/_0$. Also war
die Myopie unter den Gebildeten viel verbreiteter, aber nur
in mässigem Grade; die hohen Grade aber überwogen bei
den Ungebildeten. —

Auch Stilling hält, wie Tscherning, die Myopie
mittleren Grades nicht für bedenklich; er ist aber ein viel
zu feiner Kenner Darwin's, als dass er diese Myopie in
Tscherning's Sinne auffassen würde. Ja er erklärt die
Ansicht, die Myopie sei eine Anpassungserscheinung für ein
Missverstehen der Darwin'schen Lehre. Zu einer Anpassung
im Sinne Darwin's sei zu kurze Zeit seit allgemeiner
Verbreitung der Nahearbeit verflossen. Er meint, man habe
es mit analogen Vorgängen zu thun, wie bei der Entwicklung der sogenannten „Reiterbeine" oder der „Hände von
Clavierspielern". Es liesse sich nach Stilling darüber streiten,
ob die mittleren Myopiegrade ein Uebel seien, aber wenn
sie es auch seien, so sei doch „diese Arbeitsmyopie, verglichen mit der grossen Zahl weit grösserer Uebel,
ein sehr geringes und höchst erträgliches, keineswegs
geeignet, so grosse Befürchtungen zu erregen, wie vielfach
geglaubt wird". Gewiss, antworten wir, ist Krebs, Diphtherie,
Cholera noch gefahrvoller als Myopie; aber ist darum, weil
es Schlimmeres giebt, das Aufhören der Fernsicht gleich-
giltig? Jeder Normalsehende, der nur einen Tag sich mit

$+3\,D$ bewaffnete, und auf diese Weise sich künstlich so schwach kurzsichtig machte, dass er nur noch auf $^{1}/_{3}$ Meter deutlich sehen kann, würde ganz anderer Ansicht sein. Ich will gar nicht davon sprechen, wie schlimm der myopische Soldat, Reiter, Jäger, Matrose etc. daran ist, dem die Brille verloren, zerbrochen, verbogen, ja nur angelaufen ist! — Ueber die Abnahme der Sehschärfe selbst bei schwachen Myopieen wird unten noch eingehender gesprochen werden.

Auch v. Hippel schloss sich Tscherning an. Da er selbst in einem hygienisch guten Gymnasium in Giessen $34^0/_0$ Myopie fand, so schrieb er 1884 den ungeheuerlichen Satz: „Bildung und Kenntnisse lassen sich nun einmal nicht erwerben ohne eine gewisse Schädigung des Körpers"; 1889 hielt er trotz meines Widerspruches diesen Satz „voll und ganz aufrecht" und fügte noch hinzu, dass wir trotz der Erkenntniss, dass Lesen und Schreiben im jugendlichen Alter auf die Augen einen nachtheiligen Einfluss übt, genöthigt sein werden, unsere Kinder nach wie vor demselben auszusetzen. Ich behaupte dagegen:

1) Wenn wirklich Bildung und Kenntnisse sich nicht ohne eine gewisse Schädigung des Körpers erwerben liessen, so müssten ja alle Schulkinder, die doch sämmtlich mit Lesen und Schreiben beschäftigt werden, kurzsichtig werden, während Myopie doch durchschnittlich nur $20^0/_0$ aller Schüler befällt.

Wenn der Satz v. Hippel's richtig wäre, so müssen wir ihn auch auf andere Körpertheile der Kinder anwenden können. Wie steht es denn aber in dieser Beziehung mit dem Einfluss der Bildung und der Kenntnisse in der Musik? Hat schon Jemand gehört, dass das Gehör eines Kindes durch musikalische Uebungen gelitten hat? Allerdings würde es leiden, wenn wir viele Stunden starke Töne mit einem Instrumente dicht vor dem Ohre erklingen

liessen.*) Oder sollen wir vielleicht annehmen, dass, wenn
der Geist der Kinder durch Erwerbung von Bildung und
Kenntnissen beschäftigt wird, das Gehirn Schaden nehme?
Natürlich wird dasselbe leiden, wenn man es von Früh
bis Abends überbürdet. In seiner Allgemeinheit ist also
jener Satz von v. Hippel gänzlich unhaltbar.

Ich bestreite aber auch 2) dass das Lesen und
Schreiben an sich die Myopie erzeuge. Nur das Lesen
und Schreiben bei schlechter Beleuchtung und bei
schlechter Haltung und das übermässige, stundenlang hintereinander fortgesetzte Lesen und
Schreiben erzeugt und vermehrt die Myopie. Beweis: Das
durchschnittlich sehr geringe Vorkommen von Myopie bei
Elementarschülern (in 5 Dorfschulen fand ich $1^0/_0$, in
20 städtischen Volksschulen $7^0/_0$ Myopie durchschnittlich),
die doch so gut lesen und schreiben lernen, als die Gymnasiasten; ferner die (weiter unten zu besprechende) Zunahme der Myopie in finsteren Volksschulen ($8—15^0/_0$ gegen
$2—7^0/_0$ in hellen Localen). —

Leider hält auch Kirchner in seiner sonst so ge-
diegenen neuen Arbeit das Myopischwerden einer Anzahl
von Kindern „für ein Opfer, das wir der Bildung
bringen müssen und das ebenso nothwendig gebracht werden muss, als wir gezwungen und gern
erbötig sind, eventuell unser Leben für die Ehre und den
Bestand des Vaterlandes dahinzugeben". Wie kann man
die Schule mit dem Heere vergleichen? Wir schicken doch
die Kinder nicht zur Vertheidigung des Vaterlandes in die
Schule, sondern zu ihrer Bildung, bei der sie ebenso
gesund bleiben sollen, als wir sie der Schule übergeben. —

---

*) Prof. Gottstein und Dr. Kayser haben bei Schlossern
und Schmieden eine Abnahme der Hörschärfe in Folge des lauten
Lärms, der sie umgiebt, nachgewiesen.

Ferner griff v. Hippel den von Javal schon früher ausgesprochenen Satz auf, „dass vielleicht in den oberen Classen nur darum mehr Myopenprocente gefunden werden, weil mehr Normalsehende in den mittleren Classen abgegangen sein können". Irgend ein vernünftiger allgemeiner Grund, warum gerade die Normalen abgehen und die Myopen weiter studiren sollen, ist natürlich nicht zu finden. Indessen v. Hippel rechnete heraus[*]), dass während bis Untertertia das Verhältniss der Abgegangenen und Zurückgebliebenen annähernd übereinstimmt, in Obertertia 6% Myopen abgegangen seien gegenüber 24% Myopen im Durchschnitte der Classe. Ich rechnete aber nach und fand, dass durchschnittlich nur 4 Schüler jährlich aus Obertertia abgegangen waren; auf solche Zahlen darf man aber im Ernste keine Schlüsse bauen. —

Uebrigens hat Schmidt-Rimpler neuerdings den positiven Beweis geführt, dass auch aus den höheren Classen entsprechend mehr Myopen abgehen, als aus den unteren. Unter 809 Abgegangenen befanden sich Myopen in Sexta 12%, Quinta 16%, Quarta 17%, Untertertia 33%, Obertertia 38%, Untersecunda 43% und Obersecunda 45%. Ausserdem ist es ein grosser Irrthum, zu glauben, dass alle Abgegangenen einen anderen Lebensberuf ergreifen. In Frankfurt a. M. waren von 186 abgegangenen Gymnasiasten 145 auf andere Schulen übergetreten.

Man wird schon aus Vorstehendem ersehen, wie hinfällig die Ansicht derer ist, welche behaupteten, die Kurzsichtigkeit sei eine gleichgiltige Krankheit. Freilich hatte

---

[*]) Die Addition in v. Hippel's Tabelle I (4078 Augen, also vermuthlich 2039 Schüler) stimmt übrigens nicht mit den in Tabelle IV bis VII vorgenommenen Additionen, nach denen v. Hippel 4054 Augen, also nur 2027 Schüler untersucht hat. Wo bleiben die 12 Schüler?

die Einführung der Darwin'schen Theorie, dass Myopie
eine Anpassung an die Umgebung, an die Nahearbeit sei
und nicht eine Krankheit, für Personen, welche den grossen
Darwin nicht verstanden, etwas sehr Bestechendes, und
die Bemühungen Stilling's, Tscherning's und v. Hippel's,
die Schulmyopie als eine gleichgiltige, gefahrlose Anomalie
hinzustellen, kam den Pädagogen, besonders Wingerath*)

---

*) Wingerath, Director der Ober-Realschule in Strassburg,
hielt es im März 1890 für nöthig, die Literatur durch eine Brochure
„Kurzsichtigkeit und Schule" zu bereichern. Er wünscht zwar in der
Vorrede, dass man seine Darstellung auf ihre Richtigkeit prüfen und
versuchen solle, ihn in's Unrecht zu setzen; das ist aber hier ganz
überflüssig, da er ohne eigene Erfahrungen und Beobachtungen nur
die ihm angenehmen Arbeiten von Donders, Tscherning,
Stilling und v. Hippel abgeschrieben, namentlich die von
Stilling, und dessen unbewiesene und bereits widerlegte Hypothesen
(siehe unten Abschnitt E, die Augenhöhlenbau-Theorie) als die allein
richtigen hingestellt hat. Da wir die Ansichten dieser Autoren in
vorliegendem Buche widerlegen, so ist dies auch gegenüber Wingerath ausreichend. Er hat übrigens nicht einmal — was man doch
mindestens von einem so von oben herab aburtheilenden Laien verlangen müsste — für nöthig gefunden, die gegentheiligen Ansichten
von Nagel, Seggel, Schmidt-Rimpler, Horner, Pflüger,
Schneller, Pristley-Smith oder meine Gegenschriften dem
Leser vorzuführen und deren Widerlegung zu versuchen.

Um von der Literaturkenntniss Wingerath's und von seinen
Uebertreibungen nur ein Beispiel zu geben, sei folgender Satz
(pag. 7 seiner Schrift) hierhergesetzt: „In der That, das bisher noch
dazu meist nur in einmaliger Untersuchung derselben
Anstalt gewonnene statistische Material" (man vergleiche dagegen
oben pag. 236—244 die Menge von Anstalten, in denen wiederholte
Prüfungen angestellt wurden!) „kann weder durch seine Massen-
haftigkeit, noch viel weniger durch seine Beschaffenheit irgendwie
als genügend bezeichnet werden, um die von schwärzestem
Pessimismus zeugende Behauptung zu rechtfertigen, die durch
Nahearbeit, wie unnatürlich diese auch sein möge, erworbene und so

und den Behörden, die neueren hygienischen Einrichtungen abhold sind, höchst gelegen. — —

Allein den Ansichten von Tscherning, Stilling und v. Hippel stehen diametral die anderer anerkannter Forscher gegenüber.

verbreitete Kurzsichtigkeit bilde eine wirkliche Krankheit, so dass eigentlich schon der Anfangsbuchstabe des Alphabets gleich der Einleitung zu einem todtbringenden Recepte, der erste Bildungshauch einem Gifttranke gleich zu erachten sein würde."

Wie schade, dass Wingerath nicht diejenigen Aerzte genannt hat, die solchen Unsinn geschrieben! —

Da aber Wingerath die Angriffe von Stilling und v. Hippel gegen mich abgeschrieben und meine Widerlegungen, obgleich er sie, wie aus seiner Schrift hervorgeht, ganz gut kannte, den Lesern verschwiegen, so werde ich hier und später im Abschnitte 11, *K* „schulärztliche Aufsicht" wenigstens Einiges erwähnen, damit die Stilling-Hippel-Wingerath'schen Verdächtigungen meiner Arbeiten nicht weiter unwiderlegt scheinen.

So schreibt Wingerath einen „recht bezeichnenden Fall" von Stilling ab, „wo ein älterer Mediciner sich als unverkennbar übersichtig entpuppte, der als Schulknabe von Cohn selbst als kurzsichtig und einer Concavbrille bedürftig bezeichnet worden war".

Dieser von Stilling 1885 mitgetheilte Fall wurde bereits 1886 in meinem, Wingerath sehr wohlbekannten Aufsatze „Ueber die Nothwendigkeit der Einführung von Schulärzten" (der ursprünglich in der Zeitschrift für Hygiene, I, pag. 259, erschien, und den er selbst in seinem Literaturverzeichniss erwähnt) in folgender Weise von mir berichtigt: „1) Wurde jener Student gar nicht als kurzsichtig, sondern als augenkrank in den Listen aufgeführt; er hatte einen Hornhautfleck und Farbstoff auf der Linsenkapsel, Folgen einer ein halbes Jahr zuvor erlittenen Verletzung; 2) habe ich damals (1866) ihm so wenig als irgend einem Schüler vor der Pubertät eine Concavbrille empfohlen.

Wer wie Wingerath wissentlich eine derartige Berichtigung seinen Lesern verschweigt, verdient keine ernste Besprechung seiner einseitigen Compilation!

An ihrer Spitze befindet sich Horner, der, was sein Urtheil noch gewichtiger macht, selbst kurzsichtig war. „Man spricht,“ sagt er, „von Myopie als von einer zweckmässigen Anpassung an die Art der Arbeit, etwa wie die Oberhaut der Finger des Geigers sich verdickt. Will man mit dem Begriff der Anpassung auch den der Zweckmässigkeit vereinen, so ist diese Auffassung für die Myopie ganz unrichtig. Denn in der Wachsthumszeit hat die grosse Mehrzahl der Augen kein Bedürfniss myopisch zu werden, da das Accommodationsvermögen völlig ausreicht zur Arbeit und nach Abschluss der Jugend bietet die Myopie mehr Gefahr als Nutzen. Will man mit Anpassung nur sagen: Die Veränderung ist das nothwendige Product des Gebrauches, seiner Ausdehnung und Art, so ist dies richtig: aber dann vergesse man nicht, dass die Anpassung sehr häufig die Grenze der Gesundheit überschreitet, möge es sich um den Plattfuss des Bergbewohners, das Emphysem des Trompeters, den gewölbten Rücken des Preisturners oder die Myopie des Gelehrten handeln, dann nämlich, wenn die Function des Organs unmässig beansprucht wird und nicht zwischen Ruhe und Arbeit die rechte Mitte hält.“

Ganz im Gegensatze zu den Ansichten von Stilling hält Horner die Myopie für eine grosse Hemmung für die Berufswahl, das Fortkommen, die Existenz; in vielen Berufsarten, namentlich beim weiblichen Geschlecht, geht das Tragen von Brillen unmöglich an, oder es würde eine so starke Brille verlangt, wie sie gar nicht ertragen wird. „Wer so oft den Jammer erlebt, dass ein gewählter Beruf wegen starker Myopie nicht weiter gepflegt, ein gewünschter nicht gewählt werden kann, hat das Recht, diese volkswirthschaftliche Seite zu betonen.“

Sehr richtig und der grössten Verbreitung würdig sind Horner's Erfahrungen über die Gefahren der Myopie.

„Der Grad der Myopie, der die Grenze bildet, jenseits deren die Gefahr fast Regel wird, ist ausgedrückt durch M 6 (nicht 9, wie Tscherning glaubt). Da diese Myopie von denen, die z. B. im 12. Jahre nur die Hälfte haben, noch leicht erreicht wird, ist die starke Myopie um so gefährlicher, je jünger das Individuum, das sie zeigt. Und nun kann eine Thatsache nicht genug hervorgehoben werden. Die Todesgefahr des stark kurzsichtigen Auges steigt mit dem Alter und wird durchschnittlich vom 50. Jahre immer drohender. Von 1878 Myopen, die Horner von 1880—1883 in seiner Praxis untersuchte, zeigten $34^0/_0$ schwere Complicationen, darunter $9^0/_0$ Glaskörpertrübungen, $11^0/_0$ Aderhautentzündungen, $4^0/_0$ Netzhautablösungen und $23^0/_0$ grauen Staar. Der Altersdurchschnitt dieser 629 Fälle von complicirter Myopie war 50·3 Jahre.“

Bekanntlich hat man eigene Schulen für Kurzsichtige vorgeschlagen; diese hält Horner nicht für nöthig; wir stimmen vielmehr vollkommen seinen Worten bei: Lieber möge man alle Schüler behandeln, wie wenn sie kurzsichtig werden könnten!“

Horner kommt zu dem beherzigenswerthen Schlusse, dass der Kampf gegen die Myopie und ihre Verbreitung ein vollberechtigter sei für die, die es werden, die es sind und die nachkommen. „Glücklicherweise ist der Kampf auf der ganzen Linie entbrannt; hüte man sich vor dem Erkalten!“

Auch Schmidt-Rimpler kommt zu gleichen Resultaten und hält die Ansicht, dass die Gefahr der Myopie erst bei 9 D beginnt, mit den klinischen Erfahrungen nicht übereinstimmend. Er betont mit Recht, dass trotz der Correctionsgläser durchschnittlich die Myopen mittlerer und höherer Grade an Sehschärfe für die Ferne einbüssen. — Die folgenden Befunde der Sehschärfe bei 3420 Schüleraugen beweisen dies:

	$\% \, S \geq 1$	$\% \, S \geq \frac{1}{2}$	$\% \, S < \frac{1}{2}$
E	89	9	2
$M\,1{-}3$	60	35	5
$M\,3{-}6$.	41	50	9
$M > 6$	16	65	19
$H < 3$	45	31	24
$H > 3$	12	38	50
As	1	52	47

Scherdin fand in der Realschule zu Stockholm, wie Key berichtet, normale Sehschärfe nur bei 70% der Myopen.

Leininberg in Würzburg hat 2893 Myopenaugen auf Sehschärfe geprüft. Diese war durchschnittlich fast $= 1$ bei $M < 2\,D$; $S = 0{\cdot}9$ bei $M\,2{-}4$; $S = 0{\cdot}8$ bei $M\,4{-}6$; $S = 0{\cdot}6$ bei $M\,6{-}10$; $S = 0{\cdot}5$ bei $M\,10{-}12$; $S = 0{\cdot}3$ bei $M\,12{-}18$: $S = 0{\cdot}2$ bei $M > 18$. —

Gegen die Ansicht, dass Myopie eine Vervollkommnung des menschlichen Auges sei, wendet sich auch Pristley-Smith. Er sagt, wenn die Myopie ein Begleiter des intellectuellen Fortschrittes sei, so sei sie ein schlechter Begleiter; denn sie hat die Gefahr einer progressiven Verschlimmerung. Wenn die Natur in der That eine Vervollkommnung des Auges zum Ziele hätte, dann müsste sie die Wirkung des Accommodationsmuskels umkehren und dann eine active Accommodation für die Ferne ermöglichen, damit der Myop die Fähigkeit, in die Ferne zu sehen, wiedererlangt.

Auch Schiess-Gemusaeus und Seggel wenden sich energisch gegen Tscherning's Ansicht, dass die durch Lesen hervorgerufene Myopie als gutartig aufzufassen sei.

Seggel beweist den wirklich verderblichen Einfluss der Myopie vortrefflich durch folgende Tabelle über die von ihm bei 1619 myopischen Augen gefundene durchschnittliche Sehschärfe. Es hatten:

Augen	Myopie	Durchschnittliche Sehschärfe
186	0·25	1·1
74 .	0·50— 0·75	0·92
267	1·00— 1·75	0·80
239	2·00— 2·75	0·77
186	3·00— 3·75	0·75
200	4·00— 4·75	0·73
173 . .	5·00— 5·75	0·65
103	6·00— 6·75	0·59
85	7·00— 8·00	0·55
68 .	8·00—10·00	0·53
26 .	. . 10·00—13·00	0·40
12 .	. 14·00—20·00	0·13

Seggel schliesst sehr richtig: „Da die Myopie schon in ihren niedersten Graden von $0·5\,D$ an eine $S < 1$ giebt und die Sehschärfe proportional der Zunahme des Myopiegrades sinkt, so ist die Bekämpfung der Myopie nicht nur ihrer selbst willen, sondern auch wegen der damit unzertrennlich verbundenen Abnahme der Sehschärfe ein dringendes, nicht oft genug zu urgirendes Gebot.“

Nicht minder energisch spricht sich Nagel, der erfahrene Forscher und scharfe Kritiker, aus. Stilling hatte betont, dass die Arbeitsmyopie „nicht so tragisch zu nehmen sei“, wie es von manchen Augenärzten geschehe, dass die leichte Myopie Vortheile biete und die mittleren Grade unschädlich seien, dass die Schlagfertigkeit des Heeres nicht durch das Umsichgreifen der Myopie leide,

dass es Zeit sei, der ewigen Aufregung ein Ende zu
machen, in der man die Schulmänner hält, dass die Augenärzte sich hüten sollen, sich in die Feststellung der Lehrpläne und dergleichen zu mischen. Alle diese Aeusserungen
erklärt Nagel für unberechtigt. „Der Nachtheil andauernder Nahearbeit," sagt er, „steht trotz Allem, was
Stilling mit starker Uebertreibung von der Unschädlichkeit der Arbeitsmyopie sagt, für jeden unbefangenen
Beobachter fest, und es ist, ganz unabhängig von dem
ursächlichen Zusammenhange und den darüber bestehenden
Theorien, berechtigt und geboten, der Schädigung
der Augen durch zu frühe und zu viele Nahearbeit aufs
Ernsteste entgegenzutreten. Was in dieser Hinsicht mühsam
errungen ist, sollte man nicht leichthin aufs Spiel setzen
und herabsetzen!" —

In gleicher Weise tritt auch Pflüger der Unterschätzung der Schädlichkeit der Nahearbeit durch Stilling
entgegen und betont, dass in der Laienwelt, besonders
im Lehrerstande, die Stilling'schen ungerechtfertigten
Schlüsse Schaden stiften müssen, da sie die eben erst
errungenen Fortschritte der Schulhygiene gefährden.

Wir schliessen uns dieser Ansicht aus 25jährigen Erfahrungen völlig an und bestätigen gern, dass wir trotz der
gegentheiligen, die Myopie nicht als bedenklich erachten-
den, oben besprochenen Arbeiten, nicht einen Autor
finden, der nicht der Ansicht wäre, dass in den Schulen
Alles so eingerichtet sein sollte, dass es den
Augen nicht Schaden bringt.

10. Ursachen der Myopie.

Je weniger jetzt Zweifel darüber herrschen, dass nur
Langbau des Auges die Hauptursache der Myopie sei,
desto heftiger ist der Streit entbrannt darüber, was denn

das Auge in den Langbau hineintreibe. Es giebt jetzt
6 Theorien: 1) Die Erblichkeitstheorie, 2) die Accommodationstheorie, 3) die Convergenztheorie, 4) die Nerven-
zerrungstheorie, 5) die Augenhöhlenbau- oder Rollmuskeltheorie und 6) die Nahearbeitstheorie.

A. Die Erblichkeitstheorie.

Donders sagte 1861: „Meine Erfahrung zeigt, dass
Myopie fast immer erblich und dann auch wenigstens in
Form von Prädisposition angeboren sei, dass sie sich
jedoch auch ohne ursprüngliche Anlage in Folge von übermässiger Accommodationsanstrengung im emmetropischen
Auge entwickeln könne." Ueber das Procentverhältniss
machte er freilich keine Angaben. Worin die ererbte Disposition beruht, weiss freilich Niemand; man nimmt eine
grössere Weichheit der Lederhaut in der Gegend des hinteren
Poles, also eine geringere Widerstandsfähigkeit gegen intraoculären Druck an; aber Niemand hat diese Weichheit
bisher gesehen. —

Wollen wir über die Erblichkeit Sicheres erfahren,
so müssen wir zugleich mit allen Schulkindern auch
ihre Eltern persönlich untersuchen. Das ist bisher
nirgends geschehen. Ich habe bei meinen Untersuchungen im
Jahre 1865 die myopischen Kinder gefragt, ob die Eltern
kurzsichtig seien, und zwar in der Weise: 1) Trägt der Vater
oder die Mutter eine Brille oder Lorgnette? 2) Benützen sie
diese auf der Strasse, in der Stube, beim Schreiben oder
Nähen? 3) Siehst Du mit der Brille der Eltern besser
oder schlechter in der Nähe oder in der Ferne? 4) Haben
Deine Eltern, wenn sie auch keine Brillen tragen, darüber
geklagt, dass sie in die Ferne schlecht sehen? 5) (In den
oberen Classen:) Sind die Brillen der Eltern concav oder
convex? — Durch Rückfrage bei den Eltern wurde noch

manches Resultat festgestellt. Freilich waren ja oft Vater oder Mutter längst gestorben. Auch fehlen natürlich alle Fälle von so schwacher Myopie der Eltern, dass weder eine Brille nöthig, noch eine Klage laut geworden. Im Ganzen erfuhr ich auf diese Weise, dass von den 1004 Myopen, die ich gefunden, nur $28 = 2 \cdot 7^0/_0$ aller Myopen und $0 \cdot 2^0/_0$ aller Schulkinder einen myopischen Vater oder eine myopische Mutter hatte. 11mal war die Mutter, 17mal der Vater myopisch. Nach den freilich sehr kleinen Zahlen schien die Myopie von der Mutter auf die Tochter, vom Vater auf den Sohn überzugehen. In den Dorf- und Töchterschulen wurde Myopie der Eltern gar nicht angegeben. Ich lege kein sehr grosses Gewicht auf meine Zahlen, doch scheint mir daraus zu folgen, dass l a n g e n i c h t s o h ä u f i g, wie man gewöhnlich annimmt, myopische Kinder auch myopische Eltern haben. Diese Ansicht halte ich um so mehr fest, als ich in meiner Privatpraxis Tausende von myopischen Kindern untersucht habe, deren sie begleitende Eltern nicht kurzsichtig waren.

E r i s m a n n hat in Petersburg mit der nöthigen Vorsicht ebenfalls Erhebungen über Myopie der Eltern angestellt und fand die Zahl der myopischen Väter überwiegend, und zwar war der Vater myopisch in $5^0/_0$ aller Fälle und in $16^0/_0$ aller Myopieen; die Mutter myopisch in $39^0/_0$ aller Fälle und in $12^0/_0$ aller Myopieen; beide Eltern myopisch in $10^0/_0$ aller Fälle und in $3^0/_0$ aller Myopieen; im Ganzen also Erblichkeit in $30^0/_0$ aller untersuchten Myopieen. — Myopische Geschwister überhaupt wurden angegeben in $24^0/_0$ und myopische Geschwister ohne myopische Eltern in $16^0/_0$ der Myopieen. — Bei den myopischen Mädchen war die Procentzahl ihrer myopischen Mütter etwas grösser, als bei den myopischen Knaben; allein bei Mädchen und bei Knaben überwog absolut die Zahl der myopischen Väter, und zwar war bei Knaben der Vater myopisch in $57^0/_0$ und die Mutter myopisch in $42^0/_0$; bei Mädchen der Vater myopisch in $52^0/_0$, die Mutter myopisch in $48^0/_0$.

Erismann fand ferner bei den Schülern mit myopischen Eltern: keine Aderhautatrophie in $3^0/_0$, gegen $5^0/_0$ unter Myopen überhaupt; mässige Aderhautatrophie in $67^0/_0$, gegen $71^0/_0$ unter den Myopen überhaupt; starke Aderhautatrophie in $29^0/_0$, gegen $24^0/_0$ unter den Myopen überhaupt. Er glaubt, dass das Ueberwiegen der starken Aderhäutveränderungen bei den Individuen mit myopischen Eltern nichts Auffallendes habe, „da die schon vererbte abnorme Bildungsanlage eines Organs sich bei der späteren Entwicklung desselben in der Weise bemerklich machen muss, dass die Abnormität intensiver hervortritt als da, wo sie zum ersten Male während des Lebens erworben wird .... Wir hätten auf diese Weise die wenig tröstliche Aussicht, dass nach einigen Generationen die Europäer, wenigstens die Städtebewohner, alle myopisch sein werden“.

Nagel legt der Zusammenstellung Erismann's über Erblichkeit der Myopie nur geringen Werth bei und fragt mit Recht: „Wo bleiben die Parallelreihen zur Vergleichung? Man wird doch nicht etwa in den obigen $30^0/_0$ Heredität annehmen wollen? Hier scheinen, wenn man brauchbare Schlüsse ziehen will, genauere Untersuchungen und namentlich bestimmtere Fragestellungen erforderlich zu sein, z. B.: Giebt es unter 100 vergleichbaren Kindern myopischer Eltern mehr Myopen, der Zahl der Individuen und dem Grade der Myopie nach, mehr Chorioidealveränderungen, mehr Insufficienz, als unter 100 Kindern nicht myopischer Eltern?“

Ich würde für beweisend nur eine grosse statistische Untersuchung halten, bei der einige Tausend Kinder und ihre Eltern auf Kurzsichtigkeit geprüft würden*) (womöglich auch die Grosseltern).

Wenn Dor in der städtischen Realschule zu Bern im Jahre 1874 unter 42 Myopen $25 = 59^0/_0$ fand, deren Myopie erblich war, so ist eben die Zahl zu klein für allgemeine Schlüsse.

Scheiding in Erlangen fand, wie ich, die Myopie meist von der Mutter auf die Tochter und von dem Vater auf den Sohn übergehen. Sehr gewagt jedoch ist, wie Nagel treffend bemerkt, die Behauptung, dass bei $76^0/_0$ der myopischen Schüler mit Rücksicht auf ihre hyperopischen und emmetropischen Geschwister die Myopie als erworben angesehen, während bei den anderen $24^0/_0$ eine erbliche Anlage mit Rücksicht auf die Myopie der Geschwister angenommen werden müsse.

Pflüger in Luzern folgte dem Winke Nagel's und fand in den öffentlichen Schulen: „1) in 100 Familien mit 449 Kindern ohne hereditäres Moment kaum $8^0/_0$ myopische Kinder vor; 2) in 100 Familien mit 395 Kindern mit hereditärem Moment $19^0/_0$ myopische Kinder; 3) in Realschulen und Gymnasien in 85 Familien mit 280 Kindern ohne hereditäres Moment $17^0/_0$ Myopen; 4) in Realschulen und Gymnasien in 55 Familien mit hereditärem Moment $26^0/_0$ Myopen. Im Ganzen also fanden sich bei myopischen Eltern mehr myopische Kinder vor. Pflüger nimmt nicht an, dass in $31^0/_0$ mehr Fällen die Kinder aus den hereditären Familien

----

*) Ich habe mich vor 19 Jahren bemüht, zur Lösung dieser Frage beizutragen, indem ich um die Erlaubniss einkam, bei Eröffnung eines neuen Gymnasiums in einer kleinen Provinzialstadt die neu angemeldeten Schüler und die sie anmeldenden Eltern zugleich zu untersuchen; ich erhielt vom Ministerium ein recht verbindliches Dankschreiben, aber leider keine officielle Ermächtigung, und ohne solche ist der Plan unausführbar.

Myopen werden müssen, sondern diese 31% zeigen zum Theile wenigstens nur eine grössere Prädisposition zur Myopie, welche unter schädlichen äusseren Umständen zur Entwicklung kommt, unter günstigen Verhältnissen aber latent bleiben kann. In den unteren und höheren Schulen blieb der Unterschied zu Ungunsten der myopischen Familien ungefähr derselbe, nämlich 10%. „Diese Ziffer, 10%, giebt uns annähernd eine Idee von der Häufigkeit der Erblichkeit der Myopie, soweit dieselbe sich als unabweisbarer und unabänderlicher Bildungsfehler geltend macht, und wenn ein Umstand für die Häufigkeit der erworbenen Myopie von heutzutage spricht, so ist es diese Ziffer 10. Durch diese Untersuchung ist ein Beweis mehr geliefert für die hohe Wichtigkeit, welche dem Einflusse äusserer Verhältnisse, speciell der Schule, auf die Entwicklung der Myopie zukommt."

Arlt, dem ja das Hauptverdienst für die anatomische Begründung der Myopie gebührt, sagt sehr richtig: „Als erblich kann nur die Disposition zur Myopie, nicht diese selbst angesehen werden. Es ist nicht erwiesen, dass das Auge vermöge eines ihm ab ovo innewohnenden Bildungstriebes in den sogenannten Langbau hineinwachse; die anatomischen Veränderungen, welche im myopischen Auge mit noch normaler Sehschärfe gefunden werden, sprechen gegen eine solche Annahme." Als Beweis, dass Myopie ohne erbliche Anlage erworben werden könne, führt Arlt sich selbst an. Er stammt aus einer Familie, in der niemals Myopie vorgekommen war; er hatte in seiner Jugend Emmetropie und wurde erst Myop 1·75, als er vom 13.—16. Jahre angestrengt studirt hatte.

Loring hält die Erblichkeit oder die Anlage zur Myopie nicht für erwiesen, aber für zweifellos, glaubt jedoch, dass ihr Einfluss überschätzt werde. Als eine der wesentlichen „Veränderungen der Existenzbedingungen", welche die grosse Masse betrifft und den Typus des Auges ändern kann, bezeichnet er den Schulzwang.

Nicati betrachtet seine oben erwähnten Befunde in den jüdischen Schulen von Marseille als Beweis für die Erblichkeit der Myopie. Auch Kotelmann legt grosses Gewicht auf die Erblichkeit. 24mal fand er beide Eltern kurzsichtig und in 20 dieser Fälle ging die Myopie auf die Söhne über. 112mal war der Vater allein myopisch, in 50% erbte Myopie auf die Söhne fort; 43mal war die Mutter allein myopisch, 25mal ihre Söhne.

Sehr sorgsame Erhebungen über Erblichkeit verdanken wir Schmidt-Rimpler. In den 7 Gymnasien (siehe Tab. I), die er untersuchte, betrug die Erblichkeit von Myopie: 67, 76, 26, 59, 55, 49, 64% der Myopie. Bei $M\,1—3$ war 54%, bei $M\,3—6$ war 58, bei $M\,6—8$ war 62% und bei $M>8$ die auffallend hohe Zahl von 88% Erblichkeit. Dass im Gymnasium zu Montabaur nur 26% erbliche Myopie vorkam, bezieht Schmidt-Rimpler auf den Umstand, dass der grösste Theil der dortigen Schüler unteren Gesellschaftsclassen (Landleuten, Tagelöhnern etc.) entstammt und erst in Folge einer in den Elementarschulen erwiesenen Befähigung durch Unterstützungen und durch einen Convict auf das Gymnasium zur Vorbereitung für die katholische Theologie gebracht wird.

Auch Schneller in Danzig betont die erbliche Disposition zu Myopie; er fand Staphylome viel häufiger bei erblich belasteten Myopen, als bei Myopen, die von gesunden Eltern abstammten. Von den erblich myopisch Belasteten waren 10% Hyperopen, 13% Emmetropen und 36% Myopen; bei etwa 24% der Myopen ist die hereditäre Belastung von wirklichem Einfluss auf die Entstehung der Axenverlängerung gewesen, bei den höheren Graden in mehr als der Hälfte der Fälle.

Javal dagegen legt sehr geringes Gewicht auf die Erblichkeit. Er meint, dass die amerikanischen Kinder deutscher Eltern nicht in Folge von Erblichkeit mehr Myopie zeigen, als die Kinder anderer Abkunft, sondern weil die Deutschen ihre Kinder viel ausserhalb der Schule, oft Abends bei schlechter Beleuchtung arbeiten lassen. Das kann wohl sein; wenn aber Javal es für eine Ausnahme hält, dass Myopie sich nach dem 12. Jahre entwickelt, so ist dies, um mit Nagel zu sprechen, eine kühne Behauptung.

Leininberg in Würzburg fand unter 300 Fällen, deren Angaben zuverlässig sein sollen, den Vater myopisch bei 113, die Mutter bei 63, beide Eltern bei 26, einen Bruder bei 72, eine Schwester bei 47, Geschwister bei 76, die ganze Familie bei 7, Verwandte bei 31 Fällen. Die Myopie scheint sich viel häufiger vom Vater als von der Mutter zu vererben. — Myopie wurde übertragen vom Vater auf den Sohn 95mal, auf die Tochter 18mal, von der Mutter auf den Sohn 56mal, auf die Tochter 7mal. Aber Leininberg fand auch eine grosse Zahl von hochgradigen erworbenen Myopieen, bei denen absolut jedes Vorhandensein derselben bei irgend einem anderen Familienmitgliede verneint wurde.

Straumann sah in Basel bei 300 Myopieen $56^0/_0$ Erblichkeit und bei den erblich belasteten Myopieen höhere Grade und ausgeprägtere Veränderungen mit dem Augenspiegel; doch sah er auch $30^0/_0$ Myopieen ohne Erblichkeit, bei denen nur Ueberanstrengung als Ursache anzunehmen war.

Kirchner benutzte bei seinen Untersuchungen einen Fragebogen von v. Esmarch, der dem von mir vor 26 Jahren den Schülern für die Eltern mitgegebenen, oben abgedruckten ähnlich war. Kirchner legte, um noch Genaueres zu erfahren, allerdings noch mehr, und zwar folgende Fragen den Eltern vor: „Name, Alter, Beschäftigung. Wird in der Regel eine Brille getragen? Oder wird beim Sehen nach fernen Gegenständen eine Brille getragen? Oder wird nur beim Lesen, Schreiben, Nähen etc. eine Brille getragen? Oder wird überhaupt nie eine Brille, Lorgnette etc. gebraucht? Werden entfernte Gegenstände, wie Thurm- oder Bahnhofuhren, Strassennamenschilder von der anderen Strassenseite aus erkannt und gelesen? *a)* mit blossem Auge, *b)* mit Brille, *c)* überhaupt nicht? In wie viel Centimeter vom Auge wird diese Schrift noch mit blossem Auge (ohne Brille) gelesen? *a)* mit dem rechten, *b)* mit dem linken Auge? Wie nahe (in Centimetern) kann diese Schrift dem Auge gerückt werden, ehe die Buchstaben verschwimmen? In wie viel Meter Entfernung vom Auge werden die Buchstaben auf der Rückseite dieses Blattes mit blossem Auge erkannt? Ist sonst in der Familie bei den Grosseltern, Geschwistern etc. hochgradige Myopie vorhanden? (Auf dem Fragebogen waren auf der Vorder- und Rückseite verschieden grosse Typen verwendet.)

Aus der Antwort auf diese Fragen, die in ähnlicher Weise früher von v. Esmarch an solche Kranke gesendet worden waren, die in der Augenklinik wegen Refractionsfehlern Hilfe suchten, hatte v. Esmarch versucht, die Diagnose zu stellen, und diese wurde dann mit der Diagnose aus der Augenklinik verglichen. In der Mehrzahl der Fälle stimmten die Diagnosen; aber unter den zehn mitgetheilten Beispielen sind doch zwei, bei denen v. Esmarch Myopie annahm, während in der Augenklinik Hyperopie gefunden wurde. Also selbst bei grosser Kenntniss und gutem Urtheil ist die Methode nicht zuverlässig.

Die Antworten, die Kirchner erhielt, waren auch oft lückenhaft; über die Grosseltern konnte fast gar nichts in Erfahrung gebracht werden; Concav- und Convexgläser waren von den Eltern offenbar oft verwechselt; dennoch waren viele Mittheilungen verwerthbar. Von 1185 Schülern hatten myopische Eltern 24%, hyperopische, 34% emmetropische, 50% myopische Schüler. In 50 Familien waren beide Eltern myopisch; von den 157 Kindern waren 45% myopisch. 206 Familien, in denen nur der Vater myopisch war, hatten 673 Kinder, von denen 28% myopisch waren. 100 Familien, in denen nur die Mutter myopisch war, hatten 326 Kinder, unter denen 33% myopisch waren. Von den 356 Familien mit myopischen Eltern stammten also 1156 Kinder, von denen 31% Myopie zeigten. — Die 630 Familien dagegen, in denen beide Eltern Emmetropen, Hyperopen oder Weitsichtige waren, hatten unter 2069 Kindern nur 302 = 15% myopische Kinder. Also ist ein Kind, von dessen Eltern eines oder beide Myopen sind, mehr als doppelt so stark der Gefahr der Myopie ausgesetzt, als ein Kind, dessen Eltern nicht myopisch sind. Die Myopie der Mutter ist von grösserem Einflusse als die des Vaters, 33% gegen 28%; bei Myopie beider Eltern 45%. Auch Anisometropie (verschiedene Refraction auf beiden Augen) ist oft erblich. Doch fand Kirchner hohe Myopie in gleicher Zahl und in gleich frühem Alter bei Kindern mit myopischen Eltern, wie bei solchen mit nicht myopischen Eltern. —

Von 460 Mädchen, deren Eltern Myopen, waren 22%, von den 781, deren Eltern Emmetropen, nur 5% Myopen, also 4 : 1; dagegen von 696 Knaben der ersten Kategorie waren 38%, von 1288 der zweiten 261 = 20% Myopen, also 2 : 1. Die Erblichkeit der Myopie ist also bei Mädchen doppelt so stark als bei Knaben. Kirchner theilt übrigens die Ansicht von Arlt, dass nicht die Myopie, sondern nur die Anlage zur Myopie vererbt wird, welche erst unter Mitwirkung bestimmter Schädlichkeiten in Wirksamkeit tritt und latent bleiben kann ohne jene Schädlichkeiten.

Freilich bemerkt Virchow in dem Gutachten der wissenschaftlichen Deputation für das Medicinalwesen vom 19. December 1883 treffend, dass „die blosse Thatsache, dass die Kinder von myopischen Eltern wieder myopisch sind, keineswegs genügt, um darzuthun, dass die Myopie vererbt sei".

Aus allen mitgetheilten Daten folgere ich, dass eine Vererbung der Disposition zu Myopie höchst wahrscheinlich ist. Wenn dies der Fall ist, so hat die Hygiene die doppelte Pflicht, Alles aufzubieten, um den Folgen dieser Disposition entgegenzuarbeiten, nicht so sehr der Kinder wegen, als, wie Pristley-Smith sagt, der Enkel wegen.

B. Die Accommodationstheorie.

Man hatte oft beobachtet, dass Schüler nach der Probe mit Concavgläsern kurzsichtiger zu sein schienen als bei der Augenspiegelprüfung; atropinisirte man die Kinder, lähmte man also ihre Accommodation, so zeigten sie ebenfalls eine geringere Myopie. Man nahm daher nach Dobrowolsky einen Krampf der Accommodation (vergl. pag. 203 und 204) an und meinte, dass die Schüler sich durch das fortwährende Nahesehen die Entspannung der Linse abgewöhnen; daher behalte die Linse auch beim Fernblick eine höhere Spannung bei, das Auge sei also nur scheinbar kurzsichtig. Da nun, nach den Versuchen von Hensen und Völckers (vergl. pag. 25), bei der Accommodation die Aderhaut nach vorn gezogen wird, so könne bei diesem Krampfe der Accommodation eine Zerrung und Blutüberfüllung der Aderhautgefässe entstehen, welche eine Atrophie der Aderhaut zur Folge haben dürfte. Ferner nahm man an, dass zugleich bei der Accommodation eine Erhöhung des intraoculären Druckes und dadurch eine

Verlängerung des Auges gerade in der Längsaxe eintreten könne.

Hiergegen lassen sich freilich drei Einwände erheben:

1) Wenn die Accommodation durch Zerrung am hinteren Theil der Aderhaut bei dieser schliesslich die Atrophie hervorriefe, so müsste letztere nicht sichelförmig, meist nur nach aussen vom Sehnerven (siehe oben Fig. XXXVII und XXXVIII), sondern stets ringförmig um den Sehnerven erscheinen, da ja der Zug des Accommodationsmuskels ringförmig geschieht.

2) Wäre die Accommodationsanstrengung Ursache der Verlängerung der Sehaxe, so müssten gerade die Uebersichtigen, die fortwährend, sogar schon beim Fernblick, ihre Accommodation anstrengen müssen, eine Verlängerung des Augapfels davontragen, — was nicht der Fall ist.

3) Je kurzsichtiger ein Auge ist, desto weniger braucht es für die Entfernungen zu accommodiren, für welche ein gesundes Auge accommodiren muss. Ein Myop von $4\,D$ sieht bis $1/4$ Meter ohne Accommodation: ein Normaler muss dagegen, wenn er auf $1/4$ Meter sehen will, seiner ruhenden Linse gewissermassen schon ein Convexglas 4 vorlegen, also schon beträchtlich accommodiren. Ein Myop von $6\,D$ sieht bis $1/6$ Meter ohne Accommodation; ein Myop von $8\,D$ bis $1/8$ Meter ohne Accommodation etc. Wegen der Nähe ihres Fernpunktes brauchen also höhere Myopen ihre Accommodation weniger anzustrengen als Normalsichtige.

Auch die Beobachtungen Förster's, das Kurzsichtige, welche zu starke, ihre Myopie übercorrigirende Brillen Jahre lang trugen, sie also durch vermehrte Accommodation bei der Naharbeit überwinden mussten und trotzdem keine Zunahme ihrer Myopie erfuhren, sprechen nicht für die Accommodationstheorie.

Sicherlich erklärt die Accommodationsspannung allein ebensowenig wie die erbliche Disposition die Entstehung der Myopie.

C. Die Convergenztheorie.

Kurzsichtige müssen, da sie eben nur in der Nähe deutlich sehen können, ihre Musculi recti interni (Fig. VII, *Ri*), welche das Auge nach ihnen drehen, sicher mehr anstrengen, als Normalsehende, welche die Gegenstände nicht so nahe zu halten brauchen, also eine viel geringere Convergenz der Sehlinien nöthig haben. Dabei werden die Musculi recti externi (Fig. VII, *Re*) stärker und dauernder ausgedehnt und belasten die äusseren Seiten des Augapfels mit grösserem Drucke. Denn bei jeder Spannungszunahme der geraden inneren Muskeln wächst der Widerstand ihrer Antagonisten, der geraden äusseren Muskeln; so wird ein Druck auf den Augapfel geübt, es tritt eine Art Abplattung des ursprünglich kugelrunden Bulbus ein. Zugleich wird der intraoculäre Druck erhöht. In Folge dessen giebt die Stelle, welche den geringsten Widerstand bietet, nach; als solche nimmt man hier eigenthümlicherweise den hinteren Pol und die äussere Umgrenzung des Sehnerven an. So erklären die Anhänger der Convergenztheorie die Entstehung des Staphyloma posticum, die Atrophie und Ausbauchung der Aderhaut, welche die häufigsten Begleiter der Myopie sind.

Sehr wahrscheinlich ist die Annahme von Arlt, dass bei der Convergenz die Wirbelvenen (Fig. I, *Vv*), welche das Blut aus der Aderhaut des Auges herausführen, durch die beiden äusseren geraden Muskeln *(Re)* zusammengedrückt werden und dass so der innere Augendruck passiv erhöht wird.

Diese Convergenztheorie hat jetzt wohl die meisten Anhänger; aber sie erklärt nicht, warum bei dem erhöhten Drucke nicht der anerkanntermassen weichste Theil des

Augenhintergrundes, der Sehnerv selbst, sondern gerade nur seine äussere Umgebung zerdrückt wird. Sie erklärt ferner nicht, warum Einseitig-Blinde und Personen, die wegen grosser Sehschwäche eines Auges von Kindheit an niemals mit beiden Augen zusammensehen konnten, also auch niemals convergirten, auf dem einen scharfsehenden Auge kurzsichtig werden.

D. Die Sehnervenzerrungs-Theorie.

Hand in Hand mit der Convergenz der Augen geht nach Weiss eine mechanische Zerrung und Spannung am hinteren Pole des Auges, hervorgerufen durch den Sehnerven selbst, und zwar auf zweierlei Weise:

1) Wenn die Augen beim Nahblick nach innen gerollt werden, wird der hintere Pol natürlich nach aussen gedreht. Nun ist aber nach innen vom hinteren Pole die äussere Sehnervenscheide (Fig. XXXIV, *v* und Fig. XXXV, *a''*) mit der Wand des Augapfels verbunden; diese Scheide muss also den hinteren Pol nach innen zurückhalten, wenn er nach aussen zu gehen strebt. Der Sehnerv übt also eine Spannung und Zerrung in der ihm nach aussen benachbarten Lederhaut aus, zugleich wird die Aderhaut gedehnt. und es entsteht das Staphylom. Dagegen lässt sich freilich der Einwand erheben, dass in diesem Falle die Sichel nur immer nach aussen vom Nerven beobachtet werden müsste, während sie doch auch oben, unten und innen vom Nerven vorkommt.

2) Wenn die Augen nach innen gerollt werden, so wird, wie dies zuerst Hasner vermuthete, später Emmert und Paulsen behaupteten und neuerdings Weiss besonders betonte, der hintere Pol besonders gezerrt werden, wenn der Sehnerv kurz ist. Die Sehnerven laufen bekanntlich vom Sehloch, dem Foramen opticum, wo sie aus der

Schädelhöhle austreten, schwach S-förmig geschlängelt in der Augenhöhle nach vorn bis zur Lederhaut und haben dabei 15—23 Mm., im Mittel 18·5 Mm. Länge. Streckt man sie, so sind sie 20—30 Mm., im Mittel 23·8 Mm. lang.

Der Unterschied beider Maasse wird von Weiss die Abrollungsstrecke genannt, d. h. die Verlängerung, der der Nerv bei Bewegung des Augapfels durch Ausgleichung seiner Krümmung fähig ist. Dieses Abrollungsstück beträgt also 3—9 Mm., im Mittel 5·3 Mm. Ist dasselbe länger als 7 Mm., so trat bei Bewegungen des Auges nach unten innen niemals Zerrung der Nerven ein, und die Papille (siehe oben pag. 11) behielt stets ihre runde Form. Betrug das Abrollungsstück 6—7 Mm., so war der Nerv schon in einigen Fällen horizontal verzerrt. Dagegen fehlten niemals Zerrungserscheinungen und Axenverlängerung, wenn das Abrollungsstück nur 4·5 Mm. und weniger betrug. Diese Zerrungen lockern und heben die Scheide vom Sehnerven ab, so dass mit dem Augenspiegel eine Sichel erscheint (Fig. XXXVII und XXXVIII). Auch glaubt Weiss, dass durch Drehung des Auges um den Nerven die hinteren Blut-Abflusswege des Auges verlegt werden, dass es daher zu Drucksteigerung und Ausdehnung des Augapfels kommt.

Dagegen machte nun Stilling geltend, dass genaue Messungen des Sehnerven schwer seien, und dass „man bei vorgefasster Meinung leicht ein paar Mm. zu viel, leichter aber ein paar Mm. zu wenig messen kann“. Stilling fand selbst bei 100 Sectionen nur einige Male eine sehr kleine Abrollungsstrecke, und zwar gerade bei Nicht-Kurzsichtigen; dagegen bei kurzsichtigen Augen 6—10 Mm. und mehr, also sehr grosse Abrollungsstrecken. Auch Schneller ist der Ansicht, dass die Zerrung des Nerven wenig in Betracht kommen könne, da bei gesenkter Convergenzstellung die Entfernung des Nerven vom

Sehloch sich nur um 2—2·5 Mm. unterscheidet von der Ruhe-
stellung, und dass dieser Unterschied durch die Krümmung
des Nerven leicht ausgeglichen wird. Jedenfalls erklärt die
Zerrung allein auch nicht die Entstehung der Myopie.

E. Die Augenhöhlenbau- oder Rollmuskel-Theorie.

Unbefriedigt von den genannten vier Theorieen stellte
Stilling im Jahre 1887 eine fünfte auf, die glänzend
wie eine Rakete und die Nicht-Mediciner, namentlich
den Schuldirector Wingerath *) blendend emporstieg,
aber glücklicherweise eben so schnell in die berechtigte
Finsterniss verschwand. Je bescheidener alle früheren
Theorien veröffentlicht worden waren, desto sicherer wurde
die neue Stilling'sche Theorie verkündigt; sie drohte,
einen unsagbaren Schaden allen hygienischen Bestrebungen zu bringen, ist auch in dieser Absicht von den
Abschreibern Stilling's neuerdings dem grossen Publicum
und den Behörden ausführlich wiederholt angepriesen worden;
daher muss sie, obgleich sie bereits ein ruhmloses Ende
unter den Fachmännern genommen, hier eingehender besprochen werden. Es sind hier alle die erdrückenden Gegen-
beweise zu erörtern, damit weitere, durch diese falsche,
Unheil bringende Theorie verursachte „Beunruhigungen"
der Hygieniker ein für alle Mal aufhören.

So werthlos die Theorie Stilling's ist, so werthvoll
sind allerdings die anatomischen Untersuchungen, welche
Stilling seiner Theorie zu Grunde gelegt hat. Er hat
zuerst genau untersucht, in welcher Weise der obere schiefe
Augenmuskel, der Rollmuskel, Trochlearis (Fig. VII, *T*),
sich bei verschiedenen Augen an die Lederhaut ansetzt. Dieser
Muskel entspringt, wie oben pag. 12 auseinandergesetzt
wurde, in der Tiefe der Augenhöhle gemeinsam mit den vier

---

*) Siehe oben pag. 262 und 263, Note.

geraden Augenmuskeln, läuft nach vorn zum nasalen Ende des
oberen Augenhöhlenrandes, zur Rolle, Trochlea (Fig. VII, *tr*),
schlägt sich über diese weg nach hinten und setzt sich
nun, wie Stilling entdeckte und wie die folgenden Zeichnungen (Fig. XL, *a—e*) zeigen, in sehr verschiedener
Weise an den Augapfel an. Bald verläuft er schief, bald

Fig. XL.

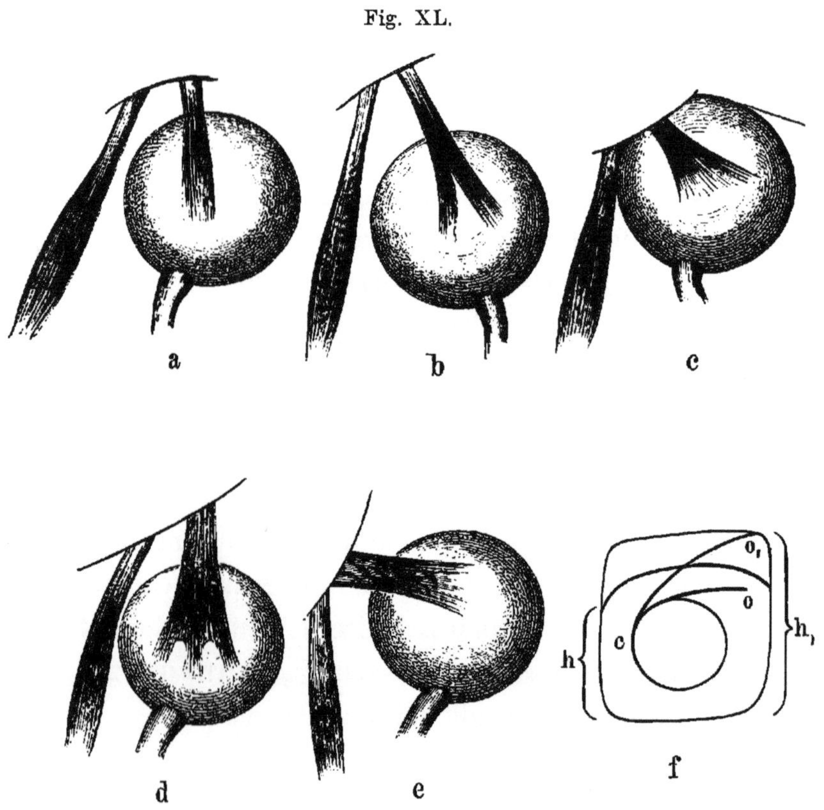

Ansätze des Rollmuskels nach Stilling.

h Höhe einer niederen Augenhöhle. *o* Lage der Rolle. *o c* Rollmuskel.
h_1 Höhe einer hohen Augenhöhle. o_1 Lage der Rolle. $o_1 c$ Rollmuskel.

quer über denselben; bald liegt seine Sehne dem Augapfel
in grosser Ausdehnung auf, bald verläuft sie steil von der
Rolle zum Bulbus herab.

Die Wirkung des Rollmuskels kann also eine zu-
sammendrückende und eine zerrende sein. Je mehr

die Sehne desselben dem Augapfel anliegt, um so mehr wird letzterer von oben nach unten comprimirt, desto grösser wird der Längsdurchmesser des Auges. Stilling hat Fälle beschrieben, wo der Rollmuskel derartig verlief, dass die leiseste Zusammenziehung desselben bei der Leiche eine den Augapfel quer theilende tiefe Schnürfurche erzeugte, die sich bis auf die untere Fläche fortsetzte.

Von dem sehr wechselnden Verlauf und Ansatz des Rollmuskels hängt aber auch die Zerrung am Sehnerven ab; diese wird die Gestalt der Sehnervenpapille ändern, sie längsoval, schräg oder quer stellen. Durch die Verziehung der Papille nach einer Seite, meist nach aussen, wird ein Theil des Scleraltrichters sichtbar, und dieser ist eben die Sichel, die wir mit dem Augenspiegel sehen (Fig. XXXVIII).

Man findet aber bekanntlich auch an nicht kurzsichtigen Augen mitunter eine Sichel; bei diesen soll nun nach Stilling der Rollmuskel ebenfalls eine Zerrung am Nerven ausüben; dagegen sollen Kurzsichtige keine Sichel zeigen, wenn der Rollmuskel nur drückt und nicht zerrt; wenn letzterer weder drücken, noch zerren kann, soll Myopie und Sichel fehlen. Stilling hält nun nicht die Accommodation und nicht die Convergenz für schädlich, sondern die kleinen, rasch aufeinander folgenden zuckenden Muskelbewegungen, welche die Naharbeit verlangt, besonders die beständig eingehaltene Richtung der Augen nach unten, welche der Rollmuskel wesentlich erzeugt. (Bei der Naharbeit wirken freilich mehrere Muskeln zusammen, der Rectus internus, der Rectus inferior und der Obliquus superior.) Die Beschuldigung des Rollmuskels ist übrigens nicht neu. Bereits 1840 hat, woran Schmidt-Rimpler erinnert, Philipp (Sur le strabisme) durch die Durchschneidung desselben die Myopie zu heilen gesucht.

Schon vor Stilling hatte ich 1885 die Vermuthung
ausgesprochen, dass das Ansehen naher, feststehender
Gegenstände den Augen wohl weniger schade, als die beim
Schreiben und Lesen nothwendige Bewegung der Augen.
Ich schloss dies aus Untersuchungen, die ich bei 100 Uhrmachern in Freiburg angestellt. Von diesen waren nur
drei während ihrer Handwerkerjahre myopisch geworden
und dazu nur sehr geringen Grades, obgleich sie den
ganzen Tag ohne Lupe die feinsten Schrauben, Triebe
und Zapfen von 1—2 Mm. Grösse in nur 15—16 Cm.
betrachten mussten. Aber diese feinen Objecte sind fest
in den Schraubstock eingeschraubt, und bei dem Anblicken
derselben sind Bewegungen der Augen kaum nöthig.

Die Ansicht von Stilling, dass die kleinen Bewegungen
des Auges bei der Naharbeit schädlich sind, lässt sich also
hören.

Nun fragte Stilling weiter: Wodurch wird der
wechselnde Verlauf des Rollmuskels bedingt sein? Durch
die Höhe der Rolle. Je höher diese liegt, um so
weniger Gelegenheit hat der Muskel, einen Druck auszuüben,
wie aus Fig. XL, f, ersichtlich, welche bei o und o_1 die
niedrig und die hoch gelegene Rolle zeigt. Die Lage der
Rolle hängt aber ab von der Höhe der Augenhöhle.
Letztere kann hoch sein; dann spricht man von Hypsikonchie (von ὕψος Höhe und concha Muschel, Höhle), oder
die Augenhöhle ist niedrig: Chamaekonchie (von
χαμαίος niedrig).

Die Anthropologen messen die Augenhöhlen am vorderen
Rande (Orbitalrande) in der Breite und in der Höhe und
nennen das Verhältniss der Breite zur Höhe der Orbital-
öffnung, auf 100 berechnet, den Orbitalindex, i. Ist
der wagrechte Durchmesser z. B. = 40 Mm., der senkrechte
= 32, so ist $i = 80$; ist der senkrechte dagegen 36 Mm.,

so ist $i = 90$; die erste Messung ergäbe also Chamaekonchie, die letzte Hypsikonchie.

Stilling fand nun bei kurzsichtigen Schülern in Strassburg durchschnittlich $i = 78$, bei normalen und übersichtigen $i = 89$, mitunter sogar die Augenhöhle höher als breit, also $i > 100$. Meist hätten, meint Stilling, die Hochhöhligen auch schmale Gesichter (Leptoprosopie, von λεπτός schmal und πρόςωπον Gesicht), die Niederhöhligen breite Gesichter (Chamäprosopie). Im Elsass fänden sich beide Typen: der fränkische, langgesichtige und der alemannische, breitgesichtige. Bei den letzteren beobachtete Stilling $40^0/_0$ Myopen, bei den Schmalgesichtigen nur $12—20^0/_0$ Myopen. Also sei eine niedere Augenhöhle Bedingung der Myopie.

Daher betrachtete Stilling die ganze Frage von der Entstehung der Myopie als eine Racenfrage und stellte, indem er für niedere Augenhöhlen $i < 85$, für hohe $i > 85$ annahm, als allgemein geltendes Naturgesetz auf: „Hohe Augenhöhle ist die Bedingung (!) der Emmetropie und Hyperopie, niedere ist die Bedingung der Myopie.“

Gegen diese Anschauung machte ich 1888 sogleich auf dem Heidelberger augenärztlichen Congresse bei vollster Anerkennung der anatomischen Untersuchungen Stilling's Folgendes geltend: 1) Einige hundert Messungen (ich zähle 521 Personen in den Tabellen von Stilling) genügen nicht, um allgemeine Naturgesetze aufzustellen; dazu müssten, wenn man nicht den Vorwurf der Voreiligkeit auf sich laden wolle, mindestens 10.000 Messungen gemacht werden, zumal ja die Schuluntersuchungen in allen Ländern und bei allen Nationen ergeben hatten, dass Myopie in den höheren Schulen und in den höheren Classen stetig zunimmt. Man hüte sich also vor vorschnellen allgemeinen Schlüssen, welche nur die Bestrebungen der Hygieniker in unbegründeter Weise zunichte machen würden! 2) Die individuellen Schwankungen am Augenhöhlenrande sind enorm, selbst oft an beiden Augenhöhlen desselben Menschen, wie ich bereits vor 24 Jahren (auf dem Pariser ophthalmologischen Congresse 1867 bei Veröffentlichung meiner Messungen über das Hervortreten der Augen) gezeigt habe. Es giebt Schädel, bei denen die Mitte des oberen Orbitalrandes hoch und die Rolle doch tief liegt und umgekehrt. 3) Messungen am Schädel des Lebenden sind schwierig und niemals fehlerfrei zu machen. Fehler von 1—2 Mm. geben auf 100 berechnet schon grosse Unterschiede; wenn die Breite eines Orbitaleingangs z. B. als 40 Mm. und die Höhe als 34 Mm. gefunden wurde, so würde der Index $i = 85$ sein; wird die Höhe aber als 35 Mm. oder 36 Mm. gemessen, so hat man $i = 87{\cdot}5$, resp. $= 90$, also Hypsikonchie. Wird sie als 33 oder 34 Mm. gemessen, so würde $i = 82{\cdot}5$, resp. $= 80$ werden, also Chamäkonchie. — Ferner: Wird die Höhe z. B. $= 32$ Mm. gefunden, die Breite aber $= 38$ Mm., so ist $i = 84{\cdot}2$, also niedere Augenhöhle; misst man aber dabei die Breite als 37 oder 36 Mm., so wird $i = 86{\cdot}4$, resp. $= 88{\cdot}8$ Mm., also hohe Augenhöhle! Und Stilling selbst sagt ja gegenüber Weiss (siehe oben pag. 282), dass man bei vorgefasster Meinung leicht ein paar Millimeter zu viel oder zu wenig messen kann. 4) Sollte sich aber wirklich durch 10.000 Messungen die Ansicht bewahrheiten, dass niedrige Augenhöhlen die Ursache zur Myopie seien, so hätten wir erst recht die doppelte Pflicht, diese Augen vor der Naharbeit und ihren Gefahren zu schützen.

Meine Befürchtungen betreffs Stilling's Arbeit waren gerechtfertigt, wie bald erhellte aus der Freude gewisser

Pädagogen (besonders Wingerath's*) und Schulbehörden
darüber, dass nun endlich die vielen hygienischen Be-
mängelungen der Schullocale als „verfehlt" betrachtet
werden konnten, da ja die Myopie nicht durch Naharbeit,
sondern durch angeborne niedere Augenhöhle veranlasst würde. Aber gar bald zerfiel die geistreiche Hypothese
Stilling's, da seine Messungen von Schmidt-Rimpler,
Weiss, Seggel, Bär, Kirchner, Fizia, das heisst
von allen Aerzten, die die Stilling'schen Angaben prüften,
nicht bestätigt wurden. Es würde zu weit führen, alle
die gegentheiligen Zahlen und den Streit, der sich um die
beste Art der Messung am vorderen Augenhöhlenrand ent-
sponnen, hier anzuführen; im Literaturverzeichniss sind
die Arbeiten genannt, welche Derjenige nachschlagen wolle,
der sich im Speciellen für sie interessirt. Nur die wesentlichsten Widerlegungen der Hypothese können hier Platz
finden.

1) Von vornherein musste man sich sagen, dass der
Prüfstein der Theorie bei den Anisometropen, bei
denen also ein Auge emmetropisch oder hyperopisch und
das andere myopisch ist, liegen müsse. Ist nur ein Auge
kurzsichtig, so müsste dies die niedrigere, das andere
Auge aber eine hohe Augenhöhle haben. Allein bei 41 Anisometropen fand Schmidt-Rimpler für das emmetropische
und hyperopische Auge $i = 92 \cdot 0$, für das myopische Auge
$i - 91 \cdot 2$, d. h. noch keinen Millimeter Unterschied!
Weiss fand ebenfalls bei Anisometropen den Eingang der
Augenhöhle bei Kurzsichtigen nicht niedriger als bei Anderen,
sondern gleich hoch, mitunter sogar höher. Kirchner sah
unter 157 Anisometropen bei 130, d. h. bei 83%, die Indices
auf beiden Augen gleich. Bei vier Fällen hatte

*) Siehe oben pag. 262 und 263, Note.

das myopische Auge sogar einen höheren Index als das andere; „dass,“ sagt Kirchner, „das Vorhandensein eines niedrigen Index die Bedingung für die Entstehung der Myopie sein sollte, geht also auch hieraus in keiner Weise hervor“.

2) Wäre die Theorie richtig, so müssten Personen, die im Laufe der Jahre kurzsichtig und kurzsichtiger werden, einen kleineren Index haben als solche, welche im Laufe der Jahre normalsichtig geblieben. Schmidt-Rimpler sah aber im Gegentheil bei 831 Schülern, welche während $3\frac{1}{2}$ Jahren keine Veränderung ihrer Refraction erfahren hatten, $i = 94{\cdot}1$, dagegen bei 461, die myopisch geworden waren, $i = 94{\cdot}4$, also durchschnittlich sogar gerade eine höhere Augenhöhle als bei Normalen.

3) Directe Messungen von i gaben das Gegentheil der Stilling'schen. Schmidt-Rimpler sah bei 722 Emmetropen und Hyperopen $i = 94{\cdot}4$, bei 577 Myopen $i = 94{\cdot}5$, also die Augenhöhle bei Myopen $\frac{1}{10}$ Mm. höher als bei Emmetropen. Auch Weiss konnte Stilling's Messungen nicht bestätigen. Bär fand $i = 100$ und > 100 sogar häufiger bei Myopen als bei Hyperopen; Kirchner, der 2776 Augenhöhlen nach Stilling gemessen, fand $i < 85$ bei $8{\cdot}7^0/_0$ Hyperopen, bei $5{\cdot}7^0/_0$ Emmetropen und nur bei $4{\cdot}3^0/_0$ Myopen. „also die grösste Anzahl niederer Höhlen hatten nicht die Myopen, sondern die Hyperopen; jedenfalls kommen auch bei Myopen die höchsten Höhlen, bei Emmetropen und Hyperopen die niedrigsten Höhlen vor, so dass wir wohl berechtigt sind, den Ausspruch Stilling's, dass Chamäkonchie die Bedingung der Myopie sei, für irrig zu erklären“. Ferner fand Kirchner, dass i am niedrigsten in der untersten Classe, dass i bis zur Pubertät ziemlich gleichmässig zunimmt, um dann allmälig niedriger zu werden, und zwar bei allen Refractions-

zuständen, bei Myopie, Emmetropie und Hyperopie. „Ich glaube daher," schliesst Kirchner, „berechtigt zu sein, Stilling's weitere Behauptung, dass man aus dem niederen Index eines jungen Knaben ihm die künftige Myopie voraussagen könne, gleichfalls für nicht zutreffend zu erklären". Diese Behauptung Stilling's war auch von Schmidt-Rimpler widerlegt worden dadurch, dass (siehe oben unter 2) bei Schülern mit Chamäkonchie die Myopie nach $3\frac{1}{2}$ Jahren nicht mehr vorgeschritten war als bei Hypsikonchen. —

Allerdings fand Kirchner, dass mehr Myopen eine niedrige Augenhöhle hatten als Emmetropen, dagegen nicht, dass sie bei jenen niedriger war als bei den Hyperopen. — Seggel hat sehr genau 1628 Augen und Augenhöhlen nach Stilling untersucht, und zwar bei 402 Erwachsenen, die nur die Volksschule besucht hatten, meist Soldaten, ferner bei 535 Erwachsenen, die die Mittelschule besucht hatten, Studenten und Einjährig-Freiwilligen, und bei 691 Schülern und Schülerinnen im Alter von 15—19 Jahren. (Jüngere Schüler prüfte er nicht, um den Fehler auszuschliessen, dass Nicht-Myopen zur Rechnung kommen, die später Myopen werden.) In einer Serie fand er $i = 84{\cdot}5$ ganz gleich für Myopen und Nicht-Myopen, in einer zweiten Serie $i = 86{\cdot}3$ für Myopen und $86{\cdot}2$ für Emmetropen und Hyperopen, also auch nur $\frac{1}{10}$ Mm. Unterschied, der gar nicht in Rechnung gebracht werden kann. — Ebenso wenig gelang es Fizia in Teschen, bei 312 Schülern eine Abhängigkeit der Myopie von der Augenhöhle zu finden; er führt die Messungen erst gar nicht an, „da sie nicht zu Gunsten der Stilling'schen Theorie ausfielen".

4) Auch die Ansicht Stilling's, dass die ganze Frage eine Racenfrage sei, ist durch Kirchner und Seggel

widerlegt. Zwischen Juden und Nichtjuden konnte Kirchner keinen Unterschied der Indices finden. Er sah allerdings ein im Verhältniss zur Breite niedriges Gesicht bei Myopen häufiger als bei Emmetropen; „dass dagegen," sagt er, „die Breitgesichtigkeit eine Bedingung der Myopie sein soll, ein solches Gesetz kann ich unter keinen Umständen anerkennen wegen der grossen Zahl von Myopen, bei denen ich einen hohen Gesichts- und Stirnindex gefunden habe". — Seggel fand in München einen Durchschnittsindex von 86·3; die Altbayern [haben also keine niedrigeren Augenhöhlen als die Elsässer. „Die meist wohlgenährten Altbayern haben keinen grossen Querdurchmesser des Gesichtes, wenn man die Abstände der Jochbögen misst, sondern einen breiten Abstand der mit starken Kaumuskeln bekleideten Unterkieferäste, und dies täuscht Breitgesichtigkeit vor. Gleichwohl ist die Myopie in Altbayern wohl am häufigsten unter den deutschen Volksstämmen, nicht weniger aber in Tirol in den gebildeten Classen, bei denen die Langgesichtigkeit nicht durch stark entwickelte Kiefer beeinträchtigt wird."

5) Aber auch selbst wenn alle Untersuchungen Stilling's Ansicht bestätigt hätten, dass Chamäkonchie mit Myopie gepaart sei, so wäre damit noch durchaus nicht bewiesen, dass sie die Ursache der Myopie sei. Denn die Möglichkeit, dass umgekehrt die Entwicklung eines langgestreckten myopischen Auges ihren Einfluss auf die Gestalt der Augenhöhle ausübt, ist durchaus nicht ausgeschlossen, wie Schmidt-Rimpler treffend gleich im Anfang schon gegen Stilling bemerkte. Schon Benedikt schrieb bei ähnlichen Verhältnissen zwischen Schädel und Gehirn: „Der Kampf um den Inhalt ist das eine der Grundgesetze des Schädelwachsthums." Auch könnte eine gemeinsame Ursache z. B. im Gefässsystem der abnormen Entwicklung von Auge

und Schädel zu Grunde liegen. Längst ist bekannt, dass nach der Herausnahme des Augapfels bei jugendlichen Individuen die Augenhöhle zusammensinkt. — Aehnlich spricht sich Seggel in seiner vortrefflichen neuesten Arbeit (Gräfe's Archiv. 36, 2) bei seinen Messungen der Wachsthumsverhältnisse der Augenhöhle aus. Am Schlusse sagt er: „Den Nachweis der Abhängigkeit der Myopie vom Orbitalbau dagegen will ich nur so aufgefasst wissen, dass niedere Orbita nicht ausschliessliche Ursache, sondern nur ein häufiges und insbesondere begünstigendes Moment für die Entwicklung der Myopie in relativ jungen Jahren und als solches meist ererbt ist; dass aber bei niederer Höhle ein jugendliches Auge myopisch wird, dazu gehört noch die weitere Bedingung, dass die Sehne des Rollmuskels bei tiefem Stande der Rolle durch ihren Verlauf und Ansatz am Bulbus eine Compression auszuüben vermag, und dass das Auge nicht hochgradige Hyperopie besitzt."

6) Da Niemand der Augenhöhle von aussen ansehen kann, wie der Rollmuskel verläuft, und die Variationen des Ansatzes desselben, wie Stilling selbst entdeckte, so sehr mannigfache sind, so kann trotz hoher Lage der Rolle wohl ein Druck, trotz niederer kein Druck auf den Augapfel geübt werden; stimmt der Index nicht zur Theorie, so flüchtet man sich hinter den unsichtbaren Sehnenansatz; aber derartige unbeweisbare Behauptungen können nicht zur Annahme eines „Naturgesetzes" führen.

7) Wie schwach es mit der ganzen Lehre vom Druck durch den Rollmuskel steht, wird am schönsten durch die neue Arbeit von Krotoschin beleuchtet, der als Schüler Stilling's dessen Theorie gern durch anatomische Untersuchungen stützen wollte. Er öffnete 100 Augenhöhlen, von denen 60 hohe, 40 niedrige Indices zeigten. Unter den

40 niedrigen konnte er 34mal Druck des Augapfels durch den Rollmuskel nachweisen, 6mal aber nicht; dass diese 6 Fälle Ausnahmen seien, kann man gelten lassen. Aber unter den 60 hohen Höhlen fand er $27 = 45^0/_0$, wo trotzdem eine Compression des Bulbus eintrat. Krotoschin glaubt, dass er bei seinen Leichenöffnungen gerade „zufällig“ auf eine grössere Anzahl von Ausnahmen gestossen sei. Wem bei einem „Naturgesetze“, das $45^0/_0$ Ausnahmen zeigt, noch nicht die Augen aufgehen, dem ist meiner Ansicht nach nicht zu helfen!

8) Endlich muss noch über die Ansicht von Stilling gesprochen werden, nach welcher zwei ganz verschiedene Formen von Myopie existiren, *a)* die hochgradige angeborene, welche eine wahre deletäre Krankheit sei und eine Wassersucht des Auges (Hydrophthalmus) vorstelle, und *b)* die leichtere, während des Wachsthums erworbene, die keine Krankheit, sondern nur eine durch Muskeldruck entstandene Deformation des sonst gesunden Auges sei. Diese Scheidung wird von Schneller, Seggel und Pflüger als unberechtigt gekennzeichnet.

Schneller und Pflüger weisen darauf hin, dass sich Myopie nicht nur in der Jugend, sondern auch in späteren Jahren, wo das Wachsthum längst aufgehört hat, entwickelt, dass sie je nach der Arbeitsmenge in späteren Jahren stillstehen oder fortschreiten könne. Nach Bircher mussten in der Schweizer Armee nachträglich Viele wegen einer Myopie ausgemustert werden, die sich ohne Zweifel grösstentheils nach dem 18. Jahre ausgebildet hatte. — Ich werde in Kurzem eine Zusammenstellung von Fällen mittheilen, die ich 20—25 Jahre verfolgt, deren schwache Schulmyopie ich notirt habe, bei denen ich nach der Schulzeit fortschreitende Myopie mit Augenspiegel und Leseproben festgestellt, und bei denen ich höchst störende Mouches volantes, Glaskörpertrübungen, Sehschwäche, Netzhautleiden und besonders die die Arbeit stark behindernde Insufficienz der geraden inneren Augenmuskeln beobachtet habe.

Schneller ist der Ansicht, dass, wie der Fingerdruck auf das Auge nur Verdunkelung des Gesichtsfeldes durch Hemmung des Blutzuflusses verursacht, so auch Muskeldruck nur Sehschwäche, aber nicht Myopie hervorruft. Die Trennung in gutartige und bösartige Form kann nicht gestattet werden. Wäre die höhere Myopie nur eine Wassersucht, so müsste nach Schneller das Gesichtsfeld leiden, was nicht immer der Fall ist. Auch bei niederen Graden von Myopie kommen Entzündungen an der Papille und um sie herum vor.

Ich habe in Tausenden von Fällen eine erhöhte Röthung der Sehnerven (Hyperaemia optici) bei Kurzsichtigen gesehen; Förster nennt sie treffend „Neuritis Myopum". Auch findet man bekanntlich sehr oft bei Myopie centrale Netzhautveränderungen, Leiden des gelben Fleckes, (Chorio-Retinitis centralis), aber höchst selten wirklichen Hydrophthalmus.

Pflüger, Schneller und Seggel betrachten die beiden von Stilling völlig auseinander gehaltenen Arten von Myopie nur als Endglieder zahlreicher Uebergangsformen und Seggel meint mit Recht: „Die Uebergangsformen von einer zur andern Art bilden sicherlich eine so erhebliche Zahl, dass sie unsere grösste Beachtung und hygienische Massregeln in ausgedehnter und ernstlichster Weise erfordern."

Nachdem so einmüthig von den Fachgenossen die Stilling'sche Lehre abgewiesen worden, ist es Zeit, dass sie auch aus den Kreisen der Schulmänner und Behörden wieder verschwinde.

F. Die Naharbeits-Theorie.

Wie bereits früher erwähnt, huldigt die Mehrzahl aller Augenärzte der Ansicht, dass anhaltende Arbeit in der Nähe, namentlich bei vorgebeugtem Kopfe und bei schlechter Beleuchtung Myopie erzeuge und vermehre. Die Jahr für Jahr in allen Ländern sich wiederholenden Bestätigungen der im Jahre 1865 von mir ausgesprochenen Sätze, dass in den höheren Classen Zahl und Grad der Myopie zunehmen, lassen sich nun einmal durch keine Sophistik wegleugnen, ebenso wenig das Ausbleiben der Myopie bei den meisten Personen, welche sich nicht beständig mit nahen Gegenständen beschäftigen.

Dass das Vornüberbeugen des Kopfes den Blutrückfluss in den Halsblutadern erschwert und Blutstauung im Auge, somit Inhaltszunahme desselben veranlassen kann, bestreitet auch Niemand.

Ebenso wenig ist zu bestreiten, dass, je dunkler der Arbeitsplatz und je kleiner das Object, desto mehr das Auge der Schrift oder der Arbeit genähert werden muss, dass dadurch also alle Bedingungen für stärkere Accommodation, Convergenz, Rollmuskelarbeit, Nervenzerrung gegeben werden.

Gewiss ist die langsame Dehnung des Augapfels in der Längsaxe bei der Naharbeit noch ein räthselhafter Vorgang. Vermuthlich wirken Accommodationsmuskel, Convergenz, Trochlearis, Kopfbeugung mit behindertem Blutrückfluss, Nervenzerrung und Erblichkeit zusammen.

Jedenfalls haben wir die Pflicht, alle Mittel aufzusuchen, welche die andauernde Annäherung der Augen an die Arbeit verringern, sowohl in der Schule, als im Hause, sowohl in der Jugend, als in späteren Jahren. Natürlich wird Niemand behaupten, dass durch unsere Bestrebungen, die Naharbeit möglichst wenig gefahrvoll zu gestalten, nun mit einem Schlage die Myopie aus der Welt geschafft werden werde. Allein wir werden in den folgenden Abschnitten zeigen, dass es in unserer Macht liegt, durch körpergerechte Subsellien, durch gute Tages- und Abendbeleuchtung, durch geeigneten Schreibunterricht und Steilschrift, durch richtige Grösse der Objecte und durch geeignete Augengläser die Gefahren der Naharbeit wesentlich zu verringern.

Was im Folgenden über Schulplätze gesagt ist, gilt überhaupt für jeden Arbeitsplatz, sowohl im Hause, als in der Werkstatt.

11. Verhütung der Myopie.

A. Subsellien.

a) Grundbedingungen für den Bau richtiger Schultische.

Mag man über die ererbte Disposition denken, wie man wolle, so kann man sich doch in keinem Falle der Einsicht verschliessen, dass die Kinder fast alle ganz gesund in die unterste Classe kommen, jedoch von Classe zu Classe an Myopiezahl und Myopiegraden zunehmen. Zur Erklärung dieser Thatsache suchte ich daher schon vor 25 Jahren nach verschiedenen localen Ursachen im Schulunterricht, A. Weber kam in seiner schönen Arbeit auch zu dem Schlusse, „dass in dem Unterrichte die ersten und meisten Bedingungen für die Ausbildung und Ausbreitung der Myopie liegen. Welche Momente desselben aber die Hauptschädlichkeiten in sich bergen, ob die Dauer, ob die Art der Beschäftigung, und in letzterem Falle, welche von dieser als die Ursache zu bezeichnen sei, die Antwort hierauf bedarf der genauesten Analyse der concurrirenden Umstände“.

Die Orthopäden hatten schon vor vielen Jahren auf die Schultische als das hauptsächlichste Begünstigungsmoment für die Entstehung der Skoliosen (von σκολιός, gekrümmt), Verkrümmungen der Wirbelsäule, Schiefwuchs hingewiesen. Besonders hatte der Amerikaner Barnard in seinem grossen Werke „School Architecture“ 1860 den Grundsatz vertheidigt, dass die Bank beim Schreiben näher an den Tisch gerückt werden müsse. Auch Schreber, Schraube, Passavant, Freygang, Fink und Zwez betonten die Wichtigkeit gutgebauter Subsellien für das normale Wachsthum; den wesentlichsten Fehler der alten Schulbänke aber haben sie nicht erkannt.

Von ganz neuen Gesichtspunkten aus wurde die Frage behandelt durch Dr. Fahrner in Zürich, der in seinem kleinen, aber classischen Büchlein „Das Kind und der Schultisch“ im Jahre 1863 nachwies, warum die Kinder auf die Dauer an den alten Subsellien nicht gerade sitzen können, warum sie nach vorn fallen müssen, und warum eine völlige Reform in der Bauart der Schultische nöthig sei.

Niemand hat vor und nach Fahrner den Mechanismus des Zerfalls der Haltung beim Schreiben genauer beschrieben, als er, und darum scheint es angezeigt, die Schilderung dieses wichtigen Vorganges gerade diesem leider zu früh verstorbenen Forscher zu entlehnen.

„Vor Beginn des Schreibens,“ sagt Fahrner, „sitzen die Schüler durchwegs gerade, beide Schulterblätter stehen gleich weit nach hinten (d. h. die Schultern sind mit dem Tischrande parallel); die Schiefertafel oder das Heft liegt so vor dem Kinde, dass ihr linker Rand die Mittellinie des Körpers etwas nach links hin überragt; sobald aber das Schreiben anfängt, so bewegen alle den Kopf etwas nach vorwärts und links, ohne die übrige Stellung merklich zu ändern. Bald jedoch sinkt Kopf für Kopf mit einem raschen Rucke abwärts, so dass der Halstheil der Wirbelsäule mit dem Rückentheile einen bedeutenden Winkel bildet. Nach kurzer Zeit sinkt auch die obere Partie des Rückens ein, so dass sie an den durch die Oberarme gestützten Schulterblättern hängt, und von diesem Augenblicke an theilen sich die Schüler in zwei Gruppen, je nach der Stelle der Tafel, auf welcher sie in diesem Momente schreiben. Diejenigen nämlich, welche auf der obern Hälfte der Tafel oder zu Anfang der Linie sind, können sich auf beide Ellenbogen stützen und lassen die Brust gerade hinunter auf den Tisch sinken, wobei sich der Rücken einfach krümmt, ich nenne dies den krummen Rücken; die Augen sind dabei 3—4 Zoll vom Tische entfernt und sehen gerade hinunter auf die Schrift. Als Stützpunkte dienen schliesslich der vordere Theil der Brust, der linke Ellenbogen (der immer weiter nach aussen rückt und bedeutend vom Körper absteht), endlich der rechte Vorderarm an einer beliebigen Stelle zwischen Ellenbogen und Handgelenk. — Diejenigen Schüler aber, welche in jenem kritischen Momente am Ende einer Zeile oder gar unten an der Tafel angekommen sind, können im rechten Ellenbogen keine Stütze mehr finden, da dieser zu weit über den Tisch hinausragt und vom Körper absteht; sie sind also gezwungen, sich auf den linken allein zu stützen, und müssen deshalb die Wirbelsäule nicht nur biegen, sondern auch nach rechts um ihre Axe drehen, dadurch entsteht der schiefe Rücken. Als Stützpunkte dienen die linke Seite der Brust und der linke Ellenbogen, der weit nach links und vorn vom Körper absteht; der Kopf ist gegen die linke Schulter geneigt, der rechte Arm mit flügelartig abstehendem Schulterblatte ruht mit irgend einer Stelle des Vorderarmes auf dem Tische, die Augen sind oft blos 2—3 Zoll von der Schrift entfernt, stark nach rechts gerollt, fast über das Papier hinschielend." —

Ferner beobachtete **Fahrner** sehr richtig: „Ausnahmsweise schiebt ein Kind das Heft schief, dreht die Wirbelsäule nach links und stützt sich auf den rechten Arm;
dann tritt das linke Schulterblatt flügelartig hervor und
mahnt uns an die seltenen Fälle, wo wir bei einem schiefen
Mädchen die linke Schulter höher finden.“

Treue Abbildungen von schlechten Körperhaltungen an
den alten Schultischen (Fig. XLI) gaben später **Baginsky**
(siehe Fig. XLII) und **Frey** (siehe Fig. XLIII).

Einem so vortreff-
lichen Beobachter wie
Fahrner konnte es natürlich nicht entgehen, dass
hier ein bestimmtes
physikalisches Ge-
setz wirke, welchem
die Kinder folgen müssen,
und dass dies Gesetz
das der Schwere sei.
Fahrner fand sehr
richtig heraus, dass die
erste Bewegung des Kin-
des, mit der es die nor-
male Stellung verlässt, ein

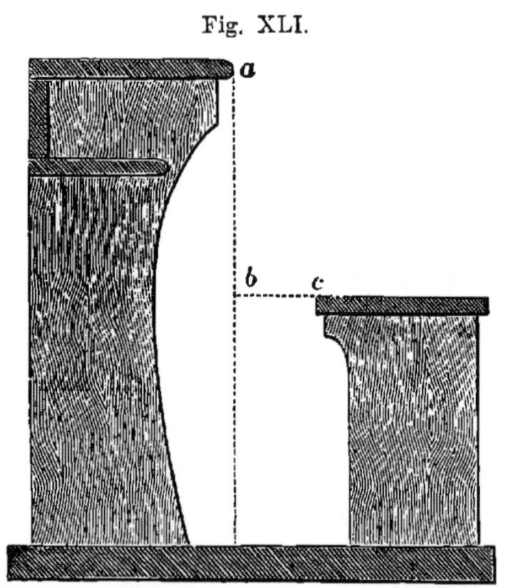

Alter Schultisch mit positiver Distanz, *b c;*
a b ist die Differenz.

Strecken des Kopfes nach vorn und links, und dass
diese anscheinend unbedeutende Bewegung die Wurzel alles
Uebels sei. Ich kann ihm nach langjährigen Erfahrungen
darin nur vollkommen beistimmen; so unbedeutend nämlich jene Bewegung scheint, so unabwendbar zieht sie den
ganzen folgenden Ruin der Haltung nach sich.

„Bei normaler Stellung,“ sagt **Fahrner**, „ruht nämlich
der Schwerpunkt des Kopfes auf dem knöchernen Gerüst
des Rückgrats und wird von diesem getragen, so dass der

Mensch mit seinen Nackenmuskeln nichts zu thun hat, als ihn zu balanciren. Jene kleine Vorbeugung genügt aber, diesen Schwerpunkt über den vorderen Rand der Wirbelsäule hinaus zu schieben, und nun müssen ihn die Nackenmuskeln halten, wenn er nicht abwärts sinken soll. Die Arbeit, welche ihnen hierbei aufgebürdet

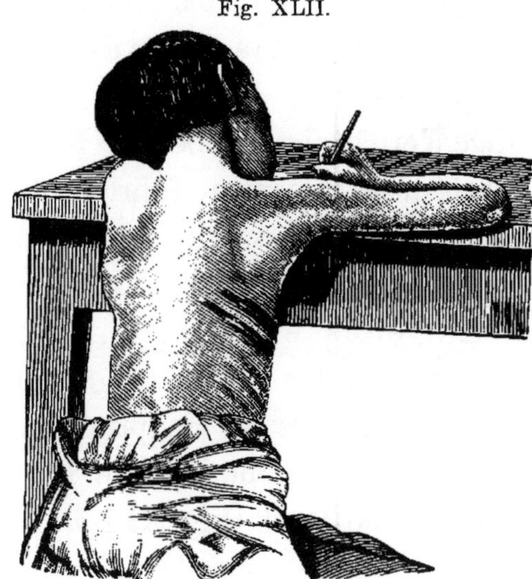

(Aus Baginsky's Schulhygiene.)

wird, ist eine bedeutende. (Man kann Muskelarbeit am besten schätzen, wenn man einen Arm nicht ruhig herunterhängen lässt, sondern längere Zeit ausgestreckt halten will.) So ermüden denn auch die Nackenmuskeln schnell, lassen in ihrer Spannung nach, und nun fällt dieselbe Arbeit den Rückenmuskeln zu. Bald sind auch diese ermüdet, und nun ist das Kind gezwungen, sich anderen Stütz-

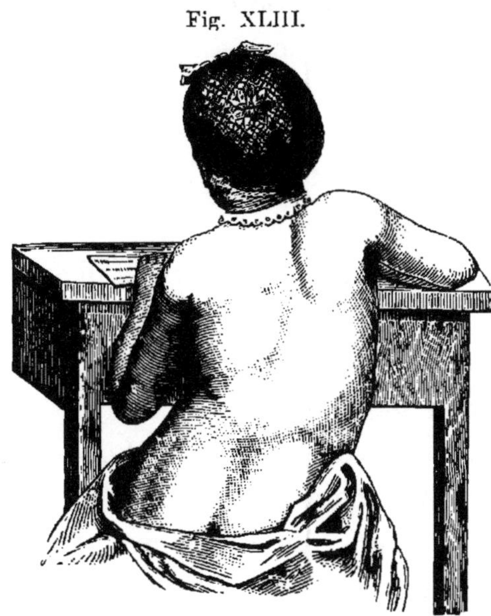

(Nach Frey aus Varrentrapp's Schulbauten.)

punkten zu überlassen, zunächst einem oder beiden Ellenbogen. Diese stützen den Oberarm, dieser wieder die Schulterblätter und an diesen hängt der Rumpf, bis auch diese Theile ermüden und die Brust auf dem Tischrande einen Halt und Stützpunkt suchen muss."

Dieses ganz nothwendige Verhältniss, wobei der Körper an den Schultern hängt, statt diese an jenem, führt zu dem weiteren Zerfall der Stellung, in Folge dessen in Kurzem der Kopf auf die Schrift sinkt und die Augen nur 8—10 Cm. von derselben entfernt liegen. Da jenes erste kleine Vorstrecken des Kopfes die Schuld allen Uebels trägt, muss es um jeden Preis verhindert werden. Als die Hauptursachen jenes Vorstreckens bezeichnete Fahrner die positive Horizontaldistanz zwischen Tisch und Bank (Fig. XLI, *bc*) und die falsche senkrechte Entfernung (Differenz) derselben *(ab)*.

Gleich von Anfang an wurden Fahrner's Rathschläge unterstützt von Guillaume in Neufchâtel und von Parow in Berlin. Trotzdem begegneten noch 1865 die Bestrebungen dieser Männer dem grössten Widerspruch, da man ihnen allgemein (und mit einer gewissen Berechtigung) entgegnete: Wenn wirklich die Subsellien Ursache der Verkrümmungen wären, so müsste die Zahl der Skoliosen im Ganzen weit grösser sein, als statistisch erwiesen.

Die genannten Autoren hatten wohl beiläufig auch die Wichtigkeit der guten Haltung für das Sehvermögen gestreift, allein den orthopädischen Standpunkt immer zu sehr in den Vordergrund geschoben.

Als ich die herrliche Schrift von Fahrner 1865 studirt und die Untersuchungen der Augen der Breslauer Schulkinder begonnen hatte, drängte sich mir die Frage auf: „Inwiefern können die alten Subsellien unserer Schulen Myopie erzeugen und befördern?"

Zur Beantwortung dieser Frage mass ich in allen untersuchten 166 Classen zunächst die Körpergrössen von 10.060

Schulkindern und dann ihre Subsellien, letztere in Hinsicht auf vordere und hintere Tischhöhe, Tischbreite, Bankhöhe und Bankbreite, Differenz und Distanz von Tisch und Bank, von Bank und Bücherbrett, von Bank und Fussbrett, die Höhe des nächsten Tisches über der Bank, die Entfernung des nächsten Tisches von der vorderen Tischkante, die Breite des Bücherbretts, die Banklänge, die Fussbrettbreite, die Platzbreite u. s. f. Dabei fand ich, dass diese alten Subsellien allen vernünftigen hygienischen Anforderungen widersprachen und ohne jede Rücksichtnahme auf die Grösse der Kinder in den Classen ganz willkürlich aufgestellt waren. Schüler von 110 Cm. und 162 Cm. Grösse sassen an demselben Tische! (Leider auch heute noch vielfach in Breslau!)

Aber abgesehen von diesem Fundamentalfehler fand ich, dass die Schüler, selbst wenn das Subsell für ihre Grösse passte, durch die alten Bänke gezwungen wurden, die Schrift in grosser Nähe und bei vorgebeugtem Kopfe zu betrachten. Dadurch grade kann aber Myopie erzeugt und vermehrt werden. (Siehe oben pag. 296.)

Vier Punkte sind es, die bei den Schultischen die wichtigste Rolle spielen: die Differenz, die Distanz, die Bankhöhe und die Tischneigung.

1) Die Differenz, d. i. die senkrechte Entfernung von Tisch und Bank (*ab* in Fig. XLI). Je höher die Tischplatte, desto näher befindet sie sich dem Auge des gerade sitzenden Kindes; je grösser also die Differenz, desto stärker werden die Augen accommodiren und convergiren müssen. Die Schrift soll sich aber 40 Cm. vom Auge befinden; denn so viel beträgt ungefähr die Entfernung des kindlichen Auges vom herabhängenden Ellenbogen, und so weit sollen bequem die Buchstaben der Schulbücher gelesen werden

können. Muss jedoch der Ellenbogen zum Schreiben bei grosser Differenz sehr in die Höhe gehoben werden, so wird nicht die Schulter am Körper, sondern der Körper an der Schulter hängen, und die schreibende Hand wird dem Auge zu nahe sein. Die Entfernung des herabhängenden Oberarmes vom Sitzknorren beträgt durchschnittlich $1/8$ der Körpergrösse. Da nun beim Schreiben der Ellenbogen zugleich mit den Bewegungen nach vorn auch etwas nach oben geht, so hat man, um die richtige Differenz zu erhalten, 4—6 Cm. zu $1/8$ der Körpergrösse hinzu zu addiren. Neuere Messungen in Wien ergaben, wie v. Reuss berichtet, dass noch 2—3 Cm. hinzugenommen werden können. Bei Mädchen müssen schon wegen der dickeren Unterkleider noch einige Centimeter hinzugerechnet werden, so dass für diese die Differenz etwa $1/7$ der Körpergrösse beträgt. Die alten Bänke besitzen dagegen eine 8—20 Cm. zu grosse Differenz.

2) Die horizontale Distanz von Tisch und Bank (*bc* in Fig. XLI). In ihrer richtigen Herstellung besteht der Kern der ganzen Schultischreform. Je grösser die Distanz, desto mehr muss auch der Rumpf, damit die Arme das Papier erreichen, nach vorn überfallen, desto mehr muss sonach der Kopf vornübergeneigt und der Schrift genähert werden. Wollen wir also längere Zeit in gerader Stellung an einem Tische sitzen, so schieben wir instinctiv den Stuhl soweit unter den Tisch, dass die vordere Tischkante senkrecht über der vorderen Stuhlkante steht, oder sie wo möglich noch 3—4 Cm. überragt. Für die gerade Haltung des Kopfes ist also nöthig, dass die Distanz null oder besser noch (worauf Turnlehrer Hermann in Braunschweig zuerst hinwies), dass sie negativ ist. An den alten Tischen schwankte sie aber zwischen positiv 8 und 15 Cm.; niemals war sie null oder

gar negativ. Fahrner verlangte Nulldistanz. Auch Parow sagte ganz richtig: „Beim Schreiben müssen Bank und Tisch so nahe an einander rücken, dass die Vorderfläche des aufrecht sitzenden Kindes den Tischrand nahezu berührt." Buchner verlangte 5 Cm. und Hermann 6—7 Cm. Minusdistanz; ich schlug früher 3 Cm. Minusdistanz vor, glaube aber nach weiteren Beobachtungen, dass die gerade Haltung noch länger erhalten wird, wenn der Oberschenkel noch weiter vorn unterstützt ist, schliesse mich daher jetzt Buchner an, der 5 Cm. verlangt.

Man glaube ja nicht, dass einige Centimeter keine Rolle spielen; es handelt sich hier um jeden Centimeter. Das Verlangen nach Null- oder Minusdistanz hat auch bei keinem Arzte Widerspruch gefunden trotz des lebhaften Subsellienstreites in dem vorletzten Jahrzehnt.

Der Widerspruch ging nur von einzelnen Lehrern aus, welche die seltsame Ansicht aufstellten: Eine positive Distanz von 8 Cm. schade nicht, da ja die Schüler, um sie auszugleichen, beim Schreiben einfach an die vordere Bankkante vorrutschen können.

Die Nothwendigkeit der Null- oder Minusdistanz erhellt aber unwiderleglich aus der trefflichen physikalischen Untersuchung über die Bedingungen des Aufrechtsitzens, welche Hermann Meyer veröffentlicht hat. Diese Arbeit ist gut popularisirt in Baginsky's gründlichem Handbuch der Schulhygiene. In Folgendem sollen nur die wichtigsten Punkte der Meyer'schen Lehre mitgetheilt werden, erläutert an Zeichnungen, die ich der Güte des Herrn Prof. Hermann Meyer in Zürich verdanke.

Am unteren Theile des Beckens befinden sich die beiden Sitzhöcker oder Sitzknorren (siehe *s* in Fig. XLIV bis XLVII): es sind dies die bogenförmig gestalteten, leicht

schaukelartig beweglichen, untersten Theile der grossen
Hüftknochen. Die durch beide Sitzhöcker gezogene Linie
nennt man die Sitzhöckerlinie. Der Schwerpunkt, p,
des menschlichen Körpers liegt vor dem 10. Brustwirbel;
eine von ihm auf den Erdboden gefällte Senkrechte heisst
die Schwerlinie, pg. Nur wenn die Schwerlinie genau
auf die Sitzhöckerlinie fällt, kann der Oberkörper beim

Fig. XLIV.

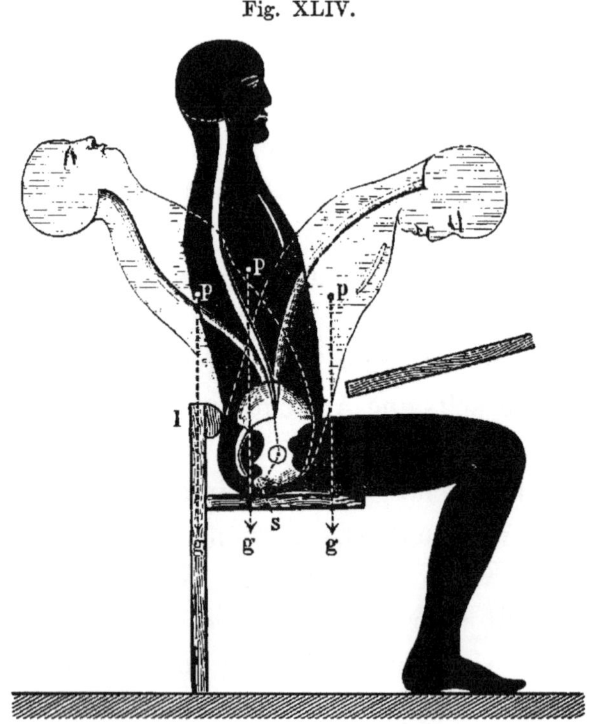

Kreuzlehne nach Hermann Meyer.
p Schwerpunkt. pg Schwerlinie. s Sitzhöcker.

Sitzen ruhig bleiben. Bei der leisesten Bewegung des
Rumpfes, welche den Schwerpunkt und also auch die
Schwerlinie verrückt, muss derselbe nach vorn oder hinten
überschlagen (Fig. XLIV); es muss also ein dritter Punkt
gesucht werden, der das ruhige Sitzen trotz der labilen
Sitzhöcker sichert. Dieser dritte Punkt kann vor oder

hinter der Sitzhöckerlinie liegen; man muss daher eine vordere und eine hintere Sitzlage unterscheiden.

Bei der vorderen Sitzlage ist der dritte Punkt, der die Unterstützung liefert, in dem vorderen Bankrande gegeben. Die Schwerlinie kann hierbei an die verschiedensten Stellen der Fläche, welche von den Sitzhöckern und dem vorderen Bankrande gebildet wird, fallen; je näher sie aber dem letzteren rückt, desto labiler wird das Gleichgewicht. Ein ruhiges Sitzen wird also nur möglich sein, wenn die Bankfläche, auf der die Oberschenkel ruhen, eine recht grosse ist; am besten ist es, wenn sie bis zum Knie vorgeht. Werden dabei ausserdem die Füsse bei rechtwinklig gebeugtem Knie flach und fest auf den Boden gesetzt, so kommt diese letztere Unterstützungsfläche noch als Hilfsfläche hinzu.

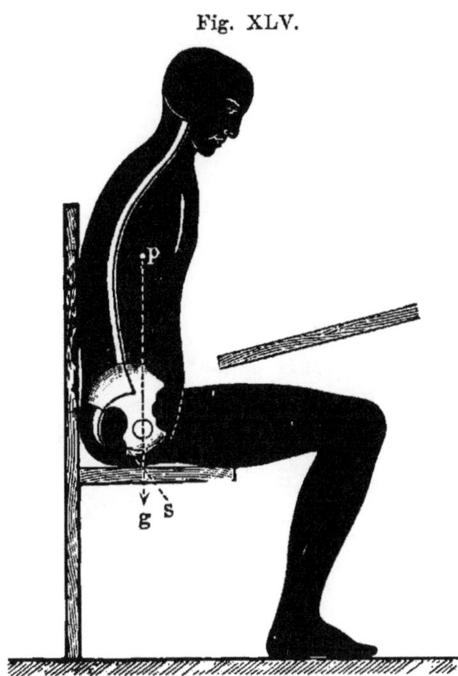

Fig. XLV.

Neigung zum Vorwärtsfallen bei hoher Rückenlehne nach Hermann Meyer. *pg* Schwerlinie. *s* Sitzhöcker.

Man kann jedoch in der vorderen Sitzlage nicht andauernd verharren, da der Rumpf im Hüftgelenk nicht fixirt, sondern mit den Oberschenkeln beweglich vereinigt ist. Die Haltung in der vorderen Sitzlage (Fig. XLV) wird also nur durch sehr complirte Muskelarbeit am Becken erreicht, in Folge deren die Muskeln ermüden und der Rumpf, dem Gesetze der Schwere folgend, nach vorn fällt, wenn er nicht mit

der Brust oder mit den Armen eine Stütze an einem Tischrande findet. Indem wir uns mit den Armen aufstützen,
fangen wir den Oberkörper gewissermassen im Falle nach
vorn auf. Die Folge ist Angewöhnung der Vorwärtsneigung
der Wirbelsäule und Zusammendrücken von Bauch und
Brust. — Um die Neigung zum Vorwärtsfallen zu bekämpfen, rutscht bei hoher Rückenlehne das Becken vor,
bis die Steissbeinspitze
der dritte Punkt wird
(Fig. XLVI).

Bei der hinteren
Sitzlage (Fig. XLVII),
bei der die Schwerlinie
hinter die Sitzhöcker-
linie fällt, bildet dagegen
bei nach hinten geneig-
tem Becken die Steiss-
beinspitze den fest mit
den Sitzhöckern verbun-
denen dritten Punkt der
Unterstützungsebene; die-
ser Punkt braucht nicht
erst fixirt zu werden, sondern er ist unverrück-
bar gegeben. Da jedoch
bei dieser Neigung des

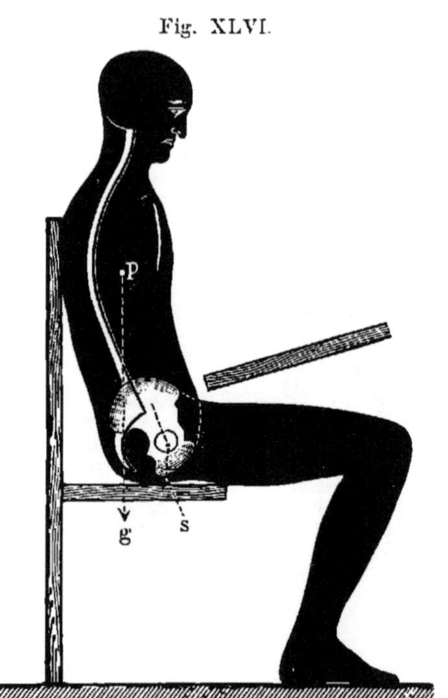

Vorwärtsrutschen des Beckens bei hoher
Rückenlehne nach Hermann Meyer.
pg Schwerlinie. *s* Sitzhöcker.

Beckens der Rumpf weit nach hinten fallen müsste, ist es
nöthig, ihn im Rückwärtsfallen mit einer Lehne (Fig. XLIV *l*
und Fig. XLVII *l*) aufzufangen. Je tiefer dieselbe angebracht
wird, desto aufrechter bleibt das Becken und der Rumpf.
In der Höhe des letzten Lendenwirbels angebracht, gestattet die Lehne das beste Aufrechtsitzen und die freieste Beweglichkeit. Will man

aber eine hohe Lehne haben, so muss diese nach Meyer dem Maximum der Rückwärtsneigung angepasst sein (Fig. XLVII *l m*). Sie hat aber gegen die Fahrner'sche Kreuzlehne den Nachtheil, dass sie nur die Lendenwirbelsäule entlasten kann, während die Kreuzlehne mit Ellenbogenhöhe durch Aufstützen der Ellenbogen gelegentlich auch die Brustwirbelsäule entlasten kann, was richtiger erscheint, da diese am leichtesten zu Verkrümmungen neigt.

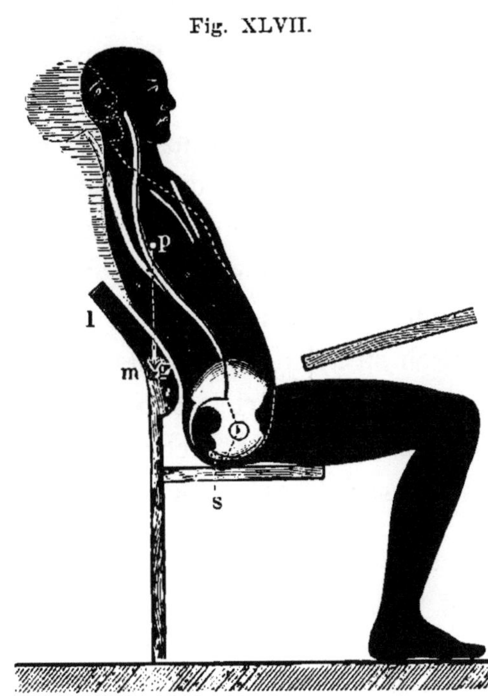

Fig. XLVII.

Hohe Kreuzlehne nach Hermann Meyer. *p g* Schwerlinie. *s* Sitzhöcker. *l m* Zusatz zur Kreuzlehne.

Beim Schreiben wird der Kopf leicht um seine Queraxe nach vorn gebeugt, die Arme werden vor- und etwas emporgestreckt und der Rumpf etwas nach vorn gebogen. Dadurch wird aber der Schwerpunkt nach vorn gezogen und die Schwerlinie v o r die Sitzhöckerlinie gebracht. Wir werden also dem Schüler das Aufrechtsitzen beim Schreiben mit jeder Vorrichtung erleichtern, welche ihm den Schwerpunkt nach hinten schiebt.

Je weiter wir aber das Kind an die Bankkante vorrutschen lassen, desto mehr befördern wir gerade im Gegentheil den Schwerpunkt nach vorn, und die Kräfte, welche den Rumpf und Kopf vorbeugen, werden mit jedem Centimeter Plusdistanz, da ja der Schenkel in der Plus-

distanz nicht genügend unterstützt ist, um so mehr zur
Thätigkeit getrieben. Es tritt bei jeder Plusdistanz durch
das instinctive Vorrutschen des Kindes (die vorn ganz
abgesessenen alten Bänke beweisen es) ein Hocken,
aber kein Sitzen ein; jenes muss um jeden Preis verhütet
werden, da es bald zum Vornüberfallen des Kopfes führt.
Die 10—13 Cm. des Oberschenkels jedoch, welche bei der
Minusdistanz mehr unterstützt werden als bei 8 Cm. Plusdistanz, sind ein mächtiger Factor für die längere Ausdauer im aufrechten Schreibsitzen.

Eine Hockbank mit 8 Cm. Plusdistanz hatte 1868
der Schulrath Bock vorgeschlagen, und die preussische
Unterrichtsverwaltung hatte sie als „neue zweckmässige“
Einrichtung empfohlen. Unter dem Namen „neue Berliner
Bank“ wurde diese alte fehlerhafte Hockbank, in welcher
man schlecht steht und falsch sitzt, in allen neuen Schulen
Breslaus leider fort und fort eingeführt, während doch
alle Lehrbücher und sämmtliche ärztliche Sachverständigen
jede positive Distanz als gesundheitsschädlich ver-
dammten.*)

---

*) Als ich 1873 in einem Vortrage darauf hinwies, dass, ob-
gleich alle Aerzte die Nothwendigkeit der Minusdistanz beim Schreiben
verlangen, unbegreiflicherweise die Stadt Breslau im neuen Johannes-
gymnasium wieder die alten Bänke mit unveränderlicher Plusdistanz
aufgestellt habe, wurde ich mit zwei andern Aerzten in die städtische
Schuldeputation eingeladen, um über neue Subsellien mitzuberathen.
Da aber die weitaus grösste Mehrzahl der Deputation aus Schulmännern bestand, die erklärten, „auf die paar Zoll Distanz beim
Schreiben käme es nicht an, dagegen würde das schnelle Aufstehen
gehindert, wenn moderne Bänke kämen“, so wurden wir Aerzte
überstimmt und die weitere Anfertigung ganz falsch gebauter Subsellien für die neuen Breslauer Schulen beschlossen. Ich schied daher
im März 1873 aus der Commission aus mit einem Sondergutachten,
das noch bei den städtischen Acten liegt, in dem ich erklärte, dass,

Die Gutachten der Fachmänner in Strassburg und Darmstadt, welche die Billigung der elsässischen und hessischen Regierung gefunden haben, verbannen ausdrücklich jede positive Distanz, wie sie in der Schweiz ja längst verbannt ist. „Schon um dieses einen Fehlers willen,“ sagt die Strassburger Commission (Professor Laqueur), „sind die alten Subsellien verwerflich und um so schädlicher, je jünger die Kinder sind, die an ihnen zu arbeiten verurtheilt werden. Die Nachtheile der positiven Distanz sind in den letzten Jahren so vielfach erörtert worden, dass wir uns über diesen Punkt kurz fassen können. Beim Schreiben zwingt sie den Schüler, den Oberkörper auf die Arme zu stützen, die Brust stark nach vorn zu legen und den Kopf zu weit zu senken; demnach wird das Auge dem Schreibhefte ungebührlich genähert und hierdurch die Kurzsichtigkeit künstlich erzeugt. Auch zur seitlichen Verkrümmung der Wirbelsäule wird der Schüler durch sie gleichsam von selbst eingeladen, und besonders bei Mädchen sind die durch sie hervorgerufenen

---

sobald die Minusdistanz im Princip abgelehnt sei, eine nutzbringende ärztliche Thätigkeit bei weiteren Berathungen unmöglich wäre, dass ich aber überzeugt sei, die Zeit werde kommen, wo auch die städtische Schulverwaltung zu der Einsicht gelangen werde, dass der Kernpunkt der Subsellienfrage in der negativen Schreibdistanz liege.

Allerdings hat es 14 volle Jahre gedauert, bis die Stadt Breslau, freilich erst nachdem die königl. Regierung die Minusdistanz vorgeschrieben, sich entschloss, die neuen Bänke für neue Schulen richtig bauen zu lassen. Inzwischen sind Tausende und aber Tausende von Kindern auf falsche Subsellien gesetzt worden, und noch heute sitzen sie mit geringen Ausnahmen falsch. Denn sie werden in einer und derselben Classe bunt durcheinander an Pulten, die nicht für ihre Grösse passen, untergebracht, statt dass sie an verschieden grosse Modelle nach ihrer Grösse gesetzt werden.

Ausbiegungen der Wirbelsäule in geringeren Graden (die sogenannte hohe Schulter) nicht selten.“

Diesen altbewährten Gründen fügt das Strassburger Gutachten überdies noch einen neuen hinzu: „Beim Lesen“, heisst es pag. 33, „ist der nachtheilige Einfluss der positiven Distanz kaum geringer, zumal da, wo die Tischplatte nicht genügend geneigt ist. Bei kleineren Kindern ist die Wirkung am augenfälligsten. Die Entfernung der Bank vom Tische und die unzureichende Stütze, die sie beim Sitzen finden, legen es ihnen nahe, den Kopf auf die linke Hand zu stützen und zugleich um die senkrechte Axe nach rechts zu drehen; hierbei wird das linke Auge dem Buche näher gerückt als das rechte und die Convergenz der Sehlinien wesentlich erschwert; schliesslich wird das rechte Auge vom Sehacte gänzlich ausgeschlossen. Oder die Kinder kreuzen die Vorderarme auf der Tischkante und lassen bei stark nach vorn gebeugtem Kopfe das Kinn auf dem einen Handrücken aufruhen, wobei die Annäherung der Augen an das Buch zu gross wird. So verwirklichen sie eine der beiden Haltungen, deren Schönheit und Anmuth wir an den beiden Engeln zu Füssen der Sixtinischen Madonna bewundern, die wir aber vom ärztlichen Standpunkte durchaus verwerfen müssen.“

Das Darmstädter Gutachten empfiehlt nur Lickrothsche Bänke (siehe unten) mit Minusdistanz.

Sehr erfreulich ist es, dass auch bereits die Schreiblehrer selbst die Nothwendigkeit der Minusdistanz in ihren Lehrbüchern anerkennen; so Director E. Meier in Zwickau und Rector Siegert in Berlin.

3) Die Bankhöhe. Sind die Unterschenkel nicht im rechten Winkel zum Oberschenkel gebeugt, und ruht der Fuss nicht mit dem ganzen Fussblatt auf dem Fuss-

brett, so müssen die Füsse frei in der Luft herabhängen; das führt sehr bald zur Ermüdung, die Kinder suchen wenigstens mit den Fussspitzen den Fussboden zu erreichen, beugen daher den Oberschenkel, rutschen bis an die Kante der Bank vor und stemmen sich mit der Brust an die Tischkante, worauf der weitere Zerfall der Stellung von selbst erfolgt. (Wir sehen hier überall ganz davon ab, dass dabei die Athmung erschwert und die Eingeweide zusammengepresst werden.) Es muss also die Bank so hoch wie die Unterschenkel sein, d. h. $= \frac{2}{7}$ der Körperlänge des Schülers. Das Knie muss rechtwinklig gebeugt sein. Wo die Bänke höher sind, müssen Fussbretter angebracht werden, die mindestens 20 Cm. breit sind, wo möglich breiter, um das ganze Fussblatt aufzunehmen. Auch ist ein aus Latten bestehendes rostartiges Fussbrett (siehe unten Fig. LVIII, Kayser's Bank) empfehlenswerth. An den alten Subsellien ist auf alle diese Verhältnisse keine Rücksicht genommen. —

4) Die Neigung der Tischplatte. Ohne den Kopf zu neigen, können wir in einem Buche, das senkrecht vor uns steht, bequem lesen. Liegt das Buch schräg, indem es mit der Wagrechten einen Winkel von 45° bildet, so ist das Lesen ebenfalls bequem, weil dabei die Augen nach unten gerichtet werden können, ohne dass sich der Kopf nach vorn zu neigen braucht. Liegt dagegen das Buch platt wagrecht, so müssen die Augen bei senkrechter Haltung sehr stark nach unten gedreht werden; da dies auf die Dauer recht ermüdend ist, so beugt man lieber den Kopf vorn über.

Hieraus folgt, dass die Tischplatte nicht wagrecht, sondern geneigt sein muss. Eine Neigung von 45° ist aber nicht zu empfehlen, da in diesem Falle das Schreiben erschwert wäre und die Utensilien herabfallen würden. Wollte man zum Schutze der Schriftstücke am unteren Tischrande eine Leiste anbringen, so würde dieselbe die Vorderarme einschneiden. Am praktischesten ist eine Neigung von 1:6. Die alten Tische sind aber alle flach und daher falsch.

Vortrefflich ist am Ende der Tischplatte das Anbringen eines Lesepultes, d. h. eines viereckigen Holzrahmens, der durch zwei Stiftchen leicht in entsprechende Löcher gestellt werden kann, siehe unten Fig. LXIX, das Haussubsellium von Priebatsch. — Prof. Fialkowsky in Wien (Bienengasse 4) hat aus Pappe kleine Pultchen geschnitten und so leicht zusammenlegbar gemacht, dass sie in einem Buche aufbewahrt werden können. — —

Ausser den besprochenen vier Hauptpunkten des rationellen Schultisches kommen noch die Lehne, die Bankbreite, die Platzlänge, die Tischbreite und das Bücherbrett in Betracht.

1) Die Lehne. Man kann (nach Meyer's unwiderleglichen Resultaten) auf die Dauer nicht ohne Lehne gerade sitzen, und zwar ist, wie oben an Fig. XLIV—XLVII gezeigt worden, diejenige Lehne die beste, welche das Kreuzbein und die unteren Lendenwirbel stützt, dadurch das Becken fixirt und ein Herabrutschen des Körpers unmöglich macht. Hat man doch bei den Claviersesseln, da auf ihnen lange Zeit gerade gesessen werden muss und die Hände beim Spielen frei bewegt werden sollen, schon längst Kreuzlehnen angebracht. „Die Rückenlehne," sagt Meyer, „hemmt die freie Beweglichkeit des Körpers, da sie einen oberen Punkt der Wirbelsäule fixirt, während die Kreuzlehne die freieste Beweglichkeit gestattet, und eine solche freie Beweglichkeit ist wegen des möglichen Wechsels der Stellung das sicherste Mittel, um Ermüdung durch

Muskelerschlaffung und Bänderspannung zu verhüten; ich trage daher kein Bedenken, der Kreuzlehne vor der Rückenlehne unbedingt den Vorzug zu geben." Fahrner schlug eine fortlaufende Leiste in Kreuzhöhe als sehr billige Lehne vor. Es ist indess nicht zu verkennen, dass diese Leiste die Neigung, möglichst viel Kinder in eine Classe zu setzen, in gewisser Weise begünstigt. Es erscheint daher denn doch richtiger, jedem Schüler eine eigene Kreuzlehne zu geben.

In den letzten Jahren haben freilich Schenk und Lorenz sich wieder einer höheren Rückenlehne (siehe Fig. LXVI und LXVII), die auch beim Schreiben mehr benützt werden soll, zugewandt. Sie glauben, dass bei der Kreuzlehne die Lendenmusculatur zu sehr ermüdet werde. Um aber in der hinteren Sitzlage, wie sie schon H. Meyer im Jahre 1867 zeichnete (siehe Fig. XLVII), schreiben zu können, ist eine grössere Minusdistanz und eine stärkere Neigung der Tischplatte nothwendig. Lorenz verlangt 11^0 Lehnenneigung, 7 Cm. Minusdistanz und 20^0 Neigung der Tischplatte. Ich habe kein Urtheil über diese Lehne, weil ich niemals Kinder an solchen Subsellien habe schreiben sehen; Prof. Kocher, Chirurg in Bern, und Prof. Pflüger, Augenarzt in Bern, empfehlen sie; jedoch bemerkte Prof. Wyss in Zürich, dass wegen des viel kleineren Kniebeugungswinkels leichter Ameisenkribbeln in den Beinen vorkäme und die Kopf- und Halsmusculatur zu sehr in Anspruch genommen werde.

2) Die Bankbreite muss mindestens 33 Cm. betragen, damit das Gesäss und die Oberschenkel des Kindes ausreichend unterstützt werden.

3) Die Platzlänge ist auf mindestens 64 Cm. für jeden Schüler zu bemessen, wie dies auch schon eine Verfügung der königl. Regierung zu Breslau vom 24. Juni 1856

sehr richtig festgestellt hat. (Durch Befolgung dieser Verordnung würde auch der Ueberfüllung vorgebeugt werden.)

4) Die Tischbreite muss mindestens 40 Cm. betragen. In Darmstadt ist sie auf Weber's Rath sogar 50 Cm. „Legt man," sagt A. Weber, „den schreibenden oder zeichnenden Unterarm bis zum Ellenbogen unterstützt so auf, dass seine Längsaxe mit der Tischkante einen Winkel von 45^0 bildet, so beträgt der senkrechte Abstand der Federspitze von der Tischkante, also die kleine Kathete des von dem Arm, der Tischkante und der von der Federspitze auf letztere gefällten Lothrechten gebildeten Dreiecks 30 Cm. Da nun die Schreibhefte meist eine Höhe von 20 Cm. besitzen und beim Schreiben am unteren Ende der Arm unverrückt bleiben, das Heft aber aufwärts geschoben werden muss, so darf die Tischplatte unter keiner Bedingung schmäler als 50 Cm. sein, widrigenfalls der Arm bei der Hälfte der Arbeit ununterstützt bleibt."

Endlich haben 5) die Bücherbretter hygienische Bedeutung, da sie mit den Knieen nicht collidiren dürfen; sie müssen so hoch angelegt werden, dass sie die wagrechte Stellung des Oberschenkels nicht hindern; da diese Bretter alsdann aber wohl nur 8 Cm. unter dem Tische angebracht werden dürften, könnten kaum noch dicke Büchertaschen untergebracht werden. Sind die Bücherbretter andererseits breiter als 15 Cm., so kommen sie mit den Knieen in Berührung und stören die gerade Haltung. Am besten ist es daher, das Bücherbrett unter die Bank zu legen oder (wie in Amerika Brauch) die Büchertaschen an Haken unter dem Tische anzuhängen.

Mit classischer Kürze hat v. Esmarch in Kiel alle Punkte, auf die es beim richtigen Sitzen ankommt, in einem Blättchen zusammengefasst, das er in der chirur-

gischen Klinik an die Eltern schiefwerdender Kinder vertheilt, und das den Titel führt „Zur Belehrung über
das Sitzen der Schulkinder“. Diese Belehrung
lautet: „Schulkinder werden schief und kurzsichtig
durch krummes Sitzen auf schlechten (altmodischen)
Schulbänken. Sie sitzen krumm, wenn die Bank zu weit
vom Schultisch entfernt, im Verhältniss zum Tisch zu niedrig
ist und keine zweckmässige Rückenlehne hat. Die Schulbank ist daher nur dann nicht schädlich, wenn das Kind
auf derselben beim Lesen und Schreiben aufrecht sitzen
muss und längere Zeit ohne Ermüdung so sitzen kann.
Um dies zu erreichen, muss 1) das Sitzbrett so weit vom
Fussboden (Fussbrett) entfernt sein, als die Unterschenkel des Kindes lang sind (von der Kniekehle bis
zur Sohle gemessen), 2) muss das Sitzbrett so breit sein,
als die Oberschenkel lang sind (von der Kniekehle bis
zum Rücken gemessen), 3) muss der abgerundete vordere
Rand des Sitzbrettes 2—3 Cm. weiter vorstehen als
der innere Rand des Tisches, 4) muss das Sitzbrett so
hoch sein, dass das Kind beim Schreiben die Vorderarme
bequem auf die Tischfläche auflegen kann, ohne die
Schultern zu heben oder Kopf und Rücken zu senken,
5) muss der untere Theil des Rückens beim Lesen genügend
unterstützt sein (Kreuzlehne). Da mit dem Wachsen der
Kinder sich diese Verhältnisse ändern, so sollen mindestens
alle halbe Jahre auch die Sitze durch Nachmessen corrigirt
werden.“

Erfreulicherweise haben auch die Berliner Lehrer ähnliche richtige Lehrsätze auf die Rückseite des Titelblattes
jedes Schreibheftes der Schulkinder drucken lassen unter
der Ueberschrift: „Wie sollst du dich zu Hause zum Lesen
und Schreiben setzen?“ (Diese Schreibhefte sind zu beziehen von Zitelmann, Berlin, C. Klosterstrasse 53.)

Von dem Jahre 1866 an, in welchem die ersten Mittheilungen über den Zusammenhang von Schultisch und Kurzsichtigkeit erschienen, wurde das Interesse an der Schultischfrage allgemein. Während die Verkrümmungen nur bei einer kleinen Anzahl von Schülern zu Tage getreten waren, handelte es sich bei den kurzsichtigen Schülern um enorme Mengen. Die Aerzte traten sämmtlich für eine Reform ein, und eine seltene Uebereinstimmung findet sich betreffs der Hauptpunkte in allen medicinischen Veröffentlichungen.

Das Strassburger Gutachten sagt sogar: „Die alten Subsellien zu beseitigen, halten wir für das dringendste Bedürfniss der Schulhygiene. Jedes Semester längeren Zuwartens stiftet neuen Schaden." Weber in Darmstadt hält die Subsellienfrage nicht nur für rationell gelöst, sondern durch die bisherigen übereinstimmenden Vorschläge der Aerzte für „nahezu unverbesserbar gelöst". Nur über die Lehne gehen, wie oben erwähnt, in den letzten Jahren die Ansichten ein wenig auseinander.

b) Die verschiedenen Schultische.

In Folge der ärztlichen Forderungen versuchten nur einige wenige Lehrer, neue Modelle zu construiren, um die ärztlichen und pädagogischen Forderungen in Einklang zu bringen; viele Lehrer standen der Reform sogar leider feindlich gegenüber. Ein um so regeres Interesse fand die Frage dagegen natürlich bei den Fabrikanten.

Seit dem Erscheinen der Untersuchungen der Augen von 10.060 Schulkindern (1867) ist eine völlige Schultisch-Industrie entstanden, die von Jahr zu Jahr grössere Dimensionen annimmt. Während ich in der Pariser Weltausstellung 1867 nur drei verschiedene Modelle vorfand, waren in Wien 1873 bereits 47, in Paris 1878 aber sogar 71 Arten von Subsellien ausgestellt, die ich in besonderen Schriften beschrieben und gezeichnet habe (siehe das Literaturverzeichniss).

Hierbei war die erfreuliche Thatsache zu constatiren, dass die Zahl der falsch gebauten Subsellien von einer Ausstellung zur andern immer geringer wurde, und dass immer mehr Behörden und Regierungen sich an der Ausstellung von Schulmobiliar betheiligten. So waren unter den 22 Subsellien, welche von Ministerien oder Schulvorständen in Paris im Jahre 1878 vorgeführt wurden, nur noch 3 im Principe falsch gebaut, die übrigen dagegen sämmtlich mit Null- oder Minusdistanz versehen.

Es würde zu weit führen, hier alle Veränderungen anzugeben, welche am Schultisch vorgenommen wurden, seit die richtigen Principien sich Bahn gebrochen haben. Nur die Haupttypen werde ich hier mittheilen. Man muss hierbei trennen *A*. Subsellien mit fester Null- oder Minusdistanz und *B*. solche mit veränderlicher Distanz.

A. Von den festen sind 3 Modelle erwähnenswerth:

1) Fahrner's Bank (Fig. XLVIII). Sie hat Nulldistanz, richtige Differenz, richtige Bankhöhe, richtige Tischneigung und eine fortlaufende Kreuzlehne. So richtig man in derselben sitzen kann, so ist doch das Stehen in ihr sehr schwer, für kräftige Kinder kaum möglich. Daher wurde diese Bank praktisch wenig verwendet.

2) Buchner's Bank (Fig. XLIX). Es ist Fahrner's Modell mit Minusdistanz von 5 Cm. und nur zweisitzig gearbeitet. Es kann also jedes Kind, wenn es aufstehen soll, zur Seite heraustreten; dabei stolpern aber viele über das Verbindungsbrett von Tisch und Bank. Ganz ähnlich

ist die Bank von Buhl und Linsmeyer, welche nur
statt des Bücherbrettes einen Bücherkasten besitzt, der

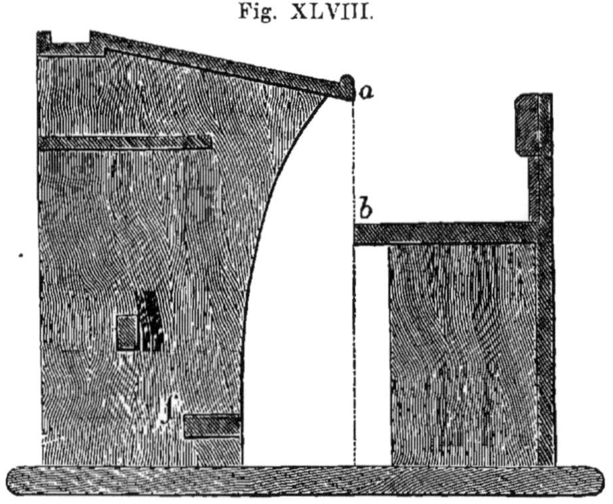

Fig. XLVIII.

Fahrner's Bank.

in der Mitte zwischen beiden Plätzen auf der Bank angebracht ist. Auch viele einsitzige Modelle werden in Amerika
und Schweden nach dem-
selben Princip gearbeitet.

3) Löffel's Bank
(Fig. L). Neben jedem
nur 30—38 Cm. langen
Sitzplatze der Bank be-
findet sich ein Ausschnitt,
in welchem der Schüler
stehen kann.

Alle diese festen Sub-
sellien sind zum Schrei-
ben geeignet, aber es ist
sehr wünschenswerth, dass
der Schüler auch während

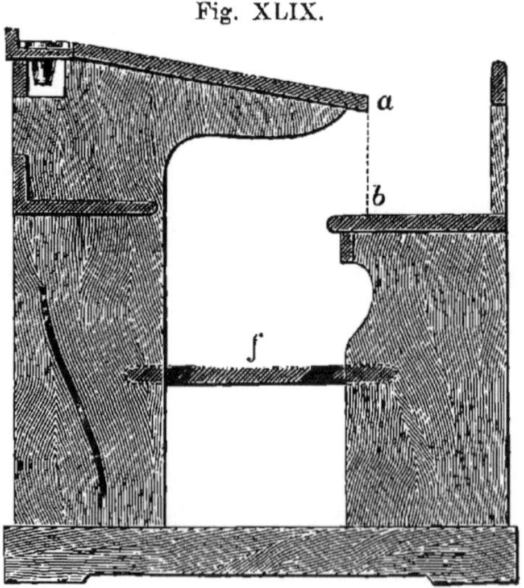

Fig. XLIX.

Buchner's Bank.

der vielen Stunden, in denen er nicht schreibt, bequem
sitzen kann, und gerade daran gebricht es in diesen Bänken;

der Schüler wird, falls er nicht schreibt, in ihnen immer
etwas beengt sein. Damit er auch bequem stehen kann,
ist eine positive Distanz erforderlich. Da man aber
in demselben unbeweglichen Subsellium niemals
zugleich bequem stehen und richtig sitzen kann,
so ist entschieden ein Subsellium mit beweg-
licher Minusdistanz vorzuziehen. Der Neigung einzelner Schüler, bewegliche Subsellien zu verderben, dürfte
die Schuldisciplin wohl Meister werden.

B. Bei den veränderlichen Subsellien hat man
drei Möglichkeiten, um die Distanz zu verändern: entweder
macht man die Tischplatte oder die Bank oder beide
Theile beweglich.

Fig. L.

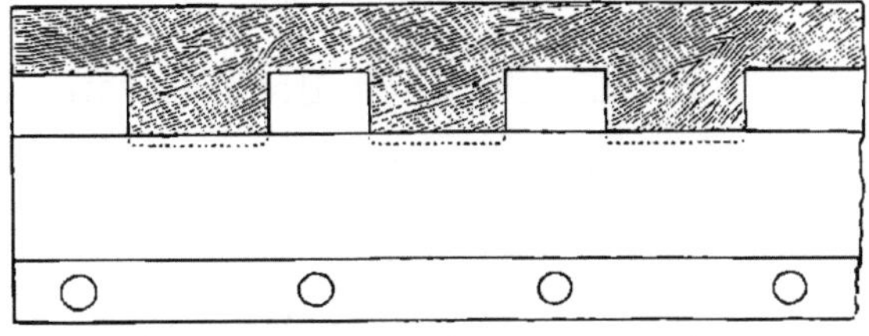

Löffel's Bank (nach v. Reuss).

α) Bei den beweglichen Tischen müssen wir Klapp-
und Schiebetische unterscheiden.

1) Parow's Tisch (Fig. LI). Schon 1865 hatte
Parow vorgeschlagen, die Tischplatte der Länge nach in
zwei Hälften zu theilen und beim Schreiben herunterzu-
klappen. Ein besonderes Charnier, bei dem die Eisentheile
nicht über die Tischfläche hinausragen, hatte Lehrer
Keicher in Ellwangen angefertigt. (In meinen Untersuchungen der Augen von 10.060 Schulkindern ist es abgebildet.) Die Amerikaner haben ähnliche aufklappbare
Tische, die aber auf der Rückwand dann ein kleines, sehr
praktisches Lesepultchen tragen (Fig. LII und LIII, Peards

study desk). Hatte ich anfänglich gleichfalls solche Tische

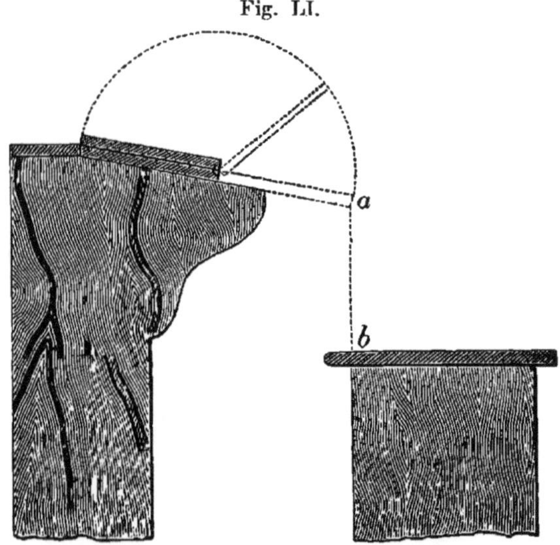

Fig. LI.

Parow's Klapptisch.

empfohlen, so musste ich mich doch davon überzeugen,
dass, da auch die besten Charniere mit der Zeit locker

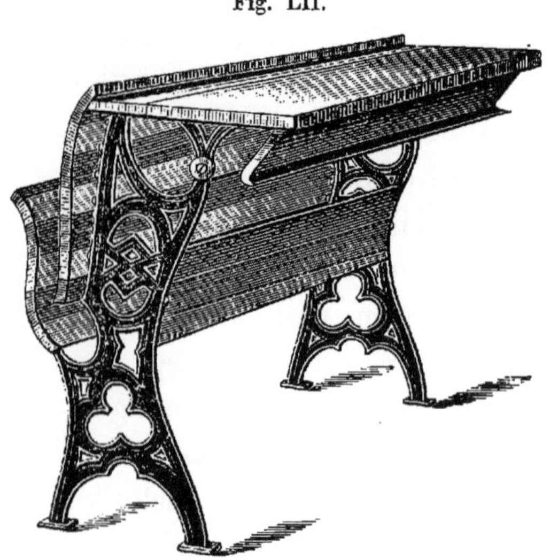

Fig. LII.

Peard's Klapptisch.

werden, die beiden Tischflächen dann nicht mehr genau

aufeinander passten und die einzelnen Theile sich warfen.

Fig. LIII.

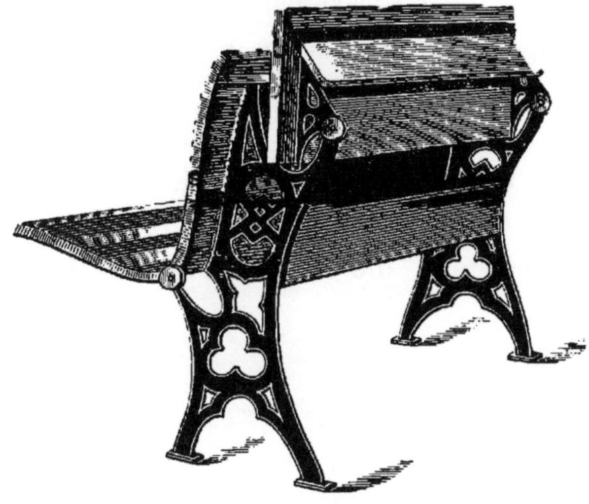

Peard's Klapptisch.

Auch ist der halbe emporgeklappte Tisch zu schmal für

Fig. LIV.

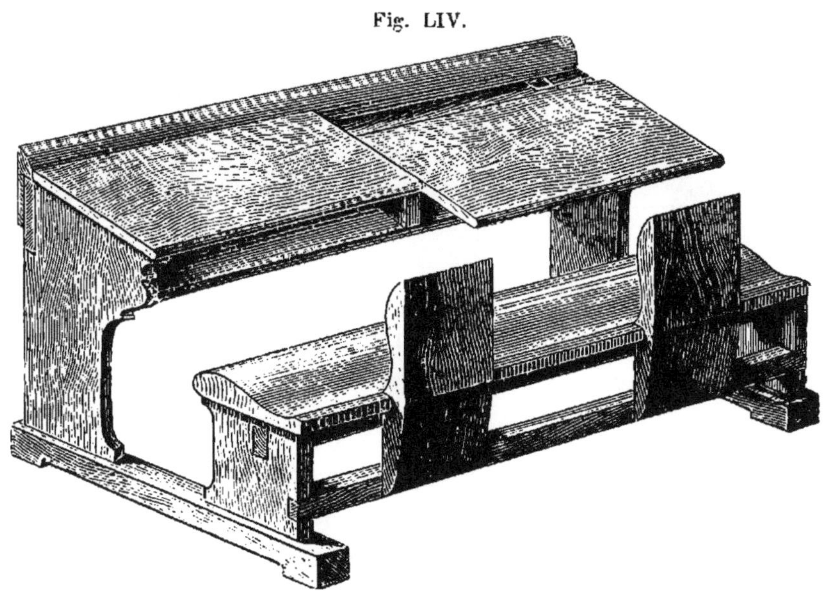

Kunze's Schulbank.

Bücher und Utensilien; namentlich aber hat sich das stets

nothwendige Abräumen des ganzen Tisches beim Herunter-
klappen als störend erwiesen.

Praktischer sind unzweifelhaft Schiebetische, die
nicht erst abgeräumt zu werden brauchen.

2) Kunze's Tisch (Fig. LIV und LV). Eine Tischplatte, welche, wie bei den Schreibsecretären, bequem
hervorgezogen werden kann. Die Technik ist eine vollkommene, die Platte läuft in zwei Schubleisten. Die Platte
deckt bei Plusdistanz, die für das Stehen sehr bequem ist,

Fig. LV.

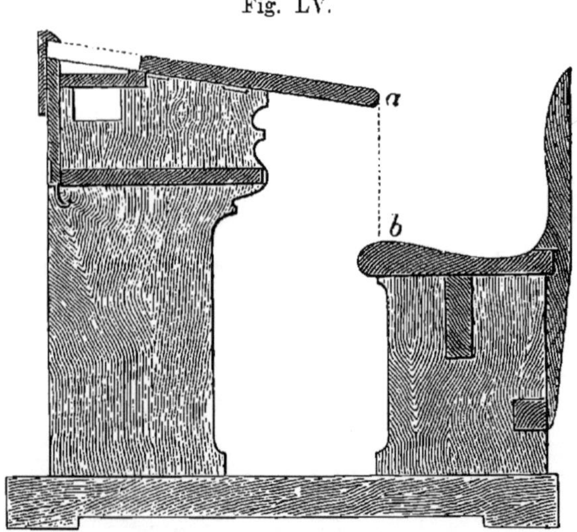

Kunze's Schulbank.

das Tintenfass; daher ist der Schreiber gezwungen, die
Distanz beim Schreiben durch Vorziehen negativ zu
machen, um zur Tinte zu gelangen. Es giebt allerlei
Variationen für die Riegel und Federn, welche die vorge-
schobene Platte fixirt. Zweifellos ist die Kunze'sche
Bank eine der besten, die es giebt.

v. Reuss erzählt, dass man sie in Wien zuerst be-
anstandete, weil sie zu viel Raum einnahm. „Da jedes
Pultbrett eine bestimmte Tiefe besitzt, und diese dem
verschiebbaren Theile zukommen muss, so stellt der

vertiefte Raum, der das Tintenfass enthält, einen todten
Raum vor, der etwa 10—13 Cm. beträgt." Oberingenieur
Paul in Wien machte nun diesen
vertieften Theil (Fig. LVI, *l*) durch
eine sehr einfache Hebelvorrichtung
h beweglich, so dass sie beim Vorziehen des Pultes sich in die Höhe
bewegt und das Pult verbreitert
(„automatische Leiste") und der
verschiebbare Theil entsprechend
schmäler sein kann. In dieser Form
gelangt nun die Bank als Wiener

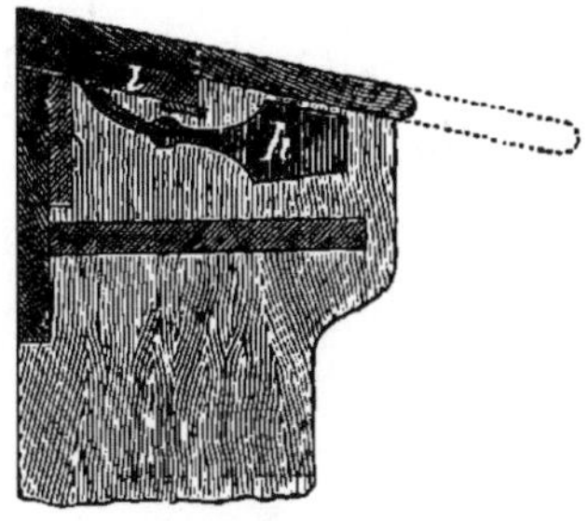

Fig. LVI.

Paul's Leiste am Wiener
Schultisch (nach v. Reuss).

Schulbank nach und nach in allen Wiener Schulen zur
Einführung.

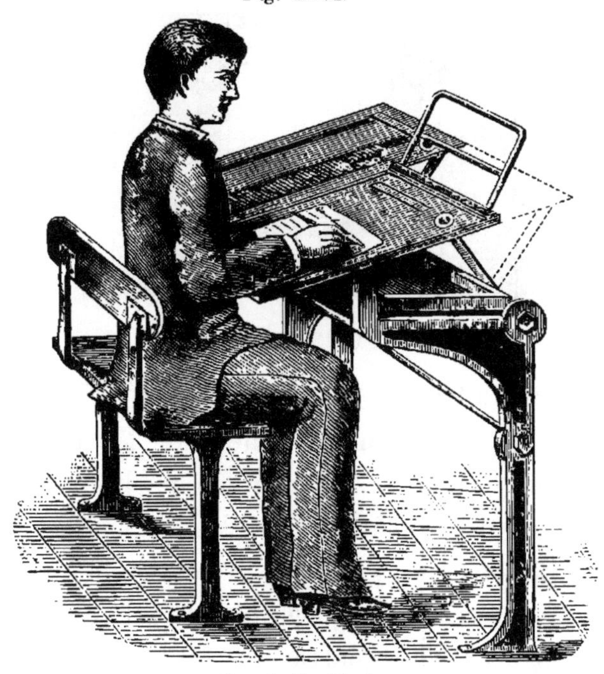

Fig. LVII.

Cardot's Tisch.

3) Cardot's Tisch (Fig. LVII). Derselbe gestattet
das Heranziehen der Platte nicht durch eine Schiebevor-

richtung, sondern durch eine Drehung um eine eiserne
Axe, die sich unter dem hinteren Tischrande befindet.
Auch dieser Tisch ist empfehlenswerth.

β) Von den Bänken, welche beweglich sind, sind
die einfachsten die amerikanischen (Fig. LII und LIII),
bei denen, wenn sie einsitzig sind, die Bank beim Stehen
einfach in die Höhe geschlagen wird. Complicirter sind die
folgenden:

Fig. LVIII.

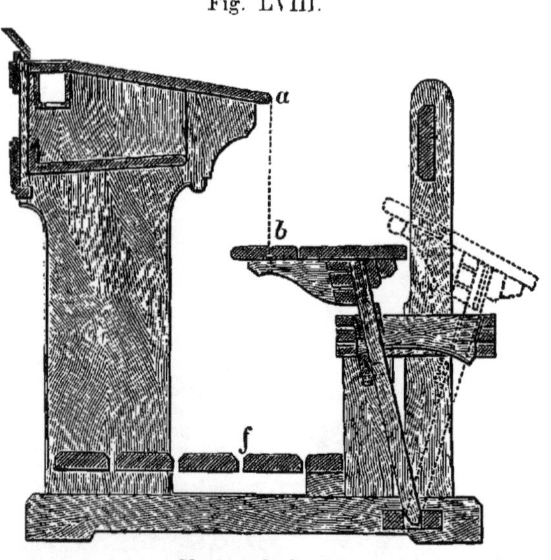

Kaiser's Bank.

1) Kaiser's Bank, patentirt (Fig. LVIII). Im Wesentlichen ein Klappsitz, ähnlich denen im Theater, allerdings
mit origineller Technik. Mit einem leichten Stosse dreht
sich die Sitzplatte (natürlich für jeden Schüler besonders)
nach oben hinten und gestattet freies Stehen. Allein der
Schüler kann nie frei sitzen, wie bei zurückgeschobener oder
hinaufgeschlagener Tischplatte.

2) Lickroth's Normalbank (Fig. LIX). Aehnliches
Princip wie bei Kaiser, nur eine andere Technik, indem
sich der Sitz um eine Anschlagsleiste bewegt. Sehr geräusch-

lose Bewegung und leichtes Zurückfallen der Sitze. Eiserne
Construction. In der grossen Schultischfabrik von Lickroth

Fig. LIX.

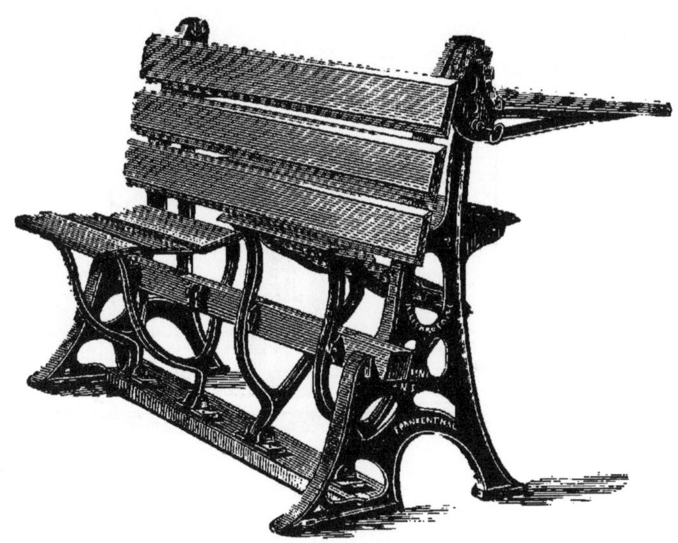

Lickroth's Normalbank.

Fig. LX.

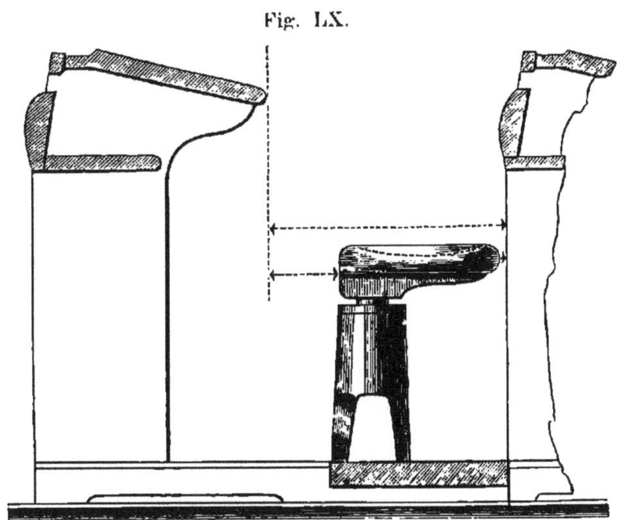

Vandenesch' Subsellium.

in Frankenthal in der Pfalz werden tausende dieser richtigen
Subsellien jährlich gebaut. In Hessen amtlich empfohlen.

3) Vandenesch's Subsellien (Fig. LX, LXI, LXII).

Fig. LXI.

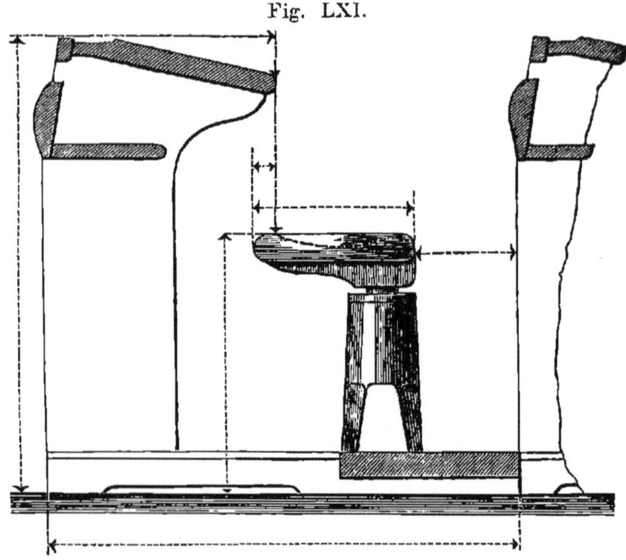

Vandenesch's Subsellium.

Jeder einzelne Sitz ist nach vorn zu Minusdistanz, nach
hinten zu Plusdistanz und nach der Seite drehbar durch
einen Mechanismus, den
Fig. LXII zeigt. Das Sub-
sellium wird von Van-
denesch in Eupen, Re-
gierungsbezirk Aachen,
angefertigt. Es gestattet
beim Nichtschreiben ein
freieres Sitzen als die
vorigen.

4) Hippauf's Bank
(Fig. LXIII) wird durch
Eisenschienen aus der hinteren Lage in Nulldistanz
und zurückbewegt. Diese
patentirte Vorrichtung
kann an jeder alten Schulbank angebracht werden.

Fig. LXII.

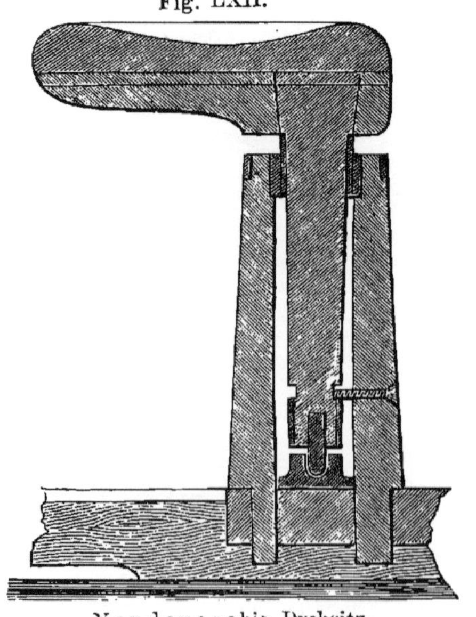

Vandenesch's Drehsitz.

5) **Wackenroder's Bank (Fig. LXIV). Das Sitzbrett**

Fig. LXIII.

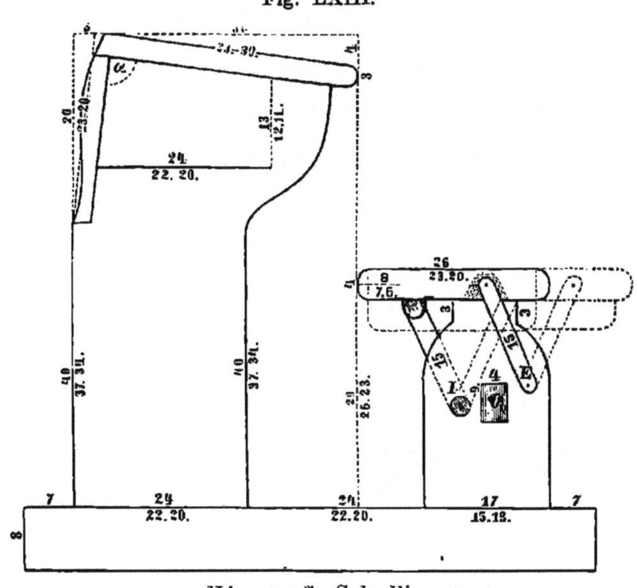

Hippauf's Subsellium.

ist doppelt, die obere Platte läuft in einer Führung und kann

Fig. LXIV.

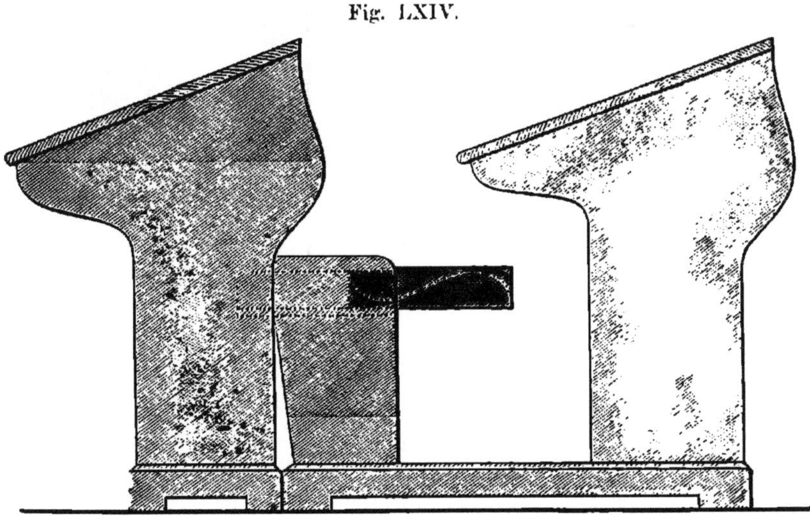

Wackenroder's Bank (nach v. Reuss).

wie eine Schublade herein- und herausgeschoben werden.

6) **Beyer's Bank.** Ein sehr billiges Modell des
Regierungsbaurath **Beyer** in Breslau (Fig. LXV). Die
Wangen der Bank, welche das Sitzbrett tragen, sind an
ihrem unteren Ende mit je zwei schmiedeeisernen Oesen
versehen, deren längliche Oeffnungen ein **Rundeisen** um-
fassen, auf dem sie hin- und hergleiten können. Das Rundeisen ist in je 2, auf den beiden Querschwellen der Bank

Fig. LXV.

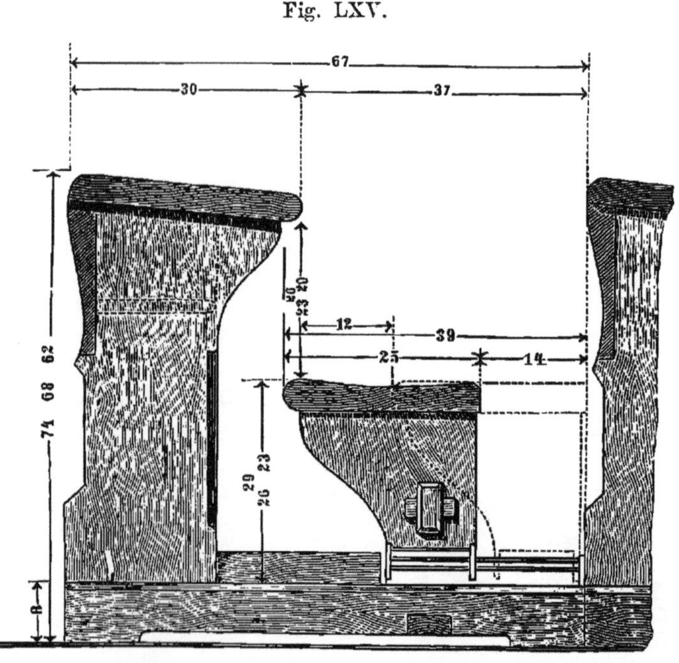

Beyer's Bank.

angeschraubten eisernen Winkeln befestigt. Die ganz ge-
räuschlose Bewegung der Bank erfolgt, ohne dass die
Schüler aufzustehen brauchen, nur durch die Muskelkraft der
Schüler bei vorgestreckten Schenkeln durch Anziehen oder
Abstossen der Bank. Hierdurch können leicht 14 Cm. Plus-
distanz zum Stehen und 3 oder beliebig mehr Centimeter
Minusdistanz zum Schreiben erzielt werden. Freilich können
bei mehrplätzigen Bänken hier wie bei **Hippauf's** Subsellien

immer nur alle Schüler auf derselben Bank zugleich

Fig. LXVI.

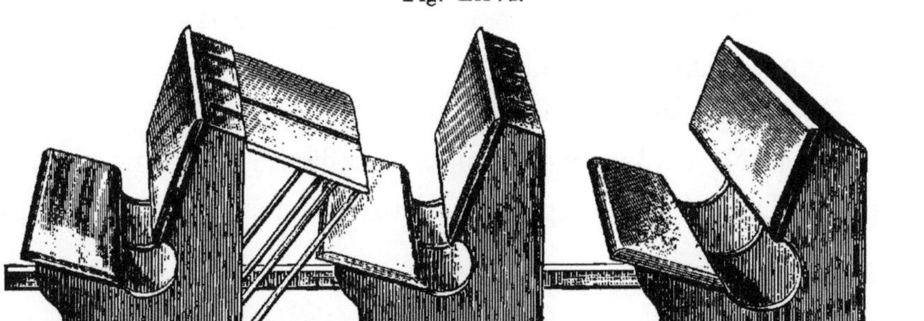

Schenk's Bank (nach Lorenz).

negative oder positive Distanz haben. — Die Rollvorrichtung
vertheuert eine Bank für fünf Kinder nur um 2 M. 50 Pf.

Fig. LXVII.

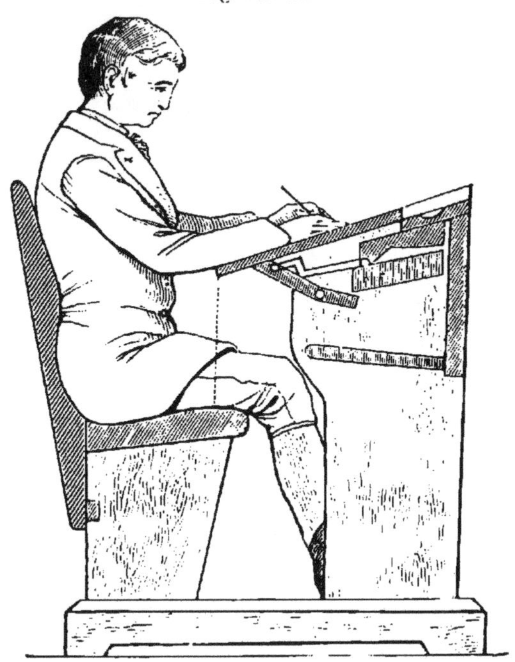

Lorenz' Bank.

und kann, da der Erfinder auf ein Patent im Interesse der

Sache verzichtet hat, an allen alten Bänken ganz
billig angebracht werden.

Endlich seien hier noch die neuen Bänke mit hohen
geneigten Lehnen abgebildet.

Die Bank von Schenk in Bern (Fig. LXVI) hat eine
um 15^0 nach rückwärts geneigte Sitzfläche und eine ebenso
geneigte Lehne; die negative Distanz beträgt 12 Cm. und

Fig. LXVIII.

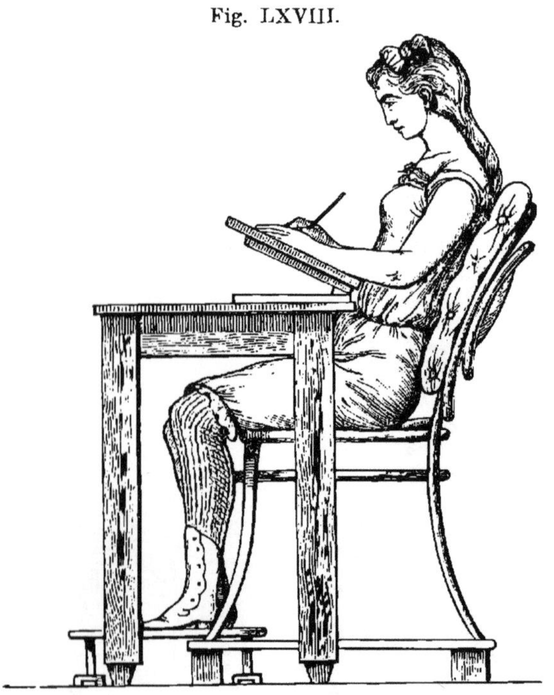

Lorenz' Arbeitsstuhl.

kann in eine positive von 18 Cm. verwandelt werden. Durch
leichten Fingerdruck kann der ganzen Pultplatte, deren
vorderer Abschnitt durch eiserne Streben gestützt ist, sofort
eine senkrechte Stellung gegeben werden.

Die Bank von Lorenz in Wien (Fig. LXVII) hat
$10-20^0$ nach rückwärts geneigte hohe Lehne mit stark
vorspringendem Lendenbausch, ausgehöhltem und leicht nach
hinten abfallendem Sitz, Schiebepult mit Neigung von 20^0

und grosser negativer Distanz. Fig. LXVIII zeigt, wie Lorenz einen gewöhnlichen Stuhl und Tisch in ein seiner Ansicht nach richtiges Subsellium verwandelt.

Man sieht, es fehlt nicht mehr an hygienisch ganz vortrefflichen Modellen, und es mag den Pädagogen überlassen bleiben, welchen von diesen vielen körpergerechten Schultischen sie aus pädagogischen Rücksichten den Vorzug geben wollen.

Eine für den Unterricht sehr empfehlenswerthe Sammlung von kleinen Modellen aller für die Geschichte der Schultische wesentlichen Subsellientypen ist von Lehrer Baron in Breslau (Claassenstrasse 7) zu beziehen und befindet sich bereits in vielen hygienischen Instituten. Auch hat Baron eine bewegliche Gliederpuppe construirt, mit welcher richtiges und falsches Sitzen gezeigt werden kann. —

Jede Fabrik hat die Maasstabellen von Subsellien für alle Körpergrössen nach den allgemein angenommenen Principien vorräthig; man kann sie in den Preisverzeichnissen der Schultischfabriken von Wolf und Weiss in Zürich, von Lickroth in Frankenthal, von Bahse und Hähndel in Chemnitz, von Lenoir in Paris, von Vandenesch in Eupen finden.

Für Schüler von 100—180 Cm. Körpergrösse genügen 8 verschiedene Subselliengrössen. Es sollte nie ein Schultisch angefertigt werden, an dem nicht die Körpergrösse angegeben ist, für die er bestimmt. Um einen Anhalt zu geben, theile ich hier nach Koller die gute Maasstabelle mit, welche die städtische Schulbankcommission in Zürich nach sehr sorgsamen Berathungen und Beobachtungen für zweisitzige Klapptische veröffentlicht hat.

Maasstabelle der Schulbänke der Stadt Zürich.

Altersjahr der Schüler:	6—7	7—8	8—9	9—10	10—11	11—12	12—13	13—14
Körpergrösse in Centimeter:	101—110	111—120	121—130	131—140	141—150	151—160	161—170	171—180
Banknummern:	I.	II.	III.	IV.	V.	VI.	VII.	VIII.
Neigung der Tischplatte 14° . .	80	87	90	95	100	100	100	100
Vertic. Abstand. Tischplatte-Sitz	190	200	210	220	230	240	260	280
„ „ Sitz-Fussbrett	260	300	340	370	400	430	460	490
„ „ Fussbrett über Boden .	220	163	110	65	--	—	—	—
Gesammthöhe des Tisches .	750	750	750	750	730	770	820	870
Sitzbank.								
Sitzfläche über Fussboden .	480	463	450	435	400	430	460	490
Sitzbreite bis zur Verticalen .	230	240	250	260	280	295	320	340
Höhe des Sitzgestelles .	394	377	364	349	314	324	364	394
Lehnen.								
Untere Lehne. Unterkante über Sitz . .	120	140	150	160	170	180	190	210
Obere Lehne. „ „ „ .	190	200	220	230	240	250	260	280
Breite der oberen Lehne für Knaben .	80	80	80	80	100	100	100	100
„ „ „ „ „ Mädchen .	100	100	100	100	120	120	120	120
Tisch.								
Breite der Tischplatte	340	360	380	400	420	420	430	430
Fester Theil der Tischplatte .	160	180	200	220	240	240	250	250
Klappenbreite	180	180	180	180	180	180	180	180
Friesbreite	110	110	110	120	120	120	120	120
Breite des Bücherbrettes	200	200	200	240	240	240	270	270
Lichter Raum zwischen Bücherbrett und Tischplatten-Unterfläche	145	145	145	140	140	140	140	140
Länge der Tischplatte und Klappe .	1200	1200	1200	1200	1200	1200	1400	1400

Die folgende Tabelle giebt die Hauptmaasse der „Wiener Schulbank" nach Paul in Centimeter.

Bank-nummer	Durch-schnitts-alter der Schüler in Jahren	Schüler-grösse	Höhe des Pultes an der Innenseite	Distanz bei		Diffe-renz	Höhe des Sitzes
				einge-schobener	ausge-zogener		
				Platte			
1	6— 7	105—117	52·5	9	0	21·5	31
2	7— 8	118—125	55	9	—1	23	32
3	8— 9	126—134	58	10	—1	25	33
4	9—11	135—144	63	10	—2	27	36
5	11—13	145—154	71·5	11	—3	30·5	41
6	13—14	155—164	76	11	—3	31	45
7	über 14	165—174	79	12	—3	31	48
8		175u. mehr	81	12	—3	34	48

Da sich mit der Zeit durch die Praxis einige Mängel der Tabelle ergeben haben, welche besonders in einer zu geringen Pulthöhe zu liegen schienen, wurden durch eine vom Wiener Gemeinderathe eingesetzte Commission neue Messungen vorgenommen, welche von v. Reuss in folgender Tabelle wiedergegeben sind.

Bank-nummer	Pulthöhe	Distanz	Abstand der Pultplatte vom Lendenbauschen	Sitzhöhe	Sitzbreite
1	57·5	—5	20 (24)*)	31	24
2	60·5	—5·5	20 (24)	32	24
3	65	—5·5	21 (25)	34	25·5
4	67	—6	22·5 (26)	36	27
5	71·5	—6	23·5 (27)	40	29
6	76	—7	24 (28)	42	30
7	80	—7·5	24 (29)	45	32

*) Die eingeklammerten Zahlen sind die früheren zur oberen Tabelle gehörigen Maasse. Nr. 8 wurde, da keine Körpergrösse über 174 Cm. zur Verfügung stand, nicht gemessen.

Endlich erwähne ich noch die Tabelle, welche Pristley-Smith für Schultische, deren Platte verschiebbar ist, in Centimetern ergiebt. Er meint, dass 4 verschiedene Grössenmodelle genügen:

	Nr. 1	Nr. 2	Nr. 3	Nr. 4
Höhe des Schülers .	107—122	122—137	137—152	152—168
Höhe des Sitzes .	33	37	41	46
Breite des Sitzes . .	25	28	30	33
Höhe vom Sitze zur Tischkante . . . . Höhe vom Sitze zur Spitze der Lehne . .	20	22	24	26
Ueberhängen des Pultes .	2·5	2·5	4	4
Breite des Pultes von vorn nach hinten . .	38	38	43	43

Pins in Wien räth, die erste Bank mindestens 2 Meter vom Katheder aufzustellen, damit die Kinder auf den vorderen Bänken nicht durch langes Aufwärtssehen und anhaltende Zusammenziehung der Nackenmuskeln Kopfschmerzen bekommen.

Schliesslich bemerke ich, dass man an den falschgebauten alten Subsellien schlecht sitzen muss, dass man aber an den vorzüglichsten neuen Subsellien schlecht sitzen kann; die Aufmerksamkeit des Lehrers und des Schülers wird bei allen Subsellien auf die Haltung gerichtet werden müssen, und hierbei bleibt der oberste Grundsatz, dass die Augen der Schrift nicht zu nahe kommen. Von wie grosser Wichtigkeit dabei die Lage des Heftes und die Richtung der Schrift ist, wird unten in Abschnitt E gezeigt werden.

Wenn leider auf das Verlangen vieler Lehrer, welche selbst in Schreibstunden das Aufspringen der Schüler, sobald sie aufgerufen werden, nicht fallen lassen wollen, noch immer Tische mit positiver Distanz eingeführt werden, wenn ferner die Kinder im Interesse des pädagogisch allerdings wünschenswerthen Certirens nicht an Pulte, die ihrer Grösse entsprechen, sondern noch immer in bunter Reihe nur nach ihren Fähigkeiten gesetzt werden, so zeigt sich hierin eine unverantwortliche Unterschätzung der ärztlichen Bemühungen, die auf Verhütung der Zunahme der Myopie gerichtet sind.

War man früher gerade in Preussen in Hinsicht auf zweckmässige Schultische noch sehr gegen andere Staaten zurückgeblieben, so ist um so erfreulicher eine am 27. December 1881 von der königl. Regierung zu Breslau erlassene Verordnung, welche die Aufmerksamkeit aller Landräthe, Kreisschulinspectoren und städtischen Schuldeputationen auf die Wichtigkeit der Minusdistanz beim Schreiben hinlenkt und die billige Vorrichtung von Hippauf oder die Subsellien von Lickroth in Frankenthal oder Vandenesch in Eupen zur Anschaffung empfiehlt. „Schliesslich“, heisst es in der trefflichen Verordnung, „verfügen wir hiermit ein für alle Male, dass bei jeder Neubegründung oder neuen Einrichtung einer Schule uns vorgängig Bericht darüber zu erstatten ist, nach welcher Form die Schulbänke in derselben angefertigt werden sollen, und welche Erwägungen für die Auswahl derselben massgebend gewesen sind, damit wir die Auswahl vor der Ausführung gutheissen oder beanstanden können.“ —

Der Circularerlass des preussischen Unterrichtsministers v. Gossler vom 11. April 1882 schreibt erfreulicherweise auch Subsellien vor, die beim Schreiben negative Distanz gestatten. —

Es handelt sich übrigens dabei keineswegs um grosse Geldopfer. Die Strassburger Commission sagt: „Wir haben erfahren, dass die Ausstattung einer grossen Schule von 500 Schülern mit neuen Subsellien bester Construction mit einem Aufwande von 7500 Mark bestritten werden kann. Es würde also eine einmalige Ausgabe von höchstens 80.000 Mark genügen, um sämmtliche höhere Lehranstalten Elsass-Lothringens mit rationell construirten Schultischen zu versehen und damit eine der hauptsächlichsten zur Myopie führenden Schädlichkeiten zu beseitigen." —

In Birmingham hat man selbst bei guten Subsellien in jeder Classe die Regeln über richtiges Sitzen an der Wand aufgehängt. —

Sehr empfehlenswerth ist es, auf verwachsene und im Wachsthum zurückgebliebene Schulkinder besondere Rücksicht zu nehmen. Für diese hat Lehrer Baron in Breslau besondere Sitzerhöhungen und Fussbankerhöhungen angegeben. Es sind Bretter, die je nach Bedürfniss durch Holzschrauben befestigt werden; man kann diese einfache, leicht anzubringende Vorrichtung für 3 Mark 50 Pfennige von ihm beziehen. —

Für Hörsäle in Universitäten haben die Professoren Sämisch in Bonn und Förster in Breslau schon seit Jahren Stühle und Tische angewendet; allein die Stühle, sagt Köster ganz richtig, sind gleich hoch, die Studenten aber nicht. Prof. Köster hat daher (nach gefälliger brieflicher Mittheilung) seit Beginn seiner Lehrthätigkeit in Bonn Wiener Drehstühle in seinem Auditorium aufgestellt, die sich die Studenten vor der Vorlesung nach Bedarf ihrer Wirbelsäule und ihrer Myopie zurechtdrehen. Freilich haben diese Stühle keine Lehnen.

Natürlich eben so wichtig als in der Schule sind gute Subsellien im Hause. Viele Fabriken arbeiten jetzt solche Haussubsellien, die man je nach dem fortschreitenden

Wachsthum des Kindes in andere Dimensionen bringen kann. Bei Buchhändler Priebatsch in Breslau, Ring 58, sind recht gute verstellbare Haussubsellien zu 25 Mark vorräthig (Fig. LXIX). — Erismann empfiehlt ähnliche Bänke von Kryloff in Moskau. — Atzert in Cassel hat ein Universal-Schreib-, Zeichen-, Lese- und Notenpult angefertigt, welchem durch einen einfachen Mechanismus jede beliebige Höhe und Neigung gegeben werden kann (siehe Abbildung in der Zeitschrift für Schulgesundheitspflege, 1890, pag. 222); es fehlt aber eine Einrichtung zur sicheren Anbringung eines

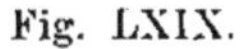

Fig. LXIX.

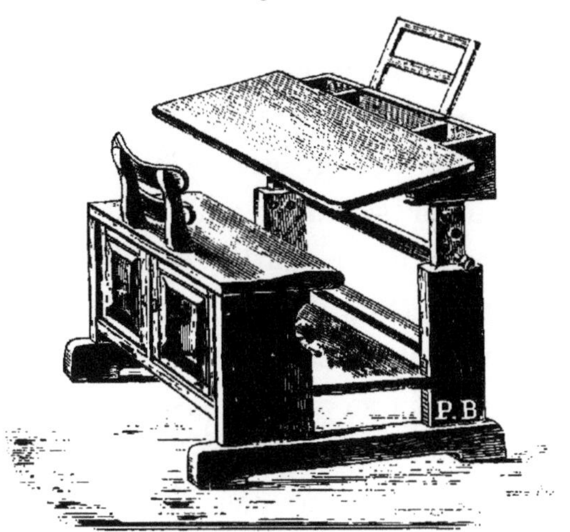

Priebatsch's verstellbares Haussubsellium.

Tintenfasses und einer Lampe, damit sie von der schiefen Schreibplatte nicht herabgleiten. — Féret in Paris hat einen Tisch beschrieben, der auch als Stehpult benützt werden kann, indem man die Platte zwischen den Ständern des Fussgestelles hoch hinaufschiebt.

Es ist übrigens ganz leicht, auch ohne schulmässiges Subsellium für jedes Kind zu Hause durch Fussbank und Kissen an einem beliebigen Tisch einen richtigen Sitz zu schaffen, wenn man nur folgende drei Hauptmomente berücksichtigt: 1) Der Sitz muss eine solche Höhe haben, dass seine senkrechte Entfernung vom Tische gleich der Entfernung des Ellenbogens vom Sitzknorren ist + 6 Cm. 2) Der Stuhl muss so herangerückt werden, dass die obere Tischkante die vordere Stuhlkante noch 5 Cm. überragt. 3) Eine Fussbank muss nöthigenfalls so untergeschoben werden, dass die Fussblätter wagrecht aufruhen und der Unterschenkel im Knie rechtwinklig gebeugt ist.

B. Geradhalter.

Die von den Pädagogen und Schulvorständen wegen der Kosten so ungern gesehene Schultischreform ist in ein neues Stadium getreten durch die Erfindung von brauchbaren Geradhaltern, die es wenigstens ermöglichen, das Mobiliar ohne Aenderung in den alten Schulen für die Schüler etwas weniger schädlich zu machen.*)

1) Bereits Schreber hatte im Jahre 1858 einen Geradhalter erfunden (Fig. LXX), eine Querleiste, die an einem senkrechten, hölzernen oder eisernen Stabe befestigt wurde. Der Stab wurde so an den Tisch angeschraubt, dass die Querleiste genau der Höhe der Schlüsselbeine entsprach. Sobald sich nun das Kind etwas nach vorn beugte, drückte diese Leiste und der entstehende Schmerz mahnte zum Geradsitzen! Ein solches Marterinstrument konnte sich keinen Eingang verschaffen.

----

*) Im Jahre 1840 bereits schlug Berthold in Königsberg, wie Donders mittheilt, eine Art Pult vor, welches er Myopodiorthoticon (!) nannte, und durch welches der Myop gezwungen wird, in grosser Entfernung von dem, was er lesen will, zu bleiben, während diese Entfernung systematisch vergrössert wird. Die Versuche, welche Burow in Königsberg und Hasner in Prag mit dem Pulte anstellten, ermunterten aber nicht zur Einführung. Ich kenne das Pult nicht, konnte auch keine Zeichnung erlangen.

2) Auf der Pariser Ausstellung fand ich 1878 ein Subsellium von Happel in Antwerpen (Fig. LXXI), welches einen sogenannten Geradhalter hatte. Der vordere Tischrand war nämlich etwas oval ausgeschnitten und trug an diesem Ausschnitte eine Holzscheibe von etwa 32 Cm. Durchmesser und 24 Cm. Höhe; diese war nach vorn hohl und diente dazu, die Brust des Kindes aufzunehmen und am Vorfallen zu verhindern. Natürlich ist diese Vorrichtung streng zu verdammen, da ein solches Brett die Brust drückt, und der Druck auf diese ebenso schädlich ist, als das Vorbeugen.

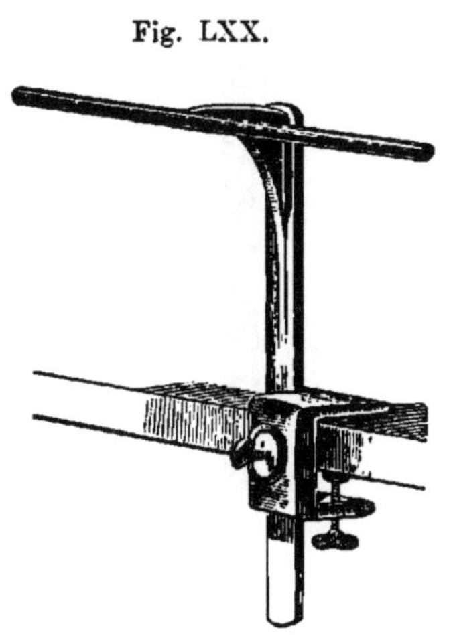
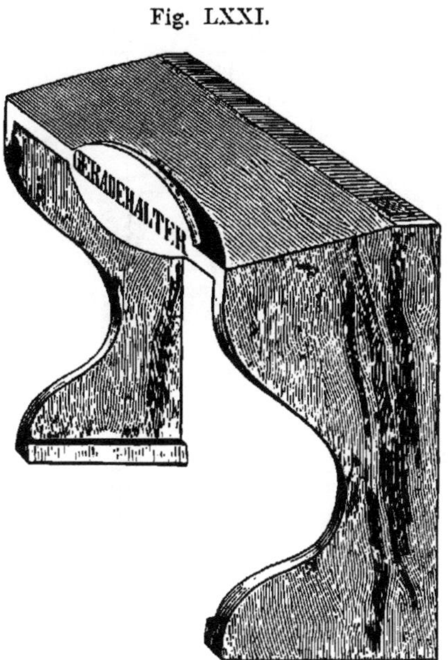

Fig. LXX.

Fig. LXXI.

Schreber's Querleiste.

Happel's Subsellium.

3) Im Jahre 1880 construirten Dr. L. Heffter und Theodor Schuppli in Zawiercie eine wirkliche Stütze für das Kind, die sie Schreibkrücke nannten und sich patentiren liessen. Sie haben mir dieselbe in 4 verschiedenen Exemplaren zugesendet, auch einen Atlas herausgegeben, der bereits 45 verschiedene Variationen der Krücke zeigt. (Siehe einige derselben in Fig. LXXII.) Für die technische

Vervollkommnung ihres Apparates haben die Erfinder allen
erdenklichen Scharfsinn aufgeboten; trotzdem dürften
sich die Krücken kaum empfehlen, weil ihnen kein
richtiges Princip zu Grunde liegt. Das Wesen ihrer
Krücke ist nämlich ein Querstab, welcher an den
Hals hinter das Kinn geschoben wird. Sehr leicht
entsteht dabei ein unangenehmer Druck auf den Kehlkopf, der die Athmung behindert; um diesem zu ent-

Fig. LXXII.

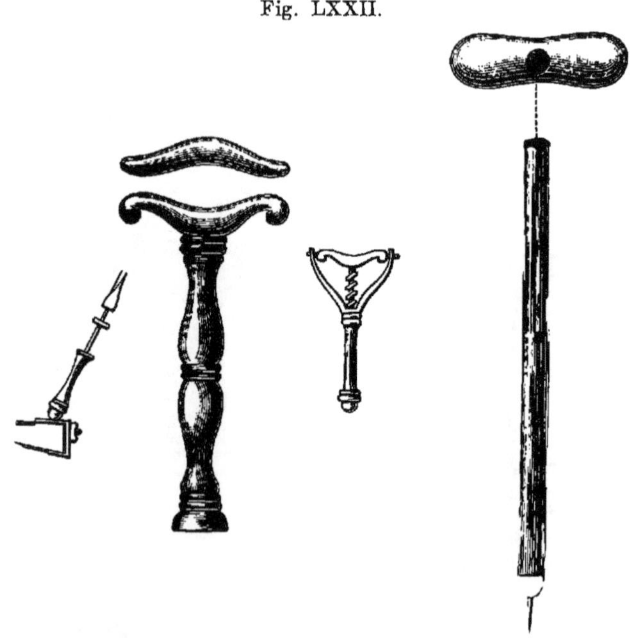

Schreibkrücken von Heffter und Schuppli.

gehen, schieben die Kinder das Kinn hin und her und
kommen in eine ruhige Stellung um so weniger, als bei
den meisten Krückenmodellen eine solide Befestigungsweise an den Tisch fehlt, der Kopf des Schülers selbst vielmehr die Krücke durch einen schräg abwärts laufenden
Stab an den Tischrand andrücken soll. Nur bei einzelnen
Modellen sind am unteren Ende Stacheln angebracht,
die in den Tischrand eingestochen werden. Die Krücken,

aus Holz oder Metall gefertigt, drücken mit der Zeit die Haut mehr oder weniger; nur ein Modell zeigte einen ledernen Riemen, der hinter das Kinn geschoben werden soll. So weit meine Beobachtungen reichen, können die Kinder nicht längere Zeit an den allzu beweglichen Krücken arbeiten.

In einem Briefe bemerkte Herr Dr. Heffter sehr richtig: „Da wo irgend ein Leiden das Anlegen am Halse verbietet, kann man auch Querstücke anwenden, in denen das Kinn ruht."

4) Diesen Modus hat Soennecken in Bonn auch betreffs gesunder Kinder für den richtigen gehalten; er hat daher das Heffter- und Schupplische Patent (wie er mir im November 1881 mittheilte) erworben. Seine Schreib- und Lesestütze (Fig. LXXIII) ist ein wahrer Kinnhalter aus Holz, welcher in verschiedenen Höhen vorräthig, schräg an den Tischrand mittelst einer einfachen, aber starken stählernen Feder befestigt wird. Die Mechanik an den in verschiedene Höhe zu stellenden Stützen

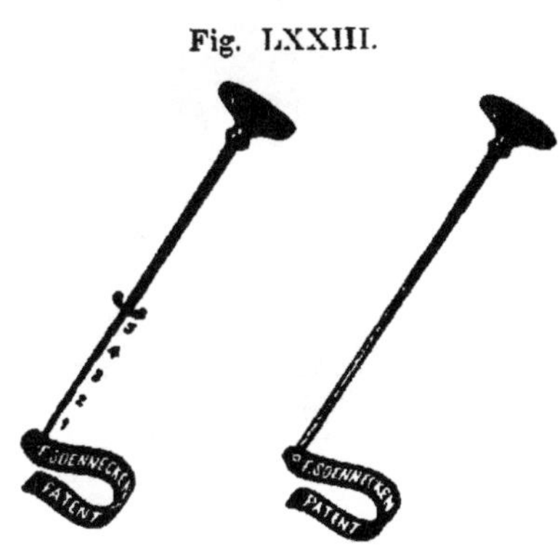

Fig. LXXIII.

Soennecken's Kinnhalter.

ist zwar sehr einfach und sinnreich, aber nicht zuverlässig genug, um immer die gleiche Höhe des Apparates zu sichern; auch kann die verschiebbare Stütze durch einen Fingerdruck des Kindes leicht aus der richtigen Höhenstellung in eine falsche gebracht werden; endlich klagen manche Kinder mit zarter Haut, dass die Kinnplatte das auf ihr liegende Kinn drücke. Ich ziehe daher die unveränderlichen, in richtiger Höhe angebrachten Stützen vor. Beim lauten Lesen sind aber auch diese Stützen nicht zu verwenden, da sie dabei zur grossen Erheiterung der Kinder mit dem Unterkiefer mitwackeln. Auch zwingt die Stütze das Kind nicht zum Geradsitzen; will es sich auflegen, so schiebt es einfach die kleine Stütze zur Seite. Der Preis beträgt nur 30 Pf. bis 1 M. 50 Pf.

5) Vor mehreren Jahren ist es Kallmann, einem Opticus in Breslau, gelungen, ein praktisches Durchsichtsstativ zu construiren (Fig. LXXIV), welches an jedem Tische in verschiedener Höhe anschraubbar ist und einen vollkommen mit Gummi überzogenen, nirgends schmerzenden, eisernen Ring darstellt, hinter welchen das Gesicht des Kindes zu liegen kommt. (So sind die Stützen allmählich von der Brust nach den Schlüsselbeinen, nach dem Halse, dem Kinn und endlich nach dem Gesicht gestiegen.) Der Schlüssel kann, sobald das Stativ in richtiger Höhe angeschraubt ist, vom Lehrer

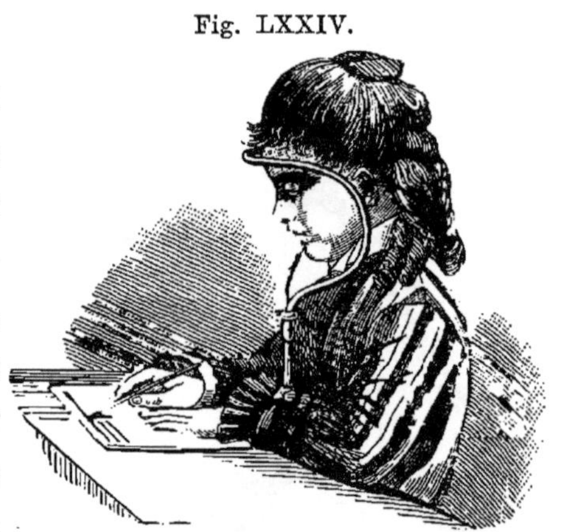

Fig. LXXIV.

Kallmann's Durchsichtsstativ.

aufbewahrt werden. Auch bei alten, falsch gebauten Tischen, also bei Plusdistanz, wird es dem Kinde unmöglich, mit dem Kopfe nach vorn zu fallen, selbst wenn es mehr hockt, wie sitzt. Natürlich muss der Apparat in der richtigen Höhe angeschraubt werden. Der Preis von 5—6 Mark ist freilich hoch. Das Stativ wurde von den Regierungen zu Frankfurt a. O., Königsberg und Breslau den Schulbehörden empfohlen.

6) Noch praktischer ist aber die neuerdings von Dürr in Hannover angegebene, vom Mechanicus Landsberg daselbst zu beziehende horizontale Lesestütze

(Fig. LXXV). Sie besteht aus einem runden, mit Gummi überzogenen, langen wagrechten Eisenstabe, der durch zwei nach unten gehende Schenkel mit Schrauben so am vorderen Tischrande befestigt wird, dass der Stab vor der Stirn des Kindes liegt (Preis 4—6 Mark). Man verhindert durch diese Leiste das Vorfallen des Kopfes ebenso gut wie mit Kallmann's Stativ, gestattet aber dem Kinde eine freie Beweglichkeit des Kopfes nach den Seiten und zwingt es nicht zu dem verwerflichen absoluten Stillsitzen wie

Fig. LXXV.

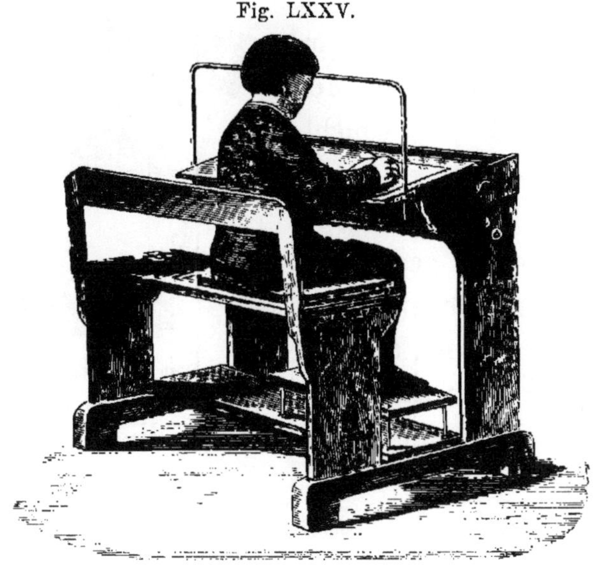

Dürr's horizontale Lesestütze.

mit Kallmann's Stativ. Dürr hat in vielen Fällen bei Anwendung der Stütze hochgradigen Accommodationskrampf bei Kindern verschwinden sehen. — Aehnlich der Dürr-schen Stütze ist der Stirnrahmen von Franz Staffel in Wiesbaden.

7) Der Universal-Geradhalter von Kuhn (Fig. LXXVI) hat, wie v. Reuss schildert, eine zurückgeneigte Lehne und ein in Schulterblatthöhe verlaufendes flaches Querholz, an dessen unterstem Rande in der Mitte eine halb-

mondförmige, stärker vorspringende Holzplatte zur Stützung
der Lendengegend steht. Durch Ketten ist die Lehne mit
dem Sitze verbunden und kann durch Verkürzung und
Verlängerung derselben verschieden stark geneigt werden.
An beiden Seiten der Rückenleiste befinden sich verstellbare
metallene Haken, welche unter die Achseln zu
liegen kommen und das Vorbeugen des Körpers nur so weit
gestatten, als es ein an dem
Grunde der Lehne angebrach-
tes Charniergelenk erlaubt.
Man kann den Apparat an
jedem Stuhle anbringen. Ich
kenne diese Stütze nicht,
glaube aber, dass sie unbequem
sein müsse. Prof. v. Reuss,
der anfangs auch gegen das
Princip war, schreibt mir aber,
dass er sie bei seinen Kindern
versucht, und dass diese sich
nicht über eine Behinderung durch die Achselhaken be-
klagt hätten.

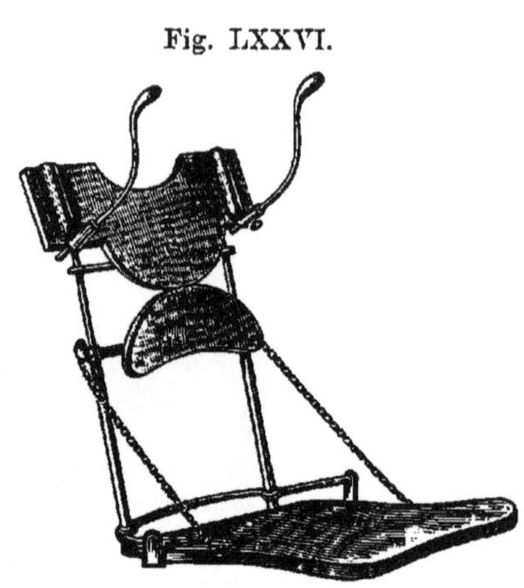

Fig. LXXVI.

Stütze von Kuhn (nach v. Reuss).

　　　Unter den beschriebenen Apparaten ziehe ich Dürr's
Stütze allen anderen vor.

C. Tagesbeleuchtung.

1. Beziehungen zwischen Helligkeit und Sehschärfe.

　　　Seit Jahrhunderten weiss man, dass die Sehschärfe
in einer sehr innigen Beziehung zur Beleuchtung
steht. Grosse Forscher haben sich bemüht, das Gesetz
zu finden, nach welchem die Sehschärfe von der Lichtintensität (J) abhängt. Schon 1754 machte der berühmte
Astronom Tobias Mayer in Göttingen Versuche über den
Einfluss verschiedener Lichtmengen auf die Sehschärfe. Er

entfernte eine Kerze $1/_2$—13 Fuss von bestimmten Liniensystemen und notirte, in welcher Entfernung er dieselben noch wahrnahm. Daraus berechnete er die Gesichtswinkel und fand, dass dieselben sich umgekehrt, also dass die Sehschärfen sich gerade so verhalten wie die sechsten Wurzeln aus den Lichtintensitäten. Ich habe nun nach diesen sechsten Wurzeln berechnet, wie weit man die hakenförmigen Figuren, die oben (pag. 31, Fig. XVIII) gezeichnet sind, die der Gesunde bei gutem Tageslichte also auf 6 Meter leicht liest, sehen würde, wenn die Lichtintensität herabgesetzt würde auf $1/_4$, $1/_8$ und $1/_{16}$ des Lichtes.

Jenes ⊏ würde gelesen werden bei

Lichtintensität	nach Mayer	nach Aubert	nach Albertotti	nach Sous	nach Carp	nach H. Cohn
$\mathcal{J} = 1$.	bis 6·0 M.	6·0	6·0	6·0	6·0	6·0
$\mathcal{J} = 1/_4$ . .	4·7	3·6	3·9	3·9	4·0	5·5
$\mathcal{J} = 1/_8$ . .	4·2	2·4	2·8	3·0	3·4	5·2
$\mathcal{J} = 1/_{16}$ . .	3·8	1·2	2·4	1·9	2·9	4·9

Wenn also $\mathcal{J} = 1/_4$ wird, so könnte man nach Mayer die Haken nur noch auf 4·7, bei $\mathcal{J} = 1/_8$ auf 4·2, bei $\mathcal{J} = 1/_{16}$ auf 3·8 Meter lesen. —

Hundert Jahre später hat Aubert ebenfalls Untersuchungen sinnreicher Art angestellt und gefunden, dass die Sehschärfe etwas schneller wächst als der Logarithmus der Beleuchtungsstärke, d. h. wenn die Lichtintensität in geometrischer Progression zunimmt, so steigt die Sehschärfe etwas schneller als in arithmetischer Progression. Nach diesem Gesetze habe ich die zweite Reihe der obigen Tabelle berechnet; bei den 4 Arten von Lichtintensität würden also die Haken erkannt werden bis 6·0, 3·6, 2·4, 1·2 Meter.

Posch hat das Aubert'sche Gesetz auch für grössere Helligkeiten bestätigt, während es Aubert nur für geringere Lichtmengen festgestellt hatte.

In der 3., 4. und 5. Reihe der Tabelle findet man andere Berechnungen, die auf Zahlen zurückzuführen sind, die ich den Untersuchungen von Albertotti, Sous und Carp entnommen habe. Nach ersterem würden sich die Entfernungen auf 3·9, 2·8 und 2·4 Meter, nach Sous auf 3·9, 3·0 und 1·9 Meter, nach Carp auf 4·0, 3·4 und 2·9 Meter berechnen.

Man sicht, die Angaben differiren noch immer bei den einzelnen Beobachtern beträchtlich; es waren eben noch zu wenig Personen mit diesen zeitraubenden Untersuchungen geprüft worden, und jedenfalls giebt es ausserordentlich viel subjective Unterschiede in dieser Beziehung.

Das folgt auch aus den Untersuchungen, welche Schüler von Schmidt-Rimpler in Marburg vornahmen. Sie banden einen Kasten vor die Augen, in welchem eine Anzahl grauer Gläser das Licht schwächten; sie fanden sehr erhebliche individuelle Schwankungen.

Carp sah mit dieser Methode, dass bei Myopen die Sehschärfe bei schlechter Beleuchtung viel schneller abnimmt als bei normaler. Dörinkel fand dabei, dass mit fortschreitendem Alter die Sehschärfe bei abnehmendem Lichte ausserordentlich schnell abnimmt.

Ich prüfte 1884 in Schreiberhau 100 Augen von Schulkindern, welche meist übernormale Sehschärfe hatten, im Freien mit 1—6 vorgesetzten grauen Gläsern und fand, dass sie 1) eine viel geringere Herabsetzung der Sehschärfe bei Abnahme der Lichtintensität zeigten, als alle früher untersuchten Personen, 2) dass die grössten individuellen Verschiedenheiten existirten. Die Durchschnittszahlen sind oben in der 6. Reihe der Tabelle mit 6·0, 5·5, 5·2 und 4·9 angegeben.

Nach Aubert und Posch müssten bei $\mathcal{J}\,{}^1/_{16}$ die Haken nur noch bis 1·2 Meter gelesen werden, in Schreiberhau wurden sie bis 4·9 Meter gelesen; die Kinder behielten also bei $\mathcal{J}\,{}^1/_{16}$ noch über $^4/_5$ Sehschärfe!

Die Schwankungen bei den verschiedenen Kindern waren freilich sehr grosse. Einzelne zeigten bei

1 grauen Glase $\quad S = 1{\cdot}0,\quad$ andere $S = 0{\cdot}72$
2 „ Gläsern $S = 1{\cdot}0,\quad$ „ $\quad S = 0{\cdot}47$
3 „ „ $\quad S = 1{\cdot}0,\quad$ „ $\quad S = 0{\cdot}37$
4 „ „ $\quad S = 0{\cdot}86,\quad$ „ $\quad S = 0{\cdot}25$
5 „ „ $\quad S = 0{\cdot}78,\quad$ „ $\quad S = 0{\cdot}19$
6 „ „ $\quad S = 0{\cdot}71,\quad$ „ $\quad S = 0{\cdot}08$

(Näheres findet man in meinem Aufsatze „Untersuchungen über die Sehschärfe bei abnehmender Beleuchtung“. Arch. f. Augenhk. 1884, Bd. XIII, pag. 223.)

Aus allen angeführten Beobachtungen folgt, wie weit wir noch von der Aufstellung eines Gesetzes über den Zusammenhang von Lichtintensität und Sehschärfe entfernt sind.

2. Lichtmessungen.

Mögen aber nun auch die Berechnungen der verschiedenen Autoren im Einzelnen nicht übereinstimmen, so viel steht fest, dass bei Abnahme der Helligkeit die Sehschärfe beträchtlich sinkt. Wenn die Sehschärfe abnimmt, so muss der Gesichtswinkel grösser gemacht werden, damit wir die Gegenstände noch erkennen, d. h. wir müssen uns denselben nähern.

Das steht fest, und daher ist es geradezu räthselhaft, dass nicht längst beim Baue von Schulgebäuden und Arbeitsstätten auf die Lage, Grösse und Zahl der Fenster die für das Auge so nöthige Rücksicht genommen wurde. Und noch jetzt liest man immer wieder bei den

Autoren, dass dieses oder jenes Schulzimmer den „Eindruck einer durchaus ungenügenden Tagesbeleuchtung gemacht hat".

Bei meinen Untersuchungen in Breslau vor 26 Jahren habe ich für jede Classe folgende Helligkeitstabelle entworfen: Wie viel Fenster vom Schreibenden rechts, links, vorn, hinten? Wie viel Fenster östlich, westlich, nördlich, südlich? Wie ist die Farbe der Wände? Wie hoch sind die Häuser gegenüber? Wie viel Schritte entfernt? Höhe und Breite der Fenster? In welchem Stockwerke liegt das Zimmer? Ich musste mich mit diesen Feststellungen begnügen, da es leider damals kein Photometer gab, mit Hilfe dessen man die Tagesbeleuchtung in Graden bestimmen konnte, etwa wie die Wärmegrade.

Ich sprach es schon 1867 aus (pag. 101 meiner Schrift über die Augen von 10.060 Schulkindern), dass zur Vergleichung der Beleuchtung zweier Räume einstweilen das menschliche Auge selbst das beste Photometer sei, da zum Beispiel ein gesundes Auge, welches eine Schrift für gewöhnlich auf 1 Meter Entfernung liest, in einem durch ein kleines Fenster erleuchteten Raume trotz derselben Tagesbeleuchtung dieselbe Schrift zur Noth nur auf $\frac{1}{2}$ Meter entziffern kann. Später (1873) hat H. v. Hoffmann in Wiesbaden diesen Gedanken in's Praktische übertragen, indem er vorschlug, in jeder Classe eine Tafel mit Snellen-schen Probebuchstaben aufzuhängen und den Unterricht schliessen zu lassen, sobald die Tagesbeleuchtung so weit herabgegangen, dass das gesunde Auge die Schrift Nr. 6 (siehe oben Fig. XVII) in 6 Meter nicht mehr zu lesen im Stande ist. Dieser Vorschlag ist sehr beherzigenswerth. — Das von mir herausgegebene, oben pag. 31 beschriebene Täfelchen zur Prüfung der Sehschärfe ist auf einen Carton von bestimmter Helligkeit gedruckt; auf 6 Meter muss bei genügender Tagesbeleuchtung jedes gesunde Auge die

Zeichen fliessend lesen. Das Täfelchen wird bereits in vielen Schulen als Photometer in den Classen benützt. Wird vom gesunden Auge die Tafel nicht mehr auf 6 Meter gelesen, so muss die Classe künstlich erleuchtet werden. —

Je unbefriedigender nun die früheren chemischen und elektrischen Apparate zur Lichtmessung waren, um so grössere Freude mussten die Hygieniker empfinden über die 1883 erfolgte Veröffentlichung des höchst geistreich erdachten Photometers von Dr. Leonhard Weber, Professor der Physik, früher in Breslau, jetzt in Kiel. Mit diesem Instrumente brach eine neue Aera in der Erforschung der Schulbeleuchtung an. Mit diesem Apparate, der von Schmidt und Hänsch in Berlin (Mechaniker, Stallschreiberstrasse 4) für 300 Mark zu beziehen ist, kann man in einer Minute die Helligkeit an jedem Platze bei Tages- und künstlichem Lichte angeben.

Weber führte als Maass die Meterkerze ein, d. h. die Helligkeit, welche ein Blatt Papier zeigt, welches gegenüber von einer 1 Meter entfernten Normalkerze aufgestellt wird. Man bestimmt also in jedem beliebigen Falle, wie viel Normalkerzen (d. h. Spermacetikerzen oder Stearinkerzen, von denen 6 auf ein Pfund gehen) 1 Meter gegenüber von dem Platze brennen müssten, damit sie ihn gleich hell beleuchten, als er momentan vom diffusen Tageslicht beleuchtet wird.

Während wir also bisher nur auf allgemeine Redensarten bei Beurtheilung der Beleuchtung eines Platzes angewiesen waren, tritt nunmehr die Zahl als Prüfstein ein.

Der Apparat von Weber ist in der Hauptsache folgendermassen construirt:

In einer horizontalen feststehenden Röhre A (Fig. LXXVII) befindet sich ein Normallicht n, eine Benzinkerze von bestimmter Flammenhöhe. Dasselbe erleuchtet eine in a befindliche und in der Röhre in messbarer Weise verschiebbare

Milchglasplatte. In einem zweiten, um die Längsaxe von
A drehbaren Rohre *B* befindet sich bei *p* ein sogenanntes
Reflexionsprisma, d. h. ein rechtwinkliges dreiseitiges Glas-
stück, ferner bei *b* ein oder mehrere matte Glasplatten
und bei *d* ein Diaphragma, welches die Lichtstrahlen am
Rande des Rohres abblendet.

Das Prisma *p* hat die Eigenschaft, die Lichtstrahlen,
welche von *n* auf dasselbe fallen, so in ihrem Gange zu

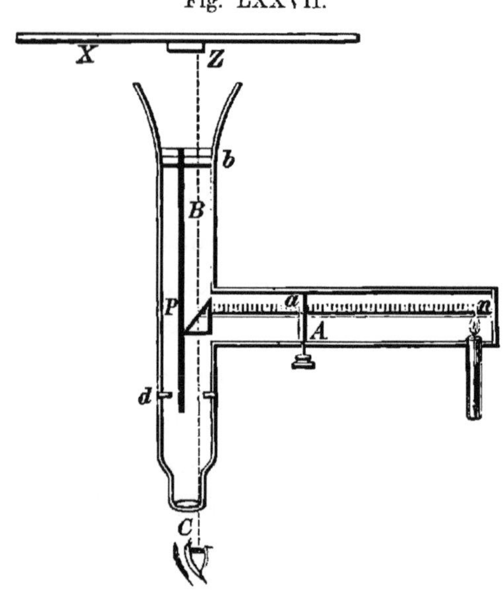

Fig. LXXVII.

Leonhard Weber's Photometer.

verändern, dass sie nach *C* hinaufgebrochen werden (siehe
die punktirte Linie), so dass einem Auge, welches sich in
C befindet, das Licht *n* nicht in der Röhre *A*, sondern
unten in der Röhre *B* hinter *b* erscheinen muss.

Das Licht *n* kann aber nicht direct gesehen werden,
da es ja durch die Milchglasplatte *a* in der Röhre *A* verdeckt ist; ein Auge, das also durch *C* blickt, wird nicht das
Licht, sondern die von dem Licht beleuchtete Milchglasplatte *a* unten bei *z* durch das Prisma gespiegelt erblicken.

Wird nun die Röhre B auf eine beleuchtete Fläche, z. B. auf ein Blatt Papier x, gerichtet, so sieht der bei C hineinblickende Beobachter ein durch die Kante des Prismas in zwei gleich grosse und gleichgeformte Hälften getheiltes Gesichtsfeld, dessen linke Seite von dem Papiere x, dessen rechte Seite von dem durch a gegangenen Lichte beleuchtet wird. Durch Verschiebung von a im Rohre A und durch Einführung von Milchglasplatten (deren Verdunkelungsvermögen vorher genau bestimmt ist) in das Rohr B bei b lassen sich in beiden Theilen des Gesichtsfeldes gleiche Helligkeiten herstellen.

Das hat keine Schwierigkeiten bei künstlicher Beleuchtung, wenn z. B. das gelbe Gas- mit dem gelblichen Benzinlicht verglichen werden soll: sehr schwierig aber, ja fast unmöglich wäre es dagegen, das bläuliche Tageslicht mit dem gelben Benzinlicht in Bezug auf Helligkeit zu vergleichen. Hier hat nun Weber ebenfalls Rath geschafft, indem er vor das Ocular einfach ein rothes Glas legt, das ausschliesslich rothe Strahlen durchlässt; so erscheinen beide Theile des Gesichtsfeldes bei geeigneter Verschiebung von a (an der in Millimeter getheilten Scala) nicht blos gleich hell, sondern auch von gleicher Farbe, — und die Beurtheilung gleicher Helligkeit zweier rother Flächen ist nicht schwer. — In neuester Zeit ist der Apparat noch verbessert worden durch das Lummer-Brodhun'sche Prisma, welches eine noch leichtere Vergleichung der Helligkeitsunterschiede ermöglicht.

Mit Hilfe dieses ausgezeichneten Weber'schen Apparates ist man nun im Stande, bei jeder beliebigen Fläche, ob sie senkrecht, wagrecht oder schräg stehe, sobald man nur das Rohr B auf sie einstellen kann, zu sagen, dass diese Fläche eben so hell erleuchtet sei, als wenn 1, 2, 20,

100, x Normalkerzen in 1 Meter ihr gegenüber aufgestellt würden.

Ich habe nun im Jahre 1884 in 4 Breslauer höheren Lehranstalten im Auftrage des Aerztevereines in 70 Classenzimmern das Tageslicht untersucht, häufig unterstützt von meinem hochverehrten Freunde L. Weber. Ich wählte 2 alte, finstere Gymnasien im Herzen der Stadt, das Elisabeth-(El) und das Magdalenen-Gymnasium (Ma); ferner das ziemlich helle Johannes-Gymnasium (Jo) und die neue überaus helle katholische Bürgerschule (Bü).

Die Lichtmessungen wurden Vormittags von 9—11 Uhr, und zwar in jeder Classe am hellsten Schülerplatze, d. h. 1—1·25 Meter vom Fenster, und am dunkelsten Schülerplatze, d. h. 5—6 Meter vom Fenster entfernt vorgenommen. In jeder Classe wurde zweimal gemessen, einmal an einem möglichst hellen und einmal an einem möglichst dunklen, trüben Vormittage. Mitunter mussten die Messungen abgebrochen werden, da helle Wolken mit blauem Himmel wechselten, wobei die Helligkeiten um 100 Kerzen und mehr in wenigen Minuten zu- oder abnehmen können. Am besten eignen sich natürlich gleichmässig bedeckte Tage und Tage mit ganz wolkenlosem, blauem Himmel.

Ich fand Schwankungen der h (Helligkeit)
am hellsten Schülerplatze:

in El an hellen Tagen 61— 450 Kerzen
„ Ma „   „   „   82— 420   „
„ Jo „   „   „   189—1142   „
„ Bü „   „   „   320—1410   „
„ El „ trüben „   4·7— 235   „
„ Ma „   „   „   2·6— 182   „
„ Jo „   „   „   121—1050   „
„ Bü „   „   „   79— 555   „

am dunkelsten Schülerplatze:

in El an hellen Tagen	1·7— 32 Kerzen				
„ Ma „ „ „	1·8— 68	„			
„ Jo „ „ „	7·9—133	„			
„ Bü „ „ „	21·6—160	„			
El „ trüben „	<1— 22	„			
„ Ma „ „ „	<1— 10	„			
„ Jo „ „ „	3·4— 69	„			
„ Bü „ „	4·6— 38	„			

Das Licht nimmt ausserordentlich schnell vom Fenster aus ab. Das bestätigte auch Huth, der in Berliner Gemeindeschulen 1888 das Tageslicht mit Weber's Apparat mass. So z. B. fand er in einem Parterrezimmer 1 Meter vom Fenster 354—420 Meterkerzen, 5 Meter vom Fenster 25—46 Meterkerzen und 7 Meter vom Fenster nur 5—16 Meterkerzen. Man glaube ja nicht, dass es bei Oberlicht überall gleich gut sei, wenn es auch keine dunklen Winkel giebt. In der grossen Weberei von Rosenthal in Schweidnitz fand ich unter Shedsdach an verschiedenen Plätzen 190—500 Kerzen. —

Man kann sich ein ungefähres Bild von der Finsterniss in einer Schule machen, wenn man sieht, wie viel Kerzen an den besten Plätzen bei trübem Wetter noch vorhanden sind. Im Elisabeth- und Magdalenen-Gymnasium hatten in 25 Classen die besten Plätze nur 2—98 Kerzen; im Johanneum dagegen zeigte in keiner Classe, selbst bei trübem Wetter, der beste Platz unter 121 Kerzen und in der Bürgerschule existiren nur 2 Classen mit Plätzen unter 100 Kerzen.

Leider fand ich im Elisabeth- und Magdalenen-Gymnasium 13 Classen, bei denen an trüben Tagen die Helligkeit $h < 1$ war an dunklen Plätzen. Hier müssen also eine Anzahl Kinder in 13 Classen Vormittag 11 Uhr

an trüben Tagen bei weniger als 1 Kerze schreiben! Gegenüber solchen Zahlen werden Diejenigen ver-
stummen müssen, die, wie v. Hippel, als Feinde staat-
licher Schulärzte auftreten und, statt solche Classen sofort
obligatorisch schliessen zu lassen, lieber von der allmählichen Verbreitung hygienischer Grundsätze Nutzen für die
Kinder erwarten.

Man kann natürlich auch die Helligkeit des Himmels
mit Weber's Apparat messen, und zwar am besten des
Stückes Himmel, welches gerade den betreffenden Schüler-
platz beleuchtet. Wie verschieden diese Helligkeit (H) des
ganzen Himmelsgewölbes selbst Mittag 12 Uhr ist, hat
Weber während der hellsten und dunkelsten Monate
täglich auf dem Thurme des physikalischen Laboratoriums
in Breslau beobachtet, wo eine matte Scheibe wagrecht
aufgestellt und dem Himmelslichte frei ausgesetzt war. Er
fand für H

im December .	579— 9.863	Meterkerzen
„ Januar	1592—13.770	„
Juni	4519—76.560	
Juli	8414—69.180	

Ich habe die Helligkeit desjenigen Himmelsstückes, welches
den Schulzimmerplatz beschien, direct gemessen und an
hellen Tagen H zwischen 906 und 11.430, an dunklen H
zwischen 305 und 4444 gefunden; Schwankungen von
11.430 auf 6714 kamen z. B. schnell nach einander
vor, wenn der blaue Himmel und die graue Mitte einer
weissen Wolke in seiner Nähe gemessen wurde. Also
wähle man stets gleichmässig trübe oder gleichmässig wolken-
lose Tage zu Messungen!

Man thut gut, die gefundene Platzhelligkeit h auf
einen Normalhimmel $H = 1000$ Kerzen zu reduciren; dann

würde die reducirte Platzhelligkeit *(h r)* für die besten
Plätze im Johanneum = 76—645, für die schlechtesten
2—27, in der Bürgerschule für die besten Plätze 91—368,
für die schlechtesten 4—19 Kerzen betragen.

Sehr einflussreich ist auch der Reflex gegenüberliegender Häuser *(Hg)*; sie sind oft heller als der
Himmel. Gegenüber dem Johanneum ist ein hellfarbiges
Haus, das, von der Sonne beschienen, $Hg = 1866$ Kerzen
zeigte, während H nur $= 1441$ war. Auf diese Reflexbeleuchtung ist ja aber nur selten zu rechnen. —

Eine sehr einfache Methode, vorläufig die Helligkeit
einer Classe zu bestimmen, besteht darin, dass man die
Anzahl der Schüler notirt, die von ihrem Platze überhaupt
keinen Himmel sehen. Ich fand unter 68 Classen 28,
in denen solche Plätze existirten. 2461 Schüler wurden
gefragt; 459 von ihnen konnten kein Stückchen
Himmel sehen, und zwar im Elisabetan $28^0/_0$, im Magdalenaeum $24^0/_0$, im Johanneum $15^0/_0$ und in der Bürgerschule kaum $1^0/_0$. In Sexta *a* des Elisabetans sahen sogar
$80^0/_0$ keinen Himmel!

Hier sieht man, wie unsre Vorfahren gesündigt, indem
sie vor Jahrhunderten das Elisabeth- und Magdalenen-Gymnasium nur 15—20 Meter entfernt von den höchsten
Kirchen der Stadt gebaut haben. Sie sind aber zu entschuldigen, da sie die Gefahr dieser Anlage nicht kannten. Was
soll man aber zu der grossen Inschrift über dem Portale
des Magdalenen-Gymnasiums sagen, welche lautet: „An
dieser Stelle von Grund aus neu aufgebaut im Jahre 1867!"
Diesen Neubau am alten, finstern Platze machte man,
nachdem ein Jahr vorher die schlesische Gesellschaft für
vaterländische Cultur dem Magistrat eine Denkschrift über
gesundheitsgemässe Schulbauten eingereicht hatte!

Da das Himmelslicht*) das Wichtigste ist, müssen natürlich auch die Fenster so hoch als möglich unter die Decken reichen, wie das erfreulicherweise ausdrücklich in dem empfehlenswerthen Ausschreiben des Meiningen'schen Staatsministeriums vom 15. Mai 1889 betont worden.

3. Raumwinkelmessung.

Will man das Stück Himmel messen, das der Schüler noch wahrnimmt, so würde dies viel Mühe und viel Zeit kosten, da man mit dem Spiegelsextanten untersuchen müsste.

Ich ersuchte daher Herrn Prof. L. Weber, ein Instrument zu construiren, mit dem die Messung des gesammten einfallenden Himmelslichtes schnell zu ermöglichen wäre. Weber erfand nun einen äusserst sinnreichen,

---

*) Interessant ist es zu lesen, was das preussische Landrecht über Licht und Aussicht sagt. Da heisst es im 1. Theil, 8. Titel, §. 141: Uebrigens kann Jeder in der Regel auf seinem Grund und Boden so nahe an die Grenze und so hoch bauen, als er es für gut befindet.

§. 142. Sind jedoch die Fenster des Nachbars, vor welchen gebaut werden soll, schon seit 10 Jahren oder länger vorhanden, und die Behältnisse, wo sie sich befinden, haben nur von dieser Seite her Licht, so muss der Neubau so weit zurücktreten, dass der Nachbar noch aus den ungeöffneten Fenstern des unteren Stockwerks den Himmel erblicken könne.

§. 143. Hat in diesem Falle das Gebäude des Nachbars, in welchem die Fenster sich befinden, noch von einer anderen Seite Licht, so ist es genug, wenn der Neubau nur so weit zurücktritt, dass der Nachbar aus den ungeöffneten Fenstern des zweiten Stockwerks den Himmel sehen könne.

Ein Obertribunalsbeschluss (Bd. V, pag. 166) hat diese Bestimmung leider noch eingeschränkt; dieser sagt: „Es genügt, wenn es dem Nachbar auf irgend eine Weise und in irgend einer Stellung möglich, in verticaler Richtung den Himmel zu sehen."

kleinen Apparat, den er den **Raumwinkelmesser** nennt
(s. Fig. LXXVIII).

.Man denke sich von einem Punkte C einer beleuchteten
Tischfläche alle Grenzstrahlen gezogen, welche, die Kanten
der Fenster, eventuell der gegenüberliegenden Dächer
streifend, noch gerade auf freien Himmel treffen. Alle diese
Strahlen begrenzen in ihrer Gesammtheit eine körperliche
Ecke mit der Spitze in C; den Inhalt dieser Ecke nennt
Weber den **Raumwinkel** (ω). Beschreibt man von C

Fig. LXXVIII.

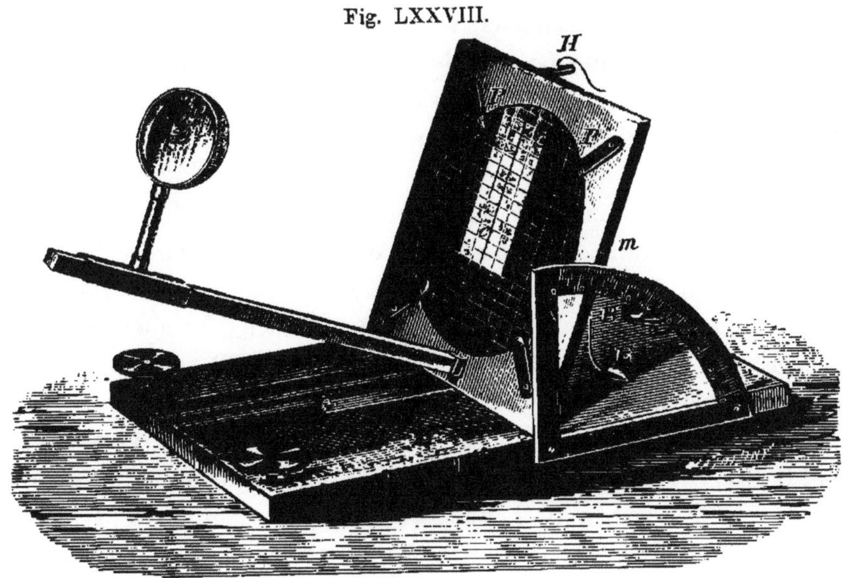

L. Weber's Raumwinkelmesser.

(als Mittelpunkt) eine Kugeloberfläche von beliebigem Radius,
so wird der Raumwinkel ein gewisses Stück dieser Oberfläche ausschneiden.

An Stelle des beleuchteten Punktes C wird nun eine
Linse von 11·4 Cm. Brennweite gesetzt, hinter sie ein
Papier, auf dem ein Netz von Quadraten gezeichnet ist,
die 2 Mm. Seite haben; auf diesem entsteht natürlich ein
umgekehrtes Bild des von dem Platze zu sehenden Stückes
Himmel, welches man einzeichnet. Jedes Quadrat der Figur

entspricht der Einheit, welche zur Ausmessung des Raumwinkels zu Grunde zu legen ist, und wird als **Quadratgrad** bezeichnet.*)

---

*) Wenn wir sagen, ein ebener Winkel beträgt 5°, so verstehen wir eigentlich darunter, dass er $^5/_{360}$ aus der Peripherie eines Kreises herausschneidet, der um den Scheitelpunkt des Winkels gelegt ist, und den man willkürlich in 360 Theile (Grade) getheilt hat. Wenn wir nun analog eine beliebige um die Spitze des Raumwinkels beschriebene **Kugelfläche** in 41.000 unter sich gleiche Flächenstücke theilen und z. B. ermitteln, dass unser Raumwinkel 13 solcher Flächenstücke herausschneidet, so würde $^{13}/_{41 \cdot 000}$ eine Zahl sein, die wir als Maass für die Grösse des Raumwinkels benutzen können; man könnte auch kurzweg 13 sagen und sich den stets gleichen Nenner 41.000 hinzudenken, ähnlich wie die 360 beim ebenen Winkel.

Wenn man nun eine Kugel von 57·3 Mm. Radius construirt, so hat der Aequator derselben 360°, deren jeder 1 Mm. Länge zeigt. Zeichnet man nun ein Quadrat von 1 Mm. Seite, also 1 Qmm. auf dieser Kugel auf, so kann man dieses einen **Quadratgrad** nennen. Die Oberfläche dieser Kugel würde 41.253 solcher Quadratgrade enthalten.

Nimmt man den Radius der Kugel doppelt so gross, also 114·6 Mm., so wird die Grösse eines Quadratgrades dargestellt durch ein Quadrat von 2 Mm. Seitenlänge, also durch 4 Qmm., deren 41.253 wieder so gross wie die ganze, durch Verdoppelung des Radius jetzt viermal so gross gewordene Kugeloberfläche sind.

Wollen wir uns die Grösse eines Quadratgrades am Himmel veranschaulichen, so müssen wir uns ein die Sonnenscheibe einschliessendes Quadrat denken; dasselbe würde, da der Sonnendurchmesser etwa $^1/_2$° beträgt, dem 4. Theil eines Quadratgrades entsprechen.

Denkt man sich nun nach **Weber** an Stelle des hellen Himmels lauter helle Scheiben von der Grösse eines Quadratgrades, so ist klar, dass die Helligkeit eines Platzes im Zimmer proportional der Anzahl der von letzterem aus sichtbaren Quadratgrade sein muss und mithin auch dem für jenen Platz construirten, auf freien Himmel treffenden Raumwinkel. Ferner sieht man, dass jene hellen

Mit Hilfe des in Fig. LXXVIII abgebildeten Instrumentes*) kann man nun den Raumwinkel ω (in Quadratgraden ausgedrückt) und den Elevationswinkel α messen.

Die Grundplatte G des Apparates wird mit Hilfe der Fussschrauben und des Lothes E, welches von einem an der Platte P befestigten Halter H herunterhängt, auf dem zu untersuchenden Platze horizontal aufgestellt. Zu dem Zwecke ist die um ein Charnier drehbare Platte P so zu stellen, dass die an ihr befindliche Marke m auf den Nullpunkt des Gradbogens B zeigt. Das Loth E soll alsdann auf eine in G angebrachte Spitze einspielen. Bei dieser Aufstellung würde ein im Horizonte befindlicher Lichtpunkt sein Bild durch die Linse L genau auf einen kleinen Stift c werfen, welcher auf P befestigt ist. Die der Linse zugewandte Seite von P wird alsdann mit einem in Quadrate von 2 Mm. Seitenlänge eingetheilten Papier bedeckt, welches theils durch den Stift c, theils durch einige kleine Messingfedern festgehalten wird.

Wenn nun die Brennweite der Linse so gewählt ist, dass bei einem Abstand derselben von 114·6 Mm. ein scharfes Bild z. B. von einer im Horizonte befindlichen Sonnenscheibe auf dem getheilten Papier entstände, so würde dieses auf den Stift c fallende Bild gerade in einem Quadrat-

---

Scheiben eine horizontale Tischfläche um so besser beleuchten werden, je höher sie über dem Horizont stehen, oder je grösser der Sinus des Elevationswinkels der einzelnen Scheiben über dem Horizont ist.

*) Das Instrument ist für 30 Mark zu beziehen von Schmidt & Hänsch in Berlin, Stallschreiberstrasse, und von Opticus Heidrich in Breslau, Schweidnitzer Strasse 27. Letzterer arbeitet auch nach meiner Angabe Modelle zur stereometrischen Veranschaulichung des Raumwinkels, die für hygienische und augenärztliche Vorlesungen die Darstellung der vorliegenden, etwas complicirten Verhältnisse erleichtern.

millimeter Platz haben, oder das Bild einer viermal so grossen Scheibe von der Grösse eines Quadratgrades würde den Platz eines der kleinen Quadrate von 2 Mm. Seitenlänge einnehmen.

Die Ablesung der Marke m an dem Gradbogen B würde den Winkel α ergeben, der in diesem Falle $= 0^0$ ist. Stände dieselbe helle Scheibe höher am Himmel, so würden wir die Platte P so lange drehen, bis das Bild wieder auf c fällt, und die Ablesung der Marke m würde jetzt einen von Null verschiedenen Werth des $\angle\,\alpha$ ergeben. Von einem durch Fensterkreuze und gegenüberliegende Häuser unregelmässig begrenzten Stück Himmel, welches von der Tischfläche im Innern eines Zimmers sichtbar ist, wird ein ebenso unregelmässig gestaltetes Bild auf P entworfen werden.

Wenn wir nun die Umrisse dieses Bildes mit einem Bleistift nachzeichnen und die Zahl der Quadrate desselben auszählen, beziehungsweise deren Bruchtheile schätzen, so erhalten wir unmittelbar den Raumwinkel ω, welcher der Grösse des sichtbaren Himmelsstückes entspricht, in Quadratgraden. (Hier wirkt natürlich Höhe und Breite des Fensters zusammen.)

Um die Nachzeichnung zu erleichtern, ist das getheilte Papier auf eine um c drehbare kreisrunde Scheibe aufgezogen, die so eingestellt wird, dass die Linien möglichst genau mit den Contouren des Fensters zusammenfallen. Was die gleichzeitige Ermittelung von α betrifft, so müsste man streng genommen für alle einzelnen Theile des sichtbaren Himmelsstückes eine gesonderte Einstellung machen, indem man die Bilder genau auf den Stift c fallen liesse. Für die praktische Anwendung ist es indessen vollkommen ausreichend, einen mittleren Elevationswinkel α zu suchen. Dies wird am einfachsten dadurch erreicht, dass man die Platte P so weit dreht, bis das Bild des zu messenden Himmelsstückes möglichst gleichmässig um c gruppirt ist, was mit Hilfe der Theilstriche auf dem Papier mit ausreichender Sicherheit abzuschätzen ist. Die Ablesung der Marke m giebt dann den mittleren Elevationswinkel.·

Das Product $\omega \sin \alpha$ kann als der reducirte Raumwinkel (d. h. reducirt auf eine wagrechte Fläche) bezeichnet werden; dasselbe giebt also eine Zahl an, welche, wenn man von dem diffusen Licht der Wände absieht, als relatives Maass für die Helligkeitsgüte eines Platzes gelten kann. Ausserdem ist noch eine kleine Correction nöthig, falls die Brennweite für näher liegende Gegenstände, z. B. sehr nahe dem Fenster, grösser als 114 Mm. wird, oder falls die Brennweite des Glases nicht genau 114 Mm. ist.

Schreibt man sich die Logarithmen von $\sin 1{-}90^0$ ab und benutzt man die 4stelligen Heidelberger Logarithmen, so ist die Berechnung von $\omega \sin \alpha$ in einer Minute beendet.

Ich gebe hier ein concretes Beispiel der Rechnung, da der Weber'sche Apparat die grösste Verbreitung und Verwendung in Schulen und Arbeitssälen verdient.

Stellte ich denselben 9 Meter gegenüber dem ersten Fenster in dem zweifenstrigen Hörsaal Nr. I der Universität, in dem ich über Hygiene des Auges lese, auf einen Tisch, so bildeten sich beide Fenster wie in Fig. LXXIX ab. Man sieht die Schornsteine und Dächer der jenseits der Oder gelegenen Fabriken und Häuser sich unten abbilden. (Wie viel Licht die Fensterkreuze nehmen, ist hier gut auszumessen möglich.) Bei der Zeichnung des ersten Fensters musste das Papier 11^0 von der Senkrechten abweichen

($< a = 11^0$); die Brennweite betrug, da die Linse nicht
ganz genau gearbeitet war, nicht 114, sondern 110 Mm.
($f = 110$) und die Anzahl der vom Himmel erleuchteten
Quadrate war 85 ($\omega = 85$).

Fig. LXXIX.

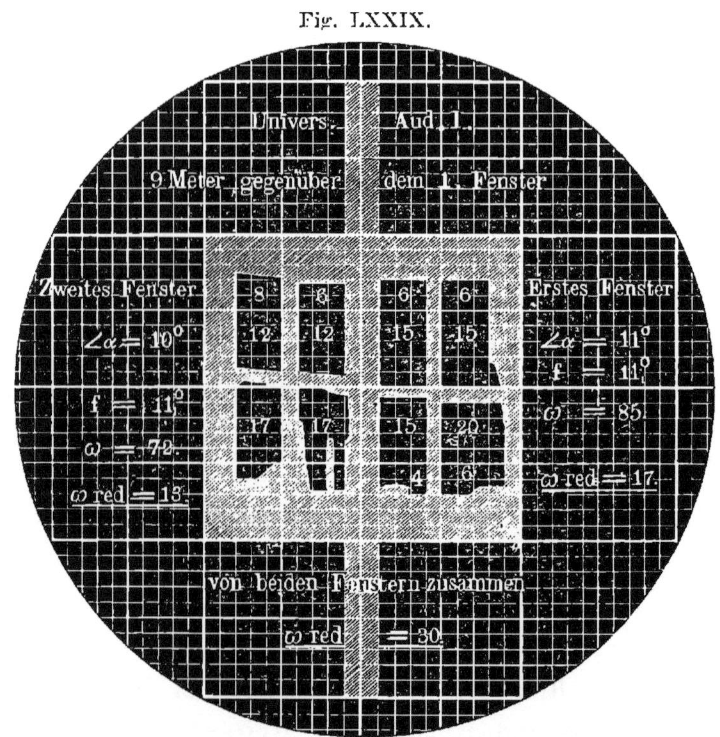

Raumwinkelzeichnung.
(Durch ein Versehen ist hier $f = 11^0$ statt $f = 110$ eingeschrieben.)

$$\begin{aligned}
\text{Nun ist log sin } 11^0 &= 9\cdot280 \\
+ \text{ log } f^*) \quad &- 0\cdot035 \\
+ \text{ log } 85 \quad &= 1\cdot929 \\
\hline
\text{log. } & 1\cdot244 \\
\text{Antilog. } & 17\cdot58
\end{aligned}$$

*) In einer Hilfstabelle hat W e b e r die %, um welche f bei
verschiedenen Brennweiten vermehrt oder vermindert werden muss,
berechnet; bei $f = 110$ sind 8·4% zu addiren = log. 0·035. — Wenn
die Linse genau geschliffen ist, handelt es sich nur um ganz unbedeutende Correctionen.

Also für das erste Fenster: ω red. = 17 Quadratgrade. Nun wird dieser Platz aber auch noch vom zweiten Fenster aus beleuchtet; hier finden wir Winkel $\alpha = 10^0$, $f = 110$ und $ω = 72$; das giebt ω red. = 13. Der Platz hat also von beiden Fenstern zusammen 17 + 13 = 30 Quadratgrade Raumwinkel.

4. Beziehungen von Raumwinkel und Helligkeit.

Mit diesem Raumwinkelmesser habe ich nun alle Plätze ausgemessen, an denen ich vorher photometrische Prüfungen vorgenommen. Ich stelle hier nur die Anzahl von Classen zusammen, in denen der $\angle$ ω an hellen Plätzen $< 300^0$ und $> 300^0$ war. Da finden wir in

El 11 Classen	$< 300^0$ und	6 Classen	$> 300^0$
Ma 12	$< 300^0$	8 „	$> 300^0$
Jo 1	$< 300^0$	16	$> 300^0$
Bü 0 „	$< 300^0$	13	$> 300^0$

An den dunklen Plätzen jedoch war ω = 0^0 in 20 Classen des Elisabeth- und Magdalenen-Gymnasiums (!). dagegen nur in 1 Classe im Johanneum und in keiner Classe der Bürgerschule.

In einer ganz neuen Dorfschule in Maria-Höffgen bei Breslau, welche auf freiem Felde ohne jedes gegenüber liegende Haus steht und 4 Fenster hat, zeigte der dunkelste Platz noch ω = 116^0, also bedeutend mehr, als viele der hellsten Plätze in den alten Stadtschulen, die nur ω = 40^0 bis 70^0 hatten.

Natürlich ist ω grösser in den höheren Etagen, am schlechtesten im Parterre. In das Parterre dürfen daher nur die Lehrer- und Schuldienerwohnungen, die Bibliothek, kleinere Cabinete und die Aula (die jetzt überall das beste Licht im obersten Stockwerk hat und so selten benützt wird) kommen; die Classen aber lege man möglichst hoch hinauf!

Die Reflexe der gegenüberliegenden Häuser und Dächer vermehren oft den Raumwinkel um $30—90^0$; dagegen wird ω durch die Blätter der Bäume verringert, oft selbst um 24^0.

War $\angle \omega = 0^0$, so schwankten die Helligkeiten in 20 Classen an trüben Tagen zwischen $h < 1$ und $h = 3\cdot4$, an hellen Tagen zwischen $h = 1\cdot7$ und $h = 8\cdot5$ Meterkerzen. Dieses Licht ist also nur von den Wänden reflectirt.

War $\angle \omega < 20^0$, so war h meist $= 2—5$, selten freilich auch $= 19$,

war $\angle \omega = 21—40^0$, so war $h = 3\cdot3—3\cdot5$,

war $\angle \omega = 41—60^0$, so war $h = 12—19$,

war $\angle \omega = 60—100^0$, so war $h = 10—38$ Kerzen an dunklen Tagen.

Es stellte sich also folgendes Endresultat heraus: An Plätzen, auf welche gar kein Himmelslicht fällt, deren Raumwinkel also 0^0 ist, beträgt die Helligkeit *(h)* an trüben Tagen 1—3 Meterkerzen *(Mk)*, die also nur von den reflectirenden Wänden des Zimmers herrühren. Ist der Raumwinkel kleiner als 50 Quadratgrade, so ist die Helligkeit an trüben Tagen kleiner als 10 Meterkerzen; ist der Raumwinkel aber grösser als 50 Quadratgrade, so hat der Platz selbst an trüben Tagen mehr als 10 Meterkerzen.

5. Nothwendige Lichtmenge für Arbeitsplätze.

Welches Minimum von Beleuchtung sollen wir für einen Arbeitsplatz verlangen? Schon in meiner Schrift „Ueber den Beleuchtungswerth der Lampenglocken" (Wiesbaden 1883) habe ich pag. 69 Versuche über die Schnelligkeit des Lesens bei verschiedenen

Helligkeiten mitgetheilt. Ein Mensch mit gesunden Augen liest bei gutem Tageslicht am Fenster von der Bourgeoisschrift der „Breslauer Zeitung" (etwa Snellen $1 \cdot 0$ an Grösse entsprechend) auf 1 Meter Entfernung (also fast ohne jede Accommodation) 16 Zeilen in einer Minute laut vor, ebensoviel, wenn das Blatt durch künstliches Licht eine Helligkeit von 50 Meterkerzen hat. Wird die Zeitung nur so schwach beleuchtet, dass $h = 2\ Mk$, so werden höchstens 6 Zeilen mühsam, bei 10 Kerzen nur 12 Zeilen gelesen. 50 Kerzen würden also das Wünschenswerthe sein; 10 Kerzen betrachte ich als Minimum, da die Lesbarkeit dabei nur $^3/_4$ der normalen beträgt.

Die Helligkeit von 10 Meterkerzen ist keineswegs gross. Man kann sich von derselben eine Vorstellung machen, wenn man ein Blatt Papier horizontal an eine Stearinkerze bringt; der Punkt des Papieres, welcher sich 15 Cm. unter und 20 Cm. seitlich von der Flamme befindet, hat $h = 10$, d. h. ist so hell beleuchtet, als würden ihm 10 Normalkerzen in 1 Meter Entfernung senkrecht gegenübergestellt. —

In jeder Classe liess ich auch von Kindern, die vorzügliche Sehschärfe hatten, am dunkelsten Platze Jäger's Lesetafel Nr. 1 lesen, welche etwa der feinen Schrift Nr. $0 \cdot 5$ von Snellen (siehe oben pag. 196) entspricht. Im Magdalenen-Gymnasium waren 9 Classen, in denen diese Schrift nur bis 15—25 Cm. statt bis 30 Cm. erkannt wurde, im Johanneum und der Bürgerschule keine solchen. Hier existirten 12 Classen, wo selbst am dunkelsten Platze Jäger Nr. 1 noch bis 40—50 Cm. fliessend gelesen wurde. Die Plätze, an denen 30 Cm. Fernpunkt nicht erreicht wurde, hatten an trüben Tagen weniger als 10 Meterkerzen; auch deswegen nehme ich $h = 10\ Mk$ als Minimum der nöthigen Beleuchtung an.

Die photometrischen Prüfungen sollten in allen Classen wiederholt werden; der Lehrer der Physik könnte sie leicht ausführen. — Wenn es gelänge, ein kleines billiges Photometer nach Weber's Methode herzustellen, das nur auf 10 Meterkerzen eingestellt wäre, so würde Jedermann in einem Augenblick bestimmen können, ob ein Arbeitsplatz hell genug beleuchtet sei oder nicht. —

Da, wie ich oft genug beobachtete, an trüben Tagen der Arbeitsplatz weniger als 10 Kerzen zeigt, wenn der Raumwinkel kleiner als 50 Quadratgrade ist, so erklärte ich schon 1884 jeden Platz zum Schreiben und Lesen für ungeeignet, dessen Raumwinkel weniger als 50 Quadratgrade zeigt.

Zu demselben Schlusse gelangte Wachs im Jahre 1889; nur an denjenigen Plätzen der Classen in Rostock, welche obiger Forderung entsprachen, fand er ein genügendes Resultat der Sehproben.

Ich schlage daher vor, mit Weber's Raumwinkelmesser in jedem Schulzimmer, Hörsaal oder Arbeitssaal von der Wand aus so weit zum Fenster hinzugehen, bis der Platz 50 Quadratgrade ergiebt. Freilich darf man dabei nicht vergessen, dass der Sinus des Elevationswinkels in Rechnung kommen muss: um nun jede Mühe zu ersparen, lasse ich die den verschiedenen Elevationswinkeln von 5—90^0 zugehörige, alsdann 50 Quadratgraden in der Horizontalen entsprechende Zahl von Quadratgraden in einer kleinen Tabelle auf dem Instrumente befestigen und weiss also sofort, ob ich die Grenze der 50 Quadratgrade erreicht habe. Wäre z. B. der Winkel $\alpha = 30^0$, so müssten 100 Quadratgrade, wäre er $= 20^0$, so müssten 146, wäre er $= 10^0$, so müssten 288 Quadratgrade an dem Platze, der noch tauglich wäre, abgezählt werden können. Und das Abzählen ist nicht sehr mühsam, da je 25 und je 100 Quadrate des quadrirten

Papieres (siehe oben Fig. LXXIX) durch den Druck stärker markirt sind.

Hier folgt die auf dem Instrumente zu befestigende Anweisung zur Raumwinkelmessung an Arbeitsplätzen:

„Der kleinste zulässige Raumwinkel (ω) für einen Arbeitsplatz soll 50 Quadratgrade betragen. Werden weniger Quadrate vom Fenster beleuchtet, so ist der Platz zur Arbeit unbrauchbar. Die Elevation (α) muss aber als sin α mit in Rechnung gezogen werden.

„Der auf die Ebene reducirte Raumwinkel soll also sein $\omega \sin \alpha = 50$. Folglich ist $\omega = \dfrac{50}{\sin \alpha}$. Ist z. B. der Elevationswinkel $\alpha = 30^0$, so muss dem kleinsten zulässigen Raumwinkel ein direct gemessener Raumwinkel von $\dfrac{50}{\sin 30^0} = \dfrac{50}{1/_2} = 100$ entsprechen.

„Für einen brauchbaren Arbeitsplatz müssen also mit dem Apparate gefunden werden bei

Elevat. $\angle \alpha$	Quadratgrade ω	Elevat. $\angle \alpha$	Quadratgrade ω	Elevat. $\angle \alpha$	Quadratgrade ω	Elevat. $\angle \alpha$	Quadratgrade ω
5	574	15	193	25	118	40	78
6	478	16	181	26	114	44	72
7	410	17	171	27	110	48	67
8	359	18	162	28	107	50	65
9	320	19	154	29	103	56	60
10	288	20	146	30	100	60	58
11	262	21	139	32	94	65	55
12	240	22	134	34	89	70	53
13	222	23	128	36	85	80	51
14	207	24	123	38	81	90	50

Wenn man in der geschilderten Weise die Zimmer prüft, so ist es leicht, in den Grundriss derselben eine

Linie zu zeichnen, welche die Grenze angiebt, an der
der Raumwinkel kleiner als 50^0, der Arbeitsplatz
also unbrauchbar wird. Schraffirt man den unbrauch-
baren Theil des Zimmers, so kann sich Jedermann mit
einem Blicke von der Nothwendigkeit überzeugen, Classen
ganz oder theilweise zu beseitigen. In der Berlin. klin.
Wochenschr., 1885, Nr. 51, habe ich solche Zeichnungen
betreffs der Hörsäle unserer Universität veröffentlicht; ein

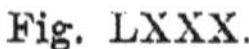

Fig. LXXX.

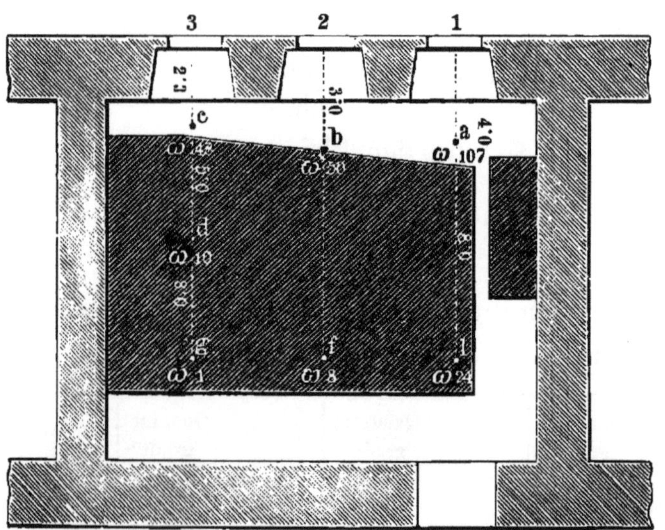

Zoologischer Hörsaal der Breslauer Universität.

Blick lehrt, dass sämmtliche Auditorien im 1. und 2. Stock,
die eine Tiefe von über 10 Meter haben, nur bis 5·5 oder
6 Meter vom Fenster brauchbar sind.

Einer der schlechtesten Hörsäle ist der zoologische,
obgleich er im 3. Stock liegt. Fig. LXXX zeigt die Plätze,
welche $\omega < 50^0$ haben, schwarz schraffirt. Im vorderen Theile
haben die Plätze nur bis 4 Meter, im mittleren bis 3 Meter
und im hinteren nur bis 2·5 Meter vom Fenster 50 Quadratgrade, während die letzten Plätze der Tische in den drei

Theilen des Zimmers 8 Meter vom Fenster bei l 24 Quadratgrade, bei f 8 Quadratgrade und bei g nur 1 Quadratgrad
zeigen.

Auch Studtmann hat diesen Minimumwinkel von 50^0
bei seinen Messungen in Göttingen 1890 zu Grunde gelegt
und in der Centralvolksschule $46^0/_0$ der Plätze ungenügend
gefunden.

Von grösstem Einflusse sind die Fensterkreuze (siehe
Fig. LXXIX); sie nahmen 35 bis $50^0/_0$ Raumwinkel in vielen
Classen fort. Studtmann sah auch in Göttingen Classen, in
denen sie 25—45 Quadratgrade füllten. Man wird also sehr
dünne eiserne Pfeiler statt der mächtigen Holzkreuze
in Zukunft anbringen müssen, wie schon oben angedeutet.

Obgleich ich diese Thatsache bereits vor 7 Jahren veröffentlichte, ist soeben (im Sommer 1891) in Breslau ein
grosses städtisches Volksschulhaus auf der Fürstenstrasse
und ein zweites auf der Tauenzienstrasse fertiggestellt
worden, dessen Fenster durch dicke Fensterkreuze in 4
grosse und durch hölzerne Längs- und Querleisten in 24
resp. 16 kleine getheilt worden sind!

Auch die breiten Zwischenpfeiler zwischen den
Fenstern verfinstern ausserordentlich. Während z. B. in
der gut beleuchteten Quarta des Magdalenen-Gymnasiums
1 Meter vom Fenster $\angle \omega = 743^0$ und $h = 400$ Kerzen
gefunden wurde, zeigte sich nur 0.9 Meter vom Fensterrande
entfernt hinter dem Pfeiler $\angle \omega = 62^0$ und $h = 10$ Kerzen.
Man vermeide also alle architektonischen Ver-
zierungen und mache die breitesten, dicht an
einander liegenden Atelierfenster!

Auch das Anlaufen der Fenster, sowie die Doppelfenster
wirken erheblich auf die Helligkeit. Natürlich muss, wie schon
oben betont wurde, bei allen Schulbauten aufs Strengste

darauf gesehen werden, dass weder früher, noch später ein Haus vorgebaut werde! —

Dass es natürlich nicht die günstige Tagesbeleuchtung allein macht, ist klar. Just in Zittau, welcher in Secunda eines Gymnasiums, das erst 1871 erbaut worden und sehr helle Zimmer enthielt, doch $80^0/_0$ Myopen fand, meint, dass hier die vielen häuslichen Arbeiten, die oft bei sehr ungünstigem Lichte ausgeführt werden, schuld seien. Auch Maiweg fand in Hagen in den neuerbauten Schulen oft mehr Myopen als in den schlechten (eine Statistik giebt er freilich nicht); er zog die erbliche Disposition heran, die er bei $90^0/_0$ in einer Töchterschule nachweisen konnte. —

Das darf uns aber durchaus nicht abhalten, die beste Beleuchtung unserer Classen anzustreben. Es ist auch erwähnenswerth, dass Florschütz die Abnahme der Myopie in den Coburger Schulen von 21 auf $15^0/_0$ auf die neuen „Schulpaläste" bezieht, und dass Seggel die günstigen Resultate im bayerischen Cadettenhause zum Theil von der guten Beleuchtung herleitet. Er fand nämlich hier vom 13.—19. Lebensjahre nur eine Zunahme der Myopenzahl um $14^0/_0$, in den Gymnasien dagegen um $28^0/_0$. Allerdings weist Seggel zugleich auf die günstige Vertheilung der Arbeitszeit im Cadettenhause hin, indem Freistunden und körperliche Uebungen in passender Weise zwischen die Unterrichtsstunden eingeschoben werden.

6. Prismen und Spiegel vor den Fenstern.

Um in alten finsteren Schulzimmern mehr Licht zu erhalten, hat Förster vorgeschlagen, grosse Prismen vor die Fenster zu bringen, die das Himmelslicht tiefer in die Classen hineinleiten sollen. Er sagt: „So gut wie Fresnel durch seine Prismen das Licht der Leuchtthürme zwingen konnte, wagrecht zu gehen, statt nach oben und nach unten, so muss es sich auch ermöglichen lassen, einen

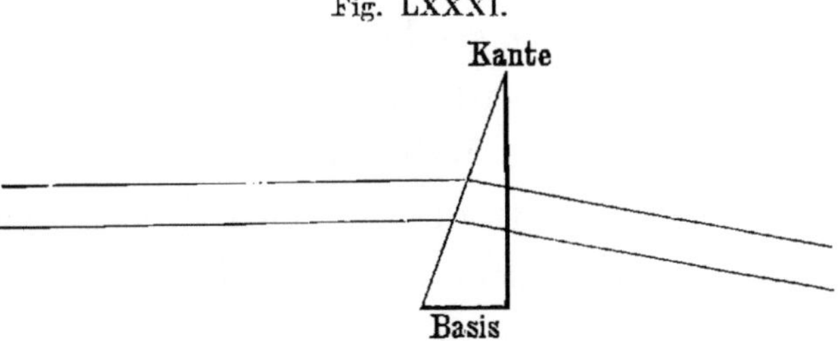

Ablenkung der Lichtstrahlen durch ein Prisma nach der Basis.

Theil des Himmelslichtes, der sonst das Strassenpflaster trifft, auf die dunklen Stellen der Schulzimmer hineinzuleiten."

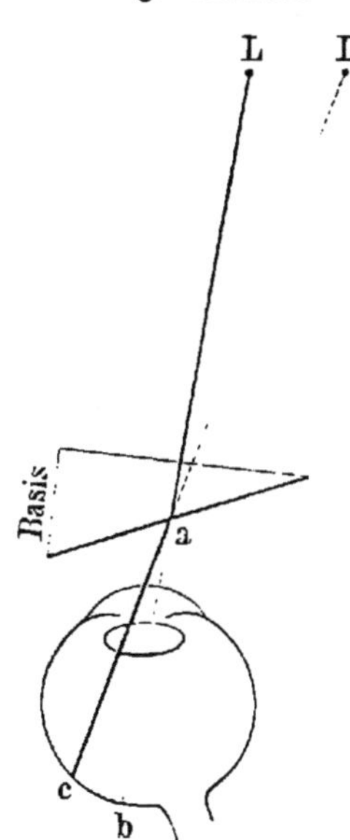

Wirkung eines Prismas mit der Basis nach aussen. Der Lichtstrahl La geht nicht weiter nach ab, sondern er wird nach aussen, nach ac, zur Basis hin gebrochen; folglich sieht ihn das Auge nach L_1, d. h. nach innen hin verschoben.

Bekanntlich unterscheidet man bei einem Glasprisma (Fig. LXXXI und Fig. LXXXIII p) den breiteren Theil, die Basis *(B)*, und ihr gegenüber die Kante, den brechenden Winkel *(w)*. Die Lichtstrahlen werden durch ein Prisma stets nach der Basis hin gebrochen; sie werden also von einem Auge, das sich hinter dem Prisma befindet, nach der Kante hin verschoben gesehen (Fig. LXXXII). Ein Licht, das oben steht, wird tiefer gesehen durch ein Prisma, dessen Winkel nach unten vor das Auge gehalten wird.

Stellt man nun in der Nähe des Fensters ein Prisma auf, dessen brechender Winkel *(w)* nach unten gerichtet ist, so erscheint durch dasselbe die Dachkante des gegenüberliegenden Hauses um viele Meter nach unten gerückt. In Fig. LXXXIII wird der Lichtstrahl *ap* durch das Prisma nach *ph* verschoben; ein Auge, das sich in *h*, in dem dunklen Theile des Zimmers befindet, würde also die Dachkante *a* des gegenüberliegenden Hauses in der Richtung nach *y* verschoben sehen; das gegenüberliegende Haus würde ihm also etwa 10 Meter niedriger erscheinen.

Befindet sich anstatt des einfachen Prismas ein ganzes System von Prismen (etwa in einem Rahmen von 60 bis 100 Cm. im Quadrat) vor der Fensterfront, so wird durch dieses das Himmelslicht von oberhalb des lichtabsperrenden Hauses in den dunklen Theil des Zimmers geleitet. Das Prismensystem selbst erscheint einem Auge, das von dem dunklen Zimmer hin sieht, wie eine grosse Oeffnung in der gegenüberliegenden Hauswand, von welcher das Himmelslicht ausströmt.

Die Aufstellung der Prismen muss stattfinden so hoch als möglich, damit die aus ihnen austretenden Strahlen unter möglichst grossem Einfallswinkel auf die Schultische fallen; ferner muss sie unterhalb des unteren Grenzstrahles der Fensteröffnung (Fig. LXXXIII unter *ac*) stattfinden, um nicht Strahlen, die direct vom Himmel in das Fenster gelangen, abzusperren.

In der Breslauer Universitäts-Augenklinik hat Förster solche Prismensysteme im Untersuchungszimmer vor den obersten Fensterscheiben anbringen lassen; sie haben 64 Cm. lange Basis, sind in 12 Schichten über einander in eisernen Rahmen aufgehängt und haben einen Winkel von 25^0. Ohne diese Prismen betrug die Beleuchtung der Snellen'schen an der Wand befestigten Buchstaben mit dem Weber'schen Photometer gemessen 39 Meterkerzen, nach Anbringung der Prismen jedoch 51 Meterkerzen.

Dass durch diese sinnreiche Methode finstere Locale heller werden, steht ganz fest. Bisher ist noch in keiner

Schule ein Versuch gemacht; er dürfte vielleicht zunächst noch zu theuer sein; denn bei jedem Fenster, welches aus 12 Prismen von je 64 Cm. Länge besteht, kosteten (nach gefälligen Privatmittheilungen des Herrn Prof. Förster) die Prismen 144 Mark, der Rahmen mit Vorrichtung zum Aufhängen 31 Mark; der Preis eines Prismenfensters betrug also 176 Mark.

Dagegen sind in England in engen Strassen schon lange verstellbare Spiegel vor den Fenstern angebracht, die das Himmelslicht in das Zimmer führen. Der Glasermeister Krähnert in Breslau (Grosse Groschengasse 13) fertigt solche verstellbare grosse Fensterspiegel für 40 bis 45 Mark pro Fenster an. Ich fand mit dem Photometer, dass ein Platz 3 Meter vom Fenster ohne Spiegel 65, mit dem Spiegel 130 Kerzen, also das doppelte Licht hatte. Ein Platz 6 Meter vom Fenster erhielt statt 12 Kerzen 20 durch den Spiegel. Diese einfache und billige Vorrichtung dürfte also für alte finstere Schulen empfehlenswerth sein, ist auch endlich in mehreren finsteren Parterreclassen in Breslau angebracht worden. — Natürlich müssen diese Spiegel, welche dem Staube und Regen ausgesetzt sind, häufig gereinigt werden. Hier zeigt sich wieder der oben pag. 149 und 150 gerügte Uebelstand der mangelnden Reinlichkeit in unseren Schulen. Scheint es doch kaum glaublich, dass vor Kurzem der Spiegel vor den Fenstern einer Gymnasialclasse aus Mangel an Personal von den Schülern selbst gereinigt werden musste und dabei zerbrach! —

Richtiger ist es jedenfalls, auf Kunstmittel, wie Spiegel und Prismen, zu verzichten und die finsteren Classen schleunigst zu cassiren.

7. Lage der Fenster nach der Himmelsrichtung.

Unter 724 Fenstern in 166 Classen Breslaus fand ich im Jahre 1865: 171 östlich, 133 westlich, 210 nördlich, 210 südlich. Es ist also früher ohne jede Ueberlegung in dieser Hinsicht gebaut worden. Es kann aber gar keinem Zweifel unterliegen, dass ceteris paribus die auf der Südseite gelegenen Fenster der Stube mehr Licht zuführen als die auf der Nordseite. Wie wesentlich der Grad der Beleuchtung von dieser Lage der Zimmer abhängt, geht am besten daraus hervor, dass eine Anzahl Schüler der Zwinger-Realschule in Breslau, welche in einer nördlich gelegenen Classe meine Leseproben nicht auf die normale Entfernung erkannten, dies in einem südlich gelegenen Zimmer bei gleicher Fenstergrösse, gleichem Stockwerke und gleich freier Umgebung wohl vermochten.

Die beste Beleuchtung wird stets eine östliche oder südliche sein, denn die Strahlen der Morgensonne durchwärmen das Zimmer angenehm, und gegen zu warme oder helle Sonnenstrahlen kann man sich durch Vorhänge schützen. Gegen Fenster nach Westen spricht der Umstand, dass der Nachmittagsunterricht zu kurze Zeit währt, als dass man gehörigen Nutzen aus ihnen ziehen könnte. Ich bleibe bei meiner vor 26 Jahren ausgesprochenen Ansicht, dass in einer Schule nie zu viel Licht sein könne. Auch Javal kämpft für die reichlichste Beleuchtung; er sagt sehr richtig: „Man muss eine Schule mit Licht überschwemmen, damit an dunklen Tagen der dunkelste Platz der Classe hinreichend hell sei."

Die meisten Autoren sind für Anlage der Fenster nach Osten oder Südosten, so Zwez, Varrentrapp, Falk, Pappenheim, auch Javal und Baginsky; nur Lang, Reclam und Förster sind für die Richtung nach Norden, gegen welche der Umstand spricht, dass dann die Zimmer kälter sind, und dass selbst an trüben Tagen, wie ich photometrisch nachweisen konnte, vom Südhimmel mehr Licht in die Zimmer gelangt als vom Nordhimmel. Freilich lässt sich andererseits nicht leugnen, dass, wie Förster hervorhebt, bei den Nordzimmern keine Fenstervorhänge nothwendig sind; das ist in Schulzimmern nicht zu unterschätzen, wo der Kampf mit den Sonnenstrahlen an Tagen, wo Sonnenschein und Bewölkung wechseln, recht lästig wird.

8. Die Zahl und Grösse der Fenster.

Sie ist natürlich von der allergrössten Wichtigkeit. Je weniger Fenster und je kleiner sie sind, desto dunkler das Zimmer. Ich fand Fenster, die nur 42 Zoll hoch und nur 30 Zoll breit waren. Nimmt man eine Fensterhöhe von 80 bis 100 Zoll, eine Fensterbreite von 50 bis 60 Zoll und ein solches Fenster, das also 4000—6000 Quadratzoll Glas enthält, für 20 Schüler an, so kommen auf jeden Schüler 200—300 Quadratzoll Glas. Ich hatte anfangs nicht die Maasse der Bodenfläche aller Classen, deren Schüler ich untersuchte, sondern nur die Schülerzahl, musste mich daher anfangs auf eine solche Berechnung beschränken. —

Mit Recht hat man verlangt, lieber das Verhältniss des Fensterglases zur Bodenfläche festzustellen. Ich habe daher vorgeschlagen, dass auf 1 Quadratfuss Grundfläche mindestens 30 Quadratzoll Glas kommen sollen, d. h. 1 Glas auf 5 Bodenfläche. Solche Zimmer zeigten sich, wenn nicht dicht gegenüber hohe Häuser lagen, genügend hell.

Statt dessen fand ich einzelne Classen, bei denen noch nicht 200 Quadratzoll Glas und viele, bei denen noch nicht 100 Quadratzoll auf ein Kind kamen. Andererseits freilich

sah ich Classen, in denen mehr als 370 Quadratzoll Glas
auf einen Schüler kamen, und die doch bedeutend finsterer
waren als die vorigen, weil gegenüberliegende hohe
Gebäude das Licht nahmen.

Wie weit man aber in Europa, selbst auf den Weltausstellungen, von der Erfüllung der hygienischen Wünsche
entfernt war, bewiesen mir Messungen, die ich in der
Pariser Weltausstellung 1867 vornahm; dort kamen
in der preussischen Schulstube auf 1 Quadratfuss Grundfläche nicht 30, sondern nur 16·7, in der amerikanischen
freilich 32·2 Quadratzoll Glas. In der Wiener Ausstellung
1873 fand ich auf 1 Quadratfuss Grundfläche in der portu-
giesischen Schulstube 17·6, in der amerikanischen 20·6, in
der Schule aus Norköping 25·7, in einer österreichischen
Schule 26·5, in einer Schule aus Schön-Priesen 28·6, erst im
schwedischen Schulhause 32, im Modell der Franklin'schen
Schule zu Washington aber 52·8 Quadratzoll Glas.

Ein Fortschritt ist unleugbar; denn auf der Pariser
Ausstellung im Jahre 1878 kamen in dem Ferrand'schen
Schulhause 60 Quadratmeter Glas auf 55 Quadratmeter
Grundfläche, d. h. etwa 1 Glas auf 1 Bodenfläche;
es war die best beleuchtete Classe, die ich in meinem Leben
gesehen habe.

Nach den Zusammenstellungen von Baginsky verhält
sich die Glasfläche zur Grundfläche in Frankfurt a. M.
(nach Varrentrapp) in der katholischen Volksschule
wie 1 : 8·9, in der Mittelschule wie 1 : 10, in der höheren
Bürgerschule wie 1 : 8·7 und in der israelitischen Realschule wie 1 : 9·8; in der Crefelder Volksschule (nach
Buchner) wie 1 : 5; in den Berliner Schulen (nach Falk)
wie 1 : 9 : 8 : 7; nach den Verordnungen des sächsischen
Cultusministeriums vom 3. April 1873 wie 1 : 6 : 5; nach
der württembergischen Verfügung vom 28. December 1870

wie 1 : 6 : 4; nach der königl. technischen Baudeputation in Berlin, die meinen Minimumvorschlag annahm, wie 1 : 5; nach dem Frankfurter Gutachten soll sie $\frac{1}{2}$ der Langseite des Zimmers betragen.

Natürlich darf man nur immer die reine Glasfläche rechnen und die Fensterkreuze und Verkleidungen nicht mit in Betracht ziehen. Varrentrapp klagt, dass den Mangel an Licht in den Frankfurter Schulen zum Theile die „schönen" Pfeiler verursachen, zum Theile die ein Drittel der Fensteröffnungen einnehmende Architektur und das solide Holzwerk; Fensteröffnung und Glasfläche stehen in den Frankfurter Schulen im Verhältnisse von 40 : 26, 24, 29. — Die Fenster dürfen nicht im Spitzbogen, sondern nur rechteckig ausgeführt werden!

Wichtig ist es auch, um die Helligkeit im Zimmer zu vermehren, dass die Pfeiler zwischen den Fenstern nicht rechtwinklig, sondern nach dem Zimmer zu abgeschrägt seien; nur nach unten hin darf diese Abschrägung nicht stattfinden, damit das Licht nicht zu tief unter die Tischfläche falle und nicht durch Reflexion störe. Der unterste Rand des Fensters darf nicht tiefer als 1 Meter über dem Fussboden sein; mögen die Fenster statt dessen um so höher sein!

Denn wie zu geringe Beleuchtung kann auch perverse Beleuchtung schädlich sein, auf welche zuerst Adolf Weber 1881 in seinem ausgezeichneten Referate die Aufmerksamkeit lenkte. Wie schädlich das excentrisch einfallende Licht sein muss, folgt schon aus dem Beschatten der Augen durch die Hutkrempe oder die Hand. Weber meint, dass in Folge der allseitigen Bestrahlung ein übermässiger Gebrauch von Sehroth (siehe oben pag. 21) stattfinde, welches ja von dem Netzhautepithel erzeugt die Aussenglieder der Stäbchen erfüllt und so die Netzhaut zur Aufnahme des Bildes vorbereitet. Mit der Anhäufung dieses Sehroths, welches nach der Stärke der Ausbleichung an Stelle des Bildes 2—3 Stunden zum Wiederersatz bedarf, hängt die Wahrnehmungsfähigkeit der Netzhaut innig zusammen, wenn auch hierin nicht geringe, selbst organisch bedingte Unterschiede herrschen. Dunkelfarbige Augen, bei denen die Pigmentschicht voller entwickelt ist, erfreuen sich einer energischeren Production und daher einer höheren Wahrnehmungsfähigkeit der Netzhaut als hellfarbige. Daraus schliesst Weber, dass auch die allgemein weniger pigmentirten Kinderaugen durch perverse Lichtverhältnisse schneller erschöpft werden. —

Ein weiterer ungünstiger Einfluss der letzteren liegt nach Weber in der Auslösung höherer, der Entfernung des Objectes widersinniger Refractionszustände, indem die durch vermehrten Lichteinfall erzeugte Zusammenziehung der Pupille von einer gleichzeitigen Zusammenziehung des Accommodationsmuskels begleitet ist, welche ein Heranrücken des Objectes verlangt. Dazu kommt noch, dass 1—3$^0/_0$ der Schulkinder an Hornhautflecken leidet, und dass diese durch seitliches Licht, das von den Flecken über die Netzhaut zerstreut wird, noch viel schlechter sehen. — Meiner Ansicht nach ist aber die perverse Beleuchtung in Schulen immer noch nicht so gefährlich als die zu geringe.

Es scheint mir am besten, dass man ähnlich wie in photographischen oder Malerateliers die ganze linke Seite durch Fenster ersetzt, die nur durch kleine eiserne Pfeilerchen von einander getrennt werden. Bei einstöckigen Gebäuden lässt sich das ganz gut thun; Ferrand hat dies in seinem Schulhause auf der Pariser Weltausstellung 1878 bewiesen; aber auch in mehrstöckigen Häusern ist es möglich. Auch in alten dunklen Schulclassen können die breiten, lichtraubenden Mauerpfeiler leicht durch schmale eiserne ersetzt werden.

9. Die Lage der Fenster in Bezug auf den Schreibenden.

Jeder Mensch weiss, dass er am besten beim Schreiben sieht, wenn das Licht von links einfällt. Kommt es von rechts, so fällt der Schatten der Hand auf die Schrift, und man muss sich daher derselben mehr nähern. Als ich unsere Schulen auf diesen Punkt prüfte, befanden sich 106 Fenster rechts vom Schreibenden, 62 vorn, 93 hinten und 463 links. In vier Classen waren die Fenster nur vor oder hinter den Schülern angebracht; in 43 Classen unter 166 gab es rechts vom Schreibenden Fenster; allerdings nur in 3 ausschliesslich zur Rechten. Durch Umstellung der Subsellien wurde in wenigen Minuten Alles verbessert. — So fand auch Ellinger im physiologischen Hörsaale zu Würzburg im Jahre 1858 die Bänke so aufgestellt, dass die Schreibenden das Licht von rechts erhielten. „Ohne Zweifel“, sagt Ellinger, „wurde jedes Jahr einmal in diesem Hörsaale der bekannte Satz von der Beleuchtungsintensität und dem Quadrate der Entfernung erläutert, dass also bei Beschattung des Papiers ein grösseres Netzhautbild, also eine grössere Annäherung des Auges zum Papier erforderlich sei, und zwar nicht im einfachen, sondern im quadratischen Verhältnisse. Es ist leicht begreiflich, dass hierdurch bleibende Myopie entsteht und dass durch solche Gleichgiltigkeit die jungen Mediciner nicht eben daran gewöhnt werden, für sich und später für ihre Clienten das beste Licht beim Schreiben aufzusuchen. Nach neuerdings (1876) eingezogener Erkundigung stehen die Bänke im physiologischen Hörsaale in Würzburg heute noch so, wie sie vor 24 Jahren der Schreiner hingestellt hat. In einer halben Stunde und ohne

jegliche Inconvenienz hätten Bänke und Katheder umge-
dreht werden können." Das ist freilich 1890 in dem neuen
Prachtbau in Würzburg geschehen.

Wenn ich den 7. Theil aller Fenster zur Rechten der
Schüler in Breslau fand, so zeigt dies, wie wenig die
Verordnung der königlichen Regierung zu Breslau vom
24. Januar 1856 befolgt wurde, welche sagt: „Die Aufstellung der Subsellien in Classenzimmern hat möglichst so
zu erfolgen, dass den Schülern das Licht zur linken Seite
kommt." — Falk fand in der Mehrzahl der Berliner Schulen,
Baginsky daselbst überall die Fenster zur Linken.

Wenn die Fenster sich nur vor den Schülern befinden,
so haben nur die auf den ersten Bänken sitzenden Kinder
genügend Licht. Wenn nun ausserdem Fenster zur Linken
sind, so wirken die vorderen Fenster wohl zur allgemeinen
Erhellung mit, stören jedoch dadurch, dass die Schüler
beim Blick auf die zwischen oder vor den Fenstern angebrachte Wandtafel von dem von vorn einfallenden Lichte
geblendet werden, und weil es schwierig, oft unmöglich ist,
Schrift oder Zeichnung auf einer so aufgestellten Tafel zu
erkennen.

Fenster, die sich hinter dem Schreibenden befinden,
schaden den Kindern nicht, wenn ausserdem noch links
genügend Fenster vorhanden sind; dagegen blenden sie nach
Thomé den Lehrer und erschweren ihm die Beaufsichtigung der Classen. —

Die meisten Autoren neigen der Ansicht zu, dass die
Fenster der Schulzimmer nur zur Linken anzubringen
seien. Von Frankreich aus ist dagegen der Vorschlag der
doppelseitigen Beleuchtung gemacht worden, um
überhaupt mehr Licht in die Classen zu schaffen und auch
um die Classen besser zu ventiliren. Wir fanden ein solches
Schulzimmer 1878 auf der Pariser Ausstellung von dem

Ingenieur Ferrand ausgestellt. Derselbe gab freilich zu, dass gleich grosse Fenster rechts und links vom Schüler schädlich sind; er nahm daher von Dr. Galezowski in Paris ein „Eclairage bilateral avec intensités lumineuses différentes“ an. Zur Linken des Kindes ist ein ungemein grosses Fenster von 10 Meter Höhe, zur Rechten ein anderes von nur 5 Meter Höhe hoch oben angebracht; dadurch kommt das meiste Licht von links; es giebt keine Lichtkreuzungen auf dem Tische, da das rechts gelegene Fenster nur 5 Meter weit von der Decke herabreicht; der Schatten fällt von links nach rechts beim Schreiben und doch kommt mehr Licht im Ganzen in die Classe, als bei einseitiger Beleuchtung. Ich konnte in der That in diesem Zimmer nichts Schädliches von der Beleuchtungsart sehen. — Auch Förster meint, man schreibe dem „Doppellicht“ mysteriöser Weise schädliche Eigenschaften zu, die nicht zu erweisen seien. „Das stärkste Doppellicht ist offenbar unter freiem Himmel vorhanden; denn hier kommt das Licht von allen Seiten. Wer könnte behaupten, dass dieses Licht dem menschlichen Auge nicht adäquat wäre? In einem Erker liest und schreibt sich's ganz gut.“

Auch Javal findet für grosse Schulzimmer die einseitige Beleuchtung nicht ausreichend; für kleinere genügen nach ihm Fenster auf der Nordseite.

Das Ideal des Augenarztes werden stets Glasdächer für Schulzimmer sein, wie solche längst in Amerika existiren. Schon vor 24 Jahren habe ich den Wunsch nach solchen ausgesprochen (pag. 118 meiner Untersuchungen). In neuerer Zeit sind sie besonders warm von Gross in Ellwangen für Schulbaracken empfohlen worden; auch giebt er Abbildungen. Mit vollem Recht sagt er, dass Jeder, der einmal in einer modernen Weberei war, sich überzeugt haben muss, dass es bei dieser Glasdachbeleuchtung im

riesigsten Saale keine dunklen Winkel giebt.*)
Auch Javal hält das Glasdach für das Beste. Freilich
könnten dann die Schulen nur einstöckig sein, und das
dürfte sich in grossen Städten wegen der Theuerung des
Platzes kaum erreichen lassen. Wenigstens sollte man aber
Oberlicht einführen in den Zeichensälen, die ja im
obersten Stockwerke untergebracht werden können, ferner
nach Guillaume's Rath in Zimmern, in denen geogra-
phischer Unterricht ertheilt wird, und nach Weber's Vorschlag in den Handarbeitssälen der Mädchenschulen.

10. Die Umgebung des Schulhauses.

Es ist selbstverständlich, dass die beste Lage der
Fenster in Bezug auf Himmelsrichtung, dass die grössten und
breitesten Fenster und eine ausreichende Anzahl derselben
doch nicht für eine gute Beleuchtung genügen, wenn Bäume
oder nahestehende hohe Häuser oder gar hohe Kirchen den
Zimmern das Licht rauben. Zwez hat schon 1864 ange-
geben, dass die Höhe des gegenüber der Schulstube liegenden
Hauses nicht wesentlich schadet, wenn sie von einem
Fensterbrette des Schulzimmers gemessen und berechnet
20 bis 25⁰ nicht übersteigt. Javal verlangte 1878 mit
Recht, dass der Abstand der gegenüberliegenden
Gebäude doppelt so gross sein muss als die Höhe
derselben. Trélat wünschte 1881, dass die Breite der
Strasse gleich der $1^1/_2$fachen Höhe der gegenüberliegenden
Gebäude sei, da dann Himmelslicht selbst ins Erdgeschoss
bis auf 1 Meter Höhe über dem Erdboden fallen muss.

---

*) In der glänzend beleuchteten Weberei von Rosenthal in
Schweidnitz sah ich am Dache 3 Reihen Glasscheiben von je 1·66
Meter Höhe und 41 Meter Länge, d. h. 204 Quadratmeter Glas auf
768 Quadratmeter Bodenfläche.

Die sorgsamsten mathematischen Berechnungen über diese Frage findet man in dem ausgezeichneten Vortrage von Franz v. Gruber über die Versorgung der Gebäude mit Sonnenwärme und Sonnenlicht. (Wochenschrift des österreichischen Ingenieur-Vereines, 1888; auch in den Arbeiten des hygienischen Wiener Congresses von 1887, Anhang zum Thema XI.)

· In Frankreich hat das Unterrichtsministerium im Jahre 1882 eine Commission berufen, welche sich mit der Beleuchtung der Schulzimmer sehr eingehend beschäftigte und hauptsächlich betonte, dass — da das Licht, welches vom Himmel auf den Platz fiele, das Wesentlichste sei — jeder Schüler ein Stück Himmel sehen müsse, das mindestens 30 Cm. vom oberen Ende der Glasscheibe des oberen Fensters entspräche. Dann wäre nach meiner Berechnung bei einem Platze, der 6 Meter vom Fenster gelegen (und das ist wohl allgemein jetzt die grösste Tiefe eines Schulzimmers) der Winkel ungefähr 3^0. —

Förster hat 1884 „einige Grundbedingungen für gute Tagesbeleuchtung in den Schulsälen" aufgestellt. In diesen heisst es:

„In jedem Parterrezimmer, welches nach einer mässig (12—20 Meter) breiten und mit dreistöckigen Häusern besetzten Strasse hinausgeht, sieht man bei trübem Wetter und zur günstigsten Tageszeit, d. h. Mittags, dass sich auf dem Fussboden eine beleuchtete, näher dem Fenster gelegene Partie deutlich von einem dunklen Theile abhebt, der weiter vom Fenster zurückliegt. Dieser dunkle Theil erhält sein Licht nur von den dem Fenster gegenüberliegenden Häusern, der helle Theil bekommt sein Licht wesentlich vom bewölkten Himmel. Ist die Strasse 20 Meter breit, und sind die gegenüberliegenden Häuser 20 Meter hoch, so erstreckt sich — in der Tischhöhe — die beleuchtete

Partie nur etwa bis 3 Meter weit ins Zimmer hinein. Der
ganze übrige Theil des Zimmers ist so dunkel,
dass er selbst dann zum Lesen und Schreiben
sich nicht eignet, wenn die ganze Fensterwand
aus einer Spiegelscheibe von 3 Meter Höhe besteht, wie zahllose Parterreläden beweisen." Förster
veranschaulicht die Verhältnisse durch folgende lehrreiche
Fig. LXXXIII.

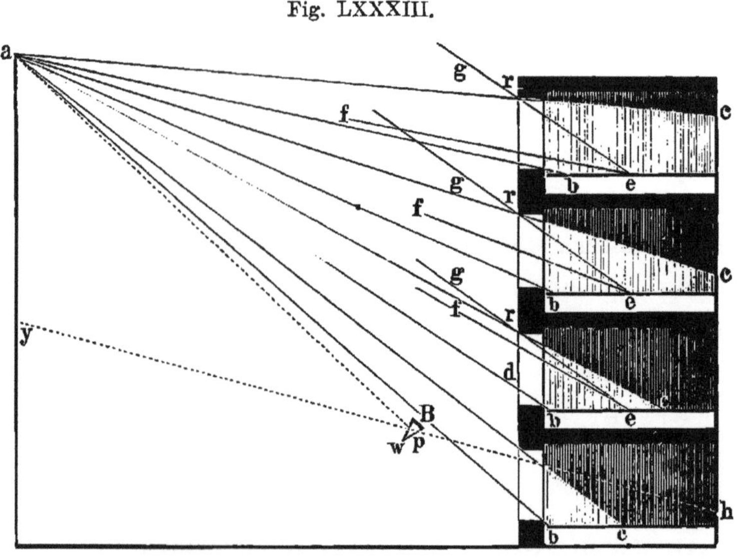

Fig. LXXXIII.

∠ *acb* Einfallswinkel und ∠ *feg* Oeffnungswinkel nach Förster.
Maassstab 1 Mm. = 25 Cm. *p* Prisma, *B* Basis, *w* Winkel.

Sie stellt den Querschnitt einer 20 Meter breiten
Strasse dar, die links von einem 20 Meter hohen Gebäude,
rechts vom Schulhause begrenzt ist. In dem Schulhause
sind in vier Stockwerken vier Schulzimmer gelegen, die
7 Meter tiefe und 3 Meter hohe, bis $^{1}/_{4}$ Meter unter die
Zimmerdecke hinaufreichende Fenster haben, also sehr
günstige Verhältnisse bieten; die Pulte sind 0·75 Meter hoch.

Der tiefste lichtgebende Punkt des Himmels
liegt unmittelbar über der Dachkante des gegenüberliegenden

Hauses; dieser *(a)* sendet sein Licht am weitesten in die Zimmer hinein. Jeder andere Punkt des Himmels kann nur Theile des Zimmers bescheinen, welche dem Fenster näher liegen. Von dem Punkte *a* kann man sich also den Beleuchtungsbezirk des Zimmers construiren, indem man von ihm grade Linien, Grenzstrahlen, welche die obere und untere Fensterkante berühren, nach der Pultfläche zieht: *ab* und *ac*. Die zwischen diesen Linien befindlichen schraffirten Partien der Zimmer erhalten Himmelslicht, die ausserhalb derselben liegenden dunkler schattirten Theile bekommen nur Licht, das von den Wänden des gegenüberstehenden Hauses ausgeht.

Man sieht, dass im Erdgeschoss der zum Arbeiten geeignete Theil der Pultfläche nicht einmal bis zur Mitte des Zimmers reicht. Ist die Strasse nicht 20 Meter breit oder das gegenüberstehende Haus höher als 20 Meter, so wird der Beleuchtungsbezirk kleiner, ebenso, wenn die obere Fensterkante tiefer unter der Zimmerdecke liegt. — Im ersten Stockwerke des Schulhauses ist der Beleuchtungsbezirk schon grösser. Hier liegt seine Grenze nur noch 2 Meter von der gegenüberstehenden Wand ab; im zweiten Stock reicht sie schon an die Wand, $1\frac{1}{2}$ Meter vom Fussboden herauf; aber erst im dritten Stock wird der grösste Theil der Wand erhellt.

„Dunkle" Schulzimmer leiden also nach Förster daran, dass nur wenige Schülerplätze genügend hell sind. Eine Vergrösserung der Fenster nach oben würde in den unteren Stockwerken wenig nützen. Förster wünscht, ebenso wie Javal und Trélat, dass jede Stelle der Pultfläche, auf welcher der Schüler arbeiten soll, directes Himmelslicht erhalte. Die Helligkeit der Pultfläche ist abhängig von der Grösse des Himmelsstückes, welches von ihr sichtbar ist. Diese Grösse wird bestimmt durch zwei Linien;

die eine (Fig. LXXXIII *e f*) wird gezogen vom Pulte *(e)* nach der Dachkante des gegenüberliegenden Hauses *(a)*, die andere *(e g)* vom Pulte *(e)* nach dem oberen Fenster-rahmen *(r)*. Diese Linien *e f* und *e g* bilden einen Winkel, und wenn man sie verlängert, schliessen sie diejenige Partie des Himmels ein, welche dem betreffenden Punkte der Pultfläche Licht giebt. Diesen Winkel *f e g* nennt Förster den Oeffnungswinkel. Er wird um so grösser, je näher *e* dem Fenster liegt. Die geringste Grösse des Winkels, welche noch zu genügender Beleuchtung hinreicht, hat Förster empirisch als 5^0 bestimmt.

In der Fig. LXXXIII ist im Erdgeschoss der Oeffnungs-winkel $= 0$, im ersten Stock knapp 5^0, und ihm entspricht das oberste Stück der Fensterscheibe in etwa 60 Cm. Höhe; im zweiten Stock ist der Winkel 13^0, im dritten Stock 23^0. Ferner hat Förster empirisch gefunden, dass der Winkel, unter dem das Licht auf die Tischfläche fallen soll, der Einfallswinkel, mindestens $25^0 — 27^0$ betragen muss. Dadurch wird zugleich die grösste zulässige Tiefe des Zimmers bestimmt; sie darf nie mehr betragen als das Doppelte der Entfernung zwischen Pult-fläche und oberem Fensterrahmen.

Es ist klar, dass wir diese Zahlen für Neubauten von Schulen nützlich verwenden können; doch darf man nicht vergessen, dass es sich bei dem Förster'schen Oeffnungs- und Einfallswinkel immer nur um die Höhen der Fenster handelt, nicht um ihre Breite. Und dass diese gleichfalls eine hohe Bedeutung für die Erhellung eines Raumes hat, liegt auf der Hand, und diese können wir zu-gleich mit der Höhe mit Weber's Raumwinkelmesser — allerdings erst im fertigen Zimmer bestimmen.

Neue Berechnungen in dieser Beziehung würden für Neubauten von Schulen sehr werthvoll sein, zumal Franz

v. Gruber kürzlich nachgewiesen hat, dass je nach den Zimmerverhältnissen der Oeffnungswinkel auch kleiner als 5^0 sein darf, also kleiner als ihn Förster verlangt.

11. Fenstervorhänge.

So schädlich die Dunkelheit, so schädlich ist natürlich auch der Einfluss der glänzenden Sonnenstrahlen. Im Ganzen sind in unserem Klima bedeckte Tage ungleich häufiger als sonnige. Gegen das directe Sonnenlicht müssen Vorhänge benützt werden; freilich müssen diese richtig angebracht und in Ordnung sein. In den schwedischen Schulen auf der Wiener Weltausstellung 1873 waren Vorhänge aus feinen gelblichen Espenholzstäbchen von Federhalterbreite angebracht, die durch eine Schnur aufgezogen werden konnten; sie scheinen mir zu leicht gebrechlich. — In einem österreichischen Musterschulhause auf derselben Ausstellung sah ich Vorhänge aus derber ungebleichter Leinwand angebracht, die aber unten aufgerollt waren und nach oben gezogen werden konnten. Man musste freilich dabei das ganze Fenster verhängen, wenn nur von oben Sonnenstrahlen störend ins Zimmer gelangten. — In einem amerikanischen Schulhause der Wiener Weltausstellung fand ich hingegen eine ganz besonders sinnreiche und praktische Einrichtung. Die Stangen befanden sich in der Mitte des Fensters. Durch 4 Schnüre ohne Ende konnte man den Vorhang von der Mitte aus in die Höhe oder nach unten ziehen, das Fenster ganz verdunkeln und durch Auf- und Abziehen der Stangen selbst die Beleuchtung in jeder Weise regeln. Diese Befestigungsweise der Vorhänge wird von einer besonderen Gesellschaft, der Chicago courtain fixure company, besorgt. Die Vorhänge selbst waren von gelbem Wachstuch; grau wäre besser. Ein gutes Modell dieser Vorhänge hat

Dr. Schubert, Augenarzt in Nürnberg, angefertigt. Auch in Kopenhagen fand Hertel solche Schnurenapparate von Geismar & Co. an den Fenstern des 1889 vom Ministerium ausgestellten Volksschulhauses.

Förster meint: „Wenn die Vorhänge ihren Zweck erfüllen sollen, so müssten sie so beschaffen sein, dass sie die directen Licht- und Wärmestrahlen der Sonne abhielten, dabei aber selbst eine Lichtquelle abgäben, die der des hellbewölkten Himmels gleich käme. Der Erfinder solcher Vorhänge würde als Wohlthäter der Menschheit angesehen werden müssen; denn auch für zahllose Privatwohnungen wären solche Vorhänge von ausserordentlichem Vortheil. Am nächsten kommt diesem idealen sonnenschützenden Vorhange weisse, dichtgewebte Leinwand, doch wirkt sie zu blendend. Nächstdem wären vielleicht matte Glasscheiben in Erwägung zu ziehen, die jedoch bei direct auffallenden Sonnenstrahlen auch sehr blenden und an trüben Tagen, wo sie doch nicht ohne weiteres entfernt werden können, zu viel Licht entziehen. Alle grünen, grauen, blauen Vorhänge absorbiren, wenn sie dicht sind, zu viel Licht und machen die von den Fenstern entfernteren Plätze zu dunkel; sind sie dünn, so lassen sie zu viel Wärmestrahlen durch. Jalousien, Persiennen verfinstern viel zu sehr und sind ganz unbrauchbar. Bringt man die Vorhänge oberhalb der Fenster an, so beschränken sie gerade den für die Beleuchtung wichtigsten Theil der Fensteröffnung. Seitlich vorzuziehende Vorhänge schliessen in der Mitte schlecht. Thatsächlich sind alle Fenstervorhänge schwer in Ordnung zu halten gegenüber der Behandlung, die sie durch die Schuljugend erfahren." Dies und das lästige Auf- und Zuziehen der Vorhänge bei Wechsel von Sonne und Wolken veranlasste namentlich Förster, die Nordlage für Schulzimmer zu empfehlen, bei denen man gar keine Vorhänge braucht.

A. Weber in Darmstadt hält auch Vorhänge für absolut unpraktisch, da sie zu Zeiten, wo Sonne und Wolken schnell wechseln, nicht verwendbar seien; er rühmt als einziges, auch in anderer Beziehung vorzüglichstes Mittel nur „die matte Scheibung, deren Schliff einseitig und nur so oberflächlich ausgeführt werden kann, dass kaum eine Absorption von Licht statt findet". — Herzberg mass den Lichtverlust, den das Licht durch matte Scheiben erleidet, und fand ihn allerdings hoch: 27%.

Sehr überraschend waren mir selbst die Resultate meiner mit L. Weber's Photometer vorgenommenen Messungen des Lichtverlustes durch Vorhänge. Die üblichen grauen Staubrouleaux nahmen 87—89% Licht. Weisse, seitwärts zu ziehende Chiffonvorhänge nahmen nur 75 bis 82%. In dem Arbeitszimmer meiner Kinder habe ich die von H. Weckmann in Hamburg angefertigten, patentirten verstellbaren Vorhänge angebracht. Sie sind ähnlich den Holzjalousien, nur dass statt der Holzleisten kleine, mit grauem, durchscheinendem Stoffe überspannte Rahmen sich befinden, die man vertical, schräg und wagrecht stellen kann. In verticaler Stellung nahmen sie auf einem Platze, der 2 Meter vom Fenster lag, 91%, schräg 70%, horizontal nur 57% Licht. Sie sind daher sehr zu empfehlen; man würde vielleicht noch mehr Licht erhalten, wenn man sie mit weissem Stoffe überspannte.

Da man bei den Jalousien mit wagrecht liegenden Brettern, auch wenn sich ihre Distanz zur Brettbreite wie $7 : 10$ verhält, meist auf das vom Fussboden reflectirte Licht angewiesen ist, dies aber erheblich schwächer als das vom Himmel zurückgeworfene Licht ist, so leisten derartige Jalousien nur bei hohem Sonnenstande etwas.

Für mittleren und niederen Sonnenstand (unter 45^0) empfiehlt dagegen Knauff Jalousien, die senkrecht gestellt sind, weil sie auch Licht, das vom Himmel zurückgestrahlt ist, durchlassen. Diese Form sei für alle Fenster zu verwenden.

Ganz besonders schädlich sind Marquisen, die immer den obersten Theil des Fensters verdecken, der gerade das beste Himmelslicht bietet. Alle Vorhänge in Schulen müssen zur Seite oder so hoch ziehbar sein, dass sie bei Nichtgebrauch noch über dem oberen Fensterrahmen ruhen. Natürlich müssen sie jährlich mehrmals gewaschen werden (vergl. dagegen pag. 150).

Bei seitlicher Verschiebung hat Lehrer Baron in Breslau vor Kurzem eine billige und gute Vorrichtung angegeben, um trotz des Zuziehens einen genügenden Abstand von den Fenstern zu erhalten, so dass diese doch bequem geöffnet werden können. Die Vorhänge werden nämlich 50 Cm. von der Wand entfernt mittelst einiger in die Decke eingelassener Haken angebracht.

12. Die Farbe der Wände.

Sie darf weder blenden, noch dunkel sein; hellgrau ist wohl die beste Farbe. Je kleiner $\angle \omega$, desto heller muss das Grau sein. Es ist entschieden fehlerhaft, den Sockel der Wand dunkel anstreichen zu lassen. Im Magdalenen- und Elisabeth-Gymnasium in Breslau hat der dunkelbraune Sockel 1·5—2 Meter Höhe! Derselbe absorbirt also noch das wenige Licht, das überhaupt in die Classe fällt. Aus dem Grunde der Reflexbeleuchtung ist es auch wünschenswerth, dass die meist dunklen Ueberröcke, Mäntel und Hüte nicht in der Classe, sondern in Garderoben oder in verschliessbarem Flure vor der Classe aufgehängt werden, ganz abgesehen davon, dass der Aufenthalt in einem Raume, in dem 50—70 oft durchnässte oder bestaubte Mäntel hängen, der Gesundheit der Lehrer und Schüler nicht förderlich sein kann.

D. Künstliche Beleuchtung.

1. Gaslicht.

Die Ansprüche, welche in Bezug auf Verbesserung der künstlichen Beleuchtung in früherer Zeit von hervorragenden Männern gestellt wurden, müssen geringe gewesen sein. Als Beweis diene der wenig bekannte Vers, den Goethe*) ums Jahr 1814 schrieb:

„Wüsste nicht, was sie Besseres erfinden könnten,

Als dass die Lichter ohne Putzen brennten."

Eine grössere Erfindung betreffs der künstlichen Beleuchtung wünschte also ein Goethe nicht. Die Dunkelheit der Kerze scheint ihn weniger genirt zu haben, als die Unbequemlichkeit des Putzens. Und heute? Eine Putzscheere findet sich höchstens noch als Curiosität in einem Museum. Die Talglichter sind verbannt, das Oel wich dem Petroleum; wir haben Gas und elektrisches Licht, und immer noch bemühen sich bedeutende Männer, die künstliche Beleuchtung zu vervollkommnen.

In den Schulen finden wir meist Gas.

Glücklicherweise werden nur wenige Stunden in den öffentlichen Schulen bei künstlicher Beleuchtung gegeben; es wäre gewiss am wünschenswerthesten, wenn der Abendunterricht überhaupt ganz fortfiele, was bei den Volksschulen leicht durchzusetzen ist, bei den höheren Schulen aber auf Widerspruch der Pädagogen stossen würde. In

---

*) Band III, pag. 13. Cotta'sche Ausgabe, 1855. — Darüber, wann Goethe diesen Vers verfasst, fragte ich bei den ausgezeichneten Goethe-Forschern Bernays und v. Loeper an. Beide schrieben mir: „etwa 1812—1814." Genaueres findet man in meinem Vortrage „Ueber künstliche Beleuchtung", gehalten auf dem hygien. Congresse zu Berlin am 18. Mai 1883. Vierteljahrschr. des deutschen Vereins für öffentliche Gesundheitspflege, 1883.

unseren alten Schulgebäuden ist es obenein so finster, dass vielfach im Winter des Morgens 1—2 Stunden Gas gebrannt werden muss. Die Schulen, welche ich 1865 untersuchte, hatten sämmtlich Gas. In Classen mit 80 bis 90 Schülern fand ich gewöhnlich 2, höchstens 4 Flammen. Diese wenigen Flammen waren so unpassend angebracht, dass der Schatten des Oberkörpers einer Anzahl von Kindern auf das Papier fiel und daher eine bedeutende Annäherung des Auges an die Schrift nöthig machte, also zu Myopie Veranlassung geben konnte.

In keiner Classe waren die Flammen mit einem Schirm versehen, so dass allerdings der Raum über den Köpfen der Schüler hell, jedoch das Licht nicht auf die Tische concentrirt war. Auch in der Breslauer Universität gab es im Jahre 1867 nur offene Flammen in den Hörsälen, und erst nach Erscheinen meines Aufsatzes über die Augen der Breslauer Studenten wurden überall Schirme und Cylinder angebracht. Baginsky fand 1876 in den Berliner Schulen in Classen von 40 Schülern nur 4 Flammen.

Ueber die Zahl der Flammen schwanken die Rathschläge der Autoren bedeutend. Ich habe früher vorgeschlagen, für 16 Kinder eine Gasflamme zu geben. Falk erklärte diese Zahl für zu freigebig, Baginsky und Fankhauser für zu gering. Die sächsische Regierung bestimmte für 7 Kinder eine Flamme, Emmert wünscht für 12 Kinder bei den weiter auseinander stehenden neuen Bänken eine Flamme, Varrentrapp verlangt bei zweisitzigen Subsellien für 4 Schüler eine Flamme. Nach meinen weiteren Beobachtungen schliesse ich mich Varrentrapp an.

Offene Flammen sind vollkommen zu verbannen; denn das Flackern, die beständige stossweise Bewegung des Gasstromes verursacht einen schnellen Wechsel von stärkerer und schwächerer Beleuchtung und dadurch eine schädliche intermittirende Reizung der Netzhaut; die Augen ermüden dabei rasch. Keine Flamme darf daher ohne Cylinder bleiben. Gut wäre es wohl, wenn man die vielen gelben Strahlen des Gaslichtes durch blaue Cylinder schwächen könnte, allein es leidet durch dieselben wieder die Helligkeit. Um das Licht auf den Tischen zur Arbeit zu concentriren, sind durchaus Schirme oder noch besser Milchglasglocken zu empfehlen.

In kleineren Orten, wo noch kein Gas zu haben, welches ja gewiss der Reinlichkeit und der grösseren Helligkeit wegen ein gutes Schulbeleuchtungsmaterial bleibt, nehme man Petroleum, dessen Leuchtwerth sich (nach A. Vogel) zu dem des Gases verhält wie 87 : 100; Oel ist weniger zu empfehlen, weil sein Leuchtwerth zu dem des Gases nur 63 : 100 beträgt; allerdings ist das Oel nicht explosionsfähig. — Im Theresianischen Gymnasium zu Wien hat man Auer'sches Gasglühlicht eingeführt und ist damit zufrieden; mir erscheint dieses Licht zu theuer und nicht hell genug. — Das Albo-Carbonlicht erzeugt man bekanntlich, indem man Naphthalindämpfe in das Leuchtgas leitet; die Flamme wird dadurch sehr weiss, und man kann die Helligkeit des Gases bis zum 14fachen erhöhen. Das Kilogramm Naphthalin kostet nur 1 Mark und verbessert das Licht so wesentlich; da der Brenner nur zwei kleine Löcher von Stecknadelkopfgrösse hat, so spart man auch hier viel von dem theuren Gase; diese Beleuchtung ist also, namentlich in Verbindung mit Blechschirmen, in jeder Weise zu empfehlen; freilich muss man im Anfange darauf achten, dass die Flamme nicht russt.

Erismann, welcher in Petersburg unter 397 Pensionären 42%, unter 918 Externen der russischen Gymnasien aber nur 35% Myopen fand, glaubt, dass auch die „nicht selten spärliche und unpassend angebrachte künstliche Beleuchtung in den Pensionaten" eine Ursache der grösseren Myopenzahl sei. Auch Dor fand in Lyon unter den Pensionären des Lyceums $33^0/_0$, bei den Externen nur $18^0/_0$ Kurzsichtige.

2. Lampenglocken.

Mit Hilfe des Weber'schen Photometers sind wir jetzt glücklicherweise auch im Stande, den Beleuchtungswerth der Lampenglocken ziffermässsig zu bestimmen, indem wir messen können, wie hell es auf verschiedenen Plätzen eines Tisches ist, wenn derselbe von einer Flamme in bestimmter Höhe ohne Glocke beleuchtet wird, und wie die Beleuchtung dieser Plätze sich ändert, sobald verschiedene Glocken auf die Flamme gesetzt werden.

Diese wichtige und bisher noch unbearbeitete Frage habe ich vor 6 Jahren durch mehr als 500 Messungen zu beantworten unternommen. Die Einzelnheiten findet man in meinen „Untersuchungen über den Beleuchtungswerth der Lampenglocken" (Wiesbaden 1885); daselbst habe ich auch eine Tabelle gegeben, in der der Lichtgewinn und der Lichtverlust bei jeder Lampe und Glocke für jede Entfernung des Arbeitsplatzes leicht aufzufinden ist; hier können nur die Hauptresultate mitgetheilt werden.

Für Gasrundbrenner sind innen polirte oder weiss lackirte Blechschirme, Milchglasglocken, sogenannte Pariser Schirme, Glimmerschirme und neusilberne Reflectoren im Gebrauch. Gewöhnlich nennt das Publicum die Milchglasglocken fälschlich Porzellanglocken; es giebt aber keine Glocken von Porzellan, da sie zu theuer wären und zu viel Licht absorbiren würden; es existiren nur durchsichtige, mattirte und Milchglasglocken. Pariser Schirme nennt man diejenigen Milchglasglocken, welche unten Glasscheiben tragen, und zwar giebt es solche mit durchsichtigen, mattirten und Milchglasscheiben.

Recht lehrreich für Beleuchtung der Schulzimmer ist der Vergleich der polirten und lackirten Blechschirme.

Ich nahm 2 ganz gleich gearbeitete Blechschirme, die unten 46, oben 8 Cm. Durchmesser und 9 Cm. Höhe hatten, deren einer innen weiss lackirt, der andere innen polirt war, setzte sie über einen Gasrundbrenner, welcher an sich 15 Normalkerzen hatte, und fand, wenn die Flamme 1 Meter über dem Tische brannte, folgende Lichtstärken in Meterkerzen senkrecht darunter (0) und $\frac{1}{2}$ bis 2 Meter seitlich auf dem Tische:

Meter seitlich	0	0·5	1	1·5	2
Ohne Schirm . .	1	3	4	2	1
Mit lackirtem Schirm .	9	9	6	2	1
Mit polirtem Schirm	64	15	6	2	1

(Die Decimalbrüche sind der Einfachheit wegen hier fortgelassen.)

Der grosse Lichtgewinn durch einen polirten Schirm (der obenein noch 60 Pfennig billiger ist als der lackirte), leuchtet sofort ein, und es wird fortan wohl Niemand mehr einen innen lackirten Schirm für Schulen und Arbeitszimmer wählen.

Die trichterförmigen Milchglasglocken zeigen unter einander nur unbedeutende Unterschiede der Helligkeit, wenn auch ihre Höhe etwas verschieden ist. (Die im Folgenden genannten Zahlen beziehen sich stets nur auf eine Stellung der Flamme $\frac{3}{4}$ Meter über dem Tische.) Ich fand senkrecht unter ihnen etwa 30. $\frac{1}{2}$ Meter seitlich 17 bis 19, 1 Meter seitlich 6 bis 9, $1\frac{1}{2}$ Meter seitlich 2 Kerzen.

Der Papierschirm mit Glimmer giebt weniger Licht als die Milchglasglocken, nur 23 Kerzen; das meiste Licht

bringt der neusilberne halbkugelige Reflector, welcher einen
Platz senkrecht unter dem Brenner mit 260 Kerzen (!) erhellt.
Er ist zu empfehlen, wenn man die hellste Beleuchtung
auf kleinem Raume wünscht, also z. B. bei Schaufenstern;
zum Arbeiten ist er wegen unerträglicher Hitze leider nicht
verwendbar.

Die Lampenteller der Pariser Schirme rauben auffallend viel Licht, die matten Teller $33^0/_0$, die Milchglas-
teller sogar $46^0/_0$, wenn das Buch $1/_2$ Meter seitlich liegt.

Weit besser sind die sogenannten Augenschützer,
kleine Trichter, welche mit der engeren Oeffnung auf dem
Rande des Brenners aufliegen. Es giebt „überfangene" und
„Milchglasschützer"; erstere, welche nur auf der Innenseite
eine dünne Schicht Milchglas haben, sind die empfehlens-
wertheren; sind sie $1^1/_2$ Mm. dick, so rauben sie nur 3 bis
$6^0/_0$ Licht, sind sie aber 2 Mm. dick, so nehmen sie schon
13 bis $20^0/_0$; die Milchglasschützer aber absorbiren 18 bis
$29^0/_0$ Licht.

Ich würde die dünnen, überfangenen Schützer auch
den unten matten Cylindern vorziehen, da wir durch die
ersteren ja nicht verhindert werden, die praktischen unzer-
springbaren Glimmercylinder zu benützen.

Matte Glaskugeln, matte, oben offene Glas-
schalen und oben offene Milchglasschalen ver-
schlechtern die Beleuchtung auf allen Plätzen des Tisches;
man hat mehr Licht, wenn man den Brenner ganz ohne
Bedeckung lässt. Ich fand die Helligkeit in Meterkerzen

bei seitlicher Entfernung von	Meter				
	0·5	1	1·5	2	2·5
Ohne Glocke . .	11	6	3	2	1
Mit matter Kugel	9	5	3	2	1
Mit Milchglasschale	5	3	1	1	1
Mit matter Glasschale	10	4	2	1	1

Milchglasschalen bewirken also 40—60^0/$_0$ Lichtverlust auf dem Tische, und doch ist gerade diese Beleuchtungsart auch in vielen öffentlichen Localen (Cafés, Conditoreien) sehr verbreitet; sie wirkt auch noch besonders dadurch nachtheilig, dass in den offenen Schalen die Gasflamme ohne jeden Cylinder brennt, so dass das Lesen durch das beständige Flackern auf die Dauer unerträglich wird. —

Ich habe ferner zehn Petroleum-Tischlampen mit verschiedenen Brennern photometrisch geprüft; das beste Licht auf dem Tische gaben der Excelsiorbrenner, der Sonnenbrenner und der Rundbrenner der hygienischen Normallampe (von Schuster & Bär in Berlin). Es zeigten:

in Meter seitlicher Entfernung	0·25 ohne Glocke	mit Glocke					
		0·25	0·5	0·75	1	1·25	1·5
Excelsior	36	79	27	10	5	2	1
Sonnenbrenner	23	65	25	7	4	2	1
Hygienische Lampe .	—	56	25	10	4	2	1

Tulpen- und Kugelglocken sind auch auf Petroleumlampen beim Schreiben zu vermeiden; sie geben viel weniger Licht, als Trichterglocken.

Von Hängelampen empfehle ich die Mitrailleusen-Hängelampe von Wesp in Frankfurt a. M., die ich jahrelang im Arbeitszimmer meiner Kinder benützte. Diese Lampe hat 16 Dochte, die freilich sehr gleichmässig abgeschnitten und geputzt werden müssen, wenn die Lampe nicht rauchen soll; sie hat einen Brenner von 40 Mm. Durchmesser und ein Plättchen wie die Sonnenbrenner; über ihr befindet sich eine trichterförmige Milchglasglocke von oben 9 und unten 29 Cm. Durchmesser und 14 Cm. Höhe. Die Flamme hat 65 Mm. Höhe und giebt, nur mit dem Cylinder bedeckt, schon 22 Kerzen, also mehr als die beste Gasflamme. Hing die Lampe mit der Glocke

$^1/_2$ Meter über dem Tisch, so war die Helligkeit $^1/_4$ Meter
seitlich auf dem Tische 91 Kerzen (!), $^1/_2$ Meter seitlich
56 Kerzen und selbst $1^1/_2$ Meter seitlich noch 4 Kerzen.
Da sie in 1 Meter Umkreis noch immer 14 Kerzen giebt,
selbst wenn die Lampe 1 Meter in die Höhe geschoben
wird, so ist sie für Schulen sehr zu empfehlen. Aehnlich
ist die Herrmann'sche Blitzlampe, die noch bequemer
zu beschneiden ist, als die von Wesp.

Sehr gut sind die Wenhamlampen und die ihnen
ähnlichen Butzke'schen Gasbogenlampen. Die Wenham-
lampe beruht auf dem Princip des Siemens'schen Re-
generativbrenners, d. h. auf einer reichlichen Vorwärmung
der Luft und des Gases, so dass die Luft, welche die Verbrennung unterhält, die zur Verbrennung nöthige Wärme
nicht erst der Flamme selbst entziehen muss. Letztere ist
daher sehr weiss. Sie brennt nach unten, so dass das
volle Licht auf den Tisch fällt; sie hat 88 Kerzen. Wenn
sie in 1·5 Meter über dem Tische hängt, wird selbst noch in
2 Meter wagrechter Entfernung die Helligkeit von 10 Meterkerzen erreicht. Nach Weber's Messungen erhellt sie den
Raum unterhalb der Lampe so, dass senkrecht 88, in 44^0
noch 76 und selbst in 80^0 Elevation noch 57 Meterkerzen
vorhanden sind. Allerdings muss die Lampe erst 10 Minuten
vorgewärmt werden; die Hitze in ihrer Nähe ist sehr gross,
sie muss also hoch gehängt werden; der Preis von 85 Mark
ist bedeutend und die Anbringung etwas schwierig. Aber sie
giebt ein herrliches, weisses, ruhiges Licht, wirft keinen
Schatten nach unten und gestattet die völlige Abfuhr der
Verbrennungsgase; sie ist daher für grössere Arbeitssäle und
Bureaux sehr zu empfehlen. In neuester Zeit werden auch
kleine Wenhamlampen gearbeitet. (Beiläufig bemerke ich,
dass die neuen Clavierlampen mit innen vernickeltem
Reflector das Licht auf dem Notenblatte verdreifachen.)

Will man sich eine Vorstellung davon machen, wie hell es in verschiedenen Entfernungen von einer Flamme ohne Glocke ist, so benützt man am besten das folgende, von dem erfindungsreichen Prof. L. Weber angegebene Schema:

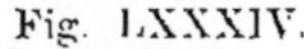

Fig. LXXXIV.

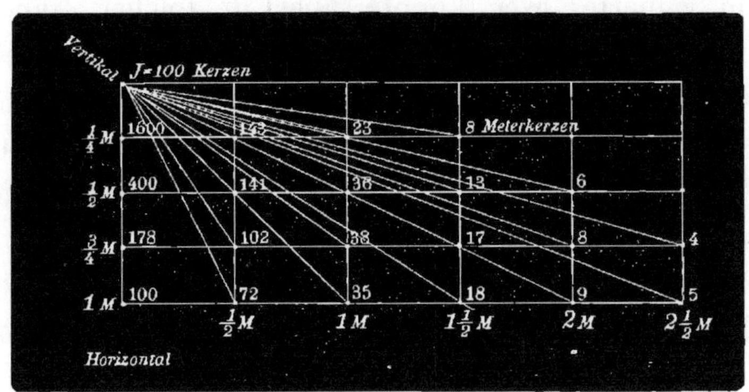

J bedeutet die Lichtintensität von 100 Kerzen; die horizontalen Linien befinden sich in Entfernungen von $^1/_4$, $^1/_2$, $^3/_4$ und 1 Meter unter der Flamme, die senkrechten Linien in Entfernungen von $1^1/_2$, 1, $1^1/_2$, 2 und $2^1/_2$ Meter seitlich von der Flamme. Die an jedem Punkte angeschriebene Zahl giebt an, wie viel Meterkerzen diesen Platz beleuchten würden, wenn eine Flamme von 100 Normalkerzen Stärke in J brennen würde. Es würde also z. B. dann ein Arbeitsplatz 1 Meter unter und 1 Meter seitlich von der Flamme nur noch 35 Meterkerzen Helligkeit haben.

Setzt man nun an die Punkte des Schemas die Zahlen, die ich in Tabellen für die verschiedenen Lampenglocken bei 100 Normalkerzen zusammengestellt habe, so hat man den Lichtgewinn an jedem einzelnen Arbeitsplatze. Es wäre wünschenswerth (und es wird gewiss dazu kommen), dass jeder Lampenfabrikant und Verkäufer ein solches Schema jeder Glocke beigeben möge, damit man sofort wüsste, wie viel Licht man an jedem Platze zu erwarten hat; die Schulvorstände sollten wenigstens von jetzt ab diese Berechnung stets beim Kaufe mit verlangen!

50 Meterkerzen würden, wie oben erwähnt, dem Tageslicht entsprechen; man würde sie bei jeder Stearinkerze erhalten können, wenn man derselben die Schrift bis 14 Cm. näherte; wer könnte aber in solcher Nähe der Flamme arbeiten? Wir haben jedoch eine ganze Zahl von Glocken, die uns auf dem Arbeitsplatze 50 Kerzen, ja sogar mehr liefern, uns also in die günstigen Verhältnisse des Tageslichtes versetzen. Die Glocken sind demnach überaus wichtige Factoren.

Wenn wir nun aber auch 50 Kerzen als das beste, als Ersatz des Tageslichtes bezeichnen, so verlangen wir doch nichts Unbilliges, wenn wir als Minimum der hygienischen Forderungen nur den fünften Theil derjenigen Lichtmenge aufstellen, bei welcher man ebenso schnell und ebenso weit wie am Tage liest.

Die Benützung einer Flamme und einer Glocke ist also nicht mehr zu billigen in einer Distanz, in der die Papierhelligkeit weniger als 10 Meterkerzen beträgt!

Die Helligkeit einer Meterkerze ist so gering, dass man bei ihr kaum eine Zeile Zeitungsschrift in 1 Minute entziffern kann, während ein Mensch mit gesundem Auge bei 50 Kerzen wie bei Tage durchschnittlich in 1 Minute 16 Zeilen in 1 Meter Entfernung laut lesen kann.

Nehmen wir also 10 Kerzen als Minimum, so überzeugen wir uns, dass schon in $^3/_4$ Meter Seitenabstand alle gebräuchlichen Petroleumlampen, ausser der hygienischen Normallampe und der Mitrailleusenlampe, nicht mehr zu empfehlen sind, dass vielmehr die anderen Petroleumlampen nur noch bis $^1/_2$ Meter horizontal brauchbare Beleuchtung liefern. Also selbst bei der besten Glocke dürfen Gas- und Petroleumflammen nicht weiter als $1/_2$ Meter seitlich zum Schreiben und Lesen benutzt werden.

Eine verschwenderische Beleuchtung der Arbeitsplätze in Schulen, im Hause und in Fabriken ist gewiss von grösster Bedeutung bei der Verhütung der Myopie; zu helles Licht können wir immer mässigen, aber gegen zu wenig Licht kann man sich nicht schützen; ich stimme daher mit Javal überein, welcher sagt: „Il n'y a donc jamais trop, il n'y a jamais assez de lumière artificielle."

Freilich lässt die künstliche Beleuchtung in Hörsälen oft noch viel zu wünschen übrig. So fand ich zunächst, dass in allen Auditorien der Universität zu Breslau nicht einmal die Hälfte aller Plätze die nöthigen 10 Meterkerzen Helligkeit hatten; nur dicht unter den 6 oder 8 Flammen sah ich 10—12 Meterkerzen, einmal höchstens 15 Meter- kerzen, an den Enden der Bänke aber nur 1—2 Meter- kerzen. Als Beispiel diene Fig. LXXXV, welche in Ziffern die Meterkerzen an den einzelnen Plätzen der Tische des Auditoriums II angiebt. Und hier fehlt noch der Kopfschatten auf dem Papiere! (Die Kreise bedeuten die Gasflammen.)

Da die Helligkeit auf dem Katheder 13 Meterkerzen gefunden wurde, so kann man die (allerdings den Kopf des Docenten sehr erhitzende) Kathederflamme für aus- reichend erklären; dagegen verdeckt dieselbe die hölzerne Wandtafel, die leider an einzelnen Stellen polirt ist und glänzt, an anderen abgebraucht und nicht dunkel genug ist. Ein dicker Kreideklex auf der Wandtafel zeigte nur 2 Meterkerzen, wenn die Glocke auf der Kathederflamme blieb, und nicht mehr als 6 Meterkerzen, wenn sie herunter- genommen wurde. Für Tafelzeichnungen wären Reflectoren, die die Tafel allein erhellen, nöthig. An keinem Eckplatz einer Bank fand ich 10 Meterkerzen. Alle Flammen standen zu hoch, 1·3—1·6 Meter über dem Tische; sie dürfen höchstens 1 Meter hoch angebracht sein.

Freilich treten an Arbeitsplätzen, besonders in Schulen, Schwierigkeiten ein bei künstlicher Beleuchtung, selbst wenn sie sehr splendid ist, einmal durch die mannigfachen Schatten der Hand und der Feder, welche von mehreren Lampen entworfen werden, und zweitens durch

Fig. LXXXV.

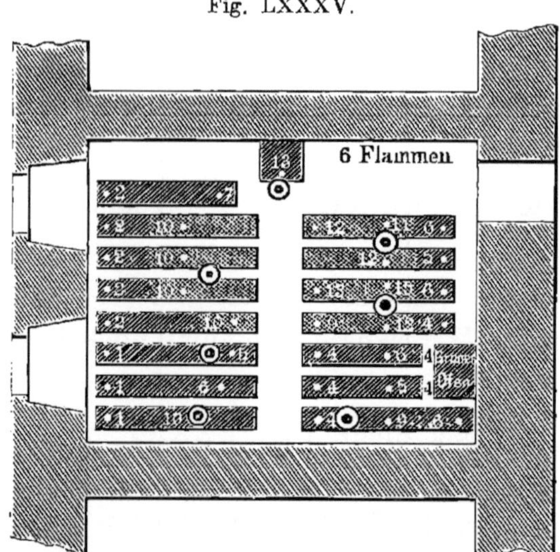

Helligkeit der Tische im Audit. II der Breslauer Universität in Meterkerzen bei Beleuchtung durch 6 Gasflammen.

den Schatten, den der Kopf des Schreibenden oder des Vordermannes auf das Papier wirft.

Trotz sehr vieler Lampen kann man diese Schatten nicht vermeiden. Um das Problem zu lösen, empfahl Trélat und später Erismann, das directe Licht durch indirectes, zerstreutes, dem diffusen Tageslichte ähnliches zu ersetzen. Letzterer brachte undurchsichtige Schirme unterhalb der Lampen an; diese werfen alles Licht nach der Decke und den oberen Theilen der Wände, so dass diese grossen beleuchteten Flächen dann selbst als Lichtquelle dienen. Durch sie wird jeder Schatten auf den Schultischen vermieden und die Augen der Schüler vor grellen Lichtcontrasten geschützt. Freilich muss nun auch für reichere Lichtmengen gesorgt werden, da ja ein grosser Theil des directen Lichts für den Schreibenden verloren geht. Erismann brachte daher in nur 1·5 Meter von der Decke in einem Musterschulzimmer auf der Ausstellung in Moskau 9 Lampen an und unter ihnen undurchsichtige, nach oben reflectirende Schirme von 55 Cm. Durchmesser, mit grossem Oeffnungswinkel; Decke und Wände wurden mit weissen Tapeten beklebt. Die Beleuchtung erschien jedem Besucher „sehr angenehm, äusserst wohlthuend, gleichmässig und mild, aber etwas schwach". Nirgend existirte ein Schatten; die Erhitzung der Köpfe war geringer als sonst, da die Lampen so hoch hingen. Auch Handarbeiten waren angenehm an den Tischen zu machen, mit Ausnahme des Nähens schwarzer Zeuge. — Mit Weber's Photometer fanden Erismann und Boubnoff in der Mitte aller vier Wände in der Höhe von 1·5 Meter über dem Boden 6·1 Meterkerzen, in der Mitte der Zimmerdecke 31 Meterkerzen, in der Mitte des Zimmerbodens 6·7 Meterkerzen und auf der Tischplatte des höchsten Subselliums 12·2 Meterkerzen.

Natürlich war die Beleuchtung um so besser, je höher die Tischplatte war; bei 48·5 Cm. Höhe des hinteren Tischrandes über dem Boden wurden 8·8 Meterkerzen, bei 82 Cm. über dem Boden 11 Meterkerzen bei der indirecten Beleuchtung gefunden.

Dagegen ergab die Messung bei directem Lichte, dass ein Heft ohne Schatten 8·2 Meterkerzen, im Halbschatten der schreibenden Hand 2·6 Meterkerzen, im vollen Schatten der schreibenden Hand 1·5 Meterkerzen und im Schatten des Kopfes 4·6 Meterkerzen hatte. Der Kopf

des Schreibenden schwächte das Licht fast auf
die Hälfte, der Schatten der Hand bis auf ein Fünftel!
Daher ist eine indirecte Beleuchtung vorzuziehen.

3. Elektrisches Licht.

Man hat fälschlich das elektrische Licht beschuldigt,
dass es Blendung verursache. Natürlich wird es Schaden
bringen, in eine offene elektrische Bogenlampe, auf die
glühenden Kohlenspitzen direct zu sehen; ein solches
Experiment ist sehr tollkühn. Alle Lampen sollen ja aber
stets so gestellt sein, dass das Auge bei der Arbeit nicht in
sie hineinsehen kann. (Augenleiden in Folge von Blendung
werden unten in einem besonderen Capitel besprochen
werden.)

Ich habe die Arbeiter in einer Zuckerfabrik untersucht,
in der seit vier Jahren Bogenlicht in grosser Intensität
die ganze Nacht hindurch brennt; ich habe keine kranken
Augen gefunden; ich habe auch danach gefragt, ob die
Leute zum Gas zurückkehren wollten; sie dachten aber
gar nicht daran; Alle waren vollkommen zufrieden. Gleiches
fanden später Laqueur und Andrews. Poncet de Cluny
sagte also schon 1880 ganz richtig: „Klinische Beobachtungen
über Blendung durch elektrisches Licht fehlen ganz; Alles
beschränkt sich auf eine Art von Legende.“

Wir müssen im Gegentheil um so mehr für Einführung
des elektrischen Lichtes in Schulen sorgen, als die Sehschärfe sowohl, als die Erkennung von Farben bei elektrischem
Lichte gegenüber dem Gaslichte bedeutend verbessert wird,
wie ich durch vergleichende Prüfungen bei 50 Augen von
Naturforschern festgestellt habe. (Vergl. meinen Aufsatz im
Archiv f. Augenheilkunde. Bd. 8, pag. 408, 1879.)

Wir müssen ferner das elektrische Licht einführen,
da das Auge und der Kopf durch dasselbe weniger erhitzt

wird, als durch Gas- oder Petroleumlicht. Bei zu heisser Beleuchtung tritt ein Gefühl von Trockenheit im Auge ein; die von der Bindehaut gelieferte Feuchtigkeit, welche den vorderen Theil des Auges bedeckt, verdunstet zu schnell. Das ist sehr lästig; denn natürlich wird in diesem Falle nicht blos das Auge, sondern auch der Kopf erwärmt, und es entsteht Kopfschmerz, der schliesslich am Weiterarbeiten hindert. — Wir empfanden dies besonders bei meinen Vorlesungen über Hygiene des Auges im Hörsaal I der Universität, in welchem 8 Flammen brennen. Nach der Vorlesung zeigte z. B. am 4. November 1885 das Thermometer 25·8⁰ Celsius, eine Temperatur, die für den Lehrer und die 50 Studirenden gleich ermattend war. —

Bekanntlich existiren im Spectrum ausser den leuchtenden Strahlen noch jenseits der rothen die ultrarothen oder sogenannten dunklen Wärmestrahlen.

Mit berussten Thermometern und mit Thermosäulen lässt sich diese strahlende Wärme messen. Für Gas-, Petroleum- und elektrisches Licht fehlten bisher die Messungen; ich stellte nun fest, dass, wenn man eine Edisonlampe nimmt, die genau 20 Lichtstärken hat, und eine Gaslampe mit Argandbrenner auch von genau 20 Lichtstärken, und wenn man in 10 Cm. Entfernung ein berusstes Thermometer aufstellt, nach 10 Minuten beim elektrischen Licht das Thermometer um 12·8⁰, beim Gaslicht um 23·5⁰ höher stand als die Zimmertemperatur, die 14⁰ betrug. Dieses Verhältniss von 1 : 2 wurde auch mittelst einer empfindlichen Thermosäule beobachtet.

Daraus folgt, dass das Gaslicht bei 20 Cm. Entfernung doppelt so stark erhitzt als das Glühlicht. In der Entfernung von ½ Meter vom Glühlicht fühlt man gar keine, beim Gaslicht noch eine sehr beträchtliche Wärme.

Natürlich kann man die Hitzewirkung des Gases verringern, wenn man die Flamme hoch genug über dem Kopfe anbringt, allein die Helligkeit nimmt ja nicht wie die Entfernung, sondern wie das Quadrat der Entfernung ab; man wird also eine doppelte und selbst vierfache Menge Licht brauchen, wenn man die Hitze vermeiden und doch gleiche Helligkeit haben will. Das Alles ist aber bei Glühlicht nicht nöthig, da es eben fast gar nicht erhitzt.

Vor mehreren Jahren haben Schuster & Bär, Lampenfabrikanten in Berlin (Prinzessinnen-Strasse), die Hitzewirkung der Petroleumflammen abzuschwächen gesucht durch 2 über einander gesetzte Cylinder, zwischen denen die warme Luft nach oben zieht. In der That sinkt dadurch zunächst die Temperatur um 2^0; später aber erwärmt sich eben auch der Uebercylinder, und man gewinnt nur $1/_2$ bis 1^0; ähnliches fand Pflüger; die Nadel einer Thermosäule wurde durch eine Lampe mit Uebercylinder nach 1 Minute um 43^0, mit einfachem Cylinder aber um 81^0 abgelenkt.

Dass die violette Farbe des elektrischen Lichtes das Auge mehr schädige als die gelbe Farbe der anderen Beleuchtung, ist eine durch keine Beobachtung gestützte leere Behauptung.

Der einzige frühere Uebelstand des elektrischen Lichtes, das Zucken desselben, ist jetzt durch Verbesserung in der Technik der Kraftübertragung ebenfalls beseitigt worden, so dass vom augenärztlichen Standpunkte der Einführung desselben in die Schulen und Werkstätten durchaus das Wort gesprochen werden muss; nur sind die Bogenlampen recht hoch anzubringen.

Für alle Arbeitsplätze fordere ich als Regel: Das Licht darf nicht blenden, nicht unter 10 Meterkerzen sein, nicht heiss sein und nicht zucken!

E. Die Handschrift.

1. Abductions- und Adductionsschrift.

Sowohl die deutschen, als die lateinischen Buchstaben bestehen aus 4 Elementen: dem Haarstrich /, dem Grundstrich |, der nach rechts laufenden Bogenlinie) und der nach links laufenden Bogenlinie (. Der Zeigefinger, der bei der Federführung die Hauptaufgabe hat, führt nun nach Erlenmeyer bei den genannten 4 Grundelementen unserer Schrift folgende Bewegungen aus: 1) beim Haarstrich oder Aufstrich eine Streckung, Extension, 2) beim Grundstrich oder Abstrich eine Beugung, Flexion, 3) beim Bogen, der nach rechts läuft, eine Fortbewegung von der Brust, Abziehung, Abduction, und 4) beim Bogen, der nach links läuft, eine Heranbewegung an die Brust, Anziehung, Adduction. Durch diese 4 Bewegungen des Zeigefingers können wir, ohne irgend merklich unsere Hand zu verschieben, jeden einzelnen Buchstaben, wenn er nicht allzu gross ist, ausführen.

Aus den Buchstaben setzen wir aber die Worte zusammen, und wir müssen dabei nicht allein den Zeigefinger, sondern auch die Hand bewegen. Wir thun dies in der deutschen und in allen europäischen, indogermanischen Schriften in der Richtung von links nach rechts. Die semitischen Völker schreiben allerdings von rechts nach links. Dasselbe thaten auch die Griechen in den ältesten Zeiten, wie man auf alten Münzen sehen kann. Mitunter verbanden sie beide Schriften mit einander; sie fingen bei der linken Hand an, schrieben eine Zeile nach rechts und kehrten auf der nächsten Zeile wieder von der rechten zur linken Hand zurück. Man schrieb in Schlangenlinien und nannte diese Schrift die Furchenschrift, Bustrophedon (von βοῦς Rind und στρέφω wenden), da die Schrift sich hin und her windet, wie ackernde Rinder. Palamedes erfand sogar besondere griechische Buchstaben, welche ganz gleich aussehen, gleichviel ob man von rechts nach links oder umgekehrt schrieb, z. B. Ω, Ψ, X, Ξ und andere.

Wir schreiben Alles von links nach rechts, also im Sinne der Abduction, einer Abziehung des schreibenden Armes vom Körper, im Sinne einer centrifugalen Bewegung. Viele behaupten, dass diese Bewegung bequemer sei, als die umgekehrte, und meinen, dass man ja auch eine Kaffeemühle oder eine Drehorgel nach rechts drehe, dass man einen horizontalen Strich immer von links nach rechts ziehe, dass man ein Streichholz von links nach rechts anreibe u. s. f., und stützen sich zum Beweise auf den berühmten Codex atlanticus, welchen Leonardo da Vinci im Alter wegen einer Lähmung seiner rechten Hand mit der linken Hand, und zwar von rechts nach links schrieb, und welchen man in der Ambrosianischen Bibliothek zu Mailand aufbewahrt.

Andere halten wieder die Adduction der Hand für bequemer, besonders Forscher, welche lange im Orient gelebt haben. Ich glaube, dass sehr viel von der Gewohnheit in der ersten Kindheit abhängt, und dass wir Alle eben von Jugend auf nur gewöhnt wurden, von links nach rechts zu schreiben.

Wir haben nun in Europa allgemein eine Abductionsschrift, und bei dieser muss nicht allein der Zeigefinger und die Hand, sondern auch der Vorderarm eine Bewegung vom Körper fort machen. Der Vorderarm liegt aber beim Schreiben nur auf seinem äusseren Rande, nicht weit vom Ellenbogen auf, und sein hinteres Ende bildet, wie Erlenmeyer ganz richtig beobachtet hat, den Hauptstützpunkt für die schreibende Hand, den stabilen Punkt. Um diesen Punkt bewegt sich der schreibende Arm, und wir müssen

daher in der Richtung eines Kreisbogens (Fig. XC, $\beta\beta_1$)
schreiben, dessen Radius so lang ist, als die Entfernung
der Federspitze vom Stützpunkte des Vorderarmes.

Daher ist es auch so schwer, eine gerade Linie zu
ziehen; denn das Natürliche ist die Kreisbewegung.
Die Linie erscheint oft nur schief und nicht kreisförmig,
weil das Papier zu schmal ist, um die Kreisform zum
Vorschein kommen zu lassen. (A. v. Humboldt schrieb
bekanntlich alle Zeilen schräg aufsteigend.)

Aus dem Mitgetheilten folgt, dass wir ohne Ermüdung
dauernd nur dann schreiben können, wenn wir dem Papier
und der Schrift eine solche Lage geben, dass die Abduction der Hand leicht möglich ist, ohne dass
der Körper seine gerade Haltung deswegen ändern muss.

2. Heftlage und Schriftrichtung.

Bei grader Körperhaltung steht die Queraxe des Körpers
und die Verbindungslinie der Schultern parallel dem Rande
des Tisches und der Kopf darf nicht seitwärts gedreht
werden. Es genügt eine ganz unbedeutende Drehung des
Kopfes um die Queraxe in den obersten Halswirbeln, um
das Auge genügend nach unten zu senken; dabei braucht
aber der Kopf nicht im entferntesten nach unten zu
sinken. Diese Haltung ist aber nur möglich, wenn wir
das Heft gerade vor uns haben.

Ganz anders, wenn das Buch nach rechts geschoben
wird; dann genügt nicht allein eine Senkung, sondern wir
müssen, wie Ellinger schon 1868 nachwies, 1) die Augen
nach unten und nach rechts zugleich drehen, sie rollen,
eine Stellung, die nur kurze Zeit ausgehalten wird, und
2) bleibt dabei das linke Auge 4—6 Cm. weiter von
der Schrift, als das rechte (Fig. LXXXVI, b). Das hat ein
Undeutlichsehen zur Folge und zwingt uns, lieber den Kopf

nach rechts zu drehen, als das Auge. Wird aber der Kopf
nach rechts gedreht, so ermüden gar bald die Halsmuskeln,
welche ihn drehen müssen; um diesen die Arbeit zu ersparen, drehen wir lieber den Rumpf nach rechts. Natürlich
gleitet dabei der rechte Vorderarm immer mehr herab, so
dass der Körper eine Stütze auf dem linken Vorderarm
sucht. (Fig. LXXXVII.) Dieser mit dem Oberarm wird nun
weit auf den Tisch hinaufgeschoben, die Brust an den Tisch
gedrückt und nun folgt bald ein Hinabsinken des Kopfes
gerade nach unten oder auf den linken Arm, eine Stellung,

Fig. LXXXVI.

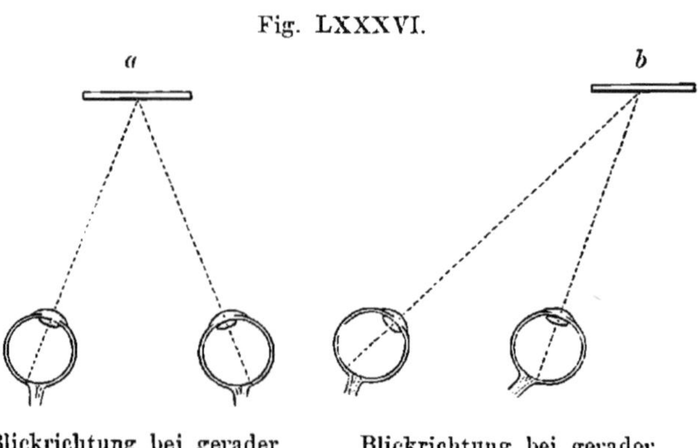

Blickrichtung bei gerader   Blickrichtung bei gerader
Mittenlage des Heftes.   Rechtslage des Heftes.

die man hundertmal in Schulen finden kann, bei der schliesslich die Nase und die Augen dicht auf der Schrift liegen.

Bei dieser Rechtslage des Heftes mussten die Kinder
auf Befehl der Lehrer auch die Schrift recht schräg
legen. Dabei widersprachen sich die Verordnungen über
die Lage der Hände beim Schreiben. In den preussischen
Seminarien wurde gelehrt, dass der linke Arm ganz
wagrecht, dass das Buch dem Tischrande parallel liege,
die rechte Hand nur auf den beiden letzten Fingern ruhe
und das Gelenk freiliege; in den österreichischen
Seminarien wird dagegen gelehrt, dass die obere linke Ecke
des Buches nach links unten geneigt werde, der rechte

Vorderarm fast ganz aufliege und die linke Hand nur oben bleibe, um das Papier festzuhalten. Im Grossherzogthum Baden wurde 1875 angeordnet: „Das Papier liege gerade, die Querseiten desselben parallel mit dem Tischrande, die linke Seite vor der Mitte der Brust; die von manchen Schreiblehrern geforderte schräge Lage des Papiers ist als gesundheitswidrig nicht zu empfehlen, da sie eine schiefe Haltung und Anlehnung des Körpers veranlasst und die leichte Beweglichkeit des rechten Armes vermindert.“

Fig. LXXXVII.   Fig. LXXXVIII.

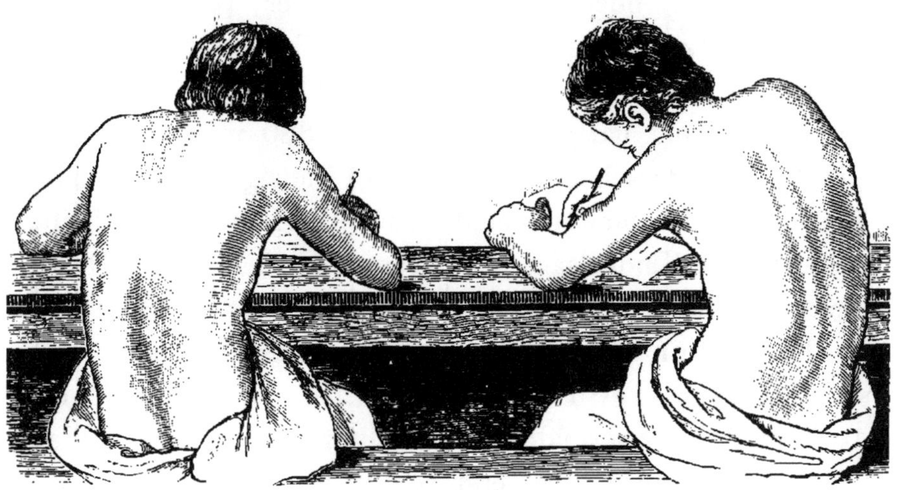

Rechtsdrehung bei Rechtslage des
Heftes. (Nach Rembold.)
Linksdrehung bei überschräger Lage des
Heftes. (Nach Rembold.)

Die Schäden jener Schrägschrift entgingen hervorragenden Beobachtern schon vor langen Jahren nicht. So hatte Fahrner bereits 1863 gesagt: „Man lasse die Kinder schief werden, damit nur die Schrift hübsch schief liege.“ Hermann Meyer meinte, dass die Kinder den Kopf nach links drehen (womit der Zerfall der Stellung beginnt), nur um den Gang der Schreibfeder bei den schrägen Strichen besser verfolgen zu können. — Frau George Sand sagte treffend: „Papier droit, écriture droite, corps droit.“

— Gross erklärte die heillose Haltung der Kinder wesentlich als Folge der vorgeschriebenen Lage des Schreibheftes. Er beobachtete ganz richtig, dass die Kinder so lange gerade sitzen, als sie im Anfange des Schreibunterrichtes gerade Striche machen, dass sie aber sofort zusammenfallen, wenn die Striche von rechts nach links schräg sein müssen. Gross hielt daher auch die schräge griechische Druckschrift für besonders schädlich, und er war der Erste, welcher schon 1881 eine mehr senkrechte, der Rundschrift ähnliche Schrift empfahl.

Ich habe mich bereits im Sommer 1880 in einer Volksschule zu Aussee in Steiermark überzeugt, dass das Vorbeugen des Kopfes wesentlich eine Folge der schrägen Schrift sei, und hatte im September 1880 in meiner Rede auf der Naturforscherversammlung zu Danzig „Ueber Schrift, Druck und überhandnehmende Kurzsichtigkeit" mitgetheilt: „Sämmtliche Kinder sassen kerzengrade, wenn sie ein Dictat senkrecht nachschreiben sollten. Wie mit einem Zauberschlage aber stürzte die ganze Classe nach vorn, sobald wieder schräg geschrieben werden sollte." Auch wird jeder sorgfältige Beobachter finden, dass Kinder, die die Buchstaben eben erst schreiben lernen sollen, stets die Striche senkrecht machen und nur mit grösster Consequenz des Lehrers zu schrägen Grundstrichen gebracht werden können.

In einem sehr lesenswerthen Aufsatze hat Dr. Schubert in Nürnberg, der sich überhaupt die grössten Verdienste um die Steilschrifteinführung erworben, die Frage 1881 in ganz exacter Form besprochen. Er geht bei seiner Untersuchung davon aus, dass das Schreibheft auf 4 Weisen vor dem Schreibenden liegen kann: in der geraden Mittenlage, in der geraden Rechtslage, in der schiefen Rechtslage und in der schiefen Mittenlage.

1) Bei der geraden Mittenlage des Heftes können, wie Schubert nachweist, die Augen den rechtsschiefen Schriftzügen ohne jede Anstrengung folgen; jedoch ist bei dieser Lage technisch eine rechtsschiefe Schrift unausführbar; die anatomischen Verhältnisse des Handgelenks verhindern, den Federhalter so zu drehen, dass Striche von rechts oben nach links unten gerichtet werden, wovon sich Jeder leicht selbst überzeugen kann.

2) Bei der geraden Rechtslage des Schreibheftes dagegen kann technisch die schiefe Schrift wohl ausgeführt werden. Allein das linke Auge muss, wenn das Heft 10 Cm. nach rechts von der senkrechten Durchschnittsebene, der sogenannten Sagittalebene des Schreibenden (eine Ebene, die etwa der Nasenscheidewand entspricht), verschoben wird, beim Schreiben der Zeile einen $\frac{1}{5}$mal grösseren Bogen beschreiben als das rechte, was sehr bald unerträglich wird. Dazu kommt, dass an beide Augen die Forderungen einer stetigen und maximalen Rechtswendung gestellt werden. Schubert berechnet, dass bei Fixation des Anfanges der Zeile das linke Auge eine Rechtswendung von circa 27^0, das rechte von 15^0, dagegen bei Fixation des Endes der Zeile das linke eine Rechtswendung von 48^0 und das rechte von 41^0 auszuführen hat. Die Maxima der Einwärtswendung, also hier des linken Auges, sind aber 42—45^0, die Maxima der Auswärtswendung, also hier des rechten Auges, sind 38—43^0. Es werden demnach bei nur 10 Cm. nach rechts von der Sagittalebene liegendem Schreibheft und bei gerader Körperhaltung maximale und zum Theil sogar unmögliche Arbeitsleistungen von den Rechtswendern des Blickpunktes beider Augen gefordert. Diese kann das Kind auf die Dauer nicht aushalten.

Wollte man durch Kopfdrehung die Ermüdung auszugleichen suchen, so müsste eine Rechtswendung des

Kopfes um 34⁰ erfolgen; der maximale Drehungswinkel des Gelenkes beträgt aber nur 45⁰; es wird also auch bald Ermüdung eintreten, daher wird das Kind eine Rechtswendung des Rumpfes zu Hilfe nehmen; damit ist der Beginn des bekannten Zerfalls der Stellung eingeleitet, der bald mit krankhafter Annäherung des Auges an die Schrift endet.

Auch muss, wie Schubert berechnet, bei dieser Heftlage das rechte Auge beim Anfang der Zeile der Schrift um 2·3 Cm., in der Mitte um 3·6 Cm. und am Ende um 4·2 Cm. näher sein als das linke, was ungleichgradige

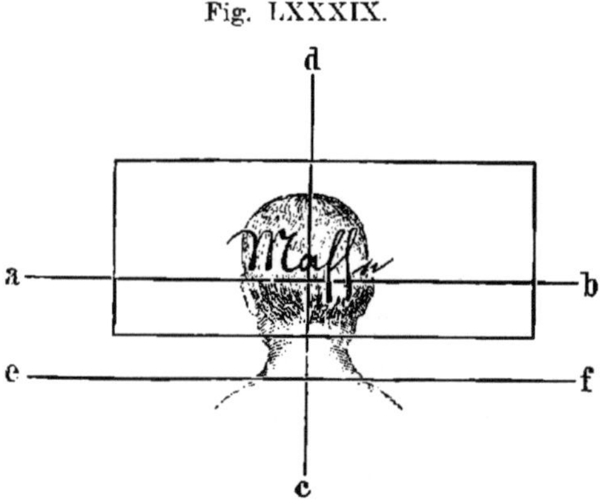

Fig. LXXXIX.

Kopfhaltung bei gerader Mittenlage (nach Rembold).
a b Die Grundlinie steht senkrecht auf *c d* der Grundstrichrichtung; *e f* Bankrand.

Accommodation bedingt, die durch Kopf- und spätere Rumpfdrehungen umgangen werden würde.

3) Bei der schiefen Rechtslage des Heftes laufen die Zeilen schräg von links unten nach rechts oben. Abgesehen von den Beschwerden, welche schon bei der geraden Rechtslage der Schrift auseinandergesetzt wurden, kommt hier noch die Schwierigkeit hinzu, während die, die Mittelpunkte beider Augen verbindende wagrechte Linie (Grundlinie oder Basallinie, Fig. LXXXIX *ab*) wagrecht steht, durch Raddrehungen der Augen den schräg in die Höhe

laufenden Zeilen zu folgen; denn die senkrechten Meridiane der Hornhäute müssen, da beide Augen in verschiedenen Graden nach rechts oben gekehrt sind, auch in verschiedenen Graden nach rechts geneigt sein. Da also die Netzhäute nicht mehr symmetrisch liegen, müssen im peripherischen Gesichtsfelde Zerstreuungskreise entstehen. Man neigt zur Ausgleichung den Kopf nach der linken Schulter, bis die Grundlinie parallel zur Zeilenrichtung steht. Und diese gefürchtete Stellung leitet wieder den Zerfall der Körperhaltung ein.

Dass diese Ansicht von Schubert richtig ist, können wir durch alltägliche Beobachtungen beweisen. Die Grundstriche der Druckschrift stehen senkrecht; wir halten das Buch senkrecht, und die Grundlinie der Augen steht wagrecht; es wird uns aber ganz unmöglich, bei gerader Kopfhaltung ohne Aenderung der Basallinie ein Blatt zu lesen, wenn wir dasselbe in schräge Mittenlage bringen. Sehr schön sieht man dies auch beim Lesen von Aufschriften auf Münzen. Entweder müssen wir die Münze oder unseren Kopf drehen, um die schrägen Buchstaben zu entziffern.

4) Die schiefe Mittenlage des Heftes verbindet die Uebelstände der ersten und dritten Lage. Gross empfiehlt diese schiefe Medianlage und meint, dass „nur eine leichte Neigung des Kopfes erforderlich ist, um die naturgemässe Stellung und Bewegung beider Augen zu Stande zu bringen", allein gerade mit dieser Neigung des Kopfes beginnt die gesammte schlechte Haltung. Aus den genannten Gründen empfiehlt Schubert die gerade Mittenlage mit einer mehr der Rundschrift sich nähernden Schrift, deren Grundstriche senkrecht stehen.

Schubert stützte seine Ansicht von der Schädlichkeit der Schiefschrift durch den Nachweis, dass gerade das rechte Auge am häufigsten das stärker brechende sei.

Bei 915 Kindern in Nürnberg fand er in 34$^0/_0$ die Refraction rechts stärker, bei 18$^0/_0$ links stärker.

Er entwarf auch folgende Tabelle des ungleichen Brechzustandes beider Augen, der Anisometropie (von ἄνισος ungleich, μέτρον Maass, ὤψ Gesicht), welche sich auf 21.949 von verschiedenen Autoren untersuchte Schüler bezieht, von denen 3263 rechts und 2032 links stärkere Refraction zeigten.

Untersucher	Anzahl Kinder	Stärkere Refraction	
		rechts	links
Schubert	7.416	1789	982
Florschütz	2.625	136	10
Berlin-Rembold	932	109	102
Schmidt-Rimpler	1.710	177	125
Schneller	1.439	210	140
Seggel	3.660	428	287
v. Reuss } nach Seggel {	420	135	134
Arlt jun. } {	282	94	77
Emmert } briefliche Mittheilung { .	1.823	61	64
Kotelmann } an Schubert { .	413	47	47
Just } { .	1.229	77	64
Summe .	21.949	3263	2032

Unter den Anisometropen war also in 62$^0/_0$ das rechte, in 38$^0/_0$ das linke Auge stärker brechend. Dadurch ist wohl der Nachtheil, der das rechte Auge hauptsächlich trifft, erwiesen.

Diesen Befunden entsprach auch die Beobachtung Wilhelm Mayer's, der unter 189 nicht gerade gebauten Schulmädchen eine classenweise Zunahme von 44, 57, 56, 57, 71$^0/_0$ und bei 94 einfachen seitlichen Rückgratsverkrümmungen, Scoliosen, nur 9mal solche nach rechts, dagegen 85mal nach links gewendete fand. Aehnlich fand Schenk in Bern bei sehr sorgsamen Messungen von 200 Scoliosen 160 linksseitige und nur 34 rechtsseitige. —

Auch A. Weber erklärte sich gegen die schiefe Schrift, da die Aufgabe bei ihr das genaue Einhalten gewisser Grenz- oder Directionslinien mit der schreibenden Spitze ist. Das Kind, welches schreiben lernt, muss den Ausgangspunkt, den Weg und den Endpunkt der Federspitze übersehen und das Abweichen von der vorgezeichneten Linie überwachen; die Augenarbeit beim Schreiben ist also nach Weber nicht ein Fixiract, sondern ein Visiract. Beim Visiren mit zwei Augen muss aber die die beiden Visirpunkte verbindende Linie senkrecht auf die Basallinie fallen. Da nun die Striche von links unten nach rechts oben laufen, so muss die sagittale Durchschnittsebene des Kopfes in dieselbe Richtung gebracht werden, d. h. beide Augen müssen beim Aufstrich von der Zeile nach dem Ziele, der Federspitze, beim Abstrich von dem Ziele nach der Zeile visiren, wobei auch der durch den Griffel gedeckte Theil der Linie beim Blicke von oben besser übersehen werden kann. Daher neigen die Kinder nach Weber's Beobachtungen bei sorgfältigem Schreiben den Kopf nicht nach links, sondern die Stirn nach rechts abwärts und schauen mit einer Blickerhebung von etwa 30^0 genau wie beim Zielen mit einer Büchse in der Richtung des Federzuges.

Dagegen fand A. Weber, dass die mit der Soenneckenschen Rundschriftfeder angestellten Versuche ein vollständiges Ueberwachen der Spitze bei aufrechter Kopfstellung gestatten, ferner, dass der abgerundete Schriftductus ein genaues Zusammenfallen der Buchstabenenden mit den vorgezeichneten Linien ohne schädliche Annäherung des Auges ermöglicht, und dass endlich die Rundschrift mindestens so schnell wie die lateinische ausgeführt werden kann.

Berlin bestätigte durch Messungen bei 300 Schulkindern die Angaben Weber's; in der That stand bei $93^0/_0$ der Kinder die Grundlinie senkrecht zu den Grundstrichen

(Fig. LXXXIX und XC). Man überzeugt sich davon leicht, wenn man sich hinter das schreibende Kind stellt und seinen eigenen Kopf in eine symmetrische Stellung mit dem des Kindes bringt. Berlin und Rembold meinten freilich nach gemeinsamen Untersuchungen, dass es irrig sei, zu glauben, die Basallinie stehe parallel mit der Zeile; der Kopf werde vielmehr so gedreht, dass die Basallinie senk-

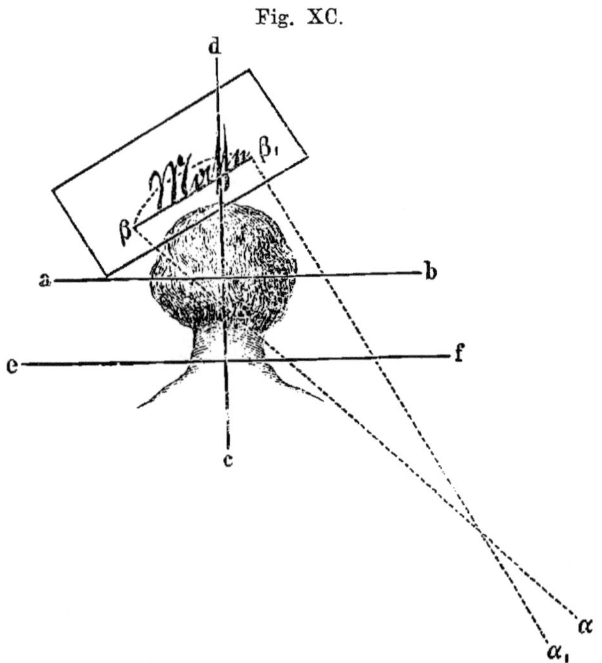

Kopfhaltung und Armbewegung bei schräger Mittenlage des Heftes und schräger Schrift. (Nach Rembold.) *ab* Die Grundlinie steht senkrecht auf *cd*, der Grund-strichrichtung. *ef* Bankrand. $\alpha\beta$ Richtung des Armes am Anfang der Zeile. $\alpha_1\beta_1$ Richtung des Armes am Ende der Zeile. $\beta\beta_1$ Sekante des vom Arme beschrie-benen Bogens.

recht auf die Grundstriche zu stehen kommt. Da nun bei schräger Mittenlage die schrägen Grundstriche senkrecht stehen zur wagrechten Basallinie (Fig. XC), empfehlen sie Schiefschrift bei schräger Mittenlage des Heftes. Nach ihrer Ansicht beherrscht nicht Hand und Arm den Schreibact, und das Auge fügt sich diesen nicht, so gut es kann, sondern das Auge nöthigt den Arm und die Hand in seinen Dienst. — Indem das Auge dem Grundstrich folgt, ist es von dem Blickbahngesetz von Wundt abhängig. Dieses Gesetz sagt: Die Bewegungen im horizontalen und verticalen Meridian lassen sich am leichtesten ausführen, die diagonalen Bewegungen jedoch, die auf Raddrehungen des Auges beruhen, schaden dem Auge auf die Dauer. Es werde also der Grundstrich am bequemsten im verticalen Meridian verfolgt, daher die Grundlinie horizontal gestellt. Die Zeile dagegen werde nicht

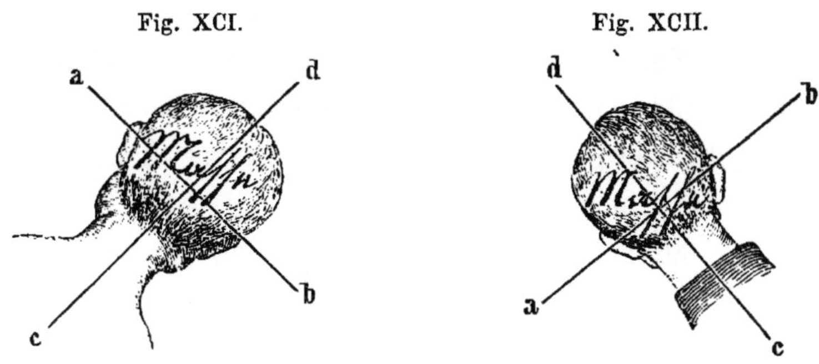

Fig. XCI.   Fig. XCII.

Ausnahmsweise Verhältnisse der Grundlinie zu den Buchstabenelementen.
(Nach Rembold.)

ab Die Grundlinie steht senkrecht auf cd, der Körperaxe, und zugleich senkrecht auf der Richtung der Haarstriche. (In Fig. XCI ist durch ein Versehen leider der Haarstrich des ⁄ nicht genau mit der Körperaxe cd zusammengefallen.)

ab Die Grundlinie steht senkrecht auf cd, der Körperaxe, fällt aber zusammen mit der Richtung der Haarstriche.

durch Augenbewegungen, sondern durch Kopfbewegungen verfolgt, ohne jene bedenklichen Raddrehungen. Nur in ganz wenigen Ausnahmefällen visire der Schüler auf die Haarstriche (Fig. CXI), dann sei der Winkel zwischen Grundstrich und Grundlinie 50—70⁰, während er sonst meist zwischen 85 und 95⁰ schwanke, oder seine Grundlinie liegt mit den Haarstrichen in einer Ebene (Fig. XCII). (Ueber die Messapparate für diesen Winkel vergl. Berlin und Rembold's interessante Originalarbeit.) — Bei Rechtslage des

Heftes entstehen Rechtsdrehungen des Rumpfes, wie sie, Fig. CXXXVII, bei überschräger Lage des Heftes entsteht, Linksdrehung des Rumpfes, wie sie Fig. CXXXVIII zeigt.

Es ist somit auch durch diese Autoren bewiesen, dass das Richtigste die gerade Mittenlage ist. Bei jeder Rechtslage muss der Kopf und Rumpf schief gestellt werden, um die Basallinie in richtiges Verhältniss zu den Grundstrichen zu bringen. Trotzdem empfahlen Berlin und Rembold die schräge Mittenlage (Fig. XC), weil bei ihr der Winkel auch ein rechter sei, und weil die Hand dabei leichter der Zeile folgen könne als bei gerader Mittenlage.

Sie fassten ihre (in den Einzelheiten hier unmöglich wiederzugebenden) zahlreichen Messungsresultate in etwa folgende Sätze zusammen:

1) Die zwei Hauptpunkte sind Vorwärtsbewegung und Seitwärtsdrehung des Rumpfes. Beide können zugleich vorkommen oder jede für sich. Die erstere schädigt das Auge, die letztere schädigt die Wirbelsäule.

2) Die alleinige Ursache der Seitwärtsdrehung ist die gerade oder nur wenig geneigte Rechtslage des Heftes. Die Vorbeugung jedoch hat verschiedene Ursachen, die wichtigsten sind Schwäche des kindlichen Körpers, welche in Verbindung mit unzweckmässigen Subsellien und zum Theil durch in Folge der Rechtswendung des Heftes gemachte Verdrehung des Rumpfes zu baldiger Ermüdung führt, das Neue und Ungewohnte der Naharbeit, schlechte Beleuchtung, schlechtes Schreibmaterial.

3) Die Vorwärtsbeugung wird sich nur zu einem kleinen Theile durch Abänderung der Schreibweise bessern lassen; ohne gute Subsellien und ohne Energie und Aufmerksamkeit des Lehrers wird der Nutzen nach dieser Richtung kein hochgradiger sein; ja es wird bezweifelt werden müssen, ob ganz junge Kinder im 1. Schuljahre überhaupt eine

Entfernung vom Schreibobjecte einhalten können, von der eine Schädigung ihrer Augen nicht zu fürchten wäre.

4) Dagegen ist durch Abänderung der Schreibweise, gerade Schrift bei gerader oder schiefe bei stark schräger Mittenlage, die Seitwärtsdrehung des Rumpfes erfolgreich zu bekämpfen. Ohne eine solche Aenderung aber müssen die Kinder selbst in den besten Subsellien verdreht sitzen.

5) Die aufrechte Schrift bei quer verlaufender Zeile ist, als den Bewegungsgesetzen der Hand zuwider und stark ermüdend, zu verwerfen. Zur Weiterbildung der Zeile muss nämlich eine Bewegung hinzukommen, die der ganze Vorderarm macht, und diese wird am einfachsten durch Drehung im Schultergelenk ausgeführt. Der wenig vor dem Ellenbogen gelegene Punkt des Vorderarms, welcher auf dem Tischrande aufliegt, bildet dabei den Mittelpunkt eines von der Handspitze beschriebenen Kreissegments, dessen Secante mit dem Tischrand einen Winkel von 30—40^0 bildet (Fig. XC). Steht die Zeile parallel dem Tischrand, so muss eine fortwährende Verkürzung von Hand und Arm, und da diese doch nicht ausreichen würde, ein ruckweises Ausweichen des Ellenbogens nach rechts nöthig werden. Dies ermüdet und dürfte zur Entstehung des Schreibkrampfes eher Veranlassung geben als die Schrägschrift. Dagegen ist die liegende Schrift, so ausgeführt, dass die Grundlinien der Buchstaben senkrecht zum Tischrand gemacht werden, die Zeile aber genau vor der Mitte des Körpers in einem Winkel von 30—40^0 schräg ansteigt, diejenige, bei welcher der Körper eine symmetrische Haltung bewahren kann und zugleich an Auge und Hand die geringsten Anforderungen gestellt werden.

Diesen Beobachtungen entsprechend, empfahlen also Berlin und Rembold dem württembergischen Ministerium die schräge Mittenlage mit Schrägschrift.

Allein der unermüdliche S c h u b e r t hat durch tausende von Messungen (eine Arbeit, die nur der Fachmann zu würdigen weiss) neuerdings nachgewiesen, dass die K o p f - h a l t u n g der Kinder bei dieser schrägen Mittenlage schlechter ist als bei gerader Mittenlage, und dass die s c h l e c h t e N e i g u n g d e s K o p f e s a b h ä n g i g i s t v o n d e r R i c h t u n g d e r Z e i l e. Bei 400 Schreibversuchen mit gerader Mittenlage betrug die Linksneigung nach S c h u b'e r t durchschnittlich 2·8⁰; bei 543 Versuchen mit schiefer Mittenlage 7·9⁰ (bei Rechtslagen 10⁰ bis 16·6⁰). Bei den Messungen wurde ein parallel zur Grundlinie gerichtetes Metallstäbchen am Hinterkopf des schreibenden Kindes angebracht und die Neigung desselben mit der Wasserwaage bestimmt. Also kann nur die Z e i l e n r i c h t u n g die stärkere Linksneigung bei schräger Heftlage bedingen.

Dies erklärt sich auch aus dem W u n d t - L a m a n s k y schen Gesetze, dass die Augen, welche den Verlauf der zu schreibenden Zeile verfolgen müssen, jene Blickrichtungen bevorzugen, welche parallel zur Visirebene (d. h. der durch beide Augen und den Punkt, auf welchen die Augen eben gerichtet sind, gelegten Ebene) oder senkrecht auf dieselbe verlaufen. Eine schräg von links unten nach rechts oben steigende Blickrichtung wird unbewusst thunlichst vermieden; wir ziehen es vor, den Kopf so zu beugen, dass die beabsichtigte Blickrichtung mit einer der bevorzugten annähernd zusammenfällt; daher neigt sich eben auch der Kopf nach links, wenn die Zeilen schräg von links unten nach rechts oben aufsteigen.

Mit dem Winkel zwischen Basallinie und Zeile steigt die Linksneigung des Kopfes. Auch fand S c h u b e r t durch 574 Messungen des Augenwendungswinkels, dass der Schreibende die Zeile nicht nur mit dem Kopfe, wie B e r l i n meint, sondern auch mit d e n A u g e n verfolgt, und zwar betrug die begleitende Augenbewegung bei einer Zeile von 10 Cm. Länge durchschnittlich 13^0. Ferner zeigte Schubert, dass die Neigung der Grundstriche, im Allgemeinen zur Körpermitte gehend, eine geringere am Anfang als am Ende der Zeile ist, was ihre Abhängigkeit von der Hand wohl am besten beweist. Auch ergaben ihm seine 994 Messungen des Grundstrich-Grundlinienwinkels Schwankungen von $70—105^0$, so dass man den Winkel nicht als rechten betrachten kann.

Auch Schenk zeigte bei 400 Messungen mit sehr genau arbeitenden Instrumenten, dass der Winkel zwischen 60 und 90^0 schwanke. Demnach standen sich die Angaben von Berlin-Rembold und Schubert-Schenk direct gegenüber; letztere wurden in neuester Zeit durch Nachmessungen von W. Mayer bestätigt, und selbst Ellinger sprach sich neuerdings für gerade Schrift in gerader Mittellage aus.

Ganz entscheidend für die Einführung der Steilschrift muss, wie Schubert sehr richtig bemerkt, der Umstand sein, dass durch dieselbe eine gute Gelegenheit geboten ist, auch bei den häuslichen Arbeiten der Schüler gerade Haltung zu erzwingen. Gerade Schrift kann nur bei gerader Mittenlage in gerader Haltung ohne Seitwärtskrümmungen des Körpers überhaupt geschrieben werden; in einer anderen Heftlage ist es gar nicht möglich, sie auszuführen; daher ist auch alles Hocken und Schiefsitzen bei Steilschrift ausgeschlossen, selbst wenn die Kinder ohne Aufsicht sind. Die Gefahren der Schiefschrift liegen aber darin, dass sie eben so leicht in allen anderen tadelnswerthen Heftlagen geschrieben wird, und dass kaum die Aufmerksamkeit des Lehrers in der Classe hinreicht, diese zu verhindern, geschweige denn dass dessen Belehrungen und Ermahnungen auf die Körperhaltung bei den häuslichen Arbeiten Einfluss haben können.

Jedenfalls hat die Steilschrift den grossen Vorzug, dass
sie nicht in sich selbst, in ihrer Technik, die Keime birgt
zu Schiefsitz, Schiefwuchs und Kurzsichtigkeit, wie dies
leider bei der Schiefschrift der Fall ist. —

Schliesslich erwähne ich nur der Curiosität wegen den Lochner'schen sogenannten Schwabacher Federhalter (Fig. XCIII a), mit welchem man glaubte den Kampf gegen die Steilschrift aufnehmen zu können. Hier wurde die Feder nicht in einer Linie mit dem Federhalter, sondern nach rechts abgelenkt angebracht. Man glaubte, der Federhalter erspare der Hand die Abduction, und man könne die Hand gerade halten und trotzdem mit diesem Halter schräg schreiben. Das ist aber ein grosser Irrthum, von dem man sich leicht überzeugen kann, wenn man an einen gewöhnlichen Federhalter eine zweite Feder in der abducirten Richtung anbringen lässt; dann müsste ja bei gerader Handhaltung die gewöhnliche Feder senkrecht und die Lochner'sche Feder schräg schreiben; man wird aber stets nur zwei parallele

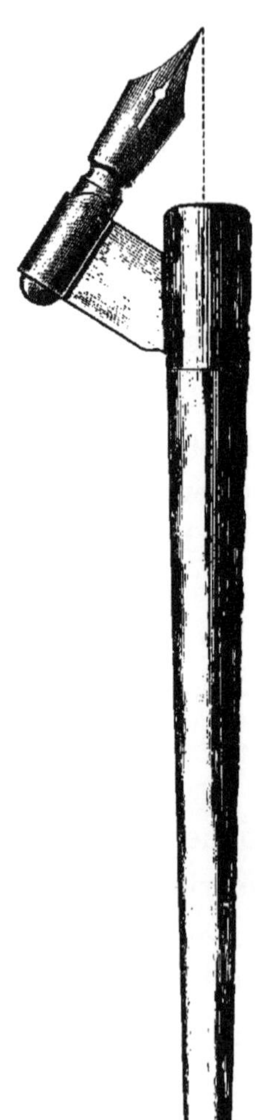

Fig. XCIII a.

Lochner's Schwabacher
Federhalter.

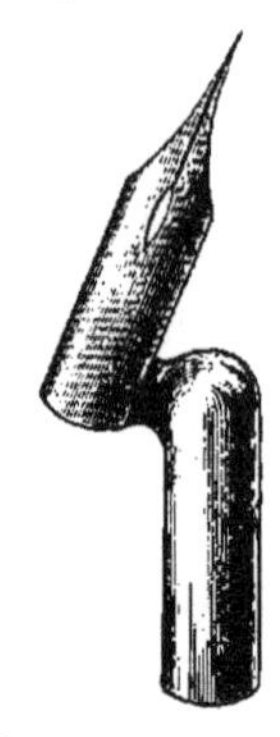

Fig. XCIII b.

Soennecken's
Normalfeder.

Striche erhalten, und zwar zwei parallele senkrechte bei
gerader und zwei parallele schräge Striche bei abducirter
Handhaltung. Mit diesem Instrumente war also die schräge

Schrift eben so wenig zu retten, als mit der nach demselben Principe gearbeiteten Sönnecken'schen sogenannten Normalfeder (Fig. XCIII b), die in jeden beliebigen Halter gesteckt werden kann.

3. Praktische Erfahrungen mit Steilschrift.

Schubert hatte es verstanden, nicht allein durch gute mathematische, rein wissenschaftliche Arbeiten die Aerzte, sondern durch vorzügliche populäre Aufsätze über die schwierigen Capitel der Schrift auch die Lehrer von der Richtigkeit seiner Ansichten über die Steilschrift zu überzeugen. Seinen unablässigen Bestrebungen ist es daher zu danken, dass zuerst in Nürnberg praktische Versuche mit Steilschrift in Schulen gemacht wurden.

Freilich hatte Fuchs schon 1883 betont, dass die Entscheidung nur von planmässigen, mit dem ersten Schuljahre beginnenden Steilschriftversuchen in ganzen Schulclassen zu erwarten sei. Aber erst 1887 ordnete das bayrische Ministerium auf Antrag der niederfränkischen Aerztekammer (Dr. Schubert) an, dass Versuche in Schulen in grösserem Maasse vorzunehmen seien. Sie begannen in der Volksschule zu Fürth und in der Seminarschule zu Schwabach; in Parallelclassen wurde die übliche Schiefschrift gelehrt. Aerzte und Lehrer konnten also vergleichen. Im Herbst 1889 begannen gleiche Versuche in Nürnberg, so dass Schubert 1891 über zwölf steilschreibende Classen, von denen vier schon das zweite Jahr diese Schrift schrieben, berichten konnte.

Mit dankenswerthem Eifer förderten auch Oberlehrer Emanuel Bayr in Wien und Hauptlehrer Scharff in Flensburg die praktischen Versuche.

Alle Berichte lauteten gleich günstig. Immer zeigte sich, was ich schon 1880 in Aussee gesehen und beschrieben (siehe oben pag. 414), dass bei Steilschrift die Haltung tadellos war. Die theoretischen Einwände von Berlin und Rembold erwiesen sich unhaltbar; die Handstellung und Handbewegung liess keine anatomische Schwierigkeit und keinen Zwang erkennen, und die Schrift wurde eben so schnell geschrieben als die schräge, was früher bezweifelt worden war. Dabei fand Bayr die Handschrift der steilschreibenden Kinder deutlicher als die der anderen. Scharff ver-

Fig. XCIV a.

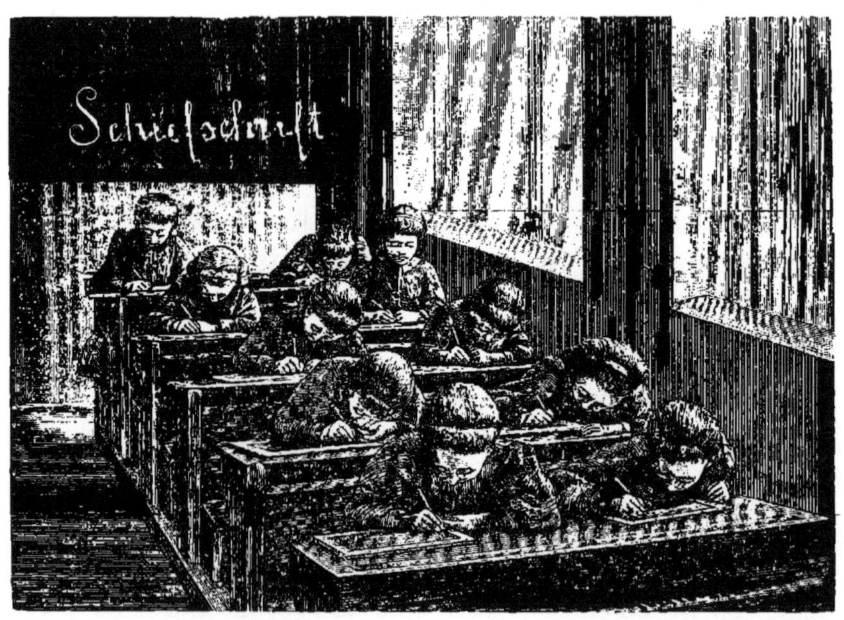

Momentphotographie aus Nürnberg nach Schubert.

anstaltete ein Wettschreiben und sah, dass der beste steilschreibende Schüler 24 Minuten, der beste schrägschreibende 30 Minuten zum Abschreiben eines Gedichtes brauchte.

Auch die Deutlichkeit der steilen Schrift wurde von Prof. Glauning, dem Referenten für die Nürnberger Schulen, grösser gefunden als bei Schrägschrift. Wenn manche die Schrift nicht schön finden, so mag das nur an der Ungewohnheit liegen. Schubert veröffentlicht auch sehr schöne Steilschriftproben. Auch die Befürchtung, dass die Stahlfeder beim Aufwärtsziehen sich spreizen würde, hat sich nicht bewahrheitet.

Am meisten beweisend für die gute Haltung bei Steilschrift sind die Momentphotographien. Schubert liess in zwei Nürnberger Classen, deren eine steil, die andere schräg schrieb, je 10 Mädchen am Schlusse des ersten Schuljahres vom Lehrer zu einem Versuche auswählen;

Fig. XCIV b.

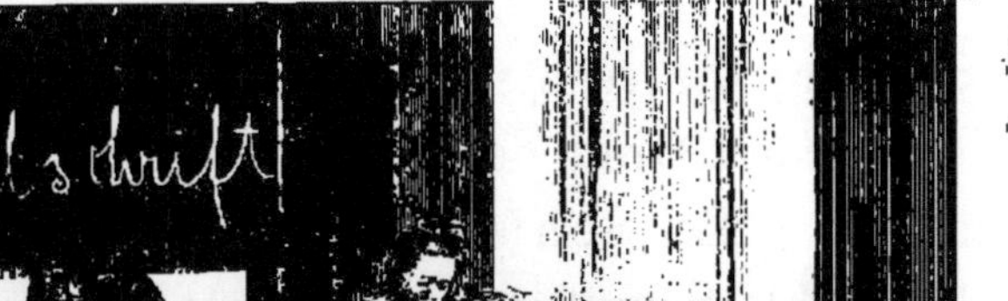

Momentphotographie aus Nürnberg nach Schubert.

keine der beiden Abtheilungen wurde zum Geradesitzen ermahnt, auch die Lage der Schiefertafel den Kindern überlassen. Ein Vergleich der Photographien (Fig. XCIV a und b) lässt die Unterschiede deutlich erkennen. Bei der Steilschrift sitzen nicht alle gut (ein Beleg dafür, dass keine Auslese von Musterkindern stattfand), aber die schlechtsitzenden bilden die Ausnahme; kein Kind sitzt aber so schlecht als die Mehrzahl der schiefschreibenden Kinder. Die Vorschrift in der schiefen Mittenlage zu schreiben, bessert allerdings die Haltung der schiefschreibenden Kinder; allein sie sind durch kein Mittel bei dieser Lage festzuhalten; der Zerfall der Stellung tritt ein, wie oben beschrieben.

Ich verdanke Herrn Dr. Schubert die Sendung seiner neuesten Messungsresultate noch vor der bevorstehenden ausführlichen Veröffentlichung. Er fand die Arbeitsdistanz in guten Bänken und hellen Classen in Nürnberg bei Steilschrift 31 Cm., bei Schiefschrift 23 Cm. — Schubert fand ferner die Schulterhaltung: a) Bei Steilschrift: Gerade bei $58^0/_0$ der Schüler; die rechte Schulter höher bei $40^0/_0$, die linke bei $2^0/_0$; den Grad der rechten Schulterhebung $6\cdot4^0$, der linken $7\cdot5^0$. b) Bei Schiefschrift: Gerade bei $32^0/_0$ der Schüler; die rechte Schulter höher bei $56^0/_0$, die linke bei $12^0/_0$. — Schubert fand die Kopfhaltung: a) Bei Steilschrift: Gerade bei $43^0/_0$, Linksneigung $53^0/_0$, Rechtsneigung $4^0/_0$; den Grad der Kopfneigung links $8\cdot9^0$, rechts $6\cdot3^0$. b) Bei Schiefschrift: Gerade $17^0/_0$, Linksneigung $73^0/_0$, Rechtsneigung $10^0/_0$; den Grad der Kopfneigung links $13\cdot6^0$, rechts $7\cdot7^0$.

Auch erfahre ich durch Herrn Dr. Schubert, dass der Orthopäde Mayer in Nürnberg unter 1389 Schülern bei Steilschrift $50^0/_0$ tadellos, $35^0/_0$ mit leichten Abweichungen, $15^0/_0$ schlecht sitzend fand; dagegen unter 1039 schiefschreibenden Schülern sah er $5^0/_0$ tadellos, $33^0/_0$ mit leichten Abweichungen und $62^0/_0$ schlecht sitzen.

Bei der grossen Wichtigkeit der Frage für die kommenden Generationen ist es gut, auch das Gutachten von Fuchs anzuführen, welches im Mai 1891 abgegeben wurde, nachdem dieser Forscher bei den steilschreibenden und in schräger Mittenlage schrägschreibenden Schülern des Oberlehrers Bayr in Wien seine Beobachtungen angestellt hatte.

Fuchs schildert sehr schön: „Wir werden in eine Classe geführt, wo sämmtliche Schüler steil schreiben und dabei tadellos gerade sitzen. Wir finden das sehr natürlich, nachdem soeben die Lehrerin an alle Kinder die Aufforderung ergehen liess, schön gerade zu sitzen. Wie gering aber der Werth einer solchen Aufforderung ist, sehen wir sogleich in der nächsten Classe, die wir betreten. Auch hier ertönt das Commando: „Pulte auf, Federn bereit, schön gerade sitzen!“ Aber kaum haben die Kinder, welche hier schief schreiben, eine Zeile geschrieben, so vergessen sie die anfänglich angenommene stramme Haltung; ihr Oberkörper dreht sich nach der Seite und neigt sich, auf die Ellbogen gestützt, immer mehr auf das Pult herab. Einige legen das Köpfchen auf den linken Arm, als wollten sie unter die Feder sehen, andere senken den Kopf so tief, dass sie sich mit dem Federstiel fast die Augen ausstechen. Eine neuerliche Ermahnung der Lehrerin, gerade zu sitzen, hat wieder nur einen ganz vorübergehenden Erfolg. Am lehrreichsten sind die gemischten Classen, wo theils steil, theils schräg geschrieben wird. Man kann, von rückwärts die Schulbänke überschauend, aus der Haltung der Kinder entnehmen, welche Schrift sie schreiben. Wir notiren uns die gut und die schlecht sitzenden Kinder und gehen dann durch die Reihen der Bänke, um zu sehen, welche Schrift sie schreiben. Wir finden, dass alle, welche eine schlechte Haltung zeigten, schief geschrieben hatten. Ein einziges Mädchen machte davon eine Ausnahme, welche bei steiler Schrift schlecht sass, aber diese hatte erst seit zwei Tagen die Steilschrift begonnen. Von den steilschreibenden Kindern hielten sich alle bis auf eine gut, von den schrägschreibenden ein grosser Theil schlecht.

Theoretisch sollte die steile Schrift bei gerader und die schiefe bei schräger Mittenlage ziemlich gleichwerthig

sein und beide gleich leicht in richtiger Körperhaltung ausgeführt werden können; aber alle Theorie ist grau, wovon
eben unser Schulbesuch uns überzeugen sollte."

Bayr hat in seinem gründlichen Buche „Steile Lateinschrift" (2. verm. Aufl. Wien 1891) eine grosse Zahl zu-
stimmender Gutachten von Wiener hervorragenden Aerzten

Fig. XCVa.

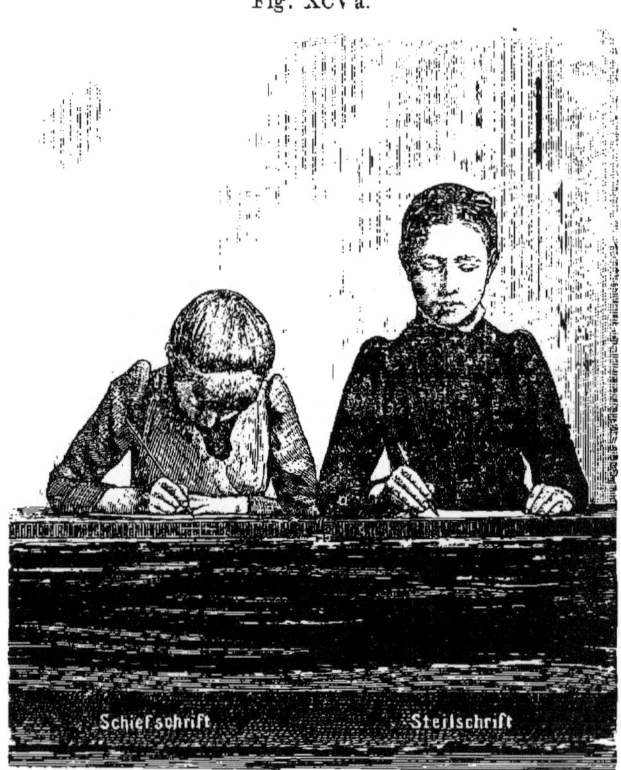

Momentaufnahme in Wien. (Nach Bayr-Eder.)

und Schulmännern mitgetheilt, so von dem Anatomen Toldt,
dem Chirurgen Albert, dem Obersanitätsrathe Prof. Max
Gruber, dem Augenarzte v. Reuss, dem Orthopäden
Lorenz und von vielen Lehrern und Lehrerinnen, welche
Unterricht in der Steilschrift ertheilten. Auch der oberste
Sanitätsrath von Wien und der ungarische Unterrichtsrath
sprach sich für Einführung der Steilschrift aus.

Auch Bayr liess zahlreiche Momentaufnahmen von den schreibenden Kindern anfertigen, und zwar durch den Director der k. k. Lehranstalt für Photographie, Prof. Eder in Wien, und legte sie seinem Buche „Steile Lateinschrift" bei. Am lehrreichsten sind gewiss die von hinten aufgenommenen Momentbilder (Fig. XCV b), da sie in Momenten hergestellt

Fig. XCV b.

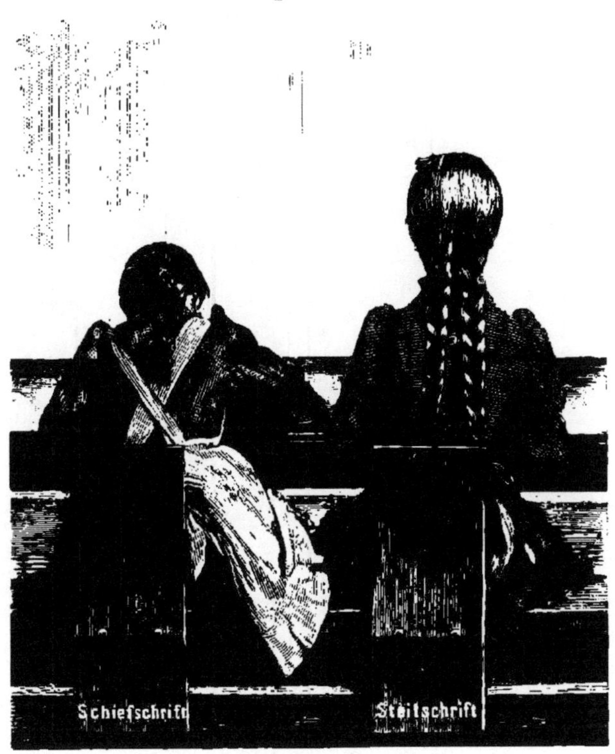

Rückansicht der Schülerinnen von Fig. XCV a.
Momentaufnahme in Wien. (Nach Bayr-Eder.)

wurden, wo die Kinder sich gar nicht beobachtet glaubten. Die Fig. XCV a bis XCV d sprechen mehr als lange Auseinandersetzungen.

Mit gleichem Eifer wie Bayr in Wien hat Scharff in Flensburg schon 1889 in seiner Schule Steilschrift geübt. Er fand, dass letztere auch am leichtesten zu erlernen

Fig. XCV c.

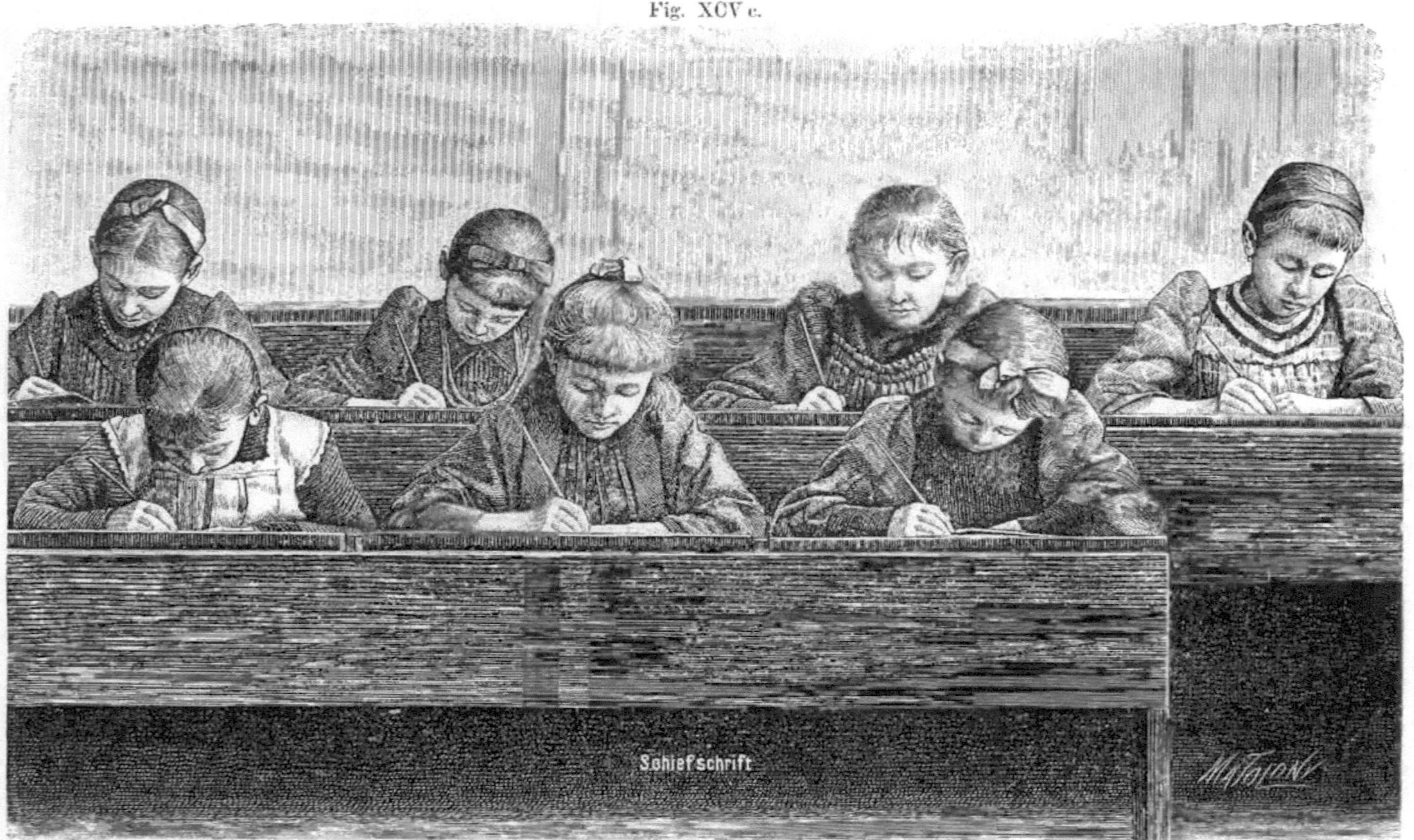

Momentaufnahme der nach Berlin und Rembold's Anweisungen schiefschreibenden bestsitzenden Schülerinnen in Wien. (Nach Bayr-Eder.)

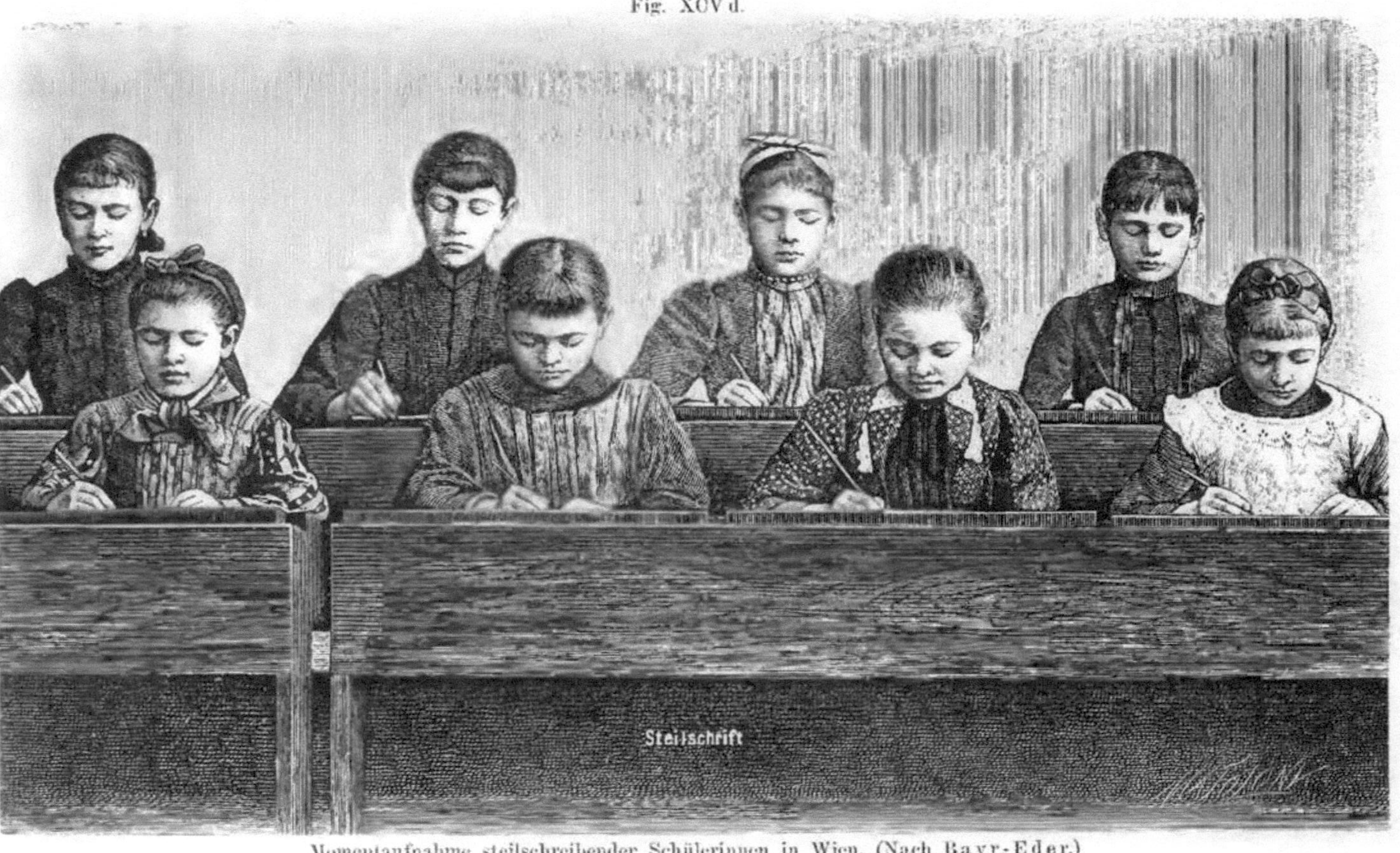

Momentaufnahme steilschreibender Schülerinnen in Wien. (Nach Bayr-Eder.)

sei, da das Kind die Vorstellung der senkrechten Richtung mit in die Schule bringt und dieselbe, wenn nöthig, jederzeit und leicht (durch Hinweis auf senkrechte Wände, Thüren u. s. f.) berichtigt werden kann, was bei keinem anderen Richtungswinkel der Fall ist.

Auch in Lübeck, Berlin, München, in der Schweiz, in Oesterreich, in Frankreich wird bereits Unterricht in der Steilschrift mit Erfolg ertheilt.*) Der eben beendete internationale hygienische Congress in London sprach sich ebenfalls für die Steilschrift aus.

Ich bleibe bei meinem vor 10 Jahren gethanen Ausspruche: „Gewiss ist die Steilschrift die Schrift der Zukunft." Vom ärztlichen Standpunkte hat sich Niemand gegen sie erklärt. Selbst wenn die schräge Schrift bei schräger Mittenlage unschädlich wäre, ist doch die Controle des Lehrers bei jedem Schüler, ob er das Buch wirklich 30^0—40^0 schräg gelegt hat, schwer und bei der Hausarbeit ganz unmöglich. Hat das Kind seine Aufgaben aber steil geschrieben, so hat es auch gerade dabei gesessen, weil nur so die Steilschrift leicht ausgeführt werden kann.

4. Geschichte der Steilschrift.

Schubert hatte bereits vor 6 Jahren darauf aufmerksam gemacht, dass man in Deutschland bis zum Ende des 16. Jahrhunderts alle Grundstriche steil, meist senkrecht, einige sogar nach links geneigt machte**), dass man

---

*) In Breslau, wo schulhygienische Neuerungen (wie oben im Abschnitt „Subsellien" und „Beleuchtung" gezeigt wurde) immer erst überaus spät eingeführt werden, hat man sogar im April 1891 beschlossen, im Jahre 1892 einen Versuch mit Steilschrift in zwei Schulen zu beginnen!

**) Luther schrieb ausnahmsweise rechtsschief.

im 17. Jahrhundert sehr leichte Rechtsneigung begann, und dass man erst am Ende des 17. und im Laufe des 18. Jahrhunderts die Schrift immer mehr nach rechts legte. Er zeigte, dass auf Bildern von Schreibenden, die aus alter Zeit zu uns gekommen und im germanischen Museum aufbewahrt sind, das Heft sich in gerader Mittenlage befindet.*) Er gab eine Reihe sehr interessanter Abbildungen von Handschriften aus dem 8. bis 17. Jahrhundert, die er in dem germanischen Museum gefunden, und von denen wir hier 8 Proben wiedergeben (Fig. XCVI, a—h).

Ich habe im britischen Museum zu London vor Kurzem unter den unzähligen Manuscripten, deren Kataloge allein 120 Bücher von 70 Cm. Länge und 12 Cm. Dicke einnehmen, eine grosse Anzahl senkrecht geschriebener Autographen gefunden, und zwar nicht blos deutsche und lateinische, sondern auch italienische, englische und französische. Mit der grössten Liebenswürdigkeit wurde mir von dem Vorstande des britischen Museums gestattet, die Handschriften, die mich interessirten, zu photographiren;

---

*) Die schlesische Zeitung vom 1. Juli 1891 brachte gelegentlich der Besprechung eines von mir in der Wanderversammlung der schlesischen Gesellschaft in Reichenbach gehaltenen Vortrags über Steilschrift folgendes Gedicht, das unter einem Kupferstich aus dem Jahre 1757 steht, auf dem eine schreibende Person das Papier gerade vor sich liegen hat:

„Die Feder in die Hand, so wie das Vorbild zeigt,
Die Linke aufs Papier, den Kopf nicht sehr geneigt,
Die Schenkel nicht geschrenkt, die Knie nicht angezogen,
Den Leib und Rückendraht sehr wenig krumm gebogen,
Den Magen und die Brust nicht an den Tisch gedrückt,
Den Stuhl nicht allzu nah, nicht allzu weit gerückt,
Die Augen auf die Schrift und rechter Hand den Schatten,
Dann geht die Schreiberei so wie sie soll von statten.“

ich spreche der geehrten Direction des Museums hier meinen ergebensten Dank aus, gewiss auch im Namen der Leser dieses Buches; denn bisher gab es noch keine Vervielfältigung der seltenen 5 Autographen, welche auf pag. 442 und 443 (Fig. XCVII, a—e) folgen.

Fig. XCVI a.

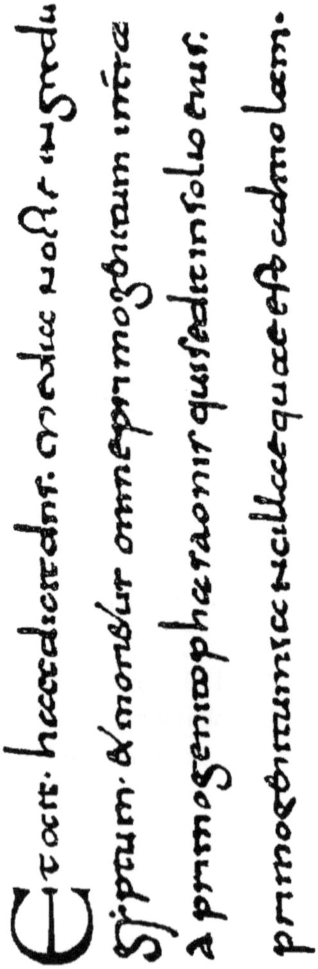

8. Jahrhundert. Vulgata. Auf Pergament geschrieben. Aus dem germanischen Museum. Nach Schubert.

Fig. XCVI b.

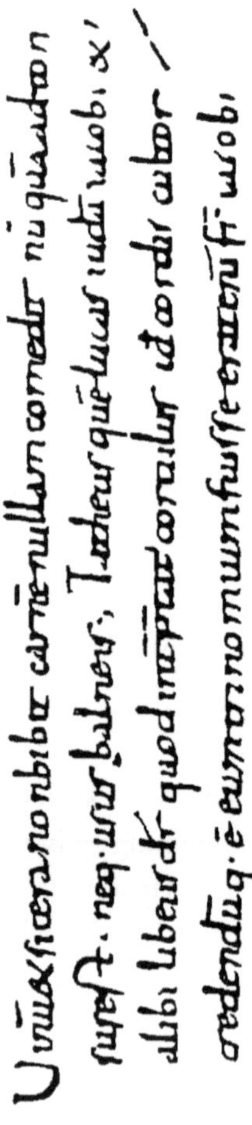

10. Jahrhundert. Evangelium Mathaei. Aus dem germanischen Museum. Nach Schubert.

Interessant ist es, dass drei der grössten Maler, die sich ja bekanntlich auch eingehend mit Anatomie beschäftigt haben, steil schrieben; wenn die Steilschrift, wie von einer Seite behauptet wird, gegen die Anatomie der Hand verstiesse, hätten jene Maler dieselbe gewiss verlassen.

Ich gebe 1) eine Handschrift von Albrecht Dürer aus dem Jahre 1506. Sie ist senkrecht*) und doppelt wichtig, da Dürer bekanntlich in seiner „Unterweisung der

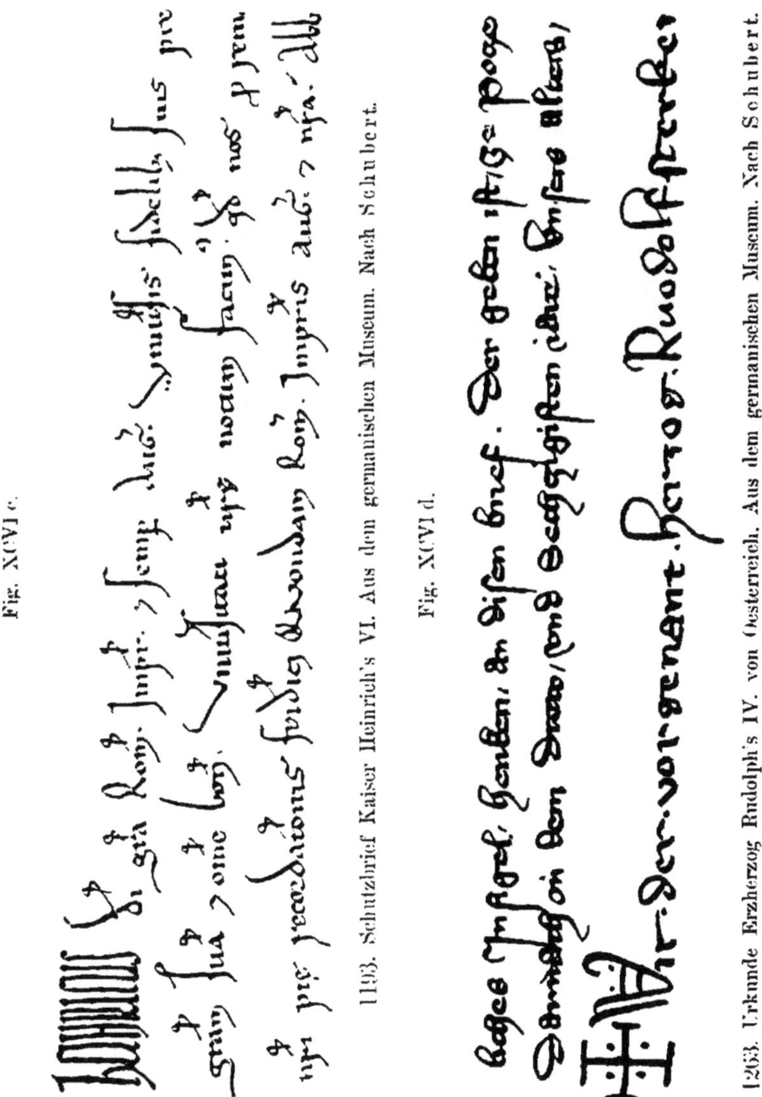

Fig. XCVI c.

1193. Schutzbrief Kaiser Heinrich's VI. Aus dem germanischen Museum. Nach Schubert.

Fig. XCVI d.

1363. Urkunde Erzherzog Rudolph's IV. von Oesterreich. Aus dem germanischen Museum. Nach Schubert.

Messung mit Zirkel und Richtscheit“ (1525) nachwies, dass

*) Kotelmann theilte allerdings kürzlich mit, dass Briefe von Dürer im Museum zu Basel rechtsschiefe Schrift zeigen.

man von den geschmacklosen verschnörkelten Buchstaben
zu den einfacheren mathematischen alten Formen zurück-

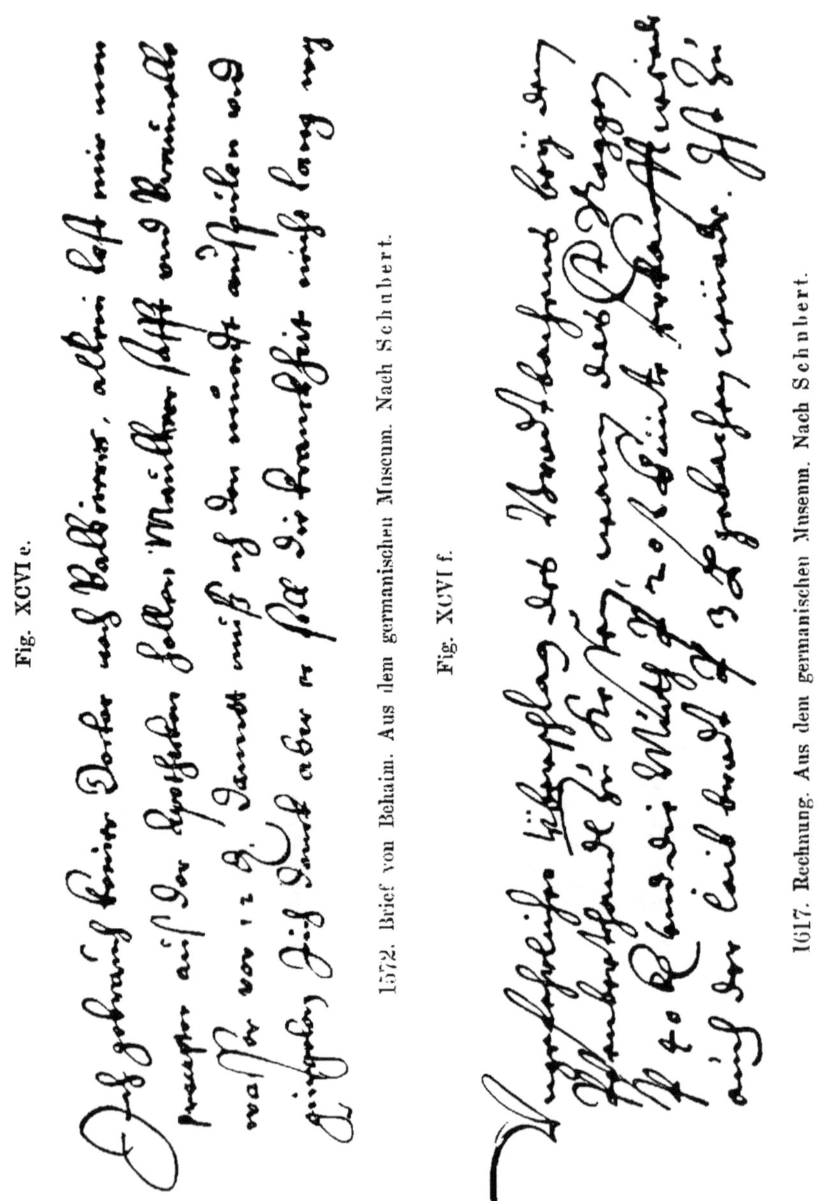

Fig. XCVI e.

1572. Brief von Behaim. Aus dem germanischen Museum. Nach Schubert.

Fig. XCVI f.

1617. Rechnung. Aus dem germanischen Museum. Nach Schubert.

kehren müsse. — 2) Eine Handschrift von Michel Angelo
aus 1510. Dieser grosse Maler, Bildhauer und Baumeister

war auch anatomisch wohl unterrichtet; im Jahre 1499
hat er selbst in Florenz Leichen zergliedert. — 3) Die

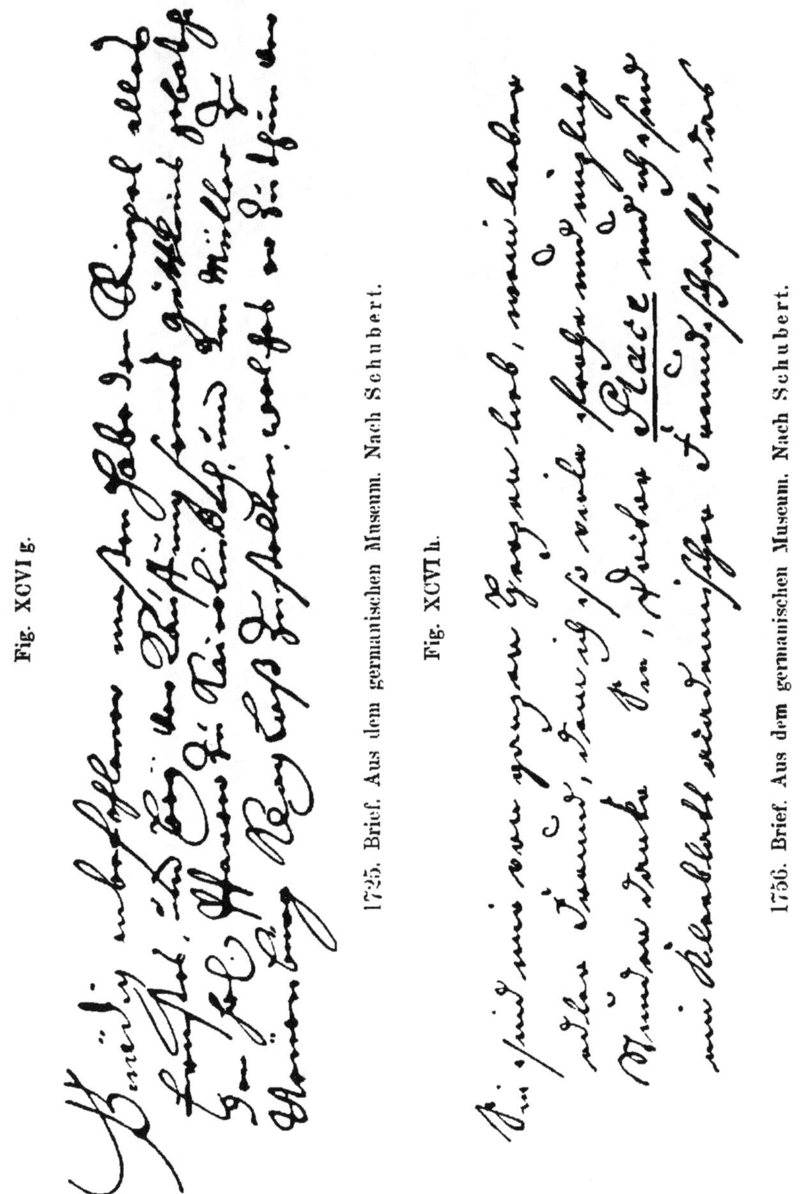

Fig. XCVI g.

1725. Brief. Aus dem germanischen Museum. Nach Schubert.

Fig. XCVI h.

1756. Brief. Aus dem germanischen Museum. Nach Schubert.

höchst merkwürdige Handschrift von Leonardo da Vinci
aus 1517. Von diesem vielseitigen Meister, der die Camera

Fig. XCVII a.

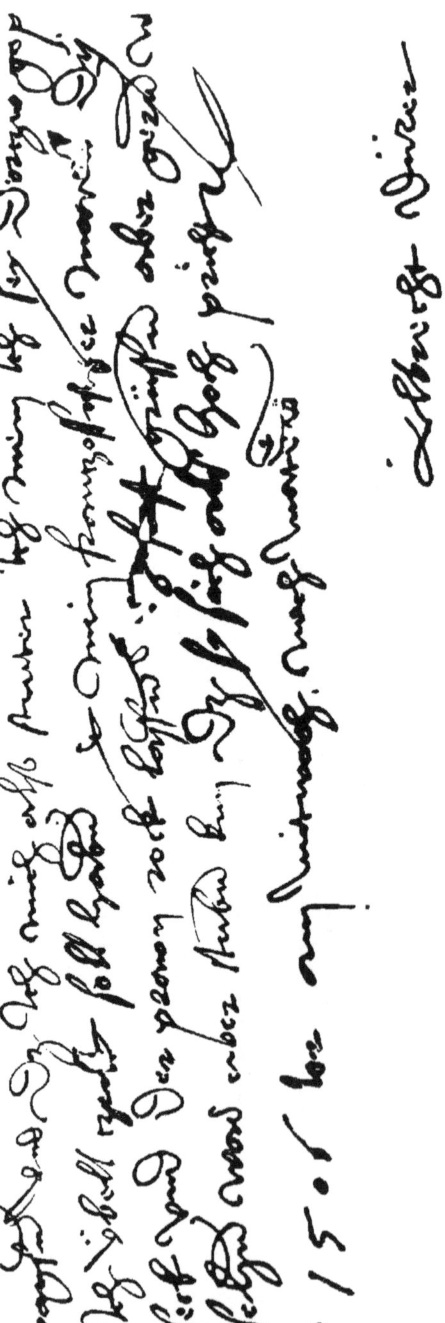

1506. Albrecht Dürer. Aus dem britischen Museum.

Fig. XCVII b.

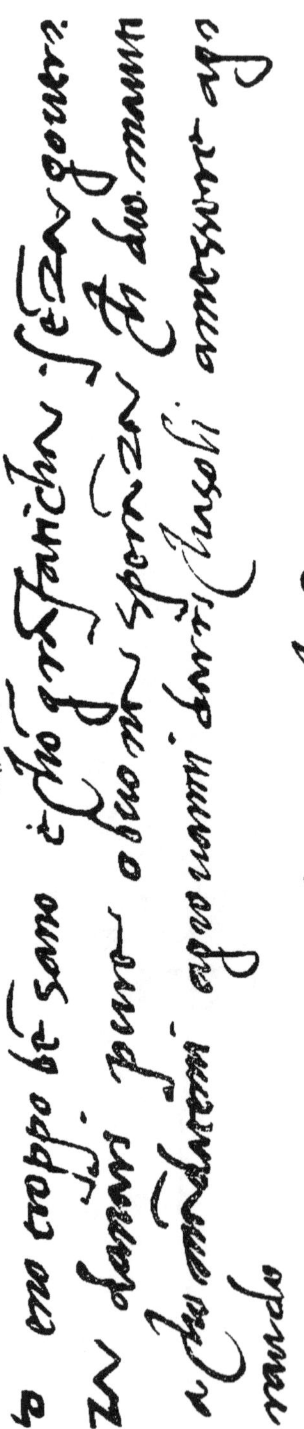

Fig. XCVII c.

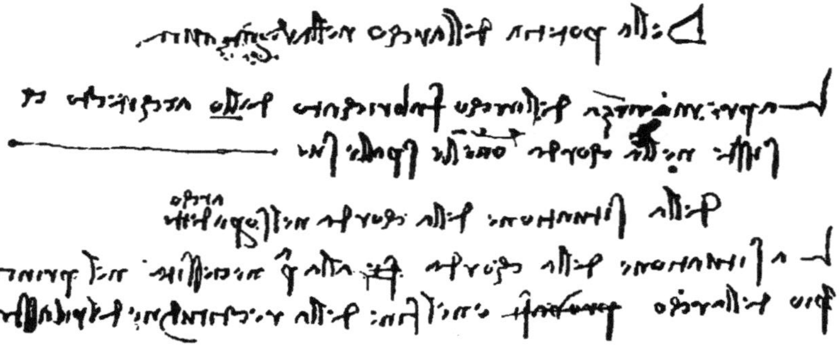

1517. Leonardo da Vinci. Ueber Architektur. Linkshändige steile Spiegelschrift. Aus dem britischen Museum.

Fig. XCVII d.

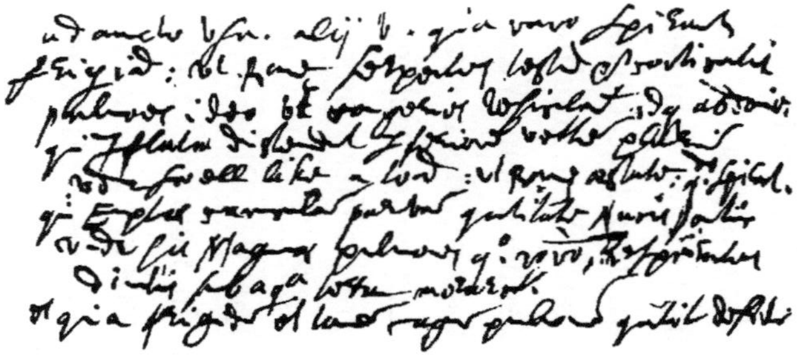

1616. Collegienheft von Harwey. Aus dem britischen Museum.

Fig. XCVII e.

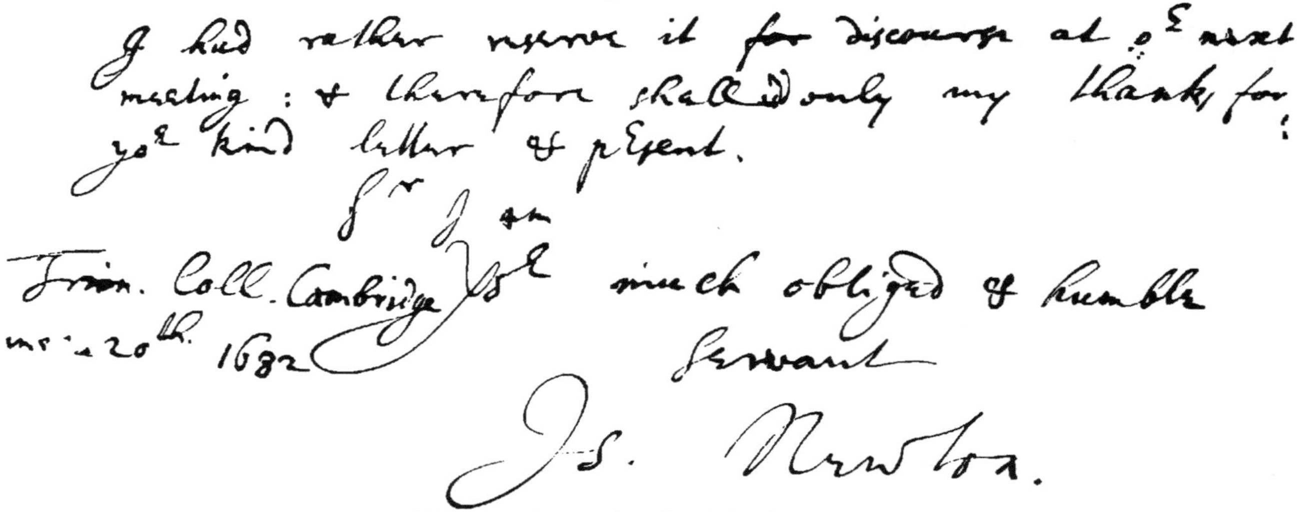
I had rather reserve it for discourse at o^r next meeting: & therefore shall add only my thanks for yor kind letter & present.
S^r I am
Trin. Coll. Cambridge Yo^r much obliged & humble
Nov. 20th 1682 Servant
Is. Newton.

1682. Isaac Newton. Aus dem britischen Museum.

obscura erfunden, der das Wesen der farbigen Schatten erklärte, der unvergängliche Gemälde geliefert, existiren im britischen Museum auch 235 grosse anatomische Zeichnungen und ein in Spiegelschrift mit der linken Hand geschriebenes Werk über Architektur mit Zeichnungen. Man glaubte früher, Leonardo wollte durch die Spiegelschrift sein Werk den Augen oberflächlicher Leser verschliessen; doch war wohl, wie oben pag. 410 erwähnt, die Lähmung seiner rechten Hand im Alter die Ursache. Mit dem Spiegel ist diese linkshändige Steilschrift leicht lesbar. — 4) Einige Zeilen aus dem Vorlesungshefte, das der berühmte Entdecker des Blutkreislaufes, Harvey, Professor der Anatomie in London, 1616 halb englisch, halb lateinisch für sein Colleg: „De motu sanguinis" fast ganz senkrecht geschrieben. — Wir stimmen Schubert zu, wenn er sagt, dass mit dem Ende des 17. Jahrhunderts bereits schräge Schrift begann. Man sieht dies aus der fünften Photographie, die einen Brief von Isaac Newton aus dem Jahre 1682 bringt.

Schubert fragt auch mit Recht: „Was sollte die schreibkundige Menschheit so lange Jahrhunderte hindurch veranlasst haben, Steilschrift zu üben, wenn diese „gegen die Bewegungsgesetze des Handgelenks" verstiesse?" — Dass seit zwei Jahrhunderten die Schrift sich allmählich mehr rechts neigte, hat seinen Grund in der Schnellschrift; denn bei eiligem Schreiben liegt die schräg aufsteigende Zeile für die Armbewegungen, wie oben (pag. 411) auseinandergesetzt, bequemer. Aber in der Schule handelt es sich nicht um Schnellschrift. Schubert bringt einen guten Vergleich. „Beim Wettrennen beugt sich der Reiter tief herab auf den Hals des Pferdes und thut dies aus guten Gründen. Niemand aber ist bisher auf den Gedanken gekommen, diesen Sitz auch beim Reitunterricht einzuführen lediglich deshalb, weil er bei schnellster Gangart Vorzüge bietet."

Gewiss wurde die Schrift im vorigen Jahrhundert immer schräger, aber erst der Kalligraph Heinrigs in Krefeld führte 1809 für die deutschen Buchstaben eine Neigung von 45⁰ ein.

Um unter den verschiedenen in Deutschland geltenden sogenannten Schriftductus eine Einigung zu erlangen, setzte im Jahre 1867 der Commissionsrath Henze einen Preis für die beste Nationalhandschrift aus. Nicht weniger als

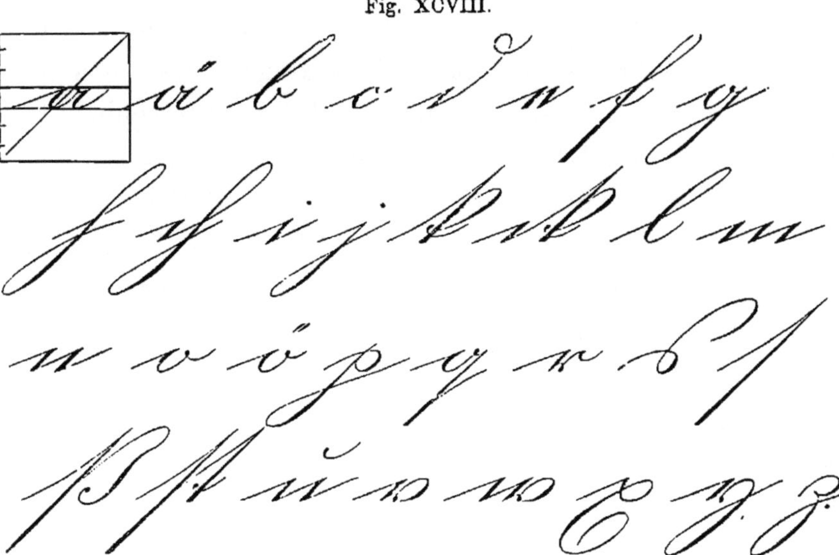

Fig. XCVIII.

Preishandschrift von Gosky.

754 Bewerber meldeten sich, und von 50 Preisrichtern entschied sich die Mehrzahl für das Alphabet von Gosky in Cottbus, das bereits mancherlei Rundungen statt der Ecken aufweist; im Uebrigen aber liegt diese ganze Preishandschrift wie alle früheren unter einem Winkel von 45⁰ (Fig. XCVIII).

Eine wesentliche Vervollkommnung entstand durch die von Soennecken erfundenen Rundschriftfedern und durch seine bekannten Rundschrift-Alphabete, deren Vorzüge besonders von A. Weber (siehe oben pag. 419) anerkannt wurden. Auch Rasmussen in Bremen hat eine schöne senkrechte Rundschrift angegeben; dagegen scheint sich mir die Rundschrift von Ohmsted in Oldenburg, da sie schräg liegt, weniger zu empfehlen, obgleich die Buchstaben recht deutlich sind.

Seit die Lehrer anfingen, einzusehen, dass die Steilschrift die richtige sei, wurden auch steil geschriebene Vorlagen entworfen. So haben wir jetzt Scharff's Schreibschule (Fig. IC), bei der sowohl die deutschen als die lateinischen Buchstaben nach den Regeln des goldenen Schnitts gezeichnet sind. Auch die Höhenunterschiede der Buchstaben, die Länge und Breite derselben, die Masse ihrer einzelnen Theile, die Entfernungen der Buchstaben und Worte von einander, die Ausdehnungen der Schreibfläche einer jeden Seite beruhen auf dem goldenen Schnitt, sind daher sehr gefällig.

Auch die Steilschrift von Kauff in Malmedy ist zu empfehlen, besonders da sie sehr fett ist und das Auge um so weniger angestrengt wird, je dicker die Buchstaben sind. — Kürzlich erschien in Wien die Schreib-Lese-Fibel für die österreichischen Volksschulen von Josef Heinrich mit guter Steilschrift; mit Recht wird sie von den Professoren Fuchs und Toldt als ein Fortschritt begrüsst. — Auch Bayr hat seinem Buche über steile Lateinschrift steile Alphabete und mannigfache senkrechte Schriftproben beigegeben. — Endlich hat die Steilschriftcommission des Vereins für öffentliche Gesundheitspflege in Nürnberg soeben Vorlagen und kurze Regeln für Steilschrift herausgegeben. —

An Material, sich und die Schüler in Steilschrift zu üben, fehlt es also nicht. Störend ist nur der Einfluss der Eltern und des allseitigen Beispiels. Indessen wird die Zeit

dies bessern. Sehr beherzigenswerth scheinen mir folgende
Winke von Schubert:

Fig. IC.

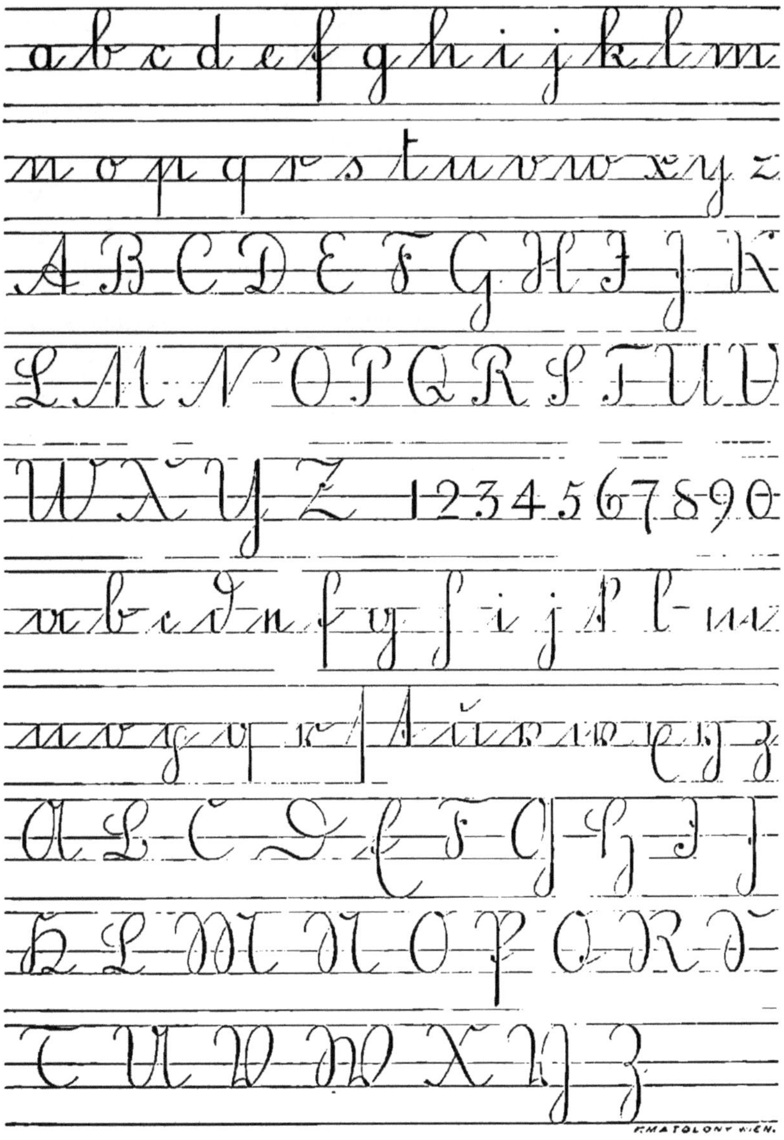

Steilschrift-Alphabet von Scharff, nach den Regeln des goldenen Schnittes.

1) Auf strengstes Innehalten der geraden Mittenlage
des Heftes ist zu halten.

2) Um diese durchzuführen, müssen die Zeilen sehr kurz sein, weil sich sonst am Ende der Zeile die Federspitze nicht mehr vor der Mitte des Körpers befindet; im Anfange des Unterrichts soll die Zeile nur 8—10 Cm. messen. Schiefertafeln müssen daher durch senkrechte Striche in 2—3 Abschnitte getheilt und nacheinander wie getrennte Tafeln beschrieben werden.

3) Das Abschreiben aus links seitwärts liegenden Vorlagen ist zu vermeiden, weil sich dann die Kinder zwischen Schreibfläche und Vorlage setzen, wodurch die Mittenlage der ersteren verloren geht. Entweder soll an der Wandtafel vorgeschrieben werden, oder die Buchstaben müssen im Schreibheft selbst vorgedruckt sein, wie in Scharff's Schreibschule.

4) Beide Vorderarme müssen zu zwei Dritteln auf dem Pult ruhen, und zwar in durchaus symmetrischer Lage, so dass sie (nach Toldt) sich vor der Mitte des Körpers begegnen und daselbst einen rechten Winkel bilden, jeder Arm aber den Pultrand ungefähr im Winkel von 45^0 schneidet. Beide Ellbogen, also auch der rechte, sollen dabei mindestens eine Hand breit vom Rumpf abstehen; der Abstand beider sei gleich.

5) Die Hand soll beim Schreiben so gestellt sein, dass der Handteller senkrecht zur Pultfläche oder doch nur wenig nach links geneigt ist. Der Kleinfingerrand des Handtellers berühre die Schreibfläche nicht; die Hand ruhe auf der äusseren Kante des Nagelgliedes des kleinen Fingers, welcher leicht gebeugt sein soll, gleich dem auf ihm ruhenden Ringfinger, auf welchen sich wiederum der Mittelfinger und durch denselben die ganze Gruppe der drei den Federhalter führenden Finger zu stützen hat. Der Zeigefinger bilde einen ganz flachen, nach der Nagelseite convexen Bogen, ohne jede Knickung in einem seiner Gelenke.

6) Der Federhalter werde lang, nicht zu nahe der Feder gefasst. Er darf im oberen Theil seinen Stützpunkt nicht am ersten Gliede des Zeigefingers finden, sondern an der Mittelhand zwischen Zeigefinger und Daumen. Sein oberes Ende muss gegen den Ellbogen, niemals aber gegen Schulter oder Brust des Schreibenden gerichtet sein.

7) Der schreibende Arm muss im Verlauf der Zeile mehrmals nach rechts geschoben werden, derart, dass seine jeweiligen Lagen unter sich parallel bleiben.

8) Tafel und Papier müssen nach jeder Zeile entsprechend in die Höhe geschoben werden, damit stets ein gehöriger Abstand zwischen der schreibenden Federspitze und dem unteren Pultrand gewahrt bleibe. Dies setzt breite Pultflächen voraus.

9) Die Verbindungslinie der Schultern und der Augen muss während der ganzen Dauer des Schreibens genau wagrecht gerichtet bleiben, der Oberkörper darf sich nicht vornüber beugen, die Brust nicht an den Pultrand gestützt werden, der Kopf sei nur leicht gebeugt, der Abstand der Augen von der Schrift betrage 30—35 Cm.

10) Es ist dringend anzurathen, das Schreiben in kurzen Zwischenräumen für einige Minuten zu unterbrechen und im Sitzen ausführbare gymnastische Uebungen auf Commando machen zu lassen, z. B. Rumpf streckt; Schultern hebt; Schultern rückwärts zieht; Schultern rollt; Nacken rückwärts beugt u. s. w. Die Arme können dabei auf der Brust gekreuzt werden oder schlaff herabhängen.

Befolgt man diese Regeln, so wird man nicht nur eine deutliche Handschrift, sondern auch eine correcte Haltung der Jugend erzielen und so der Hygiene einen zweifachen Dienst erweisen.“

5. Deutsche oder lateinische Schrift?

Gross, Javal und A. Weber glauben, dass gerade die deutschen Buchstaben den Augen schädlich seien. Javal behauptet sogar, dass, wenn die Zahl der Myopen im Elsass nach der Annexion zugenommen zu haben scheine (eine derartige Statistik ist mir unbekannt), die Einführung der deutschen Schrift eine Ursache sei. A. Weber findet, dass der fast völlige Mangel an Haarstrichen und die leicht geschweifte Form der Buchstaben der lateinischen Schrift den Vorzug giebt, ferner, dass das Zusammentreffen der Umbiegungsstellen mit den vorgezeichneten Linien eine viel geringere Fixirarbeit fordert, da erstere nicht spitzwinklig wie bei den deutschen Buchstaben, sondern abgerundet sind, also keine punktförmige, sondern nur eine linienförmige Berührung verlangt. Weber will sich auch durch Versuche überzeugt haben, dass ein 8jähriges Kind, welches die Lateinschrift erst $^{1}/_{4}$ Jahr, die deutsche aber 2 Jahre bereits betreibt, mit letzterer stets etwas zurückbleibt.

Soennecken, dessen Verdienste um die Rundschrift ich völlig anerkenne, behauptete, dass man lateinische Buchstaben weiter als deutsche lesen könne. Das ist sicher ein Irrthum; wenn die Buchstaben gleich gross und gleich dick sind, werden sie gleich weit gelesen, mögen sie nun lateinisch, deutsch, arabisch oder japanisch sein.

Nach meiner Ueberzeugung ist der Nachweis nicht geliefert und würde auch schwer zu liefern sein, dass gerade die deutschen Buchstaben für die Augen gefährlicher seien als die lateinischen. Vor sechs Jahren wurde von hervorragenden Männern die Bildung eines Vereines für Lateinschrift in Aussicht genommen; an ihrer Spitze stand der sehr verdiente Director Fricke in Wiesbaden. Ich wurde aufgefordert, den Aufruf zu unterzeichnen; ich stellte aber zur Bedingung für meine Unterschrift, dass zunächst aus dem Entwurfe die Stelle gestrichen werden müsse, dass die deutschen Buchstaben gefährlicher seien als die lateinischen. Erst als man dies gethan, trat ich, und zwar sehr gern bei.

Denn es sind eine Reihe anderer guter Gründe, die mich schon seit langen Jahren veranlassten, nur lateinisch zu schreiben und die Verbreitung der Lateinschrift zu empfehlen. Ich erwähne hier nur vier Punkte.

1) Offenbar sind die deutschen Buchstaben, besonders die grossen, unleserlicher als die lateinischen. Es unterliegt keinem Zweifel, dass „DEUTSCHE SCHRIFT“ weniger lesbar ist als „DEUTSCHE SCHRIFT“. Alle Schilder und Strassennamen werden daher ja längst lateinisch geschrieben. Die Buchstaben auf den Münzen des deutschen Reiches sind lateinisch geprägt, und bis vor Kurzem hatte auch die deutsche Post: „POSTKARTE“, „DEUTSCHE REICHSPOST“ und auf den Postanweisungen alle Vordrucke mit lateinischen Buchstaben drucken lassen. Leider ist seit zwei Jahren hier ein Rückschritt eingetreten, da man etwas besonders „Deutsches“ zu machen glaubte, indem man die genannten Bezeichnungen mit kleinen deutschen Buchstaben auf die Postkarten etc. drucken liess. Amüsant ist dabei nur die Inconsequenz, dass trotzdem die Poststempel aller Städte und Postanstalten in lateinischen Buchstaben beibehalten werden.

2) Unsere deutschen Kinder werden mit acht Alphabeten gequält; ein grosses und kleines deutsches geschriebenes, ein grosses und kleines deutsches gedrucktes, ein grosses und kleines lateinisches geschriebenes und ein grosses und kleines lateinisches gedrucktes Alphabet muss von ihnen gelernt werden. Die 300 Unterrichtsstunden für die vier deutschen Alphabete können sicher nützlicher verwendet werden.

3) Alle anderen civilisirten Nationen schreiben lateinisch, und jeder Ausländer bittet uns, ihm deutsche Briefe nur mit Lateinschrift zu schreiben. In Bern wird bereits amtlich das Deutsche nur in lateinischer Schrift in den Schulen gelehrt, und die amtlichen deutschen Erlässe werden dort nur in lateinischer Schrift gedruckt.

4) Man kann viel schneller lateinisch schreiben als deutsch. „*u*“ macht 6 Tempi nöthig, „*a*“ nur 2; bei „*m*“ sind 7, bei „*m*“ nur 3 Tempi nöthig u. s. w. Das deutsche A b c hat nach Soennecken 107 Tacte, das lateinische 68, also 11 : 7. Das deutsche Alphabet hat auch $36^0/_0$ mehr Druckstellen als das lateinische (z. B. *r* und *i*) und $60^0/_0$ mehr Absetzungen, d. h. Buchstaben, die mit den folgenden nicht verbunden werden können (z. B. *s* und *d*), muss also mehr Zeit rauben, als das lateinische.

Diesen unleugbaren Thatsachen steht nun der Irrthum gegenüber, der ziemlich allgemein verbreitet ist, dass wir nämlich aus deutschem Patriotismus die deutsche Schrift beibehalten müssten; sie sei eine berechtigte Eigenthümlichkeit der Germanen. Auch Bismarck war leider in diesem Irrthume befangen; er hatte wiederholt öffentlich erklärt, dass er kein Buch mit lateinischen Buchstaben lesen mag, und er schrieb sogar seinen Namen mit deutschen Buchstaben; das hat natürlich Viele von der Lateinschrift zurückgehalten.

Unsere sogenannte deutsche Schrift hat aber weder mit den Germanen, noch mit den Gothen das Mindeste zu thun; man könnte sie, wie Jacob Grimm sagte, ebensogut „böhmische Schrift“ nennen. Es ist historisch erwiesen, dass sie nichts, als eine verschnörkelte lateinische Mönchsschrift ist. Früher schrieb man in Deutschland Alles lateinisch, erst im Mittelalter fingen die Mönche an, durch allerlei Köpfchen und Füsschen Verzierungen, welche denen des gothischen Baustyls ähnlich waren, an den alten lateinischen Buchstaben anzubringen; daher der Name „gothische Schrift“, nicht aber von den Gothen. Schöne Beispiele dafür hat Soennecken im germanischen Museum zu Nürnberg gefunden und abgebildet. In Fig. C ist ein solches gothisches M stark verkleinert wiedergegeben.

Man bog die Schrift unten und oben um und nannte sie daher „Fractur“, gebrochene Schrift, im Gegensatze zu der „Antiqua“, den lateinischen Buchstaben.

Diese Fractur wurde bald nach Erfindung der Buchdruckerkunst auch zum Drucke von Werken, nicht blos in deutscher, sondern auch in lateinischer, französischer und englischer Sprache verwendet.

Fig. C.

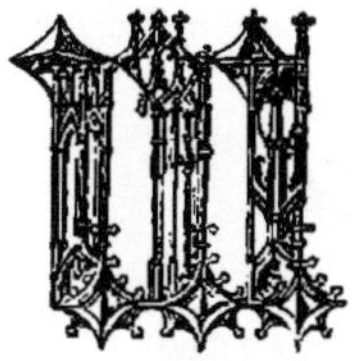

Aus dem germanischen Museum.
Nach Soennecken.

Da das oft bestritten wird, gebe ich von den vielen Drucken aus 1470 bis 1500, die im britischen Museum vorhanden, hier drei Proben, die mir ein Photograph in London mit Genehmigung der geehrten Direction anfertigte. Es folgen in Fig. CI a—c einige Zeilen aus Werken, die 1480, 1491 und 1495 gedruckt wurden. Das lateinische Werk rührt von Albertus Magnus her, das französische ist ein Mémoire und das englische ist eine Bibel. Den Ort des Druckes konnte ich leider von dem Photographen so wenig erfahren, als die genaueren Titel des französischen und englischen deutsch gedruckten Buches.

In allen Ländern, in denen die Mönche diese Fracturschrift ebenso wie in Deutschland eingeführt hatten, also in Frankreich, in England, in Italien und Spanien, verliess man sie aber im 16. Jahrhundert glücklicherweise und kehrte zur Lateinschrift zurück; nur in Deutschland behielt man sie bei und hält sie fälschlich noch immer für etwas Nationales!

Freilich fehlte es seit 200 Jahren nicht an bedeutenden Männern, welche die Deutschen aufforderten, zur ausschliesslichen Lateinschrift zurückzukehren; so thaten dies u. A.

Fig. CI a.

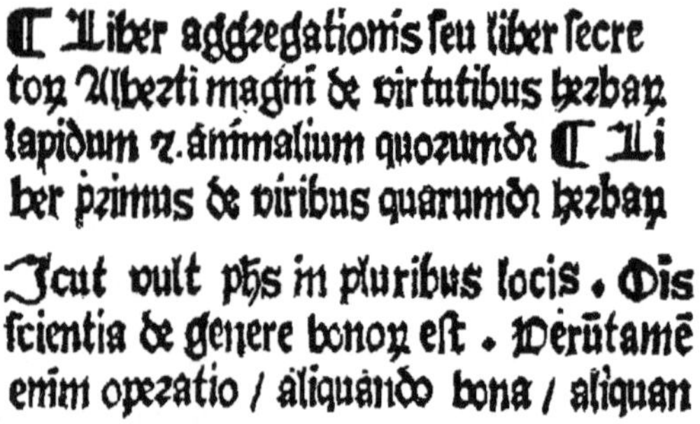
Liber aggregationis seu liber secre
torum Alberti magni de virtutibus herbarum
lapidum et animalium quorundam Li
ber primus de viribus quarundam herbarum

Sicut vult phs in pluribus locis. Omnis
scientia de genere bonorum est. Verũtamẽ
enim operatio / aliquando bona / aliquan

Albertus Magnus. Liber aggregationis. 1480. Aus dem britischen Museum.

Fig. CI b.

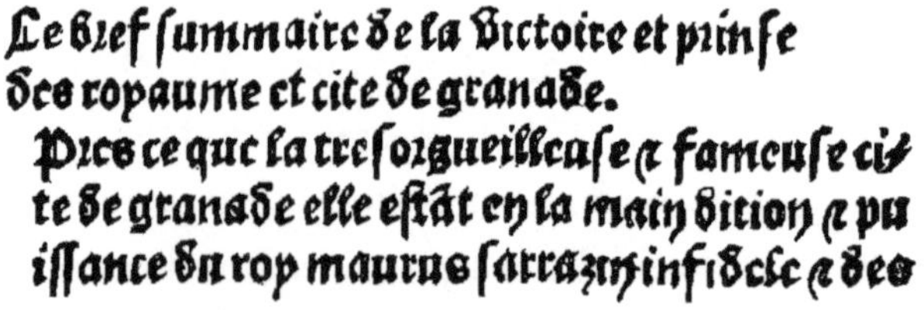
Le brief summaire de la victoire et prinse
des royaume et cite de granade.
Pres ce que la tresorgueilleuse et fameuse ci/
te de granade elle estãt en la main dition et pu
issance du roy maurus sarrazin infidele et des

Mémoire. 1491. Aus dem britischen Museum.

Fig. CI c.

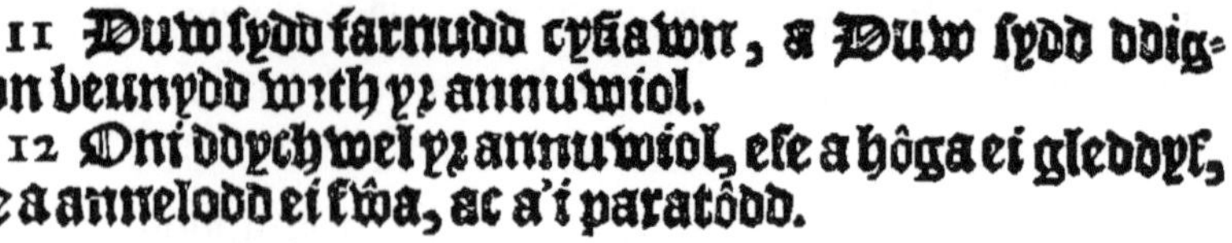
11 Duw sydd farnudd cyfiawn, a Duw sydd ddig-
llon beunydd wrth yr annuwiol.
12 Oni ddychwel yr annuwiol, efe a hôga ei gleddyf,
efe a annelodd ei fwa, ac a'i paratôdd.

Englische Bibel. 1495. Aus dem britischen Museum.

Leibnitz (1696), Wieland, Klopstock, Hufeland, W. v. Humboldt, Jacob Grimm, Richard Wagner. Allein ihre Stimmen verhallten, und erst den unablässigen Bemühungen des leider bereits verstorbenen Rectors Dr. Fricke in Wiesbaden und des von ihm 1885 gegründeten „Verein für Lateinschrift“, welchem jetzt über 10.000 Mit-

glieder, darunter 7000—8000 Lehrer, angehören, gelang
es, die Idee gehörig zu verbreiten. Je mehr Personen dem
Vereine beitreten*), desto mehr werden auch die Regierungen in Deutschland geneigt sein, wieder die Antiqua
statt der Fractur einzuführen.

Uebrigens werden ja bereits fast alle deutschen wissenschaftlichen Bücher und Zeitschriften in Lateinschrift gedruckt, und viele Abtheilungen der Zeitungen zeigen sie
gleichfalls. Auch in Dänemark, das immer noch die deutsche
Schrift hatte, erscheinen jetzt Zeitungen in Antiqua. Demjenigen, der sich eingehender für die Frage interessirt, sei
die schöne Schrift von Burgerstein „Die Weltletter.“
empfohlen.

6. Schönschrift und Kurzschrift; Schreibhefte und Tinte.

Berlin und Rembold sind der Ansicht, dass die
Anforderungen im Schönschreiben zu ermässigen seien.
Auch A. Weber findet, dass in Deutschland zu viel auf
Kalligraphie gesehen wird, während man auf den Unterricht
im Schönschreiben in England, Frankreich und Amerika viel
weniger Zeit verwendet. Hoffentlich wird die Einführung der
leichter lesbaren steilen Lateinschrift die kalligraphischen
Stunden verringern; damit zugleich werden auch die schrägen
Linien auf den Linienblättern verschwinden, welche die
Kinder zwingen, sehr genau zuzusehen; jene Linien sind
übrigens in Sachsen auch bei Schiefschrift verboten.

Geradezu unverständlich ist es, dass man in ham-
burgischen, holsteinischen und mecklenburgischen Schulen

---

*) Kosten erwachsen dadurch nicht und Jahresbeiträge werden
nicht verlangt; es genügt eine Postkarte mit der Beitrittserklärung
an Dr. Edward Lohmeyer in Kassel. Von diesem kann man
auch gratis Rundschreiben erhalten, welche die richtigen Ansichten
über die Lateinschrift verbreiten.

die Adler'schen Musterschreibhefte gestattet. Die Anstrengung für das Auge eines Kindes, die blassen Punkte von Stecknadelstichgrösse (siehe Fig. CII, in welcher allerdings die Blässe der Punkte nicht wiedergegeben werden konnte), genau zu verfolgen, muss ja zu Kurzsichtigkeit führen. —

Betreffs der Liniaturen der Schreibhefte fragte mich im Mai 1889 der schlesische Papierverein um Rath und übergab mir zehn verschiedene Hefte zur Begutachtung. Ich erklärte:

1) Für das Auge ist es gleichgültig, ob die einfachen Linien und die Kästchen der Rechenbücher tiefblau oder schwarz sind.

Fig. CII.

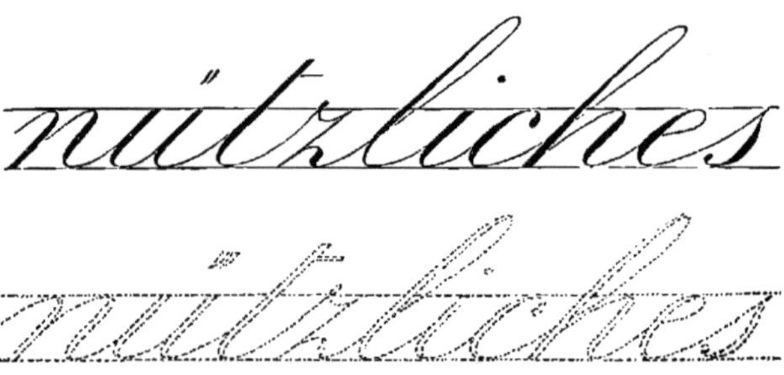

2) Bei Doppellinien für deutsche Schrift macht es gleichfalls keinen Unterschied, ob die Zwischenlinie zwischen den rothen Doppellinien blau oder schwarz ist. Der Unterschied der Farben soll dem Kinde nur gestatten, sich leichter zurechtzufinden.

3) Bei schwarzen Doppellinien für deutsche Schrift sind schwarze Zwischenlinien weniger geeignet; doch gestattet das engere Zusammenstehen der Doppellinien immerhin noch einen Ueberblick.

4) Völlig zu verwerfen sind dagegen schwarze Zwischenlinien für lateinische Schrift bei schwarzen Doppellinien, da die Doppellinien nur sehr mühsam herausgefunden werden können.

5) Für lateinische Schrift bleibt es sich gleich, ob die Zwischenlinie blau oder schwarz ist, da der Unterschied von den rothen Doppellinien genügt, wenn auch die blauen oder schwarzen Zwischenlinien kaum von den rothen entfernter sind als diese von einander.

6) Für blaue und rothe Farben gilt als Regel, dass sie nicht blass sein dürfen, sondern tief gesättigt sein müssen; denn der Contrast derselben gegen das weisse Papier erleichtert die Sichtbarkeit auf grössere Entfernung.

Möchten diese Winke auch ausserhalb Schlesiens von den Kaufleuten und Linieranstalten berücksichtigt werden!

Da erfahrungsgemäss das viele Schreiben die Myopie fördert, so schlug ich 1880 vor, in den höheren Schulen von Tertia an, wo das viele Schreiben beginnt, die Stenographie obligatorisch zu lehren. Freilich sind die Buchstaben kleiner als Currentschrift, aber nicht kleiner als die griechischen Buchstaben. Die Erlernung ist ja leicht, und die Zeiterparniss, wenigstens mit der Alt-Stolze'schen Kurzschrift, deren ich mich seit 38 Jahren bediene, eine so gewaltige, dass jenes Bedenken nicht in die Wagschale fallen darf. Die Ansicht, dass die Stenographen ihre ganze Sinnesthätigkeit auf die mechanische Fixirung des Vorgetragenen verwenden und wenig von dem wissen, was sie niedergeschrieben, kann ich nicht theilen. Wie viel Stunden häuslicher Arbeit würden die Primaner und Secundaner ersparen, wenn sie die Entwürfe und Präparationen ihrer Arbeiten nicht in Currentschrift, sondern stenographisch niederschreiben könnten! Und gerade in diesen Classen nimmt ja die Myopie in so besorgnisserregender Weise zu. —

Dass blasse Tinte den Augen schädlich, bedarf kaum der Erwähnung; die Tintensorten, welche erst später dunkel werden, sind ganz aus den Schulen zu verbannen.

Freilich ist es mir nach Proben von mehr als 50 Tinten-
arten bisher nur gelungen, eine einzige zu finden, welche
sofort tiefschwarz schreibt, leicht aus der Feder fliesst, die
Feder nicht angreift und nicht schimmelt: diese fand ich
unter der Bezeichnung stylographische Tinte bei Karl
Fränkel in Berlin W. Werderstrasse 3. Der Liter kostet
3 Mark.

F. Schiefertafel und Wandtafel.

„Was die Schiefertafeln anbetrifft, so sind sie
allerdings ein sehr wohlfeiles Material, allein da die Striche
hellgrau auf dunkelgrauem Grunde erscheinen, so strengt
ihre Benützung wegen des geringen Contrastes die Augen an.
Die Erfindung eines in dieser Hinsicht besseren
Materials wäre in der That zu wünschen.“

Dieser Wunsch, den ich schon 1867 aussprach (vgl.
Untersuchungen der Augen von 10.060 Schulkindern, p. 134),
ist erst viel später erfüllt worden. Professor Horner hat
von Neuem den Anstoss gegeben; er hat auf Veranlassung
der Züricher Schuldirection im Jahre 1878 vergleichende
Messungen der Sehschärfe vorgenommen mit Buchstaben,
die mit Schiefer, Bleistift und Feder in gleicher
Grösse ausgeführt und bei gleicher Beleuchtung betrachtet
wurden.

Es war zu vermuthen gewesen, dass weisse Buchstaben
auf dunklem Grunde wegen der Irradiation weiter gelesen werden würden, als schwarze auf weissem Grunde.
Für weisse Punkte auf schwarzem Grunde trifft dies auch
zu; vor längerer Zeit habe ich bereits mitgetheilt, dass
mehrere meiner Collegen schwarze Punkte auf weissem Grunde
bis 16, 26, resp. 50 Fuss, dagegen gleich grosse weisse
Punkte auf schwarzem Grunde bis 22, 34, resp. 57 Fuss
zählten.

Aber Punkte und Buchstaben sind zweierlei. Horner fand, dass gerade die Irradiation das Erkennen heller Buchstaben in grosser Entfernung erschwert, indem z. B. bei B und E die dunklen Zwischenräume durch die hellen Linien überdeckt werden, und dass ihre Leserlichkeit daher leidet.

Natürlich nimmt die letztere noch mehr ab, wenn der Buchstabe nicht sehr weiss, sondern grau ist. Die gleich grossen Buchstaben B und E wurden

schwarz auf weiss bis   496 Cm.

weiss auf schwarz bis   421 „

grau auf schwarz bis   330

erkannt.

Hierzu kommt der glänzende Reflex der Schiefertafeln, der nach Horner's treffender Bemerkung allein schon zu ihrer Verbannung aus der Schule genügen würde, da er ein Hauptgrund der schlechten Haltung ist.

Aber selbst bei Vermeidung dieses Reflexes fand Horner, dass dieselben Buchstaben an einem hellen und einem dunkleren Tage erkannt wurden mit

Tinte bis   211, resp. 178 Cm.

Bleistift bis .   183, resp. 149 „

Schiefer bis .   159, resp. 132 „

Das Verhältniss der Schieferschrift zur Bleistiftschrift betrug also 7 : 8, ebenso das Verhältniss der Bleistiftschrift zur Tintenschrift; das der Schieferschrift zur Tintenschrift war 3 : 4.

Ein Auge, das, um Tintenbuchstaben zu lesen, 30 Cm. von der Schrift fern bleiben kann, muss sich also bis 22 Cm. nähern, um ebenso grosse Schieferbuchstaben zu erkennen.

Es handelt sich aber im Beginn des Unterrichts um jeden Centimeter; daher hatte Horner sehr recht, wenn er schloss: „Die Hygiene des Auges erfordere die Entfernung von Schiefer und Tafel aus der Schule und setze Tinte und Feder an ihre Stelle. Die Verwirklichung dieser Forderung wird die jeder neuen Generation stärker drohende Gefahr der Kurzsichtigkeit etwas vermindern."

Wie urtheilten hierauf die Schweizer Lehrer? Einige Lehrer, welche sofort Feder und Tinte bei den Anfängern eingeführt hatten, fanden erzieherische Vortheile. Sie meinten, das Geklapper mit den Tafeln höre auf, die Haltung der Schüler werde besser, weil sie das mit Tinte Geschriebene leichter lesen können; Ordnung und Reinlichkeit nehmen zu, da die Kinder nicht mehr das Schlechte auslöschen können. Der Lehrer könne auch im Hefte die Fortschritte besser controliren. Freilich sei aber die Arbeit des Lehrers grösser; doch das sei Nebensache, denn auch der eventuelle spätere Uebergang von der Schiefertafel zum Papier sei schwer; durch die Gewöhnung an den harten und sich rasch abnutzenden Schiefer, der bei allen Haltungen gleich schlecht schreibe, werde die Hand steif gemacht, der Federhalter werde nach allen Richtungen gedreht etc. Das Alles spare man, wenn man sofort Tinte und Feder nehme.

Dem stimmte allerdings der Convent aller Elementarlehrer Zürichs, nachdem vom Mai 1877 bis Februar 1879 in den dortigen Schulen der Versuch mit dem ausschliesslichen Gebrauch von Tinte gemacht worden war, nicht bei. Die Lehrer schlossen sich Horner nicht ganz an, da die Schüler sich nie längere Zeit, nicht einmal eine halbe Stunde ununterbrochen mit Schreiben auf der Tafel beschäftigen dürften. Sie meinten, man müsse vom Leichten zum Schweren übergehen, der Gebrauch der

Feder sei jedoch unstreitig mit grossen Schwierigkeiten verbunden. Die Kinder wollen aber schon in den ersten Schultagen beschäftigt sein; das geht leicht mit dem Schiefer, aber nicht mit der Feder. Daher möge man erst nach Einübung des kleinen Alphabets zur Feder übergehen. Die Kinder hätten übrigens eine schlechte Haltung sowohl bei Schiefer als auch bei der Feder, sofern der Lehrer nicht ordentlich Acht gäbe.

Hierauf beschloss die Schuldirection in Zürich am 3. Mai 1879: „Als Schreibmaterial gelten grundsätzlich Feder und Papier; jedoch steht daneben der Gebrauch der Schiefertafel den Lehrern in der Art frei, dass mit dem Beginne des Winterhalbjahres zum vorherrschenden Gebrauch von Papier und Tinte übergegangen werden soll.“

A. Weber schloss sich dieser Ansicht an, da die Schwierigkeit, Anstrengung und Schädlichkeit des Schreibens nach Grenz- und Directionslinien sich ganz gleich bleibt, ob mit Feder, Bleistift oder Griffel geschrieben wird.

Ich hatte früher Horner's Ansicht zugestimmt, schon deshalb, weil ja der Contrast von Tinte und Papier stärker ist als der von Schiefer und Tafel, das Object also prägnanter erscheinen muss.

Nun sind aber Verbesserungen der Schiefertafeln erfunden worden, so dass auch der Arzt den gewiss berechtigten Wünschen der Lehrer wird entgegenkommen können.

Emanuel Thieben, Fabrikant in Pilsen, hat nämlich 1882 den Versuch gemacht, statt der Schiefertafeln weisse Kunststeintafeln zu construiren, auf welche man mit einem besonderen Bleistift schreiben, und von denen man das Geschriebene mit Schwamm auslöschen kann, ohne dass ein Eindruck der Schrift zurückbleibt. (Preis der Tafel 30 bis 40 Pfennig.) Man kann auch mit einer besonderen Tinte auf die Tafel schreiben und mit Seife diese Tinte und jede Verunreinigung der Tafel entfernen.

In Sexta und Quinta der hiesigen höheren evangelischen Bürgerschule prüfte ich gemeinsam mit Herrn Rector Dr. Carstädt 100 Schüler. Vorprüfungen an Snellen's gedruckten Probetafeln ergaben beiläufig das traurige Resultat, dass nur 55 von diesen hundert 10—12 Jahre alten Knaben Emmetropen waren.

Die 55 Emmetropen mussten nun eine Anzahl Buchstaben, die sehr sorgsam nach Snellen Nr. 6, 5 und 4 auf die Schiefertafel und auf die Steintafel aufgezeichnet waren, aus der Ferne lesen. 16 Schüler lasen sie gleich weit, obgleich immer etwas mühsamer und stockender auf der schwarzen als auf der weissen Tafel. Die anderen 39 lasen weiter auf weiss als auf schwarz, und zwar manche sehr beträchtlich weiter.

Reducire ich die Distanz, in der sie auf schwarzer Tafel lasen, auf 100, so lasen auf der weissen Steintafel

10 Kinder bis 107, 108, 109,
12   „   „ 114, 116, 118, 120,
 8   „   „ 122, 125, 129, 130,
 9   „   „ 133, 137, 143, 144 u. 150.

Im Durchschnitt aller 55 Beobachtungen war das Verhältniss 100 : 116 = etwa 7 : 8. Eine Schrift, die auf der weissen Steintafel bequem bis 30 Cm. gelesen wird, verlangt also auf der alten Schiefertafel eine Annäherung auf 26 Cm. Bei der Verhütung der Myopie der Anfänger handelt es sich ja aber, wie schon oben betont, um jeden Centimeter.

Zweifellos verdienen also vom augenärztlichen Standpunkte die weissen Steintafeln von Thieben den Vorzug vor den Schiefertafeln, zumal ihnen der glänzende Reflex vollkommen fehlt. Aber sie sind schwer zu reinigen, bekommen leicht Risse und sind, da sie aus Kalkstein bestehen, zerbrechlich.

Deshalb empfahlen später Schmidt und Weber statt der Schiefertafeln die weissen Pappschreibtafeln von Bürchl in Worms. Eine Sorte derselben, auf welche man mit Kohle schreibt, ist in der That vortrefflich, da man jeden Strich trocken mit Feuerschwamm abwischen kann. Doch fragt es sich, ob die Lehrer gerade dicke Kohlenstriche für den Anfänger angezeigt halten werden. Die andere Sorte (Preis 50 Pfennig), auf welche mit Bleistift geschrieben wird, empfehle ich nicht, da sie mit nassem Schwamm gereinigt werden muss, dabei aber erweicht und dann eine unebene blasige Fläche zum Schreiben darstellt.

Im Jahre 1886 empfahl Steffan weisse Tafeln aus emaillirtem Eisenblech von Wenzel in Mainz. Man kann mit Graphit oder Bleistift auf sie schreiben und die Schrift mit einem Schwamme abwischen. Sie glänzen anfangs nicht und sind unzerbrechlich. Preis freilich 70 Pfennig bis 1 Mark. Im Anfange erschienen mir auch diese Tafeln wirklich sehr gut; aber mit der Zeit wurden sie glänzender und glatter, und die Schrift ist dann kaum mehr zu entfernen, auch wenn man Radirgummi mit Wasser zur Reinigung anwendet. Es wäre also zu wünschen, dass es der Technik endlich gelänge, weisse Tafeln, welche nicht glänzend, nicht zerbrechlich und doch billig sind, so herzustellen, dass die Bleistiftschrift leicht wieder ausgelöscht werden kann.*) —

---

*) Während der Correctur erhalte ich von Herrn Campe in Berlin eine mit Flusssäure geätzte weisse Emailtafel gesendet, welche alle gewünschten Vorzüge zu vereinigen scheint. —

Dr. Coronel in Leeuwarden empfiehlt neuerdings die „hygienischen weissen Glashandtafeln" von Anton Bouvy in Amsterdam, Heerengracht 625.

Das Strassburger Gutachten hält die Schiefertafelfrage überhaupt für unerheblich, da bei so kleinen Kindern die Kurzsichtigkeit noch nicht zu fürchten sei. Ich möchte jedoch der Frage deshalb Bedeutung beilegen, da mich die Beobachtung der ABC-Schützen gelehrt hat, dass gerade das Auflegen dieser Kinder auf die schwer sichtbaren Schiefertafelstriche sehr bald die Haltung der Kleinen so beeinflusst, dass sie später auch bei Tintenschrift nicht mehr gerade sitzen können. Principiis obsta! Ich stimme daher mit dem neuen Erlasse der königlichen Regierung zu Breslau vom 27. November 1890 überein, welcher die Beschränkung des Gebrauches der Schiefertafel den Lehrern ans Herz legt. — Bayer in Wien bemerkt übrigens in seiner neuesten Arbeit (1891), dass die Steilschrift wegen ihrer leichten Erlernbarkeit die Schiefertafel entbehrlich macht.

Berlin und Rembold wünschen mit Recht, den Schreib- und Leseunterricht wie jede Naharbeit aus den Kindergärten zu verbannen und den Schreibunterricht im ersten Schuljahre möglichst einzuschränken. Es soll zuerst nur an entfernten Wandtafeln das Lesen eingeübt, dann im Buche gelesen und zuletzt mit dem Schreiben begonnen werden, wobei der Schreibunterricht in den ersten Schuljahren höchstens $1/2$ Stunde dauern dürfte, und dass selbst da noch nach 5—10 Minuten eine Pause von einigen Minuten gemacht werde. Die Schreibbuchstaben sollen möglichst gross sein. —

Sehr wichtig für die Hygiene des Auges ist auch eine gute Wandtafel; sie darf trotz guter Schwärze keinen Glanz haben, weder lackirte noch polirte Holztafeln sind zu dulden; daher wünscht Weber und Horner das Einlassen einer mächtigen Schiefertafel in die Katheederwand. Wenn die hintersten Bänke 9 Meter von der Tafel entfernt sind, sollen Zahlen auf der Wandtafel selbst bei bester

Beleuchtung nach Horner (Schweizer Schularchiv. II, Nr. 4) mindestens 4 Cm. gross und kräftig dick angeschrieben werden; bei schwächerer Beleuchtung und bei schwierigerem mathematischen Ansatz wird die Schrift natürlich noch grösser und dicker sein müssen. Zart gehaltene und flüchtig geschriebene Zahlen von gleicher Grösse werden aus gleicher Entfernung und bei derselben Beleuchtung nach Horner nicht mehr erkannt. Aber selbst bei der besten Beleuchtung, matter schwarzer Tafel, weicher Kreide und isolirt kräftig geschriebenen Zeichen wurde als Minimum der nöthigen Höhe das Dreifache der Höhe von schwarzen Druckbuchstaben auf weissem Papier gefunden.

In praktischer Hinsicht hebt Horner ausser guten Materialien für höhere Schulen auch das Bedürfniss mehrerer richtig placirter Tafeln, welche nach und nebeneinander gebraucht werden können, besonders hervor und zieht aus vielen Versuchen folgende Schlüsse: 1) Es sollte in jeder Schule eine Snellen'sche Tafel vorhanden sein und der Lehrer selbst periodisch die Sehschärfe seiner Schüler prüfen. 2) An jeder Tafel sollte das Minimum des zulässigen Maasses für Buchstaben und Zahlen vorgemerkt sein. 3) Der Lehrer sollte nie auf Kosten der Deutlichkeit andere Momente beim Schreiben an die Wandtafel vorwiegen lassen, z. B. Schönheit der Formen und Raumersparniss etc. 4) Andere Wandtafeln als Schiefertafeln oder solche mit Schieferüberzug sollten nicht mehr geduldet werden, namentlich nicht lackirte und polirte. 5) Das Schwarzhalten der Wandtafeln ist bedingt durch Reinhaltung derselben. —

In Belgien sind bewegliche Wandtafeln in Gebrauch, die nach verschiedenen Richtungen geneigt werden können. — Fr. Schmidt in Hamburg (St. Georg, Hohestrasse 41) hat eine Wandtafel angefertigt, die von vielen Directoren gerühmt wird. Die rothen Striche sind nicht auf ihr aufgemalt, sondern mit einer kittartigen Masse in das Holz eingelegt; daher können die Striche nicht abgenützt werden.

Von Jan Gayen in Altona wird seit Kurzem ein patentirter künstlicher Schieferüberzug an Wand- und Schreibtafeln in den Handel gebracht. Gayen trägt mehrmals eine Mischung aus Harzlösungen, Bimstein, Schmirgelmehl, Farbstoffen und Kautschuklösung auf; derartig überzogene Tafeln sollen sich nicht ziehen, nicht reissen und dem Schiefer ähnlich sehen. Sie sind für Kreide und Griffel gleich verwendbar.

Prof. Köster in Bonn theilte mir gefälligst brieflich mit, dass er schon seit Beginn seiner Lehrthätigkeit nicht mit weisser Kreide auf schwarzen Holztafeln, sondern mit weicher Kohle auf matt schmutzigweiss grundirter Malerleinwand, die auf Keilrahmen aufgespannt ist, in seinem Hörsaal zeichnet. „Die Kohle lässt sich mit einem trockenen Lappen abwischen. Abgesehen von der Billigkeit, Bequemlichkeit beim Zeichnen etc., spiegelt und glänzt die Leinwand nicht; von jeder Stelle des Hörsaales sieht man die Zeichnung schwarz auf weiss gleich gut und viel schärfer als weiss auf schwarzem Grunde.“

Ich habe seit langen Jahren in meinem Auditorium eine matte Glastafel, auf welche ich mit weissen und bunten Kreiden zeichne; die Tafel blendet nicht und die Zeichnungen erscheinen sehr deutlich.

G. Zeichnen und Handarbeiten.

In neuerer Zeit haben auch die Augenärzte der Methode des Zeichenunterrichtes ihre Aufmerksamkeit zuzuwenden begonnen. Dr. Stuhlmann in Hamburg hatte die sogenannte stigmographische Methode des Zeichnens erfunden, durch welche es ermöglicht werden sollte, Kinder von 6—9 Jahren im Zeichnen zu unterrichten. Sie beruht auf einem Gewirr von Punkten und Netzen, deren Schädlichkeit, was die kleinen Stickmuster betrifft, eigentlich Jedermann von vornherein einleuchten müsste. Der Verein deutscher Zeichenlehrer hat nun nicht nur gegen die Einführung derselben in Preussen protestirt, sondern auch 22 Augenärzte um Rath gefragt, von denen 20 darin einmüthig waren, dass diese Methode den Augen schädlich, und dass das Zeichnen überhaupt in so frühem Alter ungesund ist. Die Methode wurde auch von den Behörden verboten. —

Um dem Schüler bei wenig geneigten Schultischplatten Gelegenheit zu geben, die Zeichnung geneigter zu halten und den Kopf also weniger vorzubeugen, hat Dirksen in Lehe ein Patentzeichenbrett für Volksschulen angegeben, welches ähnlich wie eine scharf umrandete Schiefertafel 12 Zeichencartons in sich enthält. Der Schüler kann dies kleine Brett an den vorderen Tischrand mit der linken Hand schräg anstützen und hat so einen leichteren Ueberblick bei gerader Körperhaltung.

Kohl in Osterode hat für höhere Lehranstalten einen besonderen Zeichentisch angegeben, der ausser der oberen für das Reissbrett bestimmten Tischplatte noch eine unter derselben herausziehbare Platte besitzt, die eine stellbare und drehbare Staffelei trägt, welche bei Zeichnungen nach Modellen benützt werden kann.

Es bedarf wohl kaum der Erwähnung, dass zum Zeichnen und den Handarbeiten die bestbeleuchteten Säle gewählt werden, und dass am Abend wo möglich elektrische Glühlampen, wie sie schon seit 8 Jahren in Lüttich eingeführt sind, brennen müssen.

Sehr gut sind die folgenden Bemerkungen von Fuchs: „Wenn man für den Unterricht in der Schule stets die beste Beleuchtung wählt, schont man nicht blos die Augen der Kinder, sondern man erreicht noch den weiteren Zweck, dass die Kinder auch zu Hause sich die bestmögliche Beleuchtung zu schaffen suchen werden. Wie oft sieht man nicht die Kinder ihre Hausarbeiten an einem Tische machen, der abseits vom Fenster steht und nur wenig Licht empfängt; die Knaben lesen, die Mädchen nähen oft in der Dämmerstunde so lange, als es ihnen irgend möglich ist, ehe sie die Lampe anzünden. Wenn die Kinder sehen, welche Wichtigkeit man der guten Beleuchtung in der Schule beilegt, und wenn sie selbst durch einen Theil des Tages sich dieser guten Beleuchtung erfreuen, werden sie auch zu Hause den hellsten Platz im Zimmer sich aussuchen u. s. w. Auf diese Weise wird vielleicht allmählich jener unglaublichen Indolenz gesteuert, in Folge deren die Leute oft im Halbdunkel arbeiten, wenn sie gutes Licht ganz nahe zur Hand haben." —

Auch der Handarbeitsunterricht der Mädchen bedarf der ärztlichen Aufsicht. Schon Beer schrieb im Jahre 1813: „Ich sah kleine, mit dem sogenannten Perlenstich auf den Tabaksdosen verfertigte Landschaften, die einem trefflichen Miniaturgemälde kaum nachgeben, und welche einen Verstand der Nähterin verriethen, der jedem gebildeten Künstler Ehre machen würde; mit dem innigsten Vergnügen betrachtete ich jene Bilder, bis mir die Augen der Künstlerin einfielen, die mir die Freude auf die fatalste Weise verbitterten." Aehnliches gilt auch noch heute. Schon in den Fröbel'schen Kindergärten werden den ganz kleinen Kindern Handarbeiten gelehrt, die für das zarte Auge viel zu anstrengend sind.

Ich habe mich selbst in Handarbeiten unterrichten lassen und sie dann in vier Kategorien getheilt, je nachdem dieselben nach der Feinheit der Maschen und Stiche leicht, mehr oder weniger schwierig oder gar nicht auf ein Drittel Meter Entfernung gesehen werden können.

Alle jene groben Handarbeiten, deren Maschen und Stiche ein gesundes Auge noch auf Armeslänge genau unterscheiden kann, wie Stricken, Wollhäkeln, Filiren, grobes Stopfen und das gewöhnliche Kleidernähen sind unschädlich. — Die zweite Sorte von Handarbeiten hat es mit Maschen und Stichen zu thun, die vom gesunden Auge nur mit knapper Noth in ein Drittel Meter Entfernung noch unter einem Winkel von 1 Minute gesehen werden können; hierhin gehört das feine Stopfen, das Gardinen-appliciren, Buntsticken, die altdeutsche sogenannte Holbein-stickerei, die Mignardisenhäkelei und die beliebte Filetguipure. — Die dritte Reihe umfasst feine Weissnähterei, englisches und französisches Sticken, Knopflochnähen, Plattstich und Namensticken: sie führt wegen noch grösserer Kleinheit der Objectstheile zu Myopie oder Asthen-opie. — Absolut schädlich ist die vierte Sorte, der Superlativ feiner Handarbeiten: Pointlace, Petitpoints, feine Perlenstickerei und echte Spitzenarbeit. Der Plattstich muss in Schulen noch besonders deswegen vermieden werden, weil diese Arbeit auf einen Rahmen gespannt ist, den man nicht, wie die anderen Handarbeiten, an das Auge heranbringen kann, sondern auf den man sich auflegen muss.

A. Weber geht noch weiter als ich. Er verurtheilt selbst das Stricken. „Wer möchte sich unter Anderem heutzutage z. B. noch mit dem Stricken eines Strumpfes plagen, der je nach der Feinheit des Fadens 35.000 bis 60.000 Maschen verlangt, wenn man solchen in längstens drei Stunden in untadelhaftester Ausführung durch Maschinen herstellen kann?“ Wenn Weber jedoch unseren Töchtern statt des Strumpfes lieber griechische Classiker geben oder sie Kegel-schnitte lehren will, so geht er wohl zu weit. Darin schliesst er sich mir aber vollkommen an, dass er jede

Handarbeit verbietet, welche eine grössere Annäherung als 35 Cm. an das Auge verlangt. — Natürlich sind besondere Tische für weibliche Handarbeiten
erforderlich: Nähtische, gepolsterte Leisten und ferner
Oberlicht bei Tage. Bei Lampenlicht, ausser bei elektrischem Glühlicht, sollte überhaupt kein Handarbeitsunterricht ertheilt werden. (Vergl. unten im Cap. XVI: Die
Augen der Stickerinnen.) —

In Zürich wurde 1889 eine Mädchensecundarschule von
einer besonderen Commission, deren Mitglied Dr. Schulthess
war, mit eigenthümlichen Tischen zur Handarbeit möblirt.
Die Tischplatten sind wagrecht, fünfplätzig und haben getrennte Einzelstühle. Diese besitzen eine nach hinten abfallende Sitzfläche, ähnlich der Schenk'schen Bank (siehe
oben pag. 332). Die Neigung ist aber nicht so stark, indem
sie nur 7^0 beträgt. Von den 3 Querbrettchen, welche den
Sitz bilden, fällt das vorderste sehr wenig, dass zweite sehr
stark und das hinterste wieder weniger nach hinten ab.
So erreicht man eine Feststellung des Sitzknorrens ungefähr zwischen dem 2. und 3. Querbrettchen, ähnlich wie
dies sonst durch die Aushöhlung des Sitzes erreicht wird.
Die Lehne ist ziemlich stark nach hinten geneigt, so dass
sie mit der Gesammtneigung der Sitzfläche einen Winkel von
etwa 100^0 bildet. Die Nähkissen haben eine ganz eigenthümliche Form. Der Schülerin ist nämlich eine abfallende
schiefe Fläche zugekehrt, an welcher die Arbeit befestigt
wird. Die Schülerin nimmt, wenn sie auf dem Stuhle nach
hinten gleitet, eine mässig rückwärts geneigte Stellung ein,
welche besonders beim Stricken und Häkeln sehr schön hervortritt. Die Stühle müssen unter die Tische geschoben werden,
damit Minusdistanz hergestellt wird. Dr. Ritzmann sah,
dass die Mädchen an diesen Tischen beim Stricken gut sassen,
beim Nähen sich aber doch öfter vorbeugten.

H. Bücherdruck und Papier.

Bereits unter Franz I. erging im Februar 1746 ein kaiserliches Patent, „das Bücherwesen im heil. römischen Reich und die hierüber allergnädigst gesetzte Commission betreffend". In diesem Patent*) heisst es wörtlich: „Da wir nun missfälligst vernommen, dass zur Beschwernus der rei literariae viele Buchdrucker und Verleger sich allzu schlechten Papiers und schwer zu lesender Lettern bedienen, dieses aber auch all schon von Unseren Vorfahren als ein höchst schädliches Wesen abzuändern befohlen, aber bisher schlecht befolget worden: So verordnen Wir gnädigst und zwar bei Vermeidung der Cassation über ein solch schlecht gedrucktes Buch erhaltenen Privilegii, dass jedweder Verleger und Drucker sich einen guten weissen Papiers und lesbaren Buchsatz fürohin bedienen solle."

Seit Jahrzehnten ist bereits von den Augenärzten über den immer kleiner werdenden Druck der Bücher und Zeitungen geklagt worden. v. Arlt sagte 1865 sehr richtig: „Wie viel leiden die Augen durch die Tauchnitz'schen Stereotypausgaben der griechischen und lateinischen Classiker, wie viel durch den Perldruck der Groschenbibliotheken deutscher Dichter und Schriftsteller, sowie durch den Diamantdruck der Taschenwörterbücher, in denen wohl 50 Wörter mit einer ganzen Anzahl gleicher Anfangsbuchstaben auf einer Seite stehen und den suchenden Blick verwirren, wie viel durch die niedlichen Landkärtchen, deren Ortsbezeichnungen man durch ein Vergrösserungsglas

---

*) Vergl. Corpus juris Germanici von Emminghaus. 2. edit., Jena 1814, pag. 565 und 567. — Vergl. auch Zöpfl, Deutsche Rechtsgeschichte. 4. Aufl., 1872, II, pag. 411.

betrachten möchte, um sie zu erkennen. Die Zahl derer, welche auf diese Art um die Sehweite, Ausdauer und Schärfe ihrer Augen gekommen sind, ist in der That nicht gering. Ich erinnere mich sehr gut, dass ich nach vollendeten Studienjahren dieselben Gegenstände auf einem etwa 1 Stunde entfernten Bergabhange nicht mehr erkannte, welche ich in meinem 13. Jahre noch sehr deutlich wahrgenommen hatte."

Erst Javal in Paris hat in seinem höchst lesenswerthen und geistreichen Essai sur la physiologie de la lecture (Annales d'oculistique, tome 79—82) 1878—1879 die Frage des Bücherdruckes wissenschaftlich behandelt; es ist nur zu bedauern, dass keine Abbildungen beigegeben sind.

Er wählte bei seinen Beobachtungen als Einheit den typographischen Punkt, welcher in der französischen Nationaldruckerei ungefähr 0·4 Mm. misst. In Deutschland existirt die Einheit dieses Punktes nicht; annähernd entspricht die Petitschrift 8 Punkten.

Druckproben.

Antiqua Perl-Schrift			== etwa 0·75 Mm.	
„ Nonpareille	n		= „ 1·0	„
„ Petit	n		= „ 1·25	„
„ Corpus	n		= „ 1·5	„
„ Cicero	n		= „ 1·75	„
„ Mittel	n		— „ 2·0	„
„ Tertia	n		— „ 2·5	„

Nonpareille Fractur n = etwa 1 Mm. hoch.

<table>
<tr><td>1 Mm. Durchschuss.</td><td>1·5 Mm. Durchschuss.</td></tr>
<tr><td>Wie bekannt, hat der Schilling'sche Entwurf zum Nationaldenkmal auf dem Niederwald nicht immer den Anblick dargeboten, den jetzt Jedermann kennt und den die Wanderausstellung des großen Gypsmodells möglichst lebendig zu gestalten erfolgreich bemüht ist. Die erste Auffassung bot die Ger=</td><td>Wie bekannt, hat der Schilling'sche Entwurf zum Nationaldenkmal auf dem Niederwald nicht immer den Anblick dargeboten, den jetzt Jedermann kennt und den die Wanderausstellung des großen Gypsmodells möglichst lebendig zu gestalten erfolgreich bemüht ist. Die erste Auffassung bot die Ger=</td></tr>
</table>

Petit Fractur n = etwa 1·25 Mm. hoch.

1·75 Mm. Durchschuss.

Wie bekannt, hat der Schilling'sche Entwurf zum Nationaldenkmal auf dem Niederwald nicht immer den Anblick dargeboten, den jetzt Jedermann kennt und den die Wanderausstellung des großen Gypsmodells möglichst lebendig zu ge=

2 Mm. Durchschuss.

Wie bekannt, hat der Schilling'sche Entwurf zum Nationaldenkmal auf dem Niederwald nicht immer den Anblick dargeboten, den jetzt Jedermann kennt und den die Wanderausstellung des großen Gypsmodells möglichst lebendig zu ge=

Corpus Fractur n = etwa 1·5 Mm. hoch.

2 Mm. Durchschuss.

Wie bekannt, hat der Schilling'sche Entwurf zum Nationaldenkmal auf dem Niederwald nicht immer den An= blick dargeboten, den jetzt Jedermann kennt und den die Wanderausstellung des großen Gypsmodells möglichst le=

2·5 Mm. Durchschuss.

Wie bekannt, hat der Schilling'sche Entwurf zum Nationaldenkmal auf dem Niederwald nicht immer den An= blick dargeboten, den jetzt Jedermann kennt und den die Wanderausstellung des großen Gypsmodells möglichst le=

Cicero Fractur n = etwa 2 Mm. hoch.

2·25 Mm. Durchschuss.

Wie bekannt, hat der Schil= ling'sche Entwurf zum National= denkmal auf dem Niederwald nicht immer den Anblick dar= geboten, den jetzt Jedermann kennt und den die Wanderaus=

2·75 Mm. Durchschuss.

Wie bekannt, hat der Schil= ling'sche Entwurf zum National= denkmal auf dem Niederwald nicht immer den Anblick dar= geboten, den jetzt Jedermann kennt und den die Wanderaus=

Nonpareille Antiqua n = etwa 1 Mm. hoch.

1 Mm. Durchschuss.

Wie bekannt, hat der Schilling'sche Entwurf zum Nationaldenkmal auf dem Nieder= wald nicht immer den Anblick dargeboten, den jetzt Jedermann kennt und den die Wanderaus= stellung des grossen Gypsmodells möglichst lebendig zu gestalten erfolgreich bemüht ist. Die

1·5 Mm. Durchschuss.

Wie bekannt, hat der Schilling'sche Ent= wurf zum Nationaldenkmal auf dem Nieder= wald nicht immer den Anblick dargeboten, den jetzt Jedermann kennt und den die Wanderaus= stellung des grossen Gypsmodells möglichst lebendig zu gestalten erfolgreich bemüht ist. Die

Petit Antiqua n = etwa 1·25 Mm. hoch.

1·75 Mm. Durchschuss.

Wie bekannt, hat der Schilling'sche Entwurf zum Nationaldenkmal auf dem Niederwald nicht immer den Anblick dargeboten, den jetzt Jedermann kennt und den die Wanderausstellung des grossen Gypsmodells möglichst lebendig

2 Mm. Durchschuss.

Wie bekannt, hat der Schilling'sche Entwurf zum Nationaldenkmal auf dem Niederwald nicht immer den Anblick dargeboten, den jetzt Jedermann kennt und den die Wanderausstellung des grossen Gypsmodells möglichst lebendig

Corpus Antiqua n = etwa 1·5 Mm. hoch.

2 Mm. Durchschuss.

Wie bekannt, hat der Schilling'sche Entwurf zum Nationaldenkmal auf dem Niederwald
nicht immer den Anblick dargeboten, den jetzt Jedermann
kennt und den die Wanderaus-

2·5 Mm. Durchschuss. *)

Wie bekannt, hat der Schilling'sche Entwurf zum Nationaldenkmal auf dem Niederwald
nicht immer den Anblick dargeboten, den jetzt Jedermann
kennt und den die Wanderaus-

Cicero Antiqua n = etwa 1·75 Mm. hoch.

2·5 Mm. Durchschuss.

Wie bekannt, hat der Schilling'sche Entwurf zum Nationaldenkmal auf dem Niederwald nicht immer den An-
blick dargeboten, den jetzt
Jedermann kennt und den

3 Mm. Durchschuss.

Wie bekannt, hat der Schilling'sche Entwurf zum Nationaldenkmal auf dem Niederwald nicht immer den An-
blick dargeboten, den jetzt
Jedermann kennt und den

Nonpareille Schwabacher n = etwa 1 Mm. hoch.

1 Mm. Durchschuss.

Wie bekannt, hat der Schilling'sche Entwurf
zum Nationaldenkmal auf dem Niederwald nicht
immer den Anblick dargeboten, den jetzt Jedermann
kennt und den die Wanderausstellung des großen
Gypsmodells möglichst lebendig zu gestalten erfolgreich bemüht ist. Die erste Auffassung bot die Ger-

1·5 Mm Durchschuss.

Wie bekannt, hat der Schilling'sche Entwurf
zum Nationaldenkmal auf dem Niederwald nicht
immer den Anblick dargeboten, den jetzt Jedermann
kennt und den die Wanderausstellung des großen
Gypsmodells möglichst lebendig zu gestalten erfolgreich bemüht ist. Die erste Auffassung bot die Ger-

Petit Schwabacher n = etwa 1·25 Mm. hoch.

1·50 Mm. Durchschuss.

Wie bekannt, hat der Schilling'sche Entwurf zum Nationaldenkmal auf dem Niederwald nicht immer den Anblick dargeboten, den jetzt Jedermann kennt und den
die Wanderausstellung des großen Gypsmodells möglichst lebendig zu gestalten

2 Mm. Durchschuss.

Wie bekannt, hat der Schilling'sche Entwurf zum Nationaldenkmal auf dem Niederwald nicht immer den Anblick dargeboten, den jetzt Jedermann kennt und den
die Wanderausstellung des großen Gypsmodells möglichst lebendig zu gestalten

Corpus Schwabacher n = etwa 1·5 Mm. hoch.

2 Mm. Durchschuss.

Wie bekannt, hat der Schilling-
sche Entwurf zum Nationaldenkmal
auf den Niederwald nicht immer
den Anblick dargeboten, den jetzt
Jedermann kennt und den die Wanderausstellung des großen Gyps-

2·5 Mm. Durchschuss. **)

Wie bekannt, hat der Schilling-
sche Entwurf zum Nationaldenkmal
auf dem Niederwald nicht immer
den Anblick dargeboten, den jetzt
Jedermann kennt und den die Wanderausstellung des großen Gyps-

---

*) Diese Probe zeigt die k l e i n s t e Schrift und den k l e i n s t e n
Durchschuss, der in Schulbüchern gestattet werden dürfte.

**) Empfehlenswerth für Schulbücher.

Cicero Schwabacher n = etwa 2 Mm. hoch.

<table>
<tr><td>2·5 Mm. Durchschuss.</td><td>3 Mm. Durchschuss.</td></tr>
<tr><td>Wie bekannt, hat der Schil=
ling'sche Entwurf zum Natio=
naldenkmal auf dem Nieder=
wald nicht immer den Anblick
dargeboten, den jetzt Jeder=
mann kennt und den die Wan=</td><td>Wie bekannt, hat der Schil=
ling'sche Entwurf zum Natio=
naldenkmal auf dem Nieder=
wald nicht immer den Anblick
dargeboten, den jetzt Jeder=
mann kennt und den die Wan=</td></tr>
</table>

Bei dem Einfluss des Bücherdruckes auf das Auge spielen sehr verschiedene Factoren mit:

1) Die Grösse der Buchstaben. Da bei der Betrachtung einer Schrift nicht die Typenkegel vorliegen, deren Grösse man allerdings in Punkten ausmessen kann, sondern gedruckte Buchstaben, so schlug ich vor, was ja ganz leicht auszuführen ist, einen kurzen Buchstaben, z. B. das „n", zu messen. Ich fand, dass (siehe vorstehende Tabelle der Druckproben) ein Antiqua „n", dessen Grundstrich = 1 Mm. hoch ist: Nonpareille, = 1·25 Mm.: Petit, = 1·5 Mm.: Corpus (der Name rührt her von einer Ausgabe des Corpus juris, welche so gedruckt wurde), = 1·75 Mm.: Cicero entspricht. Eine Corpusschrift kann man zweifellos auf 1 Meter sehen; ja noch viel kleinere Schrift kann auf Armeslänge gesehen werden; aber bei der Lectüre handelt es sich ja nicht darum, dass die Buchstaben sichtbar, sondern dass sie leicht lesbar sind, das heisst, dass sie ohne Anstrengung fliessend, auf die Dauer und bequem in einer Entfernung von $1/_2$ Meter gelesen werden können. Und in dieser Beziehung bildet meiner Ansicht nach die Höhe von 1·5 Mm. die Grenze des Zulässigen. Eine Schrift, die kleiner ist als 1·5 Mm., ist den Augen schädlich. Für dieses Buch wählte ich eine Ciceroschrift, deren n etwas über 1·75 Mm. Höhe hat.

Da der Gesichtswinkel von 5 Minuten für die Erkennung eines Buchstaben genügt, so muss auf 35 Cm. Entfernung, wobei der Convergenzwinkel sehr mässig ($11^0 21'$) ist, ein Buchstabe von 0·7 Mm. Grösse vom gesunden Auge sicher gelesen werden. Allein auch A. Weber fand, dass dabei der Leseact selbst bei den besten Augen sehr mühsam und anstrengend ist. Zwischen deutlichem Erkennen und fliessendem Lesen ist ein eminenter Unterschied; Weber schlug daher den Weg des Versuches ein, um die schwierige Frage zu lösen. Er ging von der Ansicht aus, dass, je günstiger die Verhältnisse hinsichtlich der Grösse der Buchstaben, der Breite der sie zusammensetzenden Striche, der Approche, des Durchschusses, der Länge der Zeile, der Fasslichkeit des Inhaltes etc. für den Leseact sind, eine um so grössere Geschwindigkeit dieses Leseactes und ein um so geringerer Kraftaufwand des Auges nachweisbar sein müsste, und er bestimmte die Anzahl der Buchstaben, die unter den verschiedensten Verhältnissen in einer Minute*) von verschiedenen Personen gelesen wurden. Hieraus folgerte er, dass eine Grösse der Buchstaben über 2 Mm. keinen Zuwachs an Schnelligkeit mehr bedingt, ja sogar verzögernd wirke. Er entscheidet sich also auch für das Minimum von 1·5 Mm. Buchstabengrösse.

Leider begnügen sich nur wenige medicinische Journale mit diesem niedrigsten Maasse von 1·5 Mm.; in fast allen

---

*) Bei diesen interessanten Versuchen A. Weber's fand sich, dass im Mittel in 1 Minute gelesen werden laut 1464, leise 1900 Buchstaben; also in 1 Secunde laut 24, leise 31 Buchstaben. Es wird also zum Wahrnehmen eines Buchstaben erfordert 0·0316 Secunden, zum Aussprechen 0·0409 Secunden. Die Differenz = 0·0093 Secunden würde also die Zeit ausdrücken, welche zur Leitung der Vorstellung des Lautsymbols bis zur Auslösung des Sprachmechanismus erforderlich ist.

finden wir die augenverderbende P e t i t s c h r i f t von 1·25 Mm.
Höhe, und zwar nicht blos für kurze Noten, sondern in
vielen seitenlangen Krankengeschichten, Experimentbeschrei-
bungen, Kritiken, Referaten, Sitzungsberichten etc. In
diesem Buche ist selbst in den N o t e n eine Schrift, die
1·5 Mm. Höhe hat, angewandt. — Die augenärztlichen
Zeitschriften, die gerade mit gutem Beispiele vorangehen sollten, sind auch nicht frei von der Petitschrift; ja das grosse,
vielgelesene Handbuch der Augenheilkunde von G r a e f e
und S ä m i s c h hat ganze Abschnitte mit Buchstaben von
wenig mehr als 1 Mm., also fast Nonpareilleschrift. Und
gerade unter den Studenten, Aerzten und Naturforschern
ist die Zahl der Myopen so gross. (Vergl. meine Messungen
von 42 medicinischen, 30 naturwissenschaftlichen Zeitschriften und 29 der gebräuchlichsten Schulbücher in der
5. Tabelle zu meiner Rede auf der Danziger Naturforscher-
versammlung 1880 und ferner meinen Aufsatz über die
Augen der Medicinstudirenden 1881, in welchem besonders
die medicinischen Lehrbücher, betreffs der Typographie, besprochen sind.)

Was nicht wichtig ist, drucke man gar nicht;
was aber wichtig, drucke man mit ordentlicher Typengrösse!
Es ist interessant, zu verfolgen, wie Journale, welche fast
hundert Jahre bestehen, ihre Buchstabengrösse verändert
haben. So hatten die Annales de Chimie von L a v o i s i e r
im Jahre 1789 und ebenso G i l b e r t's Annalen der Physik
im Jahre 1799 noch Buchstaben von 1·75 Mm., später nur
von 1·5 Mm. — K e i n A u t o r s o l l t e ein B u c h d r u c k e n
lassen, dessen Buchstaben kleiner sind als 1·5 Mm.:
die Aerzte sollten wenigstens keine derartigen
Bücher kaufen!

In Z u m p t's lateinischer Grammatik, in K r ü g e r's
griechischer Grammatik, in P l ö t z's Manuel de la litérat-

ture française und Vocabulaire ist n – 1·25 ungemein häufig. In Ahn's französischem Lesebuche, in Schuster's und Regniers', in Thieme's, in Georges' Wörterbuch fand ich Typen von 1 Mm., im Schulatlas von Lichtenstein und Lange, sowie in dem von Sydow sogar Typen von 0·5 Mm.!

Für Wandkarten räth Weber, dass die Grösse des Sehobjectes, die kleinsten Städtezeichen, Zahlen, Buchstaben, Noten etc. für eine Zimmerlänge von 5 Meter: 1 Qcm., von 10 Meter: 2 Qcm. u. s. f. in gleicher Steigerung betragen muss. Auch scheint es mir wünschenswerth, dass lieber zu wenig als zu viel Namen auf den geographischen Schulkarten stehen; nur leer erscheinende Karten prägen sich, wie A. v. Humboldt sagte, dem Gedächtnisse ein. Aber leider wird bei den Karten für Schulen auf die hygienische Seite meist noch recht wenig Rücksicht genommen.

Javal hat mit vollem Rechte den Wunsch ausgesprochen, dass in den Schulbüchern der ABC-Schützen die Buchstaben nicht so sehr schnell an Grösse abnehmen sollten, ehe die Kinder sich die Bilder der Buchstaben so genau eingeprägt haben, dass sie sie leicht lesen können. Leider ist dies in den von den Behörden am meisten empfohlenen Fibeln durchaus nicht der Fall. Javal wünscht, dass durch Versuche festgestellt werde, wie gross der Druck in den verschiedenen Classen sein muss, damit kein einziges Kind trotz schlechter Beleuchtung sich der Schrift zu nähern braucht.

Man hat auch endlich in Deutschland angefangen, Lesefibeln für Anfänger genügend gross zu drucken. Im Jahre 1881 ist ein „erstes Lesebuch für schwachsichtige Kinder, deren Augen geschont werden müssen", von Warmholtz und Kurths in Magdeburg erschienen, dessen kleine Buchstaben 4—5 Mm. Höhe haben. Da gerade das erste Lesenlernen die meiste Schwierigkeit bereitet und die Kinder sich da erfahrungsgemäss am meisten auflegen, um die Figuren der Buchstaben sich einzuprägen, so sind solche Lehrbücher nicht nur für schwachsichtige, sondern für alle Kinder meiner Ansicht nach einzuführen. Nur sind die Buchstaben kaum 1 Mm. dick; sie müssen noch dicker gemacht werden. — Um die Fibeln überhaupt entbehrlich zu machen, hat Fielitz eine Lesemaschine angegeben, d. h. eine Wandtafel, an der grosse bewegliche Buchstaben und Zahlen zusammengestellt werden. Die Kinder sitzen dabei mit angelehntem Rücken grade.

2) Die Dicke der Buchstaben. Sie ist nur mit Lupe und Nonius zu messen; meist beträgt sie kaum $1/4$ Mm. Schmale Typen sind wegen der Papierersparniss den Verlegern sehr angenehm. Natürlich fällt das Bild eines dicken Buchstaben viel breiter auf der Netzhaut aus, als das eines schmalen; er ist also leichter lesbar. Ein Spinnwebfaden wird nicht weit gesehen, auch wenn er eine Meile lang ist. Auch in diesem Buche, das sonst wohl in typographischer Beziehung als Muster gelten darf, sind die Typen noch zu dünn. Der moderne Geschmack in den deutschen Büchern geht glücklicherweise wieder auf die alten Schwabacher Typen (siehe oben pag. 474) zurück, die viel dicker als die jetzt gebräuchlichen waren. Eine Schrift, deren Grundstrich schmaler als 0·25 Mm., ist in den Schulbüchern nicht zu dulden.

Im Jahre 1886 hat Dr. Schneller, ebenfalls von dem Wunsche beseelt, dickere Buchstaben einzuführen, durch den Buchdruckereibesitzer Kafemann in Danzig Typen in 12 verschiedenen Grössen giessen lassen, deren Dicke er berechnet hatte. Er geht von der richtigen Ansicht aus, dass nur dann eine Schrift bequem und anhaltend in $1/3$ Meter gelesen werden kann, wenn sie überhaupt auf 1 Meter noch in allen Einzelheiten erkannt wird. Damit dies möglich ist, muss jeder Strich und jede Lücke zwischen zwei Strichen mindestens unter 1 Minute dem Auge erscheinen. Bei einer Schrift, die auf 1 Meter erkennbar sein soll, müssen also die Striche und die Lücken zwischen zwei Strichen mindestens 0·29 Mm. breit sein, die Höhe 1·75—2 Mm. betragen. Mit solcher „Danziger Fractur“ von Schneller genannten Schrift wird bereits die Danziger Zeitung gedruckt. Zu wünschen wäre freilich, dass diese Typen auch in Antiqua gegossen würden, und dass überhaupt die Fracturschrift bald ganz in Deutschland verschwinde. — Soeben erschienen Rechenhefte von Löhmann im Verlage von Westphalen in Flensburg, welche alle Ziffern mit Danziger fetter Schrift enthalten und für Anfänger höchst empfehlenswerth sind.

3) Für die lateinischen oder Antiquabuchstaben sind auch die Querstriche an den Enden von Wichtigkeit. Javal hat darauf aufmerksam gemacht, dass die rechteckigen lateinischen Buchstaben durch die Irradiation des weissen Grundes in ihren scheinbaren Dimensionen verringert, dass also ihre Winkel abgerundet und sie selbst daher kleiner erscheinen, also statt: ▮ mehr: ●. Man muss deswegen ihre Ecken verstärken, damit sie rechteckig erscheinen, z. B. ▮. Auch die alten Druckwerke zeigen diese Endverdickungen. Bei der deutschen Fracturschrift scheint mir diese Rücksicht nicht nöthig, da unsere Buchstaben am unteren und oberen Ende ungebrochen sind oder kolbig anschwellen, z. B. 𝖓.

4) Ueber die Form der Buchstaben wurde bereits die Akademie der Wissenschaften zu Paris von Ludwig XIV. um Rath gefragt. Ihre Arbeit erschien 1704 als Manuscript,

ruht aber bisher, noch nicht herausgegeben, in der Pariser Bibliothek. Javal, der sich mit der Form der Buchstaben sehr eingehend beschäftigt hat, zeigte, dass man sehr leicht eine lateinisch gedruckte Zeile lesen könne, wenn man die untere Hälfte derselben mit einem Blatt Papier verdeckt, dass dies aber äusserst schwer, oft unmöglich sei, wenn man die obere Hälfte zudeckt. Er wies nach, dass der Leser den Blick etwas über die Mitte der Buchstaben gleiten lässt, weil nur 5 Buchstaben: g, j, p, q und y unter die Linie hervorragen, und dass diese nach den Durchschnittsrechnungen der Setzer unter 100 überhaupt über die Linie hervorragenden Buchstaben nur 15mal vorkommen. (In der deutschen Fracturschrift fand ich das Verhältniss noch günstiger. Hier ragen wegen der vielen grossen Buchstaben unter 100 Lettern nur 5mal solche nach unten vor.) Auf seine Beobachtung stützt nun Javal zu Gunsten der Papierersparniss der Verleger den Satz: „Man könnte die unteren, langen Buchstaben total unterdrücken, ohne die Lesbarkeit zu schädigen." Er glaubt, dass man den unteren Theil. von p und q ganz weglassen, bei j und y die Schwänze verkürzen und dem g eine alterthümliche, kürzere Form geben könne. Javal verweist bei dieser Gelegenheit auf den Ersatz der langen unteren Buchstaben durch kleine Anfangsbuchstaben, wie ihn die Compagnie des Omnibus in Paris eingeführt hat, um auf der Rückseite ihrer Fahrkarten möglichst viel Annoncen unterbringen zu können (siehe Fig. CIII). Ich theile diesen Standpunkt nicht; gerade die Unterbrechung der Monotonie der kurzen Buchstaben durch oben und unten überragende Lettern scheint mir für das Auge sehr wohlthätig und die Ermüdung verhindernd; es ist keineswegs wünschenswerth, dass die Zeilen so eng aneinander rücken, am wenigsten in den Schulbüchern.

Sehr beherzigenswerth sind dagegen Javal's Vorschläge, die Verwechslungen von n und u, von e und c durch typographische Verbesserungen zu verringern; leider fehlen Abbildungen, aber vermuthlich wünscht Javal ein solches

e, oder c, ein solches a, i, m und n, p, q, r, s.

Fig. CIII.

On peut remarquer que la lisibilité souffre moins de cette substitution qu'on ne pourrait le croire au premier abord, car, ainsi que nous l'avons déjà fait remarquer plus haut, les longues inférieures se présentent environ sept foismoinssouvent que les longues supérieures.

Ersatz der langen unteren Buchstaben durch kleine Anfangsbuchstaben, eingeführt von der Compagnie des Omnibus de Paris. (Nach Javal.)

In der deutschen Fractur geben „n" und „u", ferner „c" und „e" zu Verwechslungen Anlass. Man könnte unser „n" etwas breiter machen als das „u": n und u, am oberen Ende des „c" könnte man ein Häkchen wie beim s anbringen: c, und e in dieser Weise drucken. Dadurch würde das Lesen noch mehr erleichtert werden.

5) Die Approche, d. h. der Zwischenraum zwischen den einzelnen Buchstaben und besonders zwischen den Worten. Jeder Buchstabe hebt sich mehr durch seine Isolirung ab, wenn, wie schon Laboulaye vorschlug, das Weisse zwischen zwei Buchstaben breiter ist als der Zwischenraum zwischen seinen beiden Grundstrichen. Daher markirt man ja das besonders Wichtige durch gesperrten Druck. Javal erklärt ganz richtig, dass dadurch die Lesbarkeit erhöht wird; um so räthselhafter, dass dieser Forscher so wenig Werth

auf das Durchschiessen, die Interlignage, legt. Weber fand am geeignetsten 60 Buchstaben auf eine Zeile von 100 Mm. In diesem Buche kommen durchschnittlich sogar nur 46 Buchstaben auf die Zeile von 108 Mm.

6) Bekanntlich werden zwischen die Zeilen kleine Lineale geschoben, damit die unteren langen und die oberen langen Buchstaben sich nicht berühren. Man nennt dies das Durchschiessen. Die breiten Zwischenräume zwischen den Zeilen sind wegen der vermehrten Helligkeit und der dadurch hervorgerufenen stärkeren Pupillenreaction nach Javal vortheilhaft; doch hält er die Zwischenlinien für eine Annehmlichkeit, für einen Luxus, aber für keine Nothwendigkeit; er meint, dass die Lesbarkeit durch ihre Fortlassung nicht gestört werde. Ich fand, dass man durch den compressen Druck, selbst wenn die Schrift etwas grösser ist, vielmehr ermüdet, weil eben zu wenig weiss unter den Buchstaben bleibt. Alles schwimmt durcheinander, wie dies beim Vergleich zwischen dem compressen und durchschossenen Text bei obigen Druckproben (Seite 473 u. 474) Jedem wohl auffallen wird. Der Durchschuss muss meines Erachtens recht breit sein. Ich habe unsere Schulbücher und Journale in dieser Beziehung geprüft, indem ich die Entfernung vom oberen Ende eines „n“ bis zum unteren Ende eines kurzen, darüberstehenden Buchstabens maass; natürlich erscheinen die Zeilen noch viel näher, als es hiernach den Anschein haben könnte; denn die nach oben und unten überragenden Lettern verschmälern ja noch den weissen Raum zwischen den Linien wesentlich mehr, als die kurzen Lettern.

Weber will kein absolutes Maass für die Breite des Durchschusses festsetzen, sondern nur das Verhältniss der Buchstabengrösse zur Breite des Durchschusses, und zwar soll dies 1·5 : 2 für Fractur und 1·75 : 2 für Antiqua sein.

Das scheint mir zu wenig. Gut durchschossen ist ein
Buch, bei dem die genannte Entfernung 3 Mm. beträgt.
Die Grenze des zu Gestattenden scheint mir 2·5 Mm. zu sein.
— Früher gab man reichlicheren Durchschuss. Die Annales
de Chimie von Arago hatten im Anfange dieses Jahrhunderts 3·5 Mm., 1843 aber nur 3·25 Mm. — Gilbert's
Annalen der Physik zeigten 1799 noch 4 Mm., 1832 im
hundertsten Bande nur noch 3 Mm. Dagegen finden sich
im Centralblatt für Augenheilkunde 2 Mm., in der Deutschen
und Berliner klinischen Wochenschrift, in Schmidt's und
Virchow's Jahresbericht 1·75 Mm., im chemischen Centralblatt stellenweise gar nur 1·25 Mm. In den Fibeln fand ich
2 Mm., in Zumpt's, Krüger's, Ahn's Grammatik, in den
Teubner'schen Ausgaben der alten Classiker 2 Mm., in
den Wörterbüchern 1·25, selbst 1 Mm. Durchschuss! In
diesem Buche beträgt der Durchschuss fast 4 Mm., daher
liest sich auch der Druck so gut.

Endlich handelt es sich 7) um die Zeilenlänge. Je
kürzer die Zeile, desto leichter ist sie lesbar, weil die Augen
weniger bewegt zu werden brauchen. Javal glaubt, dass
die progressive Myopie in Deutschland in Folge der langen
Linien so häufig sei. Er meint, dass bei langen Zeilen die
Myopen öfters und stärker in der Mitte der Zeilen accommodiren müssen, da ihr Auge für die Enden der Zeilen
eingestellt ist. Das ist möglich, aber noch nicht erwiesen.
Glücklicherweise kommt in Deutschland das Quartformat
der Bücher immer mehr ab; allerdings Formate wie dieses
Werk haben doch 108 Mm. Zeilenlänge. Viele Zeitschriften
beschränken sich auf nur 80—90 Mm., allein das Graefe-
Sämisch'sche Handbuch der Augenheilkunde hat 120 Mm.,
selbst die Vierteljahrschrift für öffentliche Gesundheitspflege
hat 110 Mm. Zeilenlänge. Fast alle Schulbücher, ausser

Ahn's Lesebuch, Ellendt's Grammatik und Paulsieck's deutschem Lesebuche haben weniger als 100 Mm. Zeilenlänge. 100 Mm. scheint mir die höchste zulässige Grenze, 90 die wünschenswerthe Zeilenlänge. Weber freilich folgert aus seinen Versuchen, dass gerade lange Zeilen bis zu 150 Mm. Länge, aber nicht darüber hinaus, das schnelle Lesen erleichtern. Er wünscht daher die Schulbücher womöglich in einer Breite von 140—150 Mm. gedruckt, wobei freilich der ganze weisse Rand, den er für überflüssig hält, wegfallen müsste, wenn das Format nicht zu gross werden sollte. Das scheint mir nicht richtig. Der Contrast des dunklen Druckes gegen einen breiten weissen Rand wirkt gerade fördernd auf die Leichtigkeit des Lesens. Weber verlangt als Minimum 100, als Maximum 150 für die Normalzeile.

Stilling wünscht seiner (allerdings, wie wir oben zeigten, unhaltbaren) Theorie zuliebe Bücher, die nur wenige Zeilen untereinander haben, aber sehr, sehr lange Zeilen. Auch empfiehlt er ein Pult, das bei dem Lesen sich nach oben verschieben lässt, damit der Rollmuskel nicht angestrengt werde. Nun sind aber lange Zeilen erfahrungsgemäss und, wie Schneller theoretisch bewiesen, wegen der starken Seitenwendungen der Augen äusserst ermüdend. Pflüger sagt ganz richtig: „Der sonst oft augenmörderische Zeitungsdruck hat instinctiv herausgefunden, dass kurze Spalten sich leichter lesen als lange."

Schon 1880 stellte ich folgende Regel auf: Die Schulbehörden müssten meines Erachtens mit dem Millimetermaasse in der Hand in Zukunft alle Schulbücher auf den Index librorum prohibitorum setzen, welche die folgenden Maasse nicht innehalten: die Höhe des kleinsten n darf nur 1·5 Mm.,

der kleinste Durchschuss nur 2·5 Mm., die geringste
Dicke des Grundstrichs nur 0·25 Mm., die grösste
Zeilenlänge nur 100 Mm. und die grösste Zahl der
Buchstaben auf einer Zeile nur 60 betragen.

Blasius fügte hinzu: Das **n** darf nicht schmäler als
1 Mm. sein, die Antiquaschrift muss möglichst ausgedehnte
Anwendung finden; die Färbung der Buchstaben muss rein
gleichmässig schwarz sein. Blasius, welcher 300 braun-
schweigische und 9 bayrische Schulbücher auf alle genannten Verhältnisse eingehend geprüft, hat nur $45 = 15^0/_0$
der braunschweigischen Bücher den hygienischen Forderungen entsprechend, $64^0/_0$ ungenügend und $21^0/_0$ als
direct schlecht gefunden, während die bayrischen
Schulbücher bedeutend besser waren. Schubert prüfte
70 Bücher, die in Nürnbergs Schulen eingeführt sind und
fand $21^0/_0$ ungenügend und $17^0/_0$ als direct schädlich. —

Selbstverständlich muss der Druck tief schwarz und
das Papier nicht durchscheinend sein. Nach Javal's Rath
soll es auch etwas gelblich sein. Javal fürchtet nämlich
wegen starken Contrastes zwischen schwarz und weiss Ermüdung. Da das Auge nicht achromatisch ist, würde ein-
farbige Beleuchtung am sichersten farbige Zerstreuungskreise
verhüten; da aber dann die Lichtstärke ungenügend sein
würde, soll man nach Javal wenigstens die Farbe des violetten Endes des Spectrums abschneiden; der dann bleibenden Farbe entspricht am besten ungebleichtes Holz-
papier. Weber hingegen wünscht nicht gelbes, sondern ein
leicht graues Papier. Mir scheint, dass des besseren Contrastes wegen rein weisses Papier vorzuziehen sei; auch
Schneller ist dieser Ansicht, ebenso Fuchs, welcher
betont, dass man selbst bei schlechter Beleuchtung schwarze
Buchstaben auf weissem Grunde leichter lesen kann, als
auf irgend einem anderen.

Blasius hält die Güte des Papieres für sehr wichtig. Es soll von möglichst gleicher Dicke sein, da beim Drucken ein dicker Bogen verhältnissmässig viel stärker gefärbt wird als ein dünner. Dann sind die Bestandtheile des Papieres sehr zu berücksichtigen.

Früher wurden die Papiere fast nur aus Leinen- und Baumwollenlumpen hergestellt; dagegen waren Zusätze von Holzstoff, Stroh, Thonerde sehr selten. Jetzt ist es gerade umgekehrt; der Hauptbestandtheil der Papiere, speciell in den Schulbüchern, ist Holzstoff. Prof. Lüdicke in Braunschweig hat gefunden, dass das Durchscheinen des Druckes in den Schulbüchern hauptsächlich auf einem hohen Procentsatze an geschliffenem Holze im Papier beruht. Dasselbe lässt sich leicht in grosser Menge durch das Mikroskop nachweisen. Ferner zeigt die geringere oder stärkere bräunlichgelbe Färbung, welche ein Tropfen schwefelsaures Anilin hervorbringt, den geringeren oder grösseren Gehalt an Holzfaser an.

Die Dicke oder Dünne des Papieres ist nach Lüdicke kein Grund für das Durchschlagen der Schrift. Schlecht gedruckte Bücher, z. B. Plötz' Schulgrammatik, zeigen Papier von 0·050 Mm. Dicke, Hopf und Paulsieck's deutsches Lesebuch 0·060 Mm., Andrée's Erzählungen aus der Weltgeschichte 0·080 Mm. Gut gedruckte Bücher aus Vieweg's Verlag zeigen 0·075 Mm.

Ueber die Behandlung des Papiers vor, bei und nach dem Drucke ist zu berücksichtigen: das Papier wird, um die Farbe besser anzunehmen, vor dem Drucke gleichmässig durchfeuchtet; dann wird es, um es möglichst glatt zu machen, zwischen Zinkplatten durch Stahlcylinder stark gepresst, satinirt. Beim Drucken prägen sich die Buchstaben in das Papier ein, so dass dasselbe auf der anderen Seite Erhabenheiten zeigt; dann heisst der Druck schattirt.

Diese Schattirungen werden dadurch beseitigt, dass man die gedruckten Bogen, nachdem sie gründlich getrocknet sind, einzeln zwischen Glättpappen legt und einer längeren, sehr starken Pressung aussetzt. Geschieht dies nicht, so ist der Druck auf der Rückseite des Blattes sehr undeutlich und verwaschen. Werden die bedruckten Bogen nicht getrocknet, so klatscht die Farbe von dem einen Blatte auf das nächst darüber liegende leicht ab, wodurch die Deutlichkeit des Druckes natürlich gestört wird.

In den letzten Jahren hat sich bei den gelesensten deutschen Familienblättern (Gartenlaube, Illustrirte Zeitung, Schorer, Daheim etc.) die Unsitte, die aus Amerika kam, geltend gemacht, das Papier mit solchem Speckglanz zu versehen, dass man namentlich bei Lampenlicht nicht weiss, wie man das Blatt drehen soll, um nicht durch die Blendung im Lesen gestört zu werden. Wie jeder glänzende Reflex ermüdet natürlich auch der des glänzenden Papieres das Auge schnell. Schneller fand, dass die Erkennbarkeit des Druckes merklich schlechter wurde, wenn er das Blatt so drehte, dass der Glanz ins Auge fiel; er las dabei die Schrift, die er sonst bis 110 Cm. sah, nur noch bis 85 Cm. Man kann freilich durch Drehung des Blattes den Glanz abhalten, aber einmal ist es unbequem, immer auf solche Nebensachen achten zu müssen, andererseits muss man dann das Blatt oft schräg auf die Richtung des Blickes halten, wobei die Buchstaben undeutlicher und kleiner erscheinen.

Die Hygiene des Auges verlangt also: weisses, gleich-mässig dickes, höchstens 0·075 Mm. dünnes Papier mit möglichst wenig beigemengtem Holzstoff, satinirt, ohne Schattirung, sorgsam getrocknet und ohne Glanz.

J. Ueberanstrengung der Augen.

Wir haben es hier bei dem in letzter Zeit so lebhaft besprochenen Capitel nur mit der Frage der Ueberanstrengung der Augen der Schulkinder zu thun, die ganz gewiss selbst bei den besten Schullocalen, Subsellien, Büchern etc. zur Myopie führen kann. Die Klagen sind keineswegs neu. Vor 90 Jahren bereits sprach sich Beer in Wien folgendermassen aus: „Wer sich so oft wie ich die vergebliche Mühe gab, in dem freundschaftlichsten Tone und mit den überzeugendsten Gründen das für die Augen der heranwachsenden Jugend durchaus Verderbliche der heutigen Treibhauserziehung den Eltern und Erziehern begreiflich zu machen, dem muss es wohl sauer werden, wenn er seine wohlgemeinten und auf lange Erfahrungen gegründeten Rathschläge öffentlich wiederholen soll und dabei erwarten muss, dass auch seine Stimme völlig verhallen oder doch nur von sehr Wenigen gehört werden dürfte. Indem man dem schlecht verstandenen Grundsatze: Kinder müssen den ganzen Tag beschäftigt werden, huldigt, giebt nun den ganzen lieben Tag ein Meister dem anderen die Thüre in die Hand; da ist des Lesens, Schreibens, Sprachenlernens, Zeichnens, Rechnens, Stickens, Singens, Clavier- und Guitarrespielens kein Ende, bis die gemarterten Geschöpfe ganz bleich, kraftlos und hinfällig sind und sie in einem solchen Grade kurzsichtig und schwachsichtig werden, dass man endlich Aerzte zu Rathe zu ziehen gezwungen ist." — Giraud-Teulon äusserte einmal sehr treffend: „Das Geschrei, welches die Schüler beim Ausgang aus der Schule erheben, ist der Protest der durch die Thätigkeit während des Unterrichtes ermatteten Jugend; wenn das Auge schreien könnte, wie viel lauter würde sein Schreien ertönen!"

Bei der heutigen Anzahl der Schulstunden, welche in den Volksschulen 20—22, 28—30, 30—32 wöchentlich beträgt und in den Gymnasien auf 36 Stunden steigt, ist es wichtig, dass nicht zwei Stunden hintereinander folgen, in denen geschrieben werden muss, um die Gefahren des Schreibsitzens möglichst zu verhindern. Schreib- und Zeichenstunden sind überhaupt in die hellsten Mittagsstunden zu verlegen.

Je mehr man in den grossen Städten strebt, den Nachmittagsunterricht wegen mancher Unzuträglichkeiten ganz aufzuheben, desto häufiger kommt es vor, dass fünf Stunden am Vormittage hintereinander unterrichtet wird. Das ist für Körper und Geist zu viel. Hier muss nach drei Stunden eine halbstündige Pause eintreten, und nach jeder Stunde selbstverständlich eine Pause von 15 Minuten. In diesen Pausen sei der Lehrer nicht pedantisch, sondern lasse die Kinder aufstehen, hinausgehen, zum Fenster hinaussehen, sich herumtummeln, kurz, Alles treiben, was die Entspannung des Accommodationsmuskels zur Folge hat.

Zehender spricht sogar den frommen Wunsch aus, dass der Unterricht „anstatt in Stunden in halb- und viertelstündigen Unterrichtszeiten mit grossen Zwischenpausen" zu ertheilen wäre. Er glaubt, dass überhaupt in kürzerer Zeit mehr gelernt werden könne, wenn die docentische Begabung der Lehrer grösser wäre. Die Rostocker Lehrer haben diese „lieblose Beurtheilung" ihrer Arbeit sehr energisch zurückgewiesen. Allerdings kommt viel auf den Lehrer an, und mir schien es stets unrecht, dass man an den Gymnasien Lehrer, die ja sonst ausgezeichnete Philologen oder vortreffliche Mathematiker sein mögen, anstellt, sobald sie von der Universität kommen, ohne dass sie einen pädagogischen Unterricht im

Unterrichten genossen haben. Pädagogische Ausbildung der höheren Lehrer ist durchaus wünschenswerth, und namentlich wäre eine Prüfung derselben in der Schulhygiene, wie sie jetzt in Ungarn eingeführt wird, zu empfehlen; man begegnet gerade unter den Gymnasiallehrern zuweilen einem vornehmen Herabblicken auf die schulhygienischen Bemühungen, das gar nicht am Platze ist. Der Schwerpunkt des Unterrichtes muss in der Schule, nicht in der Hausarbeit liegen. Man gebe also keinem Lehrer mehr als 40 Schüler. Die Hygiene des Unterrichts, wie sie in der vortrefflichen Schrift von Prof. W. Löwenthal (Wiesbaden 1887) entwickelt wird, muss mit der Hygiene der Schule Hand in Hand gehen!

Von grösster Wichtigkeit ist es also, dass nach 5 bis 6 täglichen Schulstunden die Kinder nicht noch zu Hause mit vielen Arbeiten überbürdet werden. Alles überflüssige Abschreiben und alle unnöthige Lectüre muss der Augen wegen streng verboten werden. Denn die häuslichen Arbeiten werden leider oft bei noch viel schlechterer Beleuchtung und an noch viel schlechterem Mobiliar ausgeführt als die Arbeiten in der Schule. Just schreibt namentlich der schlechten Beleuchtung bei den Hausarbeiten und den sich immer mehr steigernden Anforderungen an den häuslichen Fleiss die Zunahme der Myopie zu.

Alexi hat berechnet, dass die Berliner Gymnasiasten in einer Woche in Sexta und Quinta 10—11, in Quarta und Tertia 14—22, in Secunda und Prima sogar 33 und mehr Stunden für die Schularbeiten brauchen. Alexi und Chalybaeus wünschen als wöchentliches Maximum in VI und V: 3—9, in IV und III: 6—12 und in II und I: 12—18 Stunden. Dagegen bestimmte die 5. Conferenz schlesischer Directoren als Maximum für VI und V: 10—11, für IV und III: 15—19 und für II und I: 24 Stunden. — In den unteren Classen dürfen nur 1, in den mittleren 2 und in Prima und Secunda höchstens 3 Stunden täglich zu Schularbeiten verwendet werden, wie dies die Strassburger Commission (siehe folgenden Abschnitt) 1882 mit Recht betont hat. Es sollte dies das höchste Maass für Hausarbeiten sein; denn Privatstunden und Musikstunden kommen häufig genug noch im Hause belastend hinzu.

Wie arg die Ueberbürdung gerade in Deutschland ist, hat Dürr gezeigt; im Laufe der gesammten Gymnasialjahre hat der Schüler hier bis 25.000 Schul- und Hausarbeitsstunden zu leisten, von denen nur 650 Turnstunden sind. Vom 10.—19. Jahre hat der Schüler

in England 16.500 Arbeitsstunden und 4500 Turnstunden
„ Frankreich 19.000 „ 1300 „
„ Deutschland 20.000 „ „ 650 „

Förster hat festgestellt, dass von zwei Quartanern während eines Halbjahres vollgeschrieben wurden durchschnittlich:

	zu Hause	in der Schule
mit lateinischen Arbeiten	178 Seiten	34 Seiten
„ französischen „	99 „	14 „
„ deutschen „	46 „	3 „
„ Rechenaufgaben	. 55 „	18 „
Zusammen	378 Seiten	69 Seiten

Im Uebrigen wurden ²/₃ der 86 Seiten im Diarium in der Schule gefüllt; dazu kamen zu Hause noch Vocabelhefte, so dass 3—4mal so viel Schreibarbeit zu Hause als in der Schule geleistet wurde.

„Nun aber," sagt Förster, „kommt die Lesearbeit, zu der wir namentlich die Präparationen in den griechischen und römischen Autoren rechnen müssen. Wie viel Zeit braucht so ein angehender Grieche, um 20 Verse im Homer zu präpariren! Eine Menge Worte müssen da im Lexikon aufgesucht, wegen der passenden Bedeutung eines Wortes oft Seiten im Wörterbuch heruntergelesen werden, dann wird der Fund in das Vocabelheft eingetragen, und stundenlang geht das Auge aus dem Homer ins Wörterbuch, dann wieder in den Homer und ins Vocabelheft." —

Die Ueberbürdung auf den Gymnasien rührt hauptsächlich von der Ueberfülle des Stoffes her; den Ballast an altem, für das 19. Jahrhundert ganz überflüssigem philologisch-grammatischen Lehrstoff behielt man bei, und die neuen Sprachen, sowie die Naturwissenschaften fügte man hinzu (vgl. meine Broschüre „Die Schule der Zukunft". Hamburg 1890). So kommen die Jünglinge auf die Universität, glücklich, die alten Sprachen schleunigst vergessen zu können, aber ausser Stande, eine neue Sprache zu sprechen und ganz mangelhaft für die Medicin und die Naturwissenschaften vorbereitet; sie müssen hier überhaupt erst sehen und beschreiben lernen. —

Glücklicherweise hat Kaiser Wilhelm II., der selbst als Schüler in Kassel die für die heutige Zeit ganz unpassende Gymnasialvorbildung gesehen, mit zielbewusster Energie eine Reform angebahnt, deren Segen sich bald zeigen wird. Der Kaiser hielt bei der Eröffnung der Sitzungen der von ihm nach Berlin zur Schulreform berufenen Commission im December 1890 eine beherzigenswerthe Rede, die ich, da sie die richtige Lösung der Frage enthält, hier im Auszuge wiedergebe.

„— — Ich habe meinerseits einige Fragen aufgestellt, von denen ich hoffe, dass sie auch Berücksichtigung finden werden.

Zunächst 1) Schulhygiene ausser Turnen, eine Sache, die sehr genau erwogen werden muss; dann 2) Verminderung

des Lehrstoffes, Erwägung des Auszuscheidenden, 3) die
Lehrpläne für die einzelnen Fächer, 4) die Lehrmethode
für die Organisation; 5) ist der Hauptballast aus den
Examinibus beseitigt?; 6) ist die Ueberbürdung in Zukunft
vermieden? 7) wie denkt man sich die Controle, wenn das
Werk zu Stande gekommen? 8) regelmässige und ausserordent-
liche Revisionen durch verschiedene Oberbehörden. — —
Komme ich nun auf die Beschäftigung unserer jungen
Leute, so ist absolut nothwendig, dass wir mit der Anzahl
der Stunden heruntergehen. Herr Geh. Rath Hinzpeter
(der Erzieher des Kaisers) wird sich erinnern, dass zur Zeit,
wie ich auf dem Gymnasium in Kassel war, der erste
Nothschrei der Eltern und Familien laut wurde, dass es
nicht so weiter gehen könnte. Es wurden in Folge dessen
Erhebungen von der Regierung angestellt, wir waren verpflichtet, alle Morgen unserem Director Zettel abzugeben
mit der Zahl der häuslichen Stunden, die wir nöthig gehabt
hatten, um das für den nächsten Tag aufgegebene Pensum
zu bewältigen. Es sind blos die Zahlen aus der Prima
speciell, die ich jetzt berühre.

Nun, meine Herren, es kamen bei ganz ehrlichen
Angaben — bei mir konnte sie noch Herr Geh. Rath
Hinzpeter controliren — für jeden einzelnen $5^{1}/_{2}$, $6^{1}/_{2}$ bis
7 Stunden auf die häuslichen Arbeiten heraus. Das waren
die Abiturienten. Rechnen Sie noch dazu die 6 Stunden
Schule, 2 Stunden Essen, dann können Sie ausrechnen,
was von dem Tage übrig geblieben ist. Wenn ich nicht
Gelegenheit gehabt hätte, hinaus- und hineinzureiten und
noch sonst etwas mich in der Freiheit zu bewegen, dann
hätte ich überhaupt nicht gewusst, wie es in der Welt
aussieht. Das sind doch immerhin Leistungen, die man jungen
Leuten auf die Dauer nicht aufbürden kann. Nach meinem
Erachten muss auch unten entschieden nachgeholfen und

nachgelassen werden. Meine Herren, es geht nicht, man
darf diesen Bogen nicht weiter spannen und ihn nicht so
gespannt lassen; wir müssen hier herunter, wir
haben hier die äusserste Grenze bereits überschritten. — —

Der zweite Punkt, die Verminderung des Lehrstoffes,
ist nur möglich durch einfachere Gestaltung der
Examina. Nehmen wir die grammatikalischen Productionen
ganz aus dem Abiturientenexamen heraus und legen sie
1—2 Classen tiefer, lassen Sie da ein Examen machen,
ein technisch grammatikalisches Examen, dann können Sie
die jungen Leute prüfen, so scharf Sie wollen, die Frei-
willigenprüfung oder das Fähnrichexamen daran knüpfen. —

Es giebt in Preussen

Gymnasien 308 mit .	80.979 Schülern
Realgymnasien 172 mit	34.465 „
Lateinlose Oberrealschulen und	
höhere Bürgerschulen 60 mit	19.893 „

Jeder dieser Schüler hat etwa 25.000 Schul- und
Handarbeitsstunden und ungefähr nur 657 Turnstunden.
Das ist ein Uebermass der geistigen Arbeit, das entschieden
herabgedrückt werden muss. Für den 12-, 13- und 14jährigen
in Quarta und Tertia beträgt einschliesslich des Turnens
und Singens die wöchentliche Stundenzahl durchschnittlich
32, selbst in einzelnen Anstalten 35 und in der Tertia des
Realgymnasiums sage und schreibe 37 Stunden.

Nun, meine Herren, wir sind alle mehr oder minder
gereift und arbeiten, was wir können; aber auf die Dauer
würden wir eine solche Arbeit nicht aushalten. Die statistischen Angaben über die Verbreitung der Schulkrankheiten,
namentlich der Kurzsichtigkeit der Schüler, sind wahr-
haft erschreckend, und für eine Anzahl von Krankheitserscheinungen fehlt es noch an einer allgemeinen Statistik.

Bedenken Sie, was uns für ein Nachwuchs für die
Landesvertheidigung erwächst. Ich suche nach Soldaten,
wir wollen eine kräftige Generation haben, die auch als
geistige Führer und Beamte dem Vaterlande dienen. Diese
Masse von Kurzsichtigen ist meist nicht zu
brauchen; denn ein Mann, der seine Augen nicht brauchen
kann, wie will der nachher viel leisten?

In Prima steigert sich in einzelnen Fällen die Zahl
der Kurzsichtigen bis auf 74°/₀. Ich kann aus eigener Erfahrung sagen, dass wir, trotzdem wir in Kassel ein sehr
gutes Zimmer hatten, das Lehrerconferenzzimmer, mit ein-
seitigem schönen Licht und guter Ventilation, die auf
Wunsch meiner Mutter angebracht wurde, doch unter
21 Schülern 18 mit Brillen hatten und 2 darunter, die
mit der Brille nicht bis an die Tafel sehen konnten.

Diese Sachen verurtheilen sich von selbst, da
muss eingeschritten werden, und deshalb halte ich es
für sehr dringend, dass die Frage der Hygiene schon
in den Vorbereitungsanstalten für die Lehrer aufgenommen werde, die Lehrer einen Cursus darin erhalten,
und die Bedingung daran geknüpft wird, jeder Lehrer,
der gesund ist, muss turnen können, und jeden Tag soll
er turnen.

Meine Herren, das sind Dinge, die mein Herz bewegt
haben, und ich kann nur versichern: Die massenhaften Zu-
schriften, Bitten und Wünsche, die ich von den Eltern bekommen habe, obwohl wir Väter von meinem verehrten
Herrn Hinzpeter im vorigen Jahre für eine Partei erklärt
wurden, die bei der Erziehung der Kinder nicht mitzureden
hätte, legen mir, als allgemeinem Landesvater, die Pflicht
auf, zu erklären: Es geht nicht so weiter. Meine
Herren, die Männer sollen nicht durch Brillen die
Welt ansehen, sondern mit eigenen Augen, und Gefallen

finden an dem, was sie vor sich haben, ihrem Vaterlande und seinen Einrichtungen. Dazu sollen Sie jetzt helfen." —

Hoffen wir, dass die Schulreform-Commission die heutige Zeit und ihre Forderungen ebenso verstehen möge, wie der deutsche Kaiser. Dann wird der Ueberbürdung der Augen gewiss bald Einhalt geschehen! —

Dagegen ist Zehender's These „häusliche Arbeiten dürfen den Schulkindern nicht aufgegeben werden" vollkommen unhaltbar. Er betrachtet die Schularbeiten nur als ein „Verlegenheitsmittel der Lehrer, um die Kinder ausserhalb der Schulzeit nicht allerlei Muthwillen und Ungezogenheiten ausüben zu lassen". Hierauf sind ihm freilich die Rostocker Lehrer die Antwort ebenfalls nicht schuldig geblieben. Die Mehrzahl der Aerzte wird wohl mit uns der Ansicht sein, dass es selbst bei dem vorzüglichsten Lehrtalente der Lehrer ohne häusliche Aufgaben niemals gehen wird; aber für möglichste Verringerung derselben sind wir gewiss.

Der Sonntag und die Ferien müssen auch Ruhetage für das Auge sein. Ganz unverantwortlich ist es, wenn als Strafarbeit das mehrfache Abschreiben von Sätzen aufgegeben wird; in einem Erlasse des preussischen Unterrichtsministers Falk vom 14. October 1875 ist besonders davor gewarnt, und der Minister fordert direct die Eltern auf, Klagen wegen Ueberbürdung der Kinder mit häuslichen Arbeiten an die Behörden gelangen zu lassen.

Grosse Verdienste hat sich auch der preussische Unterrichtsminister v. Gossler dadurch erworben, dass er die Turnspiele wieder in den Schulen einführte. Sie sind in gewisser Weise dem Turnen noch vorzuziehen. Während jede Muskelübung für sich eigentlich nur eine fruchtlose Bethätigung der Kraft ist, bringen die Schulspiele, besonders das Werfen des grossen Balls, den gesammten

Stoffwechsel des Organismus in lebhaften Fluss; sie begünstigen in gleicher Weise die Ausbildung aller Organe des Körpers, nicht nur der zur Bewegung bestimmten Muskelgruppen, sondern auch der Lungen, des Herzens und der Verdauungsorgane. —

Zimmermann wünscht mit Recht, dass bei kleinen Kindern stets nach 20 Minuten langem Unterrichte, bei grösseren nach jeder Stunde 3—5 Minuten lang Freiübungen gemacht werden.

In Oesterreich werden die Kinder zu Arbeiten in Schulgärten, in Frankreich zu leichten militärischen Uebungen, in England zum Schwimmen und Rudern, in der Schweiz zu grösseren Fussreisen angehalten. Arlt machte an sich und Anderen die Beobachtung, dass Myopen gewöhnlich etwas weniger kurzsichtig von solchen Fussreisen heimkehren.

Zu einer Entlastung des Auges im Winter können auch die leichten Buchbinder- und Tischlerarbeiten dienen, welche den Knaben in dem Handfertigkeits-Unterrichte neuerdings gelehrt werden. Die Bestrebungen, auch eine Geschicklichkeit der Hand frühzeitig zu erzielen, verdienen an sich schon die allgemeinste Unterstützung.

Natürlich müssen die Eltern oder Erzieher auch die Privatlectüre der Kinder zweckmässig leiten und controliren, alle schlecht gedruckten Bücher, Zeitungen, Classiker cassiren, auch die Privatlecture nur mit Unterbrechungen nach $^1/_2$ Stunde gestatten, die Haltung bei derselben beaufsichtigen und niemals gestatten, dass in der Dämmerung oder am Ofenfeuer oder bei mangelhafter, künstlicher Beleuchtung gelesen, geschrieben oder gezeichnet werde. Stark kurzsichtige Schüler lasse man zeitig von der Schule zur Landwirthschaft, Gärtnerei oder zu ähnlichen die Augen nicht anstrengenden Berufsarten abgehen und warne sie dringend vor dem Studium! —

Auch in Frankreich wurde vom Unterrichtsminister eine Commission zur Beseitigung der Ueberbürdung eingesetzt. Brouardel als Referent theilte mit, dass die höchste zulässige Zeit der Sitzarbeit für Schüler von 7—10 Jahren um 4 Stunden, von 11—17 Jahren um 2 Stunden täglich vermindert werden müsse: die Nachtarbeit sei ganz zu beseitigen. Der Schlaf hat wenigstens 10 Stunden für Schüler unter 15 Jahren und 9 Stunden für solche über 15 Jahren zu währen. —

Axel Key berichtete, dass in Schweden die jüngeren Schulkinder kaum 9, die älteren etwa nur 7 Stunden Zeit zum Schlafen haben; er verlangt für erstere 10—11, für letztere 8—9 Stunden.

In den Schweizer Seminarien beträgt nach Stadler die wöchentliche Stundenzahl 36—39, ja mit den facultativen Fächern bis 43, und die Nachtarbeit wird in den oberen Classen bis 11 und 12 Uhr ausgedehnt.

Das Auge muss nach seiner fortwährenden Tagesthätigkeit auch lange ausruhen.

Es ist hier der Ort, einige Worte über das Lesen im Bette zu sagen. Viele Menschen behaupten, sie können nicht einschlafen, wenn sie nicht noch ein wenig im Bette lesen. Unter diese Leute gehöre ich selbst.

Ich kann nichts Schlimmes in dem „Ein Wenig" finden, habe auch keinen Nachtheil dadurch gehabt. Wer am Tage ernstlich gearbeitet und in den ersten Nachtstunden studirt hat, thut sogar meiner Erfahrung nach gut, durch eine erheiternde kurze Lecture im Bett den Uebergang vom Ernst des Lebens zu der Erquickung des Schlafes zu erleichtern. Warum soll ein Viertelstündchen Lesen im Bette Schaden bringen? Bedingung ist natürlich eine helle Beleuchtung und ein guter Druck. Wer bei einem flackernden Lichte den jämmerlichen Zeitungsdruck im Bette liest, wird dadurch Kurzsichtigkeit ebenso leicht erzeugen und vermehren, wie unter gleichen Umständen am Schreibtische. Aber jetzt, wo gute Lampen, selbst Glühlicht am Kopfende des Bettes in vielen Schlafzimmern bereits angebracht ist, kann man ausreichendes Licht haben.

Ja man könnte sogar vom theoretischen Standpunkte aus vertheidigen, dass das Lesen im Bette viel weniger schade, als das am Tische, da man sich ja dort nicht auf das Buch auflegen kann. Wenn ein Stativ am Bette steht, welches das Buch vor dem Lesenden in richtiger Entfernung hält (sogenannter Buchhalter im Bett, der für Kranke construirt und käuflich zu haben ist), so kommt der Lesende nicht in die üble Lage, in Folge der Ermüdung beider Hände beim Halten des Buches sich in eine Seitenlage zu begeben. Diese letztere ist entschieden schädlich, weil ein Auge der Schrift nun näher ist, als das andere, und weil dann die Beleuchtung des Buches meist keine gleichmässige mehr ist.

Aber sogenannte spannende Lectüre, bei der man eine Stunde und mehr im Bette liest, kann, wie Laqueur richtig bemerkt, nicht empfohlen werden, da durch dieselbe der nöthige Schlaf verscheucht wird und die Unbequemlichkeit der Haltung des Buches zu Kopfhaltungen führt, die schädlich wirken können.

Schülern ist das Lesen im Bette gewiss zu untersagen! —

K. Schulärztliche Aufsicht.

Aus den vorstehenden Untersuchungen folgt, dass die Schule direct oder indirect die Augen der Kinder schädigen kann, dass es also dringend nöthig ist, eigene Aerzte anzustellen, welche die Beseitigung der hygienischen Missstände in den Anstalten zu veranlassen und für die Hygiene der Kinder überhaupt zu sorgen haben.

Es ist bedauerlich, wie wenig noch bei manchen Schulbehörden die Wichtigkeit der Schüleraugen-Untersuchungen gewürdigt worden ist, obgleich doch geradezu niederschmetternde statistische Beweise für die Zunahme der Myopie in den oberen Classen in allen Ländern von zahlreichen Autoren vorliegen.

Noch im Jahre 1878 wurde von einem hervorragenden Schulmanne im preussischen Abgeordnetenhause bestritten, dass die Untersuchungen von Dr. Niemann in Magdeburg eine Zunahme der Myopie in den oberen Classen ergeben hätten; es wurde vielmehr behauptet, dass „die Sehschwäche" nicht mit den Classen zugenommen habe.

Ich konnte den Nachweis führen, dass gerade in Magdeburg die deutlichste Progression der Myopie in den beiden Gymnasien (s. oben pag. 228, Tabelle II) sich gezeigt, und dass Niemand behauptet habe, dass die Sehschärfe in den oberen Classen abnehme. Sehschärfe und Myopie sind eben sehr verschiedene Dinge.

Wie schlimm es noch mit der Befolgung der hygienischen Forderungen in praxi aussieht, mögen ausser den in vorstehenden Seiten gegebenen Beispielen noch folgende ungeheuerliche Thatsachen bezeugen.

Im Jahre 1866 hat eine Commission von Aerzten und Pädagogen eine Anzahl Breslauer Schulen als zu finster bezeichnet; noch heute — nach 25 Jahren! — wird in mehreren derselben immer weiter Unterricht ertheilt! Im Magdalenen- und Elisabeth-Gymnasium, wo es so viele Myopen giebt (s. oben, pag. 226, Tabelle II), brannte im Jahre 1866 mehrere Stunden im Winter täglich das Gas in offener Flamme ohne Glocke und Cylinder; trotz der Ermahnung der Commission war in verschiedenen Classen dieser Anstalten auch nach 17 Jahren, im Jahre 1881, Alles noch unverändert. Fast 20 Jahre hat es gedauert, bis Schirme und Glocken angeschafft wurden, und auch heute existiren noch Classen in Breslau, in denen offene flackernde Flammen brennen!

Auch Weber hat die gleiche Erfahrung im Jahre 1881 gemacht. „Es sind wohl zehn Jahre," sagt er, „dass eine Commission von Aerzten, zu der auch meine Wenigkeit zu gehören die Ehre hatte, alle Darmstädter Schulen auf ihre sanitären Einrichtungen inspicirte; dass man aber daraus belehrende Veranlassung nahm, ist mir nicht bekannt geworden, und ich habe davon bei meinem neuerlichen Besuche der Schulen die Spur nicht bemerkt. Es scheint eben nur „schätzbares" Material geblieben zu sein, dem hoffentlich meine heutigen Worte nicht als gleich schätzbar an die Seite gestellt werden."

Ein Director klagte mir vor mehreren Jahren, er sei jetzt anstandshalber gezwungen, seine eigenen Kinder in seiner Anstalt zu unterrichten, während er sie, bevor er Director wurde, der jämmerlichen Lichtverhältnisse halber in eine andere Schule geschickt habe.

Nur sehr wenige Classen existiren in Breslau, in welcher grosse und kleine Schüler an verschieden grossen Subsellien sitzen!

Wenn man auch die neuen Anstalten besser zu bauen beginnt, immer wieder werden neue Generationen in die alten schlechten Schullocale, die ich kurzweg Schulhöhlen genannt habe, hineingezwungen. Man kann dreist behaupten, dass von den 60.000 Schulen in Deutschland über 50.000 existiren, die nie ein ärztlicher Fuss betreten hat? Wie wenige Lehrer erinnern sich überhaupt, einen Arzt in ihrer Classe gesehen zu haben?!

Gleichwohl ist schon seit Jahren von verschiedenen Autoren (eigentlich schon vor 100 Jahren von Johann

Peter Frank), von Lorinser, von Behrendt, von Falk, von Baginsky, von Virchow, von Preyer und in besonders scharfer Weise von Ellinger die Anstellung besonderer Schulärzte empfohlen worden. Als ich in Danzig auf der Naturforscher-Versammlung 1880 meine Rede „über Schrift, Druck und überhandnehmende Kurzsichtigkeit" damit schloss, dass wir einen Schularzt brauchen, der, mit dictatorischer Gewalt ausgerüstet, alle hygienischen Anordnungen in den Schulen zu bestimmen habe, da sprach der Oberbürgermeister v. Winter auf das Schärfste gegen den dictatorischen Schularzt und meinte, man müsse lieber warten und sich bemühen, in immer weiteren Kreisen die Einsicht von der Nützlichkeit und Nothwendigkeit von Reformen zu verbreiten. Möge man dies bei kostspieligen oder in ihren Endresultaten noch nicht ganz zweifellosen Unternehmungen immerhin thun, bei der Bekämpfung der Myopie aber darf man nicht mehr warten. Denn in Folge dieses Wartens ist seit einem Vierteljahrhundert trotz beständiger Besprechung und Belehrung die Kurzsichtigkeit bei Tausenden von Schülern befördert worden.

Und nicht blos immer neue Schüler werden myopisch, sondern auch auf ihre Nachkommen wird die Disposition zur Myopie in vielen Fällen übertragen.

Wie dem Staat die höchste Aufsicht über alle Schulen zusteht, wie die Erreichung ihres Lehrzieles durch staatliche Commissionen controlirt wird, so sollten auch die ärztlichen Commissionen darüber wachen, dass den Anforderungen der Hygiene in allen Schulen genügt werde. Diese hygienische Controlpflicht des Staates ist ein Correlat der allgemeinen Schulpflicht der Unterthanen. Der allgemeinen Pflicht der Eltern, ihre Kinder zur Schule zu schicken, steht das Recht der Eltern gegenüber, ihre Kinder nur in gesunde Anstalten schicken zu dürfen. —

Die Ueberzeugung von der Nothwendigkeit des Schularztes bricht sich erfreulicher Weise in immer weiteren Kreisen jetzt Bahn.

Der Statthalter von Elsass-Lothringen, Feldmarschall v. Manteuffel, hat bereits 1881 in anerkennenswerther Weise eine ärztliche Commission aus den ersten Autoritäten der Universität, unter denen sich Kussmaul und Laqueur befanden, in Strassburg eingesetzt, welche die Frage der Ueberbürdung der Schüler sorgsam prüfte und ihre Erfahrungen über Schulhygiene in folgenden 24 vorzüglichen Schlusssätzen zusammenfasste:

1. Die Beschäftigung der Schüler in der Schule und für die Schule soll in der Woche betragen:

Während der Lebensjahre	Classe	Sitz-stunden	Singen	Turnen	Arbeits-stunden	Im Ganzen
7, 8	IX, VIII	18	$^2/_2$	$^4/_2$—$^5/_2$	$^6/_2$	24—24$^1/_2$
9	VII	20	$^2/_2$	$^4/_2$—$^5/_2$	5—6	28—29$^1/_2$
10, 11	VI, V	24	2	2—3	8	36—37
12, 13, 14	IV, III	26	2	2	12	42
15—18	II, I	30	2	2	12—18	46—52

2. Zwischen je 2 Lehrstunden, auch am Nachmittage, finden je 10 Minuten Pause statt. Folgen mehr als zwei Lehrstunden auf einander, so ist zwischen der 2. und 3. eine Pause von 15 Minuten, zwischen der 4. und 5. eine solche von 20 Minuten zu machen.

3. Die Schulwoche wird von einem freien Nachmittag unterbrochen, von einem zweiten geendet.

4. Vom Vormittag zum Nachmittag desselben Tages dürfen keine Arbeiten aufgegeben werden. Der Sonntag ist von Schularbeiten ganz frei zu halten.

5. Die Herbstferien beginnen Anfangs August und währen bis Mitte September. Während der Pfingst- und Weihnachtsferien sind keine Schularbeiten aufzugeben.

6. Die Einrichtung der Hitzferien ist zweckmässig und beizubehalten.

7. Die höchste zulässige Schülerzahl der einzelnen Classen ist nach der von Pettenkofer aufgestellten Norm zu bemessen. (Jeder Schüler braucht nach Pettenkofer in jeder Stunde die Zufuhr von 60 Cbm. Luft, wenn die Schulluft nicht mehr als das zulässige 1 pro Mille Kohlensäure enthalten soll.)

8. Einschränkung in der Handhabung des Certirens, sowie Vermeidung der einseitigen Betonung der Extemporale-Leistungen und jeder Ueberanstrengung bei den Vorbereitungen für die Reifeprüfung wird empfohlen.

9. Die Lehrstunden, welche starke Anforderungen an Nachdenken und Gedächtniss stellen, sind auf den Vormittag zu verlegen.

10. Ausser den obligatorischen Turnstunden sind Schwimmübungen, Spiele im Freien, Ausflüge, Schlittschuhlauf dringend zu empfehlen. Den körperlichen Uebungen sind im Ganzen 8 Stunden wöchentlich zuzuwenden.

11. Bei Neubauten höherer Schulen sind die Classenzimmer, wenn sie weniger als 5 Meter breit sind, durch eine einzige zur Linken der Schüler gelegene Fensterreihe zu erleuchten; bei allen breiteren Zimmern ist die doppelseitige Beleuchtung einzurichten; ausnahmsweise kann auch vom Rücken der Schüler Licht einfallen.

12. Bei einseitiger Beleuchtung ist dafür Sorge zu tragen, dass die Classenzimmer ihr Licht von Ost, West oder auch Nord erhalten.

13. In den jetzt bestehenden Schulgebäuden ist die Benützung derjenigen Räume als Classenzimmer zu vermeiden, welche bei einseitiger Beleuchtung ihr Licht von Süd erhalten.

14. Wo die Zimmer nicht die genügende Lichtmenge erhalten, ist dieselbe durch Abschrägung der Fensternischen

und durch Anbringen von neuen oberen Fensteröffnungen in den Pfeilern möglichst zu beschaffen.

15. Ungenügend beleuchtete Räume, besonders die in den Ecken viereckiger Höfe belegenen, dürfen nicht als Classenzimmer verwendet werden.

16. Jedes Schulzimmer ist mit Rollvorhängen und Vorrichtungen zu künstlicher Beleuchtung zu versehen.

17. Die Schulbänke sind so zu stellen, dass auf jeden Platz directes Licht des Himmels gelangen kann; bei breiten Pfeilern ist daher der von diesen beschattete Raum frei zu lassen.

18. In der Nähe der Schulgebäude sollen stark lichtreflectirende Flächen, weisse Mauern u. dergl. nicht geduldet werden.

19. Alle fehlerhaft construirten Subsellien ohne Ausnahme sind baldigst zu beseitigen und durch rationell construirte zu ersetzen. (Vergl. oben pag. 318 und 338.)

20. Die Schulbücher, Kartenwerke und Atlanten sind bezüglich des Druckes auf Buchstabengrösse, Schriftform, Approche und Durchschuss zu prüfen. Alle den oben angegebenen Anforderungen (welche sich mit den von mir vorgeschlagenen völlig decken) nicht entsprechenden Bücher u. s. w. sind allmählich aus der Schule zu entfernen.

21. Der Lehrplan ist thunlichst in der Weise einzurichten, dass in den Beschäftigungen der Schüler ein planmässiger Wechsel eintritt und besonders das Lesen während mehrerer auf einander folgenden Stunden vermieden wird.

22. Die kurzsichtigen Schüler sollen in den vordersten Reihen auf die bestbeleuchteten Plätze gesetzt und von allen die Augen angreifenden Arbeiten entbunden werden. Stigmographisches Zeichnen und feines Zeichnen von Karten oder geometrischen Figuren ist zu vermeiden.

23. Der Erlass von Normativbestimmungen für die bauliche Anlage, Einrichtung und Ausstattung auch der höheren Schulen wird empfohlen.

24. Entwürfe für Um- oder Neubau einer höheren Schule sind nach Massgabe solcher Normativbestimmungen von einem sachverständigen Arzte, beziehungsweise Medicinalbeamten zu prüfen und zu begutachten." —

Kurz nach den Berathungen in Strassburg wurden im Grossherzogthum Hessen die Fragen der Augenhygiene in den Schulen amtlich erwogen. Geh. Rath Adolf Weber legte ein geistreiches, auf reicher eigener Erfahrung und Beobachtung basirtes, dem Ministerium zu Darmstadt schon im März 1881 eingereichtes Referat den Berathungen einer Commission vor, welche aus dem Medicinalcollegium und 14 Directoren von höheren Schulen zusammengesetzt war. Diese Commission nahm die folgenden Thesen, die „einer gewissenhaften Erwägung hygienischer wie erziehlicher Bedürfnisse der Schule entsprungenen zehn Gebote" Weber's (mit Ausnahme des achten) an:

„1. Mit Rücksicht auf die Nachtheile schlechter Beleuchtung haben, soweit Anbringen von Oberlicht nicht möglich, die Fenster in Kopfhöhe der aufrechtstehenden Schüler zu enden; für die schon vorhandenen Schulen sind dieselben bis zu dieser Höhe, an der Süd- und Westseite aber durchaus mit matter Scheibung zu versehen. Zeichen- und weibliche Handarbeitssäle verlangen dagegen unter jeder Bedingung Oberlicht. Mit Rücksicht auf weitere, mit der Beleuchtungsfrage im Zusammenhang stehende Erfordernisse ist ausserdem eine Revision der Schulbaugesetze auf Grund der jetzt feststehenden hygienischen Principien dringend geboten.

2. Mit Rücksicht auf die erörterten Principien guter Schulbänke ist die Beschaffung von Lickroth'schen Normal-

schulbänken mit 50 Cm. breiter Tischplatte anzuordnen; für Zeichen- und weibliche Arbeitssäle sind dieselben aber durch anderweitige Möbel zu ersetzen.

3. Mit Rücksicht auf die wechselnden Grössenverhältnisse der Schüler einer und derselben Classe hat die Vertheilung körpergemässer Subsellien nach den am Anfang jedes Semesters zu ermittelnden Körpermaassen zu geschehen.

4. Mit Rücksicht auf die Nothwendigkeit sattsamer Ventilation und auf die nachtheiligen Folgen langen Sitzens und einer unzureichenden Ausgleichung der hierdurch geschaffenen statischen Missverhältnisse durch freies Spiel ist der Unterricht auf je $^3/_4$ Stunden zu beschränken und die $^1/_4$stündige Pause durch geordnete Leibesübungen, Turnen, Exerciren etc. auszufüllen.

5. Mit Rücksicht auf die nachtheiligen Folgen schlechter Haltung sind die Lehrer zu beauftragen, darüber zu wachen, dass ein Abstand des Auges von der Arbeit von mindestens 35 Cm. eingehalten wird, und die hierzu nöthige Beleuchtungsgrösse, welche nach geeigneten Probetafeln zu bestimmen ist, stets vorhanden sei.

6. Mit Rücksicht auf den Nachtheil schlechten Unterrichtsmateriales sind alle den im Texte gegebenen Grundsätzen (fast völlig übereinstimmend mit meinen Vorschlägen) zuwiderlaufenden Drucksachen, ferner cartonnirte Hefte, Tafeln, Zeichenmodelle, vorgedruckte Kartenschablonen, ebenso wie zu feine Nähvorlagen zu verbannen.

7. Mit Rücksicht auf den nachtheiligen Einfluss aller Naharbeit für Kinder bis mindestens zum 10. Jahre und mit Rücksicht auf die Nothwendigkeit einer strengeren geistigen Beschäftigung in diesem Alter ist eine totale Reform dieses Unterrichtes einzuleiten.

(8. Mit Rücksicht auf den geistigen, wie physischen Nachtheil der jetzt geübten Kalligraphie ist an Stelle derselben eine Rundschrift zu setzen.)

9. Mit Rücksicht auf die sehr schmale geistige Ausbeute ist das Dictat grundsätzlich zu verbieten und nur für kürzeste Notizen zuzulassen.

10. Mit Rücksicht auf die Nothwendigkeit einer fortdauernden ärztlichen Controle über die hygienischen Postulate der Schule ist ein Mitglied der Obermedicinalbehörde mit ausreichenden administrativen und executiven Competenzen auszustatten, eventuell ein besonderer Arzt dafür zu verpflichten." —

Die Frage „über die Nothwendigkeit der Einführung von Schulärzten in allen Ländern und ihre Obliegenheiten" wurde 1882 auf dem internationalen Congress für Hygiene in Genf auf die Tagesordnung gesetzt. Dort wurden die folgenden von mir aufgestellten Schlusssätze ohne Discussion angenommen:

1. Vor Allem ist eine umfassende staatliche hygienische Revision aller jetzt benützten öffentlichen und privaten Schullocale schleunigst nothwendig.

2. Der Staat ernennt einen Reichs- oder Ministerialschularzt, welcher im Ministerium, und für jede Provinz (Canton, Departement) einen Regierungsschularzt, welcher im Regierungscollegium der Provinz Sitz und Stimme haben muss.

3. Bei Beginn der hygienischen Reform muss der Regierungsschularzt sämmtliche Schulen seiner Provinz revidiren und unbarmherzig alle Classen schliessen, welche zu finster oder sonst der Gesundheit schädlich sind, falls sich nicht sofort ausreichende Verbesserungen ausführen lassen.

4. Die Schule kann die Gesundheit schädigen, daher muss jede Schule einen Schularzt haben.

5. Als Schularzt kann jeder praktische Arzt von dem Schulvorstande gewählt werden.

6. Der Schularzt muss Sitz und Stimme im Schulvorstande haben; seine hygienischen Anordnungen müssen ausgeführt werden.

7. Stossen seine hygienischen Massregeln auf Widerstand, so hat sich der Schularzt an den Regierungsschularzt zu wenden, welcher die Schule eventuell schliessen kann.

8. Demselben Schularzte sind niemals mehr als tausend Schulkinder zu überweisen.

9. Der Schularzt muss bei Neubauten den Bauplatz und den Bauplan hygienisch begutachten und den Neubau hygienisch überwachen. Seinen Anordnungen betreffs der Zahl, Lage und Grösse der Fenster, der Heiz- und Ventilationseinrichtungen, der Closets, sowie der Subsellien muss Folge gegeben werden.

10. Der Schularzt muss bei Beginn jedes Semesters in jeder Classe alle Kinder messen und sie an Subsellien setzen, die ihrer Grösse entsprechen.

11. Der Schularzt muss alljährlich die Refraction der Augen jedes Schulkindes bestimmen.

12. Der Schularzt hat die Pflicht, in Zimmern, welche dunkle Plätze haben, die Zahl der Schüler zu beschränken, ferner Schulmobilar, welches den Schüler zum Krummsitzen zwingt, und Schulbücher, welche schlecht gedruckt sind, zu entfernen.

13. Der Schularzt hat das Recht, jeder Unterrichtsstunde beizuwohnen; er muss mindestens monatlich einmal alle Classenzimmer während des Unterrichtes besuchen und besonders auf die Beleuchtung, Ventilation und

Heizung der Zimmer, sowie auf die Haltung der Kinder achten.

14. Der Schularzt muss bei der Aufstellung des Lehrplanes zugezogen werden, damit Ueberbürdung vermieden werde.

15. Dem Schularzte muss jede ansteckende Erkrankung eines Schulkindes gemeldet werden. Er darf dasselbe erst wieder zum Schulbesuche zulassen, wenn er sich selbst überzeugt hat, dass jede Gefahr der Ansteckung beseitigt ist, und dass die Bücher, Hefte und Kleider des Kindes gründlich desinficirt worden sind.

16. Der Schularzt muss, wenn der vierte Theil der Schüler von einer epidemischen Krankheit befallen ist, die Classe schliessen.

17. Jeder Schularzt muss über alle hygienischen Vorkommnisse und namentlich über die Veränderungen der Augen der Schüler ein Journal führen und es alljährlich dem Regierungsschularzt einreichen.

18. Die Berichte der Regierungsschulärzte kommen an den Reichsschularzt, der alljährlich einen Gesammtüberblick über die Schulhygiene des Reiches veröffentlicht. — —

Der Wunsch, den schon Johann Peter Frank im Jahre 1780 aussprach (System einer öffentl. med. Polizei, Bd. II, pag. 460), dass die Schulen ärztlich beaufsichtigt werden müssten, wurde seit dem Genfer Congress unter den Aerzten immer mehr rege. Freilich fand dieser Wunsch nicht immer Unterstützung bei den Behörden. So wird das Verhalten des Breslauer Magistrates für die Geschichte der Schularztfrage stets denkwürdig bleiben. Hier hatten sich im Jahre 1886 57 Aerzte freiwillig angeboten, unentgeltlich als Schulärzte zu fungiren, sie wurden aber abgewiesen mit der nachstehenden köstlichen Motivirung:

„Nicht zum Wenigsten sind es pädagogische Bedenken, die sich gegen eine ärztliche Schulaufsicht erheben, da durch dieselbe ein gewisses Misstrauen und Vorurtheil gegen die Schule in Elternkreisen geweckt und genährt werden könnte, unter welchen die Autorität derselben schwer leiden müsste; es würde nicht ausbleiben, dass der Schule so mancherlei Schuld und Versehen mit Unrecht zur Last gelegt werden würde, welches durch Schuld oder doch Mitschuld des Elternhauses veranlasst ist." Es ist hier nicht der Ort, diese Motivirung zu widerlegen, ich habe es in meinem Referate für den hygienischen Congress zu Wien 1887 ausführlich gethan und dort die Actenstücke vollkommen mitgetheilt. — Prof. Burgerstein in Wien fasste sein Urtheil über die Antwort des Breslauer Magistrates in die Worte zusammen: „Die principielle und absolute Verwerfung der ganzen Tendenz erscheint als ein Abderitismus, der öffentlich gerügt zu werden verdient." Dr. Wallichs urtheilte, der Erlass sei ein trauriges Zeichen von bureaukratischem Selbstgefühl; viel eher werde Misstrauen gegen die Schulverwaltung in Elternkreisen entstehen, wenn man die angebotene Mitwirkung der Sachverständigen ablehnt, als wenn man sich ihrer bedient, um die Gesundheit der Kinder zu überwachen.

Im Jahre 1888 sah denn auch der Magistrat ein, dass er kein Misstrauen und kein Vorurtheil gegen die Schule wecken und nähren könne, wenn er einen Schularzt anstellte, freilich nur einen — beschäftigten praktischen Arzt für 50.000 Schulkinder und für mehr als 1000 Classen! Ein Schularzt für 50.000 Kinder ist aber nur ein Scheinschularzt, wie ein Lieutenant für 50.000 Soldaten ein Scheinlieutenannt wäre. — —

Unter den Aerzten auf dem VI. Internationalen hygienischen Congress zu Wien 1887 existirte keine Uneinigkeit

darüber, dass überhaupt Schulärzte angestellt werden müssen;
nur über Einzelnheiten dieser Einrichtung entspann sich
eine Debatte, die einen ganzen Tag in Anspruch nahm,
nachdem die Frage selbst durch Referate von Wasserfuhr, Napias und mir eingeleitet war.

Sowohl in meiner Schrift „Ueber die Nothwendigkeit
der Einführung von Schulärzten" als in meinem ausführlichen Bericht „Ueber die Schularztdebatte auf dem Wiener
Congress" findet man Schilderungen der Thätigkeit von
Schulärzten, die in Frankreich, Belgien, Schweden
und Ungarn längst existiren. In diesen Ländern, und
namentlich in Ungarn ist eigentlich Alles schon eingeführt,
was wir in Deutschland noch immer ersehnen, wie man
aus den Mittheilungen von Napias, Desguin, Fodor und
Roszahegyi auf dem Congresse erfuhr.

In Antwerpen sind 4 Schulärzte mit 1800 Frcs. angestellt. In Ungarn werden in speciellen Cursen Schulärzte
herangebildet. In Paris sind seit 1879 114 Schulärzte
thätig; sie werden auf 3 Jahre gewählt, erhalten jährlich
600 Frcs. und müssen alle 14 Tage die Classen ihres Kreises
besuchen. In Lyon fungiren 8 Schulärzte, die je 1500 Frcs.
erhalten; auch in Havre, Reims, Nancy und Amiens, sowie
in Brüssel bewährt sich das Institut der Schulärzte.

Die Debatte in Wien betraf hauptsächlich die Frage,
ob nur der Physicus oder auch jeder andere Arzt als
Schularzt zuzulassen sei. Schliesslich nahm der Congress
folgende These an: „In jedem Schulaufsichtskörper muss
ein Arzt Sitz und Stimme haben; die hygienische Schulaufsicht ist sachverständigen Aerzten anzuvertrauen, gleichviel ob sie beamtete Aerzte sind oder nicht."

In Betreff der Reglements für die Schulärzte in den
verschiedenen Staaten muss ich aus Mangel an Raum auf
meine obengenannten Brochuren verweisen.

Erfreulicherweise nahm auch der VII. deutsche Lehrertag 1888 zu Frankfurt die Thesen des Lehrers Siegert an, welche hygienische Ueberwachung der Schulen durch staatlich angestellte Schulärzte verlangen.

Der einzige Arzt, der sich gegen die Anstellung von Schulärzten ausgesprochen, ist v. Hippel in Königsberg, der 1889 in einer Schrift „Ueber den Einfluss hygienischer Massregeln auf die Schulmyopie" sich bemüht hat, die von allen anderen Autoren als nothwendig bezeichnete Einsetzung von Schulärzten als überflüssig hinzustellen. Unter demselben Titel habe ich eine Gegenschrift (Hamburg 1889) gegen v. Hippel geschrieben, in der jeder einzelne Angriff v. Hippel's „gegen mich und meine Anhänger" abgewiesen worden. Da v. Hippel's Schrift unsere Bestrebungen öffentlich bedroht und gefährdet, und da gewisse Behörden und Lehrer die Hippel'schen Ansichten sehr gern wiederholen, weil es ihnen unbequem ist, wenn ein Arzt in der Schule mitzusprechen hat, so ist es durchaus nöthig, die ganz hinfällige Motivirung, die v. Hippel seinem Rathe beigiebt, auch hier geziemend zu entkräften, zumal es sich um sehr wichtige praktische Fragen dabei handelt.

Nachdem v. Hippel die im Jahre 1867 von mir veröffentlichten drei Sätze (siehe oben pag. 210—212) auch bei seinen Untersuchungen am Gymnasium zu Giessen bestätigt, theilt er mit, dass er freiwillig selbst die Stelle eines Schularztes in gewissem Grade bei dem neuen Gymnasium übernommen, in welchem die meisten der in diesem Capitel (A—J) ausgesprochenen hygienischen Wünsche erfüllt waren, und dass er 9 Jahre lang die Augenuntersuchungen der Schüler fortgesetzt habe. Er fand, dass sich 1) die Gesammtzahl der Myopen um $10^0/_0$, 2) die Myopenzahl besonders in den obersten Classen, 3) die schlechte

Sehschärfe der Myopen und 4) die Zahl der Staphylomata postica wesentlich verringerte; das ist doch ein unzweifelhafter Erfolg unserer alten Vorschläge.

Da aber trotz alledem 12$^0/_0$ Schüler während der Gymnasialzeit Myopie erwarben und 58$^0/_0$ Zunahme der Myopie erfuhren, also zusammen bei 70$^0/_0$ die Refraction stieg, so fand er dieses Resultat (und ich mit ihm) sehr unerfreulich. Nun habe ich aber immer und immer wieder betont, dass man zur Beurtheilung hygienischer Erfolge nicht das Gymnasium, sondern die Volksschule wählen muss, da die Gymnasiasten auch ausser der Schulzeit ihre Augen viel mehr anstrengen müssen, als Elementarschüler. v. Hippel stellt aber die Sache immer so dar, als wenn vor ihm Niemand darauf hingewiesen hätte, dass auch ausserhalb der Schule Schädlichkeiten mitwirkten. Es ist dies aber von mir und den meisten Autoren oft genug geschehen. Damit jener Vorwurf, wenigstens was mich betrifft, endlich beseitigt werde, theile ich auch hier den Satz mit, den Virchow*) vor 22 Jahren in seinem an den Unterrichtsminister gesendeten Berichte über meine Untersuchungen der Augen von 10.060 Schulkindern einflocht: „Mit Recht verwahrt sich Cohn dagegen, dass man ihm die Meinung zuschreibe, die enorme Verbreitung der Myopie unter den Schülern sei lediglich und ausschliesslich der Schule zuzuschreiben." Da aber die öffentliche Hygiene keinen Einfluss auf das Haus hat, so muss sie um so mehr im Schulhause wirksam sein, damit nicht üble Angewohnheiten von dort in das Haus gebracht werden.

Zunächst trug gewiss die mangelnde Befolgung guten schulärztlichen Rathes in Giessen zur ungenügenden Wirkung der hygienischen Massregeln bei.

---

*) Ueber gewisse die Gesundheit benachtheiligende Einflüsse in den Schulen. Berlin 1869. Pag. 6.

v. Hippel berichtet, genau wie ich es vor 26 Jahren
in Breslau that, über die Augenkrankheiten der Schüler,
die auch dort, wie hier, in sehr geringer Zahl ($^1/_2$—$2^0/_0$)
vorkamen. Unter diesen betraf ein. Fall einen Knaben mit
Aderhautentzündung, deren erste Anfänge v. Hippel
diagnosticirte, dessen Eltern aber trotz wiederholter Mah-
nungen sich nicht bewegen liessen, Hilfe zu suchen, bis
der Schüler fast erblindet nach 2 Jahren abgehen musste.
Ferner rieth v. Hippel den Schielenden zur Operation;
aber nur ein ganz kleiner Theil folgte diesem Rathe. Endlich hat v. Hippel, wie ich vor 26 Jahren, die Myopen
vor falschen Brillen gewarnt und jede unrichtige Brille
als solche bezeichnet; trotzdem fand er bei der neunten
Untersuchung nur $25^0/_0$ richtige Gläser; $47^0/_0$ der Schüler,
die corrigirende Brillen tragen sollten, trugen gar keine,
und $28^0/_0$ hatten direct falsche Brillen. „Wenn das,“ sagt
v. Hippel, „an einem Gymnasium geschieht, dessen Schüler
9 Jahre hindurch daran gewöhnt sind, dem Zustande ihrer
Augen mehr Aufmerksamkeit als sonst zuzuwenden, dessen
Director bei jeder Gelegenheit mit grosser Bereitwilligkeit
die Rathschläge des Sachverständigen zur Ausführung zu
bringen sucht, so wird man sich für berechtigt halten
dürfen, die überschwenglichen Hoffnungen, welche
Cohn an die Einführung von Schulärzten knüpft,
als zu sanguinisch zu bezeichnen.

Dieser Logik v. Hippel's bin ich allerdings zu folgen ausser
Stande. Also, weil ein alberner Vater die Aderhautkrankheit
seines Sohnes nicht behandeln liess, weil viele Schielende
nicht zur Operation kamen, und weil die Myopen sich die
verordneten Brillen nicht anschafften, darum soll man
von der Einführung von Schulärzten keinen Segen erhoffen??

Ohne v. Hippel's Rath hätten sich noch weniger
Schielende operiren lassen, ohne seine Anweisung hätten

auch die 25⁰/₀ Myopen keine oder falsche Brillen getragen!

Die Schielenden betrugen durchschnittlich etwas mehr als $1^0/_0$ ($0\cdot6^0/_0$ Einwärtsschielen, $0\cdot8^0/_0$ Auswärtsschielen), spielen also keine wesentliche Rolle, und zu Operationen wird nie Jemand gezwungen werden können. Aber anders liegt es bei der Brillenfrage. Wenn etwas geeignet ist, d i e N o t h w e n d i g k e i t v o n S c h u l ä r z t e n, d i e z u b e f e h l e n h a b e n, zu beweisen, so sind es gerade v. Hippel's Mittheilungen über diesen Punkt. Nicht ein freiwillig aus wissenschaftlichem Interesse untersuchender Augenarzt, sondern ein officieller, vom Staate mit M a c h t v o l l k o m m e n h e i t e n gleich dem Lehrer ausgerüsteter Arzt muss die Schüler prüfen. So gut der Lehrer ein Kind, das ohne Rock, ohne Heft oder ohne Impfschein kommt, aus der Classe weisen kann, so gut muss er, wenn eine e i n z i g e R e g i e r u n g s v e r f ü g u n g in diesem Sinne erlassen wird, einen Schüler ausweisen können, der ohne die ihm von e i n e m A r z t e v e r o r d n e t e B r i l l e erscheint.

Die Entscheidung, ob eine B r i l l e beständig, ob sie nur beim Blick an die Tafel, oder nur beim Schreiben getragen, oder ob gar keine Brille benutzt werden soll, ist in jedem Falle besonders zu fällen. Dass ein „Brillenverkäufer" nicht die Persönlichkeit ist, um hier ein Urtheil abzugeben, liegt auf der Hand. Ist der Schularzt nicht selbst Oculist, so wird es ihm leicht sein, den Schüler zur Entscheidung der Frage einer der vielen Augenheilanstalten zu überweisen, die allerorten entstanden sind, und in denen, auch ohne dass ein Armenattest vorgezeigt wird, Brillen bestimmt werden. Die Wichtigkeit der Brillenbestimmung ist übrigens ein Grund mehr, möglichst viele Augenärzte zu Schulärzten heranzuziehen (vergl. unten). — Keinesfalls dürfen in Schulen Brillen ohne ärztliches Zeugniss getragen werden.

Die „regelmässige hygienische Ueberwachung von v. Hippel“ war eben keine solche, sondern nur eine rein akademische Untersuchung, die natürlich nicht genügend wirken konnte.

Man kann sich also nicht wundern, wenn immer noch viel Myopie auf dem Giessener Gymnasium vorkam.

Noch viel weniger, als v. Hippel selbst, konnten die an sich vorzüglichen Verordnungen der hessischen Regierung vom 18. März 1884 über die Revisionen der Schulen durch die Kreisärzte leisten. Letztere werden angewiesen, der Schulhygiene „fortwährend nach allen Richtungen hin ihre eingehende Aufmerksamkeit zu widmen, keine passende Gelegenheit vorübergehen zu lassen, ohne sich mit jenen Verhältnissen bekannt zu machen und auch ohne Requisition der Behörde die Schulen aus eigener Initiative so oft zu besuchen, als es zur Erfüllung ihrer Aufgaben erforderlich ist“. Sie werden ferner beauftragt, die baulichen Verhältnisse zu zeichnen und zu notiren, wo diese der Abänderungen und Verbesserungen bedürfen; sie sollen über alles, Beleuchtung, Heizung etc. berichten; sie sollen dafür sorgen, dass nur Bänke mit beweglichem Sitz und negativer Distanz angeschafft werden. Sie sollen sich in genauer Kenntniss über die Sehstörungen der Kinder erhalten und dem allgemeinen Gesundheitszustand derselben, namentlich in Bezug auf Ernährungsstörungen, Nervosität, Abspannung, ihre ernste Aufmerksamkeit widmen. Sie sollen dabei möglichst auf Einzelheiten eingehen und die Vorschläge zur Abhilfe in Besprechungen mit dem Lehrer, den Eltern, den behandelnden Aerzten der Schüler auch mit demjenigen Tacte erörtern, der allein ein günstiges Resultat herbeizuführen im Stande ist.

Nun sagt v. Hippel, es sei ihm nicht bekannt, ob die Kreisärzte im Stande waren, diese ihnen gestellten Aufgaben im vollen Umfange zu erfüllen. In dem von ihm untersuchten Gymnasium ist die Verfügung in den letzten 5 Jahren bestimmt nicht von praktischen Folgen gewesen; er schliesst daraus, dass die Durchführung der vom Minister angeordneten ärztlichen Ueberwachung der Schulen in der Praxis auf grössere Schwierigkeiten gestossen sei, als bei Erlass der Verfügung vorauszusehen war.

Wir stimmen v. Hippel vollkommen bei, wenn er hinzufügt: „Die Schwierigkeiten dürften theils in der schon ohnehin sehr umfangreichen Thätigkeit der Kreisärzte liegen, theils darauf beruhen, dass denselben die specialistische Ausbildung fehlt, welche nöthig ist, um „sich in genauer Kenntniss über die Sehstörungen der Schüler zu erhalten". —

Trotzdem erklärt sich v. Hippel gegen Schulärzte. Ihn veranlassen dazu 8 Gründe. Der erste und zweite sind bereits oben in dem Abschnitte 9, „Die Myopie keine gleichgiltige Krankheit" (pag. 259 und 260) widerlegt.

Ich zeigte dort, warum seine beiden, von einzelnen Pädagogen, besonders von dem Schuldirector Wingerath mit Jubel begrüssten Sätze: 1) „Bildung und Kenntnisse lassen sich nicht ohne Schädigung des Körpers erwerben" und 2) „Wenn wir nicht die Errungenschaften der modernen Cultur aufgeben und wieder in Barbarei versinken wollen, so werden wir trotz des Erkennens, dass Lesen und Schreiben in der Jugend auf die Augen einen nachtheiligen Einfluss ausübt, genöthigt sein, unsere Kinder nach wie vor denselben auszusetzen" ganz unhaltbar seien. Nicht das Lesen und Schreiben an sich, sondern nur bei schlechter Beleuchtung und bei schlechter Haltung, und das übermässige stundenlang hintereinander fortgesetzte Lesen und Schreiben erzeugt und vermehrt die Myopie.

v. Hippel meint 3), ich muthe den Schulärzten mehr Aufgaben zu, als die Mehrzahl der Aerzte leisten kann. Er citirt die 18 Thesen, die ich dem Genfer Congresse 1882 vorlegte, kann ihnen aber trotz ihrer Annahme durch den Congress nur einen akademischen Werth beilegen. Denn nach denselben müsse der Schularzt nicht allein allgemeine medicinische, sondern auch opthalmologische, bautechnische und pädagogische Kenntnisse besitzen. Prüfen wir diese Ansicht v. Hippel's auf ihre Richtigkeit.

Ich hatte verlangt, dass der Schularzt bei Neubauten den Bauplatz und den Bauplan hygienisch begutachten und den Neubau hygienisch überwachen solle; seinen Anordnungen betreffs der Zahl, Lage und Grösse der Fenster, der Heiz- und Ventilationseinrichtungen, der Closets, sowie der Subsellien muss Folge geleistet werden. Da Neubauten nicht alle Jahre vorkommen und nach meinen Thesen jede Schule einen Schularzt haben soll, so würde diese Aufgabe im Ganzen recht selten an einen Collegen herantreten. Die Principien, nach denen Bauplatz, Bauplan etc. geprüft werden sollen, werden jetzt jedem Studenten der Medicin im Colleg über Hygiene vorgetragen, und er muss gefasst sein, darüber im Staatsexamen geprüft zu werden. Aeltere Aerzte, die sich für die Schularztstelle interessiren — und gezwungen soll ja kein Arzt zu derselben werden — finden die nothwendigen Bestimmungen in jedem Lehrbuche der Hygiene, besonders klar und übersichtlich in dem vortrefflichen neuen Grundriss der Hygiene von Flügge (Leipzig 1889). — Uebrigens fällt diese Aufgabe heute bereits weg, da nach den letzten Regierungsverordnungen, in Preussen wenigstens, keine Schule gebaut werden darf, deren Bauplatz und Bauplan nicht vorher hygienisch vom Kreisphysikus begutachtet worden. Bautechnische Kenntnisse hat also der Schularzt recht wenige zu verwenden.

Augenärztliche Kenntnisse sind allerdings für den Schularzt sehr wünschenswerth, wie denn meine These 11 lautet: Der Schularzt muss alljährlich die Refraction jedes Kindes bestimmen. Da aber jeder Mediciner schon seit fast 20 Jahren in der Augenheilkunde geprüft wird und auch die Refractionskrankheiten hat vortragen hören, so dürfte es ihm nicht schwierig sein, in wenigen Stunden die für die Praxis wichtigen Gläserproben, die ja auch ohne Augenspiegelbefund immerhin werthvoll sind, sich ins Gedächtniss zurückzurufen. Kann er augenspiegeln, um so besser. Da die Schulhygiene zweifellos ihren Aufschwung den augenärztlichen Untersuchungen verdankt, so wäre es ganz berechtigt, Augenärzte in erster Linie als Schulärzte heranzuziehen.

Pädagogische Kenntnisse hat der Schularzt kaum nöthig, denn meine These 14 verlangte, dass er bei der Aufstellung des Lehrplanes zugezogen werde, damit Ueberbürdung vermieden würde. Es handelt sich also nur um die Ordnung der Stunden, damit das Schreibwerk nicht hintereinander getrieben wird, und um das zulässige Maass häuslicher Nahearbeit; nur dabei soll der Arzt seinen Rath geben, sonst hat er mit der Pädagogik gar nichts zu thun.

Sicher kann man aber von jedem Schularzte verlangen, dass er die Kinder messe, richtig setze, die Schülerzahl in Zimmern, welche dunkle Plätze haben, beschränke, dass er schlechte Schultische und schlecht gedruckte Bücher entferne und Beleuchtung, Heizung und Ventilation beachte. Alle diese Aufgaben kann die Mehrzahl der mit der Neuzeit fortgeschrittenen Aerzte wohl leisten.

4) Die meinerseits von den Schulärzten verlangte Thätigkeit sei zu zeitraubend, meint v. Hippel. Auch dies scheint nur bei oberflächlichem Blicke so. Ich hatte

verlangt, dass jede Schule einen Schularzt haben solle, und dass einem solchen niemals mehr als tausend Kinder zu überweisen seien. Er soll „bei Beginn jedes Semesters" in jeder Classe die Kinder messen und sie an Subsellien setzen, die ihrer Grösse entsprechen.

Wer einmal nach Fahrner's Methode die Grösse der Kinder an der Thür gemessen hat, weiss, dass in wenigen Minuten eine Classe von 50 Schülern ausgemessen ist. Man theilt sie in drei Gruppen und bestimmt die nöthigen drei Bankgrössen in kürzester Zeit. Ich habe meist in 10 Minuten in einer Classe diese Angelegenheit erledigt. Nehmen wir an, dass die 1000 Kinder in 20 Classen zu 50 durchschnittlich sitzen, so ist diese ganze Arbeit in 20 mal 10 Minuten, also bequem in einem Vormittag geschehen. Diese Arbeit soll einmal nur bei Beginn des Semesters vorgenommen werden.

Der Schularzt soll alljährlich, wie ich vorschlug, die Refraction der Augen jedes Kindes bestimmen. Nehmen wir wieder die Classe zu 50 Schülern an. Man hängt da eine Lesetafel (s. oben pag. 31) an die Wand; jedes Kind tritt 6 Meter von derselben entfernt an, sieht hin und liest 3—4 Haken oder Buchstaben. In 10 Minuten sind diejenigen Kinder gefunden, welche ganz normal sehen und die Ametropen ausgeschieden. In einem Vormittage also ist auch diese Vorprobe bei allen 1000 Kindern beendet. Man kann dieselbe auch so gut wie die Körpermessung von einem Lehrer machen lassen, wie dies schon vor 25 Jahren hier bei einem Theile der Schüler geschehen ist. Diese Arbeit kommt nur einmal im Jahre vor. Nun haben unzählige Prüfungen ergeben, dass im Durchschnitt noch nicht der fünfte Theil aller Kinder ametropisch ist. Nehmen wir an, es sei der fünfte Theil, so haben wir nur 200 Kinder, die mit Gläsern, eventuell mit dem Augenspiegel zu unter-

suchen sind. Von diesen besitzen mindestens 100 schwache
Myopien oder Hyperopien mit guter Sehschärfe, die leicht
in einem Vormittage bestimmt werden. Es bleiben also
nur 100 genau zu studirende Fälle. Wenn von diesen täglich
nur 5 ausserhalb der Schulstunden geprüft werden, so ist
dies eine kleine Mühe; in 3 Wochen sind bequem alle
Befunde notirt.

Der Schularzt muss nach meinen Vorschlägen mindestens monatlich einmal alle Classenzimmer während des Unterrichts besuchen und besonders auf die
Beleuchtung, Ventilation und Heizung der Zimmer, sowie
auf die Haltung der Kinder achten. Diese monatlichen
Revisionen scheinen mir ganz unerlässlich, und namentlich ist es wichtig, dass sie, wie die Apothekenrevisionen,
ohne jede vorherige Ankündigung geschehen. In
einer Viertelstunde sieht der Arzt genug betreffs Beleuchtung, Ventilation, Heizung und Körperhaltung; aber nehmen
wir eine halbe Stunde pro Classe an, so sind 20 Classen in
10 Stunden inspicirt. In drei Vormittagen des Monates ist
diese Aufgabe des Schularztes also erfüllt. Die ganze
Arbeit desselben, selbst bei der höchsten ihm zuzu-
weisenden Kinderzahl (1000), wird demnach alle Jahre
einen Vormittag für die Grössenmessung, alle Semester
einen Vormittag für die Augenvorprüfung und alle Monate
drei Vormittage für die Inspection der Classen erfordern.
Hat nun aber jede Schule, wie ich es wünsche, einen
Schularzt für sich, so wird die Arbeit noch viel geringer
sein; denn durchschnittlich haben die Volksschulen nur
200—300 Kinder und selbst die grössten Gymnasien haben
niemals 1000 Schüler. Da die ersteren nur 6—8 Classen
besitzen, so ist es klar, dass der Schularzt monatlich
nur einen Vormittag für die Inspection brauchen wird
— wahrlich keine erschöpfende Thätigkeit.

Nicht energisch genug kann ich bei dieser Gelegenheit
Protest erheben gegen den Vorschlag der preussischen wissenschaftlichen Deputation für das Medicinalwesen vom 24. October 1888, welche wünscht, dass
jede Schule mindestens einmal in einem Zeitraume von
3—5 Jahren (!) revidirt werde. Solche Inspectionen nenne
ich geradeheraus Scheininspectionen; sie haben keinen
Zweck. Denn wie es mit der Reinigung, mit der Lüftung,
mit den Vorhängen, mit der Heizung, mit der Beleuchtung
etc. innerhalb der 3—5 Jahre ausgesehen hat, weiss
ja der Revisor nicht, und er zieht aus dem einmaligen Besuche gewiss falsche Schlüsse. Werden denn die Kasernen
und Fabriken auch erst nach 3—5 Jahren inspicirt?

Aber es ist ganz einleuchtend, warum die wissenschaftliche Deputation so seltene Inspectionen vor-
schlägt. Weil sie nämlich die schon überlasteten Physiker
nicht zu sehr anstrengen will.

Es ist der Vorschlag dieser seltenen Inspection der
Schullocale aber doch um so auffallender, als die Deputation wünscht, dass der Gesundheitszustand der Schüler
so weit als thunlich bald nach Beginn jedes Semesters
einmal vom Arzte untersucht werden soll; ja, der Arzt soll
jeden einzelnen zum erstenmal in eine Schule Eintretenden besichtigen und die etwa vorhandenen
Mängel feststellen. Das ist eine — wie ich gerne
anerkenne — für die Aufstellung einer Kinderpatho-
logie sehr dankenswerthe Bestimmung, aber sie geht noch
viel weiter als meine Vorschläge; v. Hippel bezeichnet
auch diese von der Deputation in Aussicht genommene
„beschränktere" Thätigkeit der Kreisphysiker als höchst
zeitraubend und knüpft daran die auch mir aus der
Seele gesprochene Bemerkung (pag. 64): „Finden solche

Revisionen aber nur oberflächlich statt, um dem Wortlaut der Vorschrift zu genügen, so werden sie wenig Nutzen bringen."

v. Hippel glaubt übrigens, dass sich meine Vorschläge nur in grossen Städten ausführen lassen; in kleinen Orten oder auf dem Lande würde, selbst wenn ein sachverständiger Arzt da wäre, sich niemand herbeilassen, neben seiner anstrengenden Praxis dieses Amt zu übernehmen. v. Hippel übersieht aber dabei, dass die Classen in den kleinen Orten auch viel kleiner und die Mühe eine viel geringere als in den Städten ist; auch sind die Gefahren in den Dorfschulen aus anderen Gründen, wie die Statistik ergiebt, viel weniger gross als in den Städten; demnach kann es einem Landarzte nicht schwer werden, gelegentlich bei Krankenbesuchen im Dorfe die dort sehr wenig Zeit raubenden Geschäfte des Schularztes zu übernehmen.

v. Hippel sagt 5): „Alle Forderungen, welche regelmässige, nur von Specialärzten ausführbare Untersuchungen der Schüler erstreben, sind unerfüllbar und sollten daher von vorne herein gar nicht gestellt werden. Wenn solche an der einen oder anderen Schule vorgenommen worden sind, so geschah es von Seiten der Aerzte aus wissenschaftlichem Interesse. Sobald aber der Gesichtspunkt der hygienischen Zweckmässigkeit in Betracht kommt, dürften sich schwerlich wirklich erfahrene Specialisten in grösserer Zahl finden, welche geneigt wären, die zeitraubende, anstrengende Arbeit unentgeltlich auf sich zu nehmen. Sollten sie aber in angemessener Weise entschädigt werden, so wüsste ich nicht, wie die dazu erforderlichen sehr bedeutenden Geldmittel zu beschaffen wären."

Das Verlangen, dass erfahrene Specialisten die Kinder untersuchen, ist nicht unerfüllbar. Gewiss sind bisher Hunderttausende gratis von bewährten Augenärzten untersucht worden. Es kommen glücklicherweise immer wieder neue, jüngere Kräfte, die nach dieser Richtung hin thätig sind, namentlich jetzt bei der starken Ueberfüllung mit Aerzten; in grossen Städten lassen sich Assistenten der Augenkliniken nieder, die gerade in der Diagnose der Refractionsleiden nach wenigen Monaten schon grosse Uebung haben; auch in kleineren Orten sind bereits junge Aerzte, die sich auswärts mit Ophthalmologie beschäftigt haben und gern gegen ein kleines Honorar die Prüfungen machen werden. Es ist aber gar nicht nöthig, jetzt, wo die grossen Fragen der Schulmyopie fast völlig gelöst sind, und wo das Schema zur Untersuchung nur immer örtlich ausgefüllt zu werden braucht, die älteren erfahrenen Specialisten, welche an hohe Honorare gewöhnt sind, zu den Untersuchungen heranzuziehen.

Uebrigens sind von einer Stadtverwaltung am Rhein, die mir bekannt ist, einem berühmten Augenarzte schon vor Jahren bedeutende Summen für die wiederholte Untersuchung der städtischen Schüler gezahlt worden. Wenn am Rheine dazu Mittel flüssig waren, warum sollten sie anderwärts nicht zu finden sein?

Dann heisst es 6) bei v. Hippel: „Ihre Grenze finden die Machtbefugnisse der Medicinalbeamten bei epidemischen Krankheiten natürlich da, wo die Rechte der Familie, des Hauses beginnen; in diese durch den Schularzt, wie Cohn es will, einzugreifen, wäre durchaus unzweckmässig, weil man überall auf begründeten Widerspruch stossen würde." Wer das liest, könnte glauben, ich hätte je den Vorschlag gemacht, der Schularzt solle die kranken Kinder behandeln.*) Das ist mir aber niemals in den Sinn gekommen. Meine 15. These über die ansteckenden Krankheiten**) lautete nur: „Der Schularzt darf ein Kind nur dann wieder zum Schulbesuche zulassen, wenn er sich selbst überzeugt hat, dass jede Gefahr der Ansteckung beseitigt ist, und dass die Bücher, Hefte und Kleider des Kindes gründlich desinficirt worden sind." Das einzige, was ich also wünsche, ist der Nachweis der vollkommenen Desinfection. Diese Aufgabe des Schularztes erscheint mir überaus wichtig; denn gerade in Folge der höchst mangelhaften Desinfectionen der Kleider und Schulbücher — man kann sie getrost Scheindesinfectionen nennen — werden erfahrungsmässig die bösen Scharlach- und Diphtherieepidemien in den Schulen verbreitet. Es ist bekannt, dass Wolle und Papier die besten Träger der Bacterien sind.

Da es der Staat nicht als einen Eingriff in die Rechte der Familie ansieht, wenn er den Polizisten oder Schutzmann in die Wohnung der Eltern schickt, um sich vorschriftsmässig bei jedem Falle von Scharlach, Diphtherie, Masern, Typhus etc. von der Absperrung des Kranken und später von der Desinfection der Wohnung zu überzeugen, so ist es noch viel weniger ein Eingriff in die Familienrechte, wenn ein Arzt, der doch mehr Urtheil als ein

---

*) Schuldirector Wingerath hat sich sogar erlaubt, in seiner Schrift (Kurzsichtigkeit und Schule. 1890, pag. 31) zu schreiben: „Wenn aber ein in der Familie mehr oder weniger fremder Schularzt den Versuch macht, gewissermassen in die innersten Geheimnisse des Hauses einzudringen, wie das Cohn förmlich will, so würde das etc." Niemals ist ein solcher Wunsch von mir ausgesprochen worden; der Satz von Wingerath enthält eine Unwahrheit.

**) Es sei gestattet, diesen Punkt, obgleich er nicht zur Kurzsichtigkeit gehört, hier beiläufig mit zu erwähnen.

Schutzmann über die Art und die Wirksamkeit einer richtigen Desinfection hat, nachsieht, ob die Requisiten des Schulkindes keimfrei gemacht wurden. — Man muss nur gesehen haben, in wie wenig sachkundiger Weise die Schutzmannsrevisionen betreffs dieses Punktes stattfinden.

Da grössere Epidemien ja selten sind, so wird der Schularzt im Ganzen wenig durch Ausstellung von Attesten über die wirklich befriedigende Ausführung der Desinfection behelligt werden. Dass ein Attest des behandelnden Arztes gleichfalls genügen wird, ist einleuchtend; aber oft genug wird bei armen Leuten überhaupt kein Arzt zugezogen. Diese ganze Desinfectionsfrage wird übrigens jetzt in ein neues Fahrwasser geleitet, da Desinfectionsanstalten mit strömenden Wasserdämpfen in allen grösseren Städten eingeführt werden, und eine rationelle Keimbefreiung sämmtlicher Kleider und Bücher zugleich mit derjenigen der Betten etc. mit Leichtigkeit wird geschehen können. Ein Attest über sachgemässe Desinfection wird nie ein Eingriff in die Rechte der Familie sein.

v. Hippel meint 7), dass noch keine eingehenden Mittheilungen aus dem Auslande darüber vorliegen, welchen Nutzen die Schulärzte dort gebracht haben. Allerdings sind erst in den Hauptstädten Frankreichs und Belgiens Schulärzte eingeführt, indessen lauten die Berichte von Napias aus Paris, von Desguin aus Antwerpen und von Devaux aus Brüssel übereinstimmend günstig; letzterer meint sogar: „Die Schulärzte sind für die Bevölkerung eine unbedingte Wohlthat." Gewiss werden wir aus Ungarn, das für jede Schule in Folge der dankenswerthen Anordnungen des Ministers Tréfort einen Arzt nach einem besonderen ihm abgenommenen Examen anstellt, bald

Ausführliches erfahren. Interessant ist die Mittheilung, dass der Schularzt in Ungarn in den oberen Classen auch Hygiene und erste Hilfeleistung bei Unglücksfällen vorträgt.

8) Die Kosten. Die Frage, wem die Kosten für die Revisionen aufzuerlegen seien, lässt die wissenschaftliche Deputation, als nicht zu ihrer Competenz gehörig, unerörtert, „und doch hat dieselbe," sagt v. Hippel, „eine eminent praktische Bedeutung; von ihrer Lösung wird an erster Stelle die Durchführbarkeit der empfohlenen Reformen abhängen". Da bereits in Frankreich, Schweden, Ungarn, Belgien die Frage nicht an den Kosten gescheitert ist, so wird sie wohl auch in Deutschland nicht daran scheitern. Dass die Kosten gar nicht so gross zu sein brauchen, wurde schon oben erörtert. Die Behörden werden, sobald sie sich von der Nützlichkeit der Institution überzeugt haben, Schulärzte ebenso anstellen und besolden, wie sie Turnlehrer, seitdem sie sich von dem Nutzen des Turnens überzeugt, angestellt und bezahlt haben. Ich erinnere mich noch aus meiner Jugend des anfänglichen Widerspruches gegen das obligatorische Schulturnen, — heute begreift man nicht, dass eine Schule ohne bezahlten Turnlehrer existiren könne.

Um nun die Behörden von dem segensreichen Einflusse der Schulärzte zu überzeugen, müssen zunächst diejenigen Aerzte, die von der Wohlthat der ärztlichen Schulinspection durchdrungen sind, freiwillig und unentgeltlich sich den Aufgaben unterziehen.

Ich habe dies ja, wie oben gesagt, in Breslau versucht und mich gemeinsam mit 56 anderen Collegen unentgeltlich der städtischen Behörde zur Verfügung gestellt. Traurig genug, dass die Stadt dieses Anerbieten abgelehnt hat. Noch trauriger, dass sie einen Grund angegeben, den ich oben pag. 512 geziemend gekennzeichnet. Dreifach traurig, da gerade hier in Breslau himmelschreiende Finsterniss in den alten Schulen herrscht, die, trotzdem ich schon vor 25 Jahren die Schäden öffentlich aufgedeckt habe, noch immer nicht beseitigt ist. Hoffentlich werden die Behörden in anderen Städten ein besseres Verständniss für die vorliegenden Fragen bekunden! — —

Gegenüber der stetigen Thätigkeit der Schulärzte, wie ich und „meine Anhänger“ sie vorschlagen, empfiehlt nun v. Hippel, „dass sich die Mitwirkung von Aerzten nur innerhalb ganz enger Grenzen bewege“. Den Bauplan könne der Physikus begutachten, Revision der Locale sei von diesem, und zwar nur bei grösseren Anstalten vorzunehmen (wie oft, sagt er nicht); aber nur alle 3—5 Jahre erscheint sie ihm doch auch zu selten; fortlaufende Untersuchung des Gesundheitszustandes der Schüler sei undurchführbar, der Lehrer könne seine Wahrnehmungen über krankhafte Symptome den Eltern mittheilen, die ihren Arzt fragen mögen; bei epidemischen Krankheiten geben polizeiliche Vorschriften den Physikern genügende Machtvollkommenheit. Gute Subsellienmodelle könnten von den Behörden vorgeschrieben werden; ein Arzt brauche die Kinder nicht daran zu setzen, das könne jeder Lehrer; regelmässige Augenuntersuchungen seien unausführbar; die Behörden ordnen die Zahl der Stunden und die Zeit für die Hausarbeiten, theilen auch die Stunden richtig ein, damit körperliche und geistige Anstrengung wechsle.

Bei Lichte betrachtet, wünscht also v. Hippel, dass der Lehrer die Stelle des Schularztes übernehme. Er setzt aber dabei ausdrücklich voraus, dass „die angehenden Lehrer mit der Schulhygiene und den wichtigsten Grundsätzen der allgemeinen Hygiene besser vertraut gemacht werden, als bisher“. Ferner müsse die Kenntniss der wichtigsten hygienischen Massregeln innerhalb der Bevölkerung weitere Fortschritte machen. Dazu müsste ein kleines vortreffliches Lehrbuch der Schulhygiene geschrieben und jedem Schüler für seine Eltern eingehändigt werden. v. Hippel bemerkt aber wörtlich: „Ich verkenne keineswegs die enormen Schwierigkeiten, die sich der Realisirung des idealen Zieles von gemeinsamer Arbeit (der Schule, des Hauses und der Wissenschaft) zum Nutzen der Jugend entgegenstellen, und weiss sehr wohl, dass noch viele Generationen dahin gehen werden, ehe wir uns derselben auch nur nähern. Das sollte uns indess nicht hindern, wenigstens einen ersten Schritt auf dem weiten Wege zu thun, wenn derselbe leicht ausführbar ist und mit der Zeit einige Erfolge erhoffen lässt.“

Gerade dieser Punkt ist es, in dem ich v. Hippel auf das Entschiedenste entgegentreten muss. Wenn ich mich überzeugt habe, dass ein Brunnen in einer Schule Typhusbacillen enthält, so warte ich nicht, bis die Lehrer durch geeignete Seminarunterweisung in einigen Jahren die Giftigkeit der Typhusbacillen werden kennen gelernt haben, und bis durch eine gute populäre Broschüre auch die Bevölkerung nach Generationen zu der Einsicht gekommen sein wird, dass Brunnenwasser, welches Typhusbacillen enthält, sehr schädlich ist, — nein, ich schliesse den Brunnen sofort.

Man braucht nicht Augenarzt zu sein, — jeder Laie wird das anerkennen, dass Finsterniss bei der Naharbeit dem Auge ebenso schädlich ist, wie Typhusbacillen dem Darm. Wenn man nun, wie v. Hippel, immer den Behörden sagt: „Nur langsam voran“, so werden immer neue Generationen geschädigt.

Ich muss daher meine frühere Behauptung, dass v. Hippel's Rectoratsrede „eine Reaction gegen die

Reformbestrebungen betreffs Verminderung der Schulmyopie“ sei, nicht allein aufrecht erhalten, sondern mit Bedauern hinzufügen, dass v. Hippel auch in seiner neuen Broschüre unsere Bestrebungen von Neuem schädigt. Wer immer behauptet: „die Myopie ist gar keine Krankheit“ und „Schulärzte sind nicht nöthig“, während die grosse Mehrheit der Aerzte das Gegentheil annimmt, der leitet natürlich eine Reaction gegen unsere Reformbestrebungen ein.

Freilich darf man auch aus meiner Schrift über die Nothwendigkeit der Schulärzte nicht wichtige Sätze fortlassen, wie dies v. Hippel leider gethan hat. Er sagt: „Cohn fordert schon jetzt Schliessung jeder Schule, die in hygienischer Beziehung Mängel aufweist, mit der, wie mir scheint, nicht ganz ausreichenden Motivirung, dass jede defecte Senkgrube (!) auch von der Polizei geschlossen wird.“

Das Ausrufungszeichen, das den Leser besonders auf die Unfeinheit meines Vergleiches aufmerksam machen soll, hätte sich v. Hippel ersparen können, und die Motivirung wäre dem Leser wohl ausreichend erschienen, wenn v. Hippel den Satz wörtlich, wie ich ihn in meiner Schrift über die Schulärzte hingestellt habe, abgeschrieben hätte. Ich schrieb nämlich (pag. 25): „So gut jedes baufällige Haus von der Polizei geschlossen wird, und die Bewohner ausziehen müssen, so gut eine defecte Senkgrube beseitigt, vergiftete Brunnen geschlossen und verdorbene Nahrungsmittel ohne weiteres cassirt werden, so gut müssen auch schädliche Classen geschlossen werden.“ Das klingt doch ganz anders, als v. Hippel seine Leser glauben machen will!*)

***

*) Obgleich ich gegen diese Entstellung meiner Worte bereits 1889 energisch protestirt habe, hielt es Wingerath für passend, pag. 17 seiner oben citirten Schrift zu schreiben: „Cohn fordert

In der Sache selbst übrigens ist und bleibt für mich eine Schulclasse, in der der vierte Theil der Schüler überhaupt kein Himmelslicht bekommt, in der es so finster ist, dass die Beleuchtung eines Platzes statt des Minimums von 10 Meterkerzen kaum 1 Meterkerze beträgt, noch viel gefährlicher, als eine defecte Senkgrube, da diese Schaden stiften kann, jene aber Schaden stiften muss.

Solche Classen existiren nun aber leider gerade in Breslau in nicht unbedeutender Zahl. Im Elisabeth-Gymnasium sehen, wie oben pag. 355 und 357 mitgetheilt, 28% der Schüler in 10 Classen, im Magdalenen-Gymnasium 24% der Schüler in 9 Classen kein Stückchen Himmel. In 13 Classen fand ich eine Anzahl Plätze, bei denen Kinder Vormittags 11 Uhr, wenn das Wetter trübe ist, bei weniger als 1 Meterkerze Helligkeit schreiben.

In Giessen existiren vermuthlich derartige augenmörderische Locale nicht; hier aber sind sie vorhanden, und die Behörden sind schon vor 25 Jahren von mir auf sie hingewiesen worden, — trotzdem wird in den finsteren Localen in der Weissgerbergasse, Nikolaistrasse, Harrasgasse, im Elisabeth- und Magdalenen-Gymnasium ruhig weiter unterrichtet!

Ja, ich forderte die sofortige Schliessung solcher Classen, ich fordere sie auch noch heute und überlasse es dem Leser, zu beurtheilen, ob v. Hippel die Berechtigung hatte bei Citirung dieser Forderung zu sagen: „Wo Re-

---

Schliessung jeder Schule, welche in gesundheitlicher Beziehung Mängel aufweist, und zwar mit der augenscheinlich ebenso gründlichen als geschmackvollen Motivirung, weil ja jede defecte Senkgrube auch von der Polizei beseitigt werde." Und das gab Wingerath seinen Lesern zum Besten, obgleich er meine Arbeit über die Nothwendigkeit der Schulärzte im Original kannte!

formvorschläge so über das Ziel hinausschiessen, wie hier, wo über ihre Wirkung nichts feststeht, als dass sie Millionen verschlingen und überall die heilloseste Verwirrung anrichten müssen, da pflegen sie als „schätzbares Material" auf dem Papiere stehen zu bleiben; denn zu zweifelhaften Experimenten ist nichts weniger geeignet, als die Schule."

Also nach v. Hippel steht über die hygienische Wirkung des Schlusses finsterer Schulclassen nichts fest, als dass er Millionen verschlingt! Für alle anderen Aerzte steht fest, dass in finsteren Classen mehr Gelegenheit zur Entstehung von Myopie gegeben wird, als in hellen. Also nur derjenige, der wie v. Hippel Reformvorschläge, die den schleunigen Schluss solcher Classen erstreben, als wirkungslos und als schätzbares Material bezeichnet, der richtet die heilloseste Verwirrung an. Denn das Experiment, dass die Kinder aus einer finsteren Schulstube zum Segen für ihre Augen in eine helle gebracht werden sollen, ist wohl nur für v. Hippel ein zweifelhaftes, und nur ihm scheint es ein Hinausschiessen über das Ziel, wenn man die notorisch finsteren Zimmer schleunigst cassiren will.

Die neuen Schulgebäude sind meist gut gebaut; „wenn neben diesen," schreibt v. Hippel, „noch heute eine grosse Anzahl mangelhafter besteht, so ist das zwar zu bedauern, aber kein ruhig denkender Mensch wird sich der Ansicht verschliessen, dass deren plötzliche Beseitigung undurchführbar ist." Für v. Hippel ist das also nur zu bedauern. Mit dem Bedauern erreicht man aber in der Hygiene nichts. Wenn wir Aerzte auch nur immer den Mangel der Canalisation bedauert hätten, statt stets von Neuem auf die Einführung derselben hinzuarbeiten, so hätten wir diese wichtige hygienische Neuerung noch heute nicht. Und welche Unsummen hat sie verschlungen! Wie wenig nennenswerth sind ihr gegenüber die Kosten für Verlegung schlechter Classen! Nein, nicht bedauern, sondern verbessern! —

Vollkommen unberechtigt ist v. Hippel's Einwurf, dass ich die plötzliche Beseitigung der schlechten Locale verlangt hätte, oder nennt v. Hippel eine Reihe von 25 Jahren plötzlich? Ja, ein Vierteljahrhundert ist es her, seit ich die entsetzlichsten Schulhöhlen in Breslau untersucht habe, so lange ist es her, dass ich immer wieder in der Stadt und auf Congressen auswärts mit Fingern auf sie hingewiesen und ihre Beseitigung erstrebt habe — und heute, nach 25 Jahren, werden die allerschlechtesten Gebäude in den engen Strassen, in der Nähe der höchsten Kirchen ruhig weiter zu Unterrichtszwecken benützt.

Im Momente, wo zuerst mein Mahnruf ertönte, konnte man sie nicht beseitigen, — aber dass sie nach 25 Jahren noch weiter zu Schulzwecken dienen, das ist es, was ich immer wieder von Neuem öffentlich geissele. Es kümmert sich eben sonst niemand darum. Hätte jede Schule ihren Schularzt, so würde derselbe durch seine jährlichen Berichte über die höchst schädliche Finsterniss in diesen Classen die Behörden längst aufgerüttelt haben. Seit diesen 25 Jahren sind bereits durch unsere schlechten Volksschulen drei Generationen gegangen, die ja wahrscheinlich ihre dort erworbene Myopie weiter vererben werden. Wenn wir v. Hippel folgen, so bedauern wir diesen Zustand auch ferner und hoffen, dass nach vielen Generationen doch diese Schulzimmer einmal werden beseitigt werden.

Man sieht aus dem Vorstehenden, wie unrecht v. Hippel hat, wenn er im Hinblick auf mich sagt: „Wer eine plötzliche Beseitigung fordert, nützt der heranwachsenden Jugend weniger, als der, welcher eine allmälige Verbesserung der Uebelstände durchsetzen will."

· Uebrigens sind gar nicht immer neue Schulhäuser anstatt der dunklen alten zu bauen; es genügen mitunter Verbreiterungen und Vergrösserungen der Fenster, Verlegen der Classenzimmer in die oberen Stockwerke, Spiegel oder Prismen vor den Fenstern, die das Himmelslicht weiter nach hinten in das Zimmer reflectiren (siehe oben pag. 372—375), kleine Anbaue oder Aufbaue zum Ersatz für die dunkelsten Classen; das kann alles ohne die „Millionen" erreicht werden, die nach v. Hippel verschlungen werden sollen.

Aehnliches wie von der Beleuchtung gilt auch von den Subsellien. Die Veränderungen an den alten Bänken, um die erforderliche Minusdistanz zu erzielen, sind so wenig schwierig und kostspielig, dass sie in kürzester Zeit überall gemacht werden können. Schon vor 25 Jahren habe ich die Aufmerksamkeit auf die wichtige Subsellienfrage gelenkt und immer von Neuem darüber Vorträge gehalten. Der Breslauer Magistrat folgte den Rathschlägen nicht, wie oben pag. 310 in der Note mitgetheilt wurde. Inzwischen sind Tausende und aber Tausende von Schülern auf falsche Subsellien gesetzt worden, und noch heute sitzen mit ganz geringen Ausnahmen in den alten Schulen Breslaus die Kinder an den falschen Pulten in einer Classe bunt durcheinander, statt dass sie nach ihrer Grösse placirt werden.

Es ist auch kaum ein Schritt bisher geschehen, um in den alten Schulen die ganz billigen Verbesserungen vorzunehmen. Es kümmert sich eben niemand darum, ob noch viele Geschlechter an den alten Tischen krumm sitzen. Mit einem Worte, es fehlt der inspicirende, sich dafür interessirende Schularzt.

Wunderbar ist es mir seit dem Vierteljahrhundert, in dem ich diese Fragen verfolge, stets gewesen und geblieben, dass die Lehrer nicht selbst ihre Behörden bestürmen, in ihren schlechten finsteren Classen und bei den grundfalsch gebauten Subsellien Verbesserungen einzuführen. Alle Semester müssten sie Eingaben machen! Davon habe ich aber bisher nie etwas gehört. Die Lehrer, die bisher keinerlei Initiative in den alten Schulen ergriffen haben, heute statt der Aerzte mit der hygienischen Inspection zu betrauen, wie v. Hippel wünscht, halte ich also für ganz unrichtig. — Dass die Lehrer guten schulhygienischen Unterricht in den Seminaren und auf den Universitäten erhalten sollen, ist ein Wunsch, den ich „und meine Anhänger‟ seit langen Jahren als überaus wichtig in den Vordergrund gestellt haben. Auch der Nutzen, den ausserhalb der Schulen gute populäre Schriften über Hygiene bei Eltern und Erziehern stiften werden, ist von uns hinreichend oft erörtert worden. Es fehlt durchaus nicht an solchen Schriften. — Eine sinnreiche Einrichtung haben übrigens die Berliner Schreiblehrer getroffen, welche alle hygienischen Regeln „über correctes Sitzen beim Schreiben‟ auf die Rückseite des Deckels eines jeden Schreibheftes drucken (vergl. oben pag. 317).

Gewiss ist es höchst wünschenwerth, wenn zu Hause die Gleichgiltigkeit in den betreffenden Fragen immer mehr verschwindet; aber dadurch werden die finsteren Classen nicht heller und die alten Schulbänke nicht richtiger. Wie der Arzt der geborene Vertreter der Hygiene überhaupt ist, so muss er es auch in der Schule sein. Ich bleibe auf dem Standpunkte stehen, dass der Arzt in allen einschlagenden Fragen mehr competent ist, als der tüchtigste Lehrer. Ob „nach Generationen‟ die Schulhygiene ganz vollkommen in Fleisch und Blut der Lehrer übergegangen sein wird, hat für die Lebenden wenig Bedeutung, und für diese soll der Schularzt möglichst schnell sorgen. Diesen nützt der Sanguiniker mehr als der Phlegmatiker.

Freilich muss der Schularzt nicht derart überlastet sein, dass seine Thätigkeit nur eine Scheinthätigkeit wird. Wenn der Magistrat von Breslau, nachdem er 57 sich freiwillig und unentgeltlich für die 50.000 Breslauer Schulkinder zur Verfügung stellende Aerzte abgewiesen, jetzt einen Schularzt gewählt hat, so nenne ich diesen, wie oben pag. 512 bereits erwähnt, einen Scheinschularzt. Denn, selbst wenn er keine Privatpraxis hätte und ausschliesslich der Schulhygiene leben könnte, würde er absolut ausser Stande sein, 1000 Schulclassen monatlich ordentlich zu inspiciren und die anderen Pflichten zu erfüllen, die wir oben als die eines segenbringenden Schularztes bezeichnet hatten.

Lassen wir uns also durch die Schrift von v. Hippel nicht müde machen in unseren alten Bestrebungen, in jeden Schulvorstand einen Schularzt mit Sitz und Stimme zu bringen. Durch letzteren werden wir schneller und vollkommener Reformen erreichen, als durch Ueberlassung der Hygiene an die Lehrer oder durch populäre Schriften, deren Werth ich aber, wie bereits bemerkt, keineswegs unterschätze.

Es ist erfreulich, dass auch die neuesten Arbeiten meinen Standpunkt vollkommen theilen. Ich nenne nur die vortreffliche Monographie von Dr. Theodor Altschul in Prag „Zur Schularztfrage“, Prag 1890, welche auch in Beilagen die Anordnungen und Reglements der Behörden und den Entwurf einer Amtsordnung für Schulärzte enthält; ferner den sehr lesenswerthen Aufsatz von Schmidt-Rimpler in Marburg „Zur Frage der Schulmyopie“ in Gräfe's Archiv, Bd. XXXV, Abth. 4, pag. 250. — Auch die vom Kaiser Wilhelm II. nach Berlin berufene Schulreform-Commission hat sich 1891 dafür ausgesprochen, dass in jedem Schulvorstand ein Arzt Sitz und Stimme habe.

Hören wir ferner nicht auf, öffentlich die alten, schädlichen Locale zu brandmarken, damit wenigstens in den Städten, die viele Schulen haben, die verständigen Eltern ihre Kinder von den finsteren Anstalten fern halten und nur in hygienisch gute Schulen schicken.

Ich freue mich, in dem ausgezeichneten, neuen Grundrisse der Hygiene von Professor Flügge als Schluss des Capitels über Schulen (pag. 553) folgenden in seiner Kürze alles sagenden Satz zu finden: „Für Ueberwachung der hygienischen Einrichtungen der Schule, für die prophylactischen Massnahmen bei Infectionskrankheiten und für eine zeitweise, regelmässige Untersuchung der Kinder auf Ernährungsstörungen und Augenleiden ist die Zuziehung eines Schularztes dringend wünschenswerth."

L. Verheiratung Kurzsichtiger.

Schliesslich wäre bei der Verhütung der Myopie noch an die pag. 269—278 ausführlich besprochene Vererbung der Kurzsichtigkeit oder der Disposition zu derselben zu erinnern. Von kurzsichtigen Eltern stammen, wie oben mitgetheilt, zweifellos mehr kurzsichtige Kinder, als von normalsehenden. Würden nur Verstandes-Ehen geschlossen werden, so könnte man hoffen, dass sich kurzsichtige Personen nicht mit einander verheiraten werden, um nicht kurzsichtige Kinder zu erzeugen. Nach der Theorie müssten im Gegentheile Myopen sich mit Hyperopen verheiraten, um emmetropische Kinder in die Welt zu setzen.

Jedenfalls kann es nicht schaden, bei der Verbreitung der Lehre von der Verhütung der Myopie auch auf diesen Punkt hinzuweisen.

12. Behandlung. Brillen.

Auch hier kann so wenig als in früheren Capiteln über eine medicamentöse Behandlung gesprochen werden, wie sie, sei es durch Abführmittel oder Fussbäder oder Brunnencuren etc., bei den schweren entzündlichen Folgezuständen der Myopie, bei Aderhaut- und Netzhautleiden nothwendig ist. Hier handelt es sich nur um die Brillenfrage.

Brillen für Myopen sind, wie das Opium, unter Umständen ein Heilmittel, unter Umständen ein Gift. Ich fand im Jahre 1865 unter 10.060 Schulkindern 1004 Myopen, von denen $107 = 10^0/_0$ Brillen trugen; in den Dorf- und Mittelschulen sah ich keinen Brillenträger. Nach dem 17. Lebensjahre hatte über die Hälfte der Myopen bereits Brillen. 14 trugen Lorgnons und 93 Brillen. Von den Schülern mit Myopie 1—1·5 waren $2^0/_0$, mit Myopie 1·5—2·25 waren $8^0/_0$, mit Myopie 2·25—3·0 : $20^0/_0$, mit Myopie 3·0—4·5 : $46^0/_0$ und mit $M > 4\cdot5 : 66^0/_0$ Brillenträger. Neutralisirende Concavgläser fand ich 26, schwächere (corrigirende) 41, stärkere (übercorrigirende) 40. Nur 8 Brillen waren von Aerzten verordnet, die übrigen 99 nach Gutdünken von den Kindern gekauft. Zwei Schüler hatten sich sogar schärfere Brillen, als ihnen verordnet, angeschafft. 63 Schüler benützten die Brillen nur in den mathematischen und geographischen Stunden, 47 legten sie den ganzen Tag nicht ab. — Ueber die Brillen, die v. Hippel in Giessen gefunden, ist im vorigen Abschnitte (pag. 516) berichtet worden.

Bekanntlich gehen die Ansichten der Augenärzte bei der Brillenverordnung für Myopen noch immer auseinander; Einzelne verbieten jede Brille, so lange das Auge noch im Wachsthum sich befindet, Andere verordnen bei mittleren Graden eine Brille, die etwas schwächer als zur

Neutralisation nöthig ist, unter der Bedingung, dass damit nicht geschrieben, sondern nur in die Ferne, an die Tafel gesehen werde; noch Andere, und diese bilden jetzt wohl die Mehrzahl, geben auch zum Schreiben Concavgläser, die für 40 Cm. Entfernung berechnet sind.

Es ist, wie oben pag. 296 auseinandergesetzt, bis jetzt noch nicht ausgemacht, ob an der Entstehung und Zunahme der Myopie die Anstrengung des Accommodationsmuskels oder die der inneren geraden Augenmuskeln bei der zum Nahesehen nöthigen Convergenz oder die Wirkung der Trochleares die Hauptschuld trägt; es ist noch Alles Hypothese.

Man will nun neuerdings besonders auf Förster's Rath die schädliche Convergenz unmöglich machen, indem man den Schülern Concavbrillen zur Arbeit verordnet und ihnen dadurch ermöglicht, aus grösserer Entfernung, aus 40—50 Cm., die Schrift deutlich zu sehen. Hierbei scheint mir Folgendes bemerkenswerth:

1) Ist die $M < 2\,D$, so ist durchaus keine Brille zum Lesen und Schreiben nothwendig, sie wäre direct schädlich; denn das Kind müsste sie durch Anstrengung der Accommodation überwinden. Für die Ferne könnte man sie gestatten. — Pristley-Smith fragt einen Schüler, der Myopie 1·0 hat: „Sehen Sie die Tafel gut?" Antwortet er „ja", dann giebt er ihm kein Glas; hat er aber Myopie 2·0 und mehr, so verordnet er zum Arbeiten die Brille.

2) Ist $M > 2\,D$ und $< 6\,D$, sieht der Schüler also noch bis ⅓ bis ⅙ Meter, so kann durch ein Concavglas, welches den Fernpunkt auf ½ Meter hinausschiebt, eine gerade Körperhaltung erzielt und dadurch ermöglicht werden, dass der Schüler weder Brust, noch Augen durch Auflegen schädigt. Man zieht also von der gefundenen Myopie nur 2·5 D ab und hat die Arbeitsbrille; z. B. ein Myop

von $5\,D$ erhält $-2{\cdot}5\,D$; damit muss er fliessend bis
40 Cm. lesen.

Freilich werden beständige Ermahnungen, Geradhalter
und gute Subsellien dabei doppelt nöthig sein; denn legt
sich der Schüler mit der Brille auf, so muss er sie überwinden, und vermehrt dadurch erst recht die Myopie.
Förster empfiehlt daher, „den Schülern einen Maassstab
von 35 Cm. Länge in Form eines Lineals zu geben, mit

Fig. CIV a.

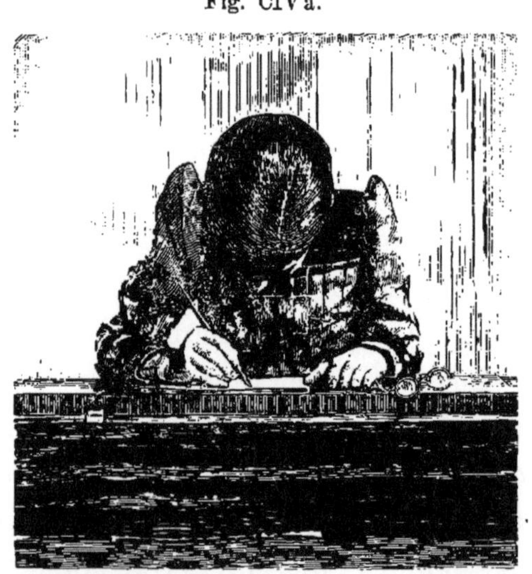

Steilschrift bei Kurzsichtigkeit ohne Brille.
Momentaufnahme von Bayr-Eder.

denen sie häufig den Abstand zwischen Nasenwurzel und
Schrift abmessen und reguliren sollen; die gut gemeinte
Verordnung, gerade zu sitzen, allein ist fast stets ganz
wirkungslos." — Wahrscheinlich wird man nach Einführung
der Steilschrift, wie v. Reuss sehr richtig betont, die Arbeitsbrille jedem Myopen unbesorgt geben können, da er bei
dieser Schreibweise gerade sitzen muss. Eine lehrreiche
Photographie über die Haltung Kurzsichtiger mit und ohne
Concavglas bei Steilschrift giebt Bayr (Fig. CIV a und b). —

Für die Ferne kann man bei $M > 2\,D$ und $< 6\,D$ das neutralisirende Glas verwenden.

3) Ist $M > 6\,D$ (die Grenze, bis zu welcher in Deutschland noch Myopen zum Militär genommen werden), so sind meist Complicationen mit Augenkrankheiten vorhanden und Brillen schädlich. Aber selbst wenn der Augenhintergrund trotz der starken Myopie normal sein

Fig. CIV b.

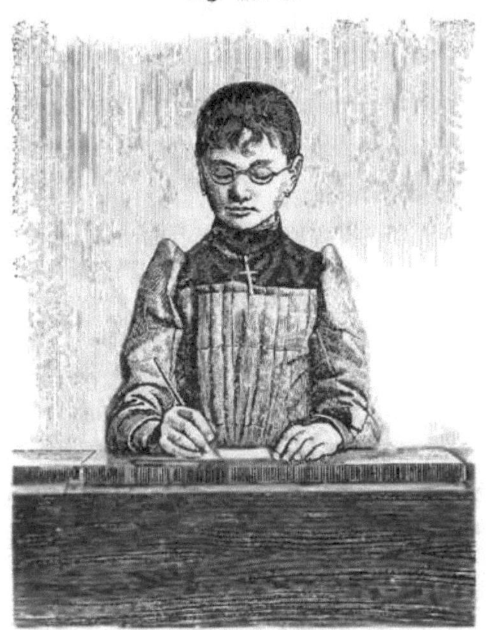

Steilschrift bei Kurzsichtigkeit mit Brille.
Momentaufnahme nach Bayr-Eder.

sollte, so sind die starken Concavgläser doch verwerflich, da alle Gläser, die stärker als $6\,D$ sind, verkleinern, verzerren und die Projection stören, und zwar umsomehr, je stärker sie sind. Horner bemerkt treffend: „Zum Glück sind solche Patienten zuweilen klüger als der Augenarzt und Optiker und erklären, dass sie solche Brillen nicht ertragen; denn recht oft ist der Nachtheil nicht mehr zu beseitigen." Ich habe neuerdings gesehen, dass unter solchen Brillen selbst in den Dreissiger-Jahren die Myopie noch zunahm.

Jedenfalls ist es meist besser, den Schülern bei schwacher Myopie nicht Brillen, sondern Lorgnons zu verordnen, die in den mathematischen Stunden bei dem beständigen Wechsel zwischen dem Blick an die Tafel und in das Heft viel leichter herabgenommen werden können oder herabfallen, als Brillen, deren Entfernung aus Bequemlichkeit Anfangs unterlassen wird, wodurch natürlich die Myopie, da nun auch mit der Fernbrille geschrieben wird, zweifellos zunimmt. Ich kann mich selbst als Beispiel für eine auf diese Art zum Fortschreiten gebrachte Myopie anführen. Ich sass in Secunda des finsteren Magdalenen-Gymnasiums und erhielt damals von einem tüchtigen Augenarzte Brille — 1·75, um in der Mathematik die Zahlen an der Tafel zu erkennen. Lorgnons gab es vor 37 Jahren noch nicht. Es war mir zu lästig, die Brille immer wieder abzunehmen, wenn ich von der Tafel in mein Heft sah; ich behielt sie also beständig auf. Die Bänke waren damals noch schlechter als heute, sie hatten grosse horizontale Plusdistanz; ich musste auf das Buch herabsinken. So nahm denn unter der Brille die Myopie so zu, dass ich 3 Jahre später beim Abiturientenexamen bereits — 5·0 brauchte.

Eine Anzahl meiner myopischen Mitschüler ging aus Mangel an einer Brille durch fortgesetzte schlechte Körperhaltung der Zunahme ihres Leidens entgegen; Andere hatten sich mit geradezu gefährlichen Brillen bewaffnet; Andere hatten sich nur aus Eitelkeit Lorgnons gekauft, noch Andere nahmen sich schärfere Gläser als sie brauchten, weil ihre Mitschüler, die höhere Grade von Myopie besassen, sie wegen der schwachen Gläser verhöhnten. —

Erismann fand unter 1245 Myopen 122 Brillenträger $= 9\%$, unter den letzteren: 100% Chorioidealatrophie gegen 95$^0/_0$ unter den Myopen überhaupt, Insufficienz und Strabismus 55$^0/_0$ gegen 32$^0/_0$ unter den Myopen überhaupt, und $S < 1$ bei 42$^0/_0$ gegen 22$^0/_0$ unter den Myopen überhaupt. Auch er fand 12$^0/_0$ neutralisirende, 69$^0/_0$ schwächere und 19$^0/_0$ übercorrigirende Gläser. Hieraus zog Erismann den Schluss, „dass die Anwendung der Concavgläser an und für sich von definitiv schädlicher Wirkung auf diejenigen Augen ist, die sich noch im Umwandlungsprocesse ihrer Refractionsverhältnisse befinden". Das ist ein Fehlschluss, ganz abgesehen davon, dass stärkere Concavgläser stets aus optischen Gründen allein die Sehschärfe herabsetzen. Wer bürgt denn dafür, dass die Kinder nicht schon Aderhautatrophie, schlechte Sehschärfe oder Insufficienz hatten, als sie sich die Brille anschafften? Studirt man genau die Tabellen von Erismann, so findet man, dass nur der dritte Theil der Myopen, welche schlechte Sehschärfe hatten, sich der Brillen bedienten. Erismann hat auch nicht gefragt, seit wie lange, ob die Brillen permanent oder nur periodisch, ob sie nur zur Fernsicht oder auch zur Arbeit bei bestimmten Graden von Myopie gebraucht worden sind.

Es gehört eben zu den allerschwierigsten Fragen der Statistik, zu entscheiden, ob Concavbrillen den Myopen schädlich sind. Man könnte der Lösung näher kommen auf folgende Weise: Eine bestimmte Anzahl von Myopen, deren Myopiegrad und deren Sehschärfe, deren Muskel- und Aderhautverhältnisse genau untersucht worden, werden bei gleicher Beleuchtung, bei guten Subsellien, bei gleicher täglicher Arbeitsdauer, bei gleicher täglicher Beschäftigungsweise beobachtet; die eine Hälfte derselben erhält eine Correctionsbrille, die andere nicht; nach Monaten und Jahren werden sie wieder untersucht. So dürften die Resultate werthvoll sein, obgleich auch hier noch Erblichkeitsmomente und individuelle Verschiedenheiten ihren Einfluss geltend machen können.

Das absolut nothwendige Vornüberbeugen der
Myopen stärkeren Grades, die ohne Brille arbeiten, scheint
mir durch die erhöhte Blutzufuhr und die geringere Blut-
abfuhr vom Auge für die Zunahme der Myopie viel schädlicher, als eine richtige Correctionsbrille, ganz abgesehen
von den Nachtheilen der gebeugten Stellung für die Brust-
organe.

Freilich kann ich den Nachweis in einer bedeutenden
Zahl von Fällen führen, dass das ständige Concavglas-
tragen auch bei mittlerer Myopie keineswegs vor
Zunahme der Kurzsichtigkeit schützt: aber wir
wissen ja nicht, ob ohne die Gläser die Zunahme nicht
noch grösser gewesen wäre. In dieser Frage sind noch
Jahrzehnte lange, sehr sorgsame, mit Kritik auszuführende
Untersuchungen wünschenswerth. —

Noch einige Bemerkungen sind über die prismatischen Brillen nöthig, die bei Myopen, welche an Insufficienz der geraden inneren Augenmuskeln leiden
(siehe oben pag. 202 und 203), mit Nutzen verordnet werden.
Da diese Kranken eigentlich verkappt doppelt sehen, ermüden
sie sehr leicht, und die Myopie schreitet weiter, da die
Insufficienz die Convergenz schwierig und anstrengend macht.
Durch Prismen (vergl. pag. 373), deren Kante nach aussen
gerichtet ist, kann man solchen Kranken grosse Erleichterung schaffen. — Die von dem fixirten nahen Punkte o
(Fig. CV) kommenden Strahlen werden durch die beiden
Prismen P und P_1 so nach der Basis derselben, nach innen
abgelenkt, dass die Netzhaut der Augen R und L das Bild
auf f und f_1 erhält. Die Augen brauchen also nicht so stark
nach o zu convergiren, als ohne Prismen; sie brauchen nur
so zu convergiren, als ob sie den entfernteren Punkt o_1
fixiren wollten. Leider lassen sich aber wegen der Schwere
der stärkeren Prismen und wegen ihrer Farbenzerstreuung

in der Praxis nur Prismen bis 4⁰ verwenden. Viele Myopen erhalten noch mehr Besserung, wenn man ihre Concavgläser mit solchen Prismen (Kante nach aussen) combinirt schleifen lässt. Ist die Insufficienz durch Prismen nicht zu beseitigen, so bleibt nur eine Schieloperation des geraden äusseren Augenmuskels übrig, um sein Uebergewicht zu verringern.

Fig. CV.

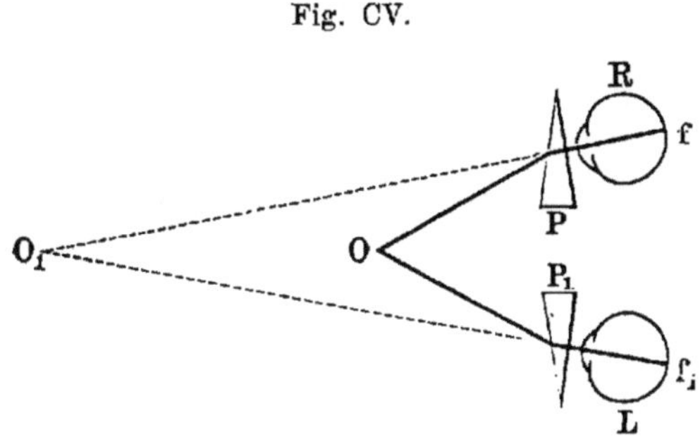

Anwendung der prismatischen Brillen bei Insufficienz der inneren geraden Augenmuskeln zur Erleichterung der Convergenz (nach Fuchs).

Andrerseits lässt es sich aber nicht leugnen, dass das Auswärtsschielen eines sehr kurzsichtigen und zugleich schwachsichtigen Auges dem Betreffenden das Sehen mit dem andren besseren Auge mehr erleichtert, als ein durch Operation erzwungenes Sehen beider Augen zusammen. — —

Besser als in Breslau und in Petersburg lagen die Verhältnisse in Königsberg. Dort fand nämlich Conrad keine einzige zu scharfe Brille bei den Myopen, da die benützten Gläser sämmtlich von Augenärzten verordnet worden waren. Jedenfalls sollten die Behörden anordnen, dass kein Schüler ohne ärztliche Anweisung eine Brille tragen dürfe; denn zur Verordnung der Brillen gehört viel Erfahrung und Individualisirung. —

Da zweifellos eine Anzahl der als Myopie bezeichneten Fälle zunächst noch Accommodationskrampf (vergl.

pag. 203 u. 204) bei Emmetropie oder bei schwächerer Myopie ist, so wurde der Vorschlag gemacht, zeitweise solche Schüler einer Atropincur, welche jede Accommodation aufhebt, zu unterwerfen. In der That haben Dobrowolsky, Mooren, Schiess, Derby, Schröder und Andere bei einer grossen Anzahl von Fällen durch mehrwöchentliches Atropinisiren gute Erfolge, allerdings nur vorübergehend, gesehen. Eine solche Cur ist durchaus nicht gefährlich. Sie belästigt freilich den Schüler durch Blendung, und mitunter führt sie auch wohl einmal zu kleinen Granulationen im Bindehautsacke (sogenannter Atropinconjunctivitis oder Atropintrachom, siehe oben, pag. 136 u. 137), die aber schnell zu beseitigen sind.

Ich habe selbst sehr viele Fälle von Myopie bei längerer Atropinanwendung geringer werden sehen; seit etwa 8 Jahren aber habe ich Gegenversuche gemacht und mich überzeugt, dass vollkommene Ruhe des Auges, d. h. absolutes Unterlassen alles Lesens und Schreibens während 3 bis 4 Wochen denselben Erfolg hat ohne die Unannehmlichkeiten der Atropincur. Mitunter sind mehrere Monate Pause nöthig. Arlt sah auch, wie oben erwähnt, nach grösseren Fussreisen Abnahme der Myopie. —

Progressive Myopen sollten wenigstens einige Wochen im Jahre in den grossen Ferien auch nicht ein Buch ansehen! —

Javal kämpft gegen den „alten Schlendrian" und verordnet den Kurzsichtigen mit beginnender Myopie nicht Concav-, sondern Convexbrillen, um sie ohne Anstrengung der Accommodation, welche nach seiner Ansicht die Myopie am meisten befördert, lesen zu lassen. Er will gute Erfolge gesehen haben und erinnert an die mit der Lupe arbeitenden Uhrmacher. (Vergl. unten das Cap. XVI: Augenleiden bei verschiedenen Berufsarten.)

Stilling wünscht natürlich, seiner Trochlearis-Theorie entsprechend, Hefte mit mehr breitem als hohem Format, Papierstreifen, die nur wenige Zeilen fassen, dazu eine neutralisirende Brille, mit Berücksichtigung selbst des schwächsten Astigmatismus und ein von unten nach oben verschiebbares Pult, das dem Rollmuskel seine Arbeit abnimmt. Ich habe nicht gehört, dass seine Vorschläge irgendwo befolgt worden seien.

Von grosser Wichtigkeit ist für Myopen die Wahl des Berufes; denn was soll ein Lehrer, ein Richter, ein Arzt, ein Professor, ein Regierungsrath, ein Secretär beginnen, wenn er in den besten Arbeitsjahren von den schlimmen Folgen der Kurzsichtigkeit, von Glaskörpertrübungen, Netzhautblutungen oder Netzhautablösung auf einem Auge befallen wird, während das andere Auge auch schon den Keim der Zerstörung in sich trägt? Solche Fälle kommen leider häufig vor. Oft genug kommen Studenten in den letzten Semestern zu mir mit sehr bedenklichen Erscheinungen hoher Myopie, und dann ist es gar schwer, kurz vor dem Ende kostspieliger und zeitraubender Studien eine andere Laufbahn einzuschlagen. Also frage man bei Zeiten noch auf der Schule einen Arzt um Rath! Wir haben leider nicht viele Berufsarten, die wir stark Kurzsichtigen empfehlen könnten, am besten ist es noch immer, wenn ein solcher Myop Gärtner, Landwirth, Bäcker, Brauer, Gastwirth oder Seiler wird. Immer bedenke der Myop, dass seine Krankheit unheilbar ist und nur durch möglichste Schonung und die oben ausführlich besprochenen hygienischen Massnahmen zum Stillstand gebracht werden kann!

Schon um den Kindern die Wahl des Berufes nicht zu erschweren, sind alle hygienischen Vorschläge von Eltern und Erziehern sorgsam zu befolgen.

CAPITEL XII.

Augenleiden bei Onanisten.

Verbreitung der Onanie.

Der Name Onanie rührt bekanntlich von Onan her, von dem die Bibel (1. Buch Mose, 38, 9) erzählt, dass er der Selbstbefleckung gefröhnt habe und deshalb von Gott getödtet wurde. Viel gebraucht ist auch der Name Masturbation (von manus und stuprare, schänden). Man versteht darunter die künstliche, aus eigenem Antrieb und durch eigene Manipulationen ohne Betheiligung des anderen Geschlechtes bei Männern bis zur Samenausspritzung, bei Frauen und Kindern bis zum Höhepunkte geschlechtlicher Erregung getriebene Reizung der äusseren Geschlechtstheile, besonders der Eichel und des Scheideneinganges.

Diese unnatürliche Befriedigung des namentlich in der Jugend, trotz der besten moralischen Grundsätze oft unwiderstehlichen Geschlechtstriebes ist ungemein verbreitet. Schon bei Kindern unter 5 Jahren wurde die Onanie beobachtet; allein der Hauptherd sind Schulen und Pensionate. Ein so erfahrener Nervenarzt, wie Oscar Berger, sagte in seinen Vorlesungen: „Die Masturbation ist eine so verbreitete Manipulation, dass von 100 jungen Männern (und Mädchen!) 99 sich zeitweilig damit abgeben und der Hundertste, wie ich zu sagen pflege: der reine Mensch, die Wahrheit verheimlicht." — Diese Ansicht mag wohl zu pessimistisch sein; allein auch ich habe seit fast 30 Jahren aus den verschiedensten Lehranstalten von Knaben die Mittheilung erhalten, dass sämmtliche Mitschüler ihrer Classe onaniren, dass die Meisten im Anfange die Masturbation als ihre ganz eigene Entdeckung betrachten, sorgsam verschweigen und erst später, wenn eine unbewusste Angst sie beschleicht, dass üble Folgen eintreten könnten, sich ihren Freunden entdecken, die nun mit denselben Enthüllungen erwidern. Am stärksten wird in Tertia und Secunda dem Laster gefröhnt, in den Classen, in denen die Pubertät erwacht; doch ist es auch in Sexta schon recht verbreitet.

Im späteren Jünglingsalter pflegt die Onanie an Intensität abzunehmen, aber selbst die Ehe und das Greisenalter können sie bei Einzelnen, wie zuverlässige Beobachter mittheilen, nicht ganz vertilgen. Fürbringer erzählt, und auch ich kenne solche Fälle, dass er glücklich verheiratete kinderreiche Väter kannte, die selbst in späteren Lebensjahren von der Onanie nicht zu lassen vermochten, und dass Rückfälle in den Zeiten der durch äussere Umstände gebotenen ehelichen Zurückhaltung etwas ganz Gewöhnliches seien.

Verschiedene Augenleiden nach starker Onanie.

Wir haben hier nicht davon zu sprechen, dass die Masturbation eine Hauptursache krankhafter nächtlicher Samenergüsse (Pollutionen), des Samenflusses (Spermatorhoe) und der Impotenz ist, und dass meist Schlaffheit und Energielosigkeit, scheues Gebahren, Unlust zum Lernen, Unfähigkeit zu ernster Arbeit, Gedächtnissschwäche, Zerstreutheit, innere Zerfahrenheit, Hypochondrie, Melancholie, geistige und Gemüthsdepression sich bei starken Onanisten einfinden. Wir haben es nur mit dem Einfluss starker Masturbation auf das Auge zu thun.

Nur wenige Notizen sind über diesen Einfluss in der Literatur zu finden; gewissenhafte Beobachter sind offenbar gerade hier besonders vorsichtig gewesen, um nicht das post hoc mit dem propter hoc zu verwechseln. Die Schwierigkeit, zuverlässige Angaben betreffs der Onanie von den Kranken zu erhalten, die unangenehme Lage, in der sich selbst ältere Aerzte jungen Mädchen gegenüber bei derartigen Nachfragen befinden, die Erfahrung, dass Kranke, bei denen der Arzt einen Zusammenhang ihres Augenleidens mit Onanie vermuthet, sei es wegen ihres Zugeständnisses, sei es wegen ihres Leugnens sich nicht mehr wieder vorstellen, alle diese Umstände sind Ursachen der geringen Veröffentlichungen auf diesem Gebiete.

Und doch lässt sich ein gewisser Zusammenhang der im Folgenden beschriebenen Augenleiden mit Onanie nicht leugnen, zumal in einzelnen Fällen das Aufgeben der Masturbation auch die Augenkrankheiten zum Verschwinden brachte.

I. Subjective Lichterscheinungen.

Schon vor vielen Jahren machte ich die Beobachtung, dass Personen, welche stark onanirten, über eigenthümliche Blendungserscheinungen, subjective Lichterscheinungen, Photopieen*) (von φῶς Licht und ὄψ Auge) klagten; ich habe dann im Jahre 1882 12 Fälle genauer im Archiv für Augenheilkunde, Bd. XI, beschrieben, auf die ich hier nur hinweisen kann. Meist waren es junge Leute, deren Augen eine ganz normale Pupille, Sehschärfe, Spannung, einen ganz normalen Raumsinn, Lichtsinn, Farbensinn, Sehnerv, klare Medien und gesunde Netzhaut zeigten. Seitdem habe ich eine Anzahl neuer ähnlicher Fälle gesehen; allein andere Fälle, bei welchen ähnliche Lichterscheinungen complicirt waren mit hoher Myopie, mit Gesichtsfelddefecten, mit Sehnerven- oder Netzhautveränderungen, mit herabgesetztem Farbensinn wurden absichtlich ausgeschlossen, obgleich auch hier starke Masturbation zugegeben wurde.

---

*) Meist schreiben die Autoren: Photopsie. Ich schreibe gleich wie Myopie, Hyperopie, Hemiopie, Presbyopie auch Photopie.

Die Photopieen bestanden in einer Blendung, wie von einer beleuchteten und bewegten Fensterscheibe oder wie von einer glänzenden Wasserfläche, oder in Flimmern, bald in hellen Sternen, hellen Rädchen, hellen Strahlen, hellen Kreisen oder hellen Pünktchen, bald in Schneeflocken oder flackernder Luftbewegung. Fast immer bestand die Erscheinung vor beiden Augen; zweimal wurde sie nur vor der Schläfenseite eines Auges wahrgenommen. Mehrmals führten die Photopieen zu wirklichen Photophobieen (Lichtscheu), so dass die Augen zusammengepresst werden mussten, zumal wenn der Betreffende schnellem Wechsel von Dunkel und Hell ausgesetzt wurde. In vielen Fällen musste in Folge der Photopie das Lesen längere oder kürzere Zeit unterbrochen werden. Meist hörte die Erscheinung im Dunkeln auf oder liess wenigstens nach; fast stets verschwand sie sofort bei Schluss der Augen. Die Dauer der Photopieen schwankte zwischen 4 Wochen und mehreren Jahren; in einem Falle wurde sie der Kranke seit 20 Jahren nicht mehr los. Meist, aber nicht immer, waren es blasse und zarte Patienten; häufig klagten sie über Kreuzschmerzen, Schlaflosigkeit und Pollutionen; doch zeigten sie nie Zeichen von Rückenmarkserkrankung (Tabes). Die meisten Kranken waren 22—25 Jahre alt, doch gab es auch 15- und 36jährige. Alle hatten eingeständlich Jahre lang und meist täglich mehreremal Onanie getrieben, die Mehrzahl gestand 5—7 Jahre ein, manche 10 Jahre, einer sogar 23 Jahre; zwei Männer konnten selbst in der Ehe nicht davon lassen. Bei Keinem trat trotz längerer Beobachtung ein Verfall der Sehkraft ein.

Wir wissen nicht, an welcher Stelle im Hirn, im Sehnerven oder in der Netzhaut die Photopieen erzeugt werden. Am Sehnerveneintritt und in der Netzhaut konnte ich niemals etwas Krankes mit dem Augenspiegel sehen. Wir wissen aber, dass, wo immer auf dem langen Wege von der Netzhaut bis zur Hirnrinde ein Reiz wirkt, die Lichterscheinungen nach aussen vor das Auge verlegt werden. In diesem weiteren Sinne dürfte man also wohl die Krankheit eine Ueberempfindlichkeit des Sehnerven (Hyperaesthesia optici) nennen.

Auch Mooren erzählt von zwei Damen, deren Empfindlichkeit gegen jede nur etwas helle Beleuchtung von Jahr zu Jahr gewachsen war; „bei einer Südamerikanerin, die nach Aussage des sie begleitenden Arztes seit frühester Jugend die Sclavin ihrer Laster gewesen war, bestand eine so colossale Hyperästhesie, dass sie kaum den Glanz eines fremden Auges zu ertragen vermochte".

2. Accommodationsschwäche.

Auf dieses Unvermögen, in der Nähe scharf zu sehen, machte gleichfalls Mooren aufmerksam. Er sagt: „Wenn schon die blosse Einführung eines Mutterspiegels, wie ich wiederholt beobachtete, fähig ist, durch die damit verbundene Dehnung der Scheidenwand eine vorübergehende Ermüdung des Gesichtes bei besonders empfindlichen Personen zu erzeugen, so ist es nur eine logische Consequenz dieser einfachen Thatsache, dass fortgesetzte Masturbation Gesichtsstörungen in ausgedehntestem Masse hervorrufen muss. Ein äusserst kräftig aussehendes 29 Jahre altes Fräulein gestand mir unter vielen Thränen, dass sie seit dem 15. Jahre der Onanie ergeben sei. Die accommodative Schwachsichtigkeit und die Empfindlichkeit gegen jede nur etwas helle Beleuchtung war von Jahr zu Jahr in einer für die Patientin beunruhigenden Weise gewachsen." Ebenso war bei jener oben erwähnten Amerikanerin die Accommodation so völlig gelähmt, dass ein Convexglas $+\,6\,D$ zur Beschäftigung für die Nähe nothwendig war.

3. Basedow'sche Krankheit.

Dass auch dieses Leiden, welches zuerst von Basedow beschrieben worden und im Hervortreten der Augäpfel, Schwellung der Schilddrüse am Halse und starkem Herzklopfen besteht, durch geschlechtliche Ueberreizung bei Onanisten hervorgerufen werden kann, ist nach Sattler bereits in der älteren Literatur (von Brück, Bouillaud und Geigel) erwähnt. Lehrreich ist besonders der Fall, den v. Gräfe und Förster, jeder besonders, beschrieben. Es handelte sich um einen 21jährigen Handlungsdiener, der wohl $\frac{1}{2}$ Stunde lang mit einem Mädchen gerungen hatte, um den Beischlaf mit ihr zu vollziehen, was ihm aber bei dem energischen Widerstande nicht gelang. „Er strengte dabei seine Kräfte so über die Massen an, dass er sich schliesslich halbohnmächtig fühlte und erst nach Genuss einiger Gläser Madeira sich einigermassen erholte. Das starke Herzklopfen, das sich bei diesem Ringkampfe bei ihm eingestellt, blieb bestehen; zwei Tage später merkte er zuerst ein Hervortreten der Augäpfel, das beständig zunahm." Er zeigte nach drei Wochen ausgeprägte Basedow'sche Krankheit: 120 Pulse, sehr verstärkten Herzschlag, mässige Schwellung der Schilddrüse und Pulsationen in derselben, sowie sehr bedeutendes Glotzen der Augen. Nach $\frac{3}{4}$ Jahren fand Förster den Zustand noch unverändert.

4. Bindehautentzündungen.

Förster beobachtete auch eine grössere Anzahl von Fällen, in denen Masturbation die Ursache war zu einem hartnäckigen, allen Behandlungsweisen trotzenden Verhalten der sonst sicher und leicht zu heilenden Bindehauterkrankungen im jugendlichen Alter; es waren nämlich auffallend starke Blutüberfüllungen, Catarrhe und Trachome, die bei entweder geständigen oder überführten Onanisten zwischen dem 12. und 20. Jahre trotz monatelanger Behandlung sich wenig oder gar nicht besserten. (Aehnlich sind auch die stets wiederkehrenden Schlundkopfcatarrhe, welche erfahrene Aerzte beobachtet haben bei Personen, die an dauernden Samenverlusten litten.)

Sechs ähnliche Fälle habe ich auch beschrieben. Ein 26jähriger Geschäftsreisender klagte mir, dass er früher viel onanirt, in den letzten Jahren aber im Uebermasse, manche Nacht 8mal, den Beischlaf vollzogen und solche Nächte wöchentlich mehrmals verbracht, am nächsten Morgen aber stets eine beträchtliche Röthung der Bindehaut und der Lidränder wahrgenommen habe. — Ein liebestoller Musiker bemerkte, dass die Röthung seiner Augen wesentlich zunehme, wenn er durch äussere Umstände gezwungen sei, den Beischlaf stehend auszuführen. — Ein Fall betraf einen 21jährigen Bauakademiker, dessen Follicularcatarrh von mir und anderen Collegen 5 Jahre lang mit allen sonst Heilung bringenden Mitteln ganz erfolglos behandelt worden war; er gestand zu, ein unverbesserlicher Onanist zu sein und auch ferner dem Triebe durchaus nicht widerstehen zu können.

Ganz Aehnliches erklärte mir jüngst ein 24jähriger Kaufmann, der seit seinem 15. Jahre täglich onanirt; er fühle sich wie ein Morphinist, er müsse trotz aller guten Vorsätze immer wieder in seinen Fehler zurückfallen, weil er ohne diese Manipulationen sich schlapp und elend befinde. Dieser Kranke hat seit Jahren die Erscheinungen des trockenen Bindehautcatarrhes (Catarrhus siccus), welche in Brennen und Drücken im Auge mit geringer Röthung der Schleimhaut, aber ohne jede Secretion besteht. Diesen trockenen Catarrh habe ich besonders häufig bei onanirenden Mädchen gesehen.

Während einerseits die genannten Krankheiten schon darum in einem gewissen Zusammenhange mit der Onanie stehen müssen, da sie mit Unterlassung der Onanie oft aufhören, so ist es freilich andererseits noch fraglich, ob die Onanie wirklich die Ursache für Blutüberfüllung der Sehnerven, für Sehschwäche und für Augenlidkrampf ist, die man allerdings auch häufig bei Masturbanten findet.

Ansichten über die Gefahren der Onanie.

Die Angaben, dass Augenleiden Folge von Onanie oder anderen geschlechtlichen Excessen werden können, sind erst neueren Datums; dagegen ist von Alters her von Aerzten und Laien der Zusammenhang von Masturbation und Hirn-, Rückenmarks- und schweren Nervenleiden betont worden. Die älteren Uebertreibungen hat man jetzt verlassen, aber fast alle bedeutenden Nervenärzte halten die Onanie unter bestimmten Umständen für eine Ursache von geistigen und körperlichen Leiden. Griesinger sagt: „Der Effect der Onanie scheint um so grösser, in je früherem Lebensalter durch sie die Constitution verschlechtert, und der Kranke erheblich blutleer wird, je mehr sie von den schmerzlichen Gemüthsbewegungen begleitet, und je mehr sie zur Ursache örtlicher Erkrankungen der Geschlechtstheile wird. Wo diese drei Momente fehlen, hat die Masturbation meist keine schweren Folgen. — Jolly hält die in Form von Onanie begangenen Excesse für wirksamer zur Erzeugung der Hypochondrie, als die durch Beischlaf begangenen, „weil in ersterer Richtung gewöhnlich viel ausgiebiger gesündigt wird", und weil gegen die Onanie schwerer anzukämpfen ist. — Ziemssen und Nothnagel lassen einen Zusammenhang von Onanie, Veitstanz und Epilepsie, der früher angenommen wurde, nicht zu, doch bemerkt Nothnagel: „Allerdings müssen zweifellos die Folgen der Onanie für das Nervensystem höher angeschlagen werden, als die sogar excedirende Befriedigung des Geschlechtstriebes in naturgemässer Weise."

Darüber, ob Onanie zur Rückenmarksschwindsucht (Tabes) Veranlassung giebt, gehen die Ansichten der Nervenärzte auseinander. Erb nimmt einen vermittelnden Standpunkt ein und meint, dass „jede längere Zeit hindurch und im Uebermasse geübte natürliche wie unnatürliche Befriedigung des Geschlechtstriebes für zahlreiche Menschen, nicht für alle!, ein das Rückenmark erheblich angreifendes und zu Erkrankungen disponirendes Moment bildet." Er hält die mit jeder Samenausspritzung verbundene, sehr heftige Aufregung und Erschütterung des ganzen Nervensystems und besonders des Rückenmarkes für schädlicher, als den geringen Stoffverlust bei der Samenentleerung. —

Erb hält aber die Ansicht, dass die Masturbation viel gefährlicher sei, als der Beischlaf, für nicht recht glaublich. „Der Einfluss auf das Nervensystem müsse doch für den Mann in beiden Fällen gleich sein; die nervöse Erschütterung bleibt dieselbe, und eher wäre wohl anzunehmen, dass die nervöse Aufregung beim Gebrauche eines Weibes noch grösser sei. Wohl aber bedingen die in frühem Lebensalter dadurch gesetzten und häufig wiederholten Reizungen ganz gewiss eine grosse Gefahr. Aber es ist doch nur die übermässige, für die betreffende Person übermässige Onanie, welche schadet. In mässiger Weise getrieben, ist sie für das Rückenmark nicht gefährlicher, als der natürliche Beischlaf. Es giebt nicht wenige Männer, welchen durch den Zwang der Verhältnisse der Beischlaf versagt ist, oder welche sich vor Ansteckung fürchten, oder für welche die Onanie weniger verabscheuenswerth erscheint, als der Verkehr mit öffentlichen Mädchen, und die nun von Zeit zu Zeit, dem mächtigen Triebe unterliegend, onaniren, gewiss ohne Schaden für ihre Gesundheit. Die moralische Wirkung dieses Lasters haben wir natürlich hier nicht zu untersuchen."

Ganz ähnlich urtheilt Fürbringer. Die düsteren Prophezeiungen der Zukunft eines jeden Onanisten sind ebenso unberechtigt, als die Darstellung der Folgen als völlig harmlose. Mässige Grade setzen selten wirkliche Störungen, jahrelang fortwährend getriebene Onanie schwächt Geist und Körper; kräftige Personen können sie länger ertragen, als schwächliche.

Da nun alle Autoren übereinstimmen darin, dass das Uebermass der Onanie schadet, so entsteht die Frage: Wo fängt das Uebermass an? Diese Frage ist freilich allgemein gar nicht zu beantworten. Erb sagt sehr richtig: „Während für den Einen das lutherische „Die Woche zwier" schon das Maass des Erreichbaren bedeutet, kann der Andere ungestraft das 4-, 6- bis 10fache davon leisten. Es scheint dies in angeborenen Verschiedenheiten in der Geschlechtskraft zu beruhen, wie man dies auch bei den Thieren, bei Zuchthengsten u. s. f. findet." Es lässt sich also keine allgemeine Regel aufstellen.

Verhütung.

Da, wie oben mitgetheilt, die Schulen und Pensionate die Brutstätten der Onanie sind, so dürfte die Frage am Platze sein: Hat die jetzige pädagogische Prüderie eine Berechtigung? Sollte nicht auch hier das grosse Wort John Stuart Mill's Beherzigung verdienen: „Die Krankheiten der Gesellschaft können ebenso wenig als die Krankheiten des Körpers verhindert oder geheilt werden, ohne dass man offen von ihnen spricht.“ Thun Eltern und Lehrer Recht, einer Besprechung der Onanie vor den Kindern deswegen vorsichtig aus dem Wege zu gehen, weil ein oder das andere Kind dadurch erst auf die Masturbation, die ihm noch unbekannt, hingeleitet werden könnte? Sollten wegen eines oder zweier Unschuldiger Hunderte ohne verständige Belehrung gelassen werden? Was kann von Seite der Schule in dieser Beziehung geschehen?

Ich gebe die Antwort aus der Erinnerung an meine eigene Schulzeit (1854). Ein sehr beliebter Lehrer hatte von seinen Pensionären erfahren, dass der grösste Theil der Secundaner stark onanirte. Eines Tages hielt jener Lehrer zur grössten Ueberraschung statt einer französischen Stunde einen einstündigen Vortrag über die Onanie; sehr weise unterliess er jede Uebertreibung, schilderte aber die schlimmen körperlichen und geistigen Folgen dieser Angewohnheit, gab die Schwierigkeit, ihr ganz zu widerstehen, zu und ermahnte in väterlich-liebevoller Weise wenigstens zur Mässigkeit. Von meinen Mitschülern weiss ich, wie trefflich dieser Vortrag wirkte; natürlich konnte die Onanie nicht mit einem Schlage aufhören, aber sie wurde verringert. Der Vortrag hatte belehrt, ohne Hypochondrie zu erzeugen, wie dies leider viele erbärmliche populäre, in den Zeitungen angepriesene Brochuren über Onanie thun.

In welcher Classe eine solche Belehrung stattfinden müsste, ist schwer zu sagen; die Tertia dürfte am geeignetsten sein.

Noch günstiger als die Vorhaltungen von Eltern und Lehrern dürften Warnungen und Ermahnungen wirken, die von Aerzten ausgesprochen werden. Jedenfalls müssen Schüler aus Pensionaten und Schulen, in denen die Onanie eingestandenermassen grassirt, herausgenommen und in eine in dieser Beziehung reinere Atmosphäre versetzt werden.

Alle auf sinnliche Erregung berechnete Lectüre ist zu beseitigen. Nur in jüngeren Jahren sind empfindliche Strafen und körperliche Züchtigung bei Knaben nützlich, welche onanirend betroffen werden; kleinen Kindern, welche im Bett mit ihren Geschlechtstheilen spielen, muss man die Hände an dem Bettrande befestigen.

Behandlung.

Dass es keine inneren Mittel gegen den Drang zur Masturbation gibt, steht fest. Bromkalium, Camphor, Lupulin sind oft genug empfohlen und oft genug als untauglich erklärt worden. Kalte Abreibungen, kalte Sitzbäder, leichte Steppdecken statt warmer Oberbetten, harte Matratzen statt weicher Unterbetten, viel Turnen und Bewegung sind gewiss am Platze; aber die jugendliche Phantasie und die hervorbrechende jugendliche Kraft wird dadurch kaum gezügelt werden. Man hat argen Onanisten empfohlen, auf dem Lande durch anstrengende körperliche Arbeit und durch viel Bewegung im Freien sich mehr zu ermüden; allein es ist noch nicht erwiesen, ob die Städter bei ihrer ruhigen, behaglichen Lebensweise mehr onaniren, als die Bauern. Die Onanie der in die Pubertätszeit tretenden städtischen Schuljugend wird freilich zweifellos gefördert durch die heutige Erziehung, welche bei dem stundenlangen Sitzen einen vermehrten Blutzufluss nach den Geschlechtsorganen sicher begünstigt. Umso mehr Veranlassung hätten also die Aerzte und die Lehrer, diese Frage offen zu besprechen.

Auch durch Operationen suchte man der Masturbation entgegenzutreten. So erzählt Fürbringer, dass er einen jungen Burschen, bei dem keine Belehrung und keine Strafe half, durch einfaches Abkappen des vorderen Theiles seiner Vorhaut mit einer schartigen Scheere dauernd geheilt.

und einer jungen Dame, die selbst in der Gesellschaft von
ihrem schlimmen Triebe heimgesucht wurde, durch wiederholte Aetzungen am Scheideneingange eine erhebliche
Besserung verschafft habe. Meist aber bleiben derartige
Operationen auf die Dauer ganz wirkungslos.

Was die Behandlung der oben genannten Augenkrankheiten betrifft, so besteht sie in allen Fällen von
Blendung, also bei den Photopieen in der Verordnung
einer blauen oder grauen Brille. Welche von den beiden
Farben gewählt werden soll, ist getrost dem subjectiven
Empfinden des Kranken zu überlassen. Es handelt sich
nicht um Färbung des Lichtes, sondern um Abdämpfung
des zu hellen Lichtes. Man hat 5 Nuancen dieser Schutzbrillen; die allzu dunkeln werden von den Kranken meist
zurückgewiesen, da es sie anstrengt, durch sie hindurch
genau zu sehen. Am besten ist die mittlere Nuance Nr. 3.
Man glaube übrigens nicht, dass durch blaue Gläser nur
blaues Licht durchgehe; alle Spectralfarben treten hindurch,
nur etwas mehr blau (vergl. unten Cap. XV, 6, B.). Nicht
in allen Fällen, aber in vielen Fällen habe ich unter diesen
Brillen die Blendungserscheinungen der Onanisten sich
bessern sehen.

Die Accommodationsschwäche kann durch passende Convexbrillen, welche die fehlende Accommodation
ersetzen, beseitigt werden, so dass solche Kranke mit den
Gläsern wieder in der Nähe gut lesen können.

Sonst lässt sich augenärztlich nichts anrathen. Die
Hauptsache für die Heilung ist und bleibt die Beseitigung
der Onanie, da erfahrungsgemäss mit ihrer Ueberwindung
auch die genannten Augenerkrankungen nachlassen oder ganz
verschwinden. Ich will hier nur zwei besonders beweis-
kräftige Fälle anführen.

Ein 24jähriger Bureaubeamter klagte seit einigen Wochen über Flimmern vor beiden Augen und empfand einen Druck in beiden Augen, als wenn eine Faust auf denselben läge. Wenn er 20 Minuten gelesen hatte, störte ihn das helle Flimmern so, dass er aufhören musste; aber auch ohne Anstrengung dauerte die Lichterscheinung den ganzen Tag über, und er hatte die Empfindung, als ob er beständig eine von der Sonne beleuchtete Fensterscheibe sich hin und her bewegen sähe. Bei Schluss der Augen und im Dunklen hörte die Erscheinung auf. Seine Augen und seine Sehschärfe waren ganz normal. Er bekannte, vom 13.—18. Jahre täglich, mitunter sogar 3mal täglich onanirt zu haben. Dann kamen Kreuzschmerzen, Schmerzen im Scheitel, erschöpfende Pollutionen mehrmals in der Nacht und Schlaflosigkeit. Kein Zeichen von Rückenmarkserkrankung. Als er eine graue Brille nahm, die Onanie aufgab und den natürlichen Beischlaf vollzog, verschwanden nach einigen Wochen die Flimmererscheinungen und der Druck auf den Augen vollkommen. — Nach $^3/_4$ Jahren kam er wieder mit der Klage, dass, nachdem er viele Monate sich ganz wohl gefühlt, das Flimmern, wenn auch nicht so heftig, wieder begonnen habe; er fürchte, dass ein zärtlicher Brautstand, den er seit 5 Wochen eingeleitet, und in dem es viele geschlechtliche Erregungen ohne Befriedigung gäbe, die Ursache sei. Die Augen fand ich wieder vollkommen normal. Ich rieth ihm, die Hochzeit zu beschleunigen, — und in der That verschwanden seine Beschwerden in der Ehe. —

Auch ein 15jähriger Gymnasiast klagte über Flimmern vor beiden Augen, besonders bei Sonnenschein oder Schnee, aber auch beim Lesen; er sah dann allerlei bunte, sich drehende, helle Rädchen vor den Augen tanzen; mitunter war einen Tag lang Pause; meist aber wurde er täglich gestört. Seine Augen und seine Sehkraft waren völlig normal. Er onanirte seit zwei Jahren täglich mehrmals und litt viel an Pollutionen, die ihn schwächten. Ich warnte ihn vor fernerer Onanie und gab ihm eine graue Brille. Sobald er sie aufsetzte, verminderte sich das Flimmern; wenn er sie abnahm, trat es in alter Heftigkeit auf. Nach 3 Jahren sah ich ihn wieder; er erklärte, dass er allmählich mit aller Gewalt zu immer grösseren Zwischenräumen in der Masturbation sich entschlossen und in letzter Zeit dieselbe ganz unterlassen habe. Dem entsprechend sei das Flimmern immer seltener geworden; die graue Brille habe er schon lange abgelegt. Jetzt komme die Erscheinung höchstens alle 6 Wochen einmal an einem hellen Tage vor, gewöhnlich nach Pollutionen, die übrigens auch bedeutend abgenommen hätten. —

Was den erwachsenen Mann betrifft, so gelten wohl allgemein als richtig der Satz von Benedict: „Für die Heilung der Onanie giebt es kein besseres Mittel als die öftere Ausübung des natürlichen Beischlafes“ und der Satz von Curschmann: „Die Ehe regulirt in passendster Weise die verwilderte Begierde.“ Freilich muss man auch Fürbringer Recht geben, welcher meint, „dass es im Allgemeinen schwer hält, sich Gott Hymens als Bundesgenossen zu versichern, ganz abgesehen davon, dass er sich keineswegs immer hilfreich erweist“. Das Schlimme ist eben, dass in Folge der Schwierigkeit, eine Frau und Kinder zu ernähren, der Mann meist erst zwischen 30 und 40 Jahren heiraten kann, während die Natur ihn schon um das 20. Jahr auf die Ehe hinweist. Manche Aerzte empfehlen daher den Onanisten den ausserehelichen Beischlaf; dem gewissenhaften Arzte wird ein solcher Rath gewiss bedenklich erscheinen.

Aber freilich ist es für den Arzt recht schwierig, den Zwiespalt zwischen unserer sittlichen Anschauung und den Anforderungen der Natur zu lösen.

CAPITEL XIII.

Syphilitische Augenkrankheiten.

1. Stadien und Arten der Syphilis.

Was oben (pag. 73) über die scrophulösen Augenleiden gesagt worden ist, gilt auch für die syphilitischen. In einem Lehrbuche der Augenheilkunde, in dem mit Fug und Recht die Capitel nach dem anatomischen Sitze der Krankheiten geordnet werden, fehlt eine Uebersicht der durch Syphilis erzeugten Augenleiden; in der Hygiene müssen alle diese Erkrankungen des Auges zusammen besprochen werden.

Die Syphilis ist eine durch ein specifisches organisches Gift, dessen Natur noch nicht sicher ermittelt ist (Bacillen?), erzeugte Krankheit, welche sich in eigenartigen Entzündungen und Neubildungen in allen Theilen des Körpers äussert, Jahre und Jahrzehnte dauern kann, von den Eltern ererbt oder später durch Ansteckung erworben wird, und die zweifellos heilbar ist.

Ueber die Ableitung des Namens herrscht noch heute Streit. Manche leiten das Wort von σιφλός (schmutzig, hassenswerth) ab, andere von σύν und φιλία (mit Liebe), die Meisten von einem Schäfer Syphilus, welcher der Dichtung zufolge zuerst von der Krankheit befallen wurde. Die Krankheit heisst auch venerische Krankheit im engeren Sinne, Lustseuche, Lues venerea oder kurz Lues. Im Jahre 1494, wo sie zuerst epidemisch bei der Belagerung von Neapel auftrat, erschien sie den Aerzten als eine ganz neue

Krankheit; doch ist sie bestimmt schon im Alterthume vorgekommen.

a) Die erworbene Lues.

Die Syphilis ist eine Allgemeinerkrankung des ganzen
Organismus, welche nur Menschen, niemals Thiere befällt und welche ihren Ausgang von derjenigen Körperstelle
nimmt, an der das Gift eingedrungen; diese Einimpfung
kann aber nur dann erfolgen, wenn an irgend einer Stelle
der Haut oder der Schleimhaut eine kleinere oder
grössere Verletzung besteht.

An dieser Stelle entsteht eine örtliche Krankheit,
welche einen charakteristischen Verlauf nimmt und nach
einiger Zeit die benachbarten Drüsen befällt; von diesen
wird das Gift durch die Lymph- und Blutbahnen in den
ganzen Körper weitergeführt.

Die primäre Erkrankung pflegt in der Ueberzahl der
Fälle an den Geschlechtstheilen aufzutreten; sie kann aber
auch an fast allen anderen Körpertheilen, z. B. durch Kuss
an den Augen, an den Lippen, an wunden Brustwarzen,
auch in sehr seltenen Fällen durch Impfung oder Wiederimpfung mit Pocken syphilitischer Personen auf den Armen
entstehen. Auch die Schleimhaut der Lippen, der Scheide,
des Mastdarmes, der Bindehaut des Auges kann primär
angesteckt werden, wie die Haut des Penis. Ungefähr drei
Wochen, nachdem das Gift auf eine wunde Körperstelle
gelangt ist, entsteht eine knotenartige harte, aber
zugleich elastisch federnde, sich scharf von der Umgebung
absetzende Neubildung, auch harter Schanker, primäre Induration, Initialsclerose (von σκληρός hart)
genannt, die nach längerer Zeit verschwindet, meist ohne
eine Narbe zu hinterlassen. Zugleich schwellen die benachbarten Lymphdrüsen schmerzlos an; man nennt sie dann
indolente Bubonen (von βουβών Drüse).

Die secundäre Erkrankung, das zweite Stadium, tritt nach 8—12 Wochen auf; es zeigen sich gewöhnlich fleckige Hautausschläge (Roseola) meist auf dem Rumpfe und den Extremitäten, oder Papeln (papula, Blatter), breite Feigwarzen, Condylome (von κονδύλωμα harte Geschwulst) am After und den Schamlippen, oder Ausschläge, Psoriasis (von ψώρα Krätze), an den Handtellern und Fusssohlen. Die Schleimhaut der Lippen, der Zunge, der Gaumenbögen, des Kehlkopfes wird oft gleichzeitig von solchen Papeln (Plaques muqueuses) befallen.

Das dritte Stadium, die tertiäre Erkrankung, kommt — wenn nicht inzwischen Heilung eingetreten — erst nach einem halben Jahre oder viel später; es finden sich dann hauptsächlich Geschwülste mit gummiartig zerfallendem Inhalte (Gummata) in der Haut und in den Schleimhäuten, im Hirn, Rückenmark, in den Sinnesorganen, Eingeweiden und Knochen.

b) Die angeborene Lues.

Ausser den eben geschilderten Stadien der erworbenen Lues kommt noch die angeborene Syphilis vor.

Bei letzterer sind 2 Arten zu unterscheiden: 1) Die echte vererbte Lues, bei welcher entweder durch die syphilitischen Samenzellen des Vaters das Ei einer gesunden Mutter befruchtet wird (paterne Lues), oder bei der das Ei der Mutter selbst inficirt wird (materne Lues). Am gefährdetsten ist natürlich die Frucht, wenn beide Eltern syphilitisch sind.

2) Die Syphilis einer gesund erzeugten Frucht, welche nachträglich durch die erst während der Schwangerschaft angesteckte Mutter zu Stande kommt, indem durch den Kreislauf der Placenta das Gift von der Mutter auf das Kind übergeht. Freilich wird dabei die Schwangerschaft

häufig unterbrochen; es giebt Fehl-, Früh- und Todtgeburten; aber auch zu rechter Zeit werden syphilitische Kinder dabei geboren. — Die erbliche Lues ist um so schwerer, je frischer die Syphilis des Vaters oder der Mutter ist. Das Kind ist entweder gleich nach der Geburt oder in den ersten Monaten mit papulösem Ausschlag am Körper oder mit Blasen (Pemphigus) auf Handtellern und Fusssohlen bedeckt, hat Hauteinrisse (Rhagaden) an den Mundwinkeln oder am After, Plaques in der Mundhöhle und Catarrh der Nasenschleimhaut, oder es zeigt erweichende Knoten in oder unter der Haut, die den gummösen ähnlich sind. Die Erscheinungen beider Stadien können zusammen auftreten; doch kommen die tertiären Symptome meist erst später: Lues hereditaria tarda. —

Alle Organe des Körpers können bei Lues erkranken, auch die Augen. Wir müssen hier die Leiden ebenfalls trennen in solche bei ererbter und bei erworbener Syphilis. Vorausgeschickt muss aber werden, dass es keine Augenkrankheit giebt, welche nicht auch ohne Lues vorkommen kann, dass keine an sich für Lues charakteristische Augenkrankheit (ausser den gummösen) existirt, dass also stets noch andere syphilitische Zeichen zugleich für die sichere Diagnose nöthig sind.

2. Hornhautentzündung (Keratitis interstitialis diffusa) bei ererbter Syphilis.

Nicht immer, aber meist in Folge ererbter Lues, oft sehr spät, zwischen dem 6. und 18. Lebensjahre zeigt sich eine eigenthümliche Entzündung der Hornhaut, welche als Keratitis parenchymatosa oder interstitialis, diffusa oder profunda von den verschiedenen Autoren bezeichnet wird, die sich zunächst dadurch von allen anderen Hornhautentzündungen unterscheidet, dass sie niemals zu Eiterungen oder Geschwüren führt. Es giebt eine Form, welche mit, und eine, welche ohne Gefässentwicklung erscheint. Bei der ersteren entsteht eine hellrothe Gefässfüllung am Hornhautrande, meist am oberen Rande, der Rand schwillt an, und von dort aus trübt sich allmählich die ganze Cornea, die namentlich in der Tiefe sehr grau erscheint; auch die Gefässe können der Trübung in die Tiefe nachfolgen, so dass die Hornhaut dann eine unreine fleischrothe Färbung annimmt.

Bei der gefässlosen Form kann die tiefe Trübung der Hornhaut am Rande beginnen und nach der Mitte fortschreiten oder seltener umgekehrt. Gleichzeitig erscheint die Oberfläche glanzlos und gestichelt, so dass die Hornhaut, wie Fuchs treffend sagt, wie ein Milchglas aussieht.

Zu Geschwürsbildung kommt es, wie gesagt, niemals; aber es können grössere oder geringere Reizerscheinungen und Lichtscheu den Process begleiten. Die Dauer der Entzündung ist eine sehr lange; die kürzeste Zeit, während deren ich sie sah, waren $^3/_4$ Jahre, die längste 2 Jahre. Wenn die ganze Hornhaut auf der Höhe des Leidens getrübt ist, können die Kranken kaum Finger zählen; man sieht dann nicht mehr die Iris, die sich auch mitunter an der Entzündung betheiligt.

Aber allmählich hellt sich die Trübung auf, und zwar meist vom Rande gegen die Mitte hin, auf welcher freilich oft noch lange Jahre mehr oder minder dichte Flecke zurückbleiben können.

Im Ganzen sieht man die Krankheit häufiger bei Mädchen als bei Knaben, sie befällt stets beide Augen, aber eines nach dem anderen, und kann Rückfälle zeigen.

Sehr häufig ist die Krankheit mit einer eigenthümlichen Veränderung der Zähne vergesellschaftet, auf welche Hutchinson zuerst hingewiesen. Die mittleren oberen Schneidezähne zeigen nämlich eine Abbröckelung des mittleren Vorsprunges, wodurch der Kaurand eine concave Form annimmt.

Auch sind oft die Zähne klein, nach der Mittellinie des Körpers convergirend, schmelzlos und weit auseinander stehend.

Häufig sind auch andere Erscheinungen der Lues zugleich vorhanden: Gelenkentzündungen, Auftreibungen am
Schienbein (Tophi), Narben an Stelle früherer Rhagaden
am Munde, kleine schmerzlose harte Halsdrüsen, einge-
sunkener Nasenrücken, Geschwüre am Gaumensegel, Schwer-
hörigkeit, mangelnde Intelligenz. Diese Zugaben werden oft
genügen, so dass man den Eltern die peinliche Frage nach
der Ursache des Leidens ersparen kann.

3. Primäre syphilitische Erkrankungen an Bindehaut und Augenlidern.

Bei erworbener Lues sind alle Theile des Auges
bereits erkrankt gefunden worden, selbst die Thränendrüse.
Aber meist sind es secundäre und tertiäre Erscheinungen.

Primäre Leiden am Auge sind früher im Ganzen selten
mitgetheilt worden. Förster hat nie ein syphilitisches
Geschwür an den Lidern gesehen und rechnete noch im
Jahre 1877 dergleichen zu den grössten Seltenheiten; in
neuerer Zeit haben sich jedoch die Fälle sehr gemehrt.
Der harte Schanker sass entweder an der Lidhaut oder
in der unteren Uebergangsfalte der Bindehaut. Der innere
Augenwinkel wurde am häufigsten befallen; Krelling
findet den Grund darin, dass der innere Winkel viel leichter
kleinen Verletzungen ausgesetzt ist, da man beim Reiben
mit dem Finger meist gerade mit dem inneren Winkel in
Berührung kommt; vielleicht auch liegt die Ursache darin,
dass syphilitisches, ins Auge gelangtes Secret mit der
Thränenflüssigkeit leicht dorthin fortgespült werden und
sich daselbst festsetzen kann.

Meist waren es zehnpfennigstückgrosse, runde, wenig
schmerzhafte, knorpelharte Einlagerungen, über welchen die

Haut bläulich roth verfärbt war; in der Mitte kam es zu Geschwürsbildung mit spärlicher Absonderung, starker Schwellung und Röthung der benachbarten Bindehaut; die in der Nähe befindlichen Lymphdrüsen, besonders die vor dem Ohre, schwollen ebenfalls an. — Eigenthümlich für die Schanker des Lides soll nach Jullien und Zeissl das hartnäckige Fortdauern der Härte sein; in einem Falle von Fournier bestand sie über ein Jahr.

Dass gerade an den Lidern die Ansteckung erfolgte, hatte verschiedene Ursachen. Hamande sah bei einer Frau, welche sich beim Waschen von Wäsche einer syphilitischen Krankenhaus-Abtheilung angesteckt hatte, am linken unteren freien Lidrande einen Knoten, dem 6 Wochen später secundäre Symptome folgten. Savy behandelte einen Arzt, in dessen Auge eine syphilitische Kranke beim Touchiren des Rachens etwas Schleim gehustet hatte. Denti beobachtete ein primäres Geschwür in der unteren Uebergangsfalte der Bindehaut einer bis dahin gesunden Frau; ein nur wenige Monate altes Kind, das mit papulösem Ausschlage bedeckt war, hatte die Frau mit dem Fingernagel ins Auge gestossen. Es entstand ein speckiges Geschwür mit harter Infiltration der Umgebung und Schwellung der Drüsen in der Nähe, später Hautausschläge etc., die unter Quecksilber heilten. Meighan sah einen primären harten Schanker am linken unteren Augenlide mit Schwellung der Unterkieferdrüsen und allgemeinen syphilitischen Erscheinungen bei einem Arzte, der sich angesteckt, als er den Schanker eines Kranken vor einigen Wochen verbunden hatte.

Baum beobachtete am inneren Augenwinkel einen primären Schanker bei einem Manne, der ein Handtuch benützte, das ein Arbeitsgenosse, der ein syphilitisches Geschwür hatte, in derselben Werkstatt vorher gebraucht.

Baudry erzählt zwei Fälle von hartem Schanker der Augenlider bei kleinen Kindern, die dadurch erkrankten, dass ihre mit syphilitischen Mundkrankheiten behafteten Pflegerinnen zur Reinigung der gerötheten Lidränder Speichel verwendeten. — Morel Lavallée berichtete von einem Patienten, der bei einer Rauferei von Jemandem in die linke Augenbraue gebissen worden; die Wunde vernarbte, aber am Rande entwickelte sich ein harter Schanker, dem nach sechs Wochen secundäre Erscheinungen folgten. —

In Südeuropa und in Russland wurden öfters Fälle von Augensyphilis beobachtet in Folge der dort üblichen Sitte, fremde Körper mit der Zunge aus dem Bindehautsacke zu entfernen.

So berichtet Tepljaschin, dass im März 1887 durch eine syphilitische Curpfuscherin im Gouvernement Wjatka 8 Fälle von luetischen Augenerkrankungen vorkamen, davon 6 mit primärer Sclerose der Lider. In den 2 Dörfern, aus denen die Kranken stammten, herrschte eine wahre Epidemie von Syphilis, $15^0/_0$ der Einwohner litten daran; dort lebte eine Frau, die hauptsächlich die Entfernung von Fremdkörpern aus dem Auge durch Auslecken mit der Zunge betrieb. Diese Frau und ihre ganze Familie hatten ausgesprochene Lues. Von den 68 Kranken im Dorfe hatte sie bei 34 die Ansteckung auf die angegebene Weise verursacht; sie erklärte, sich selbst bei einer kranken Frau durch das Auslecken angesteckt zu haben. Einen ähnlichen Fall veröffentlichte Pospelow aus Moskau.

Alexander erzählt von einem jungen Manne, der durch die Küsse*) einer an Zungensyphilis leidenden Dirne am inneren Augenwinkel einen Schanker erhalten.

*) Dass Küsse auf das Auge auch in anderer Beziehung Schaden bringen können, folgt aus nachstehender Beobachtung, die ich vor 10 Jahren machte:

Auch ein Arzt wurde von Alexander behandelt, dem beim Ausspritzen einer syphilitischen Stinknase (Ozaena) etwas ins Auge gespritzt war, so dass eine primäre Sclerose am unteren Lidrande eintrat. Ich behandelte vor 20 Jahren einen Collegen, der eine syphilitische Frau entbunden hatte und aus Versehen mit der Hand an den Thränenpunkt des linken unteren Augenlides gefahren war, dort einen Schanker und später eine böse Aderhautentzündung mit anderen secundären Erscheinungen bekam. Auch Touchaleaume fand bei einer Zusammenstellung von 17 Schankern der Bindehaut 2 Fälle bei Aerzten und einen

Eine junge Gräfin kam von der Hochzeitsreise zu mir mit der Klage, dass sie an Thränen leide und einen Knoten im inneren Augenwinkel fühle. Ich sah eine kleine wurstförmige rundliche Geschwulst im unteren Thränenröhrchen, schnitt sie auf und fand in ihr einen dunklen zusammenhängenden Pfropf, der nach der Untersuchung von Herrn Prof. Ponfick wesentlich aus Leptothrixfäden bestand.

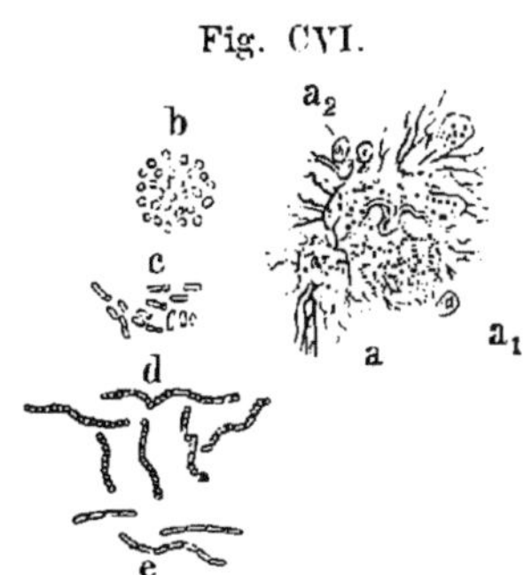

Fig. CVI.

Leptothrixfäden im Thränenröhrchen. (Nach Waldeyer.) *a* Bei schwacher Vergrösserung. *a₁* und *a₂* Epithelzellen aus den Thränenröhrchen. *b* Mikrococcus. *c* Stabförmige Glieder. *d* Vibrionenähnlicher Mikrococcus. *e* Fäden aus stabförmigen Gliedern.

Förster und Waldeyer hatten schon früher Aehnliches in den Thränencanälchen gefunden und abgebildet (siehe Fig. CVI). Förster hatte 1869 bereits die Vermuthung ausgesprochen, dass wohl diese im Speichel und Mundschleim vorkommenden Fäden in Folge der üblen Gewohnheit mancher Menschen, ihre Augen mit Speichel, namentlich bei Entzündungen, zu benetzen, ab und zu in das Thränenröhrchen gelangen können.

In meinem Falle erfuhr ich, dass der Ehemann während der Flitterwochen seine schöne Frau besonders häufig auf die Augen geküsst habe; vermuthlich sind dadurch die Pilze in den Thränengang gekommen. Nach Entfernung derselben und mehrtägigen Einspritzungen von Chlorwasser heilte das Leiden völlig.

bei einer Hebamme, welche sich die Krankheit im Berufe zugezogen hatten. —

Pospelow beobachtete einen Fall, wo der Augenlidschanker dadurch entstand, dass der Kranke seine Augen mit einer schmutzigen, noch von vielen anderen Arbeitern benützten Schürze stark gerieben hatte.

4. Secundäre syphilitische Augenkrankheiten.

a) Syphilitische Regenbogenhautentzündung.

Die secundären Augenleiden kommen häufiger in den Augen-Polikliniken, als in den Hospitälern zur Behandlung. Am häufigsten erkrankt die Iris, die Aderhaut, die Netzhaut.

Die Irisentzündung (Iritis) unterscheidet sich bei Syphilitischen mitunter gar nicht von der bei gesunden Menschen. Im Beginn wird leider noch jetzt oft eine Iritis von Aerzten, die sich nicht mit Augenheilkunde beschäftigen, für einen Augencatarrh gehalten und vernachlässigt. Die Röthung der Bindehaut ist aber selbst im Beginne eine viel tiefere und trübere, die Iris zeigt weniger Glanz, verfärbt sich, scheint grünlicher, oder in der Zeichnung verschwommener als die andere gesunde Iris; die Pupille ist enger und zieht sich träger auf Licht zusammen.

Bald tritt Ausschwitzung ein, das Kammerwasser trübt sich, es entstehen membranöse Auflagerungen auf der Linsenkapsel in der Pupille (Occlusio pupillae), Pupillenverschluss, oder der Rand der Pupille verklebt ganz oder stellenweise mit der Linsenkaspel; man nennt diese Anwachsungen: hintere Verklebungen, Synechiae posteriores (von σύν zusammen und ἔχειν haften).

Sind diese Verklebungen am ganzen Rande der Pupille eingetreten, so spricht man von ringförmiger Synechie

(Seclusio pupillae, Pupillenabschluss); dadurch wird die
vordere Augenkammer von der hinteren abgeschlossen und
der Druck des Auges erhöht; es kann zu Aushöhlung der
Sehnerven (Pseudoglaucom) und selbst zur Erblindung
kommen. —

Freilich ist meist der Schmerz, die Lichtscheu, der
Thränenfluss bei der syphilitischen Iritis geringer als bei
der gewöhnlichen, und andere syphilitische Zeichen, wie
Feigwarzen und Rachenerkrankungen, weisen auf Lues hin.
Häufig allerdings gesellen sich zur Entzündung noch Gummigeschwülste der Iris hinzu, gelbliche Knötchen, meist
in der Nähe des Pupillenrandes, seltener am Ciliarrande,
mitunter auch grosse hellgelbe Knoten, die weit in die
Kammer vorragen; diese findet man freilich nur bei Lues,
aber dann fast immer in späteren Stadien. Uebrigens sind
Gummiknoten auch in der Lederhaut, im Ciliarkörper, in
der Netzhaut, wenngleich sehr selten beobachtet. Meist
werden beide Augen nach einander befallen und Rückfälle
sind häufig. Auch gesellt sich oft Entzündung der Aderhaut
und Netzhaut hinzu.

b) Die Aderhautentzündung.

Dieselbe verräth sich durch äussere Erscheinungen
eben so wenig bei Syphilitischen als bei Nichtsyphilitischen;
nur das Herabgehen der Sehschärfe und die Flimmererscheinungen führen die Kranken — leider oft erst sehr spät —
zum Arzte. Bei der syphilitischen Aderhautentzündung
(Chorioiditis syphilitica diffusa), welche besonders sorgsam
von Förster studirt wurde, findet man objectiv hauptsächlich feine, staubförmige, bewegliche Glaskörpertrübungen, welche eine Untersuchung der Aderhaut mit
dem Augenspiegel sehr erschweren, zuweilen unmöglich
machen. Mitunter sieht man umschriebene Ausschwitzungs-

herde in der Aderhaut und Netzhaut, auf deren hintere Schichten die Krankheit meist mit übergreift, so dass man von Aderhaut-Netzhautentzündung gesprochen hat.

In späteren Stadien entsteht bisweilen aus der Trübung und Entzündung ein Schwund, eine Atrophie; dabei kommt es zur Einwanderung von Farbstoff aus der Aderhaut in die Netzhaut, so dass man schwarze Figuren, namentlich in der Peripherie der Netzhaut findet, welche an Retinitis pigmentosa (siehe unten Cap. XVIII) erinnern.

Subjectiv sind Nachtblindheit, Abnahme der Wahrnehmungsfähigkeit bei herabgesetzter Beleuchtung (Hemeralopie von ἡμέρα Tag und ὄψ Auge), Abnahme der Sehschärfe, Lücken im Gesichtsfelde, das sogenannte gefensterte Sehen, schachbrettartige flimmernde Figuren vor dem Auge (Photopieen) auffallend.

Auch dieses Leiden zeigt leider häufige Rückfälle trotz energischer Behandlung; meist kommt es bei älteren Personen vor. Förster sah es unter 55 Fällen bei 40 Menschen, die das 30. Jahr, und bei 14, die das 50. Jahr überschritten hatten. Ich fand es unter 40.000 Kranken 137mal, also in $3 \cdot 4^0/_{00}$.

c) Die Netzhaut- und Sehnervenentzündung.

v. Graefe beschrieb eine besondere Form von centraler rückfälliger Netzhautentzündung (Retinitis), bei welcher plötzlich in der Mitte des Gesichtsfeldes starke Verdunklungen eintreten, die nach wenigen Tagen wieder verschwinden, aber 10—30mal in Wochen und Monaten wiederkehren können; während der Anfälle zeigt sich eine feine grauliche Trübung in der Mitte der Netzhaut, am gelben Fleck. Sie soll nur bei Syphilitischen vorkommen, scheint aber sehr selten (ich habe diese Form nie gesehen); wohl aber sah ich wirkliche Entzündung des Sehnerven

(Neuritis optici), bevor noch Aderhaut und Glaskörper erkrankten, bei einem 49jährigen Manne, den ich 8 Jahre bis zu seinem Tode behandelte.*) Erst zeigte sich starke Schwellung und Röthung des rechten Sehnerven, die nach Quecksilbercuren sich minderte, aber wiederkehrte, dann trat nach 3 Jahren dieselbe Krankheit links auf, nachdem das rechte Auge bereits durch gelbe Atrophie des Sehnerven völlig erblindet war. Est später kamen Glaskörpertrübungen. Förster vermuthet, dass die Sehnervenentzündungen wohl durch gummöse Wucherungen zwischen den Sehnervenscheiden hervorgerufen würden. — Auch Sehschwächen, Amblyopien (von ἀμβλύς stumpf und ὤψ Gesicht) wurden bei Lues des Hirnes beobachtet; der Augenspiegel erklärt in diesen Fällen das schlechte Sehen nicht.

5. Tertiäre syphilitische Augenkrankheiten.

Man kann vielleicht schon die Aderhaut- und Netzhautentzündung zu den tertiären Erscheinungen rechnen; gewiss gehören aber zu diesen späten Erkrankungen die syphilitischen Augenmuskellähmungen. Denn nicht die Muskeln selbst sind krank, sondern ihre Nerven an dem Schädelgrunde oder an der Durchtrittsstelle durch die Schädelöffnung, oder die Nervenkerne im Gehirn selbst sind syphilitisch erkrankt. Alle Augennerven können leiden, der 3., 4. und 6. Gehirnnerv (der Oculomotorius, der Trochlearis und der Abducens); auch nur einzelne Zweige des 3. Nerven können befallen sein, so dass z. B. nur Accommodationslähmung oder Pupillenlähmung vorhanden ist. Ganz besonders bedenklich sind einseitige Accommodations- und Pupillen-

*) Der Fall ist genau geschildert in Schubert, Ueber syphilitische Augenkrankheiten. Berlin 1881, pag. 53.

lähmungen bei Syphilis, sie gehören zu den spätesten Erscheinungen. Ich habe nur selten einen dieser Fälle heilen, meist aber Grössenwahn und allgemeine Paralyse folgen sehen. Doch kommen auch gemischte Lähmungen vor, je nachdem die Gummigeschwulst im Gehirn oder den Hirnhäuten da oder dort auf einen Augennerven einwirkt. Bei den Muskellähmungen treten störende Doppelbilder auf, die den Kranken zum Arzt führen; bei der Accommodationslähmung hört das Sehen in der Nähe auf. Diese Lähmungen unterscheiden sich durch nichts von nicht syphilitischen.

6. Verlauf und Ausgänge.

Der Verlauf der geschilderten Augenleiden hängt lediglich von der Behandlung (siehe unten) ab. Die Hornhautentzündung lässt freilich trotz umsichtigster Behandlung leider oft bleibende Trübungen zurück, die das centrale Sehen stören.

Ueberhaupt haben die ererbten Formen die Neigung, nach einander verschiedene Augenkrankheiten hervorzurufen. Als Beweis möchte ich einen Fall erwähnen, den ich seit 26 Jahren behandle. Im Jahre 1865 zeigte der 11jährige Knabe auf beiden Augen nach einander parenchymatöse Hornhautentzündung, Augenzittern, Eiterung des Thränensackes. Der Vater hatte die Mutter angesteckt; diese bekam eine schwere rechtsseitige Augenentzündung, an der sie fast erblindete; das erste Kind kam todt zur Welt. Während der Schwangerschaft mit dem zweiten Kinde (meinem Patienten) machte sie eine Quecksilbercur durch, trotzdem wurde dieser Sohn mit Nasenausfluss geboren und hatte schon in den ersten Lebensjahren eine Augenkrankheit. Das dritte Kind kam mit Ausschlag zur Welt und litt später auch an syphilitischer Hornhautentzündung. Zwei andere Kinder wurden zu früh geboren; zwei andere, mit Ausschlägen bedeckt, starben bald nach der Geburt. Im Jahre 1867 waren bei meinem Kranken nur Hornhautflecke vorhanden; doch war die Aderhaut noch frei. Im Jahre 1868 zeigten sich trotz gründlicher Quecksilberbehandlung bereits Farbstoffherde in derselben, die immer mehr zunahmen; 1872 auch helle Herde in der Aderhaut und Iritis. Dann trat Glaucom (grüner Staar) hinzu, weswegen ich 1874 rechts und 1875 links eine künstliche Pupille machte. Als der Kranke 31 Jahre alt war, trübten sich die Linsen und verschoben sich nach oben. Das rechte Auge schrumpfte 1887 und musste wegen Schmerzen herausgenommen werden. Das linke zeigt jetzt (1891) Atrophie des Sehnerven; Patient, nun 37 Jahr alt, sieht nur noch ganz grosse Gegenstände, ist nachtblind, muss geführt werden. Und das Alles in Folge der Lues des Vaters! —

Die Iritis führt zu den geschilderten Verwachsungen der Iris mit der Linsenkapsel, welche, wenn nicht gleich im Beginne Atropin angewendet worden, zeitlebens unzerreissbar bleiben, das regelmässige Pupillenspiel stören und die Quelle immer neuer Entzündungen werden. — Die Aderhaut- und Netzhautentzündungen schädigen das Sehvermögen in hohem Grade, der Glaskörper bleibt trübe, es entsteht Vertrocknung des Sehnerven und Pigmenteinwanderung in die Netzhaut. — Bei den Muskellähmungen kann das Doppelsehen bleiben, wenn nicht etwa die Gehirnsyphilis als solche den Tod beschleunigt.

Alle diese schlimmen Ausgänge werden aber durch eine rechtzeitige Quecksilbercur fast immer verhütet, wie in dem Abschnitte über Behandlung gezeigt werden wird. Durch dieselbe können alle Krankheitserscheinungen geheilt werden.

7. Vorkommen.

a) Im Allgemeinen.

Aus naheliegenden Gründen wird es gerade bei der Syphilis niemals gelingen, auch nur eine annähernd sichere Zahl über ihre Verbreitung in den verschiedenen Ländern zu gewinnen. Ein Theil der Kranken lässt sich gar nicht behandeln, ein anderer geht, wie Schubert sehr treffend sagt, „in richtiger Selbsterkenntniss zum Schäfer"; wieder Andere fragen verschiedene Aerzte; nur ein Theil kommt in öffentliche Anstalten, und zwar nicht allein in die syphilitischen Abtheilungen, sondern, je nachdem dieses oder jenes Organ befallen, in verschiedene Specialkliniken.

Aber auch die Statistik der syphilitischen Augenkrankheiten begegnet den grössten Schwierigkeiten. Man weiss weder, wie viele Syphilitische augenkrank sind, noch wie viele Augenkrankheiten die Syphilis zur Ursache haben. Nicht jedes Augenleiden ist syphilitisch, das bei einem syphilitischen Menschen vorkommt.

Somit ist man nur auf die Berichte der Augenkliniken angewiesen, wobei freilich auch nicht vergessen werden darf, dass in stark besuchten Polikliniken nicht in jedem Falle eine erschöpfende Krankengeschichte aufgenommen werden kann, und dass die syphilitischen Augenkranken oft nur schwer zu dem Geständniss zu bringen sind, dass sie früher angesteckt waren. „Quisquis syphiliticus mendax!" sagten schon die Alten. — Trotzdem finde ich in den grösseren Berichten aus 4 deutschen Augenkliniken eine geradezu wunderbare Uebereinstimmung. Schubert hat unter 20.000 Kranken aus meiner Klinik 231 = 1·15%, Coccius*) in Leipzig hat unter 8000 Kranken 92 = 1·16%, Bäuerlein*)

---

*) In Folge eines Druckfehlers steht in Förster's Arbeit, Gräfe-Sämisch' Lehrbuch der Augenheilk., Bd. VII, pag. 185, bei

in Würzburg hat unter 20.000 Augenkranken $235 = 1\cdot17\%$ und Drewes aus Baumeister's Klinik in Berlin unter 10.000 Kranken $114 = 1\cdot14\%$ gesehen, bei denen ein Zusammenhang mit Syphilis festgestellt werden konnte.

Also nur um $\frac{1}{100}\%$ differiren diese vier Statistiken. Alexander fand freilich unter 50.000 Augenkranken in Aachen $1385 = 2\cdot77\%$ Luetische; er macht aber selbst darauf aufmerksam, dass gerade nach Aachen in die dortigen Bäder eine grosse Menge Syphilitischer geschickt werden, dass also hier andere Verhältnisse obwalten, als in anderen Augenkliniken.

In Frankreich scheint der Procentsatz etwas höher zu sein. Badal in Paris sah unter 20.000 Augenkranken $631 = 3\cdot13\%$ und Eveillé in Bordeaux unter 10.000: $311 = 3\cdot11\%$ Syphilitische.

Unter allen 138.000 Augenkranken, über welche die genannten 7 Autoren berichten, waren also $2999 = 2\cdot16\%$ syphilitisch.

Man kann daher wohl sagen, dass nur $1\!-\!2\%$ der Augenleiden syphilitischer Natur seien.

Das Verhältniss, in welchem die einzelnen Theile des Auges bei Syphilis befallen werden, giebt folgende Tabelle, welche Alexander aus den Beobachtungen der 1385 syphilitischen Kranken seiner Anstalt in seinem sorgsamen Werke zusammenstellt. Es wurden beobachtet Krankheiten

des Sehnerven .	$568 = 40\cdot93$	Procent
der Iris und Aderhaut	$331 = 23\cdot97$	„
der äusseren Muskeln	$146 = 10\cdot54$	„
der Netzhaut	$107 = 7\cdot72$	

der Erwähnung von Coccius statt $1\cdot16\%$ leider $11\cdot6\%$, und dieser Fehler ist auch in Alexander's Schrift „Syphilis und Auge" übergegangen. In letzterer ist auch bei Bäuerlein's Arbeit irrthümlich $1\cdot06\%$ statt $1\cdot17\%$ gedruckt.

der Hornhaut	75	=	5·48 Procent
der inneren Muskeln .	59	=	4·26 „
ererbte	39	=	2·81 „
der Knochen- und Thränenorgane	35	=	2·52 „
des 5. und 7. Hirnnerven	14	=	1·00 „
der Lider und Bindehaut	8	=	0·57 „
der Lederhaut .	3	=	0·13 „

Merkwürdig ist die hohe Zahl der Sehnervenleiden in Aachen, die $^2/_5$ aller ausmacht; vermuthlich werden gerade die schwersten Fälle von Lues nach Aachen geschickt; ich habe unter 231 syphilitischen Augenleiden nur 8mal Sehnervenentzündung und nur 3mal sicher auf Syphilis beruhende Vertrocknung des Nerven gesehen.

b) Hornhautentzündung.

Schubert fand unter meinen 231 syphilitischen Augenleidenden nur 5 Fälle = 2·1⁰/₀, Alexander sah 5·5⁰/₀. Horner notirte unter 63 Fällen von interstitieller Hornhautentzündung 26mal erbliche Syphilis, 10mal wahrscheinlich erbliche, 2mal erworbene Lues. Unter 20.000 Augenkranken sah ich 77mal die geschilderte Hornhautkrankheit, also in 0·38⁰/₀; davon war nur bei 5 erbliche Lues nachweisbar, d. h. bei 6·5⁰/₀. Während jedoch unter den 72 nicht Syphilitischen die Krankheit nur 17mal doppelseitig, d. h. in 23·6⁰/₀ vorkam, waren die 5 syphilitischen Fälle alle doppelseitig; auch bei Horner waren von 26 Fällen 24 doppelseitig. — Horner berechnet die Krankheit als 0·5⁰/₀ unter den Augenleiden des Kindesalters, Schubert als 0·4⁰/₀ unter allen Augenkrankheiten.

c) Primäre Erkrankungen der Lider und Bindehaut.

Aus Neisser's Klinik erschien kürzlich eine gründliche Dissertation von Protzek, welche die extragenitalen

Ansteckungen zum Gegenstande hat. Von 1879 bis 1891 wurden in der Klinik 7062 Personen behandelt, von denen 93 = 1·3% an anderen Stellen, als an den Geschlechtstheilen Ansteckungen zeigten; von diesen betrafen 71 die Lippen, 5 die Finger, nur 2 die Augen, die übrigen andere Körpertheile. — Lavergne und Perrin sahen in Fournier's Klinik in einem Jahre 27 Fälle von extragenitalen Schankern, davon 10 an den Lippen und 5 an den Augen. — Alexander konnte 8 Fälle anführen. — Die primären Erkrankungen, die ich oben (pag. 570—574) möglichst genau mitgetheilt, kommen doch im Ganzen recht selten vor.

d) Irisentzündungen.

Die Syphilidologen sehen die Iritis seltener, als die Augenärzte. Siegmund in Wien fand sie bei 1%, Hebra in Wien bei 2%, Fournier in Paris bei 3—4%, Beck in Christiania bei 5·4%, Seggel bei 1% aller Syphilitischen. Dagegen sah ich bei 20.000 Augenkranken unter 524 Iritiden 121 auf Syphilis zurückführbare Fälle = 23% der Iritiden; Coccius sah 34%, Horner 42%, Arlt 28%, Schnabel 48%; v. Wecker giebt schätzungsweise 60 bis 70% an, Gräfe ebenso 60%, Mauthner über 60%, Alexander 60%, Knapp etwa 30%.

Gummigeschwülste in der Iris fand Coccius in 12%, Schmidt-Rimpler in 15%, Knapp, v. Schröder und Widder in 19% der Iritiden; Mooren sah sie in 25% und Alexander in 27% der syphilitischen Iritiden. Ich sah nur 4 Fälle bei 121 syphilitischen Iritiden. Sicher ist also die syphilitische Iritis eine der häufigsten Formen der Iritis. (In Bezug auf Einzelheiten sei auf die genauen Arbeiten von Schubert und von Alexander hingewiesen).

e) Aderhaut- und Netzhautentzündung.

Ich notirte bei 40.000 Augenkranken 137 Fälle von syphilitischer Aderhautentzündung = 0·34%. Da Fetzer unter 52.259 Kranken nur 0·83% Aderhautentzündungen aller Art gefunden, so ist die genannte Zahl der syphilitischen immerhin eine hohe; 36mal unter 231 syphilitischen Augenkrankheiten sah ich die Aderhaut- mit Irisentzündung verbunden. — Die Netzhauterkrankungen sind seltener; Schubert fand nur 23 Fälle unter 231 meiner syphilitischen Kranken.

Complicationen von Aderhaut-, Regenbogenhaut- und Netzhautentzündungen sind häufig. Unter 121 Iritiden kam 36mal Aderhaut- und 14mal Netzhautentzündung vor, also 41·3% Complicationen. Unter 89 Aderhautentzündungen wurden 36 Iris- und Netzhautentzündungen, 29 Netzhautentzündungen, also 65 Complicationen — 73% gefunden. Coccius zählte bei 55 syphilitischen Iritiden 24%, bei 21 syphilitischen Aderhautentzündungen 71% Complicationen, dagegen nur 18, respective 20% bei nicht syphilitischen. Für die syphilitischen Entzündungen ist also nach Schubert die Complication Regel, für die nicht luetische Ausnahme. — Beiderseitige Erblindungen in Folge von Lues gehören aber zu den grössten Seltenheiten; Magnus berechnet sie nur auf 0·47% aller Blinden.

f) Augenmuskellähmungen.

Bei 269 Lähmungen der Bewegungsnerven fand Alexander 53% und bei 76 einseitigen Pupillen- und Accommodationslähmungen 78% syphilitischen Ursprunges. Der 3. Nerv (Oculomotorius) war in 65%, der 6. Nerv (Abducens) in 33%, der 4. (Rollnerv) in 1·5% erkrankt. Der augenbewegende 3. Nerv war 164mal befallen, 19mal in allen seinen Zweigen, 145mal in einzelnen Zweigen gelähmt.

In meiner Klinik wurden unter 20.000 Fällen von Schubert 269 Muskellähmungen $= 1\cdot35^0/_0$ gefunden und genau in seinem Buche besprochen. 53 betrafen nicht syphilitische, 47 luetische Personen, letztere bei 37 Männern und bei nur 10 Weibern.

Spontane isolirte Pupillen- und Accommodationslähmung kam im Ganzen 23mal und davon 8mal bei Syphilitischen vor. —

In neuester Zeit ist eine Sammelforschung über Syphilis angeregt worden; dieselbe wird wohl auch betreffs der Augensyphilis grosse und wichtige Zahlen zu Tage fördern; indessen sieht man wohl schon aus vorstehenden Zahlen, wie viel Unheil die Lues auch am Auge erzeugt.

8. Verhütung.

Da über die Ursache der Syphilis uns bisher nichts bekannt ist, sondern nur ein Bacterium einstweilen als Ursache vermuthet wird, so wenden wir uns gleich zur Besprechung der Verhütung der Syphilis; denn eine Vorbeugung gegen syphilitische Augenkrankheiten bei einem Menschen, der syphilitisch ist, giebt es nicht. „Die Bekämpfung der Syphilis,“ sagt Fuchs mit Recht, „gehört zu den wichtigsten Aufgaben der Hygiene.“

A. Verhütung der Vererbung.

Verhinderung der Verheiratung Syphilitischer.

Als die Syphilis im Jahre 1500 zuerst in Europa epidemisch auftrat, waren die Begriffe von Ansteckung noch ganz unklar. Dem Einflusse der Gestirne und kosmischen Erscheinungen wurde damals die Entstehung der Krankheit zugeschrieben. „Man dachte,“ sagt Bergh in seiner hoch-

interessanten Schrift „Ueber Ansteckung und Ansteckungs-
wege bei Syphilis" (Hamburg 1888), „daran um so weniger,
als man damals Päpste und Fürsten, sowie die höchsten
geistlichen und weltlichen Würdenträger, ja selbst profes-
sionelle Frommheiten, wie Nonnen und Mönche, von der
grässlichen Krankheit angegriffen sah; es wäre selbst gefährlich gewesen, die Tugend solcher Personen anzuzweifeln.
In jener Zeit wurde daher auch unverhohlen davon gesprochen und geschrieben, dass solche Individuen die
„gallische" Krankheit bekommen hätten; daher konnten
auch die ältesten syphilidologischen Verfasser ohne Anstand
zu erregen ihre bezüglichen Abhandlungen und Bücher
Päpsten, Fürsten und Cardinälen dediciren. Man hegte nichts-
destoweniger doch schon damals unklare Vorstellungen von
Ansteckungsfähigkeit der Krankheit, welche aber meist sehr
phantastisch und übertrieben waren. Erasmus von
Rotterdam sagte von Ulrich v. Hutten: „sein Odem war
Gift, seine Worte und seine Berührung fast tödtend." —
Selbst die Aussätzigen vermieden die Syphilitischen und
weigerten sich, mit ihnen unter einem Dache zusammen
zu sein aus Furcht, eine noch schlimmere Krankheit zu
bekommen." —

„Ein alter Autor bedauerte," wie Bergh erzählt, „dass
man nicht die ersten Syphilitischen gesammelt und verbrannt hatte, wie Philipp der Schöne in Frankreich
es mit den Aussätzigen versuchte, oder dass man nicht
wenigstens dem Rathe des Erasmus gefolgt war, am
liebsten doch Eheleute zu verbrennen, wenn sie syphilitisch
werden, mindestens aber den Mann zu castriren und die
Frau zu infibuliren."

Einzelne Schriftsteller (Torella, Almenar, Vella)
betonten freilich schon 1500—1503 die Ansteckung durch
den Beischlaf, aber erst nach der Mitte des 16. Jahr-

hunderts wurde diese Ansicht allgemein; doch ist noch lange nachher, besonders in der nichtmedicinischen Literatur, eine Ansteckungsfurcht anzutreffen, die an den Aberglauben früherer Zeiten erinnert. So lässt Goethe in den „Bekenntnissen einer schönen Seele" (Wilhelm Meister's Lehrjahre. VI, Bd. XIX, 1828, pag. 276) das junge Mädchen, von ihrem französischen Sprachmeister belehrt, nicht allein die Berührung von Tassen und Gläsern der jungen Männer fürchten, sondern auch die Stühle vermeiden, auf denen sie gesessen haben.

Dieser Ansteckungsfurcht gegenüber ist leider heute im Volke eine Sorglosigkeit betreffs syphilitischer Ansteckung eingetreten, die es allein erklärlich macht, dass so viele syphilitische Personen heiraten.

Geradezu empörend ist es, wenn ein Mann, der noch an den Geschlechtstheilen krank ist, ein gesundes Mädchen heiratet oder eine gesunde Frau berührt. Ich habe eine junge Frau an syphilitischer Pupillenlähmung und Sehnervenentzündung *) behandelt, welche in der Brautnacht angesteckt worden war; am Tage nach der Hochzeit gestand der Ehemann seiner Frau, dass der Arzt ihm Enthaltsamkeit anbefohlen hatte, dass aber der eine Beischlaf keinen Schaden bringen könne, und er blieb von nun an in strenger Behandlung; allein nach 3 Wochen traten die ersten Erscheinungen der Lues bei der unschuldigen Frau auf. Solche Verbrechen sollten vom Gesetze auf das Strengste bestraft werden! Aber es fehlt leider an einem Gesetze.

Viel häufiger heiraten Männer, welche zur Zeit ganz frei von syphilitischen Erscheinungen sind, sich gesund glauben und doch ihr Leiden vererben.

---

*) Schubert hat den Fall pag. 106 seiner Schrift ausführlich mitgetheilt.

Eine Person, die Syphilis gehabt, kann nie ganz sicher wissen, ob sie völlig geheilt ist, und ob sie gesunde Kinder bekommen wird. Doch ist die Erzeugung gesunder Kinder um so wahrscheinlicher, je mehr Jahre seit den letzten Erscheinungen der Lues vergangen.

Personen, welche Syphilis überstanden, können daher gar nicht energisch genug vor zeitiger Heirat gewarnt werden.

Fournier, der erfahrene Pariser Syphilidologe, räth den Aerzten auf folgende Punkte bei der Erlaubniss zur Eheschliessung zu achten: 1) Es dürfen keine örtlichen contagiösen Zeichen der Syphilis vorhanden sein. 2) Wenigstens 3 Jahre sollten seit der Ansteckung verflossen sein, in schlimmen Fällen noch mehr. 3) Die letzten 2 Jahre sollen ohne neue Erscheinungen der Syphilis vorübergegangen sein. 4) Bei schlimmen, immer wiederkehrenden Erscheinungen, bei Wirkungslosigkeit der Behandlung, schlechter Ernährung, tertiären Zeichen soll die Heirat verschoben oder ganz aufgegeben werden. 5) Es soll jedenfalls der Hochzeit eine gründliche antisyphilitische Behandlung vorausgehen. —

Aber selbst trotz der Befolgung dieser Vorsichtsmassregeln werden leider oft von früher syphilitischen Eltern kranke Kinder erzeugt, oder sie erkranken erst in späteren Jahren, so an der oben beschriebenen Hornhautentzündung zwischen dem 6. und 18. Jahre. Um letztere zu verhüten, empfiehlt Fuchs Jodpräparate und kräftigende Mittel. —

Bergh in Kopenhagen hält es für zweckmässig, dass bei Eingehen von Ehen ein Zeugniss verlangt werde, dass die Betreffenden in den letzten Jahren nicht Syphilis erworben hätten. So richtig dieser Rath ist, so dürften wohl noch viele Jahrzehnte hingehen, ehe eine derartige staatliche Vorschrift erlassen würde. (Will der

Staat die Vererbungen verhüten, so müsste er auch den Tuberculösen und Epileptikern die Ehe verbieten.)

Bis dahin dürfte ausser der ärztlichen Warnung eine populäre Belehrung über die Gefahren der Ehe mit Syphilitischen Nutzen versprechen, da Väter und Vormünder dann bei Eheschliessungen diesen wichtigen Punkt mehr erwägen würden, als bisher. Auch Müttern könnte eine Belehrung nicht schädlich sein.

Ist aber eine solche Ehe geschlossen, und erscheinen bei der schwangeren Frau die Zeichen der Syphilis, so wirkt eine energische antisyphilitische Cur stets günstig auf das im Mutterleibe sich entwickelnde Kind. Thurmann erzählt (nach Fuchs) Folgendes: Eine syphilitische Frau, die nicht behandelt wird, gebiert nach und nach 7 Kinder, die alle an Syphilis zu Grunde gehen. Während der 8. und 9. Schwangerschaft lässt sie sich behandeln und gebiert 2 gesunde Kinder. Während der 10. Schwangerschaft wird die Behandlung vernachlässigt; das Kind stirbt nach 6 Wochen an Syphilis. Nach der 11. Schwangerschaft, während welcher die Behandlung wieder aufgenommen worden war, wird wieder ein gesundes Kind geboren.

B. Verhütung der Ansteckung.

a) Prostitution und Bordelle.

Zu allen Zeiten und in allen Ländern hat es Personen gegeben, die für Geld oder sonstige Belohnung sich Jedermann preisgaben. Diese Leute nennt man jetzt „Prostituirte“. Die socialen Schwierigkeiten, die heute den Meisten eine frühe Eheschliessung unmöglich machen, sind die Hauptursache der Unausrottbarkeit der Prostitution. Die besten Lehren der Moral scheitern nun einmal leider erfahrungsgemäss an dem unwiderstehlichsten und mäch-

tigsten aller Triebe, an dem Begattungstriebe der
Jugend.

Die grausamen Strafen, die man früher den Prostituirten dictirte, wie Prangerstehen, Durchpeitschen, Nasen-
und Ohrenabschneiden, Ertränken etc., haben bekanntlich
das Gegentheil von dem hervorgerufen, was sie beabsich-
tigt; die Prostitution war genöthigt, sich zu verstecken
in Schlupfwinkel, aus welchen, wie Wernich richtig sagt,
sich die Vergiftung mittelst Syphilis uncontrolirt,
schleichend und langsam, aber um so sicherer und
verderblicher in die unschuldigen Bevölkerungsschichten verbreitet (clandestine Prostitution).

Man hat also mildere Gesetze gemacht, die hauptsächlich eine bessere Ueberwachung der Prostitution
bezwecken. Dieselbe ist in den verschiedenen Staaten sehr
verschieden, doch ist die Frage, wie der Verbreitung der
Syphilis durch die Prostitution am wirksamsten zu begegnen
ist, leider nirgends gelöst.

Wer sich über die Einrichtungen in den einzelnen
Staaten unterrichten will, lese die gute Arbeit von Wernich. Für uns kann es sich wesentlich nur um die Bordell-
frage im Allgemeinen handeln.

Die Vertheidiger der Bordelle sagen mit Recht, dieselben schädigen in möglichst geringem Masse die öffentliche Moral und Sicherheit, insofern durch sie die Strassen-
prostitution, die Verletzung des öffentlichen Anstandes und
die Verführung von Männern und unbescholtenen Mädchen
verhütet werden; hauptsächlich aber wird durch Bordelle die Syphilisverbreitung am vollkommensten
beschränkt, da in ihnen die ärztliche Untersuchung
der Mädchen am vollkommensten ausgeführt werden
kann, und da besonders letztere selbst auch in Folge ihrer
günstigeren materiellen Lage, sowie auf Grund ihrer durch

Belehrung und Erfahrung gewonnenen Kenntniss sich leichter gegen Ansteckung zu schützen vermögen, als die viel unglücklicher gestellten, unwissenden, einzeln wohnenden Strassenprostituirten, welche bittere Noth zwingt, sich Jedem preiszugeben.

Die Gegner der Bordelle betonen, dass die Bordelle die Neugier der Kinder und unreifer Personen in gefahrdrohender Weise anziehen, dass die Freudenmädchen dort zu Säuferinnen werden, und dass die Unternehmer durch allerlei Verführungskünste junge unwissende Mädchen einfangen müssen, um mit ihrem Bordell Geschäfte zu machen. Aber sie vergessen ganz, dass durch Aufhebung der Bordelle viele Tausende von Zuhältern der frei lebenden Mädchen indirect unterstützt werden.

In Bremen schlug man einen Mittelweg ein, indem man die Mädchen in eine Seitenstrasse, die am Ende zugemauert wurde, verwies; sie wohnen hier in einzelnen Wohnungen, ohne dass ein Unternehmer bei dem Geschäftsbetriebe interessirt ist, und sind trotzdem leicht zu controliren.

In Preussen werden Bordelle nicht geduldet; man lässt jede eingeschriebene Prostituirte wöchentlich einmal ärztlich untersuchen und die Erkrankten ins Hospital bringen; nur scheint es kaum möglich, bei diesen Massenuntersuchungen mit der bei den heutigen Untersuchungsweisen nöthigen, zeitraubenden Gründlichkeit (siehe unten beim Abschnitte: Augentripper) zu verfahren. Und wie viele Männer kann ein Mädchen in einer Woche schon angesteckt haben? Von den etwa 30.000 Weibern, die sich (nach Wernich) in Berlin der Prostitution ergeben, sind viele Tausende sittenpolizeilich nicht untersucht.

Eine brauchbare, grosse Statistik zum Vergleiche der Syphilis bei Bordellen und frei lebenden Mädchen fehlt allerdings noch. Allein es unterliegt doch keinem Zweifel, dass die ärztliche Untersuchung in den Bordellen eine viel häufigere (tägliche) und gründlichere sein kann, als bei den allein wohnenden Frauenzimmern. In gewissen vornehmen Bordellen in Paris wird sogar jeder Mann, der das Haus betritt, untersucht; schliesslich sind es doch die Männer, die die ursprünglich gesunden Mädchen anstecken, — der Besucher hat also dort die grösstmöglichste Sicherheit. Diese Einrichtung sollte die weiteste Verbreitung finden.

In Strassburg ist die ärztliche Ueberwachung besonders sorgsam, und zwar in den Bordellen wöchentlich zweimal, bei den Filles inscrites isolées wöchentlich einmal und bei allen aufgegriffenen Prostituirten sofort nach der Festnahme; natürlich werden alle Kranken sogleich ins Hospital gebracht. Vermuthlich in Folge dieser strengen Ueberwachung gingen in Strassburg die syphilitischen Erkrankungen beim Militär von 1868—1884 von $13 \cdot 3\%$ auf $2 \cdot 4\%$ herab. — Eine häufige Untersuchung der Geschlechtstheile der Soldaten ist übrigens jetzt überall eingeführt und wirkt auch segensreich.

Vom ärztlichen Standpunkte muss man für Bordelle sein.

Der erfahrene Prof. Bergh in Kopenhagen sagt: „Vor Allem muss es eine nicht abzuweisende Forderung sein, der so gefährlichen clandestinen Prostitution noch stärker nachzuspüren, sie zu verfolgen, zu bestrafen und zum grossen Theile in die öffentliche aufgehen zu lassen. Die Bestrebungen der letzten Zeit, die öffentliche Prostitution ganz abzuschaffen, ist nur eine ungesunde und unpraktische Aeusserung des bösen Gewissens der heuchlerischen, sogenannten christlichen Gesellschaft und der ganzen im Augenblicke waltenden pietistisch-reactionären

Bewegung, und diese Vorschläge und Bestrebungen werden in dieser Weise kaum von irgend einer wesentlichen, noch weniger von dauernder praktischer Bedeutung werden. Vom April 1888 wird die öffentliche Prostitution in Christiania abgeschafft; nach traurigen, zu bereuenden Erfahrungen wird sie sicherlich wieder zurückkehren."

Natürlich muss überall den Syphilitischen leichte Gelegenheit geboten sein, ihr Leiden gründlich und unentgeltlich behandeln zu lassen, wie das wohl in den meisten grösseren Städten bereits der Fall ist.

b) Schutz der Geschlechtstheile.

Man hat bekanntlich allerlei Salben und Oele empfohlen, mit denen die Geschlechtstheile vor dem Beischlaf eingerieben werden sollten, um die Ansteckung zu verhüten. Aber diese bewirken eher eine Erweichung und leichtere Verletzbarkeit der Genitalien, daher eine leichtere Infection. Dagegen ist der Condom nach dem Ausspruche von Vidal und anderen Aerzten eine Erfindung, die ihrer Nützlichkeit wegen allgemein bekannt zu werden verdiene. Nach dem Erfinder Dr. Conton oder Dr. Condom, einem Arzte, der um die Mitte des vorigen Jahrhunderts in London lebte, führt die Vorrichtung ihren Namen, der meist in Cordon entstellt wird.

Ursprünglich bestand dieser Ueberzug über den Penis aus den Blinddärmen von Lämmern, später aus Hausenblasen, und bildete einen sehr dünnhäutigen, leicht zerreissbaren Schlauch, von dem Ricord mit Recht das bekannte Wort sagte, dass er „ein Panzer gegen das Vergnügen und ein Spinngewebe gegen die Gefahr sei".

In neuester Zeit aber werden die Condoms aus Kautschuk so widerstandsfähig in manchen Fabriken gearbeitet, dass sie von vielen Aerzten als der sicherste Schutz gegen

Syphilis gepriesen werden. Freilich sind, wie Grünfeld treffend sagt, meist in dem gegebenen Moment alle vernünftigen Lehren vergessen.

Daher werden noch immer nach dem verdächtigen Beischlafe Waschungen, namentlich mit desinficirenden Stoffen empfohlen. Reinlichkeit ist gewiss stets am Platze, doch können durch Reibung beim Waschen erst recht mechanische Verletzungen entstehen, die das syphilitische Gift unter die Haut bringen. Geradezu lächerlich ist das Waschen mit Urin, von dem die Laien glauben, dass es besonders schützend wirke. Wenn dem warmen Wasser zur Reinigung etwas zugesetzt wird, dann ist noch Sublimat 1 : 1000 oder Carbolsäure 1 : 100 oder eine Spur übermangansaures Kali das Empfehlenswertheste.

c) Untersuchung und Schutz der Ammen.

Oft genug sind gesunde Kinder durch syphilitische Ammen angesteckt worden. Hier kann nur sorgsamste Untersuchung seitens der Aerzte das Unheil verhüten. Allein oft sind auch gesunde Ammen durch syphilitische Kinder angesteckt worden, und gerade hier trifft häufig den Arzt die Schuld. v. Broich weist darauf hin, dass es für den Hausarzt geboten ist, in den Fällen, wo der Ehemann die Gattin angesteckt hat und das Kind syphilitisch geboren ist, der Mutter die Ursache des Leidens zu verbergen, und dass er wohl auf die Bitte des Ehemannes, um das Eheglück nicht zu zerstören, das syphilitische Kind einer gesunden Amme anvertraut. Und doch darf dies durchaus nicht gestattet werden. In Russland dürfen jetzt in den Findelhäusern syphilitische Kinder nur von syphilitischen Ammen gesäugt werden, und durch Behandlung der letzteren wirkt man zugleich auf die Kinder. Fournier hat vorgeschlagen, dass in jedem Falle, sowohl von der

Amme als auch von den Eltern, ärztliche Zeugnisse über den Gesundheitszustand beigebracht werden müssen.

Pospelow wies nach, dass in Moskau die häufigsten aussergeschlechtlichen Ansteckungen durch das Stillen hervorgerufen werden (69 Fälle unter 99); ja er sah Fälle, wo ein luetisches Kind 5 Ammen nach einander ansteckte!

Auch ist die gegenseitige Hilfeleistung beim Stillen von Brustkindern streng zu verbieten; oft giebt nämlich eine gerade beschäftigte Mutter ihren Säugling einer anderen ebenfalls stillenden Frau, legt dann selbst wieder ihr Kind an und inficirt sich, nachdem das Kind sich bei jener Frau angesteckt.

d) Utensilien und Geräthschaften.

An allen möglichen Gefässen und Utensilien kann das syphilitische Gift haften und Ansteckung ganz Unschuldiger verursachen, namentlich bei ärmeren Leuten, die auf gemeinsamen Gebrauch verschiedener Geräthschaften angewiesen sind.

Nach Bergh und anderen erfahrenen Syphilidologen haben Kleider, Handschuhe, Servietten, Bettwäsche, Schwämme, Wäsche, die mit luetischen Secreten verunreinigt waren, Veranlassung zur Ansteckung gegeben.

Sehr häufig ist primäre Mundsyphilis hervorgerufen worden durch Zahnbürsten, Zahnstecher, Cigarrenspitzen, Pfeifen, Bleistifte, Mundleim und Milchsauger. Ganz besonders bedenklich ist die Sitte, Kindern das Essen im Munde vorzupäppeln.

Ferner sind Fälle von Syphilis mitgetheilt, in denen gemeinsame Gabeln, Flaschen, Gläser, Tassen, Löffel, kurz Ess- und Trinkgeschirre jeder Art, so auch die gemeinsamen Becher an öffentlichen Brunnen die Uebertragung verursachten. Im vorigen Jahrhundert erzeugte die Häufigkeit solcher Erkrankungen eine Furcht vor dem gemeinsamen Kelch beim Abendmahl. Auch das Trinken der Studenten aus gemeinsamen Hörnern oder Bechern sollte jedem Angesteckten die moralische Pflicht auferlegen, sich dabei auszuschliessen.

Es sind ferner Fälle von Uebertragung durch Blase-Instrumente, durch Kindertrompeten und Kinderpfeifen, in der Literatur, welche Bergh gesammelt hat, veröffentlicht.

Besonders gefährlich zeigte sich das Glasblasen; es arbeiten stets drei Bläser an einer Pfeife, welche schnell von Mund zu Mund wandern muss, damit das Glas nicht abkühlt. Man empfahl daher für jeden Arbeiter ein besonderes Mundstück; allein dadurch wurde die Arbeit zu sehr verlangsamt. Der einzige Schutz besteht also hier in der häufigen ärztlichen Untersuchung der Glasbläser.

Fitzgibbon erzählt, dass ein Bankier dadurch einen Lippenschanker erhielt, dass er beim Zählen der Banknoten die Finger mit Speichel befeuchtete; diese Banknoten waren von einer Prostituirten gestohlen worden und in ihrer Scheide versteckt gewesen!

Vidal behandelte den Lippenschanker eines Ladenmädchens, welches dasselbe Sprachrohr mit einem jungen Manne benützt hatte, der an „wunden Lippen“ litt.

Tapezierer und Schuhmacher, die ihre beim Arbeiten gebrauchten Zwecken und Stifte in den Mund nehmen, und sie nach dem Gebrauche wieder in die gemeinsame Schachtel legten, Näherinnen und Putzmacherinnen, die es mit Nähnadeln und Stecknadeln ebenso machten, übertrugen dadurch Syphilis.

Aus dem Gesagten folgt, dass eine Aufklärung des Publicums über Syphilis und ihre grosse Ansteckungsfähigkeit sehr nöthig ist. Wir stimmen vollkommen Neumann bei, welcher sagt: „Da leider im Volke mit dem Namen Syphilis der Begriff der Entehrung fest verknüpft ist, so hat Jedermann Scheu, selbst diesen Namen auszusprechen. Deshalb muss vor Allem dem Namen Syphilis das Entehrende genommen werden." Man muss eben auf die vielen Beispiele hinweisen, wo die Syphilis auf die unschuldigste Weise erworben werden kann. Dann werden auch die Kranken viel eher zum Arzte kommen. Natürlich sind alle Luetiker darauf aufmerksam zu machen, dass ein Kuss (siehe oben pag. 572) oder der gemeinsame Gebrauch von Ess- und Trinkgeschirren sehr gefahrvoll für ihre Mitmenschen sei, und v. Broich betont auch mit Recht, dass in den öffentlichen Localen die grösste Sorgfalt auf die Reinigung der Ess- und Trinkgeschirre verwendet werden möge.

e) Instrumente.

Nicht selten haben chirurgische und verwandte Instrumente die Lues übertragen, wenn sie nicht gehörig nach dem Gebrauche desinficirt wurden, so Rasirmesser, Zahninstrumente, Kehlkopfspiegel, Mundspatel, Tubencatheter, Mutterspiegel, Irrigatoren, Klystierspritzen, Messer, Lancetten, Schröpfköpfe und selbst Elektroden.

Die allerpeinlichste Desinfection der Instrumente und Apparate ist also Aerzten, Hebammen und Heilgehilfen an's Herz zu legen.

Sehr wichtig wäre ein strenges Verbot des Ausleckens der Augen, in Folge dessen (siehe oben) so viele Augensyphilis entstanden ist.

Ebenso nöthig ist ein Verbot des Aussaugens bei der rituellen Beschneidung; denn syphilitische Beschneider haben bei der zur Blutstillung üblichen Aussaugung die Kinder angesteckt. Taylor in New-York drang schon 1873 auf Abschaffung dieser Unsitte. In Kopenhagen wurde im Sommer 1887 auf Grund ärztlicher Gutachten von der Gemeindevertretung das Aussaugen verboten, die Anwesenheit eines Arztes bei der Operation verlangt und von Dr. Salomonsen eine Instruction für den Beschneider ausgearbeitet, welche auch die anzuwendenden antiseptischen Massregeln enthielt. Ein Exemplar dieser Instruction wird jedem israelitischen Vater nach der Geburtsanmeldung eingehändigt.

Auch beim Tätowiren ist grosse Vorsicht nöthig; in letzter Zeit haben sich die Fälle gehäuft, in denen Syphilis oft auf mehrere Personen durch den Speichel eines luetischen Tätowirers übertragen wurde; Whitehead hat allein 5 Fälle beschrieben.

Die grösste Achtsamkeit muss aber bei der Impfung und Wiederimpfung geübt werden. Es lässt sich nicht leugnen, dass in wenngleich sehr seltenen Fällen Syphilis mit überimpft worden ist (siehe oben pag. 170). Darum ist die grösste Gewissenhaftigkeit des Impfarztes bei der Auswahl des Stammimpflings geboten. Das sicherste Mittel zur Verhütung dieser schlimmen Fälle, auf das schon vor 20 Jahren Köbner hingewiesen, besteht in der Anwendung von animaler Lymphe. Wie berechtigt dieses Verlangen, geht aus einer neueren Mittheilung von Signorini hervor. Während einer Pockenepidemie in einem Orte bei Florenz wurden von einem Arzte 15 Kinder mit humanisirter Lymphe von demselben Stammimpfling, der von gesunden Eltern stammen sollte, geimpft. Von diesen bekamen 7 Kinder Syphilis, und es zeigte sich nachträglich, dass der Stammimpfling anderen Eltern, die der Syphilis verdächtig waren, angehörte.

Da auch bei Revaccinationen, wenn sie in grossen Massen vorgenommen wurden, Uebertragungen von Lues beobachtet wurden, so ist jede Eile zu vermeiden, und die Nadel nach jeder Impfung oder Wiederimpfung aufs Sorgsamste zu desinficiren!

Endlich seien noch alle Aerzte zur grössten Vorsicht beim Reinigen und Ausspritzen von syphilitischen Rachen- und Nasenleiden ermahnt, damit ihnen nichts von dem Secret ins Auge spritze.

9. Behandlung.

Es ist bereits im Laufe des Vorangehenden wiederholt erwähnt worden, dass die Syphilis in fast allen Fällen, wenn sie nicht allzusehr vernachlässigt worden, heilbar ist. Die Behandlung muss eine allgemeine und eine örtliche sein. Das beste Mittel ist und bleibt das Quecksilber und im tertiären Stadium das Jod. In welcher Form dieselben am besten gereicht werden sollen, ist noch nicht entschieden.

Lange Erfahrung hat mir gezeigt, dass die Augensyphilis am schnellsten und sichersten durch die Schmiercur, die schon vor 300 Jahren angewendet wurde, geheilt wird; jeden Abend werden 2—3 Grm. graue Quecksilbersalbe in den Körper eingerieben, am ersten Tage in die Haut des rechten Armes, am zweiten in die des linken Beines, am dritten Tage am linken Arme, am vierten Tage am linken Beine, und zwar in die nicht behaarten Stellen. Freilich darf man die Salbe nicht blos leicht über die Haut wischen, sondern man muss sie energisch in die Haut 20 Minuten lang hineinreiben. Alle 2 Tage wird ein warmes Bad mit schwarzer Seife genommen. Am Morgen gebe ich eine Tasse Fliederthee mit 1 oder 2 Theelöffel Syrupus Jaborandi, wodurch reichliches Schwitzen erzeugt und durch Einhüllen in wollene Decken eine Stunde unterhalten wird.

Das Zahnfleisch wird auf das Sorgsamste 2—3mal täglich mit weicher Zahnbürste gereinigt und der Mund mit einer Lösung von Thymol 0·5 oder Menthol 0·2 in Spiritus 100·0 (einen Kaffeelöffel in einem Glase Malventhee) mehrmals täglich ausgespült. Dadurch wird die Entzündung der Mundschleimhaut (Stomatitis) verhütet. Ich kann mich der Ansicht nicht anschliessen, dass nur dann die Augensyphilis gut heilt, wenn ein gehöriger Speichelfluss eintritt. Bei guter Mundpflege bleibt eben diese sonst recht unangenehme Zugabe aus, welche früher die Aerzte als Beweis für die völlige Aufnahme des Quecksilbers in das Blut ansahen.

Dabei werden milde Ableitungen auf den Darm und Schutz vor Erkältungen die Heilung unterstützen; die Ernährung aber muss eine kräftige sein. Wer sich vor Quecksilber fürchtet, wird niemals eine Augensyphilis heilen. Je nach dem Erfolge muss die Einreibungscur (Inunctionscur) 3—6 Wochen fortgesetzt und zur Verhütung von Rückfällen einige Jahre lang jährlich einmal wiederholt werden. Dabei können Schwefelbäder (Aachen) zur Unterstützung dienen.

Um eine genaue Dosirung des einverleibten Quecksilbers zu erreichen, hat man Einspritzungen von Chlorquecksilber, Sublimat, unter die Haut angewandt, theils rein, theils mit Kochsalz, theils als Peptonquecksilber oder als Hydrargyrum formamidatum; auch Calomel (Halbchlorquecksilber), mit Olivenöl aufgeschwemmt, wurde nach Neisser's Vorschlag in die Gesässmusculatur eingespritzt. Allein obgleich ich alle Methoden geübt, bin ich doch immer wieder zu der alten Einreibungscur zurückgekehrt, da sie nie Abscesse giebt, wie diese ab und zu bei Einspritzungen vorkommen, und da die Rückfälle seltener und später kamen als bei den Einspritzungen.

Bedrohliche allgemeine Zufälle nach Schmiercuren habe ich nie gesehen.

Bei syphilitischer Iritis und Aderhautentzündung wirken übrigens auch Calomel und Sublimat, innerlich genommen, sehr gut, namentlich wenn man Sublimat mit Chinin verbindet.

Bei der interstitiellen luetischen Hornhauterkrankung ist freilich oft Chinin allein dem Quecksilber vorzuziehen.

In späteren Stadien, namentlich bei den Muskellähmungen, leistet das Jodkalium grossartige Dienste, zumal wenn es in Milch genommen wird. Doch fürchte man sich auch hier nicht vor grossen Mengen; täglich 1·5—2 Grm. 2 Monate lang hinter einander sind nöthig.

Was die örtliche Behandlung betrifft, so ist bei der syphilitischen Hornhaut- und Regenbogenhautentzündung das Atropin weitaus das wichtigste Mittel. Es muss aber bei der Iritis so zeitig wie möglich angewendet werden, da sonst mitunter in wenigen Stunden Verklebungen der Iris mit der Linsenkapsel auftreten (hintere Synechien), die zeitlebens unlösbar sind. — Auch haben sich mir die besonders von Köbner empfohlenen täglichen Einreibungen von grauer Salbe an die Schläfe und Stirn bei syphilitischen Augenentzündungen sehr nützlich erwiesen.

10. Anhang.

Der Augentripper.

Bei Erwachsenen kommt dieselbe gefährliche, eiterige Bindehautentzündung, Blennorrhoe, wie bei Neugeborenen vor (siehe oben Cap. VI), und es hätte diese Krankheit auch oben im Anschluss an die Augeneiterung der Neugeborenen besprochen werden können. Da sie aber auch häufig nicht von den Augen der Neugeborenen auf Erwachsene übertragen wird, vielmehr in Folge eines

Trippers der Harnröhre oder der Scheide, die ähnlich wie die meisten syphilitischen Erkrankungen durch den Beischlaf erzeugt werden, von den Erwachsenen selbst erworben wird, führe ich sie hier anhangsweise an, zumal die Verhütung zum Theil dieselbe ist, wie wir sie in diesem Cap. XIII, Abschnitt 8, *B*, *a—d* besprochen haben.

Beim Beischlaf gelangen die von Neisser entdeckten Gonococcen (siehe oben, pag. 47) häufig vom Manne in die Scheide der Frau oder von der Frau in die Harnröhre des Mannes. Es entsteht aus diesen Theilen ein eiteriger Ausfluss, der mit Gonococcen mehr oder weniger erfüllt ist. Man nennt diesen Ausfluss Tripper oder Gonorrhoe (von γόνος Samen und ῥέω fliessen; es ist freilich kein Samen, sondern Eiter).

Gelangt nur eine Spur davon ins Auge, so entsteht eine der gefährlichsten und fürchterlichsten Entzündungen, der Augentripper oder die Gonorrhoea conjunctivae oder Blennorrhoea adultorum oder Pyorrhoea conjunctivae (von πύον Eiter). Der Process verläuft genau so, wie oben bei der Augeneiterung der Neugeborenen (pag. 38—40) beschrieben, nur meist noch stürmischer; mitunter erkrankt die Hornhaut sogar schon am zweiten Tage, es kommt gewöhnlich noch rascher zur Geschwürsbildung der Hornhaut und zu Durchbruch oder grossem weissen Fleck der Hornhaut (Leukom).

Hinzugefügt sei noch, dass zuweilen, wenn auch sehr selten, tripperkranke Personen ohne Blennorrhoe des Auges später in Folge ihres Genitaltrippers eine Iritis, die Iritis gonorrhoica, bekommen, meist auf beiden Augen, zuweilen bei jedem neuen Auftreten des Trippers eine neue Regenbogenhautentzündung, die sich freilich kaum von den sonstigen Iritiden unterscheidet. Wahrscheinlich wandern hier ebenso die Gonococcen mit dem Lymphstrom in die Iris, wie sie jüngst Deutschmann in dem entzündeten Kniegelenk eines blennorrhoischen Kindes fand. —

Was das Vorkommen des Augentrippers anlangt, so sah ich ihn unter 40.000 Fällen 47mal, d. h. in $1·17^0/_{00}$. Damit stimmt merkwürdig die Zahl $1·18^0/_{00}$, welche Hirschberg aus seinem grossen Materiale mittheilt. Die Krankheit ist also eine seltene, nimmt auch von Jahr zu Jahr noch mehr ab in Folge der grossen Vorsicht, welche die Aerzte den Tripperkranken empfehlen. — Unter 1000 blinden Augen fand ich vor 15 Jahren 26 durch Gonorrhoe erblindet, und zwar bei 16 Personen, so dass 10 beide*) Augen durch diese Krankheit verloren hatten. — Bei einer Zusammenstellung von 2528 doppelseitigen Erblindungen fand Magnus auch eine ähnliche Zahl, nämlich $9^0/_{00}$. —

Ursache ist fast stets Hineinwischen des aus den Geschlechtstheilen entfernten Trippereiters mit dem Finger in das Auge.

Aber auch Handtücher und Umschläge können die Uebertragung hervorrufen. Unvergesslich bleibt mir folgender Fall**) aus dem Jahre 1866. Ein kerngesunder 26jähriger Kaufmann war aus der Provinz nach Breslau gekommen, um den feierlichen Einzug der aus dem österreichischen Kriege heimkehrenden Truppen anzusehen; da alle Gasthäuser überfüllt waren, ging er nach Mitternacht zu einem Freunde, einem Beamten, blieb dort und trocknete sich am Morgen nach dem Waschen das Gesicht mit einem Handtuche ab, das auf dem Waschtische liegen geblieben war. Zwei Tage später sah ich den Kaufmann, der auf beiden Augen die fürchterlichste Trippereiterung zeigte; er selbst

---

*) Siehe oben Note, pag. 43.

**) Auch beschrieben in der Dissertation von Seidelmann, Zur Aetiologie und Prophylaxis der Erblindungen. Breslau 1876.

hatte keine Spur von Tripper der Harnröhre. Es stellte sich heraus, dass sein Wirth, bevor er ihn Nachts aufgenommen, ein Mädchen bei sich gehabt, welches nach dem Beischlafe ihre Geschlechtstheile mit jenem Handtuche abgetrocknet hatte. Der Wirth hatte einen gehörigen Eicheltripper, der Gast einen folgenschweren Augentripper bekommen; schon 36 Stunden nach der Ansteckung war die Entzündung ausgebrochen, und bereits am vierten Tage waren trotz schulgerechter Behandlung mit Eis, Blutegeln, Höllenstein, fleissigster Ausreinigung, innerlichem Gebrauche von Calomel beide Hornhäute bis an den Rand heran derartig eiterig infiltrirt, dass ein bekannter älterer, zum Consilium zugezogener Specialist erklärte, dass er nicht ferner an der Behandlung theilnehmen könne, „da man die Feuerwehr nicht rufen dürfe, wenn das Haus bereits abgebrannt sei“. Wunderbarerweise hellten sich aber beide Hornhäute am Rande, wenn auch sehr langsam, so auf, dass ich im Juni 1868 beiderseits eine künstliche Pupillenbildung machen konnte, in Folge deren Patient links Jäger’sche Schrift Nr. 11, rechts sogar Nr. 2 las. Der erwähnte Augenarzt erklärte darauf auch unverhohlen, „dass er aus solcher Asche noch nie einen Phönix habe entstehen sehen“. Man sei also mit der Prognose beim Augentripper nicht allzu pessimistisch, obgleich sie ja meist schlecht ist.

Noch zwei andere Fälle von Uebertragung durch Handtücher auf Unschuldige habe ich gesehen.

Aber auch bei Umschlägen für Tripperkranke sei man vorsichtig! Im vorigen Jahre behandelte ich die 50jährige Frau eines Rechtsanwaltes, welche ihrem Sohne, einem Studenten, der ihr seine Ansteckung gebeichtet, Umschläge auf die geschwollenen Leistendrüsen (Bubonen) gelegt hatte. Sie muss etwas von dem Eiter an ihr rechtes Auge gebracht haben; denn bei dem typischen Augentripper, von

dem sie befallen wurde, konnten die Gonococcen von Prof.
Neisser leicht nachgewiesen werden. Das rechte Auge
ging bis auf Lichtschein verloren, das andere wurde durch
einen mit eiserner Consequenz 18 Tage lang getragenen
Schutzverband gerettet.

Fuchs erzählt, dass er Augentripper bei einem Manne
sah, der wegen eines leichten Augencatarrhes seine Augen
mit Urin (dem ebenso beliebten wie sinnreichen Volksmittel!) wusch; der Kranke hatte aber Tripper und inficirte
sich auf diese Weise. Auch durch Auflegen eines anderen
lächerlichen Volksmittels, nämlich eines Stückchens der
Nachgeburt (Placenta), das von einer tripperkranken Frau
stammte, hat man Augentripper entstehen sehen. —

Aber auch von einem blennorrhoischen Kinde
kann die Krankheit auf den Erwachsenen durch Hereinspritzen von Eiter bei der Reinigung, so bei Aerzten, Hebammen und Wärterinnen (siehe oben pag. 38 u. folg.)
übertragen werden.

Besonders sind die Ammen solcher Kinder dem Augentripper ausgesetzt. Nach Hausmann gab es in der Findelanstalt in

	blennorrhoische Kinder	blennorrhoische Ammen
Petersburg .	2918	345 = 11·80%
Wien	3964	49 = 1·23%
Prag	543	4 = 0·73%

Früher waren diese Ansteckungen noch viel häufiger;
denn im Jahre 1812 kamen im Wiener Findelhause auf
100 blennorrhoische Säuglinge mehr als 15 blennorrhoische
Ammen. Fuchs sah einigemale ganze Familien mit Blennorrhoe angesteckt.

Auch sind Fälle bekannt geworden, bei denen kleine
Mädchen genothzüchtigt wurden von Männern, welche

dem weitverbreiteten Aberglauben huldigten, dass der Beischlaf bei einem noch unberührten Kinde den Tripper heile: diese Mädchen erhielten nicht nur einen Scheidentripper, sondern durch Unvorsichtigkeit von diesem aus auch einen Augentripper.

Andrerseits ist aber durch Schwämme, Wäsche u. s. f. der Scheidentripper der Mütter und Ammen wiederum ins Auge von Kindern gekommen und hat dort Gonorrhoe erzeugt. Piringer erzählte sogar, dass die Ammen in den Findelanstalten sich zuweilen absichtlich ansteckten, um wegen der Augenkrankheit aus der Anstalt entlassen zu werden!

Die Verhütung ist vollkommen möglich und sehr leicht. Da ohne Gonococcen kein Augentripper entstehen kann, so ist nur die allergrösste Vorsicht aller Menschen, welche einen Tripper der Harnröhre, der Scheide oder der Augen haben, nöthig, um die Krankheit zu verhindern.

Belehrung über die furchtbare Gefahr, welche einem Auge droht, wenn nur die kleinste Spur Trippereiter durch die Finger, die Wäsche, die Utensilien u. s. w. ins Auge kommt, muss jedem Tripperkranken vom Arzte und dem Wartepersonal gegeben werden.

Leider freilich verheimlichen viele junge Leute aus falscher Scham ihren Tripper, lassen sich von Freunden oder Curpfuschern oder gar nicht behandeln, ahnen also die grosse Gefahr, in die sie sich und ihre Umgebung bringen, meist gar nicht. Diese Fälle sind es auch meist, welche zu Augentripper Anlass gaben.

Wenn auf Fortbildungs- und Hochschulen die jungen Männer Vorträge über Hygiene hören müssten, so würden sie auch über dieses wichtige Capitel einige heilsame Winke erfahren.

In Bezug auf die Verhütung des Trippers der Harnröhre und Scheide gelten auch alle oben bei der Syphilis
besprochenen Massregeln betreffs der Bordelle, der Prostituirten und des Schutzes der Geschlechtstheile. Nur sind
die Untersuchungen auf Gonococcen, wie Neisser nachwies, beim weiblichen Geschlecht besonders, viel zeitraubender, langwieriger und mühsamer, als man bisher glaubte.
Eine einfache Betrachtung der Geschlechtstheile genügt
hier nicht; viele chronische und acute Tripper der Prostituirten bleiben dabei unentdeckt. Als Prof. Neisser aber
das Secret aus der Harnröhre und Scheide bei 527 öffentlichen Mädchen sorgsam mikroskopisch untersuchte, fand
er bei 216 = 40% Gonococcen. Er dringt also mit Recht
auf viel eingehendere Controle der Prostituirten und wünscht,
dass mehr Aerzte mit derselben betraut werden.

Der Beweis des Nutzens der mikroskopischen Prüfung ist
auch schon durch folgende Thatsache erbracht. Der Breslauer
Polizeiphysicus, Dr. Jacobi, unterwirft seit Mai 1889,
wenn auch nicht alle, so doch wenigstens täglich 10—15
der öffentlichen Mädchen der mikroskopischen Untersuchung
des Secretes, so dass jede Prostituirte durchschnittlich
6—8mal im Jahre an die Reihe kommt. Während nun in
den Monaten Mai, Juni, Juli 1886 die Zahl der aufgenommenen Prostituirten 69, im Jahre 1887 : 55, 1888 : 66
betrug, stieg sie 1889 auf 118; die entdeckten Gonorrhoen
wuchsen von 13%, 18%, 17% auf 43%. So bedeutend
war der Einfluss der besseren Controle. —

Aerzte, Wärter und Hebammen müssen doppelt vorsichtig sein, wenn sie mit Tripper oder gar Augentripper
zu thun haben; mitunter ist ihnen bei Reinigung der Harnröhre, der Scheide oder der Augen etwas Eiter in ihr
eigenes Auge gespritzt und dieser hat gefährliche Folgen
nach sich gezogen.

Daher nehme man stets bei diesen Verrichtungen eine Schutzbrille vor die Augen; je grösser die Uhrgläser sind, desto mehr schützen sie auch vor seitlichem Hereinspritzen. (Dies gilt auch bei Betrachtung und Reinigung diphtherischer Entzündungen des Auges.) —

Von grösster Wichtigkeit ist der Schutz des zweiten Auges, falls eines bereits erkrankt ist. Dieser ist aber gar nicht etwa leicht und wird von den Kranken nur ungern geduldet, da sie durch die Finsterniss, in welche sie der Schutzverband setzt, psychisch sehr niedergedrückt werden. Am besten ist es, das gesunde Auge mit Watte sorgsam zu bedecken und einen Verband mit einer Flanellbinde darüber anzulegen. In Wien legt man über die Watte Heftpflasterstreifen, die sorgsam an die Ränder der Augenhöhle festgeklebt werden und bestreicht den Rand derselben auch wohl noch mit Collodium. Der Kranke darf natürlich nie so liegen, dass etwas von dem Secret auf das andere Auge hinüberfliesst. Jedenfalls müssen alle zur Reinigung des kranken Auges verwendeten Verbandstücke, Leinwandläppchen, Compressen, Watte u. s. w. sofort nach dem Gebrauche verbrannt werden. Das verbundene Auge muss täglich einmal vorsichtig geöffnet werden, damit nicht unter dem Verbande eine beginnende Infection übersehen wird.

Betreffs der Verhütung der Uebertragung des Augentrippers von den Neugeborenen auf Erwachsene ist im Cap. VI alles Nöthige erörtert worden.

Die Behandlung ist genau dieselbe wie bei der Blennorrhoe der Neugeborenen (vergl. oben pag. 64—68).

CAPITEL XIV.

Sehschwäche bei Rauchern und Trinkern.

Krankheitsbild.

Schon lange weiss man, dass Personen, die sehr viel Spirituosen trinken oder sehr viel rauchen, von einer eigenthümlichen Sehschwäche in späteren Jahren befallen werden.

Eine Sehschwäche kann mannigfache Ursachen haben; sie entsteht in Augen, welche Störungen der lichtbrechenden Medien (Hornhaut, Linse, Glaskörper) oder der lichtempfindenden Netzhaut oder des lichtleitenden Sehnerveneintrittes haben. In diesen Fällen erklärt der Augenspiegel die Ursache der Sehschwäche.

Allein der Sehnerv kann auch hinter seinem Eintritt in den Augapfel (retrobulbär) erkranken, sich entzünden und später schrumpfen (Neuritis optici retrobulbaris und Atrophia retrobulbaris optici). In diesem Falle sehen wir mit dem Spiegel keine Veränderungen. Wohl aber leidet die früher gute Sehschärfe des Kranken. Diejenigen Krankheiten, bei denen wir mit dem Spiegel die Ursache dieser schlechten Sehschärfe nicht finden, nennt man Sehschwächen, Amblyopieen (von ἀμβλύς stumpf und ὄψ Auge).

Sie kommen bei verschiedenen Leiden des Gesammtorganismus vor. Besonders gut gekannt ist diejenige Form der Sehschwäche, welche durch Missbrauch von Alkohol und Tabak entsteht. Man nennt sie Amblyopia ex abusu nicotianae aut tabacci aut fumatorum und Amblyopia ex abusu spirituosorum aut potatorum.

Die Kranken, die früher gut gesehen haben, fangen an zu merken, dass sie Personen auf der Strasse nicht

mehr so deutlich erkennen, und dass die Schrift, die sie
bisher gut gelesen, ihnen undeutlicher wird. Verschiedene
Brillen werden versucht; keine verbessert. Oft erzählen sie,
dass sie bei trübem Wetter Strassenschilder besser erkennen, als bei hellem, dass sie in der Dämmerung kleinere
Schrift entziffern, als bei gutem Tageslicht; sie sind im
Hellen geblendet.

Diese Erscheinungen waren schon Arlt aufgefallen,
daher nannte er das Uebel Tagblindheit oder Nachtsehen
mit Sehnervenentzündung, Retinitis nyctalopica (von νύξ
Nacht und ὤψ Auge); er glaubte nur, dass die Blendung
die Ursache sei und übersah den Zusammenhang mit Tabak-
oder Alkoholmissbrauch.

Förster, der die Krankheit sehr gut beschrieben,
sah einen Kranken, der angab, dass er beim Kegelschieben
während des hellen Tages das Hineingehen der Kugel in
die Kegelstellung nicht erkennen könne, dass er aber bald
nach Sonnenuntergang im Stande sei, die stehenden und
liegenden Kegel deutlich zu unterscheiden und zu zählen.
Die Erscheinungen der Tagblindheit kommen aber freilich
auch bei der Schrumpfung des Sehnerven (sogenanntem
schwarzen Staar) vor, welche ohne Tabak- oder Spiritusmissbrauch spontan entsteht.

Die Schschwäche beginnt stets sehr schleichend, und
es dauert oft lange Zeit, bis die Kranken zum Arzte
kommen; dann lesen sie meist feine oder mittlere Schrift
nicht mehr. Ich habe einen Pastor behandelt, der nur noch
$1/_{40}$ Sehschärfe hatte, als er Hilfe suchte. — Beide Augen sind
meist in gleichem Grade befallen. Sieht man nun genauer
zu, so findet man, dass die Sehschwäche hervorgerufen
wird durch einen Defect in der Mitte des Gesichtsfeldes, durch ein sogenanntes Scotom.

Gesichtsfeld und Scotom.

Ich habe schon oben pag. 35 auseinandergesetzt, dass wir nicht allein in der Mitte einer Fläche Gegenstände sehen, sondern dass wir, obgleich wir die Mitte fixiren, zugleich von den Seiten Licht empfinden, dass wir die Grenzen, bis zu denen wir noch im Umkreise sehen, das Gesichtsfeld nennen, und dass wir Apparate haben, sogenannte Perimeter, mit denen wir den Umkreis des Gesichtsfeldes aufzeichnen können.

Eines der brauchbarsten hat Förster angegeben. Es ist ein Bogen, welcher, dem Kranken gegenüber aufgestellt, sich in die verschiedenen Meridiane drehen lässt, und an dem ein Schlitten mit einem weissen oder farbigen Quadrate von 5 Mm. Seite sich hin- und herschieben lässt. Der Kranke sieht immer genau auf die Mitte des Bogens. Dabei ist man nicht allein im Stande, den Rand des Gesichtsfeldes, wo das weisse oder farbige Quadrat auftaucht, den Umfang des Gesichtsfeldes, wie er in Fig. CVII a und b und Fig. CVIII a und b angegeben ist, festzustellen, sondern man kann auch mit dem beweglichen Quadrate finden, ob in der Mitte des Gesichtsfeldes irgend eine Stelle existirt, an welcher dasselbe gar nicht oder undeutlich, die Farbe des Quadrates rein oder schmutzig oder gar nicht gesehen wird.

Das gesunde Auge bemerkt im Innern des Gesichtsfeldes nirgends einen Fleck oder einen Defect mit Ausnahme einer Stelle, welche schläfenwärts vom centralen Fixirpunkte liegt (*m* in Fig. CVII und CVIII). Diese querovale kleine, in den Figuren punktirte Stelle entspricht der Lage des Sehnerveneintrittes, dem sogenannten blinden Flecke oder Mariotte'schen*) Flecke. Der Sehnerv selbst ist

---

*) Mariotte entdeckte ihn 1668 und unterhielt den König Carl den Zweiten von England und seine Hofleute damit, dass er sie

ja blind, er nimmt nie Licht wahr, er leitet es nur nach
dem Gehirn.

Alle anderen Stellen des Gesichtsfeldes müssen für
die weissen oder farbigen Marken in den Grenzen, welche
die Figuren bei *w, b, r, g* (Weiss, blau, roth, grün) zeigen,
empfindlich sein.

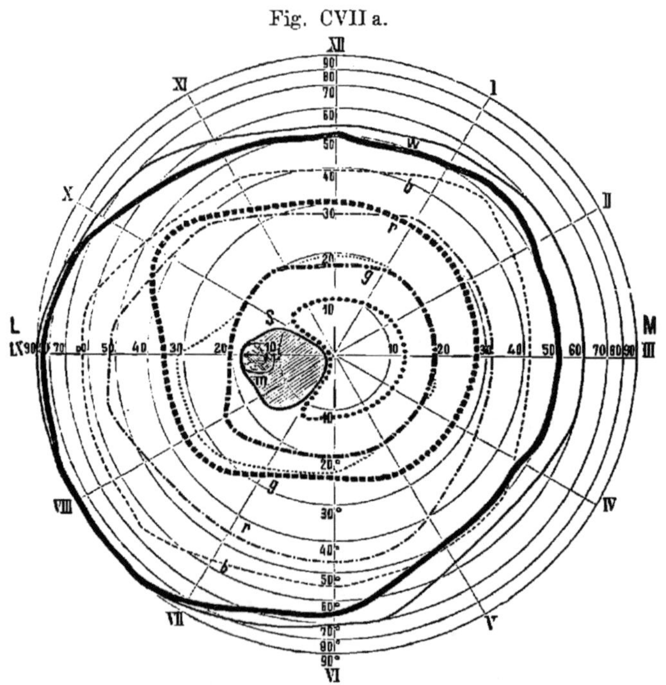

Gesichtsfeld bei Tabakamblyopie nach Hirschberg. (Linkes Auge.)
w Grenze für weiss, *b* für blau, *r* für roth, *g* für grün. Punktirte Stelle *m*
Mariotte'scher Fleck (Sehnerveneintritt). Schraffirte Stelle in der Mitte,
S Scotom. *L* Schläfenseite. *M* Nasenseite.

Es ist aber gerade eine bei der Sehschwäche der Raucher
und Trinker immer vorkommende Erscheinung, dass in der

---

lehrte, sich so zu stellen, dass ihr Kopf gerade in diese Lücke des
Gesichtsfeldes käme, so dass sie sich dann gegenseitig o h n e Kopf
erblicken konnten. Die Lücke im Gesichtsfelde ist gross genug, dass
in ihr 11 Vollmonde horizontal neben einander verschwinden könnten
oder ein etwa 2 Meter entferntes Gesicht (vergl. H e l m h o l t z, Populäre Vorträge. 1871, Heft 2, pag. 24).

Mitte des Gesichtsfeldes meist zwischen Fixirpunkt und blindem Fleck (in den Figuren bei S einfach schraffirt) eine Stelle gefunden wird, in welcher die weissen und farbigen Quadrate, wenn auch nicht ganz dem Auge verschwinden, aber doch, wie Förster 1868 entdeckte, viel

Fig. CVII b.

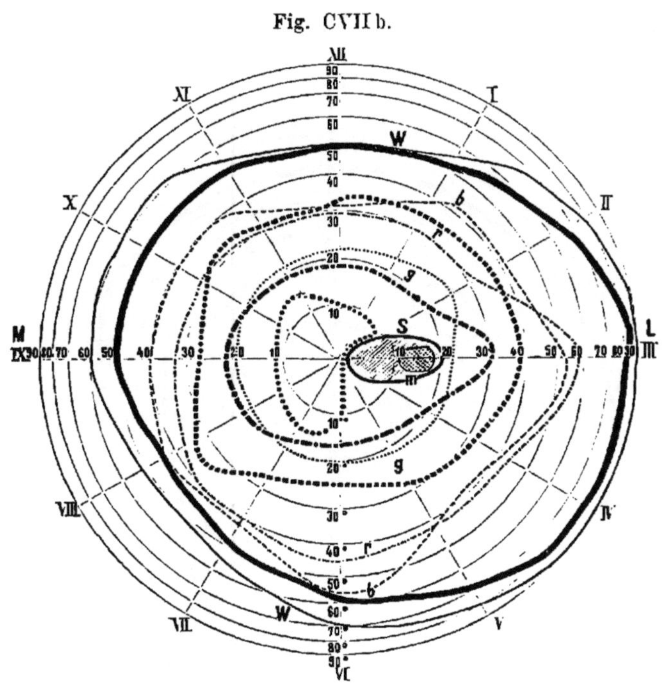

Gesichtsfeld bei Tabakamblyopie nach Hirschberg. (Rechtes Auge.)
w Grenze für weiss, b für blau, r für roth, g für grün. Punktirte Stelle m
Mariotte'scher Fleck (Sehnerveneintritt). Schraffirte Stelle in der Mitte,
S Scotom. L Schläfenseite. M Nasenseite.

undeutlicher werden. Das weisse Quadrat erscheint dem Kranken hier nicht so hell, wie jenseits dieser Stelle.

Viel wichtiger aber ist die Untersuchung mit einem rein rothen Quadrate; da verschwindet dem Beobachter stets die rothe Farbe im Bereiche dieses Defectes, das Roth erscheint bräunlich, dunkel, weniger gesättigt, ja in den hohen Graden der Krankheit ganz farblos.

Eine Erhaltung der Weissempfindung bei Verlust der Rothempfindung in einem solchen zwischen Centrum und blindem Fleck gelegenen Theile, dem sogenannten paracentralen Theile des Gesichtsfeldes habe ich nur bei Tabaksehschwäche beobachtet. Wenn selbst Weiss in der Mitte verschwindet, können allerdings auch andere Ursachen für die Sehschwäche vorhanden sein.

Fig. CVIII a.

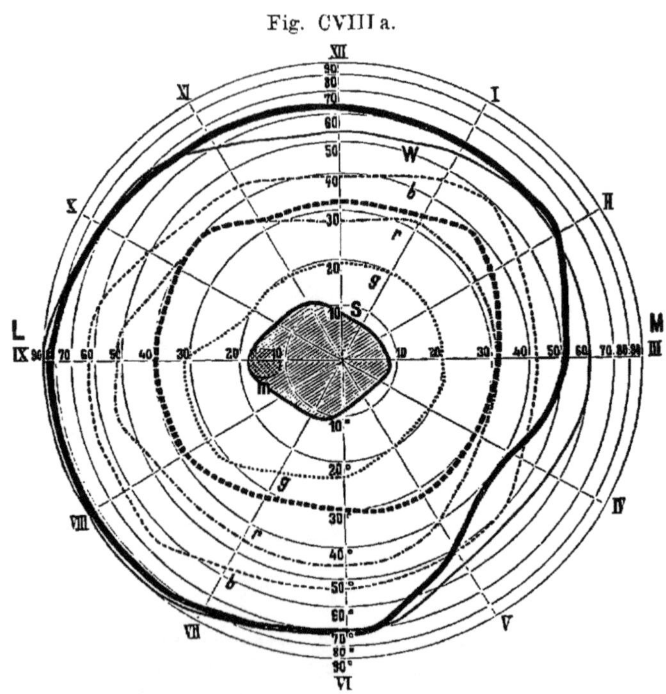

Alkoholamblyopie nach Hirschberg. Gesichtsfeld des linken Auges mit Rothdefect. *w* Grenze für weiss, *b* für blau, *r* für roth, *g* für grün. Die punktirte Stelle *m* entspricht dem blinden oder Mariotte'schen Fleck (dem Sehnerven). Der schraffirte mittlere Theil *S* ist die Grösse des Scotoms für Roth. *L* ist die Schläfenseite, *M* die Nasenseite.

Die Grösse dieses Defectes, den man auch Scotom (von σκότος Finsterniss) genannt hat, ist je nach dem Stadium der Krankheit sehr verschieden; es kann so klein in der Nähe des Fixirpunktes in der Mitte sein, dass man es nur mühsam mit dem Perimeter findet, kaum etwa 2—3⁰, es wächst aber mehr und mehr, erreicht den blinden Fleck, ist meist queroval, hatte aber in einem sehr vorgeschrittenen Falle, den ich vor 10 Jahren behandelte, einen Querdurchmesser von 32^0 und einen Höhendurchmesser von 25^0. Fuchs erzählt, dass Personen mit grossem Rothdefecte ihre Bekannten schlecht aussehend finden, weil sie die rothe Farbe der Wangen nicht mehr sehen, sie also für wachsgelb halten.

Fig. CVIII b.

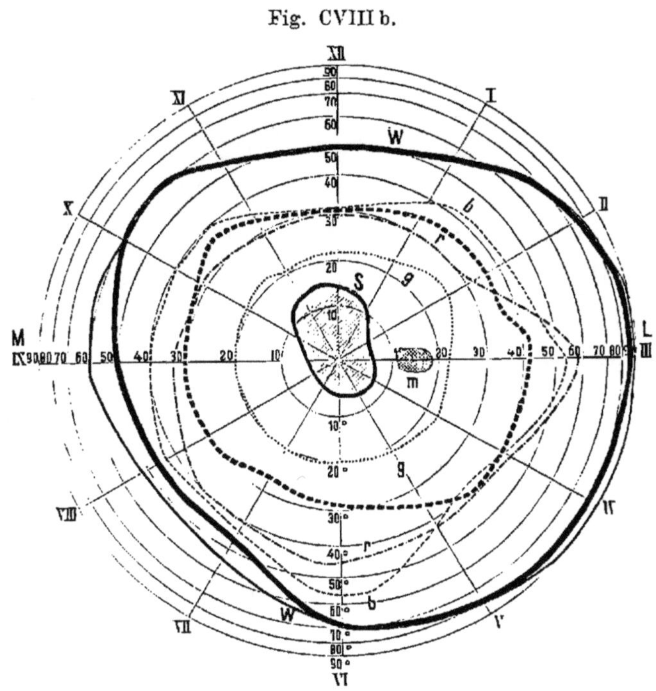

Gesichtsfeld des rechten Auges mit Rothdefect bei Alkoholamblyopie nach Hirschberg. w Grenze für weiss, b für blau, r für roth, g für grün. Die punktirte Stelle m entspricht dem blinden oder Mariotte'schen Flecke (dem Sehnerven). Der schraffirte Theil S ist die Grösse des Scotoms für Roth. L ist die Schläfenseite, M die Nasenseite.

Auch die grüne Farbe wird nicht deutlich im Scotom empfunden; Hirschberg sah in schlimmen Fällen auch die blaue, O. Bär in geringer Ausdehnung selbst die gelbe Farbe fehlen. Immer aber bleibt trotz dieser Farbenscotome die Aussengrenze des Gesichtsfeldes ganz normal. Das ist ein für die Prognose höchst wichtiger Unterschied von jenen bösartigen Fällen des Sehnervenschwundes, bei denen die Aussengrenzen immer mehr zusammenschrumpfen, bis Blindheit eintritt.

Man unterscheidet positive und negative Scotome; die ersteren sind dunkle Flecke, welche der Kranke als dunkel vor sich sieht; die negativen jedoch sieht der Kranke nicht vor sich, es sind stumpfe Stellen im Gesichtsfelde, auf die seine Aufmerksamkeit erst durch die Perimetrie gelenkt werden muss. Bei den Rauchern und Trinkern ist das Scotom immer negativ. Es macht sich nach Förster bei manchen Personen auch dadurch geltend, dass dem rechten Auge die rechts vom Fixirpunkt liegenden Buchstaben undeutlicher, blasser erscheinen, als die links von ihm befindlichen, dem linken Auge hingegen die nach links vom Fixirpunkte liegenden Buchstaben blasser, die nach rechts stehenden schwärzer.

Dabei giebt der Augenspiegel keinen wesentlich abnormen Befund. Mitunter erscheint der Sehnerv etwas bleicher, aber die Adern desselben sind gut gefüllt im Gegensatze zu der beginnenden Sehnervenschrumpfung, wo die Adern blutarm und dünn werden. Uhthoff sah 63mal unter 100 Fällen von Alkoholismus eine Abblassung der Schläfenhälfte der Sehnerven.

Bleibt die Ursache bestehen, so schreitet die Sehschwäche immer weiter und das Scotom wird immer grösser, so dass die Kranken arbeitsunfähig werden; aber eine wirkliche Erblindung habe ich weder bei Rauchern noch bei Trinkern eintreten sehen; andere Beobachter berichten allerdings von Sehnervenatrophie, aber nur bei starken Trinkern.

Wird der Tabak- und Spiritusmissbrauch aufgegeben, so verkleinert sich das Scotom vom Rande nach der Mitte hin und kann vollkommen verschwinden; doch hat Förster auch Defecte zurückbleiben sehen.

Anatomisch sind die Fälle einfacher Trinker- und Raucheramblyopie, deren Sehnerveneintritt mit dem Spiegel gesund gefunden wurde, noch nicht untersucht; es ist aber wahrscheinlich, dass gewisse Bündel der Sehnerven, die zum gelben Flecke hinziehen, hinter dem Auge, retrobulbär, erkrankt sind oder waren.

Vorkommen.

Es ist fast unmöglich, die Sehschwäche der Raucher und die der Trinker von einander zu trennen; meist wird in beiden Genüssen gemeinsam gesündigt. In der Statistik vereinigt man daher beide Ursachen.

Ich sah unter 40.000 Fällen 188mal das Leiden $= 0.47\%$; Hirschberg zählte 0.6%, Förster 1%.

Dass es auch eine reine Tabakamblyopie giebt, beweisen die Fälle, wo Personen weder rauchten noch tranken, sondern nur Tabak kauten; Ayres berichtet über solche Kranke.

Bei Frauen kommt die Krankheit niemals vor, ein Beweis mehr, dass die schädliche Ursache im Schnaps und Tabak liegt.

Rampoldi glaubte früher, dass immer beide Ursachen gemeinsam wirken, aber vor einigen Jahren sah er 28 reine Tabak- und 10 reine Spiritusamblyopien. Nettleship dagegen fand niemals einen Fall von Alkoholsehschwäche, ohne dass die Möglichkeit einer Nicotinsehschwäche vorgelegen habe.

Die Kranken sind meist in den mittleren Lebensjahren. Im späteren Alter wird überhaupt nach Förster starkes Rauchen nicht mehr so gut vertragen, als im kräftigen Mannesalter. Viele Männer, die in den Dreissiger-Jahren täglich 10—15 Cigarren geraucht haben, müssen in den Vierziger-Jahren nach seiner Erfahrung auf 3—4 herabgehen, wenn sie einen ungestörten Schlaf, guten Appetit und kein Herzklopfen haben wollen. Förster fand am häufigsten befallen: Gastwirthe, Landwirthe, und zwar unter diesen besonders halbsatte Existenzen, die zwar ihren Beruf nicht aufgegeben haben, aber ihn mit weniger Ernst und „genussvoll" weiterführen, ferner Landgeistliche, Pensionäre und Rentner, seltener Handwerker und Tagarbeiter.

Ursache.

Schon Mackenzie (1836) erzählte, dass eine Menge schwachsichtiger Kranken ihn um Rath fragte, welche Tabakkauer oder starke Raucher waren.

Sichel, der früher nicht an Tabakamblyopie glaubte, kam 1850 zu der Ansicht, dass wenige Personen mehr als 20 Grm. Tabak täglich auf die Dauer vertragen, ohne an der Sehschärfe zu leiden. Er kannte einen Mann, der durch Tabak „complétement aveugle" wurde; dieser liess den ganzen Tag die Pfeife nicht ausgehen und zündete sie sogar Nachts noch mehrmals an, wenn er erwachte. Nach Aufgabe dieser Gewohnheit wurde er völlig geheilt. — Förster fand auch in Schlesien öfters eben so leidenschaftliche Raucher und sah ihr Leiden verschwinden, wenn diese „pathologische Tabakliebe" aufgegeben wurde.

Die meisten Kranken sind zugleich Gewohnheitstrinker, d. h. nach Förster nicht gerade Säufer, die sich betrinken, sondern Personen, die zu jeder Mahlzeit und öfters, 4 bis 8mal täglich, eine mässige Menge Schnaps, Bier, Grog, Wein geniessen. Doch ist es fraglich, ob diese Getränke ohne Tabak die Sehschwäche hervorrufen können. Der richtige Säufer ist nicht Raucher, und unter jenen hat Förster die Schwachsichtigkeit niemals gesehen. Er stellt sich den

Zusammenhang so vor, dass das Rauchen nur dann die Sehschwäche hervorruft, wenn durch dieses und durch die Spirituosen der Appetit und Schlaf lange Zeit alterirt wurden, und wenn äussere Momente, im Berufe oder Lebensverhältnissen liegend, die Befriedigung des vorhandenen Schlafbedürfnisses oder die Aufnahme genügender animalischer Nahrung hindern. Eine gewisse mangelhafte Ernährung (Inanition) scheint ihm für die Entstehung der Sehschwäche erforderlich zu sein; ausserdem aber finde auch eine specifische Einwirkung auf die Nervenfasern, welche in der Axe des Sehnerven laufen, statt. — Auch Hutchinson und Fuchs meinen, dass starker Schnapsgenuss den Eintritt der Tabakamblyopie befördere.

Der schädliche Theil im Tabak ist bekanntlich das Nicotin; die käuflichen Sorten enthalten $1—7^0/_0$. Der billigere, schlechtere Tabak enthält nach Fuchs $2\cdot2—2\cdot5^0/_0$, mittlere Sorten $1\cdot5—1\cdot8^0/_0$, Havanna $1\cdot8—2\cdot2^0/_0$. Auf 250^0 erhitzt, verdampft das Nicotin, indem es sich zersetzt; sind aber Wasserdämpfe zugegen, so verdampft es, ohne sich zu zersetzen. Raucht man daher trockenen Tabak, so zersetzt sich das Nicotin grösstentheils durch die Hitze; raucht man feuchten Tabak, und die billigen Sorten sind gewöhnlich feucht, so geht mehr Nicotin mit dem Wasserdampf in den Rauch über. Noch schädlicher ist natürlich das Kauen. Jedenfalls müssen grosse Mengen Tabak geraucht werden, um zu schaden, da ja nur ein Theil des Nicotins aufgesogen wird; im Ganzen ist ja auch die Zahl der Sehschwächen eine geringe. Hutchinson erwähnt allerdings auch Fälle bei Personen, die nur 15 Grm. täglich rauchten.*)

____

*) Fuchs erzählt, dass er einen Kranken behandelt habe, der seit seiner Jugend wegen asthmatischer Anfälle Stramonium-

Hirschberg meint, dass in Deutschland jährlich 1200—1500 Grm. Tabak auf den Kopf der Bevölkerung kommen, in England 600, in Frankreich und Oesterreich 850—900 Grm. Nimmt man an, dass die erwachsenen Männer vom 20. Jahre an ein Drittel der gesammten Bevölkerung bilden, und dass diese alle rauchen, so kommt auf Deutschland täglich 10—12 Grm., in England 5, in Frankreich 7 Grm. auf jeden Raucher. Einige Kranke von Hirschberg brauchten im Jahre fast 50 Kilogramm, also täglich über 130 Grm.; einzelne Kranke von Hutchinson brauchten jährlich auch nahezu 1 Centner Tabak.

Im Durchschnitte wiegt eine Cigarre 4—5 Grm.; meist werden wohl 3 Cigarren täglich geraucht, d. h. 12—15 Grm. Tabak den Tag. Wer ein Dutzend täglich raucht, nimmt 50—60 Grm. Die billigen Sorten enthalten mehr Nicotin, daher rührt vielleicht nach Fuchs das häufigere Vorkommen der Tabakamblyopie bei ärmeren Leuten, die ja auch mehr Alkohol brauchen. Aber Förster sah auch einige Male bei Personen, die nur Havannas rauchten und sich diesen Luxus gestatten konnten, die Sehschwäche.

Dass es wichtig ist, das Gewicht der Cigarren zu kennen, zeigt folgender lehrreiche Fall. Am 31. März 1879 fragte mich der 70 Jahre alte Herr v. H. wegen zunehmender Sehschwäche um Rath. Derselbe, ein bekannter Lebemann, trotzdem aber von blühendster Gesundheit, erklärte bestimmt, dass seine Sehschwäche vor einigen Monaten begonnen habe, seitdem er eine Sorte holländischer Cigarren geraucht. Seit seinem 15. Lebensjahre rauche er

____

blätter in grosser Menge geraucht hatte und davon eine Sehschwäche mit centralem Farbenscotom bekam, obgleich er weder Raucher noch Trinker war. (Das Alkaloid des Stechapfels, Daturin, scheint also dem Nicotin ähnlich zu wirken.)

täglich 12—15 Havanna-Cigarren ohne Schädigung seines trefflichen Sehvermögens und Farbensinnes. Obgleich er jetzt „nur" 12—15 dieser holländischen, viel leichteren Cigarren täglich rauche, sei zweifellos seine Sehschärfe täglich geringer geworden. — Ich fand die ausgeprägteste Tabakamblyopie. Rechts $S\,1/_{30}$, links $S\,1/_{40}$. Mit $+\,12\cdot0$ wird rechts allenfalls Snellen's Schrift Nr. $1\cdot8$, links mühsam Nr. $2\cdot0$ entziffert. Grössere Pigmentfarben, mit denen Patient sich früher beschäftigt, Contrast- und Spectralfarben werden richtig erkannt. Peripherie des Gesichtsfeldes für weiss, roth und grün normal, dagegen am Perimeter im Centrum Stumpfheit für roth und grün; beide Farben erscheinen dort mehr gelb. Medien und Sehnerven normal. — Ich übersendete beide Cigarrensorten an Herrn Prof. Poleck, welcher sie analysirte. Die schwere Havanna-Cigarre, welche Patient ohne Schaden Jahrzehnte lang geraucht hatte, enthielt $2\cdot02^0/_0$ Nicotin; die leichte holländische, die seine Amblyopie hervorgerufen, enthielt nur $1\cdot8^0/_0$ Nicotin. — Das Räthsel löste sich jedoch durch das Gewicht der Cigarren. Die dem Herrn unschädliche Havanna wog $4\cdot7$ Grm., die ihm schädliche holländische wog 9 Grm., so dass er trotz gleicher Cigarrenzahl doch jetzt täglich fast die doppelte Menge Nicotin genoss, und zwar bei 12 Cigarren: $1\cdot944$ Grm. Nicotin gegen $1\cdot142$ Grm. früher. — Bei Einschränkung des Rauchens auf 1—2 Cigarren und Strychnineinspritzungen stieg die Sehschärfe von Woche zu Woche, so dass er am 16. Juli, also nach 10 Wochen, mit $+\,9\cdot0$ bereits Schrift Nr. $0\cdot8$ richtig las und statt der früheren $S\,1/_{30}$ jetzt $^2/_9$ Sehschärfe zeigte. Eine leichte Stumpfheit für Roth und Grün blieb jedoch im Centrum zurück. — Also auch das Gewicht der Cigarren muss man kennen.

Zur Erzeugung der Sehschwäche, die der Alkohol verursacht, sind auch grosse Quantitäten nöthig. Namentlich

schädlich wirkt der Fusel in dem schlechten Schnapse, d. h.
die höher zusammengesetzten Alkohole. Und der Brannt-
weingebrauch ist sehr gross im gewöhnlichen Volke. Fuchs
erzählt, dass in Gröningen in Holland jährlich auf den Kopf
35 Liter des billigsten Branntweines, des Genièvre, kommen,
also über 70 Liter auf jeden Mann. Die bei den Dämmen
beschäftigten Arbeiter sollen sogar täglich 1 Liter Branntwein wenigstens zu sich nehmen (J. Beaujon, Revue de
Belgique. 1883). Die schlechten Schnäpse enthalten sehr
viel Fusel, da sie aus Kartoffeln gemacht und nicht recti-
ficirt werden.

Verhütung.

Gegen den Missbrauch des Tabaks können nur Belehrungen des Volkes und Verminderung des Nicotingehaltes
der Cigarren wirken. Nach Fuchs giebt es verschiedene
Verfahren, um das Nicotin aus den Blättern auszuziehen,
ohne dem Aroma des Tabaks zu schaden. Da der Staat
in den Ländern, wo das Tabaksmonopol herrscht, 800 bis
$900^0/_0$ bei der Fabrication der billigen Sorten verdient,
so könnte er auch den Tabak weniger gesundheitsschädlich
machen.

Gegen den Missbrauch des Alkohols, der bekanntlich
den ganzen Körper und den Geist schädigt, haben alle
Länder ausser Belgien schon Gesetze erlassen. Im Staate
Maine in Nordamerika ist der Verkauf von Spirituosen
sogar ganz untersagt.

Fuchs macht folgende gute Vorschläge:

„1. Der Staat solle dafür sorgen, dass der Branntwein
fuselfrei verkauft werde.

2. Der Staat solle durch höhere Besteuerung den
Schnaps vertheuern, dagegen die Bierfabrication begünstigen.

3. Die Zahl der Branntweinschenken soll vermindert werden; die Zahl der Erlaubnissscheine für Schänken soll nach der Bevölkerungszahl begrenzt werden. (In Holland kommt eine Licenz in grossen Gemeinden auf 2500, in kleinen auf 250 Einwohner. In Belgien aber kommt eine Licenz auf 44 Einwohner.) Der Verkauf durch andere Personen ist streng zu bestrafen.

4. Thee- und Suppenanstalten und Wärmestuben sind zu unterstützen.

5. Schnapsschänken sind polizeilich zu überwachen, der Verkauf von Fusel zu bestrafen, ebenso der Verkauf von Branntwein an Unmündige oder Betrunkene.

6. Wer betrunken auf der Strasse betroffen wird, soll mit Geld- oder Freiheitsstrafen belegt werden.

7. Ein notorischer Trunkenbold soll als Verschwender behandelt und unter Curatel gestellt werden. Gewohnheitsmässige Trunkenheit soll als Ehescheidungsgrund gelten.

Dass die Gesetzgebung in dieser Frage nicht leicht ist, sieht man aus dem Entwurfe des neuen deutschen Trunksuchtgesetzes, der von allen Seiten die herbste Beurtheilung erfahren hat: es muss eben eine Form gefunden werden, die nicht blos den armen, sondern auch den reichen Säufer trifft.

Behandlung.

Das Haupthheilmittel besteht in der Mässigkeit im Rauchen und Trinken. Jener Pastor, von dem ich oben erzählte, dass er mit $S\,^1/_{40}$ zu mir kam, nachdem er zwölf Jahre lang täglich 12 Cigarren und noch einige Pfeifen geraucht, erhielt nach 3 Monaten volle Sehschärfe, nachdem er auf zwei echte Havanna-Cigarren täglich herabgegangen war und wöchentlich mehrere Strychnineinspritzungen erhalten hatte.

Die Kranken essen meist wenig, sind appetitlos, haben trägen Stuhlgang und schlafen schlecht. Förster meint, es seien meist Personen, die spät zu Bette gehen und früh aufstehen, wie Posthalter, Gastwirthe, oder Personen, die an Schlaflosigkeit leiden; häufig findet man auch Abgeschlagenheit, herabgesetzten Geschlechtstrieb und Abnahme des Gedächtnisses bei den starken Rauchern.

Gelingt es, die Kranken zur Mässigkeit im Rauchen, d. h. zu nur 2—3 guten Cigarren täglich zu bringen, so kommt Appetit und Schlaf wieder; gelingt es, sie vom Schnapse fern zu halten, so entwickelt sich oft eine unglaubliche Esslust bei den früheren Säufern, und Schlaf, Geschlechtstrieb und Gedächtniss werden normal.

Eine wichtige Lehre ist die, immer aus einer Spitze zu rauchen! Schon Virchow hat vor 30 Jahren darauf hingewiesen, dass das meiste Nicotin beim Auslaugen aus dem oberen Theile der Cigarren durch den Speichel in den Körper gebracht werde, und empfahl den Gebrauch der Cigarrenspitzen. Dem entspricht auch die Erfahrung, dass Tabakkauer, die also die Blätter mit den Zähnen zerquetschen, besonders schwer an Sehschwäche erkranken.

Zur Unterstützung der Heilung sind verschiedene Mittel vorgeschlagen worden. Von Jodkalium habe ich nicht den leisesten Nutzen gesehen. Dagegen wirken tägliche Einspritzungen von 2 Mgrm. Strychnin unter die Schläfenhaut ganz vorzüglich.

Freilich vergehen trotz grösster Enthaltsamkeit von Spirituosen und Tabak stets Monate, bis Heilung eintritt.

CAPITEL XV.

Augenleiden in Folge von Blendung.

„Das Licht", sagt Arlt sehr treffend, „ist dem Auge so nothwendig und wohlthätig, wie dem Magen die Speise, und gleich wie dieser durch längeres Fasten so empfindlich wird, dass ihm sodann selbst die leichtesten Speisen nur in mässiger Menge gereicht werden dürfen, geräth auch das Auge durch längere Entziehung des Lichtes in einen Zustand krankhafter Reizbarkeit, in welchem stärkeres Licht durchaus nicht vertragen wird; dagegen wird die Sehkraft durch übermässig starkes Licht, besonders wenn dieses plötzlich nach vorangegangener Dunkelheit oder durch längere Zeit einwirkt, erschöpft, ja oft blitzschnell vernichtet. Wohl kennt Jeder die unangenehme Empfindung, welche beim schnellen Uebergange aus dem Dunkeln ins Helle und umgekehrt, so wie auch beim Blicke auf stark leuchtende Körper im Auge entsteht. Sie sollte Jedem ein warnender Hüter des edelsten Sinnesorganes sein. Aber trotzdem führen Unachtsamkeit und Leichtsinn wohl öfter als blosser Zufall Nachtheile von dieser Seite herbei." —

Dass blendendes Licht schädlich sei, wussten bereits die Alten. Sie erfanden ja die grausame Strafe der Blendung, welche in vielen Fällen nur darin bestand, dass man dem Verbrecher ein glühendes Metallbecken dicht vor die Augen hielt. Man nannte dies „abacinare" von bacino, Becken. Dadurch ging nicht die ganze Sehkraft verloren, sondern es blieb meist noch ein Lichtschimmer übrig.

Wir können heute 4 Arten der Folgen von Blendung unterscheiden: 1. die Netzhautentzündung, 2. die Nacht-

blindheit, 3. die Bindehautentzündung und 4. den grauen
Staar.

1. Netzhautentzündung (Retinitis).

Nach Einwirkung überaus hellen Lichtes, so besonders
nach Beobachtungen der Sonne oder einer offenen elektrischen Bogenlampe, sind Entzündungen der Netzhaut gefunden
worden. Schon Galenus berichtete von Erblindungen nach
Betrachtung der Sonnenfinsterniss. Dufour, Haab,
Haltenhoff, Deutschmann und Sulzer haben im
letzten Jahrzehnt eine Anzahl von Fällen genau beschrieben.

Der Augenspiegel zeigte mehr oder weniger starke
Zerstörungen am gelben Fleck, also in der Mitte
der Netzhaut. Entweder fand man dort einen kleinen
weissen Fleck mit blutigem Umkreise oder eine scharf be-
grenzte gelbweisse Scheibe mit dunkelbraun gefärbter
Umgebung.

Diese Beobachtungen stimmen sehr gut überein mit
den Thierversuchen, welche Czerny 1867 vorgenommen,
und die 1882 von Deutschmann bestätigt wurden.
Czerny hatte durch geeignete Vorrichtungen directes
Sonnenlicht auf der Netzhaut lebender Kaninchen vereinigt und eine Gerinnung des Eiweisses in der Netzhaut,
eine Zerstörung (Verbrennung) der Stäbchen- und Zapfenschicht (siehe oben Fig. II und III), eine Entzündung der
Netzhaut und Aderhaut und schliesslich einen Schwund
(Atrophie) dieser Häute gesehen. Von besonderem Interesse
ist, dass weder die tiefsten dunkelblauen noch die tiefsten
dunkelgrauen Gläser im Stande waren, diese Wirkung
der directen Sonnenstrahlen zu beeinträchtigen. Deutschmann fand sogar, dass selbst das Einschieben eines Glas-
rohres von 20 Cm. Länge, welches, da es mit kaltem Wasser

gefüllt war, die dunklen Wärmestrahlen abhielt, die Verbrennung und Zerstörung der Netzhaut nicht hinderte.

Dem objectiven Befunde entspricht der subjective. Alle geblendeten Personen bemerkten sofort, nachdem sie in die Sonne gesehen, eine Verdunklung in der Mitte des Gesichtsfeldes, einen Schleier, Nebel, Fleck, ein Scotoma centrale (vergl. voriges Cap., pag. 611). Die Sehschärfe sank daher im Centrum auf $\frac{1}{2}$—$\frac{1}{3}$ und machte es den Kranken unmöglich, in der Mitte Farben zu unterscheiden. In den leichteren Fällen verschwindet das Scotom nach längerer oder kürzerer Zeit, in den schweren kann es ganz oder theilweise viele Jahre fortbestehen.

Dementsprechend ging mitunter die mit dem Augenspiegel wahrgenommene Netzhautentzündung zurück, mitunter aber kam es zu Atrophie an der erkrankten Stelle.

Dass solche Erscheinungen auch beim Blick in bengalisches Feuer vorkamen, beweist folgender Fall von Arlt. Als im Jahre 1842 in Prag im Waldstein'schen Palais ein Caroussel abgehalten wurde, schaute ein Tischlerlehrling durch eine Spalte der ringsum angebrachten Bretterwand in den feenhaft erleuchteten Raum, bis ihn heftige Schmerzen im Auge zwangen, noch vor Beendigung des blendend-glänzenden Spieles von seiner Schaulust abzustehen. Gleich den folgenden Tag trat Entzündung dieses Auges ein und hinterliess trotz zeitig und umsichtig angewendeter Kunsthilfe eine bedeutende Sehschwäche, die ihn ein halbes Jahr lang zu seinen Geschäften untauglich machte und auch später noch bei feineren Arbeiten bedeutend hinderte.

Auch Fuchs sah bei einem Schustergesellen, der in einem Circus lange in eine an der Decke angebrachte elektrische Sonne gestiert hatte, ein centrales Scotom, das nicht mehr verschwand.

W. Cooper erzählt, dass 1844 ein Student beim Mikroskopiren ein Präparat besah, als plötzlich die Sonne mit aller Kraft darauf zu scheinen begann. Sogleich empfand er einen so heftigen Schmerz, dass er unter lautem Aufschrei aufsprang und etwa 20 Minuten nichts als das Bild der Sonne sah; das Auge blieb bis zum Abend empfindlich. Tags darauf überraschte ihn bei Fortsetzung der Arbeit wieder derselbe unglückliche Zufall. Ein starker und tiefgehender Schmerz durchzuckte den Augapfel; grosse Lichtscheu und das Sehen des Sonnenbildes stellte sich ein. Sofort traten alle Erscheinungen einer Netzhautentzündung ein, welche nur durch sorgsame ärztliche Behandlung gehoben werden konnte, aber noch lange Zeit Funkensehen bei jeder Anstrengung des Auges hinterliess.

Auch ich hörte mitunter von Mikroskopikern die Klage, dass langes Mikroskopiren bei dem jetzt üblichen sehr hellen Lampenlicht und namentlich bei der modernen Beleuchtung mit totaler Reflexion ihre Sehschärfe herabgesetzt habe; statistische Untersuchungen wären erwünscht.

2. Nachtblindheit (Hemeralopie).

Wenn nicht die intensivsten Lichter plötzlich, sondern grosse helle Flächen, z. B. Schneeflächen, sonnige Sandflächen, Kalkfelsen, Steppen, weisse Mauern längere Zeit das Auge blenden, so entsteht nicht Netzhautentzündung, sondern nur eine eigenthümliche Stumpfheit der Netzhaut, ein Torpor retinae, der sich mit dem Augenspiegel nicht sehen lässt, sondern sich nur subjectiv dadurch kundgibt, dass die geblendeten Personen am Abend und in dunklen Räumen gar nichts sehen, geführt werden müssen, nachtblind oder hühnerblind oder tagsehend, hemeralopisch (von ἡμέρα, der Tag, und ὤψ, das Auge) sind.

Man kann den Lichtsinn der Netzhaut, d. h. die Empfindlichkeit für Helligkeit, nach Aubert messen, indem man in einem Zimmer, welches sonst ganz dunkel ist, eine kleine Fensteröffnung immer mehr verkleinert und bestimmt, bei welch kleinster Oeffnung noch grosse Buchstaben gelesen werden.

Dieses Princip der Lichtsinnmessung wurde von Förster 1857 für einen sehr praktischen Apparat, Photometer (richtiger Photoptometer) verwendet, welcher eine absolut finstere Stube erspart. Der Kranke blickt in einen schwarzen Kasten, der nur durch eine Oeffnung, die grösser und kleiner gemacht werden kann, Licht erhält. Das normale Auge ist noch im Stande, die grossen Buchstaben am Ende des Kastens zu lesen, wenn die quadratische Lichtöffnung nur 2 Mm. Seite hat. Dann ist nach Förster der Lichtsinn (L) gleich 1. Wenn aber Jemand an Nachtblindheit leidet, so muss die Lichtöffnung auf 20, 40, 60 etc. Mm. Seite des Quadrates vergrössert werden, damit noch hinten im Kasten die Buchstaben erkannt werden; d. h. L ist $= \frac{1}{100}, \frac{1}{400}, \frac{1}{900}$ etc.

Bei diesen Versuchen muss der Kranke erst etwa 10 Minuten im Dunkeln verweilen, ehe er in den Kasten sieht. Denn selbst das beste Auge sieht nicht sogleich die Buchstaben, sobald es aus dem Hellen ins Dunkle kommt. Jedes Auge muss sich erst an die Dunkelheit gewöhnen, adaptiren. Wer je in einer Augenklinik war, weiss, dass, wenn er in ein dunkles Krankenzimmer trat, er Anfangs gar nicht sah, ob überhaupt Personen in demselben seien; schon nach 5 Minuten aber unterschied er genau deren Gesichter.

Wie Aubert bewiesen, genügen 10 Minuten für das gesunde Auge zur Adaptation. Bei Nachtblinden aber reicht trotz der Adaptation mitunter eine Lichtöffnung von 60 Mm.

Seite des Quadrates nicht zur Erkennung der grossen Buchstaben hin; d. h. $L < {}^1/_{900}$.

Dabei aber können die Kranken bei Tage oder gutem künstlichen Licht eine vollkommene Sehschärfe und ein ganz gutes Gesichtsfeld haben; sobald aber der Lichtreiz unter eine gewisse Reizschwelle sinkt, stolpern die Kranken und rennen überall an. Die Krankheit befällt stets beide Augen.

Die Nachtblindheit kann bei verschiedenen Krankheiten der Aderhaut und Netzhaut vorkommen (vergl. unten Cap. XVIII über Retinitis pigmentosa), bei denen der Augenspiegel eine Erklärung des Symptomes giebt; aber hier nach Ueberblendungen handelt es sich um eine Form der Nachtblindheit ohne jeden abnormen Augenspiegelbefund. Die Netzhaut sieht völlig gesund aus.

Ausser einer häufig grossen und etwas trägen Pupille ist an dem Auge meist gar nichts Krankes zu sehen; mitunter aber, namentlich in den epidemischen Formen, über die weiter unten (pag. 634) gesprochen werden wird, findet man bei Nachtblinden die sogenannte Vertrocknung der Bindehaut, Xerosis (von ξηρός trocken).

Diese Krankheit besteht darin, dass ein feiner weisser Schaum zu beiden Seiten der Hornhaut im Bereich der freien Lidspalte sichtbar wird. Wischt man denselben fort, so findet man eine etwa 4—8 Mm. lange, etwa dreieckige Stelle der Bindehaut, deren Basis nach dem Hornhautrande liegt, die eigenthümlich fettig-trocken, glanzlos, in feine concentrische Fältchen gelegt, wie mit Seidenpapier bedeckt, oft leichenartig trocken ist. Die Thränen fliessen über die Stelle fort, ohne sie zu benetzen. Wenn man aber nach Leber's Beobachtung die kranken Stellen mit Seife von ihrem Fette befreit, so werden sie wieder durch Thränen benetzbar. Nur die Stellen der Lidspalte sind befallen, welche den grössten Theil des Tages offen stehen und also am meisten der Luft ausgesetzt sind. Nach Entfernung des Schaumes erneuert sich derselbe bald wieder.

In meiner Habilitationsschrift „Ueber Xerosis conjunctivae" (Breslau 1868) findet man makroskopische Abbildungen von mir und mikroskopische, welche Prof. Waldeyer von den abgeschabten Schüppchen meiner Kranken anfertigte. Die Schüppchen und der Schaum, welcher abgekratzt wurde, enthielten verfettete und verhornte, den Epidermisschuppen ähnliche Epithelzellen mit sehr undeutlichen Zellkernen. Damals hatte man noch keine Kenntniss von Bacillen überhaupt.

Neisser fand im Jahre 1883 die Oberfläche der Epithelzellen mit grossen Mengen von Bacillen, kurzen Stäbchen, bedeckt. Allein dieselben Bacillen wurden später auch bei Personen, die keine Xerose hatten, in der Abscheidung der Bindehaut gefunden. Erreger der Krankheit ist also der Xerosebacillus nicht, vermuthlich geräth er aus der Luft auf die Bindehaut und gedeiht dort besonders gut auf dem erkrankten Epithel.

Diese Form der dreieckigen Xerose ist ganz ungefährlich und verschwindet meist mit der Nachtblindheit wieder vollkommen. Man darf sie nicht zusammenwerfen mit einer anderen Form von Vertrocknung, welche die ganze Bindehaut und Hornhaut ergreift, meist bei altem Trachom auftritt und zur Vertrocknung des ganzen Augapfels (Xerophthalmus) mit Erblindung führt.

Sowohl die Nachtblindheit als die mit ihr vorkommende dreieckige Xerose haben, wie Fuchs richtig bemerkt, nur den einzigen Zusammenhang, dass beide Zeichen einer gesunkenen Ernährung des Auges sind.

3. Bindehautentzündungen.

Sowohl nach dem Blicke in elektrische Bogenlampen als bei Schneeblendung hat man Entzündungen der Bindehaut beobachtet, welche sich durch Thränen, Stiche im Auge, starke Röthung und Schwellung der Bindehaut, Lidkrampf mit Lichtscheu und engen Pupillen geltend machten. Solche Fälle hat Nodier, Emrys Jones und Reich beschrieben. Letzterer schilderte eine Epidemie von Schneeblindheit, welche er auf dem Gudaur-Pass im Kaukasus, 2500 Meter über dem Meeresspiegel, bei mehr als 70 Arbeitern der georgischen Militärstrasse sah. Ein Meer von blendendem Licht wurde von dem Schnee, auf den die helle Märzsonne schien, und der endlos ausgebreitet lag, zurückgeworfen, so dass sehr bald ein höchst peinliches Gefühl im Auge entstand. Die stärksten Männer unterlagen dieser Blendung; aber es gab auch andere, die nicht den geringsten Schaden litten. Die meisten bekamen sehr starke Entzündung und Schwellung der Bindehaut. Die Bindehautkrankheiten gehen meist rasch vorüber.

4. Grauer Staar.

Schon Beer und Walther haben im Anfange dieses Jahrhunderts die Ansicht ausgesprochen, dass übermässige Lichtwirkung namentlich bei Feuerarbeitern zur Trübung der Krystalllinse, Cataracta*), grauem Staar Veranlassung gebe. Arlt neigte sich auch dieser Ansicht zu und theilte schon 1856 mit, dass unter den 882 Staaren, die

---

*) Der graue Staar heisst Cataracta; das Wort kommt entweder her von καταρρέειν, herabfliessen, weil die Alten von der Trübung glaubten, sie sei vom Gehirn ins Auge herabgeflossen, oder von καταρράσσειν, unterbrechen, trüben. — Das Wort Staar wird von starr hergeleitet, da die Staarblinden starr vor sich blicken.

er bis dahin operirt, 27 Schmiede und Schlosser und
12 Glashüttenarbeiter betroffen hatten. Auch hätten mehrere
seiner Kranken in ziemlich glaubwürdiger Weise die Entstehung ihres Staares von Feuersbrünsten hergeleitet.
Auch Mayhöfer hat unter 442 unter 40 Jahre alten
Glasbläsern 42 Staarkranke = 9·5$^0/_0$ gefunden; Jewezki
hat unter 70 nur 3 im Alter von 43, 50 und 56 Jahren
mit Cataract gesehen. Nach den Untersuchungen von Hess
ist es nicht unwahrscheinlich, dass durch die Austrocknung
des Auges bei Feuerarbeitern Staar entstehen könne;
er fand bei Versuchen, dass die Epithelzellen der Linsenkapsel getödtet und dadurch die Ernährung der vorderen
Fasern der Linse verändert wurde. —

Dass der Blitz Staar erzeugt, wurde von Leber
nachgewiesen; doch findet man dabei meist auch andere
tiefere Augenleiden, so Sehnervenentzündung und später
Schrumpfung desselben, sowie Accommodationslähmung.
Vielleicht bewirkt hier die Erschütterung, wie bei Krämpfen
und Schlägen die Trübung der Linse. Leber vermuthet
auch, dass vielleicht beim Blitze eine Art katalytischer
Wirkung der Elektricität mitspielen könne, die das Eiweiss
in der Linse zum Gerinnen bringen könne, wie die Milch
beim Gewitter gerinnt.

5. Vorkommen.

Die Netzhautentzündung kommt im Ganzen nur selten
nach Blendungen vor; die Fälle häufen sich nur nach Beobachtungen der Sonnenfinsterniss. So berichtet Jäger von
14 Erkrankungen, bei denen durch directe Beobachtung
der Sonnenfinsterniss vom Jahre 1851 theilweise oder gänz-
liche Erblindung eintrat. Auch nach der Sonnenfinsterniss
von 1882 wurden eine Reihe von Fällen in Deutschland
und der Schweiz beschrieben.

Dagegen tritt Nachtblindheit oft epidemisch auf. Schon die ältere Literatur erzählt, dass solche Epidemien unter den Matrosen und Seesoldaten, in Regimentern des Landheeres, in Zuchthäusern und in Waisenhäusern, auch bei Feldarbeitern auftraten, die in sonnenhellen Frühlings- oder Sommertagen den ganzen Tag im Freien arbeiteten.

Guthrie berichtet, dass eine russische Heeresabtheilung im finnischen Kriege in einer hellen Frühlingsnacht auf eine andere russische Abtheilung eingehauen habe, welche sie für Schweden gehalten, weil mehrere 100 Mann nachtblind waren. — Aus neuerer Zeit sind viele Epidemien beschrieben. So fand Michel im Zwangsarbeitshause Rebendorf unter 600 Insassen 47 $= 8^0/_0$ nachtblind; meist waren diese 5—10 Monate in der Anstalt gewesen. Wichtig war, dass von den im Freien beschäftigten Leuten, besonders den Kalksteinbrucharbeitern, $87^0/_0$ befallen waren gegenüber $13^0/_0$ der im Hause beschäftigten. (Und doch arbeiteten im Ganzen nur $45^0/_0$ im Freien.) Unter 27 Nachtblinden im Zuchthause zu Lichtenau sah Michel 11 mit scorbutischen Zahnfleischerkrankungen. Von 55 Personen, die Xerosis hatten, waren 28, also mehr als die Hälfte, nachtblind. —

Selitzky fand 1884 unter den Soldaten des Lagers bei Moskau im Juni und Juli viele Nachtblinde, die, obgleich kräftige Leute, einen schwachen kleinen Puls hatten.

Ueberhaupt stammen die meisten Schilderungen von Epidemien aus Russland. Wir haben schon oben über die von Reich mitgetheilte Schneeblindheit im Kaukasus gesprochen. Bereits 1835 berichtete Lerche aus Petersburg, dass er während der 7 wöchentlichen Osterfasten, während deren die Armen nur vegetabilische Kost geniessen, 270 Fälle von Nachtblindheit beobachtet habe.

Im Jahre 1866 beschrieb Blessig wiederum eine bedeutende Epidemie in Petersburg, die während der grossen Fasten auftrat und stets mit der dreieckigen Xerose gepaart war. Sie traf nur Leute, die orthodox griechischer Confession waren und sich streng der Fleischnahrung während der 7 Wochen enthalten; allerdings lag auch zur Zeit viel Schnee in Russland, während die Sonne schon hoch stand und blendete.

Die Kranken hatten ein so charakteristisches Aussehen, sagt Blessig, dass die Diagnose schon aus der Entfernung fast mit Sicherheit gestellt werden konnte. „Das Gesicht ist etwas gedunsen, auffallend braunroth gefärbt, die Lippen gedrungen, weisslich, wie mit einer dünnen Milchschicht überzogen, in den Mundwinkeln weisslicher Schleim, die Pupillen mässig erweitert, ausserdem Neigung zu Schläfrigkeit und etwas kühler Athem." Auch unzweifelhafte Fälle von Scorbut sah Blessig mit Nachtblindheit vereint.

Bitot in Bordeaux schilderte im Jahre 1863: 25 Fälle von Nachtblindheit mit Xerose bei Personen, die in ärmlichen Verhältnissen lebten.

Ich sah 7 Fälle, die mit Xerose gepaart waren; drei davon waren Dorfkinder, und zwar Geschwister, welche 3 Jahre lang im Frühjahre Rückfälle bekamen und im Winter freiblieben von beiden Leiden; ausserdem sah ich das Leiden bei einem von 2 oberschlesischen Zinkhüttenarbeitern, die Schlockow wegen Nachtblindheit in der schlesischen Gesellschaft am 29. November 1878 vorstellte.

Jewezki fand merkwürdigerweise bei 70 Glasbläsern 13 mit Xerose, aber ohne Nachtblindheit, davon waren 10 jünger als 30 Jahre; sie hatten seit längerer Zeit nicht gefastet. Jewezki glaubt, die Wirkung der hohen strahlenden Wärme (bis zu 65° C.) und das starke Schwitzen sei Veranlassung zur Xerose.

Unter 40.000 Augenkranken beobachtete ich einfache Nachtblindheit in 30 Fällen — $0 \cdot 7^0/_{00}$ und nur 24mal Xerose — $0 \cdot 6^0/_{00}$.

6. Verhütung.

A. Vermeidung der Blendungsquellen.

Vor dem Blitz kann man sich nicht schützen; glücklicherweise sind Blendungen durch denselben recht selten; aber Sonnen- und Bogenlampen-Beobachtungen kann man vermeiden. Galilei soll bekanntlich durch Beobachtung der Sonnenflecken sein Augenlicht verloren haben.

Mackenzie hat bereits 1835 drei Fälle beschrieben, von denen zwei durch Sonnenbeobachtungen mit dem Fernrohr, eine durch Beobachtung einer Finsterniss mit unbewaffnetem Auge entstand.

Jedenfalls schütze man sich bei nothwendigen Studien durch Schutzbrillen (siehe unten Cap. XVII).

Dass aber auch ein Spiegelbild der Sonne Schaden bringen kann, hat E. v. Jäger gezeigt. Er behandelte ein Mädchen, welches beim Baden im Neusiedler See unversehens von dem vollen Reflexe der sich im Wasser spiegelnden Sonne getroffen worden und nach einem so heftigen Schmerze, dass sie an das Ufer eilen musste, erblindet war. — Arlt wurde im Jahre 1849 zu einem 16jährigen Mädchen gerufen, welchem ein Soldat aus Muthwillen, als es in seiner Nähe im Schatten der Häuser vorüberging, Morgens 10 Uhr mit einem Spiegel das Sonnenlicht ins rechte Auge geworfen hatte; zunächst erfolgte wüthender Schmerz im Auge und Blendung, weiterhin Entzündung des Auges, die jedoch, ohne bleibenden Nachtheil zu hinterlassen, noch bekämpft werden konnte. Vor derartigen plötzlichen Reflexblendungen kann man sich natürlich nicht schützen, — wohl aber warnt Arlt mit Recht davor, im starken

Sonnenlichte zu lesen. Er sagt, dass man in Wien nicht selten die Studirenden im vollen Sonnenscheine lesend auf- und abgehen sehe. Es ist dies um so schädlicher, weil bei zufälligen Wendungen der Schatten des Kopfes, der auf dem Papiere liegt, plötzlich grellem Lichte weicht. Er warnt auch mit Rücksicht auf den oben citirten Fall von W. Cooper vor dem Mikroskopiren bei zu hellem Lichte.

Ob das Licht des Vollmondes Schaden bringen kann, scheint mir nicht erwiesen; die Matrosen und Seesoldaten, welche in südlichen Meeren nachtblind werden, behaupten meist, dass sie ihre Krankheit dem Monde verdanken, der sie bescheint, während sie auf dem Verdecke schlafen; indessen möchte ich annehmen, dass wohl mehr die Blendung des Meeresspiegels unter den Tropen die Ursache sei. Doch erzählt Arlt, dass man in Aegypten und Arabien Sehschwäche und selbst Erblindung beobachtet haben will, wenn das Mondlicht die Schlafenden beschienen.

Nodier berichtet, dass 1881 zwei französische Marine-officiere die Kohlenspitzen einer elektrischen Bogenlampe durch Handregulatoren einander zu nähern hatten, wenn das Licht erlosch. Man hatte ihnen allerdings dunkle Schutz-brillen gegeben; allein da sie schon mit blossem Auge, wenn das Licht ausgegangen, in der Nacht nicht genau sehen konnten, wie weit die Kohlenspitzen auseinander standen, so legten sie die noch mehr verdunkelnden Schutz-gläser wieder ab und sahen nun mit blossem Auge in nächster Nähe direct den grossen Flammenbogen vor sich überspringen. Beide Officiere erkrankten nach 2 Stunden an Kopfschmerz, Lichtscheu, Bindehautentzündung und fliegen-den Mücken, einer derselben nur auf dem einen Auge, mit welchem er beobachtet hatte.

In den Flammenbogen eines Kohlenlichtes, der 5000 bis 10.000 Normalkerzen entspricht, hineinzublicken, ist die grösste Tollkühnheit. Ich gebe zu, dass die Manipulationen oft schwierig sind. Ich selbst habe bei meinen vergleichenden Messungen der Sehschärfe bei Tages-, Gas- und elektrischem Lichte im Jahre 1879 häufig die Kohlenspitzen in dem Dubosc'schen Kasten mit der Hand einander nähern müssen; allein durch langsames Vorstossen und Zurückschieben der Kohle lernt man die Entfernungen reguliren, auch wenn man nicht auf die Spitzen sieht. Uebrigens ist bei den neueren Bogenlampen die Handregulirung gar nicht mehr nöthig. Seit Hefner-Alteneck durch eine sinnreiche Vorrichtung die automatische Annäherung der Kohlenspitzen erfunden, hat man in dieser Hinsicht keine Blendung beim elektrischen Lichte mehr zu fürchten. In der neueren Literatur finde ich auch keine Fälle mehr.

Aber jede grössere offene Flamme, Petroleum, Gas oder elektrisches Licht kann durch Aussendung von directen Lichtstrahlen dem Auge unangenehm werden.

Früher wurden die Besucher der oberen Ränge und Galerien im Theater und im Circus durch die offenen Flammen des Kronleuchters oft geblendet. Aber schon 1866 sah ich im Théâtre du Châtelet in Paris gar keine Flamme; der grosse Gaskronleuchter befand sich oberhalb einer mächtigen matten Glasdecke. Später wurde diese dem Auge sehr wohlthuende Beleuchtung auch im Sitzungssaale des deutschen Reichstages in Berlin eingeführt.

Auch das elektrische Bogenlicht kann man jetzt entweder durch Milchglasglocken dämpfen, oder hoch oben über einem Glasdache anbringen, wenn man nur die Lichtmenge, die man dadurch verliert, durch mehrere Bogenlampen ersetzt.

Es lässt sich freilich nicht leugnen, dass in vielen Strassen Berlins und Breslaus, wo die Bogenlampen vor den Schaufenstern nur etwa $1\frac{1}{2}$—2 Meter hoch über dem Kopfe der Fussgänger angebracht sind, ein Blendungsgefühl die Passanten trifft, namentlich wo viele solche Lampen in einer Strasse vorhanden sind. Hier müsste ein Gesetz vorschreiben, dass die so niedrig hängenden Lampen dem Auge des Publicums entzogen werden und nur ihr Reflex dem Schaufenster zu Gute komme.

Die öffentlichen Lampen pflegt man allerdings sehr hoch (oft fast z u hoch) anzubringen. Originell ist daher der Vorschlag von P a r t z in Philadelphia. Derselbe will nämlich die stärksten elektrischen Lichtquellen in der Mitte der Strasse in Oeffnungen u n t e r h a l b d e s P f l a s t e r s anbringen. Von dort aus soll das Licht senkrecht in die Höhe steigen und in 40—50 Meter Höhe auf ungeheuere Concavspiegel fallen, die es dann wieder nach unten auf die Strasse reflectiren. Theoretisch lässt sich wenig dagegen sagen. P a r t z meint, dass die Lichtquelle dem Auge auf diese Weise v e r b o r g e n bleibt und nicht blenden kann; ferner würde die Luft dadurch völlig erhellt werden, da eine Theilung der Flamme nicht nöthig ist, also jeder Lichtverlust vermieden wird und die Reflexion am Spiegel soll immer noch geringer sein, als der riesige Verlust, den die Flamme durch die Milchglasglocke erfährt. H a r t l e y hat diesen Verlust auf 33—$60^0/_0$ berechnet.

Auch T r é l a t betont, dass das diffuse Tageslicht niemals blende, weil die Lichtquelle selbst dem Auge entzogen ist; auch die künstliche Lichtquelle solle dem Auge entzogen werden und nur das diffuse Licht derselben ins Auge gelangen.

Ist das elektrische Licht h o c h angebracht und mit Milchglaskugeln verdeckt, so ist es gewiss unschädlich. Ich habe 1883 die Arbeiter einer Zuckerfabrik untersucht, in der seit 4 Jahren grosse Bogenlampen die ganze Nacht hindurch brannten; ich habe keine kranken Augen gefunden. Die Leute wollten auch nicht zu Gas zurückkehren. (Die Inspectoren versicherten mir beiläufig, dass die Arbeiter bei dem hellen Lichte in der Nacht nicht so leicht einschlafen, als früher bei Gas.)

Dagegen ist das plötzliche Einfallen von hellem Tageslicht beim Erwachen gewiss schädlich. Schon Beer erzählte 1802, dass ein ganz gesunder junger Mann Abends spät in Wien in einen Gasthof kam, und dass ihm die von einer Wand des Zimmers und vom Fussboden in seine Augen zurückprallenden Sonnenstrahlen des Morgens sehr unangenehm aus dem Schlafe erweckten; sogleich zog er die weissen Gardinen zu und schlief von Neuem ein; aber bald wurde er noch unsanfter von der Sonne wieder geweckt; denn diese drang jetzt durch die dünnen Vorhänge auf sein Gesicht. Ein Thränenfluss und eine heftige Spannung der Augen mit Röthung verbunden folgte und wiederholte sich am nächsten Morgen bei gleicher Ursache. Es entstand eine Augenentzündung, die allen Mitteln lange widerstand, bis Beer die Ursache entdeckte und der Kranke die Stube ganz verliess.

Man wähle also kein nach Osten gelegenes Zimmer zum Schlafen oder suche durch die Stellung des Bettes oder durch Vorhänge das Auge gegen die directen Strahlen der Morgensonne zu schützen!

Wer Fensterläden oder die amerikanischen stellbaren Holzvorhänge oder Jalousien in seinem Schlafzimmer hat, sorge dafür, dass sie beim Erwachen nicht plötzlich ganz geöffnet werden. —

Nachtlampen werden jetzt wohl nur wenig mehr benützt; wer sie aber noch braucht, stelle sie so, dass ihr Licht nicht direct ins Auge fällt. Der Schlaf ist für Augen, die am Tage viel angestrengt waren, im ganz Dunkeln viel fester und erquickender.

Helle weisse Häuser blenden auch; es ist daher nöthig, sie mit milden Farben anzustreichen, indem man dem Weiss ein Blau oder Grau zusetzt. Der Blendung weisser Mauern in Höfen von Gefängnissen verdanken manche Insassen ihre Nachtblindheit.

Spiegelglatte Fussböden, grelle Tapeten, polirte Möbel, glänzende Metallgeräthe in eleganten Zimmern blenden empfindliche Personen, wenn die Sonne in diese Räume scheint. Dunkle Vorhänge pflegen diese Reflexe freilich heute meist zu vermindern. „Möchten doch unsere Bauherren". ruft der praktische Arlt aus, „das in den Zimmern überflüssige Licht lieber den Stiegen, Küchen und Vorzimmern zuwenden. Der Gegensatz zwischen solchen dunklen Vorzimmern und den oft überhellen Zimmern ist um so nachtheiliger, je öfter und schneller nach einander ihn die Augen zu passiren haben. Lassen wir nur Jemand täglich und mehrmals des Tages sich solchem Wechsel zwischen Dunkel und Hell aussetzen, so wird sein Auge sehr bald reizbarer und schwächer werden; namentlich stellt sich dann das so lästige Mückensehen (vergl. oben pag. 203) ein.

Adams erzählte in seiner Anweisung zur Erhaltung des Gesichtes schon vor 100 Jahren von einem Rechtsgelehrten in London, dessen Vorderzimmer nach der Strasse gingen und der Mittagssonne ausgesetzt waren, dessen hintere Zimmer aber auf einen engen dunklen Hof führten. In diesen arbeitete der Notar, in jenen pflegte er zu speisen, Besuche zu empfangen etc. Sein Gesicht nahm ab und er hatte beständig Schmerz in seinen Augen. Augengläser besserten nicht und ärztlicher Rath war vergebens. Endlich kam er auf die Vermuthung, dass das öftere Hin- und Hergehen aus der dunkeln Studirstube in die hellen Zimmer die Ursache der Krankheit sein möchte. Er nahm ein anderes Quartier, schonte seine Augen und wurde bald von seinem Uebel befreit.

Man vermeide also den schnellen Wechsel zwischen dunklen und hellen Zimmern und beleuchte die dunklen auch am Tage mit künstlichem Lichte.

Teppiche und matte Tapeten, sowie Blumengruppen werden in überhellen Zimmern ebenfalls Blendung verhindern.

Da es sich gezeigt hat, dass namentlich Personen, die schlecht ernährt werden, bei blendendem Tageslichte Nachtblindheit und Xerose bekommen, so empfiehlt es sich, dass Personen, welche in Steppen, auf südlichen Meeren, in sonnigen oder schneereichen Gegenden reisen oder arbeiten müssen, besonders viel Fleisch und Fett geniessen.

B. Farbige Brillen.

Blaue und graue Gläser sind schon längst gegen Blendung gebraucht worden.

Verschieden gefärbte Lichtstrahlen haben bekanntlich verschiedene Wellenlängen; das rothe und gelbe Licht schwingt langsamer, es hat 450 Billionen Schwingungen in einer Secunde, das grüne und blaue schwingt schneller, es macht 728 Billionen Schwingungen in der Secunde. Daher nennt man auch das rothe und gelbe Licht das langwellige, das blaue und violette das kurzwellige.

Im künstlichen Lichte haben die rothen und gelben Strahlen eine grössere Lichtintensität, eine grössere Helligkeit, eine grössere Schwingungsamplitude, die grünen, blauen und violetten Strahlen dagegen eine grössere Schwingungszahl.

Bei Oel, Petroleum und Gas überwiegen die rothen und gelben Strahlen, beim elektrischen Licht die blauen und violetten, wie O. E. Meyer*), Professor der Physik in Breslau, nachgewiesen hat.

---

*) Meyer hat ermittelt, in welchem Verhältnisse die einzelnen Theile des Spectrums in den verschiedenen Lichtquellen gemischt sind

Welche von diesen Strahlen das Auge mehr reizen, lässt sich a priori gar nicht entscheiden; doch meint Mauthner, dass die gelben und rothen Strahlen das grelle Licht geben und daher die Netzhaut stärker angreifen als die blauen. Dobrowolski behauptet freilich, es sei keineswegs erwiesen, dass man bei blauem Licht länger arbeiten könne als bei andersfarbigem. Mauthner beruft sich auf den Sprachgebrauch und sagt: „Wir sprechen von brennendem Roth, schreiendem Gelb, aber von einem schreienden Blau hat noch Niemand etwas gehört. Gelbe Beleuchtung bei Feerien sei gewiss nicht so angenehm als das Blau des Himmels. Dass nicht die Helligkeit als solche, sondern die Farben einen Einfluss auf das Organ ausüben, beweise der Truthahn und der Stier, die nicht durch das hellste Tuch, sondern durch ein rothes Tuch gereizt würden.

(Journal für Gasbeleuchtung. 1879). Zur Vergleichseinheit wählte er die Intensität des gelben Lichtes und bestimmte, wie viel Theile der übrigen Farben des Spectrums auf einen Theil Gelb im Gas, Petroleum und elektrischem Lichte enthalten sind. Er fand, dass enthält auf einen Theil Gelb

Elektrisches Licht .	. 2 Roth,	1·0 Grün,	0·8 Blau,	1·0 Violett
Petroleum	. 3 „	0·6 „	0·2 „	0·1 „
Gas	. 4 „	0·4 „	0·2 „	0·1 „

Also sind viel mehr kurzwellige Lichtstrahlen im elektrischen Lichte, als in den übrigen Lichtarten.

Vogel und Andere fanden freilich die Zusammensetzung des elektrischen Lichtes wieder anders; wahrscheinlich hatten ihre Ströme eine andere Spannung; bei langsamerem Arbeiten der Dampfmaschine wird das Licht mehr roth, bei schnellerem mehr weiss; wenn die Spannung eine andere, so ist eben auch die Farbe eine andere. Brush in London soll ein ganz weisses elektrisches Bogenlicht erzeugt haben.

Auch Böhm habe in der Berliner Stickereianstalt, in welcher auf Seidenstoffe von verschiedenster Farbe gestickt wird, Untersuchungen gemacht, und gefunden, dass unter allen Farben Gelb und Apfelgrün für die Augen am ermüdendsten sind, während blau von allen Arbeitern als die angenehmste Farbe bezeichnet wurde." —

Ueber die Ausdauer bei verschieden gefärbten Lichtquellen liegen keine Versuche vor. Sie würden auch ungeheuere Zeit in Anspruch nehmen, da jedes Auge bei jeder Lichtquelle mit frischen Kräften anfangen und bis zur Ermüdung fortarbeiten müsste.

Es ist nicht wahrscheinlich, dass die blauen Strahlen schädlich seien; denn bekanntlich hat man ja Jahrzehnte lang gerade Augenkranken, die doch am meisten geschont werden müssen, blaue Gläser verordnet. Diese kobaltblauen Gläser lassen allerdings keineswegs nur blaues Licht durch, sondern löschen nur einen Theil der gelben und rothen Strahlen, der langwelligen Strahlen aus. Es ist bekannt, dass v. Gräfe gerade mit besonderer Vorliebe blaue Gläser verordnete, und die hervorragendsten Augenärzte haben sich wohl Jahrzehnte hindurch davon überzeugt, dass diese blauen Gläser keinerlei Schaden bringen, sondern dass ein entschiedener Nutzen namentlich in Betreff der Arbeitsdauer durch dieselben erzielt wird.

Die blauen Gläser werden durch Zusatz von Kobaltoxydul zum Glase erzeugt, und sind in 5 Helligkeitsnuancen im Handel zu haben. Eine Zeit lang glaubte man, dass diese blauen Gläser fast nur blaue Strahlen durchlassen, und gab lieber graue Gläser, welche alle Farben gleichmässig schwächen sollten. Die grauen Gläser, auch London smokes oder Rauchgläser genannt, haben in allen Fabriken verschiedene Nuancen; meist werden auch 5 Helligkeitsnuancen unterschieden.

Schon vor 5 Jahren zeigte ich in der ophthalmologischen Gesellschaft in Heidelberg, dass, wenn man 2, 3, 4, 5, 6 graue Gläser aufeinander legt und durch dieselben eine Flamme betrachtet, dieselbe immer herrlicher purpurroth erscheint, dass also gerade die schädlichen rothen Strahlen durch die grauen Gläser weniger geschwächt werden, als durch die blauen, bei denen ein gleicher Versuch erst, wenn 4—6 Gläser auf einander gelegt werden, aus der blau erscheinendeu Flamme eine blauviolette macht.

Bei einfachen Gläsern ist es aber ganz belanglos, ob man grau oder blau nimmt; man kann es getrost dem subjectiven Ermessen des Betreffenden überlassen, ob er eine blaue oder graue Brille nehmen will.

Bei starken Bogenlampen und bei Sonnenbeobachtungen werden mit Russ geschwärzte Gläser oder die allerdunkelsten Nuancen Nr. 4 oder 5, bei Schneeflächen und Sonnenschein die mittleren Nr. 2 und 3 vorzuziehen sein. Ich halte es namentlich für Gletschertouren nicht für rathsam, die dunkelsten blauen oder grauen Gläser zu nehmen, da die allgemeine Helligkeit dadurch zu sehr herabgesetzt, und, wie ich aus Erfahrung weiss, leichter ein Fehltritt möglich wird. Die Schutzgläser dürfen aber nicht klein und queroval, sondern gross, am besten muschelförmig oder uhrglasförmig sein, weil sie näher an das Auge gerückt werden können, ohne die Wimpern zu streifen.

Die Brillen mit Seitenblenden von Glas sind meist zu schwer; besser sind nach Arlt zur Abhaltung des seitlichen Lichtes, wenn die Brille nicht gross genug ist, kleine dreieckige Platten von Taffet, mit der Basis am Brillenringe, mit der Spitze am Brillenarme befestigt.

Bergsteigern, die kurzsichtig sind, empfehle ich, ihr Concavglas, das sie für die Ferne brauchen, blau oder

grau Nuance 3 färben zu lassen, da eine graue Muschel-
brille, über ihre Concavbrille gesetzt, beim Steigen genirt,
und da ein blaues Lorgnon über oder unter der Concavbrille nie recht fest sitzt.

Auch blaue Schleier oder nach Schiess-Gemusäus
Gesichtsmasken aus Crêpe oder Leinwand können gegen
Blendung empfohlen werden, ebenso breite Schirme an
den Hüten, namentlich für Personen, welche an Glotzaugen,
spärlichen Wimpern, Mangel an Farbstoff in Iris und Aderhaut (Kakerlaken oder Albinos genannt) leiden.

Endlich sei noch erwähnt, dass Javal in Paris gegen die
Blendung des elektrischen Lichtes nicht blaue, sondern
gelbe Brillen verordnet. Da das Auge nicht achromatisch
ist, will er durch jene Brillen die blauen Strahlen von der
Netzhaut ausschliessen, und meint, dass diese gelben Gläser
vielen Personen sehr angenehm seien. Bei Kranken, die an
Vertrocknung des Sehnerven litten, habe ich die gelben
Brillen auch mit Nutzen angewendet; allein wie sie bei
normalen Augen vertragen werden, weiss ich nicht. —
Auch Fieuzal, der früher ein solcher Schwärmer für blaue
Gläser war, dass er in der hygienischen Gesellschaft in
Paris ironischerweise „der Apostel des preussischen Blau“
genannt wurde, ist zur Verordnung gelber Brillen übergegangen, durch die er Alles so warm colorirt sieht, wie
die Bilder der venetianischen Schule.

Fasse ich alles zusammen, so ergiebt sich: „Die
Hygiene des Auges verlangt, dass blendende Strahlen
nicht direct ins Auge fallen, und empfiehlt Entziehung der directen Lichtquelle, in den Fällen
jedoch, wo die Lichtquelle nicht hoch genug angebracht werden kann, unbedingt Glocken oder
blaue oder graue Schutzgläser.“

7. Behandlung.

Das beste Heilmittel der Nachtblindheit ist Abschluss des Lichtes von den überblendeten Augen, d. h. ein dreitägiger Aufenthalt in ganz finsterem Zimmer.

Celsus empfahl gegen das Leiden bereits den Genuss von viel Schafsleber, später wurde von vielen Autoren Schweins- und Rindsleber gerühmt. Unvergesslich ist mir folgender Fall. Ein Gefangener wurde mir vor etwa 20 Jahren vorgeführt, der in Folge längerer Arbeit im Freien an sehr hellen Sommertagen nachtblind geworden war. Ich verordnete: drei Tage Dunkelcur und täglich 2mal gebratene Schweinsleber. Am 5. Tage kam der Kranke wieder und behauptete, noch immer Abends anzurennen. Da ich stets nach 3 Tagen volle Heilung gesehen hatte und eine Netzhautentzündung in diesem Falle nicht finden konnte, verordnete ich noch 3 Tage Dunkelcur. „Und wie viel Schweinsleber?" fragte der Gefangene. Da ich diese jetzt nicht für nöthig hielt, erklärte er, dass er gar nicht mehr nachtblind sei, sondern am 4. Tage die Krankheit nur simulirt habe, um noch mehrere Portionen der sonst im Gefängnisse nicht verabreichten Leber zu erhalten!

Auch der Leberthran ist namentlich in Russland ein sehr beliebtes Heilmittel. Roussanow erzählt, dass im südlichen Russland sich auf feuchtem Boden ein Dorf befindet, wo alle Frühjahr fast alle Einwohner von Nachtblindheit befallen werden. Das „Oel gegen die Blindheit", wie dort der Fischthran genannt wird, heilt die Krankheit sicher; es genügt oft ein halbes Pfund, in 2 Tagen genommen, zur Heilung; mitunter ist ein Pfund nöthig.

Das wesentlich Wirksame der Leber und des Leberthrans ist jedenfalls das Fett. So beobachtete Krawkow eine Epidemie unter den Soldaten, welche ungenügenden Fettgehalt der Nahrung hatten; sobald dieser Mangel in der Kost beseitigt war, kamen auch keine neuen Fälle von Nachtblindheit mehr vor.

Es wurde schon oben bei der Besprechung der Verhütung betont, dass nahrhafte, fettreiche Kost gegeben werden müsse. Ich habe alle Fälle durch diese und durch 3tägige Dunkelcur ohne Medicamente heilen sehen.

Doch werden auch Einspritzungen von Pilocarpin unter die Haut von Mecklenburg, in den Bindehautsack von Selitzky und von Strychnin seitens Dufour's empfohlen.

Gegen die Netzhautentzündung wurden ausser der Dunkelheit örtliche und allgemeine Ableitungen, gegen die Bindehautentzündung warme Umschläge von Nodier und von Reich sehr nützlich gefunden. — Die Xerose heilt von selbst.

Schliesslich ist noch zu erwähnen, dass, wenn alte Jungfern, hysterische Mädchen oder nervöse und kinderlose Frauen über Blendung durch helle Gegenstände klagen, welche ein gesundes Auge niemals blenden, z. B. durch ein weisses Tischtuch, durch weisse Gardinen, durch ein silbernes Messer etc., die Ursache oft in Gebärmutterkrankheiten (z. B. Parametritis) liegt. Man untersuche und behandle diese letzteren und wird mitunter, freilich nicht immer, auch Heilung der Blendung, d. h. der Ueberempfindlichkeit der Netzhaut (Kopiopia hysterica) erreichen. Auch denke man in solchen Blendungsfällen an Onanie (siehe Cap. XII).

CAPITEL XVI.

Berufs-Augenkrankheiten.

Eine Anzahl von Augenleiden tritt in Folge gewisser dauernder Beschäftigungen auf. Man nennt sie wohl am besten Berufsaugenleiden. Bisher sind sie nirgends zusammengestellt worden; nur vereinzelte Notizen finden sich in der Literatur. Wäre es möglich, eine grosse Zahl von Handwerkern zu speciellen Augenuntersuchungen zusammen zu bekommen, so würden gewiss noch manche interessante Beobachtungen bekannt werden; allein es ist eben sehr schwer für den Augenarzt, diese Personen zu sich zu bitten, ohne üblen Unterstellungen zu entgehen; auch kommt eine grosse Zahl von Handwerkern aus Gleichgiltigkeit nicht. Immerhin sind doch schon mehrere wichtige Mittheilungen veröffentlicht.

Allerdings sind die beobachteten Krankheiten solche, die auch bei anderen Menschen, welche nicht denselben Beruf haben, vorkommen können. Aber da man sie eben besonders häufig gerade bei gewissen Beschäftigungen findet, und da die Erfahrung lehrt, dass sie oft bei Aufgabe des Berufes gebessert oder geheilt werden, so ist man wohl berechtigt, hier „post hoc, ergo propter hoc" zu schliessen.

1. Fortschreitende Kurzsichtigkeit bei gewissen Berufsarten.

A. Die Augen der Schriftsetzer.

Dass anhaltende Naharbeit unter gewissen Umständen Myopie erzeugen und vermehren kann, wurde oben im Cap. XI ausführlich bei den Augen der Schulkinder erörtert. Eine Bestätigung der Schädlichkeit der Naharbeit zeigte

sich bei der Prüfung der Augen der Breslauer Schriftsetzer, die ich 1868 vornahm. Von den 144 Schriftsetzern,
welche im October jenes Jahres in Breslau thätig waren,
folgten 132 $= 91^0/_0$ meiner Einladung. Die Lehrlinge schloss
ich aus und prüfte nur die Augen der Gehilfen, die also
mindestens schon 5 Jahre gesetzt hatten. — Die 132 Setzer
waren zusammen 4559 Jahre alt und hatten zusammen
2531 Jahre gearbeitet; durchschnittlich war also jeder
Untersuchte 34·5 Jahr alt und hatte durchschnittlich
19 Jahre gesetzt. Unter diesen 132 Mann waren 68 Myopen
$= 51^0/_0$; also über die Hälfte war kurzsichtig.
51 waren $E = 39^0/_0$, 10 $H = 7^0/_0$ und 3 augenkrank.

Die 68 kurzsichtigen Setzer hatten 1314 Setzerjahre;
jeder war also durchschnittlich schon 19 Jahre in seinem
Geschäfte thätig; mithin spielte nicht etwa der Zufall gerade
nach Breslau eine so grosse Anzahl junger kurzsichtiger
Setzer. Der Procentsatz entspricht etwa dem der Primaner
in den Gymnasien $(55^0/_0)$ und dem der Studenten $(51^0/_0)$.

In den ersten 30 Jahren des Setzens wurden von
Jahrzehnt zu Jahrzehnt stetig mehr Setzer myopisch gefunden, im ersten Decennium $41^0/_0$, im zweiten $53^0/_0$, im
dritten $58^0/_0$. In höheren Setzerjahren wurde die Zahl
wieder etwas geringer; 54 und $50^0/_0$. Es kann dies darin
seinen Grund haben, dass nach so langer anstrengender
Thätigkeit ein Theil der myopischen Setzer das Geschäft
aufgeben muss; indessen ist das Vorkommen von Kurzsichtigkeit selbst in dem 40.—54. Setzerjahre noch immer
häufiger als in den ersten 10 Setzerjahren.

Von den 68 Myopen sahen 51, also $75^0/_0$, nach ihrer
Angabe vorzüglich, als sie in die Lehre traten; viele
derselben hatten als Soldaten gut zielen können; 17 Setzer
$= 25^0/_0$ waren freilich schon vor der Lehrzeit kurzsichtig.
Bei 12 dieser 17 hatte aber im Laufe der Geschäftsthätig-

keit der Grad der Myopie zugenommen, und zwar M 2·25 bis M 4 auf M 4 bis M 13.

Der Durchschnittsgrad der Myopie war bei

12 Myopen von	1—10 Setzerjahren	$= 1·75\ D$
28 „ „	11—20 „	$= 2·00\ D$
18 „ „	21—30 „	$= 2·50\ D$
10 „ „	30—40 „	$= 3·00\ D$

bei allen 68 Myopen von 1—46 Setzerjahren $= 2·3\ D$ ungefähr.

Hieraus folgt, dass der Grad der Kurzsichtigkeit stetig zunimmt mit den Jahren des Setzergeschäftes.

Der Durchschnittsgrad betrug M 2·25, war also ähnlich dem der Gymnasiasten. Staphyloma posticum zeigten $47^0/_0$. Mit der Zunahme des Grades der Myopie stieg bei den Setzern wie den Schülern die Häufigkeit des Staphyloms. Alle Kurzsichtigen mit $M > 5$ hatten dasselbe ohne Ausnahme.

Von den 68 Myopen trugen 28 Concavbrillen, und zwar 19 fortwährend beim Setzen, 9 nur zur Fernsicht. 16 Setzer, welche mit Concavbrille fortwährend arbeiteten, hatten trotzdem allmälig immer stärkere Nummern nehmen müssen. Nur 3 trugen seit 10—15 Jahren dieselben Gläser ohne Zunahme der Myopie; diese hatten aber etwa nur $M = 2\ D$. Sechsmal fand ich übercorrigirende Brillen.

Motais bestätigte 1883 meine Befunde auch bei den Schriftsetzern in Paris. Nur 10mal fand er unter 97 Typographen normale Augen; 31 hatten Myopie $= 32^0/_0$, 21 Hyperopie, 30 Astigmatismus und 5 zeigten andere Augenleiden. Nur einmal waren die Eltern der Myopischen kurzsichtig gewesen. Mit einer Ausnahme wurde Myopie nur bei solchen gefunden, die wenigstens 2 Jahre in ihrem Fache thätig waren. Der Grad der Myopie war in $^3/_4$ der

Fälle um so höher, je länger die Setzerthätigkeit gedauert hatte. Interessant und neu ist die Angabe von Motais, dass am Abend die Myopie 0·5 bis 1 D mehr betrug, als am Mittag; es war eben Accommodationskrampf bei der langen Thätigkeit eingetreten.

Im Jahre 1890 veröffentlichte Lawrentjeff (leider nur in russischer Sprache) eine grössere Arbeit über den Einfluss technischen Unterrichtes auf das Auge, bei der auch Schriftsetzer berücksichtigt wurden. Aus dem kurzen deutschen Referate und einigen mir brieflich freundlichst gesendeten Notizen ist nur ersichtlich, dass jener Forscher $29·7^0/_0$ Myopen bei den Setzerlehrlingen in den ersten zwei Jahren ihrer Thätigkeit, bei Erwachsenen $32·7^0/_0$ fand. „In dem 20.—30. Lebensjahre stellt sich eine Art von Gleichgewicht zwischen den Refractionsleiden her, worauf einerseits eine bedeutende Zunahme der Myopie, andererseits eine schnelle und vorzeitige Entwicklung der Weitsichtigkeit folgt.“

Endlich sei bemerkt, dass Tscherning im Jahre 1883 bei den Wehrpflichtigen in Kopenhagen unter den Schriftsetzern $27^0/_0$ Kurzsichtige und Seggel im Jahre 1884 unter den bayerischen Soldaten fand: „Kaufleute, Schreiber, Schriftsetzer und ähnliche: $44^0/_0$ Kurzsichtige.“

Da bei meinen Untersuchungen im Jahre 1868 einzelne Setzer behaupteten, dass ihre Myopie erst durch die Arbeit bei Gaslicht zugenommen habe, während sie früher bei Oellampen nicht zunahm, ordnete ich die Befunde nach Setzerjahren bei Gas und bei Oel. Da zeigte sich aber, dass $66^0/_0$ unter den Setzern, welche ausschliesslich Jahrelang bei Oel gearbeitet hatten, kurzsichtig waren gegenüber nur $50^0/_0$ unter denen, welche bei Gas gesetzt hatten. Bei der Abstimmung sprachen sich unter 126 Befragten 75 für Gas, 42 für Oel und nur 9 für Petroleum aus.

Eine transportable Oel- oder Petroleumlampe kann für den Setzer gewiss bequemer sein, als eine nur im Halbkreise drehbare Gasflamme, während andererseits letztere bei grösserer Reinlichkeit das Manuscript und den Setzkasten besser erhellt als erstere.

Da aber viele Klagen darüber laut wurden, dass das Gas die Augen austrockne, so machte ich vergleichende Messungen, die, wie alle genaueren Befunde, von mir in der Berlin. klin. Wochenschr., 1868, Nr. 50, mitgetheilt wurden. Es ergab sich, dass die Temperatur, in der sich das Auge des Setzers bei Oel befand, im Maximum 22·5⁰, bei Petroleum 22⁰ und bei Gas 24⁰ betrug. Die bei Gas arbeitenden Herren klagten denn auch meist über eine lästige Trockenheit des Auges, die sich aus der raschen Verdunstung der Bindehautfeuchtigkeit erklären lässt, die aber bald nach Schluss der Arbeit wieder verschwindet (vergl. auch oben, pag. 407, meine Mittheilungen über strahlende Wärme).

Wie das Verhalten bei dem kühleren Glühlicht ist, weiss ich nicht, da weder von mir noch von anderen Aerzten Setzer, die bei Glühlicht gearbeitet haben, bisher untersucht wurden.

Alles, was oben in Cap. XI über Einrichtung der natürlichen und künstlichen Beleuchtung gesagt worden, hat selbstverständlich auch für die Setzer volle Bedeutung. Bestes Tageslicht am Setzerplatze, helle, aber nicht blendende Abendbeleuchtung mit Schirm und Cylinder, damit kein Flackern entsteht, ist nothwendig.

Hauptsächlich aber sind die Petitlettern zu vermeiden. Gegen die sehr kleinen und undeutlichen Buchstaben der Manuscripte kann die Hygiene natürlich nichts thun; man kann nur hoffen, dass das „Docti male scribunt" in Zukunft unwahr werde.

Dagegen ist das Aufhören der Petit- und Diamantschrift nicht allein im Interesse der Augen des Publicums, sondern auch der Schriftsetzer dringend zu wünschen. Ganz besonders verderblich ist das Setzen und Lesen der seitenlangen, in Petitschrift erscheinenden Kammerverhandlungen in den Zeitungen.

Die Zeitungsbesitzer und Verleger lieben natürlich die Petitschrift, da die Zeitungssteuer nach dem Quadratzoll des bedruckten Raumes berechnet wird, da es also im Interesse der Besitzer liegt, auf möglichst kleinem Raume mit möglichst kleinen Buchstaben möglichst viel mitzutheilen.

Es wäre daher wohl zu wünschen, dass eine Ermässigung des Steuersatzes für den Quadratzoll einer Zeitung, wenn nur Corpuslettern angewendet werden, stattfände. Die Mehrkosten für den dadurch entstehenden grösseren Papierverbrauch würde der Besitzer gewiss durch die in Folge der Druckverbesserung zunehmende Abonnentenzahl ersetzt finden.

Für die Verleger von Werken und für die Verfasser selbst müsste es aber Ehrensache werden, endlich einmal die verderbliche Petitschrift aufzugeben (vergl. oben Cap. XI *H*).

Motais empfiehlt mit Recht den Setzern öfteres Pausiren; sie sollen alle Viertelstunden wenigstens $1/2$ Minute die Augen ruhen lassen und die Mussestunden im Freien zubringen. Ich möchte dringend eine kürzere tägliche Arbeitszeit den ihr Auge gefährdenden Schriftsetzern empfehlen. Die meisten Zeitungssetzer sind von Früh 8 bis Abends 10 Uhr mit 1 Stunde Pause beschäftigt, und das ist namentlich für ein nicht mehr ganz normales Auge bei der Kleinheit der Objecte zu viel!

B. Die Augen der Lithographen, Graveure und Kunstzeichner.

In Breslau gab es im Jahre 1869 nur 30 Lithographengehilfen; 27 derselben, also 90%, habe ich untersucht. Sie waren zusammen 876 Jahre, also durchschnittlich 32 Jahre alt. Sie waren zusammen 453 Jahre (durchschnittlich also 17 Jahre) in ihrem Gewerbe thätig. Von ihnen waren $12 = 45\%$ Myopen, $10 = 37\%$ Emmetropen und $5 = 18\%$ Hyperopen. Von den 10 Emmetropen nahmen 7 die Lupe zu feineren Arbeiten. Nur 2 waren schon vor Beginn ihrer Lehrzeit kurzsichtig ($M\,5$ und $M\,5{\cdot}5$); die anderen wurden es erst später, d. h. 27%. Die Myopie betrug $M\,1$; $1{\cdot}5$; 2; $2{\cdot}5$; 4; 5; 6. Ich halte also das Lithographengewerbe für augenschädlich, wenn auch nicht in so hohem Masse als die Schriftsetzerei.

Die Augen der Graveure in Petersburg untersuchte Lawrentjeff. Von den 41 Arbeitern, welche die Staatspapiere anfertigten und mit Lupe arbeiteten, waren $14{\cdot}6\%$ Myopen und 44% zeigten Schwäche der inneren Augenmuskeln oder Auswärtsschielen.

Auch die Augen der Kunstzeichner unterzog Lawrentjeff der Prüfung. Er sah 144 Jünglinge der Nicolai-Ingenieurschule und 199 des Civilingenieurinstitutes im Jahre 1888 und 183 im darauffolgenden Jahre. Er fand, dass die vorhandenen geringen Grade von Hyperopie schwanden, dass sich fortschreitende Myopie entwickelt, 45% bei den Ingenieuren, darunter 32% hoher Myopie ($M\,6{-}7\,D$), 41% bei den Architekten, ferner Auswärtsschielen und endlich Anisometropie, „weil durch Neigen des Kopfes nach der einen Seite das normale Sehen mit beiden Augen aufgehoben wird“.

Betreffs der Verhütung kann ich nur auf das oben bei den Schriftsetzern Gesagte verweisen.

C. Die Augen der Fädlerinnen.

Buschbeck veröffentlichte 1881 interessante Untersuchungen über den Einfluss der Fädelarbeit bei der Maschinenstickerei auf die Entstehung von Myopie. Die Handstickerei ging in den letzten Jahrzehnten immer mehr zurück in Folge der Concurrenz mit der Maschinenstickerei; erstere ist nur noch auf das Buchstaben- und Monogrammsticken, das Anfertigen feiner Einsätze in Oberhemden u. s. w. beschränkt. Dagegen blühen Stickfabriken in Berlin, in Wolgast und besonders in Plauen; dort sind über 800 Stickmaschinen aufgestellt, und dort untersuchte Buschbeck.

Bei den Maschinen in Plauen ist es nöthig, dass Garnfäden in die Nadeln eingefädelt, die Fäden geknüpft und die Nadeln in die Maschinen eingesetzt werden. Diese Thätigkeit führen Schulkinder aus. An einer grösseren Maschine fädeln meist ein erwachsenes Mädchen und ein Kind, von denen ersteres täglich etwa 1700 bis 1800 Nadeln einfädelt, während von dem Kinde, dessen Zeit durch den Schulbesuch beschränkt ist, 700 bis 800 Nadeln täglich eingefädelt werden. Die Nadeln haben die Stärke gewöhnlicher Sticknadeln, sind 20—22 Mm. lang, an beiden Enden zugespitzt und haben das Oehr in der Mitte, sind also eigentlich Doppelnadeln. Vor dem Einfädeln werden die Garnfäden an dem in die Nadel zu bringenden Ende durch Bestreichen mit Wachs gesteift und geglättet. Beim Arbeiten sitzt der Fädler auf einem am Fenster oder Abends in der Nähe der Lampe aufgestellten, verrückbaren Stuhl und hat den Tisch mit den Nadeln und Fäden vor sich, legt sich aber nicht mit der Brust an den Tisch an, sondern sitzt frei oder stützt sich nur mit der die Nadel haltenden Hand auf den Tisch auf, da das Anlehnen und volle Aufstützen die freie Bewegung der Arme und Hände hindern würde; er fädelt auch nicht stundenlang ununterbrochen fort, sondern muss ab und zu aufstehen, um in der Maschine zerrissene Fäden zu erneuern oder dem Sticker sonstige Handreichungen zu thun.

Für den Anfänger muss natürlich das Einfädeln mit Anstrengung und baldiger Ermüdung der Augen verbunden sein, da der Fädelnde gezwungen ist, das Nadelöhr, eine sehr kleine Oeffnung, so lange scharf zu fixiren, als er Zeit braucht, den Faden an dasselbe heranzubringen und durch dasselbe hindurch zu schieben. Für den Geübteren vermindert sich diese Anstrengung, weil er das Oehr nur so lange fixirt, bis er den Faden an dasselbe herangeführt hat; das Gefühl in den betreffenden Fingern hat sich bei ihm in dem Maasse ausgebildet, dass er das Durchschieben des Fadens nur mit den Fingern ohne Hilfe der Augen besorgt. Sämmtliche fädelnde Kinder erklären daher übereinstimmend, dass beim Erlernen des Fädelns die Augen bald schmerzen, sich röthen und bisweilen thränen und selbst Kopfschmerz auftritt, während nach erlernter Uebung alle diese Erscheinungen meist gänzlich verschwinden. —

Bei der Prüfung auf Myopie fand Buschbeck in Plauen in den Bürgerschulen $16 \cdot 1^0/_0$ Kurzsichtige; von diesen waren Nichtfädler $13 \cdot 7^0/_0$ und Fädler $19 \cdot 1^0/_0$.

Es hatten gefädelt kurzsichtige Fädler 8 Jahre lang $50^0/_0$, 7 Jahre: $22^0/_0$, 6 Jahre: $27^0/_0$, 5 Jahre: $20^0/_0$, 4 Jahre: $25^0/_0$, 3 Jahre: $23^0/_0$, 2 Jahre: $14^0/_0$, 1 Jahr: $21^0/_0$.

Von den kurzsichtigen Fädlern waren kurzsichtig seit dem Fädeln $44^0/_0$, bereits vor dem Fädeln $18^0/_0$; keine sicheren Angaben konnten in $38^0/_0$ gemacht werden.

Ueber Empfindlichkeit und Schmerzen in den Augen beim Fädeln klagten kurzsichtige Fädler $31^0/_0$, nicht kurzsichtige Fädler $7^0/_0$, im Ganzen $11\cdot5^0/_0$ der Fädler überhaupt. An Sehschwäche und chronischer Augenentzündung litten Fädler $3\cdot1^0/_0$ und Nichtfädler $1\cdot3^0/_0$.

„Erwägt man," sagt Buschbeck, „dass bei der freisitzenden Stellung, die die Fädler bei der Arbeit einnehmen und bei der gebückten Körperhaltung, in welcher namentlich die weniger kräftigen und kurzsichtigen Kinder arbeiten müssen, der Körper leicht ermüdet und ein Druck auf die Brust- und Unterleibsorgane ausgeübt wird, so muss man sich dahin aussprechen, dass jüngere Kinder, deren Augen nicht widerstandsfähig genug sind — ich erinnere daran, dass sechs Jahre alte und selbst noch jüngere Kinder mit Fädeln beschäftigt werden — ferner scrophulöse, schwächliche, blutarme Kinder, sowie kurzsichtige von der Fädelarbeit überhaupt ausgeschlossen werden müssen. Auch für ältere, über 12 Jahre alte Kinder darf die tägliche Arbeitszeit nicht zu lang bemessen werden; für eine möglichst zweckmässige Vertheilung der Arbeitsstunden mit Rücksicht auf die Schulstunden ist Sorge zu tragen; ferner ist es ganz unzulässig, die Kinder, wie dies nicht selten geschieht, vor und bis zum Beginn der Unterrichtsstunden mit Fädeln zu beschäftigen und sie nach mehrstündigem Schulunterrichte sofort wieder an die Arbeit zu fesseln, da selbst ältere, kräftige Kinder diese vereinten körperlichen und geistigen Anstrengungen nicht ertragen."

Andererseits wird aber anerkannt, dass in den Stickfabriken die grösste Sauberkeit herrscht, und dass sich diese auch auf die Fädler überträgt, so dass die Lehrer gerade unter diesen Kindern nur ausnahmsweise Schmutz oder Ungeziefer bemerken. Auch die Tages- und Abendbeleuchtung soll in den Fabriken sehr gut sein.

D. Die Augen der Musiker.

Nach Stilling's Ansicht scheint es keinem Autor bisher aufgefallen zu sein, dass die Musiker so häufig kurzsichtig werden. „Man betrachte sich nur," sagt er, „aufmerksam irgend ein Theater- oder Curorchester, und man wird sich leicht von der Richtigkeit überzeugen. Ich habe mich selbst so viel mit Musik abgegeben, dass ich mir ein massgebendes Urtheil über die Natur dieser Beschäftigung erlauben darf. Ich kenne auch die Musiker und habe immer viele persönliche Bekannte unter ihnen gehabt, von denen ein grosser Theil kurzsichtig ist, und zwar mit dem Charakter der erworbenen Arbeitsmyopie."

Seiner Rollmuskeltheorie zu Liebe (siehe oben pag. 283 ff.) findet Stilling die Ursache darin, dass die Anstrengung, die das Notenlesen erfordert, besonders auf das „Nach Unten sehen" hinausläuft. Deshalb finde man Myopie ganz unabhängig von dem gespielten Instrumente „Der Paukenschläger und der Contrabassist wird ebenso kurzsichtig wie der Clavier- und Violinspieler."

Stilling meint, dass die Ansprüche, die beim Notenlesen an das Auge gemacht werden, sehr geringe seien; denn die Distanz ist mindestens $^2/_3$ Meter, die Notenköpfe sind leicht zu entziffern; man kennt die Noten bald auswendig wegen der Regelmässigkeit der Accordfolge; trotzdem werde die Nothwendigkeit, den Blick fortwährend nach unten zu richten, nicht aufgehoben. Dem gegenüber beobachte man bei Uhrmachern (vergl. den folgenden Abschnitt) nicht Myopie, weil sie die Augen länger auf dieselbe Stelle richten. „Genauere statistische Untersuchungen würden sicher darthun, dass ein Gewerbe, welches anhaltende Naharbeit erfordert, um so mehr zu Myopie disponirt, je weniger die Augendrehungen durch Kopfdrehungen ersetzt werden können, besonders beim Sehen von oben nach unten."

Diese statistischen Untersuchungen fehlten nun freilich leider bisher bei den Musikern. Die allgemeine Bemerkung, dass man in dem Orchester viele Leute mit Brillen sieht, hat meines Erachtens wenig Werth; man sieht ja nicht, wie viel Musiker Convex- und wie viel Concavbrillen tragen. Ferner weiss man nicht, wie viel Musiker schon auf der Schule kurzsichtig waren, und ob wirklich gerade durch ihren Beruf die Myopie entstanden oder vergrössert worden. Auch darf man nicht vergessen, dass viele Musiker, namentlich die berühmten, jahrelang theoretische Studien machen, bei denen sie ihre Augen, auch ohne gerade ein Instrument zu spielen, anstrengen. Auch kann man oft genug beobachten, und zwar gerade bei den bedeutenderen Künstlern, aber auch bei mittelmässigen Musikern, dass sie auswendig spielen und dabei gar nicht heruntersehen, weder auf die Noten, noch auf ihre Instrumente, sondern dass sie geradeaus oder sogar nach oben blicken. Eine in Theatern oder Concerten von Weitem gestellte Diagnose kann nur den Laien blenden.

Auch auf eine schriftliche Anfrage bei den Mitgliedern eines Orchesters ist nichts zu geben; viele notiren, dass sie Concavgläser tragen, während die Controle ergiebt, dass sie sich der Convexgläser bedienen.*)

Ich habe soeben eine statistische Untersuchung der Augen der Musiker begonnen. Dieselbe wird sich auf einige hundert Personen erstrecken. Die erste Vorprüfung der Capelle des Breslauer Orchestervereines, welche aus vorzüglichen, Jahrzehnte lang bereits thätigen Musikern besteht, ergab freilich unter 62 Mitgliedern 37 abnorme, also $60^0/_0$ Ametropen. Die 62 Musiker waren zusammen 2653 Jahre alt

---

*) Wie unklar diese Begriffe noch dem grösseren Publicum sind, sah ich daran, dass oft „Convex“ und „Concret“ verwechselt wurden.

und 1709 Jahre in ihrem Berufe thätig; durchschnittlich war also einer 43 Jahre alt und 27 Jahre Musiker.

Die nicht normal Sehenden wurden bereits einzeln von mir geprüft; allein sie waren keineswegs alle kurzsichtig. 3 waren Hyperopen, 8 hatten Astigmatismus, 6 waren augenkrank (hatten Staar, Hornhautflecke, Schielen, Sehschwäche) und nur 20 waren Myopen. Es wäre nun sehr unrichtig, zu sagen: „32% sind also in Folge des Musicirens kurzsichtig geworden.“

Denn ich konnte feststellen, dass bereits neun auf der Schule kurzsichtig waren, und dass einer, der 3 Jahre bei einem Rechtsanwalte Schreiber war, von dort kurzsichtig zum Cellospiel überging. Vier Andere hatten bemerkt, dass sie bei jahrelangem allnächtlichen Notenschreiben die Myopie bekamen. Also bleiben nur sechs Musiker, die vielleicht beim Musiciren kurzsichtig wurden, d. h. nur 9·7 Procent.

Und auch die Grade dieser Myopien waren geringe: M 1·5, 2·0, 2·5 und 2·75. Man sieht also, wie sorgsam derartige Befunde analysirt werden müssen, damit man nicht einem Berufe die Verursachung der Kurzsichtigkeit zuschreibt, ohne dass sie von demselben herrührt.

Jedenfalls ist es bis jetzt nicht erwiesen, dass gerade das Abwärtssehen der Musiker Myopie erzeugt. Weitere, mit Kritik anzustellende Prüfungen sind zur Entscheidung dieser Frage nöthig.

E. Die Augen der Uhrmacher.

Donders hatte schon 1866, allerdings ohne eine Statistik zu geben, gesagt: „Bei Uhrmachern, welche den ganzen Tag mit der Lupe am Auge arbeiten, bemerken wir keine Entwicklung der Myopie, weil sie ihre Arbeit nur mit einem Auge fixiren und daher weniger convergiren und vielleicht kaum accommodiren, weil sie gewöhnlich eine allzusehr nach vorn übergeneigte Haltung vermeiden, und weil sie bei guter Beleuchtung arbeiten, besonders aber deshalb, weil sie diese Beschäftigung doch immer erst um das 15. Jahr herum und später beginnen."

Dieser Ansicht konnte ich bezüglich der Haltung nicht beistimmen; denn ich sah die Uhrmacher oft stundenlang in der allerärgsten Vornüberbeugung an ihrem Tische sitzen. Offenbar wurde aber die hierdurch hervorgerufene Schädlichkeit dadurch ausgeglichen, dass die Uhrmacher am Fenster oder dicht an der Lampe sitzen und ihre Accommodation unter der Lupe entspannen. Da aber eine Statistik fehlte, nahm ich im Winter 1868 eine Untersuchung der Augen von 72 Breslauer Uhrmachern, d. h. $70^0/_0$ der ortsanwesenden vor. (Die übrigen 31 kamen meiner Einladung nicht nach.)

Diese 72 Herren hatten zusamen 2336 Lebensjahre; das Durchschnittsalter war also 32 Jahre. Die 36 erschienenen Principale waren durchschnittlich 26 Jahre lang bei ihrem Gewerbe gewesen; die 36 Gehilfen durchschnittlich 10 Jahre. Alle zusammen hatten 1306 Uhrmacherjahre, waren etwa 18 Jahre lang bei ihrem Handwerk, der jüngste war 4 Jahre, der älteste 57 Jahre Uhrmacher.

Unter ihnen fand ich Myopen nur $10^0/_0$, E 74, H 12 und As $4^0/_0$. — Von den 7 Kurzsichtigen waren aber schon 3 in der Schule Myopen gewesen; sie hatten M 6, M 3 und M 2·75 und hatten keine Zunahme ihrer Myopie bemerkt. Bei 4 Myopen war die Myopie erst später entstanden; allein in diesen $6^0/_0$ war sie auch nur M 0·75 und M 1·5, d. h. äusserst schwach.

Interessant war, dass von den 53 Emmetropen 39 $S = 1$ und 1 $S > 1$ besass. Unter Jenen befand sich ein Uhrmacher, der mehr als 1500 Nächte hinter einander bei Oel gearbeitet hatte. Die 13 Emmetropen mit $S < 1$ zeigten Catarrh, Trachom, Hornhautflecke etc.

Eine eigenthümliche Beobachtung machte ich bezüglich des Nahepunktes. (Vgl. Note auf pag. 666.) Bei 53 Emmetropen war er 27mal gleich und 26mal verschieden auf beiden Augen. 46 Uhrmacher lupirten rechts, 6 stets links, 1 abwechselnd mit beiden Augen. Bei denen, welche rechts lupirten, war stets der Nahpunkt rechts 2—6 Cm. weiter vom Auge entfernt, als links. Möglich also, dass ein Theil der Uhrmacher durch das Lupiren die Fähigkeit verliert, das betreffende Auge zum Maximum der Accommodation zu zwingen. Im Uebrigen war der Nahpunkt dem Alter entsprechend gelegen.

Von 53 Emmetropen hielten 50 das Auge, welches nicht lupirte, offen. Die geringgradigen Myopen arbeiteten fast stets mit der Lupe und hielten das andere Auge manchmal offen, manchmal geschlossen; die höhergradigen nahmen nur bei ganz feinen Arbeiten die Lupe auf Momente.

Die Convergenz fand ich bei allen ausser den Myopen vortrefflich; freilich wurde nicht unter verdeckender Hand geprüft.

Von den 72 Uhrmachern stimmten 54 für Oelbeleuchtung, da das Gas in der Nähe des Auges zu sehr erhitze.

Ich zog damals aus meinen Beobachtungen den Schluss, dass die Uhrmacherei zur Entstehung von Kurzsichtigkeit und zur Verringerung der Sehschärfe nicht Veranlassung giebt.

Emmert untersuchte 1874 in Biel, St. Immer, Chaux-de-fonds und Locle 4 Schweizer Uhrmacherschulen mit 1222 Schülern und Schülerinnen. Er prüfte 107 Uhrmacher (Schüler und Lehrer) und fand $12^0/_0$ Myopen, $7^0/_0$ Emmetropen und $63^0/_0$ Hyperopen. Gleiche Refraction beider Augen zeigten nur $83^0/_0$, gleiche Refraction und gleichen Grad derselben auf beiden Augen nur $36^0/_0$, gleiche

Refraction und ungleichen Grad 46%, ungleiche Refraction 17%. — Emmetropie und Hyperopie war häufiger rechts als links; Myopie war links häufiger. $S = 1$ in 96%. Myopie kam in allen Graden, aber nicht höher als $M\,6$ vor, die Zahl der Myopen stieg, die der Hyperopen fiel vom 14. zum 20. Lebensjahre.

Insufficienz der inneren Augenmuskeln war auffallend häufig, bei Emmetropie in 2%, bei Myopie in 9% und bei Hyperopie in 29%. Sehr häufig kamen auch Muskelleiden bei den Schulkindern in den genannten Schweizer Orten vor, nämlich 21% Insufficienz und 59% Einwärtsschielen. Emmert schloss daraus, dass die Uhrmacherei sehr leicht zur Entstehung von Störungen des Muskelgleichgewichtes Veranlassung giebt, und dass diese Störungen sich leicht vererben, da fast alle Schulkinder in jenen Orten Kinder von Uhrmachern sind. Diese zeigten 22% Muskelstörungen, während in den übrigen Schulen nur 4% beobachtet wurden.

Im Jahre 1885 untersuchte ich (vergl. oben pag. 286) abermals 50 Uhrmacher in der Becker'schen Fabrik in Freiburg in Schlesien, allein nur solche, welche keine Lupe benützten, obgleich sie sehr feine Triebe, Schrauben und Zapfen in nur 10—16 Cm. Entfernung täglich 12 Stunden lang bearbeiteten. Von diesen 100 Uhrmacheraugen waren nur 18 myopisch, und nur 6% der Arbeiter waren während der Uhrmacherei kurzsichtig geworden; auch die Grade dieser Myopen waren nur ganz schwache, $M\,0{\cdot}5$ und $M\,0{\cdot}75$ bei sehr guter Sehschärfe. Das spricht gegen die Lupentheorie, und ich sprach schon damals die Vermuthung aus, die später Stilling besonders hervorhob, dass Lesen, Zeichnen und Schreiben wegen der nothwendigen Augenbewegungen gefährlicher für das Auge sei (wie die Untersuchungen der Augen der Schriftsetzer und Lithographen ergeben hatten), als die Beschäftigungen, bei denen man kleine in einem Schraubstock befestigte Gegenstände, d. h. mehr einen bestimmten Punkt fixirt.

Nieden soll gleiche Erfahrungen bei Nadelarbeitern gemacht haben. —

Anhangsweise seien hier noch die Augen der Goldarbeiter und Juweliere erwähnt. Ich habe im Jahre 1869 auch von diesen Handwerkern 73, d. h. 91% der ortsanwesenden untersucht. Es kamen 60 Goldarbeiter und 13 Juweliere zu mir. Sie hatten durchschnittlich 17 Jahre gearbeitet, die kürzeste Zeit war 5, die längste war 47 Jahre. Nur 9 zeigten Myopie, davon waren schon 6 kurzsichtig, als sie in die Lehre kamen. Die 3, welche Myopie erworben hatten, zeigten $M\,1$, $M\,1{\cdot}5$ und $M\,7$. Der letzte, 36 Jahre alte, musste vor 18 Jahren $1^{1}/_{2}$ Jahre lang in einem dunklen Keller die feinsten Goldarbeiten anfertigen und wurde damals kurzsichtig. Erworbene Myopie zeigten also nur 4% der Goldarbeiter. — Nicht ein einziger Juwelier war kurzsichtig; sie beleuchten ihre Arbeiten mit Schusterkugeln und nehmen zu allen feineren Gegenständen die Lupe.

2. Ermüdung der Augen (Kopiopie) der Nähterinnen.

Es ist schon oben pag. 178 und 179 von der Kopiopie gesprochen worden, welche in Folge von Uebersichtigkeit entsteht. Aber diese Ermüdung des Accommodationsmuskels kann auch bei Emmetropen eintreten und tritt häufig ein bei normalen Augen, wenn die Arbeit dieses Muskels eine sehr anstrengende und viele Stunden dauernde ist. Darum klagen gerade Schneiderinnen, Nähterinnen, Putzmacherinnen, Stickerinnen — seltener Schneider — über diese Ermüdung des Auges bei der Arbeit. Meist macht sich

zuerst die Ermüdung am Ende der Woche geltend,
nachdem die ersten Tage der Woche sehr fleissig gearbeitet
worden, später tritt sie schon am Abend des ersten
Wochentages auf, dann häufig schon nach wenigen Arbeitsstunden; endlich wird es der Betreffenden kaum möglich,
auch nur eine einzige Stunde hinter einander zu
nähen oder zu sticken. Die Accommodation erschlafft eben
zu schnell, und wird trotzdem weiter gearbeitet, so kommen
Stirn- und Kopfschmerz, Brennen und Druck im Auge, die
ein Weiterarbeiten fast unmöglich machen. Die verschiedenen Nähtereien sind nicht gleich anstrengend; ich habe
sie (siehe oben pag. 468 und 469) in 4 Arten eingetheilt,
je nachdem sie Anstrengung und Gefahr für das Auge bieten.

Es ist einleuchtend, dass Kinder, die schon in der
Schule beim Handarbeitsunterrichte leicht ermüden, diese
Thätigkeit nicht als Beruf ergreifen, wenn sie nicht durch
eine Brille rechtzeitig von ihren Leiden befreit wurden.

Aber oft genug habe ich die Klage der Ermüdung bei
jungen Nähterinnen gehört. Wenn die Sehschärfe gut und
das Auge sonst normal ist, so ist es sehr leicht, diese
Klagen über Ermüdung zu beseitigen. Ein schwaches
Convexglas ist das Heilmittel dieser Kopiopie,
da sie eben eine Folge mangelnder Accommodationskraft
ist. Oft genügt schon ein Glas $+ 0\cdot5$, meist $+ 1\cdot0$, um der
Krystalllinse ihre Arbeit für die Nähe abzunehmen. Die
Nähterinnen sind glücklich, wenn sie diese Gläser bekommen.

Die Gläser müssen natürlich stärker gegeben werden,
wenn die Augen nicht emmetropisch, sondern übersichtig
sind. Es muss hier unbedingt die Hyperopie corrigirt
werden, wie oben pag. 190 und 191 auseinandergesetzt
wurde. Richtig ist die Bemerkung von Schmidt-Rimpler,
dass man hier mit den Nummern der Brille individualisiren
muss; in dem einen Falle genügt es, die manifeste Hyper-

opie zu corrigiren; im anderen muss man auch die latente corrigiren; man muss das Behagen des Brillenträgers berücksichtigen.

Bei allen Menschen nimmt mit zunehmenden Jahren die Accommodationskraft ab, es tritt eine Weitsichtigkeit*) ein, der Nahpunkt rückt immer weiter vom

---

*) Das Capitel „Weitsichtigkeit" gehört nicht in ein Lehrbuch der Hygiene des Auges. Denn die Weitsichtigkeit, Presbyopie (von πρεσβύς Greis und ὄψ Auge, Alterssichtigkeit) lässt sich so wenig verhüten, als das Ergrauen der Haare oder als das Alter selbst. Ich erwähne sie hier nur mit wenigen Worten, um das Vorurtheil zu beseitigen, dass man mit der Benützung von Lesebrillen oder Arbeitsbrillen im Alter recht vorsichtig sein müsse.

Die Accommodation bleibt in der Regel bis zum 40. Jahre, mitunter auch bis zum 45. Jahre so kräftig, dass ein gesundes Auge noch bis 20 Cm., d. h. bis $\frac{1}{5}$ Meter in der Nähe feine Schrift erkennen kann. Dann aber wird von Jahr zu Jahr die Accommodationskraft geringer; das Buch muss immer weiter fortgehalten werden; man kann nur noch bis $\frac{1}{4}$, $\frac{1}{3}$, $\frac{1}{2}$ Meter lesen. Das Buch wird dann meist hinter das Licht gehalten, damit die Schrift bei dieser hellen Beleuchtung noch entziffert werden kann.

Sobald der Nahpunkt, d. h. der nächste Punkt, in dem noch kleine Buchstaben erkannt werden, weiter abrückt als 20 Cm., spricht man von Weitsichtigkeit, und nun thut man gut, die ermüdete Accommodationskraft zu ersetzen durch das Vorlegen einer Convexlinse, die gewissermassen statt des Auges accommodirt. Man fängt mit schwachen Gläsern + 0·5 oder + 1·0 an und steigt von Jahr zu Jahr langsam auf, so dass man bei sonst normalem Auge etwa im 45. Jahre + 1·5, im 50. Jahre + 2·0, im 60. Jahre + 3·0 und im 70. Jahre + 4·0 vorlegt, um in $\frac{1}{4}$ Meter scharfes Sehen zu ermöglichen. Je länger man mit der Anschaffung der Brille zögert, desto grösser werden die Beschwerden; es tritt dann nämlich dieselbe Kopiopie, wie sie oben bei den Näherinnen geschildert wurde, ein.

Die Weitsichtigkeit ist keine Krankheit, sondern eine Alterserscheinung, die durch richtige Gläser ausgeglichen wird und keinerlei Gefahr bringt.

Auge fort. Die Gläser werden also namentlich nach dem 40. Jahre im Laufe von 1 oder 2 Jahren immer stärker genommen werden müssen, um die Ermüdung bei der Arbeit zu beseitigen. Es ist ein ganz falsches, aber sehr verbreitetes Vorurtheil, dass diese Verstärkung der Convexgläser schade; gerade im Gegentheil ersparen diese immer stärker werdenden Gläser dem Auge die Anstrengung und Ermüdung.

Freilich giebt es auch Augen, die Jahrzehnte lang die feinsten Handarbeiten leisten können, ohne zu ermüden. Ich schliesse dies aus Beobachtungen, die ich an 22 Stickerinnen im Jahre 1877 gemacht, die ich aber bisher noch nicht veröffentlicht habe. Diese Mädchen kamen auf meine Einladung zur Untersuchung, nachdem ich die Augen ihrer Arbeitgeberinnen geprüft hatte. Mehr Berufsstickerinnen konnte ich in Breslau nicht finden.

Diese 22 Mädchen beschäftigten sich von Früh bis Abends — mit einer kleinen Mittagpause —, mindestens 12 Stunden lang täglich, mit den feinsten Namen- und Guirlandenstickereien, meist weiss auf weissem Grunde, mitunter aber auch roth auf weissem Grunde. Die Arbeiterinnen waren 15—59 Jahre alt; 11 waren 15—20 Jahre, 9 waren 21—30 Jahre und nur 2 ausnahmsweise 50 und 59 Jahre alt. Zusammen waren sie 524 Jahre, durchschnittlich also 24 Jahre alt. Alle 22 waren zusammen 147 Jahre Stickerinnen, d. h. sie stickten von Früh bis Abends Namen, Wappen, Monogramme oder Guirlanden; durchschnittlich war Jede 6·6 Jahre Stickerin. Nur eine einzige stickte erst 1 Jahr; sie war auf der Schule schon kurzsichtig gewesen, hatte M 1·5 und wollte bald von dem Berufe abgehen. Eine 29jährige war 12 Jahre, eine 28jährige war 14 Jahre, eine 50jährige war 16 Jahre und eine 59jährige war 32 Jahre Stickerin gewesen. Letztere hatte vom 12.—44. Jahre gestickt und seitdem Muster gezeichnet; sie zeigte H 2 und trug + 2·0. Die 50jährige Stickerin begann aus Noth erst mit 34 Jahren zu sticken und arbeitete seitdem Wochentags und Sonntags 16 Jahre lang feine Namen- und Wappenstickerei.

Von diesen 22 Mädchen waren nur 4 kurzsichtig, und zwar 3 von diesen sicher schon als Schulmädchen; sie konnten an der Tafel nicht ordentlich erkennen. Sie hatten $M\,1{\cdot}5$, 2 und 3, also nur ganz geringe Grade. Nur eine 16jährige hatte $M\,2$ und wusste gar nicht, dass sie kurzsichtig sei. Alle 4 Myopen hatten $S\,1$.

Wenn von 19 also nur eine trotz anstrengender Arbeit myopisch wird, so kann der Beruf die Myopie nicht verursachen.

15 unter ihnen zeigten überhaupt $S\,1$; 5 sogar $S\,^5/_4$. Eine hatte $S\,^5/_7$ bei $H\,1$ und eine hatte $S\,^5/_7$ in Folge centraler Hornhautflecke. Also auch die Sehschärfe leidet nicht.

Nur eine Einzige klagte über Ermüdung; sie war 24 Jahre alt und stickte bereits 4 Jahre lang täglich 12 Stunden; schon nach $^1/_2$ Stunde tritt die Ermüdung auf; dann reibt sie sich mit Kornbranntwein die Augenlider ein und arbeitet weiter. Ich fand bei ihr eine verkappte $H\,0{\cdot}5$, und sie verlor ihre Beschwerden durch die richtige Brille.

Auch 3 andere 22—25 Jahre alte Stickerinnen hatten verkappte $H\,0{\cdot}25$ und $H\,0{\cdot}5$, ermüdeten aber trotzdem nicht.

Die Meisten fanden das Rothsticken anstrengender, als das Weisssticken; einige blendete Abends mehr die weisse Grundlage.

Alle erklärten, dass sie sich am Tage den hellsten Platz am Fenster aussuchten und Abends sich die Petroleumlampe ganz dicht an die Arbeit herannähmen (wie die Uhrmacher). Sie spannen ihre Stickerei in Rahmen und bewegen ihre Augen nicht hin und her, sondern stieren immer nur auf denselben Punkt. Vielleicht verhindert dies auch bei ihnen die Entstehung der Kurzsichtigkeit, wie bei den Uhrmachern.

Vermuthlich bleiben nur diejenigen Mädchen bei der Stickerei, die besonders gute Augen haben. —

Statistische Untersuchungen bei Schneidern fehlen noch völlig. —

Eine Mittheilung über Myopie bei Nähterinnen finde ich bei Lawrentjeff. Er prüfte 54 Schülerinnen (im Alter von 10—19 Jahren) in dem Asyl der Grossfürstin Alexandra in Petersburg und fand bei ihnen $10^0/_0$ mehr Myopen als in den städtischen Mädchenschulen, wo wenig Handarbeiten gemacht wurden. Unter 14 Goldstickerinnen notirte er sogar $42 \cdot 9^0/_0$ Myopie.

3. Das Augenzittern der Kohlenhauer.

Seit alten Zeiten ist den Aerzten eine eigenthümliche zitternde Bewegung von schwachsichtigen Augen bekannt, die man den Nystagmus (von νυστάζειν nicken) nennt. Es sind kurze ruckweise oder stossweise Zuckungen der Augen, welche namentlich bei Seitwärtsbewegungen der Augen deutlich erscheinen, Krämpfe der Augenmuskeln. Längst kannte man sie bei verschiedenen Hirnleiden, bei sehschwachen Augen, auch bei gewissen Formen von Schielen.

Die Kranken können die Augen nicht einen Augenblick ruhig halten; man unterscheidet senkrechten, wagrechten und radförmigen Nystagmus, je nachdem die Augen mehr um diese oder jene Axe rollen.

Schon 1861 war es Decondé bekannt, dass Bergleute in Kohlengruben Augenzittern bekommen; genauere Kenntnisse gerade dieser Berufskrankheit verdankt man Paul Schroeter in Leipzig (1871) und später den Arbeiten von

Alfred Graefe, Baer, Mooren, Nieden und v. Reuss. Schroeter zeigte zuerst, dass unter den Bergleuten nur Kohlenhauer von dem Leiden befallen werden. Diese Arbeiter bemerken nämlich, wenn sie längere Zeit in der Kohlengrube bei der matten Grubenlampe gehauen haben, dass, wenn sie Abends aus der Grube heimkehren, Alles vor ihren Augen tanzt; dieses Tanzen verschwindet allmählich, kehrt aber wieder, immer zeitiger und immer andauernder, wenn die Arbeit wieder aufgenommen wird, so dass sie schliesslich ganz eingestellt werden muss.

Bei der Untersuchung findet man, dass im hellen Tageslichte die Augen ruhig stehen; aber bei schwacher Beleuchtung und namentlich, wenn diese Bergleute nach oben sehen, treten fortwährende Zuckungen der Augen meist in der Richtung von oben nach unten ein; auch können sich nach v. Reuss Zuckungen der Lider und Schwindelanfälle hinzugesellen. Die Arbeiter sehen natürlich Scheinbewegungen der Gegenstände von unten nach oben, die sie verwirren, da sie von den Zuckungen ihrer Augen nichts wissen und deren Bewegungen auf die gesehenen Objecte übertragen. Lässt man den Blick senken, so lässt das Zittern nach. (Mitunter ist auch Nachtblindheit zugleich gefunden worden.) Personen, die von früher Jugend auf an Augenzittern leiden, merken, wie Fuchs richtig sagt, keine solchen Scheinbewegungen, weil sie zugleich mit dem Erlernen des Sehens gelernt haben, ihre Zuckungen bei der Projection der Netzhautbilder in Rechnung zu ziehen.

Sehr auffallend war es stets, dass andere Bergleute nie von der Krankheit befallen werden, sondern nur Hauer in Kohlengruben.*)

____

*) Prof. O. Rosenbach in Breslau erzählte mir, dass er beobachtet habe, dass Personen, welche bei Courierzügen zum Coupéfenster heraussehen, Nystagmus zeigen.

Nieden hat eine grössere Statistik herausgegeben. Er fand im Jahre 1881 unter 7416 Kohlenbergleuten 293 Fälle $= 4^0/_0$ Nystagmus. Unter allen augenkranken Bergleuten während 7 Jahren waren $5\cdot7^0/_0$ an Augenzittern erkrankt. In einzelnen Gruben kam das Leiden bei $7^0/_0$, in anderen kaum bei $0\cdot25^0/_0$ der Bergleute vor. Ursache war die Beleuchtung. In den Gruben, in welchen, wegen der Gefahr schlagender Wetter, mit der Sicherheitslampe gearbeitet wird, war das Leiden viel häufiger als in denen, in welchen offene Lampen, die ein 2—3mal besseres Licht liefern, gebrannt werden konnten. Auch herabgesetzte Sehkraft und Schwäche des Körpers begünstigt das Auftreten der Krankheit.

Zuerst wurden immer die Muskeln ergriffen, welche das Auge nach oben drehen, also die oberen geraden und die unteren schiefen Muskeln. Die Raddrehung fand Nieden in $72^0/_0$, die pendelnde in $12^0/_0$, und die gemischte in $15^0/_0$; niemals sah er wagrechtes Zittern.

Nur einmal fand er das Leiden einseitig, da war aber das kranke Auge das sehschwächere.

Dransart hat in belgischen Kohlenbergwerken 53 Fälle beobachtet; unter 1200 Arbeitern einer Gesellschaft kamen 30, also etwa $3^0/_0$ wegen Nystagmus in Behandlung. — Romiée fand in 9 Kohlengruben etwa $20^0/_0$ der Arbeiter von Nystagmus befallen (?).

Als Ursache wird von den meisten Forschern angegeben, dass gerade die Kohlenhauer meist in liegender Stellung arbeiten und den Blick, bei abwärts gewendetem Kopfe, gerade nach oben oder schräg nach oben richten müssen; oder sie müssen in sehr gebückter Seitenlage arbeiten; dazu kommt die ungenügende Beleuchtung im Schacht, so dass sie die Muskeln, die die Augen nach oben ziehen, so arg ermüden und überanstrengen, dass dann ein Krampf derselben ähnlich dem Schreiber-krampf eintritt. Freilich hat Graefe auch Fälle bei Leuten gesehen, die nicht mit gehobener Blickebene arbeiteten. Früher glaubte man auch, dass Vergiftungen durch Grubengase mitspielen; von dieser Ansicht ist man aber ganz zurückgekommen. —

Heilung tritt stets ein, wenn die Grubenarbeit aufgegeben wird und die meist heruntergekommenen Arbeiter gut genährt werden; freilich waren oft Monate und selbst mehr als ein Jahr zur Heilung nöthig, und Rückfälle traten ein, sobald die Bergleute wieder in die Grube gingen. Alle kräftigenden Mittel allein blieben fruchtlos, doch erzählte ein Patient dem Dr. Taylor, dass ein Zug aus der Flasche ihn in den Stand setze, die Krämpfe zu unterdrücken.

4. Die Hornhautentzündung der Feldarbeiter.

Jeder Augenarzt macht die Erfahrung, dass namentlich zur Zeit der Ernte eine grössere Menge von Abscessen der Hornhaut zur Beobachtung kommen, und besonders sind es die Landleute, welche beim Schneiden und Ernten des Getreides erkranken; denn meist sind Grannen oder Spelzen des Getreides, welche in das Auge fliegen, die Ursache der Hornhautentzündung, Keratitis (von κέρας Horn). Die Franzosen nennen auch die Krankheit „keratite des moissonneurs“, Hornhautentzündung der Schnitter. Die Kranken kommen aus Gleichgiltigkeit meist erst spät in die Augenkliniken der Städte; da findet man denn einen mehr oder weniger grossen Eiterherd in der Hornhaut und meist eine Schicht zähen, dicken, gelbweissen Eiters in der Kammer, Hypopyon (von ὑπό unten und πύον Eiter; unten liegt Eiter), der sogar die Hälfte der Kammer und mehr anfüllen kann. Man hat die Krankheit daher auch „Hypopyonkeratitis“ genannt; auch wird sie als Hornhautabscess, als kriechendes Geschwür, Ulcus serpens, oder als septisches Geschwür oder mycotische Keratitis oder als eitriges Hornhautinfiltrat bezeichnet. —

Der Substanzverlust in der Oberfläche der Hornhaut pflegt in der Regel nicht sehr gross zu sein; aber wenn man darauf achtet, findet man stets auch eine oberflächliche Abschürfung. Der Eiterherd geht mehr in die Tiefe der Hornhautlamellen und kriecht in die Umgebung weiter; häufig geht der Process auch auf die Iris und in ganz schlimmen Fällen selbst auf die Aderhaut über. —

Natürlich ist das Auge tief geröthet und thränt, das Sehvermögen ist bedeutend herabgesetzt, bald gesellt sich starker Schmerz auf der entsprechenden Stirnhälfte hinzu, der Tag und Nacht andauert. Oft kann schon in 8 bis 10 Tagen die Hornhaut ganz zerstört sein. Die Ausgänge können, wenn nicht rechtzeitig Hilfe gebracht wird, nach Durchbruch der Hornhaut sein: Verwachsung der Iris mit der Hornhaut, Linsentrübung, Staphylom oder Schrumpfung des Auges, eitrige Entzündung der Aderhaut und des ganzen Augapfels (Panophthalmitis), ganz ähnlich wie sie oben pag. 40 geschildert wurden als Ausgänge einer Blennorrhoe, welche die Hornhaut der Neugeborenen zerstört hat.

Eine brauchbare Statistik fehlt noch. Martin fand, dass unter der Landbevölkerung 67%, unter den Städtern nur 8—10% der erblindeten Augen durch Hornhautabscesse zu Grunde gegangen waren. — Emmert berichtet, dass 3461 Fälle dieser Krankheit in 180 Beobachtungsjahren unter 300.000 Augenkranken vorkamen. Das Maximum der Fälle waren 411 im August, das Minimum 191 im December.

Die neueren Forschungen haben mit Sicherheit ergeben, dass man die Hornhaut schneiden, quetschen, kratzen und verletzen kann, wie man will, ohne dass eine eitrige Entzündung entsteht, wenn nur keine Spaltpilze in die Wunden kommen; in jenen Fällen entsteht immer nur eine graue Trübung, die wieder verschwindet, niemals aber eine Eiterung. Dagegen kann man mittelst Einimpfung der kleinsten Spur von Eitercoccen, besonders des Staphylococcus und des Streptococcus, die fürchterlichsten Eiterungen der Hornhaut bei ganz kleinem Impfstiche erregen, die in kurzer Zeit das Auge zu Grunde richten, ganz ähnlich jenen Hornhautgeschwüren, die man bei Feldarbeitern, namentlich häufig während der Ernte, findet.

Es handelt sich bei diesen eben auch oft um ganz kleine Verletzungen der Hornhaut mittelst Grannen, Spelzen, Aehren, Zweigchen, Hälmchen, Strohfasern, welche ins Auge springen oder die Hornhaut leicht streifen, und welche jene kleinen Spaltpilze enthalten müssen, die die ganz unbedeutende Wunde inficiren. Meist ist es der Staphylococcus, der den Abscess hervorruft; indessen hat Leber auch einen Fall beschrieben, wo der gewöhnliche Schimmelpilz, Aspergillus glaucus, durch eine Haferspelze ins Auge gedrungen und eine Verschimmelung der ganzen Hornhaut hervorgerufen. Auch Lippmann-Berliner fand einen Fadenpilz in der Hornhaut nach Verletzung des Auges mit einer beim Schütteln eines Birnbaumes herabgefallenen Birne; wahrscheinlich war dies auch Aspergillus. Auch der im Mundschleim vorkommende Leptothrix buccalis (siehe oben über Küsse auf das Auge, pag. 573) kann in der Hornhaut nach Leber gezüchtet werden.

Gesunde Augen, deren Schleimhaut keinen Catarrh hat, werden selten ein Opfer der Ankratzung durch fremde Körper. Ganz besonders gefährlich jedoch ist die Gegenwart einer Thränensackeiterung bei der leichtesten oberflächlichen Verletzung der Hornhaut; es gilt dies nicht blos für Feldarbeiter, sondern für alle Menschen. Während das Anspringen fremder Körper nur

eine Abschürfung oder eine leichte Wunde der Hornhaut
verursacht, die in wenigen Tagen völlig heilt, wird die
kleinste Abschürfung zur Einwanderungspforte gefährlicher
Eiterpilze, sobald der Thränensack eine Eiterung hat.

Martin fand bei 35 Fällen der Hornhautentzündung
der Erntearbeiter 28mal Thränenleiden. Axel Holmes
sah in der Klinik von Hansen in Kopenhagen bei Hornhautabscess in $33^0/_0$ Thränensackeiterung und in $17^0/_0$
Thränenträufeln; die meisten Fälle kamen im Juli, August
und September vor. —

Lucanus fand in Marburg unter 158 Fällen 54mal
Thränensackleiden, und unter 125 Fällen trat 24mal Verlust des Auges ein; 92 Fälle kamen von Juli bis November vor. —

Es gibt viele Menschen, die jahrelang ein Thränenträufeln auf einem Auge haben und dasselbe nicht beachten; das Leiden kann allerdings auch ganz unschuldig
sein; wenn aber bei Druck auf den Thränensack (vergl.
Fig. IX *s*, pag. 14) zum unteren oder oberen Thränenpünktchen (Fig. IX *op* und *up*) eine Spur Eiter zurücktritt und auf die Bindehaut kommt, so hat man es mit
einer Thränensackeiterung, Dacryocystoblennorrhoe (von
δάκρυον Thräne und κύστις Sack) zu thun, welche unter keiner
Bedingung vernachlässigt werden darf. Denn wenn bei dieser
nur die leiseste Abschürfung der Hornhaut vorkommt, so
gelangen die Eiterpilze auf dieselbe und erzeugen den gefahrvollen Abscess oder, wie Stellwag es richtig nennt,
ein „septisches Geschwür".

In diesen Fällen ist nicht allein die gefährliche Horn-
hauteiterung zu behandeln, sondern durch sofortige
Spaltung des Thränencanälchens, Reinigung des
Thränensackes, Einspritzungen in den Thränennasen-
canal, Sondirung der Thränenwege, um ihre Ver-

stopfung aufzuheben, die Ursprungsquelle des Leidens zu beseitigen.

Es folgt hieraus, dass überhaupt niemals ein Thränenträufeln vernachlässigt werden darf, sondern sobald als möglich beseitigt werden muss, damit nicht später einmal leichte Verletzungen der Hornhaut die schlimmsten Folgen nach sich ziehen. Namentlich ist die Landbevölkerung auf die Gefährlichkeit alter Bindehaut- und Thränensackleiden aufmerksam zu machen und zu rechtzeitiger Behandlung derselben anzuhalten, da sie am häufigsten bei der Ernte Verletzungen ausgesetzt ist.

Kommen die Feldarbeiter kurze Zeit nach der Infection einer Hornhautwunde in Behandlung, so kann man die Krankheit mit geringem zurückbleibenden Schaden heilen. Bei leichten beginnenden Fällen ist gewiss Chlorwasser, Jodoform, Carbolsäure, Sublimat, feuchte Wärme, Atropin, oder Eserin (je nach dem Sitze des Geschwüres) und Druckverband nützlich. Die Eiteransammlung in der Kammer muss durch Anstich der Kammer (Punction) herausgelassen, das Geschwür und der Eiterherd in der Hornhaut muss sogleich durch Glühhitze zerstört werden, sei es nun, dass man mit Galvanocaustik oder mittelst des Thermocauters das Geschwür bis an seine Grenzen ausbrennt. Diese Art der Zerstörung ist jetzt bei Cocain kaum schmerzhaft und weit sicherer als die früher übliche Spaltung des Geschwüres.

Freilich bleibt überall da, wo die Glühhitze zerstörend eingewirkt hat, eine dicke Narbe in der Hornhaut zurück; doch ist man noch oft später im Stande, an der Seite derselben durch eine künstliche Pupillenbildung Licht in das Auge zu bringen. Je eher Hilfe kommt, desto mehr ist zu retten; die Kunst kann wirklich hier viel leisten.

Also Belehrung der Landbevölkerung ist die wichtigste Vorbeugung, da sich die Verletzungen ja kaum werden je ganz vermeiden lassen. —

Zusätzlich sei noch erwähnt, dass Layet auch bei Baggerarbeitern den Hornhautabscess beobachtete, welchen er theils auf Verletzung mit abspringenden Metallstückchen, theils auf Infection mit der an Spaltpilzen reichen Schlammmasse zurückführt.

5. Sehschwäche bei gewissen Berufsarten.

A. Sehschwäche der Schwefelkohlenstoff-Arbeiter.

Erst seit 5 Jahren weiss man, dass in Schwefelkohlenstoff-Fabriken eine Amblyopie vorkommt, die der Tabakamblyopie sehr ähnlich ist. Die ersten Fälle wurden 1886 aus England von Nettleship und Gunn berichtet; aus Frankreich kamen dann Mittheilungen von Gand, Changarnier, Dumont, De Lavigerie; aus Deutschland sind bisher nur 2 Fälle von Hirschberg, einer von F. Becker und einer von Maas mitgetheilt; im Ganzen finde ich in der Literatur erst 17 Fälle.

Immer handelte es sich um grössere oder geringere Herabsetzung der centralen Sehschärfe; es wurden meist nur noch die grössten Buchstaben (Nr. 19 und 20 der Jäger'schen Tafeln) gelesen; ferner war, wie bei der Tabakamblyopie, auf beiden Augen ein centrales Scotom (siehe oben pag. 611) vorhanden, das mitunter 20^0 Durchmesser hatte, während der Umkreis des Gesichtsfeldes normal blieb. Nur in einem Falle von Maas, der mit Nachtblindheit verknüpft war, fand sich kein Scotom, sondern ringförmige Gesichtsfeldeinschränkung. Farben wurden im Scotom gar nicht erkannt; meist war die nach der Schläfe gelegene Hälfte des Scotoms grösser, als die nach der Nase gelegene.

Die Kranken klagten über Nebel; entzündliche Zeichen fehlten, mitunter war der Sehnerv etwas blasser.

Vor Kurzem gelang es Hirschberg, bei einer 26jährigen Arbeiterin, welche $S\,{}^{15}/_{200}$ und ein centrales Scotom von $4\text{—}8^0$ Halbmesser hatte, im aufrechten Bilde mit dem Augenspiegel beiderseits am gelben Fleck eine Gruppe zarter, das Licht zurückstrahlender weisser Stippchen von etwa maulbeerartiger Anordnung zu sehen. Die Kranke hatte vom 14.—18. Jahre und jetzt wieder seit einem Jahre in einer Gummiwaarenfabrik Saughütchen für Kinder gearbeitet und war täglich 2—3 Stunden den Dämpfen des Schwefelkohlenstoffes und Chlorschwefels bei guter Lüftung ausgesetzt gewesen. Sie wurde der Arbeit entzogen, mit Jodkalium und Schwitzmitteln behandelt, worauf langsame Besserung folgte; der Augengrund aber blieb unverändert.

Da noch keine Sectionen existiren, weiss man natürlich über den eigentlichen Vorgang im Sehnerven nichts; vielleicht ist auch hier wie bei der Tabakvergiftung eine hinter dem Augapfel sitzende theilweise Sehnervenentzündung die Ursache.

Meist geschah die Vergiftung in Kautschukfabriken Der Gummi wird mit Schwefelkohlenstoff und Chlorschwefel präparirt; Anfangs bemerken die Kranken Gliederschwäche, unangenehm süssen Geschmack im Munde, Appetitlosigkeit; dann kommen Krämpfe in den Waden und in den Armen, Erbrechen, Aufstossen mit Schwefelgeruch, Kopfschmerzen, nächtliche Unruhe, Irrereden.

Gunn behandelte ausnahmsweise einen Mann, der bei der Fabrikation des Cacaoöls unter den sich entwickelnden Schwefelkohlenstoffdämpfen gelitten hatte; obgleich er 20 Jahre lang die gleiche Beschäftigung gehabt ohne jede Vergiftungserscheinung, traten erst, als er in schlecht gelüfteten Räumen arbeitete, binnen 4 Monaten die typischen Erscheinungen auf. Besserung konnte hier nicht erzielt werden, wohl aber in anderen, nicht so weit vorgeschrittenen Fällen.

Aufgeben der Fabrikarbeit und kräftige Kost, auch wohl Jodkalium und Strychnin werden empfohlen.

Becker betont mit Recht die Seltenheit der Krankheit in Deutschland, obgleich doch auch hier viele Fabriken existiren, bei welchen Schwefelkohlenstoff und Chlorschwefel gebraucht werden; er glaubt, dass Missbrauch von Tabak und Spiritus für die Schwefelkohlenstoffamblyopie disponirt. Dann aber ist es wichtig, dass sein Fall und der von Gunn in den Beginn des Winters fiel, wo die Arbeitsräume nicht mehr so fleissig gelüftet werden, wie im Sommer. Daraus folgt die Nothwendigkeit gehöriger Ventilation der Arbeitsräume.

B. Sehschwäche der Nitrobenzol- (Roburit-) Arbeiter.

Diese Erkrankung wurde bisher nur von Nieden beobachtet und 1888 beschrieben. Ein neues Sprengmittel, der sogenannte Roburit, ist nicht nur von grösserer Explosionskraft als der Dynamit, sondern auch ungefährlicher, da er weder durch offene Flammen, noch durch Stoss, Schlag u. s. w., sondern nur durch Knallquecksilber sich entzünden lässt. Die einzige Fabrik liegt in Witten; in derselben kamen, obgleich sie erst seit einem Jahre bestand, bereits zahlreiche Vergiftungsfälle vor.

Der Roburit wird durch Vereinigung des Nitrobenzols und anderer Stoffe, die bei 70^0 verflüssigt werden, mit Ammoniumsalpeter erzeugt. Da das Nitrobenzol bekanntlich sehr giftig ist, wahrscheinlich im Körper in Anilin umgewandelt wird (beide Vergiftungen sind sich jedenfalls ähnlich), so sind strenge Vorschriften vorhanden, dass die Erhitzung nur in verschlossenem Kessel und der Transport

der verflüssigten Massen nur in fest verschlossenen Gefässen
statthabe; ferner sind Gesichtsmasken für die Arbeiter
vorgeschrieben, um sie vor der Einathmung der ausströmen-
den Gase zu schützen, allein aus Bequemlichkeit werden
eben die geschlossenen Gefässe nicht gebraucht und die
Masken nicht vorgebunden. Daher kamen schon nach
einem Jahre unter den 33 Arbeitern bereits 25 Fälle von
Vergiftung vor, d. h. 78%. Aber alle genasen wieder,
während sonst die Sterblichkeit bei Nitrobenzolvergiftungen
auf 34% angegeben wird. Freilich waren in den bisherigen
Vergiftungsfällen Augenleiden nicht beschrieben worden,
sondern es waren meist schnell tödtlich endende Fälle, bei
denen es gar nicht erst zu den Augenerscheinungen kommen
konnte. Es entstanden Mattigkeit, Uebelkeit, Koliken, Erbrechen, Zuckungen, Bewusstlosigkeit, starke Stauung in
den Blutadern (Cyanose). —

Der Kranke, den Nieden behandelte, war seit 14 Tagen
an Kurzathmigkeit, Herzklopfen, Brechneigung, Appetitlosigkeit, Schwindelerscheinungen erkrankt. Gesicht, Lippen
und Bindehaut waren tief blau; er athmete sehr mühsam,
wie ein Asthmatiker, die Ausathmungsluft roch stark nach
bitteren Mandeln; statt des ersten Herztones hörte man
ein blasendes Geräusch, die Sehschärfe war auf $\frac{1}{20}$ gesunken; das Gesichtsfeld für weiss und blau war einge-
engt, aber weder Flimmern, noch ein Scotom war vorhanden; die Netzhaut und der Sehnerv zeigten starke,
venöse Blutüberfüllung, die Grenzen des Sehnerven waren
scharf, aber am unteren Rande des rechten Sehnerven
war eine Ausschwitzungsstelle vorhanden. Digitalis und
Spartein beseitigten die Herz- und Athembeschwerden; die
Stauung im Sehnerven nahm ab, die Ausschwitzung in der
Netzhaut wurde kleiner, aber erst nach 4 Wochen begann
sich die Sehschärfe und das Gesichtsfeld zu bessern.

Die beim Sprengen mit Roburit erzeugten Dämpfe, die natürlich in viel geringerer Menge auftreten, rufen auch Kopfschmerzen, Schwindel und Benommenheit hervor, doch konnte Nieden erst wenige Beobachtungen über Asthenopie in Folge der Dämpfe machen.

C. Sehschwäche der Bleiarbeiter (Amblyopia saturnina).

Schon 1817 beschrieb und heilte Beer Erblindungen bei Bleiarbeitern; später wurden alle Folgeerscheinungen der Bleivergiftungen, Bleirand am Zahnfleisch, heftige Kopfschmerzen, Lähmungserscheinungen besonders der Streckmuskeln der Arme, Koliken, epileptische Anfälle, Gliederzittern und Gliederschmerzen genau studirt und auch die Erscheinungen an den Augen vielfach beschrieben. —

Tancquerel des Planches berichtete im Jahre 1839 über 12 Erblindungsfälle, die beide Augen befielen und plötzlich eingetreten waren. Diesen 12 Augenleiden stehen freilich in seiner grossen Statistik 1217 Koliken, 755 Gliederschmerzen, 107 Lähmungen, 72 Gehirnleiden durch Bleivergiftung gegenüber.

Durch den Augenspiegel wurden die Erscheinungen der Sehschwäche erklärt, entweder durch eine Entzündung des Sehnerven (Neuritis optici), die freilich völlig in Genesung übergehen kann, oder durch eine auf dieselbe folgende Schrumpfung des Sehnerven (Atrophia optici). Nur selten sind langsam verlaufende Fälle beschrieben worden; da handelte es sich aber nicht um Erblindungen, sondern um mehr oder weniger grosse Sehschwäche. Mitunter waren periphere Einschränkungen des Gesichtsfeldes vorhanden; Schneller fand in einem Falle ein centrales Scotom. Die Fälle, welche genasen, hatten selbst auf der Höhe der Krankheit immer noch Lichtschein. Die Kranken klagen über einen Nebel oder Schleier, welcher kommt und geht;

schon Beer sagte, sie sehen einen ganz eigenthümlichen pelzartigen Nebel, der alle grösseren Gegenstände undeutlich macht, die kleineren aber vollkommen verbirgt. —

Bei ganz frischer Erkrankung fanden Samelsohn und Leber nur eine stärkere Röthung des Sehnerven, letzterer auch eine leichtere Trübung der dem Nerven benachbarten Netzhauttheile; wo der Lichtschein völlig verschwunden war, kam er niemals wieder. — Auch Augenmuskellähmungen wurden beobachtet, so von v. Schröder. — Bellouard theilte mit, dass die Augen auch durch bleihaltige Dämpfe leiden; die Hornhaut wird entzündet, und Bleieinlagerungen entstehen in derselben.

Ich habe nur einen Fall von Bleiamblyopie unter 40.000 Augenkranken gesehen.

Von der Krankheit befallen werden besonders Anstreicher, Lackirer, Rohrleger, Töpfer und Schriftgiesser.

Förster macht auf die Widersprüche aufmerksam, welche betreffs der Dauer der Bleieinwirkung auf das Augenleiden sich vorfinden; während der Kranke von Samelsohn nur 14 Tage und bei dem Rückfalle nur vier Wochen lang in der Bleifabrik beschäftigt war, kam in einer grossen Breslauer Bleifabrik nie eine Sehschwäche unter den Arbeitern vor, obgleich jährlich 20 von ihnen Bleikolik bekommen. Ein Arbeiter derselben feierte sein 25jähriges Jubiläum; es waren ihm ungefähr 200.000 Centner Mennige in dieser Zeit durch die Hände gegangen; freilich wird dort nicht Bleiweiss fabricirt, sondern nur Bleiglätte, Bleiröhren, Bleimennige; allerdings ist auch für gute Ventilation und sonstige Schutzmittel gesorgt. Den gefährlichsten Posten hat der Böttcher, der das pulverisirte Bleioxyd verpackt.

Schubert beobachtete einen Mann, der im 5. Jahre seines Geschäftes einen schweren Kolikanfall, dann ein Vierteljahrhundert Ruhe hatte, hierauf aber, obgleich er sich von Jahr zu Jahr mehr bei der Bleiarbeit vorsah, einen Anfall von Erblindung und 4 Jahre später einen Rückfall bekam.

Ueber die Art und Weise, in welcher das Blei die verschiedenen Zeichen der Vergiftung vermittelt, ist noch nichts Sicheres bekannt, wahrscheinlich wirkt es direct auf das Nervensystem. Es ruft allerdings auch die Neigung zu Nierenkrankheiten hervor, und alsdann kann sich auch eine Netzhautentzündung entwickeln, die der Bright-schen Nierenkrankheit angehört, allein in der Mehrzahl der Fälle kommt die Sehnervenentzündung nicht in Folge der Nierenentzündung, sondern der Bleivergiftung zu Stande.

Nach Genuss von Nahrungsmitteln, die mit Blei versetzt oder in bleihaltigen Gefässen zubereitet oder auf-bewahrt waren, oder von Wein, der essigsaures Bleioxyd enthielt, sind wohl Vergiftungen, aber niemals Sehnerven-leiden beobachtet worden.

Die Massregeln zum Schutze der Arbeiter müssen nach Fuchs folgende sein: Man ersetze bei der Farben-fabrikation das Blei durch andere unschädliche Sub-stanzen; statt der Hände sollen in Bleifabriken lieber die Maschinen arbeiten; der Staub ist sorgsam zu ver-meiden, die bleihaltige Substanz werde mit Wasser oder Oel angefeuchtet. Die Arbeitsräume sind gut zu lüften, der Fussboden häufig zu bespritzen und der Staub oft durch einen feinen Sprühregen niederzuschlagen; wo blei-haltige Dämpfe sich entwickeln, sind sie schnell nach aussen abzuführen; ein Respirator vor Mund und Nase oder eine vollständige Maske schütze Gesicht und Athmungs-organe; die Hände müssen mit Handschuhen bedeckt und die Mahlzeiten müssen ausserhalb der Fabrikräume eingenommen werden; vor jeder Mahlzeit muss sich der

Arbeiter den Mund gut ausspülen, auch Hände und Gesicht gründlich reinigen. Dazu wird von Layet schwarze Seife oder eine verdünnte Lösung von Schwefelsäure empfohlen. Dieselbe Reinigung soll beim Verlassen der Fabrik am Abende geschehen, und dabei sollen auch die Kleider gewechselt werden. Warme Bäder, besonders Schwefelbäder, soll die Fabrik den Arbeitern gewähren; an den gefährlichsten Posten sollen die Arbeiter öfter wechseln; bei den ersten Zeichen der Krankheit soll jeder Arbeiter sofort aufhören und ärztlich behandelt werden, wozu regelmässige ärztliche Untersuchungen einzurichten sind.

Beim Anfalle selbst sind narcotische Mittel am besten, bei Verstopfung kräftige Abführmittel; gegen Kolik: Wärme, trockene Tücher und Bäder, auch Jodkalium. Manche Fälle von Erblindung wurden durch kleine Blutentziehungen geheilt.

CAPITEL XVII.

Verletzungen des Auges.

Vor fast 2000 Jahren schrieb Celsus: „Variis et ingentibus casibus oculi nostri patent." Die Verletzungen sind in der That so mannigfache, dass es unmöglich ist, alle Variationen vorzuführen. Man könnte sie ordnen in Verletzungen der Lider, der Hornhaut, der Lederhaut, der Iris, der Linse, des Glaskörpers und der Augenhöhle, also nach dem anatomischen Principe. Da jedoch häufig mehrere der genannten Theile zusammen verletzt werden, hätte die Schilderung ihre Schwierigkeiten. Praktischer scheint mir für unsere Zwecke eine Eintheilung in Verbrennungen, oberflächliche Fremdkörper, durchbohrende Verletzungen, Fremdkörper im Innern des Auges, sympathische Erkrankungen.

Krankhafte Veränderungen nach Verletzungen.

I. Verbrennungen.

Sowohl die Augenlider als die Bindehaut, Lederhaut und Hornhaut können durch anspringende heisse Gegenstände, meist glühendes Eisen, oder durch Säuren oder durch Laugen, Kalk und Mörtel, seltener durch glühende Cigarren oder Feuerwerkskörper verbrannt werden. Ich habe einen Fall gesehen, wo ein fingerlanges glühendes Eisenstück einem 8 Meter entfernt stehenden Arbeiter in einer Giesserei das rechte Auge verbrannte. Die Wirkung der Verbrennung ist wie die der Aetzung; die Lider werden oberflächlich oder in ihrer ganzen Dicke zerstört, verschorft. — Ist die Bindehaut verbrannt, so treten auf letzterer die verbrannten Stellen als weisse oder graue Flecke in der geschwollenen und gerötheten Umgebung hervor, die Lederhaut liegt zu Tage. Die Brandschorfe stossen sich durch Eiterung ab und die zurückbleibenden Substanzverluste heilen durch Herbeiziehung der benachbarten gesunden Bindehaut. Immer entsteht eine Narbe, die den Bindehautsack verkleinert, und wenn sie eine grosse Ausdehnung hat, zur theilweisen oder völligen Verwachsung des Augapfels mit den Augenlidern führt (Symblepharon).

Wird die Hornhaut verbrannt, so scheint sie oft im Anfange noch durchsichtig, aber stets kommt es bald zu grösseren oder kleineren weissen Narben derselben, Leukomen. Man übersieht am besten das durch die Verbrennung hervorgerufene Fehlen der Epithelschicht der Hornhaut, indem man etwas Fluorescein (in $3^0/_0$iger Lösung von kohlensaurem Natron) eingiesst; dadurch färben sich die verbrannten Stellen grün. Bei sehr tiefen Hornhautverbrennungen entstehen vordere Synechien und ihre schlimmen Folgen.

2. Oberflächliche Fremdkörper.

Sie verursachen die häufigsten Verletzungen; Russ, Staub, Steinsplitter, Eisenstückchen, Pulver, Kalk, Asche, Strassenschmutz, Insectenflügel, Spelzen von Getreide etc. springen ins Auge und bleiben auf der Oberfläche desselben fest sitzen, sei es auf der Bindehaut des Augapfels oder auf der Hornhaut, oder sie werden durch den Lidschlag unter das Augenlid (meist unter das obere) geschoben.

Sofort tritt Röthe, Thränen, Schmerz, und falls der Fremdkörper auf der Hornhaut sitzt, Lichtscheu ein. Unerträglich pflegen die Schmerzen zu sein, wenn ein unter dem Oberlide liegendes spitzes Partikelchen, z. B. ein Kohlenstäubchen, das auf einer Eisenbahnfahrt hineingeflogen, bei jedem Lidschlage auf der Hornhaut reibt und kratzt.

Meist verschwinden alle Erscheinungen sofort nach Entfernung des Fremdkörpers, dagegen sind langwierige Entzündungen der Bindehaut beobachtet, wenn der Fremdkörper unter dem oberen Lide sitzen blieb. Ich zog vor einigen Jahren einem 14jährigen Bauernmädchen ein 2 Cm. langes Stück Gerstenspreu in der Nähe des inneren Winkels aus der oberen Uebergangsfalte heraus, welches vier Monate lang daselbst gesessen hatte. Der Vater hatte sich Anfangs April im Stalle die Hände gewaschen und dann in ein Handtuch abgetrocknet, in welches bald darauf auch die Tochter ihr Gesicht abtrocknete; sofort hatte sie Stiche im Auge, die Tage lang dauerten, an die sie sich aber schliesslich gewöhnte, bis sie nach 4 Monaten endlich Hilfe suchte. Die Bindehaut zeigte in der Uebergangsfalte, wo der Fremdkörper sass, eine kurze gestielte polypenartige Wucherung.

Schmidt-Rimpler berichtet von einem Falle, in welchem ein Krebsauge über ein Jahr unter dem Lide gelegen hatte. Es werden nämlich von ungebildeten Leuten die sogenannten Krebsaugen oft ins Auge geschoben als Mittel, um hineingerathene Fremdkörper zum Herausfallen zu veranlassen. Die Krebsaugen sind flache Kalkmengen aus dem Magen der Krebse, ein in Deutschland und Oesterreich sehr beliebtes Volksmittel.

Als Curiosum erwähne ich, dass ich vor 30 Jahren als Assistent in Prof. Förster's Augenklinik bei einem polnischen Juden, der über Drücken im Auge klagte, eine todte Wanze im Bindehautsacke fand.

Freilich klagen auch oft Personen, denen etwas ins Auge geflogen, aber mit den Thränen wieder herausgeschwommen oder durch Andere entfernt worden war, über Drücken und behaupten, noch den Fremdkörper zu fühlen; es ist aber nur ein Drücken, das von der catarrhalisch entzündeten Bindehaut herrührt.

Wenn ein Fremdkörper nur an die Hornhaut heran- und wieder abgesprungen ist, so verursacht er nur eine oberflächliche Abschürfung (Erosion) der obersten Schicht, des Epithels. Oft wird eine solche auch durch Kratzen der Nägel von Fingern, durch Zweige beim Gehen durch den Wald, durch ein rauhes Tuch etc. hervorgerufen. Man findet dann, dass die kranke Stelle der Hornhaut nicht spiegelt; oder man sieht die angekratzte Stelle nur bei seitlicher Beleuchtung mit einer Convexlinse; aber bald, wenn die Wunde nicht inficirt wird und keine Thränensackeiterung vorhanden ist (siehe oben pag. 676), bildet sich frisches Epithel; die Abschürfung heilt ohne Trübung. —

Jedoch mitunter beobachtet man, dass plötzlich nach Wochen, Monaten, selbst Jahren von Neuem das Auge schmerzt und sich röthet. Ich habe unter 40.000 Fällen 7mal diese Erscheinung notirt; ich nenne sie Cicatrix dolorosa, schmerzhafte Narbe. Arlt zeigte, dass oft mehr-

mals das Epithel an der alten Stelle wieder verloren geht,
dass es sich also ursprünglich nicht ganz normal wieder-
hergestellt hat. Heilung ist durch Druckverband möglich
(siehe unten).

Sitzt der Fremdkörper fest auf der Hornhaut und
wird nicht bald entfernt (siehe unten Näheres im Abschnitte:
Behandlung), so entsteht meist eine mehr oder weniger
starke Hornhautentzündung, Keratitis, die auch auf
die Iris übergreifen kann. Sie wird, wie im vorigen Capitel
bei der Schilderung der Hornhautentzündung der Erntearbeiter auseinandergesetzt worden, um so gefahrvoller für
das Auge, wenn septische Keime mit dem Fremdkörper in
die Hornhaut gekommen. Sind aber ganz kleine reine Eisen-
oder Steinsplitterchen oder Pulverkörnchen auf die Hornhaut
geflogen, so können sie oft Monate lang liegen, ohne Entzündung hervorzurufen.

Die Eisensplitter sehen nie metallisch auf der Hornhaut
aus, sondern braun oder schwarz; sie werden nämlich beim
Hämmern heiss, sprühen als Funken herum, oxydiren sich
zu Eisenoxydoxydul, sogenanntem Hammerschlag, und
kommen glühend auf die Hornhaut. Diese imbibirt sich bald
rings um den Fremdkörper mit einem braunen Ringe von
Eisenoxyd. Weil die Splitter heiss auf die Hornhaut kommen,
rufen sie meist keine Eiterung hervor.

Besondere Gefahr droht dem Auge, wenn Fremdkörper
so tief in der Hornhaut stecken, dass sie hinten bereits in
die Kammer ragen (siehe unten: Behandlung).

3. Durchbohrende Verletzungen.

Durch Schläge, Stiche, Stösse und Fremdkörper werden
oft Verletzungen hervorgerufen, welche den Augapfel öffnen,
die Hornhaut oder Lederhaut durchbohren, die Iris, die Linse,
den Glaskörper, selbst die Augenhöhle verwunden können.

Einfache Schnittwunden der Hornhaut pflegen schnell zu vernarben; freilich fällt häufig die Iris in die Wunde, und dann ist immer Gefahr vorhanden, dass langwierige Iritis entsteht, dass auch der Ciliarkörper und secundär das andere Auge erkrankt (siehe unten: Sympathische Entzündung). Besonders gefürchtet sind jene durchbohrenden Wunden, welche über den Rand der Hornhaut in die Lederhaut dringen, da hier der Ciliarkörper erkrankt (Cyclitis) und das andere Auge leicht in Mitleidenschaft geräth. Mitunter reisst die Iris von dem peripheren Rande los (Dialysis) oder stülpt sich nach hinten um.

Ist bei der Durchbohrung die Linse verletzt, so kommt es fast ausnahmslos zu Quellung und Trübung der Linse, grauem Staar, Cataracta. Oder die Linse wird aus ihrer Lage verschoben, indem ihr Aufhängeband reisst (Luxatio lentis). Wunden der Lederhaut sind stets höchst gefahrvoll; drang die Verwundung bis in den Glaskörper, so ist wohl immer auch eine Erkrankung der Aderhaut und Netzhaut oder Blutung in den Glaskörper zu befürchten, wenn nicht nach grossem Glaskörperverlust bald eine Schrumpfung des Augapfels eintritt. Selbst wenn die Wunde der Lederhaut heilt, ist nach Schöler oft später noch in Folge von Einheilung der Netzhaut in dieselbe eine Netzhautablösung zu fürchten.

Auch stumpfe Gewalt kann die Lederhaut zerreissen, sie platzt dann meist im Aequator, ohne dass die Bindehaut sich öffnet. Glaskörper und Linse können dann unter der Bindehaut liegen.

Oft sind auch die Lider bei den durchbohrenden Wunden verletzt und zeigen wegen der grossen Dehnbarkeit der Lidhaut und ihrer lockeren Befestigung an die Unterlage starke Blutunterlaufungen und Schwellungen (Oedeme). Die blauschwarze Färbung und Anschwellung der Lider erscheint oft viel gefährlicher, als sie wirklich ist. — Wenn die Knochen der Umgebung des Auges verletzt sind, so kann Luft in die Lider gerathen, welche aus der Nasenhöhle, Stirnhöhle, Siebbeinhöhle, Oberkieferhöhle hineindringt, die Lider aufbläht und ein Knistern bei Berührung hervorruft.

Selbst der ganze Augapfel kann aus der Augenhöhle herausgedrängt werden (Luxatio bulbi); das macht einen schauerlichen Eindruck. In manchen Tiroler Gegenden wird nach Fuchs diese Verletzung bei Prügeleien absichtlich hervorgebracht, indem man mit dem Daumen, den man von aussen in die Augenhöhle stösst, den Augapfel hervordrängt; auch Geisteskranke haben sich auf diese Weise zuweilen blind gemacht.

4. Fremdkörper im Innern des Auges.

Das Verweilen fremder Körper im Innern des Auges ist fast stets höchst gefährlich. Bei der Frage, ob ein Fremdkörper durch Hornhaut oder Lederhaut eingedrungen, muss die Art der Verletzung und der Gegenstand, mit dem die Verletzung geschehen, genau festgestellt werden.

Jede kleinste Narbe in der Hornhaut kann noch nach Jahren als Fingerzeig für das Eindringen benützt werden. Einheilungen von Iris in die Hornhaut, Löcher in der Iris, Trübungen der Linse und des Glaskörpers machen die Gegenwart von Fremdkörpern wahrscheinlich; doch kann auch ohne Linsenverletzung durch das Aufhängeband der Linse ein Splitter in die Tiefe gedrungen sein.

Mitunter sieht man den Fremdkörper in der Kammer oder in der Iris, im Glaskörper oder in der Netzhaut; selbst im Sehnerveneintritt hat man sie mit dem Spiegel beobachtet.

Sehr selten, nur wenn er chemisch ganz rein war, kann ein Fremdkörper Jahre und Jahrzehnte lang ohne

Schaden im Auge frei verweilen und sich einkapseln Ich
sah jetzt einen Techniker wieder, dem ich vor 26 Jahren
nach einer Explosion sehr viele Kohlenstücke aus der Bindehaut und Hornhaut herausgekratzt hatte, der damals eine
kleine vordere Synechie und zwei Kohlensplitterchen auf der
Irisfläche zeigte. Diese sind völlig eingeheilt und haben nie
eine Spur von Reizung verursacht. — Allein noch nach langen
Jahren kann Entzündung ausbrechen und das zweite Auge
gefährden. Mitunter oxydiren sich Eisen- und Kupferstücke
und erregen dann Entzündung. Schrotkugeln rufen gewöhnlich langsam schleichende Aderhautentzündungen hervor. Sind
die eingedrungenen Fremdkörper mit Bacillen oder Coccen
inficirt, so entsteht meist bald Entzündung des ganzen
Augapfels (Panophthalmitis) und die Gefahr der sympathischen Erkrankung.

5. Sympathische Erkrankung des anderen Auges.

Schon vor 60 Jahren machte Mackenzie darauf
aufmerksam, dass Personen, welche durch Verletzung ein
Auge verloren haben, bald darauf eine Entzündung des
anderen Auges bekommen und völlig erblinden, wenn
man nicht bald das verletzte Auge herausnimmt.
Meist verursachen die durchbohrenden Verletzungen und
das Eindringen von Fremdkörpern diese sogenannte sympathische Erkrankung des anderen Auges, besonders
wenn der Ciliarkörper verletzt oder durch die Verletzung
in Entzündung (Cyclitis) versetzt ist, was sich durch
Schmerzhaftigkeit bei Betastung desselben kundgiebt.
Ging aber ein Auge durch totale Vereiterung (Panophthalmitis) zu Grunde, so kam es fast nie zur Miterkrankung
des anderen Auges. Dagegen hat der Druck von Glasaugen
auf den Stumpf verletzter Augen mitunter sympathische
Leiden verursacht.

Meist vergehen 4—8 Wochen, bis das zweite Auge erkrankt; sehr selten ist schon nach 10 Tagen ein Uebergang beobachtet worden; freilich haben Fremdkörper, die ihren Ort im Auge veränderten, auch nach 10—20 Jahren ausnahmsweise eine Sympathie hervorgerufen.

Ich sah einen 57jährigen Schneider, dem vor 28 Jahren beim Holzhacken ein Stück Holz gegen das rechte Auge geflogen, und der sofort von Prof. Kuh für unheilbar erklärt worden war. Das Auge schrumpfte langsam ein; 25 Jahre später trat Flimmern und allmähliche Abnahme der Sehkraft auf dem linken Auge ein, während der Stumpf des rechten Auges schmerzhaft wurde. Eine Behandlung wurde damals nicht eingeleitet; 3 Jahre später erschien er erst bei mir mit Schrumpfung auch des linken Auges.

Man muss die Vorboten und die wirkliche sympathische Erkrankung unterscheiden. Die Vorboten sind meist ganz schleichend, aber überaus wichtig; sie bestehen in leichter Röthe des zweiten Auges, in leichtem Thränen, in Flimmern (manche Kranke sagten mir, sie glauben die flackernde Luftschicht über den Prosceniumslampen zu sehen), mitunter auch in Hinausrücken des Nahepunktes, so dass in der dem Alter entsprechenden Nähe nicht mehr gelesen werden kann, und in Gesichtsfeld-Einengung. Bei oberflächlicher Betrachtung scheint die Pupille und Iris ganz normal; trotzdem können, wie Schmidt-Rimpler sehr richtig beobachtete, schon kleine Verklebungen des Irisrandes mit der Linsenkapsel vorhanden sein, wenn auch die Pupille noch anscheinend gut auf Licht sich verengert. Aber wenn man sogleich Atropin eingiesst, sieht man, dass schon Verlöthungen vorhanden sind.

Wird nicht in diesem Vorbotenstadium das verletzte Auge schleunigst entfernt, so tritt die höchst verderbliche, schleichende sympathische Iritis und Cyclitis (Ent-

zündung des Strahlenkörpers) auf. Schmerzen und heftige
Entzündungserscheinungen pflegen dabei leider zu fehlen;
sonst kämen die Kranken viel eher zum Arzte; aber die
Iris verfärbt sich, die Pupille wird eng, klebt fast ringförmig an der Linsenkapsel fest; eine düstere Füllung der
tieferen Gefässe lässt die Bindehaut schmutzigroth erscheinen; Ausschwitzungsmasse legt sich auf die Linsenkapsel, die Iris wird am Ciliarrande nach hinten an den
Strahlenkörper gezogen. Letzterer selbst wird auf
Betastung schmerzhaft, ein sicheres Zeichen, dass er
entzündet ist. Bald trübt sich auch der Glaskörper, die
Sehschärfe sinkt von Tag zu Tag, der Sehnerv ist nicht
genau zu sehen, die Hornhaut wird matt und schliesslich
der Augapfel weich; oft tritt Netzhautablösung ein;
das Auge erblindet. Ausnahmen von diesem schlimmen
Verlaufe gehören zu den grössten Seltenheiten (siehe unten:
Behandlung).

Meist ist also eine Iridocyclitis vorhanden, doch sind
Fälle als höchst wahrscheinlich sympathisch beschrieben,
wo eine Entzündung des Strahlenkörpers fehlte und nur
eine Erkrankung des Sehnerven, der Aderhaut oder Netzhaut beobachtet wurde. Ich habe einen Soldaten im französischen Kriege behandelt, der 3 Monate nach einer
Schussverletzung des Stirnfortsatzes des linken Jochbeines
und Erblindung des linken Auges durch Aderhaut- und
Netzhautentzündung ohne jede Betheiligung des
Strahlenkörpers auf dem rechten Auge die sicheren
Vorboten der Sympathie zeigte, die bei Herausnahme des
verletzten Auges verschwanden (vergl. meine Schrift „Schussverletzungen des Auges". Erlangen 1872, pag. 25). —

Wie die Uebertragung der Entzündung von einem
Auge auf das andere übergeht, ist noch nicht klar. Wahrscheinlich üben die erkrankten Ciliarnerven, d. h. die Nerven,

welche in den Strahlenkörper des verletzten Auges gehen, reflectorisch einen Einfluss auf die Gefässe des anderen Auges aus und rufen so die Entzündung hervor; auch hat man die Ciliarnerven öfters erkrankt gefunden; doch selbst wenn keine anatomische Veränderung in diesen Nerven gefunden wurde, so beweist das noch nicht, dass ihre Function normal war. Die Schmerzhaftigkeit des Ciliarkörpers spricht wohl auch dafür.

Eine neuere Theorie von Deutschmann nimmt an, dass Mikroben von dem einen Auge längs der Sehnerven oder ihrer Scheiden und ihrer Kreuzung im Gehirn ins andere Auge gerathen, also eine directe Wanderung vornehmen und dort eine Entzündung hervorrufen (Ophthalmia migratoria). Bacterien, welche er in das Auge von Kaninchen einspritzte, konnte er auf diesem Wege bis ins andere Auge verfolgen; doch konnten andere Forscher, Giffard, Mazza, Limburg und Levy, dies nicht bestätigen. Auch vermochten Hirschberg, Nordenson, Berg und Schmidt-Rimpler in Augen, welche wegen sympathischer Erkrankung herausgenommen worden, keine Mikroben zu finden. Gerade bei der Panophthalmitis, wo unzählige Eiterpilze Wochen und Monate lang lebensfähig im ersten Auge verweilen, findet man keine Sympathie. Es würde die Ueberwanderung auch stets Sehnervenentzündung auf dem zweiten Auge hervorrufen müssen, was nur sehr selten vorkommt. Die Frage nach dem Vorgange bei der merkwürdigen Sympathie harrt also noch der Lösung.

Vorkommen.

I. Erblindungen durch Verletzungen.

Ficuzal fand im Hospice des Quinze-vingts in Paris unter 300 Blinden $9·8\%$, Fuchs unter den Blinden Oesterreichs $7·9\%$, d. h. 1 auf 20.000 Einwohner, Magnus unter

770 doppelseitig Blinden 9% durch Verletzungen erblindet. Aus einer Zusammenstellung von 2528 doppelseitigen Erblindungsfällen berechnete Magnus directe Verletzung der Augen 4%, verunglückte Operationen 1·9%, Kopfverletzungen 0·3% und sympathische Verletzungserblindung 4·5%.

Da die Erblindungen durch doppelseitige Verletzungen glücklicherweise sehr selten sind (nur etwa 4%), liess ich schon 1876 von Dr. Seidelmann*) aus meinen klinischen Journalen die Verletzungen unter 1000 blinden Augen, auch wenn sie nur einseitig waren, bearbeiten. Es waren 242 Verletzungen, nur 10 doppelseitige, 223 einseitige und 9 durch sympathische Erkrankungen; die doppelseitigen Verletzungen waren ganz unabhängig von einander und oft in Zwischenräumen vieler Jahre aufgetreten; also bilden die Verletzungen fast den vierten Theil aller einseitigen Erblindungsursachen. Die meisten Verletzungen, 24·4%, kamen auf das dritte Jahrzehnt. Handwerker waren 39%, Kinder 21% der Verletzten. Ueber die Arten der Verletzungen wird unten gesprochen werden.

Nur einen einzigen Fall sah ich später, wo beide Augen zugleich zerstört wurden; dieses Unglück traf einen jungen Mann bei einer Explosion.

2. Geschlecht und Alter der Verletzten.

Unter den oben angeführten 223 Personen waren nur 49 weibliche, dagegen 184 männliche. Auch im Wiener allgemeinen Krankenhause wurden 5mal mehr und in Solomon's Klinik in Birmingham fast 6mal mehr Männer als Frauen verletzt gefunden; das kann nicht überraschen, da die Männer so häufig bei ihrem Gewerbe verletzt werden.

---

*) Vergl. Note auf pag. 42 und 43.

Ein grosser Unterschied betreffs des verletzten Auges fand
sich nicht; 121mal war das rechte, 112mal das linke Auge
betroffen. Auch Zander und Geissler, sowie Koethe
fanden keine grossen Verschiedenheiten in diesem Punkte.
Eine Ausnahme machen die Metallarbeiter (siehe unten).

Interessanter sind die Beziehungen zwischen Lebensalter und Verletzungen. Ich fand im Alter von

1— 5 Jahren .	8 Personen	$=$	$3\cdot4^0/_0$
5—10 „	. 22 „	$=$	$9\cdot4^0/_0$
10—20 „	. 57 „	$=$	$24\cdot4^0/_0$
20—30 „	. 58 „	$=$	$24\cdot9^0/_0$
30—40 „	. 34 „	$=$	$14\cdot5^0/_0$
40—50 „	. 25 „	$=$	$10\cdot7^0/_0$
50—60 „	. 18 „	$=$	$7\cdot7^0/_0$
60—70 „	8 „	$=$	$3\cdot4^0/_0$
70—80 „	3 „	$=$	$1\cdot2^0/_0$

Die meisten Verletzungen kamen also im 10. bis
30. Lebensjahre vor; dann sinkt die Zahl schnell.

Auch Koethe fand bei 115 in Greifswald beobachteten durchbohrenden Verletzungen $43^0/_0$ vom 10.—30. Jahr
und nur $20^0/_0$ im ersten Jahrzehnt.

3. Vorkommen in Kliniken.

Dass keine Uebereinstimmung betreffs der Verletzungs-
statistik in den verschiedenen Kliniken stattfinden kann,
ist einleuchtend, da die Zahl der zur Beobachtung kommenden Verletzungen von vielen Zufälligkeiten abhängt,
z. B. davon, ob die Klinik in der Nähe grosser Werkstätten und Fabriken liegt, heute besonders davon, ob
der Director der Klinik Cassen-Augenarzt bei Fabriken
ist oder nicht (ich finde neuerdings, seit die Cassenärzte eingeführt wurden, eine bedeutende Abnahme der Verletzungen
in meiner Anstalt, da ich mich nicht um Cassen-Augenarzt-

stellen bemüht habe). Ferner hängt das Vorkommen davon ab, ob nur die in die Klinik aufgenommenen oder auch die ambulant behandelten Fälle in die Statistik kommen, auch davon, ob in den Fabriken gewandte, sogenannte Werkstattoperateure vorhanden, die schnell Fremdkörper aus dem Auge entfernen können u. s. w. Auch sind die Tabellen aus den Kliniken darum nicht gut vergleichbar, da oft die Verletzungen nicht zusammen, sondern unter den Entzündungen der verschiedenen Häute zerstreut aufgeführt werden.

Zander und Geissler stellen folgende Tabelle auf: Es kam eine Verletzung in der Klinik

von Cunier auf.	61
„ Hasner „ .	40
„ Richaud-Landrau auf	14
in Dublin auf	24
„ Liverpool auf	12
„ Birmingham auf	14
„ Moskau auf .	13 Kranke.

Im Wiener allgemeinen Krankenhause wurden 1855 bis 1860: 5475 schwere Körperverletzungen überhaupt beobachtet, aber auf 1000 solche kamen nur 36 des Auges.

In Steinkohlendistricten kommen viel mehr Verletzungen vor als auf dem flachen Lande.

4. Der Beruf der Verletzten.

Betreffs des Standes ergab sich bei meinen 223 Personen mit Verletzungserblindung Folgendes: Es waren Handwerker $39.2^0/_0$, Soldaten $9.2^0/_0$, Landleute $4.9^0/_0$, Beamte $4^0/_0$, Kaufleute $3.1^0/_0$, Gelehrte $2.7^0/_0$; Frauen $11.2^0/_0$, Dienstmädchen $3.5^0/_0$; Kinder von 1—15 Jahren $21.5^0/_0$.

Coccius fand unter 357 Verletzten, die in 2 Jahren in Leipzig Hilfe suchten, Schlosser $43^0/_0$, Handarbeiter $18^0/_0$, Maurer $12^0/_0$, Schmiede $6^0/_0$, Maschinenbauer $6^0/_0$,

Müller 5%, Zimmerleute 4%, Steinhauer 2%, Metall-
dreher 1%.

Layet fand, dass bei 100 Arbeiterverletzungen kommen
auf: Kinder unter 15 Jahren: 41%, Arbeiter von 15 bis
25 Jahren: 36%, von 25—40 Jahren: 13% und von
40—60 Jahren 10%.

Boissonneau hat unter 3984 Personen, welche sich
wegen eines Glasauges an ihn wendeten, 939 gesehen,
welche ein Auge in der Kindheit verloren hatten.

Szili fand unter

114 augenkranken Schmieden	68 Verletzte	=	60%
479 „ Schlossern	341 „	—	71%
173 „ Drehern .	126 „	=	73%
759 „ anderen Fabrikarbeitern	331 „	=	44%

In der Münchener Augenklinik kamen von 783
schweren Augenverletzungen 183 = 23% auf Eisenarbeiter
und 127 = 16% auf Steinarbeiter. —

Die Steinbruchsgenossenschaft, Section 4, für die
Rheinprovinz theilte gelegentlich der allgemeinen Ausstellung
für Unfallverhütung in Berlin 1890 mit, dass mehr als
10% der Unfälle auf das Anspringen von Steinsplittern
oder Stahlfunken komme. In $3\frac{1}{2}$ Jahren wurden 134
Augenverletzungen gemeldet. Die grösste Gefahr bietet die
Verarbeitung des Basalts, dann die des Granits. Auf
100 Arbeiter entfiel durch Augenverletzung eine Belastung
in Basaltbrüchen von 3·10, in Granitbrüchen von 2·48,
in Grauwacke- und Schieferbrüchen 1·0, in Kalk-, Kreide-,
Marmor-, Gypsbrüchen 0·66, in Sand- und Mühlstein-
brüchen 0·30, in Tuffsteinbrüchen 0. — Von 134 Verletzungen wurden 75 in den ersten 13 Wochen und 2 später
geheilt; 25 führten zum völligen, 19 zum theilweisen Verluste des Auges; 13 waren noch nicht entschieden.

5. Verletzungen bei Metallarbeitern.

Dass Schlosser und Schmiede am häufigsten verletzt
werden, war längst bekannt. Wenn man die Hornhaut bei
diesen mit seitlicher Beleuchtung betrachtet, findet man
immer kleine Flecke als Reste der durch Fremdkörper hervorgerufenen Entzündungen. Um sichere Zahlen zu gewinnen, unternahm ich 1867 eine Untersuchung der Augen
von 1283 Metallarbeitern, und zwar in den Werkstätten
der oberschlesischen und niederschlesischen Eisenbahn und
in 4 Maschinenbauanstalten.

Ich fragte: Welches Handwerk? Wie oft schon wegen
Augenverletzungen in ärztlicher Behandlung? Wie viel Tage
in Folge dessen arbeitsunfähig? Ist das Auge beim Arbeiten
mit Brille bewaffnet? Dann aber prüfte ich die Augen
selbst und notirte die Ursachen der Verletzung.

Unter den 1283 Metallarbeitern waren 599 Schlosser,
386 Schmiede, 129 Eisendreher, 35 Bohrer, 13 Eisenhobler,
24 Maschinenbauer, 5 Schraubendreher, 15 Kesselschmiede,
69 Schmelzer und 8 Gussputzer.

95% erklärten, dass Gussspäne, Feilspäne, Drehspäne ihnen wöchentlich, selbst täglich in die Augen
flögen, die aber meist von selbst herausgingen, oder von
ihren Collegen herausgenommen würden (damals existirte
noch kein Cocain). Meist nahmen die Arbeiter eine Schweinsborste und schlangen sie um den Splitter, oder sie führten
ein dünnes Hölzchen hinter denselben und entfernten ihn
durch Ziehen oder Kratzen; manche Arbeiter waren sehr
geschickt in dieser Hantirung.

Ich liess in einer Fabrik Aufzeichnungen machen; dort
wurden in 2 Monaten 61 Splitter entfernt; das würde im
Jahre 2—3 Späne bei jedem Arbeiter ergeben. Manche
Handwerker erklärten mir, dass sie im Laufe von 20 Jahren
mehr als 2000 solcher Verletzungen erlitten hätten; viele

konnten sich gar nicht erinnern, wie oft sie sich verletzt hatten. Wenn aber ein Werkstattoperateur nicht mit dem Fremdkörper zu Rande kam, so eilten die Kranken zum Augen- oder zum Fabrikarzte und erinnerten sich dann wohl des Unfalles, da zeitweilige Arbeitsunfähigkeit für sie entstanden war.

So gaben denn von den 1283 Arbeitern 633 derartige Verletzungen zu, und zwar zusammen 1231 Verletzungen, also 96%.

Mithin hatte fast die Hälfte aller Metallarbeiter bereits ärztliche Hilfe wegen Verletzungen nöthig gehabt, und auf jeden Verletzten kamen etwa 2 Verletzungen.

Am häufigsten waren die Gussputzer erkrankt, und zwar 87%, dann kamen die Maschinenbauer 83%, Dreher 69%, Bohrer 54%, Kesselschmiede 53%, Schlosser 49%, Hobler 46%, Schmiede 44%. Am seltensten sind die Verletzungen bei den Schmelzern 26% und den Schraubenschneidern 20%. (Die Häufigkeit der Verletzungen bei demselben Handwerker findet man in meinem Aufsatze in der Berlin. klin. Wochenschr., 1868, Nr. 8 u. 9, speciell aufgeführt.) Ein Schlosser hatte sogar 18mal ärztliche Hilfe zuziehen müssen.

Von den 633 Verletzten waren 354 bald wieder hergestellt; 279 mussten aber länger oder kürzer feiern; auf 100 Verletzte kommen also 44 Arbeitsunfähige. Im Ganzen hatten 279 verletzte Arbeiter 4726 Tage — 12 Jahre, 11 Monate und 11 Tage feiern müssen; auf 100 Arbeiter kamen also 368 Tage — ein Jahr Arbeitsunfähigkeit. Durchschnittlich musste jeder Verletzte 17 Tage feiern, Schmelzer und Kesselschmiede hatten die gefährlichsten Verletzungen, die 40—47 Tage Behandlung erforderten. Vollkommen geheilt wurden 91%, unvollkommen 6%, ungeheilt blieben 3%.

Unter 1000 Metallarbeitern büssen also 28 durch Verletzungen einen Theil ihres Sehvermögens und 16 ein Auge völlig ein.

In der Regel werden Handwerker, die ein solches Unglück getroffen, vorsichtig und arbeiten fortan mit Schutzbrille. Ein tollkühner Schlosser aber, der vor Jahren das rechte Auge durch Verbrennung verloren hatte, gebrauchte diese Vorsicht nicht und erhielt durch ein losspringendes Stück Eisen eine solche Verletzung des linken Auges, dass er nur noch Finger auf 1 Meter erkennt.

Die Schmiede hatten 9 Augen und die Schlosser 10 Augen völlig verloren, von den Drehern nur einer 1 Auge.

Da in Preussen nach der Zählung in den alten Provinzen im Jahre 1861: 144.501 Metallarbeiter existirten, und hier in Breslau unter 1238: 21 ein Auge eingebüsst hatten, so darf man vermuthen, dass in Preussen 2365 Metallarbeiter leben, die ein Auge im Berufe verloren.

Ursache der unheilbaren Verletzungen waren 32mal kalte, 132mal glühende Eisensplitter, 5mal Feilspäne, 4mal Compositionsmetall und 3mal Drehspäne. Die Splitter waren theils stecknadelkopfgross, theils Fingerglied stark; meist waren sie spitz und scharf, häufig aber auch ganz stumpf. — Natürlich hängt die Schwere der Verletzung von der Kraft ab, mit welcher der Splitter, ob gross oder klein, ins Auge geschleudert wird. Beim Hauen und Schmieden, wo die ganze Muskelkraft eines Mannes auf die Bearbeitung des Metalles verwendet wird, fliegen natürlich die Stücke mit einer grösseren Gewalt an oder in das Auge, als beim Drehen und Feilen, und darum sind auch die schweren Verletzungen bei den erstgenannten Arbeitern häufiger als bei den letztgenannten. Die Dreher und Feiler werden wohl häufiger, aber nicht so gefährlich verletzt, als Schlosser und Schmiede.

Bei den 57 unheilbaren Verletzungen der Metallarbeiter war das linke Auge besonders bevorzugt: 36mal, das rechte nur 18mal verletzt. Aehnliches fand Trompetter im Jahre 1879. Unter 2000 Kranken der Förster'schen Augenklinik hat er 674 Verletzungen der Hornhaut zusammengestellt, von denen 355 das linke und nur 319 das rechte Auge betrafen. Er findet die Ursache darin, dass bei Schlossern, Steinhauern etc. das linke Auge den zu bearbeitenden Gegenständen meist näher steht, während der Kopf etwas nach rechts gewendet wird.

Beide Augen zugleich waren nur bei Verbrennungen mit Compositionsmasse verletzt, da beim Giessen dieser Masse Explosionen stattfinden, die die glühende Legirung feuerregenartig umhersprühen lassen.

Aehnliches fand auch Layet im Jahre 1838 in Lüttich. Unter 106 durch Verletzung Erblindeten hatten 60 durch Pulverexplosionen in den Kohlengruben ihr Augenlicht verloren, was bei dem Leichtsinn, mit welchem die Minenarbeiter vorgehen, begreiflich ist.

6. Vorkommen von Fremdkörpern.

Krebs hat eine interessante Zusammenstellung von 185 Fällen von Fremdkörpern veröffentlicht, welche unter 50.000 Krankheitsfällen auf Hansen's Klinik in Kopenhagen beobachtet wurden. Es fanden sich 186 Fremdkörper in 185 Augen, 42mal im vorderen, 144mal im hinteren Abschnitte des Augapfels, 171 bei männlichen, 10 bei weiblichen Individuen. — Es waren 88 Zündhütchen, 47 Eisensplitter, 22 Steinstückchen, 11 Pulverkörner, 2 Glassplitter, 1 Holzsplitter, 1 Erdstückchen; 7mal war die Natur des Fremdkörpers unsicher. 24mal wurde der Fremdkörper herausgezogen, 72mal das Auge herausgenommen; in 7 Fällen vereiterte das Auge. — Die 144 Augen, in welchen der Fremdkörper im hinteren Theile des Augapfels eingeschlossen war, gingen mit Ausnahme eines verloren. —

Weidmann stellte die Verletzungen durch Fremdkörper zusammen, welche in den letzten 10 Jahren in der Augenklinik und in der Privatpraxis von Haab in Zürich vorkamen. Unter 30.000 Kranken waren 1762 Fremdkörper $= 6^0/_0$, und sie betrugen $56^0/_0$ aller Verletzungen. In der Bindehaut sassen $17^0/_0$ Fremdkörper, in der Hornhaut $75^0/_0$, im Glaskörper $6^0/_0$, in der Lederhaut, Kammer, Iris, Linse und Netzhaut $2^0/_0$. Die rechte Linse war häufiger betroffen als die linke (also das Gegentheil von meinen und Trompetter's Befunden). Bei Männern waren Linsen- und Glaskörperverletzungen häufiger als bei Frauen. — 58 in den Glaskörper gedrungene Eisensplitter rührten von eisernen, zum Bebauen des Bodens verwendeten Hacken her; $86^0/_0$ dieser Augen gingen verloren, vermuthlich, weil die Eisensplitter mit Erdbacillen verunreinigt waren. Von den anderen 50 Fremdkörpern im Glaskörper führten $70^0/_0$ zum Verlust des Auges; doch blieb ein Kupfersplitter $4^1/_2$ Jahre im Auge bei $S^1/_3$, und ohne Entzündung zu erregen; ein anderer wurde bei Erhaltung guter Sehschärfe mit der Pincette herausgezogen. Seit der antiseptischen Behandlungsweise sanken die Verluste von $100^0/_0$ auf $63^0/_0$. Es ging kein Auge verloren, da, wo die Bindehaut, Hornhaut, Kammer oder Iris Fremdkörper enthielt. Fremdkörper in der Linse gaben $31^0/_0$ Verlust.

7. Verletzungen durch Kriegswaffen.

In dem ausgezeichneten Sanitätsberichte der deutschen Heere sind aus dem französischen Kriege 1870/71: 860 Verletzungen der Augen und Augenhöhlen durch Kriegswaffen $= 0{\cdot}86^0/_0$ sämmtlicher Verwundungen und $= 8{\cdot}5^0/_0$ der

Kopfverwundungen sehr sorgsam besprochen. 786 Verletzungen betrafen die Augen selbst und 74 betrafen Sehstörungen nach Gehirn- und Schädelverletzungen. Der Bericht enthält folgende Tabelle zum Vergleiche:

	Zahl der Augenverwundungen	Procente aller Verwundungen	Procente der Kopfverwundungen
Englisches Heer im Krimkriege	49	0·65	3·28
Französisches Heer im Krimkriege	595	1·75	11·3
Amerikaner im Rebellionskriege .	1190	0·5	5·5
Preussisches Heer im dänischen Kriege	21	1·07	7·7
Französisches Heer im französischen Kriege	672	0·81	8·1
Deutsches Heer im französischen Kriege	860	0·86	8·5

Im französischen Kriege zeigte sich eine merkliche Mehrbetheiligung des linken Auges wie der linken Körperseite überhaupt und der linken Kopfseite insbesondere. Der Grund dürfte einerseits in der Stellung des Infanteristen bei der Schussabgabe, andererseits in der Deckung des rechten Auges durch das Gewehr gegen indirecte Geschosse (Stein, Sand u. s. w.) zu finden sein.

Im amerikanischen Kriege waren freilich 523 Schussverletzungen des linken und 524 des rechten Auges verzeichnet.

Von den 786 Augenverletzungen im französischen Kriege waren 709 Schüsse überhaupt $= 96°/_0$, davon 313 Gewehrschüsse, 197 Granatschüsse und 199 ohne nähere Angabe, ferner 3 Verwundungen durch Hieb, 25 durch Stich, 31 durch Kolbenschläge, Pulver etc., und 18 ohne näher bezeichnete Gewalt.

Verlust eines oder beider Augen wurde in 310, Störungen des Sehvermögens bei erhaltenem Augapfel in 298,

Bewegungsstörungen ohne Beeinträchtigung der *S* in 15, Verletzung der Lider in 32 Fällen notirt.

Von 510 Schussverletzungen kamen $61^0/_0$ auf Gewehrschuss und $39^0/_0$ auf Artilleriegeschosse.

Von je 100 Augenverwundungen verliefen mit Erhaltung des Augapfels: durch Gewehrschuss $38^0/_0$, durch Granatschuss $64^0/_0$, mit Zerstörung des Augapfels: $62^0/_0$ durch Gewehr-, $36^0/_0$ durch Granatschuss. —

Von den 31 Augenverletzungen, die ich im Kriege 1870 behandelte, hatten 2 das Gehirn, 16 das Auge, 9 das Gesicht und 4 die Schädelknochen getroffen. Nur ein Mann war doppelseitig erblindet in Folge eines Hirnschusses, bekam aber sein Sehvermögen nach Herausziehung der Kugel aus dem Gehirn wieder (vergl. meine Schrift „Schussverletzungen des Auges“, Erlangen 1872). Einmal sah ich doppelseitiges Augenzittern nach Hirnschuss. —

Skrebitzky schätzt die Zahl der im russisch-türkischen Kriege entstandenen Erblindungen auf 2000; aber nur 839 wurden bekannt. Von 444 Soldaten waren 252 auf beiden, 84 auf einem Auge erblindet.

Reich berichtet, dass im Kriege in Armenien unter 13.091 Verwundeten 290 $= 2 \cdot 2^0/_0$ Augenverletzungen davongetragen. Fuchs findet die hohe Zahl wohl darin begründet, dass Reich auch unbedeutende Beschädigungen notirte.

Die Statistik aus früheren Kriegen ist sehr dürftig; ich habe sie in meiner obengenannten Schrift aufgeführt.

8. Statistik der Ursachen.

Um einen Einblick in die Gelegenheitsursachen und in die verletzenden Gegenstände zu gewinnen, entwarf 1876 Seidelmann aus meinen Krankenbüchern über 223 Fälle einseitiger Verletzung die folgende Tabelle:

I. Im Kriege: 18 Augen.

Durch Granatsplitter . . . 5

„　Gewehrschüsse . . . 13

II. Bei der Berufsthätigkeit: 63.

Durch Eisensplitter (Schlosser

und Schmiede) . . . 23

„　Explosionen 9

Beim Mühlsteinschärfen . . 4

„　Holzhacken 8

„　Eishacken 1

„　Fleischhacken . . . 1

Durch Handwerkszeug . . . 5

„　Grannen (in der Ernte) . 3

„　Funken von der Loco-

motive 1

„　Gewehrkolben . . . 1

„　Eiter (Arzt) 1

III. Durch Sturz: 15.

Von der Treppe 5

Aufs Steinpflaster 2

Vom Wagen und Pferde . . 3

„　Gerüst 1

In geschnittenes Gras . . . 2

„　Scherben 2

IV. Durch Stoss: 13.

Gegen die Thür 4

„　andere Gegenstände

im Dunkeln 5

Vom Ochsenhorn und Huf . 4

**V. Durch Heran- und Hinein-
fliegen: 44.**

Von Holzspänen 15

„　Steinen 12

„　Bierpfropfen 3

„　einer Rouleauxstange . 1

„　Funken und Russ . . . 4

Von Schrot 1

„　Baumästen und Zweigen 7

„　Ligroine 1

VI. Kalkverbrennung: 7.

**VII. Kratzen des Finger-
nagels: 2.**

VIII. Eisenbahnunfall: 3.

IX. Spielereien: 40.

Mit Gabel 3

„　Bolzen 7

„　Messer 7

„　Scheere 4

„　Licht 1

„　Schieferstift 2

„　Zündhütchen 7

„　Pulver 3

„　Böllerschuss 3

„　Zirkel 1

„　Strick 2

**X. Leichtsinn und Muth-
willen: 13.**

1. W u r f: 8.

Mit Eicheln 1

„　Holz 2

„　Kartoffeln 1

„　Steinen 2

„　Wäsche 1

„　unbekanntem Gegenstande 1

2. S t i c h: 3.

Mit Bohnenstange 2

„　unbekanntem Gegenstande 1

3. P e i t s c h e n h i e b: 2.

XI. Bosheit und Roheit: 14.

Stockhieb 3

Faustschläge 10

Schlag mit Branntweinflasche 1

Von Nr. IX an könnte man dieses Verletzungsregister wohl treffender ein Sündenregister nennen.

Landesberg hat später in ähnlicher Weise einseitige Verletzungen gruppirt, aber die Verletzung bei Männern, Frauen und Kindern gesondert aufgeführt. Er fand:

A. Bei Männern.

Bei der Berufsthätigkeit: 26.

Fremdkörper im Auge . . .	21
Durchbohrende Verletzungen durch Anprall von Instrumenten	5

Durch Bosheit: 23.

Steinwurf	3
Faustschlag	5
Peitschenhieb	3
Messerstich	10
Mistgabelstich	2

Durch Zufall: 13.

Hufschlag	2
Federmesser	3
Gabel	1
Fall von der Treppe . . .	4
Anprall von Champagnerkork	1
Fall gegen eine Scheibe . .	2
Durch Verbrennung mit siedendem Wasser	1

Im Kriege: 2.

Granatschuss	1
Bajonettstich	1

Durch Explosion: 6.

Zündhütchen	4
Pulver	2

B. Bei Frauen.

Durch Zufall: 10.

Fremdkörper im Auge . . .	4
Federmesser	2
Scheere	2
Spitzer Gegenstand	1
Glasscherben	1

Durch Bosheit: 8.

Faustschlag	3
Gabel	2
Messer	2
Glaswurf	1
Kalkverbrennung	1

C. Bei Kindern.

Durch Leichtsinn: 15.

Zündhütchen	6
Pulver	3
Federmesser	3
Säbel	2
Scheere	1

Durch Bosheit: 8.

Steinwurf	3
Messerstich	4
Hammer	1

Durch Zufall: 5.

Stoss	3
Kreisel	1
Reisig	1

9. Statistik der Augenkrankheiten nach Verletzungen.

Der Sanitätsbericht der deutschen Heere giebt über 298 Schussverletzungen folgende Uebersicht. Es trafen Leder- und Bindehaut $3^0/_0$, Hornhaut $8^0/_0$, Hornhaut und Iris zusammen $6^0/_0$, Hornhaut und Linse zusammen $9^0/_0$, Hornhaut und Strahlenkörper zusammen $2^0/_0$, Iris allein $7^0/_0$, Linse allein $5^0/_0$, Glaskörperblutung $3^0/_0$, Netzhaut- und Aderhautblutung $3^0/_0$, Zerreissung dieser beiden Häute $12^0/_0$, Netzhautablösung $9^0/_0$, Entzündung der Aderhaut und Netzhaut $15^0/_0$, Veränderungen am Sehnerven $11^0/_0$, Sehschwäche ohne Befund $4^0/_0$ und Sehschwäche ohne nähere Angabe $18^0/_0$. —

Skrebitzky fand dagegen unter 558 völlig erblindeten Augen bei Soldaten des russisch-türkischen Krieges 224 in Folge eiteriger Bindehautentzündung, 223 durch Krankheiten der Hornhaut, 18 durch Krankheiten der Ader- und Netzhaut, 62 durch Schrumpfung des Sehnerven, 15 durch grünen Staar, 25 durch grauen Staar, jedoch unter 881 untersuchten Augen nur 48 durch Verletzungen erblindet.

Ich fand bei den 233 durch Verletzung erblindeten Augen 61mal den Augapfel entartet, 95mal erhalten aber die Durchsichtigkeit verloren und 77mal die Durchsichtigkeit erhalten. Ich sah

Schrumpfung des Augapfels 51

Verletzungsstaar 47

Weissen Hornhautfleck 23

Netzhautablösung 18

Regenbogenhautentzündung 15

Sehnervenschrumpfung 9

Hornhaut- und Irisentzündung 9

Blut im Glaskörper 7

Wunde der Lederhaut und Hornhaut . 7
Centrale Netzhautentzündung 6
Aderhautentzündung 6
Entzündung des ganzen Augapfels . . 5
Staphylom 5
Linsenverschiebung 4
Fehlen des Augapfels 4
Grünen Staar 3
Aderhaut- und Netzhautentzündung . . 2
Sehnervenentzündung 2

Koethe notirte bei 115 durchbohrenden Verletzungen, dass getroffen war: die Hornhaut allein in 53, Hornhaut und Iris in 7, Hornhaut und Linse in 10, Hornhaut und Lederhaut in 9, Hornhaut, Iris und Linse in 6, Hornhaut, Lederhaut und Linse in 3, Hornhaut, Lederhaut und Iris in 1, Lederhaut, Iris und Linse in 1, Lederhaut allein in 13 Fällen. —

Szili sah unter 12.266 Augenkranken 1092 Verletzte; davon hatten Fremdkörper in der Hornhaut $62^0/_0$, in der Lederhaut $1^0/_0$, einfache Verletzungen der Lederhaut 1, durchbohrende Wunden 4, Durchbohrungen der Lider 0·3, Contusionen des Augapfels 4, Verbrennungen und Aetzungen 4, Verletzungen der Lider und Umgebung des Auges $21^0/_0$. —

Szili fand ferner:

	bei Nicht-arbeitern	bei Arbeitern
Fremdkörper in Hornhaut und Lederhaut	$0·08^0/_0$	$27·5^0/_0$
Oberflächliche Verletzungen dieser Häute	$0·30^0/_0$	$7·5^0/_0$
Durchbohrende Verletzungen	$0·20^0/_0$	$1·2^0/_0$
Contusionen	$0·20^0/_0$	$1·1^0/_0$
Verbrennungen und Aetzungen . . .	$0·10^0/_0$	$1·3^0/_0$
Verletzungen der Lider und Umgebung des Auges	$0·25^0/_0$	$1·4^0/_0$

Ich fand bei den **Metallarbeitern** folgende 72 durch Verletzungen hervorgerufene Leiden: Lidnarben 8, Verwachsungen von Lid und Augapfel 1, Einkapselung eines Messingstückes im Lide 1, Defect im Lide 1, Narbe der Lederhaut 1, Hornhautflecke 15, Verlöthung von Iris und Hornhaut 1, Flügelfell 2, Leucome 3, Rissnarbe der Hornhaut 9, Verlöthung von Iris und Linse 3, grauer Staar 5, Verschiebung der Linse mit Trübung derselben 2, Linsenlosigkeit 2, theilweise Ablösung der Netzhaut 6, völlige Ablösung derselben 4, Eisensplitter im Glaskörper 2, Schwund des Augapfels 2.

Die Hornhaut ist also am meisten den Verletzungen ausgesetzt; sonderbar genug, dass so selten etwas zur Seite derselben durchspringt. Bei gewöhnlich geöffneter Lidspalte sind doch auch rechts und links von der Hornhaut grosse Dreiecke der Lederhaut, nur von Bindehaut bedeckt, frei. **Stellwag** meint, dass die **Lockerheit** des unter der Bindehaut liegenden **Zellgewebes** Ursache dieses Abspringens der Splitter ist, ähnlich wie weiche, mit Federn gefüllte Säcke sich dem Eindringen von Projectilen kräftiger widersetzen, als stark gespannte Membranen, wie die Hornhaut.

Mit heissem Metall wurden häufiger die Lider, als das Auge verletzt; das Verhältniss war 11 : 6.

Von den verletzten Augen zeigten nur $22^0/_{00}$ $S\,1$, $27^0/_{00}$ $S\,^3/_4 - ^1/_{10}$, $11^0/_{00}$ $S\,^1/_{12} - ^1/_{100}$, $3^0/_{00}$ $S\,^1/_{1000}$, $10^0/_{00}$ $S\,\dfrac{1}{\infty}$ und $16^0/_{00}$ $S = 0$.

Verhütung.

Gegen zufällige Verletzungen und gegen Kriegswaffen kann man sich nicht schützen; wohl kann aber die Hygiene gegen die sonstigen, namentlich gegen die Berufsverletzungen

Grosses leisten durch Warnung, durch Schutzbrillen
und durch Herausnahme verletzter Augen.

I. Warnungen.

Alle oben in der Tabelle pag. 707 von IX ab auf-
geführten Verletzungen waren zu vermeiden, da sie Spielereien, Leichtsinn, Muthwillen, Bosheit oder
Rohheit zur Ursache hatten.

Namentlich sind es ja Kinder, deren Augen diesen
Veranlassungen zum Opfer fallen. Hier kann und muss die
frühzeitige Belehrung durch Eltern und Lehrer
die Krankheiten verhüten.

Der alte Vers „Messer, Gabel, Scheere, Licht,
nehmen kleine Kinder nicht“ kann gar nicht oft genug gepredigt werden.

Auch können Zündhütchen, Feuerwerkskörper,
Pulver, Gewehre nicht fest genug vor Kindern verschlossen werden. Gerade durch diese Spielereien werden
so oft nicht die kleinen Missethäter, sondern ganz unschuldige, nur zusehende Kinder oder Erwachsene
schwer verletzt. Von 939 Personen, die ein Auge in der
Kindheit verloren hatten und von Boissoneau in Paris
ein Glasauge wünschten, waren 343 durch Schussverletzungen und Explosion von Zündhütchen verletzt worden.
Wir wünschen mit Arlt, dass die Polizei den Verkauf von
Zündhütchen, Bolzen, Pulver und Knallerbsen an Kinder
auf das Strengste verbieten möge. Aber auch Schiessübungen
mit Teschin-Büchsen, mit Pistolen, mit Armbrust
oder Blaserohr sollten Kindern niemals ohne sorgsame
Aufsicht Erwachsener gestattet werden. Kommt ein Unglück
wegen mangelnder Beaufsichtigung vor, so müssten die
Eltern oder die Erzieher streng bestraft werden.

Das Losschnellen von Fritsche-Pfeilen, durch das so manches Auge der zuschauenden Kinder verloren gegangen, ist ganz zu verbieten.

Auch sind Warnungen nöthig betreffs des beliebten schnellen Drehens eines Strickes im Kreise, des Peitschens im engen Raume, des Werfens mit Gegenständen.

Die Kinder sind darauf aufmerksam zu machen, dass manches Auge schon zu Grunde ging dadurch, dass bei einem Gange durch das Gebüsch die auseinandergedrängten Zweige dem Hintermanne mit Gewalt ins Auge schnellten.

Auch dürfte die Lehre vortheilhaft sein, dass man sich nie über eine Selter- oder Bierflasche, deren Pfropfen man herausdrängt, beuge, damit der Kork nicht ins Auge springe.

Endlich muss bei der Erziehung das Schimpfliche jeder Rohheit und Bosheit besonders betont werden; dann werden die Faustschläge, Stockhiebe, Steinwürfe, u. s. w. allmählich aus dem Sündenregister der Augenverletzungen verschwinden.

Dass bei explosiven Körpern in Fabriken, Schächten, Magazinen, Laboratorien, Steinbrüchen etc., wo ja in der Regel strenge Vorschriften wegen Beleuchtung, wegen Rauchens u. s. w. bestehen, trotzdem tägliche Warnungen nützlich sind, ist selbstverständlich.

2. Schutzbrillen.

Wie oben gezeigt, geschehen die meisten Verletzungen bei der Berufsarbeit in Werkstätten und Fabriken. Hier ist also besondere Vorsicht nöthig; denn das Abspringen von Metall-, Stein- und anderen Splittern lässt sich nun einmal nicht ganz vermeiden.

Man hat daher alle Arten von Schutzbrillen empfohlen aus Glas, aus Glimmer und aus Drahtgitter.

Glasbrillen existiren längst in allen möglichen Arten, uhrglasförmige, sehr grosse, sehr dicke, mit Bügeln, mit gläsernen Seitentheilen oder mit Gummirand, mit Luftpolster, mit Lederfassungen oder mit Luftzuführung.

Von der Steinbruch-Berufsgenossenschaft der Rheinprovinz sind 26 Sorten Schutzbrillen praktisch versucht worden; nur eine unter Nr. 18 auf der Berliner Unfallverhütungsausstellung 1890 vorgelegte hatte sich so bewährt, dass seit Einführung derselben innerhalb fünf Jahren kein Verlust eines Auges mehr zu beklagen war, während bis dahin alljährlich mehrere Augen den Verletzungen zum Opfer gefallen waren. (So hatte die Casse der Genossenschaft für Augenverletzungen 1886—87 fast 300.000 Mark Entschädigung zu zahlen gehabt.) Diese muschelförmige Brille, aus Krystallglas von $3^1/_2$ Mm. Stärke, wird von Opticus Goldfinger jun. in Köln geliefert und wird ohne Widerwillen von den Arbeitern getragen.

Auch wurden die Scheidig'schen Unfallbrillen wegen ihrer grossen und starken Gläser und praktischen Construction empfohlen.

Nachfolgende Figuren CIX a—f geben die Formen der bei Wendschuch in Dresden zu beziehenden Schutzbrillen.

Fig. CIX a hat ovale Gummiluftpolster und ist namentlich für Feuerwehr und chemische Fabriken gegen Rauch und Dämpfe zu empfehlen (Preis 3 M.).

Fig. CIX b besteht theils aus Glas, theils aus Draht und eignet sich für Dreher und Schlosser (Preis 0·75 M.).

Fig. CIX c zeigt die Simmelbauer'sche Schutzbrille mit Luftzuführungscanälen; von dieser werden 2000 Stück in der Krupp'schen Fabrik in Essen benützt.

Fig. CIX d ist eine Brille mit Gesichtsschutz nach

Fig. CIX a.

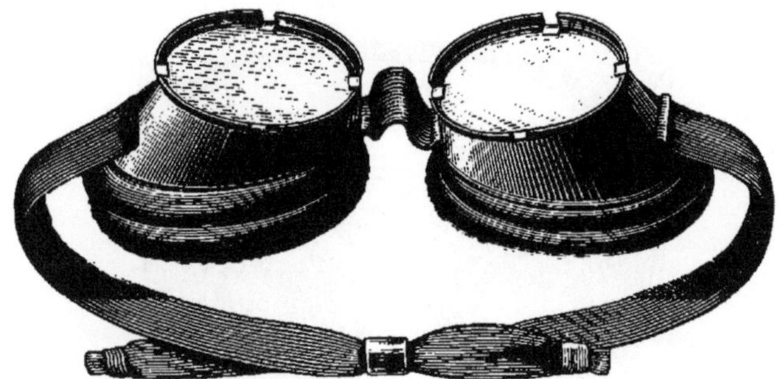

Schutzbrille mit Gummiluftpolstern. (Gegen Rauch und Dämpfe.)

Wendschuch; der Deckel lässt sich abheben; es können

Fig. CIX b.

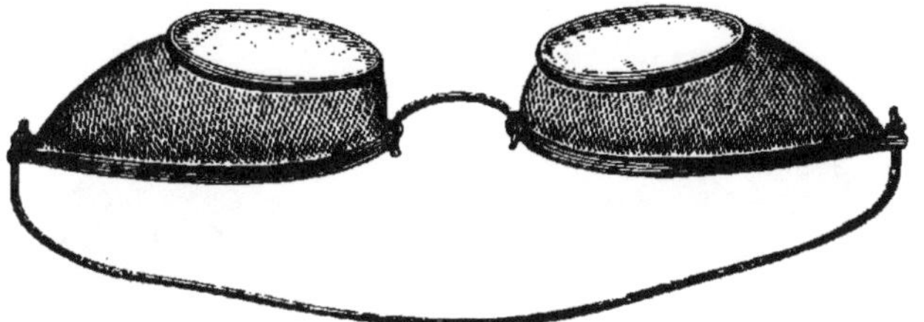

Schutzbrille für Dreher, Schlosser, Gussputzer.

Gläser von beliebiger Farbe eingelegt werden. Die Gläser

Fig. CIX c.

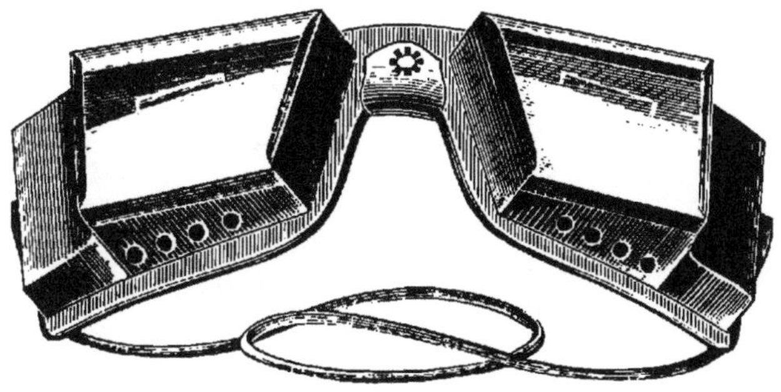

Simmelbauer's Schutzbrille.

haben 5·5 Cm. Durchmesser.

Fig. CIX c ist die Schutzbrille von Scheidig; sie hat

Fig. CIX d.

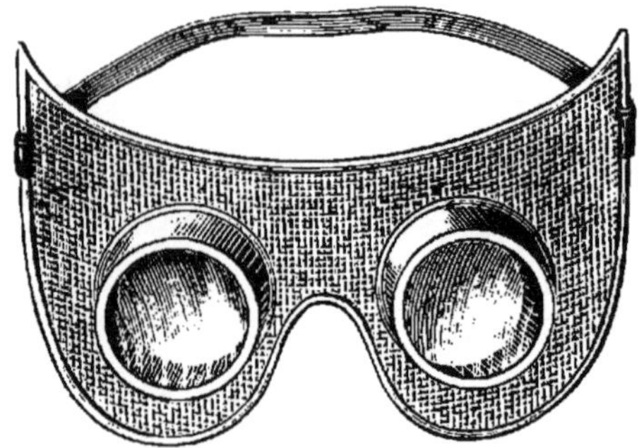

Brille mit Gesichtsschutz nach Wendschuch.

seitliche Luftzuführung (Preis 2—3 M.).

Fig. CIX e.

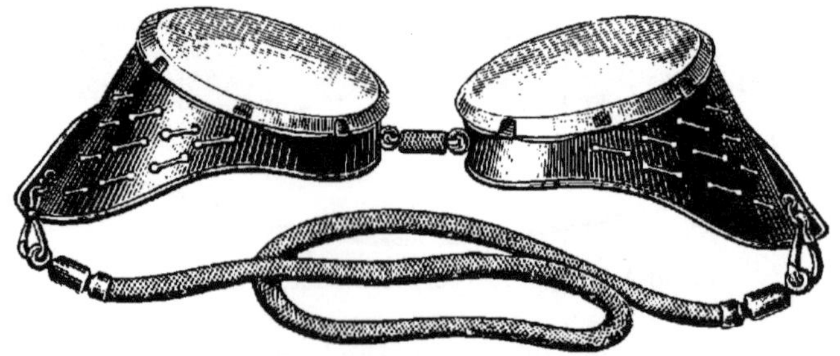

Scheidig'sche Schutzbrille.

Fig. CIX f ist die Brille mit Lederfassung nach Wend-

Fig. CIX f.

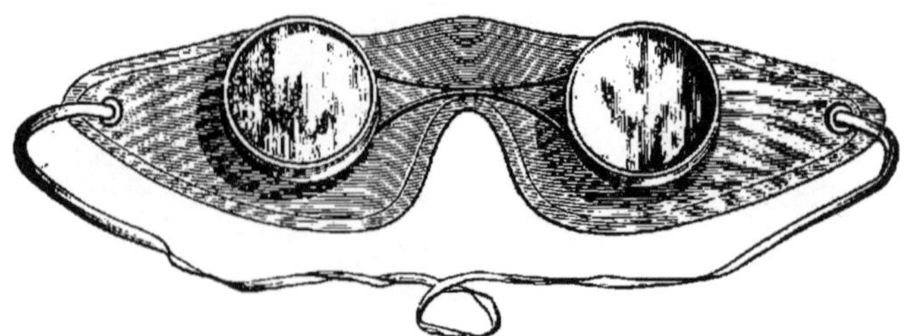

Schutzbrille von Wendschuch.

schuch (Preis 1·50 M.). —

Für Feuerarbeiter empfehle ich natürlich blaue oder graue Gläser (siehe oben pag. 644).

Da die Gläser, welche Drahtgitter rings um das Glas haben, beim Umbinden von der Stirnebene abweichen und

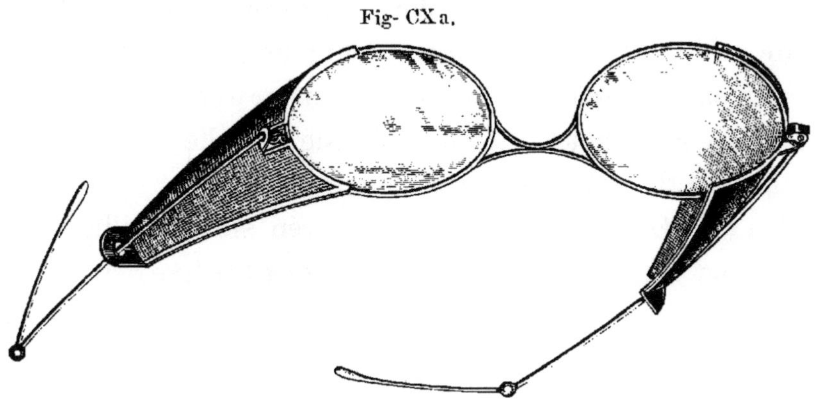

Fig. CX a.

Schutzbrille nach Schubert.

eine Neigung nach der Schläfe bekommen, so fallen die Nasentheile der Drahtgitter jederseits theilweise in die Gesichtslinie und der Fixirpunkt wird von einem Gewirr von Drahtstäbchen verdeckt; daher gab Schubert eine andere Schutzvorrichtung an, welche an jedem Brillengestell befestigt werden kann und das Auge auch von der Schläfe her schützt, ohne das Gesichtsfeld zu beeinträchtigen (siehe Fig. CX a und b). Das Gewicht der Gitter beträgt nur 5 Grm. Beim Aufsetzen der Brillen, d. h. beim Auseinanderspreizen der Gestellarme, stemmt sich der Rand a b des Draht-

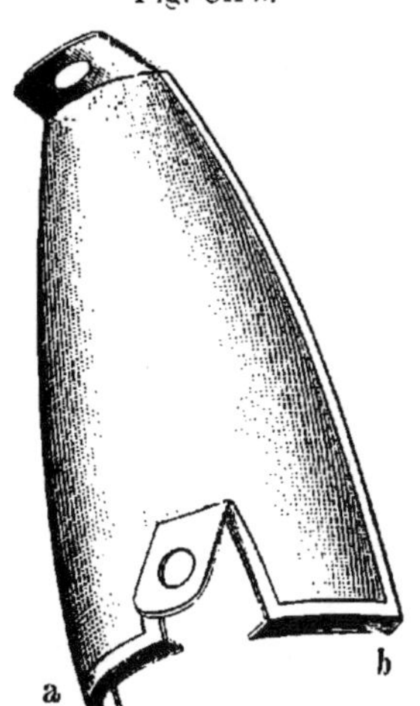

Fig. CX b.

Drahtgitter nach Schubert.

gitters so an die Fassung des Glases, dass die kleinen Drahtgeflechte völlig feststehen. Bei Abnahme der Brille können sie von den Armen gestreift und das Gestell zusammengeklappt werden. Ein fernerer Vortheil liegt darin, dass diese Vorrichtung an jeder Brille befestigt werden kann, so dass Weitsichtige und Kurzsichtige ihre corrigirenden Brillen mit dem Drahtgitter versehen können. —

Da die Glasbrillen leicht zerbrechen, kam ich im Jahre 1868 auf den Gedanken, Schutzbrillen aus Glimmer anfertigen zu lassen; sie waren 1) unzerbrechlich, selbst wenn sie herabfielen; auch glühende Metalle zersprengten sie nicht; 2) waren sie noch einmal so leicht als Glasbrillen (7·5 Grm. : 13·9 Grm), 3) waren sie viel billiger und 4) hielten sie, da der Glimmer ein schlechter Wärmeleiter ist, das Auge der Feuerarbeiter kühler. Sie wurden in allen Formen uhrglasförmig, flach, in messingenen Nussschalen etc. hergestellt, auch dadurch blau gefärbt, dass eine Schicht blauer Gelatine zwischen zwei Glimmerplatten gelegt wurde.

Allein der Glimmer blättert sich bei grosser Hitze und wird dadurch undurchsichtiger; selbst der beste Glimmer ist nicht weiss, sondern stets etwas grau oder gelb; er hat kleine Risse, Sprünge und Streifen; er ist viel schwerer zu putzen als Glas, bekommt dabei leicht Buckel, wenn man nicht sehr zart mit ihm umgeht, so dass bald die Sehschärfe hinter den Glimmerbrillen leidet. Daher führten sich diese bei den Metallarbeitern nicht ein und sind nur noch bei Feuerwehrmännern und Steinschlägern, wo es nicht auf scharfes Sehen ankommt, in einigen Orten in Gebrauch.

Die Steinhauer ziehen auch Brillen, die ganz aus Draht bestehen, vor, da sie sie nicht so oft zu putzen brauchen wie die Glimmerbrillen.

Alle Arbeiter haben einen Widerwillen gegen Schutzbrillen, auch gegen die besten. Ich hörte oft von ihnen, dass sie mit der Brille so wenig als mit Handschuhen ar-

beiten könnten. (Als ich im Jahre 1868 die 1283 Metallarbeiter untersuchte, trugen 1231 keine Schutzbrille.) Die
Oeffnungen der Drahtgitter verstopfen sich, die Brillengläser
werden durch Staub und Schweiss bald schmutzig, die Sehschärfe leidet; darum wollen die Arbeiter keine Brille, um
somehr, da sie nicht fortwährend gefährdende Arbeit
machen.

Auch Fuchs, der jedem Arbeiter, welcher wegen Verletzung in seine Klinik in Lüttich kam, eine Schutzbrille
schenkte, kam zu der Ueberzeugung, dass sie selbst von
denen, die schon eine Auge verloren hatten, nicht benutzt
wird. Die Bequemlichkeit wird eben der Sicherheit vor-
gezogen.

Hier kann also nur Zwang helfen.

Die Unfallversicherung in Deutschland fordert jetzt
bei jeder Verletzung den Nachweis, dass die vorgeschriebenen
Vorsichtsmassregeln angewendet wurden, und bezahlt die In-
validität als selbstverschuldet nicht, wenn keine Schutzbrille
getragen wurde. Auch werden mitunter bereits bei Un-
fällen die Beaufsichtiger der Arbeit der Staatsanwaltschaft
übergeben, wenn sie das Fortlegen der Brillen nicht ver-
hinderten. Daher muss der Arbeitgeber seinen Arbeitern
brauchbare Brillen geben. — Trotzdem sieht man herzlich
wenig Schutzbrillen bei den Schlossern und Schmieden.
Es wäre höchst inhuman, diesen Arbeitern zur Strafe
die freie ärztliche Behandlung und das Krankengeld zu
entziehen, wenn sie ohne Brille verletzt werden; die Folgen
würden nur viel bedenklichere für die Augen werden.

Mit mehr Strenge von Seiten der Directionen könnte
man aber die Arbeiter wohl zu dem Brillentragen erziehen.

Bei manchen Arbeiten, z. B. dem Puddeln des Eisens,
würde sich auch nach Layet die Anlegung von Gesichtsmasken aus Draht empfehlen.

Diejenigen Länder, welche noch keine obligatorische Unfallversicherung haben, sollten namentlich im Hinblick auf die Augenverletzungen das Beispiel Deutschlands nachahmen; denn hier kommt es nicht mehr, wie früher, vor, dass der Verletzte den Arzt nicht aufsucht, weil er kein Geld hat, um ihn zu bezahlen, und weil er fürchten müsste, während der Arbeitsunfähigkeit kein Geld zu erhalten.

3. Herausnahme verletzter Augen.

Wie das Schwert des Damokles schwebt die Gefahr der sympathischen Entzündung über dem zweiten Auge, wenn das erste schwer verletzt ist oder einen Fremdkörper enthält. Diese Gefahr kann jedoch mit fast absoluter Sicherheit verhütet werden durch rechtzeitige Herausnahme des verletzten Auges (Ausschälung, Enucleation).

Ich unterschreibe den Satz von Fuchs: „Jeder Fall von sympathischer Erkrankung ist ein Vorwurf, manchmal für den Arzt, welcher die drohende Gefahr zu spät erkannt hat, meist für den Kranken, der zu spät ärztliche Hilfe aufgesucht oder die vorgeschlagene Operation verweigert hat.“

Nur 14 Fälle konnte Fuchs auffinden, wo nach der Enucleation doch sympathische Erkrankung auftrat; diese Fälle sind von Snell, Critchett, Nettleship, Müller, Colsmann, Pagenstecher, Schmidt, Carter, Frost und Steinheim mitgetheilt. Die Sympathie trat hier 5 bis 35 Tage nach der Operation auf, verlief aber milde und heilte fast in allen Fällen; vermuthlich hatte die Uebertragung schon vor der Operation latent bestanden.

Sobald Schmerz bei Druck auf den Strahlenkörper eintritt, muss unverzüglich operirt werden. Dieser Druckschmerz ist höchst charakteristisch; ich habe herkulesartig gebaute Leute dabei zusammenfahren sehen.

Aber auch ohne diesen Schmerz muss bei den ersten Vorboten der Sympathie, die oben geschildert wurden, das Auge entfernt werden. Immer besser, zehn schwer verletzte, erblindete Augen, die vielleicht hätten bleiben können, herausnehmen, als eines, welches dann Sympathie hervorruft in der Augenhöhle lassen! —

Freilich ist es oft recht schwer, von den Verletzten die Zustimmung zur Enucleation zu erhalten.

Hier können nur häufige Belehrungen des Publicums und besonders der Arbeiter helfen, unterstützt durch die Vorführung der traurigen Beispiele, wo beide Augen erblindeten.

Unter den 9 Fällen sympathischer Erblindung nach Verletzung, die Seidelmann aus meinen Büchern veröffentlichte, waren 2, in denen die Enucleation dringend angerathen, aber verweigert worden war. Ein Kranker entschloss sich zu spät zur Operation; es war ein Böttcher aus der Provinz, den vor 14 Wochen ein Ochse mit dem Horn ins linke Auge gestossen hatte; 5 Wochen später erkrankte das rechte Auge; leider gestattete der Kranke erst 3 Wochen nach dem Auftreten der Sympathie die Herausnahme des Auges; allein weder diese Operation noch eine energische Quecksilbercur konnte das zweite Auge vor der Schrumpfung retten.

Mooren hat in sehr gefährlichen Fällen Kinder fast mit Gewalt auf das Operationsbett gebracht, um das andere Auge zu retten. Hat das verletzte Auge noch mässiges Sehvermögen und keinen Druckschmerz, so sage man dem Kranken, dass er unter strenger Aufsicht bleiben und auf die Operation täglich gefasst sein muss.

Die Operation selbst ist eine sehr einfache, sichere und heutzutage bei Anwendung von Cocain auch fast schmerzlose; ich habe seit 8 Jahren nie mehr Chloroform (ausser bei Kindern) nöthig gehabt. Ueber Todesfälle in Folge der Operation ist in der Literatur nichts mehr bekannt geworden, seit man unterlassen hat, Augen im Stadium der totalen Vereiterung (Panophthalmitis) herauszunehmen.

Dass selbst dieser schwere Process nicht immer eine Gegenanzeige gegen diese Operation ist, sah ich im französischen Kriege, wo ich 3 Augen mit beginnender Vereiterung, eines am 4. Tage, 2 am 8. Tage nach der Verletzung — ohne zu ahnen, dass ich dadurch das Leben gefährden könnte — herausgenommen und die Sympathie verhütet habe.

Mooren hat 128 Enucleationen, ich habe in 25 Jahren 121mal die Operation gemacht, ohne je eine das Leben oder die Gesundheit des Patienten bedrohende Erscheinung auftreten zu sehen. Die Heilung erfolgt meist in 5—6 Tagen. Die Kranken entschliessen sich aus Schönheitsrücksichten ungern zur Herausschälung, da selbst ein schlechter und kleiner Stumpf besser aussieht, als eine leere Augenhöhle, und da ein Glasauge sich besser bewegt, wenn ein Stumpf darunter liegt.

Früher schnitt man das Auge mit den Muskeln heraus, machte Exstirpation; seit Bonnet (1841) aber schält man das Auge aus der Tenon'schen Kapsel heraus (Enucleation) und lässt die Muskeln in der Augenhöhle. Sie bewirken später eine kleine Bewegung des Glasauges.

Einlegen eines Glasauges nach der Ausschälung ist, abgesehen von der Schönheit, schon deswegen zu empfehlen, weil ein Einäugiger weniger leicht eine Anstellung findet, und weil die die leere Augenhöhle umgebenden Knochen ebenso kleiner werden, wie die Kieferränder ohne Zähne.

Die Glasaugen haben zur Hygiene wohl nur die eine Beziehung, dass man sie fleissig säubern und Abends stets herausnehmen soll, da sie sonst starken Catarrh der

Bindehaut hervorrufen. — Hamecher in Plauen hat neuerdings unzerbrechliche Augen aus Celluloid angefertigt, welche auch den Vortheil haben, dass sie mit dem Messer beschnitten werden können, also an Stellen, wo sie drücken, leicht zu ändern sind. — Nie darf man ein Glasauge einsetzen, wenn ein auf Druck schmerzhafter Stumpf vorhanden ist! —

Um die Herausnahme des ganzen Augapfels zu vermeiden, hat man in den letzten Jahren zwei andere Operationen empfohlen.

Auf Schöler's Vorschlag wurde nämlich die Neurotomia optico-ciliaris ausgeführt, d. h. die Durchschneidung des Sehnerven und der um ihn herum in das Auge eintretenden Ciliarnerven, während das Auge in der Höhle gelassen wurde. Allein Leber und Poncet haben Fälle mitgetheilt, wo trotzdem Sympathie eintrat. Dasselbe Unglück wurde auch nach Wochen beobachtet bei der von Alfred Gräfe empfohlenen Exenteration des Augapfels, d. h. der Ausschneidung der Hornhaut und Herausnahme des Inhaltes des Augapfels, während die Lederhaut und der Sehnerv in der Höhle bleiben.

Da die genannten Surrogate also unsicher, obenein auch technisch schwierig sind und eine längere Nachbehandlung erfordern, bleibe man bei der einfachen Ausschälung und verschiebe sie nie, bis die sympathische Entzündung schon ausgebrochen ist!

Behandlung.

Auch bei den Verletzungen können wir von der Behandlung nur insoweit hier sprechen, als es sich um Hilfe und Handgriffe handelt, die bis zum Eintreffen des Arztes wichtig sind.

1) Verbrennungen.

Ist ein heisser Körper ins Auge gesprungen, so ist er natürlich sogleich zu entfernen; sind Säuren ins Auge gespritzt, so ist schwache Sodalösung, sind Alkalien ins Auge gekommen, so ist Milch oder verdünnter Citronensaft einzugiessen.

Besondere Beachtung gleich in den ersten Momenten nach der Verbrennung verdienen die Kalkverletzungen, die ich auch aus Bosheit habe hervorrufen sehen. Die grösseren und kleineren Kalkstücke sind schleunigst vom Augapfel zu entfernen und aufs Sorgsamste das obere Lid umzudrehen (siehe unten), damit keine Kalkreste dort zurückbleiben, (ich fand sie leider sehr oft am nächsten Tage noch dort).

Jeder Zuckerfabrikant weiss, dass Zuckerwasser mehr Kalk auflöst als einfaches Wasser; daher ist fleissiges Eingiessen (alle 2 Minuten in der ersten Zeit) einer gesättigten Zuckerlösung, die schon Gosselin vorschlug, ins Auge sehr empfehlenswerth. (Und Zucker ist ja überall zur Hand.) Gühmann will lieber kohlensäurehaltige Wasser (also Selter oder Soda) anwenden, da diese die Trübungen aufhellten, welche auf der Hornhaut von Kaninchen durch Kalk verursacht waren; Fuchs empfiehlt Auswaschungen mit Oel. Ich habe nur Gutes vom Zuckerwasser gesehen. —

Sind viele Pulverkörner bei Explosionen in den Lidern oder der Bindehaut eingesprengt, so braucht man diese nicht zu entfernen; sie entstellen zwar den Menschen, rufen aber kaum je eine Entzündung hervor, während das Herauskratzen von Hunderten solcher Körner schmerzhaft und zeitraubend ist. Von der Hornhaut müssen die Pulverkörner aber wohl abgekratzt werden. —

Schlimm sind die Verwachsungen der Lider mit dem Augapfel, welche nach Verbrennungen eintreten; allein auch diese konnte ich bisweilen beseitigen, indem ich die Bindehaut des lebenden Kaninchens an Stelle der Verwachsungen aufpfropfte.

2) Oberflächliche Fremdkörper.

In allen Fällen empfiehlt sich sogleich nach der Verletzung eine Eingiessung von Cocain ins Auge. In jeder Werkstatt und Fabrik, wo Augenverletzungen so häufig sind, sollte ein Fläschchen einer zweiprocentigen Cocainlösung vorräthig sein. Viele Schmerzen würden dadurch erspart werden. Man giesse 2 Tropfen von derselben ein, so oft der Schmerz wiederkehrt. Dadurch wird die Hornhaut und Bindehaut nach einer Minute so unempfindlich, dass ohne jede Unbehaglichkeit die Fremdkörper abgekratzt werden und die Werkstattoperateure (siehe oben) ihre Arbeit viel leichter ausführen können.

Die baldige Entfernung ist natürlich die Hauptsache; von der Hornhaut gelingt sie in der That mitunter mit einer Schweinsborste oder mit dem hinter den Körper geschobenen breiten Theil einer Stahlfeder. Sicherer ist es natürlich, Eisenspäne, Insectenflügel, Steinsplitter, Sand etc. vom Arzte mit einer Staarnadel oder einem kleinen Hohlmeissel entfernen zu lassen. Hierbei ist bei Feilspänen u. dergl. kein Magnet und kein magnetisch gemachtes Instrument nothwendig, da diese Körper meist leicht abzukratzen sind.

Sollte der Fremdkörper mit der Spitze in die Vorderkammer ragen, so lasse der Laie seinen Vorwitz und übergebe dem Arzte allein die Entfernung, da nur zu leicht der Fremdkörper sonst tiefer in die Kammer hineingestossen wird. Auch der Arzt sei in diesen Fällen besonders vorsichtig! — Ich habe erst kürzlich einen Fall gesehen, wo einem Augenarzte ein Stück Zündhütchen, das in die Kammer hineinragte, bei dem Versuche, es hervorzuziehen, hinter die Iris in die Linse schlüpfte. Hier muss eine gehörige Eröffnung der Hornhaut durch Lanzenstich der Herausnahme vorausgeschickt, eventuell auch ein Stück Iris mit herausgeschnitten werden. —

Von grösster Wichtigkeit ist es, Fremdkörper zu entfernen, die unter das obere Lid gerathen sind, und hier kann auch der Laie viel Nutzen stiften. Oft genug geräth bei Eisenbahn- oder Wagenfahrten oder auf der Strasse im Winde ein Stäubchen ins Auge und wird unter das obere Lid geschoben; der Kranke jammert vor Schmerz, reibt und reibt, um den Fremdkörper zu entfernen, die Bindehaut des Auges röthet sich mehr und mehr, es folgt Thränen und Lichtscheu, das Auge kann nicht mehr von selbst geöffnet werden; Bekannte und Freunde betrachten die Hornhaut und Bindehaut, können aber keinen Fremdkörper sehen. Ja, wenn sie nur das obere Lid umdrehen könnten! — Man commandire also fortwährend dem Patienten „Nach unten sehen!“ und befolge die oben pag. 108 und 109 genau beschriebenen Handgriffe, dann wird das obere Lid sich umschlagen, und man wird auf der Bindehaut desselben den kleinen Eindringling sehen, mit Leichtigkeit wegwischen und den Kranken von allen Leiden sogleich befreien.

Sollte trotz der Entfernung noch etwas Schmerz wiederkehren, so genügen einige kalte Umschläge und einige Tropfen Cocain zur Beseitigung desselben.

3) Durchbohrende Wunden und Fremdkörper im Innern des Auges.

Hier können nur kalte Umschläge und Cocain bis zur Ankunft des Arztes angewandt werden. Dieser wird dann, wenn Regenbogenhaut oder andere Theile des Auges vorgefallen sind, dieselben sogleich abtragen, antiseptischen

Verband anlegen, die Wunde unter Umständen näben, oder, wenn ein eiserner Fremdkörper im Innern festgestellt ist, denselben mit dem Magneten herausholen, oder wenn der Fremdkörper nicht von Eisen ist, ihn mit Pincetten etc. zu entfernen versuchen, Atropin und Ableitungen anwenden, eventuell das Auge bald oder später herausnehmen.

———

CAPITEL XVIII.

Netzhautleiden bei Kindern blutsverwandter Eltern.

Die alten Deutschen hatten das treffende Rechtssprichwort:

„Heiraten ins Blut
Thut selten gut:
Sterben, verderben
Oder keine Erben.“

Sie hatten also schon die richtige Beobachtung gemacht, dass Kinder aus Verwandtschaftsehen zeitig sterben oder an chronischen Krankheiten leiden oder unfruchtbar sind. Alle Thierzüchter wissen auch, dass die Rasse sich verschlechtert, wenn nicht neues Blut zugeführt wird. In neuerer Zeit ist die Häufigkeit, namentlich von Geisteskrankheiten und Taubstummheit bei Kindern aus Verwandtschaftsehen statistisch sicher festgestellt worden; auch für eine bestimmte Form von Netzhautleiden ist ein Zusammenhang von vielen Seiten hervorgehoben worden.

Diese Form ist die Retinitis pigmentosa oder die Farbstoffeinwanderung aus der Aderhaut in die Netzhaut, eine sehr ernste Krankheit.

1. Subjective und objective Zeichen.

Schon in frühester Kindheit äussert sich die Krankheit durch eine auffallende Nachtblindheit. Die Kinder rennen im Dunkeln und Halbdunkeln überall an, während sie bei hellem Tageslicht sehr gut sehen; daher werden sie meist schon in zartem Alter den Aerzten zur Untersuchung zugeführt. Sind die Kranken schon verständig, so kann bei der Untersuchung ihres Gesichtsfeldes (siehe oben pag. 35 und pag. 611) eine erhebliche concentrische Einengung festgestellt werden. Dabei ist das centrale Sehen Anfangs ganz gut; die feinste Schrift wird glatt gelesen. v. Gräfe machte die richtige Bemerkung, dass die Kranken wie durch ein Rohr, das vor das Auge gehalten wird, sehen: in der Mitte ganz schön, aber nach den Seiten nichts. Ich habe bei Erwachsenen häufig die Krankheit bei der ersten Begrüssung mit Recht daraus vermuthet, dass sie, als ich ihnen meine Hand entgegenstreckte, mir ihre Hand nicht gleich wiedergaben; sie bemerkten eben wegen der Einschränkung des Gesichtsfeldes nach unten nicht die Hand, während sie den Arzt ansahen. Stets befällt das Leiden beide Augen. — Im Laufe der Jahre wird allmählich das Gesichtsfeld immer enger und enger, vergl. Fig. CXI, wo es kaum noch 10^0 Halbmesser hat.

Ich behandelte einen Kranken, der in diesem kleinen Gesichtsfelde in seinem 50. Jahre noch die Zeiger der Secundenuhr genau wahrnahm und doch nicht mehr im Stande war, einen Mann von einer Frau zu unterscheiden. Der Farbensinn geht auch mehr und mehr bergab, es entsteht Rothgrünblindheit, die centrale Sehschärfe wird schlechter, und meist tritt schon im 40. oder spätestens im 50. Jahre vollkommene Erblindung durch Vertrocknung des Sehnerven ein; ausnahmsweise beobachtete Schmidt-Rimpler ein längeres Bestehen des Sehvermögens.

Man findet nun ganz im Gegensatze zu der unschuldigen Nachtblindheit, welche oben im Cap. XVI, pag. 628 ausführlich besprochen wurde, und bei der der Augenspiegel nichts Abnormes zeigt, hier eine sehr merkwürdige Veränderung der Aderhaut und Netz-

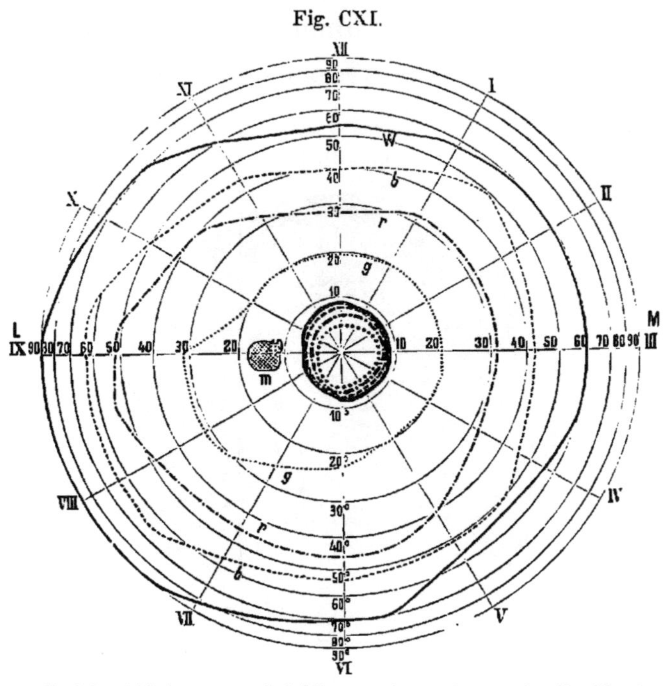

Fig. CXI.

Periphere Gesichtsfeldeinengung bei Pigmenteinwanderung in die Netzhaut; das Gesichtsfeld hat noch nicht 10° im Halbmesser.

—— Grenze für weiss, — — für blau, — · — · — für roth,   für grün.

(Nach Hirschberg.)

haut mit dem Spiegel, die schon in frühen Kinderjahren sich zeigt.

Man sieht nämlich zunächst an dem Rande der Netzhaut kleine, tief schwarze, dreieckige, morgensternartige, spinnenförmige oder sternförmige Figuren, welche durch Ausläufer sich häufig mit einander verbinden (Fig. CXII). Sie liegen meist dicht an den Adern der Netzhaut oder verdecken sie. Manche nennen die Netzhaut getigert. Bei

dem Fortschreiten des Uebels rücken diese schwarzen
Figuren immer weiter vom Rande der Netzhaut nach ihrer
Mitte; der Sehnerv wird immer blasser und gefässärmer.
Die Adern der Netzhaut erscheinen nur noch als sehr dünne
rothe Streifen; denn die Wandungen der Adern verdicken
sich und sehen schliesslich nur noch wie helle Stränge aus.
Später kommt auch oft Trübung der Linse am hinteren
Pole (Cataracta polaris posterior) oder Augenzittern hinzu.

Fig. CXII.

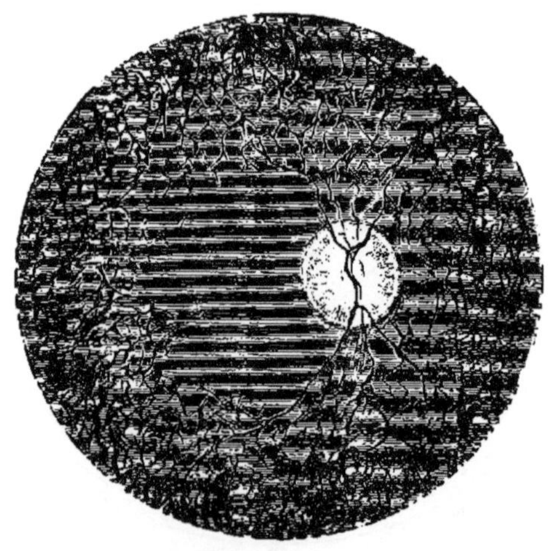

Augenspiegelbild bei Retinitis pigmentosa nach E. v. Jäger.

Gleich anderen Beobachtern suchte ich bei Kindern,
die im 3.—5. Lebensjahre zu mir kamen, die eigenthümlichen Farbstofffiguren am Rande der Netzhaut mitunter
vergeblich, obgleich schon Verengung der Adern vorhanden
war; nach Jahren aber fand ich sie dann.

Die anatomischen Untersuchungen haben ergeben,
dass die Stäbchen- und Zapfenschicht und die inneren
Schichten der Netzhaut langsam zu Grunde gehen, und
dass die Adern eine Verdickung ihrer Wandungen (Sclerose) und Farbstoffeinlagerung in denselben zeigen. Der

Farbstoff des Pigmentepithels, der 10. äussersten Schicht, Netzhaut (vergl. pag. 9), wird eben langsam in die inneren Netzhautschichten hineingeschwemmt und der Nerv wird atrophisch, während das Bindegewebe in der Netzhaut wuchert.

Wieso es zu dieser jahrzehntelang spielenden, schleichenden Einwanderung von Farbstoff aus einer Schicht in die andere kommt, ist noch ganz räthselhaft; vielleicht sind Kreislaufsstörungen von Einfluss; denn Deutschmann fand bei Thieren nach Durchschneidung der Ciliararterien, welche um den Sehnerven herum ins Auge eintreten, eine Pigmenteinwanderung in die Netzhaut.

Die Behandlung ist leider völlig machtlos. Ich habe Elektricität, Schwitzcuren, Strychnin, Ableitungen, Blutentziehungen probirt, alles ohne Erfolg. Mooren will von innerlichem Gebrauch des Höllensteins Erfolge gesehen haben. Zum Troste der Kranken mag man weitere Proben machen!

2. Vorkommen.

Die Krankheit kann bei Verwandtschaftsehe und ohne solche vorkommen. Unter 40.000 Kranken sah ich sie 74mal, d. h. bei $1·8^0/_{00}$; allein nur bei 63 war sie typisch ausgeprägt. Von diesen konnte ich sicher Verwandtschaft der Eltern feststellen in 15 Fällen, vielleicht Verwandtschaft in 5 und bestimmt keine Verwandtschaft in 26 Fällen. In 17 Fällen ist keine Notiz gemacht worden. Von den 41 Fällen, über die sichere Nachrichten vorliegen, hatten also 15 verwandte Eltern, d. h. $36·6^0/_0$.

Bei diesen Kranken waren die Eltern 8mal Cousin und Cousine, 1mal die Grossmütter Cousinen, 2mal die Urgrossväter Brüder, 1mal waren die Eltern Onkel und Nichte, 1mal Tante und Neffe. und 1mal waren die Grossväter Stiefbrüder, die dieselbe Mutter hatten. 3mal waren noch Geschwister befallen.

Unter 1000 erblindeten Augen sah ich Retinitis pigmentosa 9mal $= 0.9^0/_0$, aber in keinem der 6 Fälle konnte Verwandtschaft festgestellt werden; Hirschberg sah unter 100 doppelseitig Blinden 2 mit Retinitis pigmentosa.

Unter den von Magnus*) zusammengestellten 2528 Fällen doppelseitiger Blindheit wurde Retinitis pigmentosa in $0.75^0/_0$ gefunden, was gut mit meinen $0.9^0/_0$ übereinstimmt.

Leber beobachtete 66 Fälle, von denen 44 Pigmentirung und 22 angeborene Atrophie der Netzhaut mit Erblindung (Amaurose) zeigten. Er fand

	1. Reihe. Retinitis pigmentosa		2. Reihe. Angeborene Amaurose		1. u. 2. Reihe zusammen	
	Zahl d. Fälle	$^0/_0$	Zahl d. Fälle	$^0/_0$	Zahl d. Fälle	$^0/_0$
Verwandtschaft der Eltern	12	**27**	6	**27**	18	**27**
Keine Verwandtschaft der Eltern, aber andere Geschwister befallen .	8	**19**	6	**27**	14	**21**
Erblichkeit	1	2	0	0	1	1
Verdacht auf Syphilis . .	4	9	1	5	5	8
Keine nachweisb. Ursache	19	43	9	41	28	43
	44	100	22	100	66	100
Verwandtschaft der Eltern und gleichzeitig andere Geschwister erkrankt .	6	—	2	—	—	—
Andere Geschwist. ergriffen	14	32	8	36	22	33
Taubheit oder Schwerhörigkeit	10	23	3	14	13	20
Angeborene Sehschwäche	2	—	—	—	—	—
Melancholie mit angeborener Sehschwäche . .	1	—	—	—	—	—
Ueberzählige (6) Finger und Zehen	1	—	—	—	1	1

*) Siehe Note auf pag. 43.

Leber fand also 27% bei Verwandtschaft der Eltern und 21%, wo noch andere Geschwister befallen waren. Mooren hatte Anfangs unter 34 Fällen 9 — 26·5%; später nahm er 33% an. Fieuzal fand 38%, Sämisch-Derigs 25%, Hirschberg 25%, Wider 33%, Fuchs 33%, ich 36·6%. Offenbar ist also der Procentsatz von 25—38 ein auffallender.

Dazu kommt, dass oft mehrere Kinder in derselben Familie erkrankten. Machek erzählt, dass 5 Kinder unter 7 aus einer blutsverwandten Ehe die Krankheit zeigen, das jüngste Kind erblindete schon im 18. Jahre völlig, die anderen im 20.; ausserdem war hohe Kurzsichtigkeit und Augenzittern vorhanden. — Rampoldi sah 4 Söhne verwandter Eltern befallen; alle, auch die Mutter litten an Pellagra. — Wider fand unter 41 Fällen 14mal Verwandtschaft, und zwar bei 5 im 2. Grade, bei 3 im 3. und bei 6 im 4. Grade. In 10 Fällen waren auch Fehlen des Gehöres und 12mal Fehlen des Verstandes damit verbunden. In 2 Fällen kam bei 2 Geschwistern Stottern, 1mal Kleinheit des Augapfels (Mikrophthalmus) vor. 2mal war angeborener grauer Staar und 2mal grüner Staar zugleich vorhanden.

Anke fand in einem Falle, dass die Grossmütter Schwestern, in einem anderen Falle, dass die Urgrossväter Brüder waren. In beiden Familien waren 5 Kinder vorhanden, von denen 3 die Krankheit hatten. — Ayres berichtete über 25 Fälle in 19 Familien, von denen sogar 24 = 96% auf Verwandtschaftsehe kamen; in 2 Fällen litt auch die Mutter an Retinitis pigmentosa. — Leber konnte die Krankheit einmal durch 4 Generationen verfolgen.

Liebreich hat vor 30 Jahren auf die Häufigkeit der Retinitis pigmentosa in Taubstummenanstalten hingewiesen, er fand unter 38 Fällen 14 — 37%; allein die Fälle sind, wie Fuchs richtig sagt, nicht beweisend, da

ja die Taubstummheit selbst häufig Folge der Verwandtschaftsehe ist. Ich habe im Jahre 1869 bei 130 Kindern
unserer Taubstummenanstalt mit Herrn Rector Bergmann
zusammen Untersuchungen vorgenommen. 57 der Kinder
waren taubstumm geboren; 9 von ihnen $= 16^0/_0$ hatten
sicher verwandte Eltern. In 4 Fällen waren die Eltern
Oheim und Nichte, in 3 Fällen Vetter und Cousine.
Allein nur ein Kind hatte Retinitis pigmentosa und
dieses stammte nicht von verwandten Eltern. (Ausführliches
findet man in der Jubelschrift der Breslauer Taubstummenanstalt. 1869.)

Um ein Bild der Nachkommenschaft aus Ehen von
Onkel und Nichte zu geben, erwähne ich, dass einer
solchen 10 Kinder entsprossen waren, von denen das 2., 8.
und 9. taubstumm geboren wurde, das 10. im ersten Jahre
schon starb, dass aus einer anderen solchen Ehe 10 Kinder
stammten, von denen Kind 1, 2, 3 in den ersten 6 Wochen
starb, Kind 4, 6, 8 und 9 taubstumm geboren wurden. —

Sehr richtig bemerkt Fuchs, dass man das Verhältniss der blutsverwandten Ehen zu den nicht blutsverwandten neben einander stellen müsse. „In Frankreich
betrug die Zahl der ersten in den Jahren 1853—59 : $0 \cdot 9^0/_0$
aller Ehen und 1861—74 : $1 \cdot 2^0/_0$; würde nun die Retinitis
pigmentosa mit der Verwandtschaft nichts zu thun haben,
so müssten nicht $25—38^0/_0$, sondern etwa $1^0/_0$
aus Verwandtschaftsehen stammen, ja sogar noch weniger,
da diese Ehen gewöhnlich weniger fruchtbar sind. Die
Retinitis pigmentosa ist also bei Kindern von
Verwandten 30mal häufiger als bei anderen
Kindern." — In Deutschland sind aber die Verwandtschaftsehen noch seltener, als in Frankreich, daher ist der
Procentsatz hier noch ein viel höherer.

3. Verhütung.

Jedenfalls sind die vielen Fälle von Retinitis pigmentosa bei Kindern aus Verwandtschaftsehen auffallend, und da diese zu den statistisch anerkannten üblen Folgen für Gehör und Gehirn noch hinzutreten, so muss man vor Verwandtschaftsehen warnen!

Man ist auch gesetzlich gegen dieselben eingeschritten. Fuchs berichtet: In Russland sind sie bis zum 7. Grade verboten. In Oesterreich und in der Schweiz ist die Ehe zwischen Verwandten 3. Grades (Onkel und Nichte, Tante und Neffe) und 4. Grades (Geschwisterkinder) verboten. In England, Frankreich, Italien, Holland und Rumänien ist die Ehe verboten zwischen Verwandten 3. Grades, aber gestattet zwischen Verwandten 4. Grades. In Deutschland ist die Ehe aber nach dem deutschen Reichsstrafgesetzbuche § 33 nur verboten zwischen Verwandten in auf- und absteigender Linie und zwischen Geschwistern; dagegen ist sie zwischen Verwandten 3. und 4. Grades erlaubt. —

Die katholische Kirche hat ganz recht, wenn sie die Ehe unter nahen Blutsverwandten verbietet. Möchte die Erfahrung, dass aus solcher Ehe oft — nicht immer — kranke Kinder stammen, möglichste Verbreitung finden und die heiratslustigen Verwandten selbst vor der Ehe mit einander zurückschrecken lassen! — Aber leider: Amor caecus.

CAPITEL XIX.
Farbenblindheit.

Die Farbenblindheit ist weder zu heilen noch zu verhüten; trotzdem bedarf sie einer, wenn auch nur kurzen Erwähnung in der Hygiene des Auges, da von ihrer Nicht-

erkennung das Wohl und Wehe vieler Menschen abhängen kann!

Früher galt die Krankheit nur als Curiosum; der erste
Fall wurde schon im Jahre 1772 von Huddart in einem
Briefe an Priestley in London beschrieben; ein farbenblinder Schuster Harris und sein Bruder sollten besonders
gegen Roth unempfindlich sein. — Seit aber ein Zusammenstoss auf einer schwedischen Eisenbahn bei Lagerlunda am
15. November 1875 auf einen farbenblinden Beamten, der
die Signale nicht unterschied, zurückgeführt wurde, ist mit
Recht die Aufmerksamkeit der Aerzte und Behörden auf
das Uebel hingelenkt, und seit 1877 sind zahlreiche Arbeiten über das Vorkommen, die Arten und die Erkennung
des Leidens veröffentlicht worden. Bei denjenigen Berufen,
welche es mit farbigen Signalen und farbigen Lichtern zu
thun haben, also beim Eisenbahnpersonal und bei den
Seeleuten, werden daher in neuerer Zeit nur Personen
angestellt, welche frei von Farbenblindheit gefunden werden.

1. Theoretisches.

Es existiren zwei Theorien über die Farbenempfindung,
eine ältere von Young-Helmholtz und eine neuere von
Hering.

Die erstere nimmt nur 3 Grundfarben an: roth,
grün und violett; die Empfindung derselben soll auf der Erregung dreier (hypothetischer) verschiedener Nervenfasern beruhen; alle drei sollen immer gleichzeitig, aber
verschieden stark gereizt werden, die rothempfindenden
hauptsächlich durch rothes, weniger durch gelbes, grünes
oder violettes Licht, die grünempfindenden besonders durch
grünes Licht, weniger durch rothes, gelbes oder violettes
Licht u. s. w. Fehlt die eine Sorte dieser Nervenfasern,
so können die Farben nicht richtig empfunden werden;

fehlen z. B. die roth empfindlichen Fasern, so werden durch
eine rothe Farbe nur die grün und violettempfindenden
Fasern, die ersteren stärker erregt, so dass der Kranke statt
des Rothen ein Grün wahrnimmt u. s. w. Somit unterscheidet diese Theorie Rothblinde, Grünblinde und
Violettblinde. —

Nun ist es aber ein schlimmes Ding, von der „Erregung" hypothetischer Nerven, von der wir ja nichts
Sicheres wissen, ausgehen zu müssen: ferner ist es nicht
zulässig, das Violett, welches ja aus Blau und Roth zusammengesetzt ist, als eine Grundfarbe zu betrachten.

Daher hat sich jetzt fast allgemein bei den Augenärzten die geistreiche Theorie von Hering Bahn gebrochen,
welcher nicht von Erregungen, sondern von experimentell
geprüften Empfindungen ausgeht und nur solche Farben
als Grundfarben anerkennt, die sich nicht zerlegen lassen.

Die Hering'sche Theorie nimmt vier Grundfarben
an: roth und grün, gelb und blau, wie es schon Leonardo da Vinci gethan hatte.

Roth kann sich mit gelb und mit blau verbinden, niemals aber mit grün; eine rothgrüne Farbe giebt es nicht:
daher sind die Farben roth und grün: Gegenfarben
(Contrastfarben). Ebenso steht es mit gelb und blau. Gelb
kann sich mit roth und grün, aber nie mit blau verbinden; eine gelbblaue Farbe giebt es nicht; daher sind gelb
und blau: Gegenfarben.

Nach Hering ist der Vorgang beim Farbensehen ein
chemischer. Dieser hervorragende Forscher nimmt drei
verschiedene chemische Sehsubstanzen an, welche durch
Verbrauch und Ersatz (Dissimilation und Assimilation)
die Licht- und Farbenempfindungen hervorrufen: die weiss-
schwarz empfindende, die roth-grün empfindende und
die blau-gelb empfindende Sehsubstanz.

Bei der Wahrnehmung von Weiss und Schwarz entspricht die **Weissempfindung** dem **Verbrauch**, die **Schwarzempfindung** dem **Ersatz**. Der Verbrauch des Weissen ruft in der Umgebung stärkeren Ersatz, also stärkere Schwarzempfindung hervor und umgekehrt. In der roth-grün empfindenden Substanz entspricht **Roth** dem Verbrauch, **Grün** dem Ersatz; bei der blau-gelb empfindenden Substanz entspricht **Gelb** dem Verbrauch, **Blau** dem Ersatz.

Die Schwarz-Weissempfindung ist immer vorhanden, begleitet daher als **hell** oder **dunkel** jede Farbenempfindung, bewirkt also das Sehen der **Nuancen** oder **Schattirungen** der Farben. —

Fehlt die roth-grün empfindende Sehsubstanz, so ist **Rothgrünblindheit**, fehlt die blau-gelb empfindende Sehsubstanz, so ist **Blaugelbblindheit** vorhanden.

2. Arten der Farbenblindheit.[*]

Man unterscheidet eine **totale** und eine **partielle** Farbenblindheit. Die erstere, höchst selten, zeigt völliges

[*] Der **Sprachforscher Geiger** und der **Homerforscher Gladstone** hatten die Ansicht aufgestellt, dass die alten Völker farbenblind gewesen seien, da in ihren Sprachen keine Bezeichnungen für „blau" vorkommen. Der einzige **Arzt**, der hieraus herleitete, dass der Farbensinn der Menschen sich in **historischer** Zeit entwickelt habe, und dass im Alterthume die Völker blaublind waren, war **Magnus**. Doch wurde seine auf falsch verstandenem Darwinismus beruhende Ansicht bald aufs Gründlichste von Philologen, Philosophen und Augenärzten widerlegt. Untersuchungen von Indianern und Nubiern, die **Virchow**, ich und andere Aerzte vornahmen, ergaben, dass diese uncivilisirten Stämme keine verschiedenen Bezeichnungen für grün und blau, trotzdem aber einen sehr feinen Farbensinn haben. Mit feiner Ironie hat **Javal** die Arbeit von **Magnus** abgefertigt durch den Satz: „Da in den Fabeln von **Lafontaine** das Wort blau nicht vorkommt, könnten also die Menschen erst nach La-

Fehlen aller Farbenempfindungen; solchen Personen erscheint die Welt Grau in Grau, wie eine Photographie. Die letztere ist entweder Rothgrünblindheit — weitaus am meisten vorkommend — oder Blaugelbblindheit, nur in wenigen Fällen sicher beobachtet.

Bei den Rothgrünblinden, welche also die ungemeine Mehrzahl der Farbenblinden bilden, sind wieder zwei Arten zu unterscheiden, solche, welche im Spectrum das rothe Ende gar nicht sehen, die man früher Rothblinde nannte, und solche, die im Spectrum das rothe Ende, wenn auch nicht roth, aber doch nicht dunkel sehen (früher Grünblinde genannt).

Dalton, der berühmte englische Physiker und Chemiker, der selbst farbenblind war, und nach dem die Krankheit auch Daltonismus heisst, hat schon vor 100 Jahren (1794) die Verwechslungen, die er beging, beschrieben; er sah das rothe Ende des Spectrums nicht; das Roth der Rose und das Blau des Himmels erschien gleich; zwischen Siegellack und Grasgrün fand er keinen Unterschied.

Ferner giebt es Personen, welche wohl die Farben richtig empfinden, allein nicht in der Entfernung, in welcher dies Gesunde vermögen, z. B. nur in grösserer Nähe; dann ist nicht Farbenblindheit, sondern Farbensinnschwäche vorhanden.

Die Farbenblindheit ist meist angeboren und betrifft mit ganz seltenen Ausnahmen immer beide Augen; allerdings entwickelt sich schleichend bei beginnender Atrophie des Sehnerven auch eine Rothgrünblindheit, die aber später in vollkommene Erblindung übergeht.

---

fontaine die blaue Farbe gesehen haben!" — Meine theoretischen Einwendungen hatte ich schon 1879 in meinen „Studien über angeborene Farbenblindheit", Cap. XII, ausgesprochen. — Jene Hypothese hat heute nur noch das historische Interesse einer grossen Verirrung.

Ich habe einen Mann behandelt, der zu mir kam, da er in dem Lustspiel „Die rosa Dominos“ die Dominos nur grau und nicht rosa gesehen habe. Trotz feiner centraler Sehschärfe zeigte sich eine leichte Entfärbung des Sehnerven und eine leichte Gesichtsfeldeinschränkung; auch fehlten bei dem sich für ganz gesund haltenden Manne die Kniereflexe. Es handelte sich also um den ersten Anfang einer Sehnervenatrophie in Folge eines Rückenmarksleidens, von dessen Herannahen der Betreffende keine Ahnung hatte. Ich machte sofort eine schlechte Prognose; und in der That war der Patient nach 2 Jahren stockblind und ist jetzt an beiden Beinen gelähmt.

Es ist wichtig, solche Fälle zu veröffentlichen, da bei Eisenbahn- und Marinebeamten, welche zur Zeit ihrer Anstellung einen tadellosen Farbensinn gehabt haben, sich als Vorläufer der Sehnervenschrumpfung die Rothgrünblindheit langsam entwickeln kann; es sind also wiederholte Untersuchungen des Farbensinnes des Bahn- und Schiffspersonales nothwendig.

Während bei dieser erworbenen Farbenblindheit der Augenspiegel eine Erblassung und später eine Schrumpfung des Sehnerven zeigt, ferner Einschränkungen des Gesichtsfeldes und Sehschwäche beobachtet werden, findet man bei angeborener Farbenblindheit niemals irgend etwas Abnormes, weder im Auge, noch im Sehnerven, noch im Gesichtsfelde.

Der Sitz der Farbenempfindung ist wahrscheinlich in der Rinde des Hinterhauptlappens des Grosshirns zu suchen. Niemetschek hatte 1868 behauptet, der Sitz sei in den vorderen Windungen des Grosshirns und hatte als Stütze dieser Ansicht angeführt, dass er bei vier Farbenblinden die Entfernung der Mittelpunkte beider Augen geringer als bei Normalen gefunden habe, was von einer

Verkümmerung der zwischen den Augenhöhlen eingeschobenen Theile des Hirns herrühren sollte. Ich habe jedoch 1878 durch Messungen an 100 Farbenblinden nachgewiesen, dass im Gegentheil die Entfernung der Mittelpunkte beider Augen durchschnittlich sogar 1—2 Mm. grösser war, als bei gleichalterigen Normalsehenden.

3. Vorkommen.

Früher galt das Leiden für ein höchst seltenes; Seebeck fand aber schon 1837 in Berlin „unter einigen und 40 jungen Leuten aus den beiden obersten Classen eines Gymnasiums 5 Farbenblinde", Wilson unter 1154 Personen $65 = 5\cdot6^0/_0$; Favre sah unter 1196 Personen $1\cdot17^0/_0$, in späteren Jahren unter 1873 Personen $5\cdot76^0/_0$, und noch später unter 1050 : $9\cdot33^0/_0$ Farbenblinde; er notirte aber jeden als abnorm, der die Farben falsch nannte, und das ist ganz werthlos.

Holmgren untersuchte 2220 Soldaten in Upland, unter denen 11 rothblind, 17 grünblind, 1 violettblind und 31 unvollständig farbenblind waren, zusammen $60 = 2\cdot7^0/_0$.

Auf seine Veranlassung wurden in Schweden von vielen Aerzten Prüfungen angestellt; diese fanden unter 31.165 männlichen Personen $3\cdot25^0/_0$, unter 7119 weiblichen $0\cdot26^0/_0$ Farbenblinde.

Ich prüfte im Jahre 1877 in Breslau 2429 Schüler und fand $4^0/_0$, und 1061 Schülerinnen und fand keine einzige Farbenblinde. Unter 533 jüdischen Schülern sah ich $4\cdot8^0/_0$, unter 1896 christlichen Schülern nur $3\cdot6^0/_0$. Alle diese Kinder hatten nicht etwa bei der Vorprüfung aus Verwirrung Fehler gemacht, sondern waren durch viele genaue Nachprüfungen sicher als Farbenblinde ermittelt.

Unter 100 nach allen im Jahre 1878 vorhandenen Methoden untersuchten Farbenblinden sah ich 80 Roth-

grünblinde, 5 Blaugelbblinde, 12 total farbenblinde und
3 Fälle, bei denen eine Uebertreibung der vorhandenen
Farbensinnschwäche (Aggravation) wahrscheinlich war.

Ueberall wurden später statistische Prüfungen angestellt und in der ganzen Welt etwa $3^0/_0$ männliche
Farbenblinde und kaum $0.3^0/_0$ weibliche Farbenblinde
gefunden. Bei den Indianern sah Fox $1.8^0/_0$ Farbenblinde;
nur Macgowan will in China und Japan keinen Fall gefunden haben (??) —

Mitunter ist die Farbenblindheit in einigen Generationen
derselben Familie beobachtet worden, und zwar nach
Horner so, dass sie sich vom Grossvater durch die nicht
farbenblinde Tochter auf den Enkel übertrug. Unter 100
Farbenblinden konnte ich in 3 Fällen feststellen, dass der
Vater rothgrünblind war. Nur in $6^0/_0$ fand ich Verwandtschaft der Eltern; doch konnte ich in 13 Fällen noch
Farbenblindheit eines Bruders nachweisen, in 1 Falle
zweier Brüder, niemals einer Schwester.

4. Untersuchungsmethoden.

Die alte Methode, Farben benennen zu lassen, hat,
wie oben bemerkt, gar keinen Werth; schon Goethe
schrieb: „Wenn man Farbenblinde über vorliegende Gegenstände befragt, so geräth man in die grösste Verwirrung
und fürchtet, wahnsinnig zu werden." Oft wird richtig,
oft unrichtig gerathen.

Ebensowenig sind für praktische Zwecke die vielen
subjectiven Farbensinnproben zu brauchen, welche für
wissenschaftliche Untersuchungen sehr werthvoll sind, z. B.
mit dem Farbenkreisel, mit dem Spectralapparat, mit dem
Polariskop.

Für praktische Zwecke handelt es sich nur um die 3 objectiven Methoden: 1) die Wahlproben, 2) die gleichscheinenden Proben und 3) die Contrastproben.

I. Die Wahlproben.

Diesen sehr passenden Namen verdanken wir Mauthner. Sie sind bekanntlich eine deutsche und keine schwedische Erfindung. Im Jahre 1837 hat bereits Seebeck in Berlin betont, dass man nicht nach dem Namen einer Farbe fragen, „sondern ein möglichst vollständiges Sortiment farbiger Gegenstände ungeordnet den zu Prüfenden vorlegen und die ihnen gleich oder ähnlich erscheinenden zusammenlegen lassen solle. Gefärbte Wollen würden sich dazu recht gut eignen“. Schweigger sagt in Bezug hierauf: „Helmholtz hat in seiner physiologischen Optik über die Seebeck’schen Untersuchungen ausführlich berichtet, und doch ist man in Deutschland bereitwilligst darauf eingegangen, die Seebeck’sche Methode auf den Namen Holmgren umzutaufen. Holmgren’s „neue Methode“, die 1877, also 40 Jahre nach Seebeck, veröffentlicht und von Vielen, die die deutsche Literatur nicht kannten, als grosse Leistung gefeiert wurde, besteht lediglich darin, dass man aus dem Seebeck’schen Wollenbündel zuerst eine grüne Farbe herausnimmt und den zu Untersuchenden auffordert, die ihm gleich erscheinenden Farben dazu zu legen; nachher wird nöthigenfalls mit einer Purpurfarbe ebenso verfahren.“ Es ist also endlich an der Zeit, nicht mehr von einer sogenannten Holmgren’schen, sondern nur von einer Seebeck’schen Methode zu sprechen.

Donders bevorzugte übrigens mit Recht nicht die grüne Wolle, sondern meinte, „dass der geringste Fehler des Farbensinnes sich darin zeigt, dass der Betreffende blaue und violette Proben nicht zu sortiren weiss“.

Etwa 70—100 Bündel Stickwolle mit 4—5 Nuancen von roth, braun, gelb, gelbgrün, blau, blaugrün, violett, von Purpur, Rosa, Braun und Grau werden vorgelegt und der zu Prüfende aufgefordert, zu einer vorgelegten Probe schnell die gleichgefärbten in helleren und dunkleren Nuancen zuzulegen.

Wer zu hellgrün: grau, graugelblich oder graubraun legt, ist rothgrünblind mit unverkürztem Spectrum, wer roth hinzuthut, ist rothgrünblind mit im Roth verkürzten Spectrum; wer blau hinzuthut, ist blaugelbblind.

Besser ist die Probe mit hellrosa (richtiger hellpurpur genannt). Purpur kommt bekanntlich im Spectrum nicht vor, sondern entsteht erst, wenn man das violette und rothe Ende des Spectrums auf einander legt. Da im Purpur Blau und Roth vereint sind, so wird der Rothgrünblinde mit verkürztem Spectrum das Roth im Purpur nicht sehen und Blau zulegen (Rothblind nach Helmholtz), bei unverkürztem Spectrum Grün und Grau zulegen (Grünblind nach Helmholtz), und der Blaugelbblinde wird Roth zulegen.

Zu einem scharlachrothen Bündel fügen die Rothgrünblinden braune und grüne Wollen hinzu, dunklere oder hellere, je nachdem das Spectrum verkürzt ist oder nicht. Violett ist auch sehr verrätherisch; sofort wird Blau hinzugethan.

Für die gröberen Fälle wird man wohl mit Wollproben auskommen; ich habe sie Anfangs selbst gerühmt; später aber, als ich nicht mehr Schulkinder, sondern Erwachsene und intelligente Farbenblinde, die ihr Leiden zu verbergen suchten, prüfte, fand ich die Methode unzuverlässig.

Die erste Veranlassung, meine Ansicht zu ändern, gab mir die Untersuchung eines Seidenwaaren-Kaufmannes, der sich beklagte, dass er seit seiner Lehrlingszeit gewisse rothe und dunkelbraune Nuancen zu unterscheiden ausser Stande sei. Wie war ich erstaunt, als er weder mit grüner, noch mit rosa Wolle (es wurden ihm die aus Schweden bezogenen Wollproben vorgelegt) den geringsten Fehler machte. Ueber die ihm vorgelegten Wollenverwechslungen eines ausgeprägt Rothgrünblinden lachte er. Er parirte alle Wahlproben; dagegen war er nicht im Stande, auch nur einen Buchstaben der neuen rothbraunen Stilling'schen Tafeln zu lesen.

Ganz dasselbe sah ich noch in 6 anderen Fällen; bei 2 Aerzten, bei 3 Studenten der Medicin und bei einem Schaffner, der sich monatelang von seiner Frau hatte auf Wollproben einüben lassen. (Jene 3 Studenten hatten auch im Augenspiegelcursus leichte Entfärbungen des Sehnerven nicht wahrgenommen.)

Dass die von Holmgren eingeführte Modification der Seebeck'schen Wollenmethode für feinere Proben aber sich als vollständig ungenügend herausgestellt hat, haben auch Michel, Stilling, Dor und Schmidt auf dem ophthalmologischen Congresse 1879 mitgetheilt. Von Wichtigkeit ist besonders die Mittheilung von Dr. Schmitz in Cleve, der unter 108 Personen, welche nach Stilling's Probe farbenblind waren, 14, d. h. 13% fand, welche die sogenannte Holmgren'sche Probe richtig bestanden. Das Virtuosenthum der meisten Daltonisten im Unterscheiden von Helligkeiten befähigt sie bei längeren Uebungen, wie sie eben Eisenbahnbeamte vor der amtlichen Untersuchung vornehmen, in den Wollen Unterschiede zu entdecken, die bei anderen Methoden ihnen doch entgehen. —

Ich habe früher geglaubt, dass es richtiger sei, statt der doch nicht stets in derselben Nuance zu erhaltenden, auch in ihrem Tone nicht genau zu beschreibenden Wollen

für die Wahlproben lieber farbige Pulver anzuwenden,
und ich gab 18 Pulver an, die ihrer chemischen Natur oder
ihrer in bestimmten Verhältnissen enthaltenen Zusammensetzung nach stets in derselben Nuance hergestellt werden
können. (Näheres siehe in meinem Buche „Studien über
angeborene Farbenblindheit", Breslau 1879, pag. 9.) Die
oben erwähnten Farbenblinden machten aber auch bei diesen
Pulvern keinen Fehler. Die Zahl meiner Pulverfläschchen
war also zweifellos noch zu gering. Mauthner hat sie
vermehrt; doch dürften Pulverproben zu Voruntersuchungen
besonders in Schulen überhaupt nicht zu empfehlen sein,
da sie grosse Gifte in zerbrechlichen Flaschen enthalten,
und da die Prüfung zu zeitraubend ist.

Somit ist es für mich erwiesen, dass bei den
Wahlproben in der Voruntersuchung uns Farbenblinde entschlüpfen.

Daher ist auch der Procentsatz der Farbenblinden
bei Massenuntersuchungen, die meist mit Wollenproben
ausgeführt wurden, offenbar zu niedrig gefunden
worden.

Hierzu kommt noch als Uebelstand aller Wahlproben,
dass es, worauf Mauthner und Stilling mit Recht den
Ton legen, nicht blos Intelligenz- und Urtheils-, sondern
gewissermassen Geschmackssache ist, welche Farben
Jemandem ähnlich erscheinen. Ferner ist bei allen Wahlproben eine längere Auseinandersetzung vorher nöthig
von dem, was man eigentlich wünscht; Mancher kann oder
will dieselbe nicht verstehen, es werden also aus Dumm-
heit Verwechslungen gemacht, die nur der Arzt, nicht der
Laie als solche beurtheilen kann. Auch ist es unbequem,
immer einen Kasten mit etwa 100 Wollen herumzutragen,
von denen leicht diese oder jene wichtige verloren geht.

Endlich aber sind alle Wahlproben bei Abendbeleuchtung nicht ausführbar.

Man muss also andere sicherere Prüfungen vornehmen.

2. Die gleichscheinenden (pseudo-isochromatischen) Proben.

Schon 1879 erklärte ich, dass Stilling's Idee, aus den Verwechslungsfarben Buchstaben zusammensetzen zu lassen, eine vortreffliche für die Entdeckung des Leidens sei, dass aber die technischen Mängel der 1877 und 1878 erschienenen Auflagen der allgemeinen Einführung seiner Tafeln leider noch im Wege stehen. In den Stilling'schen Proben ist eine rechteckige Fläche mit vielen braunen Tüpfeln bedeckt, unter denen aber eine kleine Anzahl rother Tüpfel so zerstreut sind, dass sie, wenn man sie zusammensucht, einen Buchstaben bilden. Die Farben sind von einem farbenblinden Maler so gewählt worden, wie sie den Farbenblinden gleich erscheinen. Da die älteren Ausgaben auch an Glanz litten, schlug ich vor, Buchstaben mit den Confusionsfarben in Wolle sticken zu lassen, jedoch theilte ich in Heidelberg 1878 selbst mit, dass von 64 Farbenblinden doch 4 im Stande waren, meine gestickten Buchstaben an den Helligkeiten zu unterscheiden. Donders, der diese Stickproben einen glücklichen Gedanken nannte, aber an der Technik derselben Anstand nahm, empfahl statt der Stickereien Stäbchen, die mit gleichscheinenden Wollen umwickelt werden. Ich liess sie aus dem physiologischen Laboratorium in Utrecht kommen, fand aber, dass verschiedene Personen, deren Farbenblindheit durch andere Methoden festgestellt wurde, keine Fehler an den Donders'schen Stäbchen machten. Die Sammlung von 24 Stäbchen ist ebenfalls zu klein; auch ist die verlangte Entfernung derselben auf 1 Meter, wie Mauthner mit Recht betont, für manches

Auge zu gross; die Methode ist zeitraubend und bei Abend-
licht natürlich auch nicht brauchbar.

Daae hat auf einer Tafel in 10 horizontalen Reihen
von verschiedenfarbigen Wollen eine Reihe anfertigen lassen,
die nur rothe, eine, die nur grüne und eine, die nur pur-
purne Wollen, freilich in verschiedenen Helligkeiten enthält;
in den anderen 7 Reihen sind verschiedene Farben neben
einander gestellt. Der Farbenblinde bezeichnet Zeilen als
gleichfarbig, die es nicht sind und umgekehrt.

Mauthner hat später meine Pulver durch Uebereinander-
schütten der Verwechslungspulver in pseudo-ischromatische
Pulver verwandelt. Bei ihnen sah ich, wie falsch die Methode der Wahlproben, des Heraussuchenlassens des
Aehnlichen, ist. Personen, die mir, als ich ihnen meine
Pulver vorlegte, grau und krapprosa als ähnlich neben einander gelegt hatten, dachten jetzt, nachdem dieselben Nuancen in Probe 22 von Mauthner über einander geschüttet
waren, gar nicht daran, sie als eine und dieselbe Farbe oder
als nur verschieden helle Nuancen derselben Farbe zu
sortiren. Bei verschiedenen Personen habe ich mich jedoch
überzeugt, dass sie auch nicht einen Fehler in den 34 Proben
von Mauthner machten, während auf andere Weise ihr
Farbensinnfehler nachgewiesen wurde. Jedoch, selbst hiervon
abgesehen, würde die Methode schon als viel zu zeitraubend
für Voruntersuchungen nicht zu empfehlen sein.

Den beständigen Bemühungen Stilling's ist es später
gelungen, eine Tafel herzustellen, die sehr hohen Anforderungen entspricht. In der Ausgabe seiner Proben, 1879,
zweite Lieferung (die Ausgaben sind leider nicht numerirt
worden), sind 3 Tafeln vorhanden, von denen Taf. I rosa
Buchstaben auf grauem Grunde, Taf. II rothe auf braunem
Grunde und Taf. III rosa auf grünem Grunde zeigen. Alle
diese Tafeln sind frei von Glanz, auch nicht mehr wie

früher gegen das Licht gehalten durchsichtig. Taf. III
rathe ich ein für allemal beim Beginn der Untersuchungen
aufzulegen; die rosa und grünen Felder haben so verschiedene Helligkeiten, dass jeder Mensch, selbst jeder
Farbenblinde, die rosa Buchstaben lesen muss; wer sie nicht
lesen zu können behauptet, simulirt. An dieser Tafel erkennt Jeder, in welcher Weise die Buchstaben in den
Feldern aller folgenden Tafeln auf dem Grunde eingestreut
sind. Diese Belehrung ist aber unerlässlich; denn sonst
weiss der Untersuchte nicht, was er eigentlich sehen soll.
Schmidt-Rimpler vergleicht die Stilling'schen Tafeln
mit gewisser Berechtigung mit den bekannten Vexirbildern:
„Wo ist die Katz?" Es bedarf selbst bei normalen Augen
immer erst längeren Studirens, um die aus rothen kleinen
Quadraten bestehenden Felder, die auf den übrigen braunen
zerstreut sind, zusammenzusuchen und sie zu einem Buchstaben zu verbinden.

Die Taf. I ist freilich nicht vollkommen befriedigend;
es haben bestimmt Farbenblinde auch diese Tafel bei mir
gelesen; diese Tafel empfehle ich nicht. Dagegen ist
Tafel II, rothe Buchstaben auf braunem Grunde,
technisch sehr gut gearbeitet. Sie ist eine feine Schlinge
für Daltonisten. Die Verwechslungstöne sind eben hier gut
getroffen, und die Abendbeleuchtung ist ohne Einfluss.
Später hat Stilling auch Tafeln mit Ziffern für Analpha-
beten nach demselben Principe anfertigen lassen. Aber
freilich können auch Farbenblinde selbst diese Tafeln entziffern, wenn sie sie sehr schräg oder horizontal vor
das Auge halten.

3. Die Contrastproben.

Es giebt zwei Arten von Contrast, den Successivcontrast und den Simultancontrast. Der erstere ist die

subjective farbige Empfindung, welche wir haben, wenn wir von einem farbigen Objecte, das wir 1—2 Minuten angestarrt haben, fortsehen, d. h. das farbige Nachbild, das uns nach roth: grün, nach grün: roth, nach blau: gelb und nach gelb: blau erscheint.

Der Simultancontrast jedoch ist die subjective Empfindung der Gegenfarbe, die wir zugleich mit der dargebotenen Farbe haben, falls inmitten der letzteren objective Farblosigkeit hervorgerufen wird.

Es giebt drei Arten des Simultanconstrasts: den Schattencontrast, den Spiegelcontrast und den Florcontrast.

1) Der Schattencontrast oder die farbigen Schatten, welche Leonardo da Vinci zuerst geschildert, werden erzeugt, indem man auf einer weissen Fläche zwei Schatten eines Stabes entwirft und den Stab mit zwei Kerzen, einer einfachen und einer mit farbigem, z. B. rothem Glase versehenen Kerze beleuchtet. Der eine Schatten erscheint roth, der andere aber erscheint dem normalen Auge in der Contrastfarbe: grün. Wer ihn nicht grün sieht, kann auch keine Rothempfindung haben. Daher wurde diese sinnreiche Methode von Stilling zur Prüfung Farbenblinder vorgeschlagen. Da sie nur subjectiv ist, kann sie aber für praktische Zwecke nicht benützt werden.

2) Der Spiegelcontrast wurde von Ragona Scina 1847 entdeckt. Ein Blatt weisses Papier wird rechtwinkelig geknickt und auf die wagrechte und senkrechte Seite ein Tintenklex gezeichnet, oder was ich noch mehr empfehlen konnte, ein Stück schwarzer Sammt geklebt. In die Knickungsstelle wird schräg ein farbiges, z. B. rothes Glas gehalten und von oben hineingesehen; man sieht nun 2 Sammtflecke, einen durch das Glas (dioptrisch) und einen vom Glase gespiegelt (katoptrisch). Wer nicht farbenblind

ist, sieht keinen Fleck schwarz, sondern den gespiegelten roth und bei Bewegungen der senkrechten Papierhälfte sich mitbewegend, den nicht gespiegelten aber in der Contrastfarbe: grün und stillstehend. Der Farbenblinde sieht ihn nicht grün, da er auch nicht roth sieht. Ich habe selbst 1878 diesen schönen Versuch von Ragona Scina zur Prüfung der Farbenblinden vorgeschlagen, auch 100 Farbenblinde damit untersucht (vergl. meine Studien über angeborene Farbenblindheit, pag. 13); allein für die Praxis ist auch er, da man nur auf subjective Angaben angewiesen ist, nicht zu empfehlen.

3) Der Florcontrast. Hermann Meyer beobachtete 1855, dass ein grauer Ring, auf ein farbiges, z. B. auf ein rothes Papier gelegt, wenn er mit einem Florpapier bedeckt wird, dem normalen Auge in der Contrastfarbe grün erscheint. An der Stelle, wo der Ring liegt, ist ja kein Roth vorhanden, wohl aber in ihm und um ihn herum: an den Stellen der Netzhaut, auf welche das Bild des grauen Ringes fällt, wird also gar keine Farbempfindung stattfinden. Da aber ringsum in der rothgrünempfindenden Substanz durch die rothe Unterlage ein starker Verbrauch für Roth stattfindet, so tritt ein vermehrter Ersatz für Grün an der nicht von Roth getroffenen Stelle auf; dem gesunden Auge erscheint schon ohne Florblatt sehr bald der graue Ring im rothen Felde als grün. Das Florblatt aber verursacht eine geringere Helligkeit des vorliegenden grau und roth, und daher ist der Versuch mit dem Florblatt viel schöner und seine Wirkung viel momentaner.

Adolf Weber wies 1875 auf diese einfache Methode zur Prüfung des Farbensinnes hin. Wer den rothen Grund nicht als roth sieht, kann natürlich auch den grauen Ring nicht in der Gegenfarbe „Grün" wahrnehmen.

v. Bezold hatte 1874 bereits statt der Ringe Buchstaben auf farbige Papiere drucken lassen, die, mit einem oder zwei Florblättern bedeckt, von Farbenblinden schwer oder gar nicht gelesen werden.

Diese Methode wurde wesentlich verbessert durch Pflüger in Bern. In der ersten Ausgabe seiner „Tafeln zur Bestimmung der Farbenblindheit, Bern 1880" waren leider nicht alle Tafeln technisch gleich gut ausgefallen. Auch in der zweiten Ausgabe „Methode zur Prüfung des Farbensinnes mit Hilfe des Florcontrastes, Bern 1882," sind nicht alle Tafeln werthvoll. Aber Untersuchungen an Hunderten von Farbenblinden, von denen mir viele seit 9 Jahren wegen wahrscheinlicher Verleugnung ihres Leidens zum Obergutachten von Aerzten oder von Behörden zugesendet wurden, haben mich überzeugt, dass eine Tafel von Pflüger in dieser zweiten Ausgabe existirt, die kein Farbenblinder je zu entziffern vermochte. Das ist die erste Tafel dieser Ausgabe, in der der Ton des Purpurpapieres und der aufgedruckten grauen uud schwarzen Buchstaben so ausgezeichnet getroffen worden, dass selbst unter einem Florblatt auch Personen, die nur Farbensinnschwäche, aber keine wirkliche Farbenblindheit haben, nicht einen Buchstaben erkannten.

Pflüger hat ganz Recht, wenn er in der Vorrede zur 2. Auflage seiner Tafeln schreibt: „Roth und Grün kommen unter den Pigmenten immer mit mehr oder weniger Gelb gemischt vor, daher dieselben vom Rothgrünblinden als schmutziges Gelb, als Gelbbraun empfunden werden, wie man sicher von einseitig Farbenblinden weiss. Man muss also das Gelb im Roth und Grün durch Blau neutralisiren, um diese Farben dem Farbenblinden als neutrales Grau erscheinen zu lassen. Auf diesem Principe beruhen die vorliegenden Tafeln, die den Meyer'schen Florcontrast prak-

tisch verwerthbar machen. Ein farbentüchtiges Auge wird sowohl durch ein als durch zwei Florblätter die grauen Lettern in der Contrastfarbe des Grundes durchschimmern sehen und lesen können; für den Farbenblinden dagegen gilt der Satz: „Grau in Grau giebt Grau."

Daher habe ich die erste Tafel der 2. Auflage mit Erlaubniss des Herrn Prof. Pflüger hier abdrucken lassen (vergl. beiliegende Farbentafel Fig. 113). Freilich war es selbst dem bewährten Institute von Bannwarth in Wien sehr schwierig, die Abtönung so genau wie im Originale zu treffen; die ersten Versuche missglückten. Es kommt eben alles auf die Nuancen des Purpurpapieres und auf die Nuance des Grau der Buchstaben an; der leiseste Unterschied in der Helligkeit befähigt die Farbenblinden trotz des Mangels der Farbenempfindung, die Buchstaben vom Grunde zu unterscheiden: aber jetzt ist die Tafel so gelungen, dass auch ein einseitig Farbenblinder, dem Herr Dr. Wolffberg die Tafel vorlegte, ausser Stande war, selbst nur einen grossen Buchstaben mit dem farbenblinden Auge zu entziffern.

Besser wäre es freilich noch, wenn man statt der 22 Buchstaben und Ziffern, die die Tafel enthält, lauter Haken wie auf meiner Hakentafel (pag. 31) in grau und schwarz auf dem purpurnen Untergrunde drucken liesse. Dann könnte sich Keiner, der verheimlichen will, die Tafel auswendig lernen und aus der Stellung die Buchstaben rathen. Ich beabsichtige eine solche Tafel besonders herauszugeben. Dann aber haben wir das einfachste Mittel, in einer Secunde festzustellen, ob Jemand einen guten Farbensinn hat oder nicht. —

Wer auf der beifolgenden Tafel die unterste Zeile durch einen Flor liest, kann getrost zu jedem Eisenbahn- und Marinedienst eingestellt werden. Die Probe ist darum so schön, weil sie jeder Laie

vornehmen kann und weil man keine Erklärungen voraus-
zuschicken hat, sondern nur die Worte „Lesen Sie!" Wer
nicht liest, ist nicht brauchbar.

In einer Minute ist die Probe mit beifolgender Tafel gemacht; alle anderen Methoden sind
übrig. Sie ist objectiv, kurz, sicher und auch Abends an-
wendbar. Wer die Tafel unter 2 Florblättern liest, hat
sogar einen höchst feinen Farbensinn. Diese Tafel ist jetzt
meiner Erfahrung nach die vortrefflichste Methode
der Erkennung der Farbenblindheit, wie ich dies auch schon
1887 auf dem hygienischen Congress in Wien in der Abtheilung für Eisenbahnhygiene betont habe. — —

Gegen die farbigen Laternenproben möchte ich
mich bestimmt aussprechen. Sie entsprechen nur scheinbar
den wirklichen Verhältnissen. Gewiss unterscheiden farbenblinde Bahnbeamte das dunkle rothe Glas von dem hellen
grünen an der Helligkeit. Sie haben auch von Normalen
gelernt, welche der beiden Laternen man roth oder grün
nennen muss, sie rathen 10mal richtig; darauf ist nichts
zu geben; das 11. Mal kommt doch der Fehler.

Ist erst ein Zusammenstoss in Folge ihrer Farbenblindheit geschehen, dann ist die Reue über die unsichere
Methode der Untersuchung zu spät!

Es ist ja gewiss nicht human, Jemanden, der 20 Jahre
Locomotivführer war und tadellos gefahren ist, deswegen,
weil er bei darauf hin gerichteten Proben Fehler macht,
aus seinem Berufe zu entfernen; aber die Sicherheit des
Dienstes erfordert einen festgestellten feinen Farbensinn.
Jetzt, wo Niemand in den Fahrdienst kommt, der nicht
sorgsam untersucht ist, wird man Farbenblinde von Anfang
an zurückweisen.

Schliesslich möchte ich allen Eisenbahn- und Schiffs-
behörden dringend ans Herz legen, ihre eigenen Aerzte

selbst erst auf Farbenblindheit genau untersuchen zu lassen. Ich kenne 3 farbenblinde Bahnärzte, die sich an den Wollproben allerlei Zeichen von ihren Frauen machen liessen, eventuell in Stilling's Proben sich stenographisch in ein Eckfeld den Buchstaben oder die Ziffer schrieben, da sie selbst ausser Stande waren, die Proben zu bestehen.

Wie unsicher das Gutachten dieser Aerzte ist, bedarf kaum der Erwähnung. Freilich können auch sie mit beifolgender Flortafel die Untersuchung ausführen. — —

Will man den Farbensinn quantitativ bestimmen, so bedient man sich am besten farbiger Scheiben von bestimmter Grösse auf schwarzem Sammt, wie sie von A. Weber angegeben wurden, und bestimmt, wie nahe der Kranke herankommen muss, um die Farben richtig zu erkennen im Gegensatze zu der Entfernung, in welcher sie das gesunde Auge erkennt. Die Grenzen der Entfernung für das letztere sind aber noch nicht an einer ausreichend grossen Zahl von Menschen geprüft, so dass noch keine Uebereinstimmung unter den Autoren herrscht.

5. Behandlung.

Man hat zwar daraus, dass unter den Frauen weniger Farbenblinde vorkommen, als unter den Männern, den Schluss gezogen, dass jene durch die viele Beschäftigung mit farbigen Gegenständen den Farbensinn mehr gebildet hätten, man hat daraus gefolgert, dass auch in den Schulen durch Vorlegen von verschiedenen Farben der Farbensinn erzogen werden solle. Allein das Fehlen des Farbensinnes ist wie das Fehlen eines Auges: keine Uebung kann das zweite Auge ersetzen. Was erzogen werden kann, ist nur die richtige Benennung der Farben: wenn die rothgrünempfindende Sehsubstanz von Geburt an fehlt, der

kann sich jeden Tag üben; die richtige Empfindung wird
er nie bekommen.

Dass Farbenblinde durch ihre äusserst feine Empfindlichkeit für Helligkeitsunterschiede auch verschiedene
Farben als verschieden wahrnehmen, ist schon oben gesagt
worden und darf uns nicht veranlassen, zu glauben, dass
wir ihren fehlenden Farbensinn durch Uebungen ersetzen
können.

Legt man Farbenblinden farbige Brillen vor, z. B.
rothe Gläser, so lassen diese mehr rothes Licht durch, als
anderes; deshalb erscheinen ihnen Farben, die keine rothen
Strahlen aussenden, dunkler. Daher wird es auch den Farbenblinden leicht, die pseudo-isochromatischen Tafeln mit rothen
Gläsern zu lesen. Ich erinnere mich noch der Ueberraschung,
die ein rothgrünblinder Locomotivführer empfand, der auf
alle Proben sich einstudirt, die verschiedenen Tafeln auswendig
gelernt hatte und nur Pflüger's Flortafeln nicht kannte.
Ich deckte die erste Tafel mit einem Flore zu; er sah
auch nicht einen grossen Buchstaben und behauptete, es sei
unmöglich, dass unter dem Flore ein Buchstabe stehe. Nun
setzte ich ihm eine rothe Brille auf, und er las die
untersten Buchstaben; durch eine grüne Brille sah er natürlich nichts.

Neuerdings hat Fränkel einem Farbenblinden wesentlichen Nutzen gebracht, indem er ihm eine Brille gab,
welche mit Anilin gefärbte Gelatine zwischen zwei Plan-
gläsern enthielt.

Diese farbigen Brillen sind auch für Personen, welche
vorgeben, farbenblind zu sein und doch guten Farbensinn haben, zu brauchen; denn wer durch eine rothe Brille
die Pflüger'sche Tafel nicht lesen will, ist sicher Simulant.

Delboeuf und Spring haben farbenblinden Kaufleuten und Gewerbetreibenden, welche mit Farben zu

thun haben, empfohlen, rothe Brillen oder Gläser mit Fuchsinlösung vor die Augen zu halten, um Unterschiede, die ihnen sonst entgehen, wahrzunehmen.

Für das Erkennen der Signale können dieselben gewiss auch Werth haben; allein ich unterschreibe den Satz von Mauthner: „Bei Wind und Wetter möchte ich mich keinem Locomotivführer anvertrauen, der erst durch ein rothes Glas durchsehen muss, um Roth und Grün an der Helligkeit zu unterscheiden."

Die Farbenblindheit ist und bleibt unheilbar; hüte man sich also, Farbenblinde in Berufe mit Signaldienst einzustellen!

Schluss.

Nachdem wir nun die einzelnen Augenkrankheiten besprochen haben, welche verhütet werden können, und die Mittel angegeben, durch welche sie verhütet werden können, müssten wir zum Schluss eigentlich die Frage beantworten: „Wie viel Menschen würden nicht augenkrank werden, wenn sie die besprochenen Vorsichtsmassregeln befolgten?"

Leider lässt sich diese Zahl noch nicht bestimmen, denn 1) gehen viele Augenkranke nicht zum Augenarzte, 2) geht derselbe Augenkranke oft zu mehreren Aerzten, 3) geben nicht alle Augenärzte jährliche Berichte heraus, 4) bringen die erscheinenden Berichte oft nicht die Ursachen der beobachteten Augenkrankheiten.

Es ist auch zweifelhaft, ob man jemals die wirkliche Zahl der an zu verhütenden Augenleiden erkrankten Personen wird erfahren können.

Dagegen sind wir schon eher in der Lage, die Zahl der verhütbaren Erblindungen annähernd anzugeben. Soweit zuverlässige Mittheilungen vorliegen, waren im Jahre 1876 nach Georg Mayr in der ganzen Welt unter 208,381.478 darauf untersuchten Menschen 180.537 blind, also 87 auf 100.000. (Genaueres findet man in meinem Artikel „Blindenstatistik" in Eulenburg's Real-Encyclopädie, 2. Aufl., Bd. 3.)

Nach der Statistik von Corradi aus dem Jahre 1886, die ich noch durch die russische Arbeit von Alenitzin und Syrnew ergänze, kamen Blinde auf 100.000 Menschen in

Holland	44	Oesterreich	94
Canada	62	Ver. Staaten Nordamerikas	97
Polen	70	Irland	120
Italien	75	Ungarn	128
Schweiz	76	Norwegen	136
Dänemark	79	Spanien	148
Schweden	80	Kaukasus	150
Belgien	81	Argentinien	202
Preussen	83	Europäisches Russland	210
Frankreich	84	Finnland	211
Deutschland	85	Portugal	219
England	88	Island	340

Sehr erfreulich ist die Feststellung der Abnahme der Blindenzahl in einzelnen Ländern im Laufe der letzten Jahrzehnte.

So waren nach Guttstadt in Preussen 1871 unter 100.000 Einwohnern 95 blind, dagegen 1880 nur 82. In Holland waren im Jahre 1854: 60, im Jahre 1889 nur 44 auf 100.000 Einwohner blind. In England waren die entsprechenden Zahlen im Jahre 1851: 102; 1861: 96; 1871: 95; 1881: 88.

Das sind Beweise für die Fortschritte der Behandlung einerseits und für die Verbreitung der Hygiene andererseits.

Bei jeder Volkszählung sollte in allen Ländern auch auf die Blindenzahl Rücksicht genommen und nach Fuchs' Vorschlage jeder als blind bezeichnet werden, der nicht mehr Finger auf 1 Meter zählen kann. Das kann jeder Laie feststellen.

Eine genauere Statistik der Ursachen der Erblindung bei den auf diese Weise Blindgefundenen ist selbstverständlich den Augenärzten zu überlassen.

Natürlich fallen dann trotzdem noch die grosse Anzahl von Personen fort, welche nur ein Auge verloren haben, und doch ist auch eine einseitige Erblindung eine ernste Sache und kann der Hygiene manchen Fingerzeig geben.

Ich hielt es daher für wichtig, bei einer Blindenstatistik nicht nur die Doppelseitig-, sondern auch die Einseitig-Blinden betreffs der Ursachen und Verhütung der Erblindung zu verwerthen.

So stellte ich bereits 1880: 2573 theils einseitige, theils doppelseitige Erblindungen zusammen, benützte für diese die Arbeiten von Hirschberg, Bremer-Völkers, Landesberg, Stolte-Schirmer und meine eigenen und gab ausdrücklich vor der Zusammenstellung genau an, wie viel Arbeiten nur einseitige*), wie viel doppelseitige oder beide Arten von Erblindungen enthalten.

Die Tabelle, welche ich betreffs der Ursachen dieser 2573 Fälle von Erblindungen in der Real-Encyclopädie von Eulenburg veröffentlichte (und in der ich zum Ueberfluss ausserdem jetzt noch oben bei 2 Colonnen hinzufüge: „nur doppelseitig" oder „nur einseitig") ergiebt auf 1000 berechnet:

---

*) Ich habe schon oben pag. 43. Note, nachgewiesen, dass die gegentheilige Mittheilung von Magnus (Blindheit, pag. 102) „ich hätte den Leser nicht darauf aufmerksam gemacht, dass die Tabelle sich nicht allein auf doppelseitig Blinde beziehe" — unwahr ist.

Erblindungsursachen	I. Berlin Hirschberg (nur doppelseitig)	II. Kiel Bremer-Völkers	III. Kiel Bremer-Völkers (nur einseitig)	IV. Breslau Seidelmann-H.Cohn	V. Elberfeld Landesberg	VI. Greifswald Stolte-Schirmer
			Fälle			
	101	116	340	1000	580	436
I. Angeborene Bildungsfehler	30	113	18	9	14	27
II. Krebs der Netzhaut .	—	9	—	6	8	9
III. Augenentzündung der Neugeborenen . .	160	103	24	111	26	71
IV. Später entstand. Entzündungen . .	150	241	370	155	316	301
1. der Bindehaut	70	35	—	—	10	48
2. der Hornhaut .	20	35	—	39	146	133
3. der Iris und Aderhaut	60	103	—	28	100	80
4. sympathische ohne Verletzungen .	—	26	—	4	—	22
5. zweifelhaften Ursprunges .	—	42	—	—	—	18
6. scrophulöse .	—	—	44	7	—	—
7. Augentripper .	—	—	—	26	7	—
8. syphilitische Regenbogenhautentzündung . . .	—	—	—	9	—	—
9. syphilitische Aderhautentzündung .	—	—	—	11	—	—
10. Trachom . .	—	—	—	17	45	—
11. Erweichung der Hornhaut . .	—	—	—	8	—	—
12. diphtherische .	—	—	—	3	2	—
13. im Wochenbett	—	—	—	3	6	—

Erblindungsursachen	I. Berlin Hirschberg (nur doppelseitig)	II. Kiel Bremer-Völkers	III. Kiel Bremer-Völkers (nur einseitig)	IV. Breslau Seidelmann-H.Cohn	V. Elberfeld Landesberg	VI. Greifswald Stolte-Schirmer
Fälle	101	116	340	1000	580	436
V. Verletzungen	40	78	294	242	204	213
1. Doppelseitige	40	—	—	10	—	—
2. Sympathie nach Verletzungen	—	—	—	9	—	—
VI. Bei Ausschlägen	17	17	24	54	26	—
1. Blattern	17	17	6	36	24	—
2. Masern	—	—	15	14	2	—
3. Scharlach	—	—	3	4	—	—
VII. Typhus	20	—	—	9	3	7
VIII. Netzhautablösung	60	17	53	73	65	88
1. bei Kurzsichtigkeit	60	17	29	46	50	—
2. ohne Kurzsichtigkeit	—	—	24	27	15	—
IX. Netzhautentzündung	60	35	9	82	31	43
1. centrale bei Myopie	—	—	—	63	—	—
2. mit Blutungen	—	9	—	—	8	—
3. bei Nierenleiden	—	—	3	2	—	—
4. mit Sehnervenentzündung	40	—	—	7	8	—
5. mit Farbstoffeinwanderung	20	26	—	9	8	—
6. Verstopfung der Schlagader	—	—	6	—	7	4
7. mit Aderhautentzündung	—	—	—	3	—	—

Erblindungsursachen	I. Berlin Hirschberg (nur doppel- seitig)	II. Kiel Bre- mer- Völkers	III. Kiel Bre- mer- Völkers (nur ein- seitig)	IV. Breslau Seidel- mann- H. Cohn	V. Elber- feld Lan- desberg	VI. Greifs- wald Stolte- Schir- mer
			Fälle			
	101	116	340	1000	580	436
X. Schrumpfung des Sehnerven	190	206	39	102	95	52
1. spontane	80	51	24	—	48	—
2. bei Gehirnleiden				30		
3. bei Rückenmarksleiden	110	120	15	19	31	—
4. aus anderen Ursachen	—	—	—	53	16	—
XI. Grüner Staar	120	155	85	88	70	66
XII. Geschwülste	10	9	32	14	32	20
XIII. Verunglückte Operarationen	—	—	32	22	55	9
XIV. Nicht ersichtliche oder verschiedene andere Ursachen	50	—	20	31	55	94
	1000	1000	1000	1000	1000	1000

Trotz vielfacher Unterschiede im Einzelnen zeigen doch namentlich die 3.—6. Colonne, die es fast nur mit einseitigen[*]) Erblindungen zu thun hat, in vielen Hauptabtheilungen grosse Uebereinstimmungen. Die angeborenen Bildungsfehler betragen also 1—$2^0/_0$, der Krebs der Netzhaut noch nicht $1^0/_0$, die Verletzungen 20—$29^0/_0$, die Netzhautablösungen 5—$8^0/_0$, die Schrumpfungen des Sehnerven 4—$10^0/_0$, der grüne Staar 6—$8^0/_0$ und die Ge-

___

[*]) Siehe die Note auf pag. 42.

schwülste 1—3%. Ueber die grossen Schwankungen von 2—11% in Betreff der Blennorrhoea neonatorum ist oben im Cap. VI ausführlich gesprochen worden.

Stellen wir schliesslich die Zahlen in 3 Reihen zusammen: die erste Reihe enthalte pro Mille berechnet: die Sehnervenschrumpfungen, die Netzhaut- und Sehnervenentzündungen, die Geschwülste, den Typhus, die Diphtherie und die angeborenen Blindheiten, d. h. lauter Ursachen von Erblindungen, die unserer Behandlung und Vorbeugung Hohn sprechen.

Die zweite Reihe enthalte sämmtliche Fälle von Netzhautablösung und centraler Netzhautentzündung bei Kurzsichtigen, sämmtliche Iris- und Hornhautentzündungen, bei denen es zweifelhaft blieb, ob sie bei rechtzeitiger Behandlung hätten gerettet werden können, ferner alle verunglückten Operationen, die Hälfte aller Verletzungen und alle Erblindungen aus nicht ersichtlichen Ursachen, d. h. lauter Erblindungen, die vielleicht hätten verhindert werden können.

Die dritte Reihe endlich enthalte: die andere Hälfte der Verletzungen, alle Blennorrhoen, alle acuten grünen Staare, alle syphilitischen, trachomatösen und Pockenentzündungen, also lauter Fälle, die bei geeigneter Prophylaxe sicher hätten verhindert oder bei ihrem ersten Beginne durch richtige Behandlung hätten geheilt werden können.

So erhalten wir folgende Tabelle:

	Hirschberg	Bremer-Völkers	Bremer-Völkers	Seidelmann-H. Cohn	Landesberg	Stolte-Schirmer	Durchschnitt
I.	310	397	122	194	179	149	225
II.	290	263	572	376	591	598	449
III.	400	340	306	430	230	253	326
	1000	1000	1000	1000	1000	1000	1000

Hieraus folgt das beklagenswerthe Ergebniss, dass unter 1000 Erblindungen nur 225 unabwendbar, 449 vielleicht vermeidbar und **326 absolut vermeidbar** sind.

Zu einem ganz ähnlichen Ergebnisse, wie ich durch die vorangehende, schon 1876 durch Seidelmann veröffentlichte Zusammenstellung, ist auch Steffan 1882 gekommen. Auch er berechnet die Zahl der sicher abwendbaren Erblindungen auf **40%** aller Blinden und giebt folgende Tabelle:

Formen der vermeidbaren Blindheit	Summa	Procente aller Er-blindungen	Es entfallen heilbare Blinde auf	
			Preussen	Deutschland
1. Bindehautkrankheiten:				
a) Granulöse	232	14	3176	5268
b) Augentripper				
c) Entzündung der Neugeborenen	172	10	2269	3763
2. Grüner Staar	126	7	1588	2634
3. Erblindungen in Folge von Blattern	42	1	454	753
Erblindungen in Folge von Syphilis	7	0·5	113	188
4. Verletzungen:				
a) die Hälfte der directen Verletzungen	36	2	454	753
b) alle sympathischen Entzündungen	77	4·5	1021	1694
	692	40	9075	15053

Es würden also nach Steffan in Deutschland **15.053 Blinde** existiren, die bei geeigneter Verhütung nicht hätten erblinden dürfen.

Nach unserer, schon oben ausgesprochenen Ansicht hat jedes erblindete Auge für das Studium der Erblindungsursachen und für die Prophylaxe vollsten Anspruch auf Berücksichtigung, und wir müssen es als ganz verfehlt bezeichnen, wenn man Zusammenstellungen einseitiger Erblindungen unterschätzt und nur den Additionen beiderseitiger Erblindungen Werth beimessen will. Magnus behauptete 1883, dass die einseitigen Erblindungen für das Studium der wirklichen Blindheit immer nur ein untergeordnetes, nebensächliches Interesse haben, und betonte wiederholt, wie ängstlich er stets vermieden habe, einseitige Erblindungen für seine Folgerungen zu benützen; gleichwohl ist er bei dieser Methode zu den gleichen Resultaten gelangt, die sich uns unter Hinzuziehung der einseitigen Erblindungen ergaben. Trotz der Beschränkung auf die doppelseitigen Blindheiten muss auch er schliesslich etwa 40°/₀ der Blindheiten als abwendbar bezeichnen und anerkennen, dass er sich „mit dieser Berechnung in bester Uebereinstimmung mit Cohn, Bremer und Steffan findet". Damit aber hat er selbst den Stab gebrochen über seine eigene Bemerkung (Blindheit, pag. 104), dass durch meine obige Tabelle „in die Blindenlehre die schwerwiegendsten Irrthümer eingeführt werden können, deren Folgen sich für die prophylactischen Massnahmen in der bedenklichsten Weise fühlbar machen dürften".

Natürlich sind wir weit davon entfernt, Additionen von nur doppelseitig Blinden aus rein statistischen Gründen zu unterschätzen, und gewiss würde es werthvoll sein, eine grosse Zahl von Fällen doppelseitiger Erblindung von demselben Beobachter analysirt zu sehen. Magnus stellte nun 770 Fälle von Personen zusammen, welche mit beiden Augen die Finger nicht mehr in ¹/₃ Meter zählen konnten. Allein dieses Material ist kein gleichmässiges. Nur einen Theil der Blinden hat er selbst gesehen, und er giebt nicht einmal an, wie viel Personen. Einen anderen Theil

hat er den Journalen eines ihm befreundeten Augenarztes
entnommen.

Diese 770 Blinden ordnet er in Bezug auf die Erblindungsursachen nach dem anatomischen Sitz der Krankheit, wie folgt:

Bindehaut   . 126 = 16·4% *)   Grüner Staar .   97 = 12·6%
Hornhaut   82 = 10·7%   Angeborene Miss-
Iris u. Aderhaut 171 = 22·2%   bildungen   19 = 2·5%
Netzhaut .   79 = 10·2%   Unbestimmbar .   22 = 2·8%
Sehnerv   174 = 22·6%

Was die Eintheilung selbst betrifft, so könnte man die
Bindehautkrankheiten eigentlich ebenso gut als Hornhaut-
krankheiten aufführen; denn nur, wenn die Blennorrhoe, der
Tripper, oder die Diphtherie von der Bindehaut auf die
Hornhaut übergegangen, kam es zur Blindheit. Es haben
eben alle anatomischen Eintheilungen etwas Anfechtbares.

Besser bleibt stets die ätiologische Zusammenstellung.
Magnus fand angeborene Erblindungen   41 = 5·3%
            Krankheiten der Augen ohne
               Körperkrankheiten .   490 = 63·7%
            Verletzungen   69 = 9 %
            Augenkrankheiten in Folge
               von Körperkrankheiten . 170 = 22 %
                        Summa   770   100

Indem er zu seinen 770 Fällen noch die doppelseitigen
Erblindungen aus anderen Statistiken hinzuzählte, construirte er folgende Tabelle über 2528 Fälle (wir lassen die
3. Decimale fort):

---

*) Wir haben die 2. und 3. Decimalstelle der Procente als
ganz überflüssig hier fortgelassen.

I. Angeborene Erblindungen.

Fehlen oder Kleinheit des Auges . . . . 1·07⁰/₀	Farbstoff in der Netzhaut 0·75⁰/₀
Zu grosses Auge . . . 0·43⁰/₀	Netzhautschrumpfung . . 0·08⁰/₀
Grauer Staar . . . . 0·11⁰/₀	Hornhautleiden . . . . . 0·19⁰/₀
Aderhautentzündung . . 0·16⁰/₀	Geschwülste . . . . . . 0·04⁰/₀
Sehnervenschwund . . . 0·75⁰/₀	Nicht näher bestimmt . 0·24⁰/₀

II. Erworbene Blindheit.

a) Krankheiten der Augen allein.

Entzündung der Augen der Neugeborenen . 10·88⁰/₀

Trachom und Augentripper . . . . 9·50⁰/₀

Diphtherische Bindehautentzündung . . . 0·36⁰/₀

Krankheiten der Hornhaut . . . . 8·07⁰/₀

Entzündung von Iris und Aderhaut . . . 8·86⁰/₀

Myopische Aderhautentzündung . . . . . 0·95⁰/₀

Aderhaut- und Netzhaut-Aderhautentzündung 1·11⁰/₀

Farbstoffeinwanderung in die Netzhaut . . 1·27⁰/₀

Netzhautentzündung mit Blutungen . . . 0·11⁰/₀

Sehnerven- und Netzhautentzündung . . . 0·79⁰/₀

Netzhautablösung . . . . 4·75⁰/₀

Grüner Staar . . . . 8·98⁰/₀

Sehnervenschrumpfung . . . . 7·75⁰/₀

Geschwülste . . . . 0·36⁰/₀

Unbestimmbar . . . . 3·36⁰/₀

b) Verletzungen.

Directe Verletzungen der Augen . . . . . 4·03⁰/₀

Verunglückte Operationen . . . . 1·94⁰/₀

Verletzungen des Kopfes . . . . 0·28⁰/₀

Sympathische Entzündungen . . . . 4·51⁰/₀

c) Augenkrankheiten in Folge von Körperkrankheiten.

Nach Syphilis . . . . 0·47⁰/₀

Nach Tripper . . . . 0·91⁰/₀

Bei Scrophulose	$0.04^0/_0$
Aderhautentzündung bei Hirnhautentzündung	$1.42^0/_0$
Entzündung oder Schrumpfung der Sehnerven	
bei Hirnleiden	$6.96^0/_0$
Sehnervenschwund bei Rückenmarksleiden .	$2.33^0/_0$
„ nach Blutbrechen . . .	$0.39^0/_0$
„ „ Erbrechen ohne Blut	$0.08^0/_0$
„ „ Hämorrhoidalblutung	$0.04^0/_0$
„ „ Gesichtsrose . . .	$0.08^0/_0$
„ bei Irrsinn	$0.04^0/_0$
„ „ Epilepsie . . .	$0.16^0/_0$
„ nach Ruhr	$0.08^0/_0$
Sehnervenentzündung bei Nierenleiden . .	$0.20^0/_0$
Nach Typhus	$0.95^0/_0$
„ Masern	$0.63^0/_0$
„ Scharlach	$0.51^0/_0$
„ Pocken	$2.21^0/_0$
„ unbestimmten Ausschlägen . . .	$0.23^0/_0$
„ Herzleiden	$0.04^0/_0$
Im Wochenbett und in der Schwangerschaft	$0.43^0/_0$
Bei Vergiftungen	$0.04^0/_0$
„ Krankheiten der Augenhöhle	$0.04^0/_0$

Meine Zahlen von den vermeidbaren Erblindungen
wurden auch in den neuesten Arbeiten bestätigt.

So fand Dürr im Jahre 1885 bei den 98 Zöglingen
der Blindenanstalt in Hannover: angeborene Blindheit 40,
Krankheiten der Augen allein 29, Verletzungen 15 und Folgen von Allgemeinkrankheiten 15. In $46^0/_0$ war die Blindheit
unvermeidlich; in $14^0/_0$ war es fraglich, ob sie zu vermeiden
war; aber in $40^0/_0$ konnte sie vermieden werden. —

Auch Herrenheiser veröffentlichte im Jahre 1888,
dass von den 3735 Blinden in Böhmen $23^0/_0$ unvermeid-

liche, 45°/₀ vielleicht vermeidbare, dagegen 32°/₀ sicher vermeidbare Blindheit hatten. — Und in der neuesten Zusammenstellung von Rössler über 375 Fälle doppelseitiger Blindheit, welche von 1873—1888 in der Klinik in Kiel beobachtet wurden, heisst es, dass mindestens 40°/₀ sich hätten vermeiden lassen.

Man wird also keinen Fehler begehen, wenn man den dritten Theil aller Erblindungen für abwendbar hält. Da ja glücklicherweise aber nicht jedes Augenleiden zur Blindheit führt, so wird man auch annehmen dürfen, dass eine noch grössere Zahl von Augenkrankheiten vermeidbar ist.

Einen Anhalt für die Zahl der vermeidbaren Erkrankungen finde ich, wenn ich von den 70.174 Augenkrankheiten, über die ich in den Mittheilungen aus meiner Augenklinik (Wiesbaden 1887) berichtet habe, diejenigen Krankheiten abziehe, welche als verhütbare angenommen werden können. Ich finde dann im Ganzen unter jenen 70.174 Fällen: Erkrankungen in Folge von

Blennorrhoe	735
Scrophulose	12.910
Trachom	3.845
Pocken	7
Schielen und Kopiopie bei Uebersichtigen	1.163
Myopie	12.452
Onanie	208
Syphilis	357
Schnaps- und Tabakgenuss	188
Blendung	30
Verletzungen	3.703
Zusammen	35.598 — **50°/₀**

der beobachteten Krankheiten überhaupt. Ziehen wir selbst die Hälfte der Myopieen und die Hälfte der Verletzungen als vielleicht nicht vermeidbar ab, so fallen 8077 Fälle fort und wir erhalten 27.521 $= \mathbf{38^0/_0}$ vermeidbare Augenleiden.

Die Zahl dürfte in Wirklichkeit noch höher sein, da bei den Muskellähmungen, den Sehschwächen, den Hornhautentzündungen etc. im Uebersichtsregister oft die Ursachen nicht angegeben sind.

In anderen Kliniken mögen andere Zahlen gefunden werden; ähnliche Zusammenstellungen aus grossen Beobachtungsreihen würden erwünscht sein.

Indessen ist es nicht schon traurig genug, dass mehr als ein Drittel der vermeidbaren Krankheiten nicht vermieden worden ist?

Müssten diese Zahlen nicht Veranlassung genug sein, alle Hebel in Bewegung zu setzen, um so viel Jammer, Kummer und Verlust an Arbeitskraft mit allen erdenklichen Mitteln zu verhüten?!

Fuchs berechnet die Kosten, welche die Sehenden zur Erhaltung der Blinden aufbringen müssen. Da auf etwa 1000 Personen in Europa 1 Blinder kommt, so giebt es in Europa etwa 311.000 Blinde. „Wenn die Erhaltungskosten,“ sagt Fuchs, „pro Tag und Kopf nur ein Franc betragen, so macht das jährlich 113 Millionen Francs. Nimmt man nun an, dass ein Viertel der Blinden keiner Unterstützung bedürfe, theils weil sie wohlhabend sind, theils weil sie sich selbst ihr Brod verdienen, so bleiben immer noch 85 Millionen Francs übrig. Rechnet man nun, dass ein Drittel aller Blinden, also 103.666 Blinde, täglich 2 Francs verdienen würden, wenn sie nicht blind wären, so würde dies jährlich bei 300 Arbeitstagen 62 Millionen Francs ausmachen. Dies giebt mit den Erhaltungskosten zusammen einen jährlichen Verlust von 147 Millionen für die Staaten Europas."

Die Staaten haben, wie Fuchs richtig hervorhebt, bisher noch gar nichts zur Verhütung der Blindheit gethan, wenn man von einigen Schulreglements und Anordnungen gegen das Trachom absieht.

Ich glaube, dass mit den staatlichen Unterstützungen der Blindenanstalten sehr wenig geleistet ist. Gewiss sind sie nothwendig und nützlich. Aber es wäre ein viel grösseres Verdienst, dafür zu sorgen, dass die Blindenanstalten wegen Mangel an Blinden geschlossen, als dass neue Anstalten gebaut würden.

Was gegen die einzelnen Krankheiten auch von Seiten des Staates gethan werden müsste, ist oben bei den einzelnen Capiteln ausführlich erörtert worden. Hier seien nur noch einige allgemeine Bemerkungen gestattet.

1) Alle Staaten müssen dafür sorgen, dass alle Aerzte in der Augenheilkunde so gründlich vorgebildet werden, wie es jetzt in Deutschland geschieht. Hier sind an allen Universitäten Augenkliniken und Professoren der Augenheilkunde, und jeder Arzt muss eine Prüfung in dem Fache bestehen. In vielen Ländern ist dies aber noch nicht der Fall; dort wird die Augenheilkunde noch stiefmütterlich behandelt.

2) In dünn bevölkerten Gegenden muss der Staat durch Unterstützungen Aerzte zur Niederlassung veranlassen, wie dies schon in Schweden und Norwegen geschieht.

3) Alle Polikliniken für arme Augenkranke müssen Staatsunterstützung erhalten.

4) In der höchsten Medicinalbehörde jedes Staates muss ein Augenarzt Sitz und Stimme haben. An ihn müssen alle nach einem gemeinsamen Schema verfassten

Berichte der Augenheilanstalten gesendet, und in letzteren müsste auf die Ursachen der Krankheiten besonders Rücksicht genommen werden. Durch die centralisirte Veröffentlichung der Berichte würde man gewiss neue Winke für die Verhütung der Augenkrankheiten und durch die mit einem Sachverständigen versehene oberste Medicinalbehörde würde man gute Verordnungen erhalten.

5) Der Staat hat die Pflicht, durch hygienischen Unterricht in den Schulen, durch öffentliche unentgeltliche Vorträge, durch Verbreitung guter populärer Schriften, durch Vorlesungen in den Seminarien, Universitäten, Hochschulen, Fortbildungsanstalten das Volk zu belehren über die Verhütung der Augenkrankheiten und über die Nothwendigkeit schneller Zuziehung des Arztes bei Augenleiden.*)

Bis der Staat diese wichtigen Pflichten erfüllt, müssen Aerzte und Gesellschaften für Belehrung des Publicums thätig sein. Vorzügliches hat in dieser Beziehung auf Veranlassung des hochverdienten Dr. Matthias Roth die „Society for the prevention of blindness" in London (vergl. Einleitung dieses Werkes) und die unter der Leitung von Maurice de la Sizeranne eifrig thätige „Association Valentin Haüy pour le bien des Aveugles" in Paris geleistet. —

---

*) Wie nothwendig solche Belehrung selbst in Kreisen der Studirten ist, zeigt ein Fall, der eben während der Correctur dieser Zeilen in meine Behandlung kommt. Es handelt sich um einen Gymnasial-Director, der auf dem linken Auge seit 2 Jahren die ausgeprägten Zeichen des chronischen grünen Staars (Glaucom) hat, der Regenbogenringe um das Licht sieht, kleinere Schrift nicht erkennt, mitunter Verdunkelungen des Gesichtsfeldes wahrnimmt und heute zum ersten Male um Rath fragt, heute, wo bereits der Sehnerv tief ausgehöhlt ist!!

Aber auch die Forscher dürfen nicht rasten und ruhen. Die Aufgabe der Hygieniker, Augenärzte, Mikroskopiker, Pathologen wird es sein, immer mehr Augenkrankheiten der Prophylaxe zugänglich zu machen.

Und warum sollte dies in unserer Zeit der Entdeckungen und Erfindungen nicht möglich sein?

Wäre nicht Jedermann vor 10 Jahren ausgelacht worden, der behauptet hätte, es könne ein Mittel gefunden werden, welches das Auge allein empfindungslos mache, ohne den Menschen zu betäuben? Und heute kann man sich kaum mehr in die Zeit zurückdenken, wo man ohne Cocain auskommen musste. — Wer hätte es vor 100 Jahren für möglich gehalten, dass die gefährlichen Erblindungen durch die Pocken aufhören könnten, welche damals 35% aller Erblindungen bildeten? Warum sollten nicht, wie gegen die Pocken, auch Schutzmittel gegen andere Krankheiten, die den Körper und das Auge bedrohen, gefunden werden, wie Tuberculose, Krebs, Diphtherie, Syphilis u. s. w.? Ueber die letzten Ursachen des grünen und grauen Staares weiss man ja noch gar nichts. Vielleicht vermag die rege Arbeit der Gelehrten auch hier Vorbeugungsmassregeln zu entdecken.

Es würde ja der höchste Triumph der Medicin sein, wenn es gelänge, statt zu einer **Behandlung** der Augenkrankheiten zu einer **Verhütung** der Augenkrankheiten zu gelangen. Mögen spätere Lehrbücher der Hygiene des Auges diesen Triumph feiern!

Literatur.

Abkürzungen: A. f. A. = Archiv für Augenheilkunde. — An. d'oc. = Annales d'oculistique. — C. f. A. = Centralblatt für Augenheilkunde. — D. V. f. ö. G. = Deutsche Vierteljahrschrift für öffentliche Gesundheitspflege. — E. R.-E. = Eulenburg's Real-Encyclopädie. — Gr. A. = Graefe's Archiv. — Gr. u. S. = Graefe-Saemisch' Handbuch der gesammten Augenheilkunde. — Kl. M. = Klinische Monatsblätter für Augenheilkunde. — N. J. = Nagel's Jahresbericht der Augenheilkunde. — S. d. O. = Sitzungsberichte der ophthalmologischen Gesellschaft in Heidelberg. — Z. f. S. = Zeitschrift für Schulgesundheitspflege.

Einleitung.

1800. **Beer, Georg Josef.** Pflege gesunder und geschwächter Augen, nebst einer Vorschrift, wie man sich bei plötzlichen Zufällen an den Augen, welche nicht eine eigentliche med.-chir. Kenntniss erfordern, selbst helfen kann. Wien.

1813. **Beer, G. J.** Das Auge, oder ein Versuch, das edelste Geschenk der Schöpfung vor dem höchst verderblichen Einfluss unseres Zeitalters zu sichern. Wien.

1817. **Sömmering, S. Th.** Ueber einige wichtige Pflichten gegen die Augen. Frankfurt a. M. 4. Aufl.

1824. **De la Fontaine, F. L.**, vorm. Poln. Hofrath und wirkl. Leibchirurgus (Verfasser der Monographie über den Weichselzopf). Ueber den vernünftigen Gebrauch und die zweckmässige Pflege der Augen. Herausgegeb. von **J. R. Lichtenstädt.** Breslau, bei Korn.

1824. **De la Fontaine.** Hinterlassene vermischte Schriften. Inhalt: 1) Ueber den vernünftigen Gebrauch und die zweckmässige Pflege der Augen. 2) Ueber Thränenfisteln. — 6) Lebensbeschreibung des Verfassers. Herausgegeb. von **J. R. Lichtenstädt.** Breslau, bei Korn.

1865. **Arlt.** Die Pflege der Augen im gesunden und kranken Zustande, nebst einem Anhange über Augengläser. Allgemein fasslich dargestellt. Prag. 3. Aufl.

1867. **Graefe, A. v.** Sehen und Sehorgan. Samml. gemeinverst. Vorträge. Herausgegeb. von **Virchow** u. **Holtzendorff.** Heft 27. Berlin.

1870. **Jüngken.** Die Augendiätetik oder die Kunst, das Sehvermögen zu erhalten und zu verbessern. Berlin, Decker.

1871. **Helmholtz, H. v.** Populäre wissenschaftl. Vorträge. Heft 2. Die neueren Fortschr. in d. Theorie d. Sehens. Braunschweig, Vieweg.

1883. **Klein, S.** Das Auge und seine Diätetik im gesunden und kranken Auge. Allgemein fasslich dargestellt. Wiesbaden. Bergmann.

1884. **Cohn, H.** Geschichte einer wörtlich abgeschriebenen Hygiene des Auges. Wien. med. Wochenschr. Nr. 19—22.

1885. **Fuchs, E.** Die Ursachen und die Verhütung der Blindheit. Gekrönte Preisschrift. Herausgegeb. durch die Society for the prevention of blindness in London. Wiesbaden, Bergmann. (Später ins Französische, Englische und Italienische übersetzt.)

Von Lehrbüchern wurden benützt: Die Lehrbücher der Augenheilkunde von **Arlt, Benedict, Graefe-Sämisch, Fuchs, Himly, Klein, Knies, Mackenzie, Ed. Meyer, Michel, Schmidt-Rimpler, Schweigger, Stellwag, Vossius;** die Lehrbücher der Hygiene von **Flügge, K. Fränkel** und **Rubner,** ferner die Encyclopädieen von **Eulenburg** und von **Villaret,** sowie die Jahresberichte der Augenheilkunde von **Nagel-Michel. —**

Die ältere Literatur findet man genau zusammengestellt in **Himly,** Krankh. des menschl. Auges. 2 Bde. Berlin 1843.

Cap. I. Anatomische Vorbemerkungen.

1853. **Hyrtl.** Topographische Anatomie. Wien.

1857. **Hyrtl.** Anatomie d. Menschen. Wien.

1867. **Helmholtz, v.** Handb. der physiol. Optik. Leipzig, Voss.

1872. **Schultze, Max.** Retina. Stricker's Handb. d. Lehre von den Geweben. Leipzig.

1874. **Merkel, Fr.** Makroskop. Anatomie d. Auges. Gr. u. S. Handb. d. Augenhk. I, 1.

1887. **Flemming.** Karte d. menschl. Auges in Farbendr. Braunschweig.

Cap. II. Physikalische und chemische Vorgänge beim Sehen.

1604. **Kepler.** Ad Vitellionem Paralipomena. Frankfurt.

1611. **Kepler.** Dioptrice. Augsburg.

1619. **Scheiner.** Oculus sive fundamentum opticum. Innsbruck.

1866. **Donders, F. C.** Die Anomalien der Refraction u. Accommodation des Auges. Deutsch von O. Becker. Wien.

1872. **Mauthner, L.** Vorlesungen über die optischen Fehler des Auges. Wien.

1872. **Monoyer.** Ann. d'ocul. LXVIII, pag. 101.

1872. **Javal.** Bericht des intern. Ophthalm.-Congresses in London.

1874. **Nagel, A.** Ueber die Benützung des Metermaasses zur Numerirung der Brillen. K. M., pag. 362 u. pag. 406.

1879. **Kühne.** Physiol. d. Gesichtsinnes. Hermann's Handb. d. Physiol. Bd. III, 1.

1880. **Nagel.** Die Anomalien der Refraction und Accommodation in Gr. u. S. VI.

1885. **Engelmann.** Pflüger's Arch. XXXV, pag. 498.

1886. **Helmholtz, v.** Physiol. Optik. 2. Aufl. Leipzig, Voss.

1886. **Munk, H.** Sitzungsber. d. preuss. Akad. d. Wissensch. Heft 7, 8 u. 9.

1887. **Genderen Stort.** Gr. A. Bd. XXXIII, 3.

1891. **Fick, Eugen.** Gr. A. Bd. XXXVII, 2.

Cap. III. Accommodation.

1823. **Purkinje.** De examine physiologico organi visus et syst. cutanei. Breslau.

1837. **Sanson.** Leçons sur les maladies des yeux. Paris.

1847. **Brücke.** Beschreibung des menschl. Augapfels. Berlin.

1866. **Donders.** Vgl. oben.

1867. **Helmholtz.** Vgl. oben.

1868. **Hensen & Völkers.** Experimentaluntersuchung über d. Mechanismus der Accommodation. Kiel.

Cap. IV. Sehschärfe.

1850. **Humboldt, A. v.** Kosmos. Bd. III, pag. 69.

1860. **Jaeger, E. v.** Schriftscalen. Wien. 3. Aufl.

1862. **Haan, de.** Onderzoekingen naar den invloed van der leeftijd op de gezigtsscherpte. Dissertat. Utrecht.

1869. **Förster.** Vorzeigung seines Perimeters. S. d. O. pag. 411.

1870. **Bernhardt.** Internat. Sehproben zur Bestimmung der Sehschärfe und Sehweite. Cassel.

1871. **Cohn, H.** Die Refraction der Augen von 240 atropinisirten Dorf-schulkindern. Gr. A. Bd. XVII, 2, pag. 305.

1871. **Cohn, H.** Bemerkungen zu Dr. Erismann's Unters. der Augen der Schulkinder. Ebenda, pag. 292.

1872. **Mauthner.** Siehe oben.

1873. **Burchardt**, Ober-Stabsarzt. Ueber hohe Grade von Sehschärfe. Deutsche militärärztl. Zeitschr. Heft 11.

1874. **Cohn, H.** Die Augen d. Greise. Tagebl. d. Naturforsch.-Versamml. zu Breslau. 19. Sept.

1879. **Kotelmann.** Berlin. klin. Wochenschr. Nr. 47.

1879. **Cohn, H.** Sehschärfe und Farbensinn der Nubier. C. f. A. Juli.

1879. **Stein, S. Th.** Frankfurt. Ztg. Nr. 213.

1882. **Mayerhausen.** Zifferntafeln zur Bestimmung der Sehschärfe nach der Snellen'schen Formel. Berlin.

1884. **Cohn, H.** Untersuchungen über die Sehschärfe bei abnehmender Beleuchtung. A. f. A. Bd. XIII, pag. 223.

1884. **Kotelmann.** Zeitschr. f. Ethnol. II. pag. 77 und IV, pag. 164.

1886. **Cohn, H.** Ueber Sehschärfe bei photometrirtem Tageslicht. S. d. O., pag. 2.

1886. **Cohn, H.** Ueber den Polarisations-Episcotister und über Seh-schärfe bei photometrirtem Tageslicht. Tagebl. d. Naturforsch.-Versamml. zu Berlin. 20. Sept.

1888. **Snellen.** Optotypi ad visum determinandum secundum formulam $V = \frac{d}{D}$ oder Test-Types. 9. Aufl. Berlin.

1890. **Schweigger.** Sehproben. 2. Aufl. Berlin.

1891. **Cohn, H.** Tafel zur Prüfung der Sehschärfe der Schulkinder. Soldaten, Seeleute und Bahnbeamten. Nach Snellen's Princip. Dritte verb. Auflage. Breslau. Priebatsch.

1891. **Gelpke.** Die Augen der Elementarschüler zu Karlsruhe. Tübingen.

Cap. V. Refraction.

Donders, Mauthner, Nagel. Siehe oben.

Cap, VI. Augenentzündung der Neugeborenen.

1832. **Mackenzie, W.** Prakt. Abhandl. über die Krankheiten des Auges. Deutsche Uebers. Weimar.

1835. **Beyer.** Ammon's Zeitschr. f. Ophthalm. V. Heidelberg.

1860. **Heymann.** Prag. Vierteljahrschr. Bd. II, pag. 70.

1873. **Hirschberg.** Berlin. klin. Wochenschr. Nr. 5.

1874. **Bremer.** Zur Genesis und Prophylaxis der Erblindungen. Kiel. Dissertat.

1876. **Hirschberg.** Beitr. zur prakt. Augenhk. Leipzig.

1876. **Seidelmann.** Zur Aetiologie und Prophylaxis der Erblindungen. Dissertat. Breslau.

1876. **Schiess-Gemusaeus.** Correspondenzbl. d. Schweiz. Aerzte.

1876. **Reinhardt.** II. europ. Blindenlehrer-Congress. Dresden.

1877. **Landesberg.** Knapp's A. f. A. VI, pag. 409.

1877. **Stolte.** 436 Fälle von Erblindung. Inaug.-Dissertat. Greifswald.

1878. **Krükow.** N. J., pag. 155.

1878. **Litzmann.** Lehrb. d. Geburtsh. f. d. preuss. Hebammen. (Im Auftrage d. Minist. d. Unterr.- u. Med.-Angelegenheiten.) pag. 285.

1878. **Neisser.** Centralbl. f. d. med. Wissensch. Nr. 28.

1880. **Schöler.** Jahresb. seiner Klinik f. 1880, pag. 7.

1881. **Emrys-Jones.** Manchester med. soc. Februar.

1881. **Olshausen.** Centralbl. f. Gyn. und später Arch. f. Gyn. 1886, Bd. XVIII, pag. 468.

1881. **Abegg.** Arch. f. Gyn. Bd. XVII, pag. 502.

1882. **Horner.** Krankheiten d. Auges im Kindesalter. — In Gerhardt's Handb. d. Kinderkh. V, 2, pag. 251. Tübingen. — Auch N. J. 1882, pag. 187.

1882. **Heinrich.** Statistik der Conj. blenn. Inaug.-Dissertat. (Aus **Schweigger's** Klinik.) N. J., pag. 341.

1882. **Credé.** Die Verhütung der Augenentzündung der Neugeborenen. Arch. f. Gyn. Bd. XVII, 1, pag. 50 und Bd. XVIII. — Auch als besondere Schrift. Berlin 1885.

1882. **Fieuzal.** Congrès d'hygiène de Genève. Tom. I, pag. 233.

1882. **v. Wecker.** Gaz. des Hôpitaux.

1882. **van Millingen.** Bericht seiner Anstalt in Constantinopel.

1882. **Haussmann.** Die Bindehaut-Affection der Neugeborenen. Stuttgart.

1883. **Magnus, H.** Die Blindheit, ihre Entwicklung und Verhütung. Breslau, pag. 102 u. ff.

1883. **Felsenreich.** Wien. med. Wochenschr. Nr. 35.

1883. **Bockhart.** Vierteljahrschr. f. Dermat. u. Syph.

1883. **Zweifel.** Arch. f. Gyn. Bd. XXII, 2.

1883. **Russel Simpson.** An. d'oc. Tom. XC, pag. 145.

1884. **Königstein.** Der gegenwärtige Stand unserer Kenntniss der Blenn. neon. Wien. med. Presse.

1884. **Tweedy.** Lancet, pag. 1085.

1884. **Kroner.** Naturforscher-Versammlung zu Magdeburg. Gyn. Section.

1885. **Cohn, H.** Artikel „Blindenstatistik" in E. R.-E. II. Aufl., Bd. III.

1885. **Reuss, v.** Artikel „Conjunctivitis" in E. R.-E. II. Aufl., Bd. IV.

1885. **Fuchs, E.** Die Ursachen und die Verhütung der Blindheit. Gekrönte Preisschrift. Wiesbaden, pag. 106.

1885. **Dürr.** Bericht über die Blindenanstalt in Hannover.

1885. **Haab.** Correspondenzbl. f. Schweiz. Aerzte. Bd. XV. pag. 7 u. 28.

1885. **Bumm.** Der Mikroorganismus d. blenn. Schleimhauterkrankungen. Wiesbaden.

1886. **Flügge, C.** Die Mikroorganismen. II. Aufl. Leipzig, pag. 156.

1886. **Cohn, Ernst.** Zeitschr. f. Geburtsh. u. Gyn. Bd. XIII, pag. 313.

1886. **Schröder.** Vierteljahrschr. f. gerichtl. Med. Bd. XLIV, pag. 344.

1886. **Kaltenbach.** Arch. f. Gyn. Bd. XXVIII, pag. 406 und Centralbl. f. Gyn. Bd. X, pag. 457.

1886. **Steffan.** Kl. M. Juni.

1886. **Kerschbaumer.** Die Blinden d. Herzogth. Salzburg. Wiesbaden.

1887. **Gutachten** d. kgl. preuss. wissensch. **Deputation** f. d. Medicinalwesen. Vierteljahrschr. f. gerichtl. Med.

1887. **Fizia.** Die Blinden des Bezirkes Teschen. Teschen.

1887. **Cohn, H.** Mittheil. aus seiner Augenklinik in Breslau. Wiesbaden.

1887. **Bayer,** Arch. f. Gyn. Bd. XXX.

1888. **Dalinger.** Nagel's Jahresber., pag. 115.

1889. **Fränkel.** Kl. M., pag. 57.

1889. **Snell, Simeon.** Brit. med. Journ. 28. September.

1890. **Valenta.** Wien. klin. Wochenschr. Nr. 35.

1891. **Widmark.** Beitr. zur Ophthalm. Leipzig. VII. Zur Kenntniss d. Ophthalm. neon. in Schweden. (Erschien im August 1891 und konnte leider nicht mehr mit verwerthet werden.)

Cap. VII. Scrophulöse Augenentzündungen.

1865. **Arlt.** Pflege der Augen. Prag, pag. 34.

1867. **Arlt.** Bericht d. Univ.-Augenkl. in Wien.

1867. **Cohn, H.** Unters. der Augen von 10.060 Schulkindern, pag. 156. Leipzig. Fleischer.

1877. **Cohn, H.** Ueber die Erkrankungsziffer der einzelnen Häute des Auges, basirt auf 300.000 Fälle. Naturforsch.-Versamml. in München. Ophthalm. Sect. — Auch im Centralbl. f. Augenhk. December 1877, pag. 259.

1877. **Schöler.** N. J., pag. 143.

1877. **Förster.** G. u. S. Bd. VII, pag. 214.

1878. **Hirschberg.** Beitr. zur prakt. Augenhk. 3. Heft. Leipzig.

1879. **Mähly,** K. M. Beilageheft.

1880. **Uffelmann.** D. V. f. ö. G. Bd. XII, pag. 704.

1882. **Varrentrapp.** Ber. über d. IV. intern. Congress f. Hygiene. Genf.

1882. **Mooren,** Fünf Lustren ophthalm. Wirksamkeit. Wiesbaden.

1884. **Bäuerlein.** Bericht über seine Klinik. Würzburg.

1885. **Fuchs.** Verhütung der Blindheit, pag. 18.

1886. **Giffard.** A. f. A. Bd. XVI, 2.

1886. **Kaposi.** Artikel „Eczem" in E. R.-E. II. Aufl., Bd. V.

1887. **Burchardt, Max.** C. f. A., pag. 40.

1887. **Cohn, H.** Mittheil. aus seiner Augenklinik. Wiesbaden.

1889. **Monti.** Artikel „Scrophulose" in E. R.-E. II. Aufl., Bd. XVIII.

1890. **Koch, Robert.** Weitere Mittheilungen über ein Heilmittel gegen Tuberculose. Deutsche med. Wochenschr. Nr. 46 a.

1890. **Köhler.** Deutsche med. Wochenschr. Nr. 47.

1891. **Königshöfer u. Maschke.** Deutsche med. Wochenschr. Nr. 2.

1891. **Cohn, H.** Notizen über Einspritzungen Koch'scher Flüssigkeit bei Augenkrankh. Berlin. klin. Wochenschr. Nr. 7.

1891. **Gelpke.** Die Augen d. Elementarschüler zu Karlsruhe. Tübingen.

Cap. VIII. Trachom und verwandte Bindehaut-krankheiten.

1803. **Larrey.** Relation historique et chirurgicale sur l'expédition de l'armée de l'Orient en Égypte et en Syrie. Paris.

1812. **Larrey.** Mémoires de Chirurgie militaire, pag. 205. Paris.

1816. **Omodei.** Cenni sull' ottalmia contagiosa d'Egitio e sulla sua propagazione in Italia. Milano. (Von O m o d e i rührt die Bezeichnung ä g y p t i s c h e Augenentzündung her.)

1820. **Rust, J. N.** Die ägyptische Augenentzündung. Berlin.

1821. **Müller, J. B.** Erfahrungssätze über die contagiöse oder ägyptische Augenentzündung. Berlin.

1832. **Mackenzie, W.** Prakt. Abhandl. üb. d. Krankh. d. Auges. Weimar.

1834. **Jüngken.** Ueber die Augenkrankheit, welche in der belgischen Armee herrscht. Berlin.

1839. **Eble.** Die sogenannte contagiöse od. ägyptische Augenentzündung. Stuttgart.

1861. **Weiss.** Zur Statistik und Aetiologie der unter dem Landvolke Livlands am häufigsten vorkommenden Krankh., besonders des Trachoms. Inaug.-Dissertat. Dorpat.

1862. **Oettingen, v.** Die ophthalm. Klinik Dorpats in den ersten 3 Jahren ihres Bestehens. Dorpat. med. Zeitschr. Bd. III. pag. 34.

1869. **Cohn, H.** Bericht über die in der Taubstummenanstalt zu Breslau beobachtete Epidemie von granulöser Augenentzündung. Jubel-schrift der Anstalt.

1870. **Peltzer.** Die Ophthalmia militaris sive granulosa. Berlin.

1871. **Cohn, H.** G. A. XVII, 2.

1873. **Falk.** Geographische Verbreitung des Trachoms. Schmidt's Jahrb. Bd. CLIX, pag. 290.

1875. **Prager.** Das preussische Militär-Medicinalwesen in systemati-scher Darstellung. 2. Aufl., Bd. I. Berlin.

1876. **Saemisch.** Krankheiten der Conjunctiva. G. u. S. Bd. IV, pag. 63.

1877. **Sanitätsbericht** über die königl. preuss. Armee, das sächs. und württemb. Armeecorps. Bearb. von der Med. Abtheil. des königl. preuss. Kriegsministeriums. Berlin. 7 Bde. 1. Ap. 73—74, erschien 1877; 1. Ap. 74—78. ersch. 1880; 1. Ap. 78—79, ersch. 1881; 1. Ap. 79—81, ersch. 1882; 1. Ap. 81 bis 82, ersch. 1884; 1. Ap. 82—84, ersch. 1889; 1. Ap. 84 bis 88, ersch. 1890 bei Mittler und Sohn.

1877. **Manz.** Eine epidemische Bindehautkrankh. in der Schule. Berlin. klin. Wochenschr. Nr. 36.

1877. **Uhlick.** Stastist. Sanitätsber. der kaiserl. Kriegsmarine. Wien.

1877. **Hirsch, Aug.** Geschichte der Ophthalmologie. Graefe-Saemisch' Handb. Bd. VII. pag. 413 ff.

1877. **Cohn, H.** Bindehautkrankh. unter 6000 Schulkindern. C. f. A. Maiheft.

1878. **Dastot.** De l'ophthalmie granuleuse dans les écoles. Mons.

1878. **Reich.** Die Augenkrankh. unter der kaukasischen Armee im Jahre 1877. Med. Sammelschr. d. kaukas. med. Gesellsch. Nr. 26. — N. J., pag. 153.

1878. **Reich.** Das Trachom in den Schulen Erzerums. C. f. A. Oct.

1878. **Reymond.** Della diffusione della oftalmia nelle scuole. Annal. di Ottalm. VII, 4, pag. 587. — N. J. 1878.

1878. **Adelmann.** Ueber endemische Augenkrankh. unter den Esthen in Livland und verwandten Stämmen im russischen Reiche. Naturf.-Versamml. in Kassel. Tagebl., pag. 270.

1878. **Herpain.** Étude sur les granulations conjunctivales suivies du trachome. Journ. d. Bruxelles. Bd. LXVI, pag. 579 und LXVII, pag. 21 und 121.

1879. **Burow.** Mittheil. aus seiner Privatklinik. Königsberg.

1881. **Cohn, H.** Die Augen der Medicin-Studirenden. Wien. med. Jahrb.

1881. **Arlt.** Klin. Darstellungen der Krankh. der Bindehaut, Hornhaut und Lederhaut. Wien.

1881. **Burnett** und **Knapp.** S. d. O., pag. 38.

1882. **Steffan.** Wie können wir dazu beitragen, dem Uebel der Blindheit zu steuern? Vortrag. Frankfurt a. M.

1882. **Roberts.** Hijène ocular. Buenos Aires.

1882. **Millingen, v.** Bericht über seine Anstalt in Constantinopel.

1882. **Sattler.** Unters. über das Trachom. S. d. O.

1883. **Koch, R. u. Gaffky.** Bericht über d. Thätigkeit d. zur Erforschung der Cholera im Jahre 1883 nach Aegypten und Indien entsendeten Commission. Berlin.

1883. **Magnus.** Blindheit. Breslau, pag. 310.

1883. **Passauer.** Contagiöse Augenentzündung. Das öffentl. Gesundheitswesen im Reg.-Bez. Gumbinnen während des Jahres 1881. Gumbinnen.

1883. **Appia.** Prophylaxis der Blindheit mit besonderer Bezugnahme auf die contag. u. epidem. Augenentzündungen. (Citirt bei Magnus.)

1883. **Haab.** Nagel's Jahresber., pag. 380.

1883. **Rählmann.** Pathol.-anat. Untersuchungen über die folliculären Entzündungen der Bindehaut oder des Trachoms. Gr. A. XXIX, 2, pag. 73.

1884. **Feuer.** Wien. med. Wochenschr. Nr. 4.

1884. **Baldwin.** The immunity of the negro from trachoma. New-York med. Rec. Philad., pag. 576.

1884. **Chibret.** Compte rendu du congrès périodique intern. méd. Kopenhague, pag. 68.

1885. **Blacecowic.** Das epizootische granulöse Augenleiden der Pferde. Koch's Monatsschr., pag. 65. — N. J., pag. 583.

1886. **Cohn, H.** Ueber die Nothwendigkeit der Einführung von Schulärzten. Zeitschr. f. Hygiene. Bd. I, Heft 2. — Auch als Brochure bei Veit in Leipzig erschienen.

1886. **Adamück.** Ueber die Polemik von Reich und Iskersky über d. Trachom. Wratsch, pag. 890. — N. J. f. 1886. — Ferner: Noch einige Worte über die Aetiologie des Trachoms. Wratsch. 1887, Nr. 23. — N. J. f. 1887.

1886. **Chibret.** Société franç. d'ophthalm. 29. Avr.

1887. **Kartulis.** Centralbl. f. Bacteriol. Bd. I, Nr. 10. pag. 289.

1887. **Germann.** Mittheil. aus der Petersburger Augenheilanstalt. Heft 1.

1887. **Kucharski.** Bacteriologisches über das Trachom. C. f. A. August.

1887. **Grasselli.** Contributi alla statistica ottalmol. Boll. d'ocul. Bd. IX, pag. 25.

1887. **Wagjeewsky.** Zur Frage über die Aetiologie und Behandlung des Trachoms. Woenno-Medizinsky Journ. Nr. 10. — N. J.

1888. **Basevi.** Annal. di Ottalm. XVII. pag. 492. — N. J.

1888. **Dalinger.** Westnik ophthalm. V, 6. pag. 502. — N. J.

1888. **Förster.** Die pseudo-ägyptische Augenentzündung. Bresl. ärztl. Zeitschr. Nr. 1.

1888. **Crainicean.** VII. intern. Ophthalm.-Congr. in Heidelb., pag. 447.

1888. **Schilling.** Berl. klin. Wochenschr., pag. 448.

1888. **Reich.** Ueber folliculäre Conjunctivitis. Verhandl. d. kaukas. med. Gesellsch. Bd. XXV, pag. 9 und 204.

1888. **Wallerstein.** Berlin. klin. Wochenschr. Nr. 20.

1888. **Rhein.** Graefe's Arch. XXXIV, 3.

1888. **Schmeichler.** Prag. med. Wochenschr. Nr. 6.

1888. **Jacobson, J.** Beitr. zur Pathol. d. Auges. Leipzig.

1888. **Sattler.** VII. intern. Ophthalm.-Congress in Heidelberg, pag. 366.

1888. **Desguin.** Z. f. S. Nr. 9.

1889. **Vossius.** Bericht über 2 poliklinisch behandelte Epidemieen von Bindehautentzündung in Königsberg. Klin. Jahrb. I, pag. 495.

1889. **Stern, Richard.** Ueber d. Einfluss der Ventilation auf die in der Luft suspendirten Bacterienarten. Zeitschr. f. Hyg. Bd. VII.

1889. **Schmidt-Rimpler.** Zur Frage der Schulmyopie. Gr. A., Bd. XXXV, 4, pag. 251.

1889. **Basevi.** Annali di Ottalm. Bd. XVII. Heft 6.

1889. **Ebers,** Papyrus. Das Capitel über die Augenkh. Leipzig.

1889. **de Mets.** Z. f. S., pag. 497.

1890. **Protachow.** N. J., pag. 84.

1890. **Albini.** Z. f. S., pag. 532.

1890. **Lucanus, H.** Unters. über Verbreitung und Ansteckungsfähigkeit des Trachoms auf Grund des Materials der Marburger Klinik. Inaug.-Dissertat. Marburg.

1890. **Vennemann.** C. f. A., pag. 217.

1890. **Cohn, H.** Bericht üb. den intern. ärztl. Congress in Berlin. Ophthalmolog. Section. Mittheil. über Trachom in Schreiberhau in der Discussion über Trachom. (Erscheint erst 1892.)

1890. **Uffelmann.** Artikel „Ventilation" in E. R.-E. II. Aufl., Bd. XX.

1890. **Hirschberg.** Aegypten, pag. 40. Leipzig.

1890. **Circular-Verfügung** der kgl. Regierung zu Breslau über Hygiene in den Schulen. Z. f. S., pag. 196.

1891. **Cohn, H.** Die Augen der Zöglinge der Breslauer Taubstummen-Anstalt. Jahresber. f. 1890.

1891. **Sattler.** Die Trachombehandlung einst und jetzt. Berlin.

1891. **Krug.** Trachomepidemie in den Schulen Dresdens. Z. f. S. Heft 2.

1891. **Langerhans.** Ueber die Verbreitung ansteckender Krankheiten durch die Schule. Zeitschr. f. Med.-Beamte. Nr. 1.

1891. **Noiszewski.** Der Mikroorganismus des Trachoms. C. f. A. Mai.

1891. **Gelpke.** Die Augen der Schüler in Karlsruhe. Tübingen.

1891. **Trachomcurs.** in Ungarn. Zeitschr. f. Schulgesundheitspfl. Nr. 2.

Cap. IX. Augenentzündungen bei Pocken.

1814. **Benedict.** Handb. der Augenentzündungen, pag. 527. Leipzig.

1843. **Himly.** Die Krankheiten und Missbildungen des Auges. Berlin. Theil I, pag. 482.

1856. **Dumont.** Recherches statistiques sur les causes et les effets de la cécité. Paris.

1871. **Coccius.** De morbis oculi qui e variolis exorti in nosocomio ophthalm. observati sunt. Lipsiae.

1871. **Weigert.** Centralbl. f. d. med. Wissensch. Nr. 39 und später Virchow's Arch. 1878. Bd. LXXII.

1872. **Manz.** Bericht der naturf. Gesellsch. in Freiburg. 14. Juni.

1872. **Oppert.** Bericht über 2755, im Jahre 1871 im Hilfsblatternhause des allg. Krankenhauses zu Hamburg behandelte Kranke. Deutsche Klinik. Nr. 5.

1872. **Cohn, Ferdinand.** Virchow's Arch. Bd. LV, pag. 229.

1874. **Adler.** Arch. f. Dermat. u. Syph.

1874. **Landesberg.** Beitrag zur variolösen Ophthalmie. Elberfeld.

1876. **Seidelmann, O.** Zur Aetiologie und Prophylaxis d. Erblindungen. Dissertat. Breslau.

1877. **Dantone.** Istituto per la educazione dei ciechi. Roma.

1879. **Krückow.** C. f. A., pag. 40.

1880. **Schmidt-Rimpler.** Ueber Blindsein. Breslau. Schottländer.

1882. **Steffan.** Bericht des 4. Congr. d. Blindenlehrer zu Frankf. a. M.

1883. **Killiches.** Statistik des Sanitätswesens der im Reichsrathe vertretenen Königreiche und Länder, nach den für das Jahr 1878 vorgelegten Berichten. Herausgegeb. von der statistischen Central-Commission. Wien.

1885. **Fuchs.** Ursachen und Verhütung der Blindheit.

1885. **Reuss, v.** Artikel „Conjunctivitis" in E. R.-E. II. Aufl., Bd. IV.

1887. **Fürbringer.** Artikel „Impfung", ebenda, Bd. X.

1890. **Zültzer, W.** Artikel „Variola", ebenda, Bd. XX.

Cap. X. Uebersichtigkeit und Einwärtsschielen.

1845. **Böhm.** Das Schielen und der Schnenschnitt in seinen Wirkungen auf Stellung und Sehkraft der Augen. Berlin.

1857. **Graefe, v.** Beiträge zur Lehre vom Schielen und von den Schieloperationen. Gr. A. III, 1, pag. 177.

1866. **Donders.** Anomalien der Refraction und Accommodation. Wien.

1867. **Cohn, H.** Augen von 10.060 Schulkindern. Leipzig. pag. 165 ff.

1871. **Erismann.** Beitr. zur Entwicklungsgeschichte der Myopie. Gr. Arch. Bd. XVII, 1, pag. 1.

1871. **Cohn, H.** Bemerkungen zu Dr. Erismann's Untersuchungen der Augen der Schulkinder. Ebenda, Bd. XVII, 2, pag. 292.

1871. **Cohn, H.** Die Refraction von 240 atropinisirten Dorfkindern. Ebenda, pag. 305.

1871. **Javal, E.** Du strabisme. Annal. d'ocul. 65 und 66.

1881. **Dürr.** Gr. Arch. XXIX, 1, pag. 103.

1881. **Schweigger.** Klin. Unters. über d. Schielen. Berlin.

1882. **Mooren.** Fünf Lustren ophthalm. Wirksamkeit. Wiesbaden.

1884. **Schleich.** Die Augen 150 neugeborener Kinder. Nagel's Mittheil. aus d. Klinik in Tübingen. Bd. II, Heft 1.

1884. **Ulrich.** Refraction der Augen der Neugeborenen. Inaug.-Dissertat. Königsberg.

1885. **Germann.** Gr. A. XXXI, 2.

1886. **Kroll.** Stereoskopische Bilder. Hamburg.

1887. **Cohn, H.** Mittheilungen aus seiner Augenklinik.

1891. **Dalfeld.** Bilder für stereoskop. Uebungen zum Gebrauche für Schielende. Stuttgart.

1891. **Gelpke.** Augen d. Elementarschüler in Karlsruhe. Tübingen.

Cap. XI. Myopie.

Zu Abschnitt 1 bis 4.

1855. **Arlt, v.** Krankheiten des Auges. Prag.

1861. **Jaeger, E. v.** Die Einstellungen des dioptr. Apparates im menschlichen Auge. Wien.

1862. **Graefe, A. v.** Ueber d. musculäre Asthenopie. Gr. A. VIII, 2.

1866. **Donders.** Anomalien d. Refraction u. Accommodation. Wien.

1868. **Dobrowolsky.** Beilageheft zu d. Monatsbl. f. Augenhk. Erlangen.

1869. **Jaeger, E. v.** Ophthalm. Handatlas. Wien.

1872. **Iwanoff.** Stricker's Handb. d. Gewebelehre. Leipzig.

1887. **Leber** u. **Nordenson.** Die Netzhautablösung. Wiesbaden.

1887. **Snellen.** Test-Types. Berlin. 9. Aufl.

Zu Abschnitt 5: Vorkommen bei Schulkindern und zu Tabelle I, II und III.

1813. **Ware, James.** Observations relative to the near and distans sight of different persons. Philos. Transact. London. I, pag. 31.

1848. **Scokalsky.** Prag. Vierteljahrschr., pag. 165.

1856. **Schürmeyer, H.** Handb. d. med. Polizei, pag. 61. Erlangen.

1861. **Jaeger, E. v.** Ueber die Einstellungen des dioptr. Apparates im menschlichen Auge, pag. 17. Wien.

1866. **Rüte.** Zeitschr. f. Med., Chir. u. Geburtsh. von Küchenmeister u. Ploss. Leipzig. V, pag. 233.

1866. **Cohn, H.** Die Kurzsichtigkeit unter d. Schulkindern und ihre Beziehung zu Schultisch u. Helligkeit d. Schulzimmer. Nach Unters. an 7568 Schülern. Deutsche Klinik. Februar. Nr. 7.

1867. **Cohn, H.** Unters. d. Augen von 10.060 Schulkindern nebst Vorschlägen zur Verbesserung der den Augen nachtheiligen Schuleinrichtungen. Eine ätiologische Studie. Leipzig.

1868. **Thilenius** in Zehender's Vortrag über d. Einfluss des Schulunterrichtes auf d. Entstehung d. Kurzsichtigkeit. Stuttgart 1880.

1870. **Schultz** in Rädogoerelse för elementar lärowerken. Upsala.

1871. **Erismann.** Gr. A. XVII. 1. pag. 1—79.

1871. **Maklakoff.** N. J., pag. 419.

1871. **Cohn, H.** Gr. A. XVII. 2. pag. 305.

1872. **Cohn, H.** Die Augen der Schüler d. Friedrichs-Gymnasiums und ihre Veränderungen im Laufe von $1\frac{1}{2}$ Jahren. Programm d. Anstalt.

1873. **Krüger.** Jahresber. über die Verwaltung des Med.-Wesens in Frankfurt a. M. XV. pag. 84.

1873. **Hoffmann, H. v.** Monatsbl. f. Augenhk., pag. 269.

1874. **Reuss, A. v.** Jahresber. des Leopoldstädter Gymnasiums. Wien.

1874. **Ott** und **Ritzmann.** Schweiz. Correspondenzbl. Nr. 21. pag. 600 und Programm des Schaffhauser Gymnasiums.

1874. **Ott, A.** Correspondenzbl. f. Schweiz. Aerzte. pag. 583.

1874. **Burgl.** Bayer. ärztl. Intelligenzbl., pag. 26.

1874. **Dor.** Schule und Kurzsichtigkeit. Rectoratsrede. Bern.

1874. **Conrad, Max.** Die Refraction von 3036 Augen von Schulkindern mit Rücksicht auf den Uebergang von Hyperopie in Myopie. Inaug.-Dissertat. Königsberg.

1875. **Callan, Peter.** Amer. Journ. of Scien. Bd. LXIX. pag. 331.

1876. **Scheiding.** Unters.-Resultate der Augen der Schüler an dem Gymnasium zu Erlangen. Inaug.-Dissertat. Erlangen.

1876. **Koppe, Oscar.** Ophthalmoskopisch-ophthalmologische Unters. aus dem Dorpater Gymnasium. Inaug.-Dissertat. Dorpat.

1876. **Pflüger.** Gr. A. XXII. 4. pag. 63.

1876. **Reuss, A. v.** Gr. A. XXII. 1. pag. 211.

1876. **Adler.** Klin. Monatsbl. f. Augenhk., pag. 65.

1876. **Loring, E. G.** Transact. of the intern. med. congress. Philadelphia. September.

1877. **Emmert.** Ueber Refractions- und Accommodations-Verhältnisse des menschlichen Auges. Bern.

1877. **Kotelmann.** Programm des Johanneums in Hamburg.

1877. **Classen.** N. J., pag. 371.

1877. **Becker, O.** Das Auge und die Schule. Vortrag. C. f. A., pag. 66.

1877. **Williams** und **Agnew.** New-York med. Rec., pag. 34.

1877. **Derby.** Boston med. and surg. Journ., pag. 337.

1877. **Bacon.** Amer. Journ. of the med. science. Citirt in dem Aufsatze von Randall (Juli 1885).

1877. **Steven.** Hartford ev. Post. 20. March 1879. Vergl. Randall.

1877. **Niemann** in **H. Cohn's** Aufsatz „Die Verwechslung von Sehschwäche und Kurzsichtigkeit im preuss. Abgeordnetenhause". Deutsch. med. Wochenschr. Nr. 4.

1878. **Seggel.** Bayer. ärztl. Intelligenzbl., pag. 33.

1878. **Dor.** Lyon méd.

1878. **Reich.** Gr. A. XXIV, 3. pag. 231.

1878. **Haenel, G.** Sanitäre Verhältnisse und Einrichtungen Dresdens. Festschrift.

1878. **Burchardt.** Deutsch. med. Wochenschr. Nr. 1.

1879. **Just.** A. f. A. VIII, pag. 191.

1879. **Nicati.** Gaz. hebd., pag. 695.

1880. **Pristley-Smith.** C. f. A., pag. 507.

1880. **Dennett.** Report of exam. of eyes of the pupils in schools of Hyde Park. Mass.

1880. **Beheim-Schwarzbach.** Ueber das Vorkommen und die Behandlung von Augenkrankheiten in aussereuropäischen Ländern. Inaug.-Dissertat. Würzburg.

1880. **Emmert.** Auge und Schädel. Berlin.

1880. **Herzenstein.** Militär.-Sanit.-Journ. Nr. 11. Cf. Randall.

1880. **Schillbach.** Jahresber. des Gymnasiums in Jena.

1880. **Netoliczka.** Jahresbericht der steiermärk. Landes-Ober-Realschule. 28. 29, 30.

1880. **Florschütz.** Die Kurzsichtigkeit in den Coburger Schulen. Coburg.

1881. **Weber, Adolf.** Ueber die Augenuntersuchungen in den höheren Schulen zu Darmstadt. Referat und Memorial, erstattet der grossherzogl. Ministerial-Abtheilung f. Gesundheitspflege. März.

1881. **Reuss, v.** Wien. med. Presse. Nr. 7 und 8.

1881. **Reich.** C. f. A., pag. 536.

1881. **Risley.** Transact. Penna. State Med.-Soc., pag. 789.

1881. **Manolescu.** Cf. Crainicean. Heidelberg. Ophthalm.-Congress. 1887.

1881. **Westphal.** Jahresber. d. Gymn. zu Schleiz, pag. 26.

1881. **Dürr.** Gr. A. XXIX, 1, pag. 103.

1882. **Fox.** Philad. med. Times. XII. pag. 346, 372.

1882. **Paulsen.** Gr. A. XXVIII, pag. 225.

1882. **Borthen.** Klin. Monatsbl. XX, pag. 406.

1882. **Schubert, Paul.** München. ärztl. Intelligenzbl. Nr. 21.

1882. **Roberts, P. F.** Examen da Vision practicado en las sculas publices de la Cuidad de Buenos Aires.

1882. **Mittendorf.** Verhandl. d. deutschen gesell. wissensch. Vereines zu New-York. V, pag. 30.

1883. **Reich.** C. f. A., pag. 483 und Gr. A. XXIX, 2, pag. 73.

1883. **Nordenson.** Annal. d'oeul. März-April.

1883. **Manz.** Die Augen der Freiburger Schuljugend. Freiburg.

1883. **Berlin & Rembold.** Untersuchungen über d. Einfluss d. Schreibens auf Auge und Körperhaltung des Schulkindes. Stuttgart.

1883. **Gärtner.** Ebenda. pag. 46.

1883. **Derby, H.** Transact. Amer. ophthalm. Soc. III. pag. 456.

1883. **Dobrowolsky.** N. J. XIV, pag. 189.

1883. **Dürr.** Gr. A. XXIX, 1, pag. 103.

1883. **Hansen.** Klin. Monatsbl. Mai.

1883. **Schtschepotjeff.** Nagel's Jahresber. XIV. pag. 579.

1883. **Schadow.** Klin. Monatsbl. XXI, pag. 150.

1883. **Hadlow.** Brit. med. Journ. 5. May.

1883. **Tscherning.** Gr. A. XXIX, 1, pag. 201.

1883. **Manclescu.** Bericht d. Ophthalm.-Congresses in Heidelberg, 1887, erwähnt von Crainiceau.

1883. **Schjötz.** Tabelle von Randall im Bericht des Ophthalm.-Congresses. Heidelberg 1888, pag. 522.

1883. **Bjerrum.** Ebenda. pag. 522.

1883. **Philipsen.** Ebenda, pag. 522.

1884. **Hersing.** Aerztliches Gutachten über das Elementarschulwesen Elsass-Lothringens, pag. 85.

1884. **Schäfer, H.** C. f. A. Mai.

1884. **Hell.** Cf. Zwingmann. 6. und 7. Jahresber. der städtischen höheren Mädchenschule in Ulm.

1884. **Lopatin.** C. f. A., pag. 399 und 402.

1884. **Hoffmann, A.** Ueber die Beziehungen der Refraction zu den Muskelverhältnissen auf Grund einer an den Augen der

Schüler des Strassburger Lyceums ausgeführten Untersuchung.
Dissertat. Strassburg.

1884. **Hippel, v.** Welche Massregeln erfordert das häufige Vorkommen
der Kurzsichtigkeit in den höheren Schulen? Akademische
Festrede. Giessen. — Ferner Privat-Mittheil. über $M > 1$
im Gymnasium im Durchschnitte von 8 Jahren.

1884. **Seggel.** Graefe's Arch. XXX, 2, pag. 69.

1884. **Fox.** Cf. Randall's Tabelle, pag. 524.

1884. **Kotelmann.** Cf. Randall's Tabelle, pag. 522.

1884. **Seggel.** Gr. A. XXX. 2, pag. 69.

1884. **Beselin, O.** A. f. A. XIX, 4.

1884. **v. Anroy.** De Oogen der Studenten de Rijks Universiteit te
Leyden. Inaug. Dissertat. Leyden.

1884. **Del Carlo** und **Pardini.** Boll. d'Oculistica. 8. Ap. VI.

1884. **Scellingo.** Ebenda. Heft 9 und 11.

1884. **Masini.** Ebenda. Heft 10.

1884. **Moyne.** Ebenda. Heft 12 und 13.

1884. **Brignoni.** Ebenda. VII. Heft 2 und 3.

1884. **Kremer.** Cf. Randall's Tabelle, pag. 524.

1884. **Hoffmann, A.** Ebenda, pag. 524.

1884. **Zwingmann.** Ebenda, pag. 524.

1884. **Gardner.** Ebenda, pag. 524.

1884. **Willy.** Ebenda, pag. 524.

1885. **Randall, B. A.** Trans. Penns. State. med. Soc. und Amer. Journ.
of the med. science, July, und Ber. des 7. Ophthalm.-Congresses
in Heidelberg, 1888.

1885. **Schleich.** Priv. Mittheil. an Randall.

1885. **Stilling.** A. f. A. XV, pag. 133.

1885. **Schmidt-Rimpler.** Gr. A. XXXI, 4, pag. 115.

1885. **Weiss.** Gr. A. XXXI, 3, pag. 239.

1885. **Axel Key.** Schulhyg. Unters. Deutsch v. Burgerstein. Hamb. 1889.

1885. **Frost.** Cf. Tabelle von Randall, pag. 524.

1885. **Horner** in Haab's Ber. der Stadtschulpflege von Zürich in den
Jahren 1882—1888. Zürich 1888.

1885. **Ellis.** Cf. Tabelle von Randall, pag. 524.

1885. **Ulrich.** Cf. Tabelle von Randall, pag. 526.

1885. **Widmark.** Ebenda.

1885. **Scherdin.** Ebenda.

1885. **Schleich, Guglielmeth, Germann, Hell.** Ebenda.

1886. **Schwabe.** Zehnter Jahresber. der Realschule zu Reudnitz, pag. 6.

1886. **Adamück.** N. J., pag. 490.

1886. **Schneller.** Gr. A. XXXII, 3, pag. 245.

1886. **Heddäus.** Cf. Tabelle von Randall, pag. 526.

1886. **Schultz.** Ebenda.

1886. **Hippel, v.** Ebenda.

1887. **Sismann.** N. J., pag. 136.

1887. **Tiffany.** Cf. Tabelle von Randall, pag. 526.

1887. **Saltini.** Riassunto statistico del anno 1885—1886. Modena.

1887. **Kolinski.** N. J., pag. 137.

1887. **Issigonis.** Πρακτικὰ τοῦ συνεδρίου τῶν Ἑλλήνων ἰατρῶν. März. Athen. Vergl. Z. f. S., 1890, pag. 212.

1888. **Kremer.** Augen d. Studenten in Gröningen. Z. f. S., pag. 155.

1888. **Crainicean.** Bericht des Ophthalm.-Congresses in Heidelberg.

1888. **Mets, de.** Ann. de soc. de méd. d'Anvers. Tome XLIX, pag. 243.

1888. **Haab.** Bericht der Stadtschulpflege von Zürich 1882—1888.

1889. **Lawrentjeff.** Z. f. S., pag. 335.

1889. **Medem,** Z. f. S., pag. 95.

1889. **Tauffer** und **Bider.** Z. f. S., pag. 109.

1889. **Kirchner.** Zeitschr. f. Hygiene. Bd. VII.

1890. **Schuschny.** Z. f. S., pag. 456.

1890. **Fizia.** Das österr. Sanitätswesen. Nr. 13—16. Teschen.

1890. Sanitätsbericht der preuss. Armee. Berlin.

1890. **Jong, de.** Z. f. S., pag. 739.

1890. **Axenfeld.** Unters. mehrerer Marburger Schulen auf Kurzsichtigkeit. Dissertat. Marburg.

1891. **Gelpke.** Die Augen der Elementarschüler zu Karlsruhe. Tübingen.

1891. **Cohn, H.** Die Augen der Zöglinge der Taubstummenanstalt in Breslau. Bericht der Anstalt.

Zu Abschnitt 6: Wiederholte Untersuchungen derselben Schulkinder und zu Abschnitt 7: Myopie der Studenten.

Fast alle hier erwähnten Arbeiten sind im Literatur-Verzeichniss zu den Tabellen oben angegeben. Ausserdem:

1867. **Cohn, H.** Die Augen der Breslauer Studenten. Berlin. klin. Wochenschr. Nr. 50.

1875. **Hoffmann, D.** Die Refraction der Schulkinder in verschiedenen
      Staaten Europas. Inaug.-Dissertat. Breslau.

1881. **Cohn, H.** Die Augen der Medizin-Studirenden. Wien. med. Jahrb.

1886. **Adamük.** Zur Frage über Myopie in Schulen. N. J., pag. 490.

1886. **Leininberg.** Klin.-statist. Beitr. zur Myopie. Dissertat. Würzburg.

1886. **Treichler.** Die Verhütung der Kurzsichtigkeit in den Schulen.
      III. Aufl. Stäfa.

1887. **Veszely.** Zur Genese der Myopie. Wien. med. Wochenschr.,
      pag. 1119.

1887. **Coni, Emile.** Progrès de l'hygiène dans la république Argen-
      tine. Paris.

1880. **Donders.** 22. Jahresber. der Nederl. Gasthuis foor Oglijders.

1881. **Collard.** De oogen der studenten van de Univ. te Utrecht.
      Proefschrift. Utrecht.

1886. **Davidson.** Brit. med. Journ. I, pag. 450.

Zu Abschnitt 8: Myopie der Schüler bei verschiedenen Nationen.

1874. **Gayat.** Notes sur l'hygiène oculaire dans les écoles et dans
      la ville de Lyon. Paris, Delahaye.

1875. **Pflüger.** Klin. Monatsbl. f. Augenhk., pag. 324.

1885. **Weiss.** Gr. A. XXXI, 3, pag. 239 und S. d. O., pag. 138.

1887. **Stilling.** Unters. üb. d. Entstehung d. Kurzsichtigkeit. Wiesbaden.

1888. **Stilling.** Schädelbau und Kurzsichtigkeit. Wiesbaden.

1888. **Cohn, H.** Einiges über Schulhygiene in Constantinopel. Z. f. S.,
      Nr. 1.

Zu Abschnitt 9: Die Schülermyopie keine gleichgiltige Krankheit.

1866. **Donders.** Anomalien der Refraction und Accommodation. Wien.

1881. **Donders.** 22. Jahresber. der Nederl. Gasthuis f. Oglijders. Utrecht.
      Auch in Nagel's Jahresber. f. 1881.

1881. **Gottstein** und **Kayser.** Ueber Gehörsverminderung bei Schlossern
      und Schmieden. Breslauer ärztl. Zeitschr. Nr. 14.

1883. **Tscherning.** Gr. A. XXIX, 1, pag. 201.

1883. **Becker, O.** Ber. der Ophthalm.-Versamml. in Heidelberg, pag. 77.

1884. **Hippel, v.** Rectoratsrede. Giessen.

1885. **Horner.** Ueber Brillen. 48. Neujahrsbl. zum Besten des Waisen-
      hauses in Zürich f. 1885.

1885. **Schmidt-Rimpler.** Gr. A. XXXI, 4, pag. 115.

1885. **Scherdin** in Axel Key's schulhygienischen Untersuchungen. Wien.

1886. **Schiess-Gemusaeus.** Allgemeine Schweizer Ztg.

1886. **Leininberg.** Dissertat. Würzburg (siehe oben).

1887. **Veszely.** Wiener med. Wochenschr., pag. 1119, 1150, 1173.

1887. **Nagel.** Referat über Stilling's Arbeit. N. J. 1887, pag. 469.

1887. **Hippel, v.** Ueber den Einfluss hygienischer Massregeln auf die Schulmyopie. Giessen.

1888. **Stilling.** Schädelbau und Kurzsichtigkeit. Wiesbaden.

1889. **Kirchner.** Zeitschr. f. Hygiene. Bd. VII.

1889. **Hippel, v.** Ueber den Einfluss hygienischer Massregeln auf die Schulmyopie. Giessen.

1890. **Schmidt-Rimpler.** Die Schulkurzsichtigkeit und ihre Bekämpfung. Leipzig.

1890. **Wingerath.** Kurzsichtigkeit und Schule. Berlin.

1890. **Seggel.** Gr. A. Bd. XXXVI. 2.

Zu Abschnitt 10: Ursachen der Myopie.

A—D. Ausser den schon citirten Werken:

1871. **Nagel.** N. J., pag. 414.

1874. **Hasner v. Artha.** Prag. Vierteljahrschr. Bd. I. 31. Jahrg., pag. 50.

1876. **Arlt, v.** Ueber die Ursachen und die Entstehung der Kurzsichtigkeit. Wien.

1879. **Javal.** L'hygiène de la vue dans les écoles rurales. Gaz. hebd., pag. 49 und 481.

1879. **Nagel.** N. J., pag. 400.

1880. **Emmert.** Auge und Schädel. Berlin.

1883. **Paulssen.** Entstehung u. Behandlung d. Kurzsichtigkeit. Berlin.

1885. **Förster.** A. f. A. Bd. XIV. pag. 300.

1885. **Weiss.** Tagebl. der Naturf.-Versamml. zu Strassburg. pag. 498.

1886. **Schneller.** Gr. A. Bd. XXXII. 3. pag. 245.

1887. **Nagel.** Bemerkungen zu Stilling's Arbeiten. N. J., pag. 469.

1887. **Pflüger.** Stilling's Untersuchungen über die Entstehung der Kurzsichtigkeit. kritisch beleuchtet. Z. f. S. Bd. I. pag. 135.

1887. **Straumann.** Ueber den ophthalm. Befund und die hereditären Verhältnisse bei der Myopie. Inaug.-Dissertat. Basel.

1889. **Cohn, H.** Die neuesten Forschungen über die Entstehung der Kurzsichtigkeit. Breslauer ärztl. Zeitschr. Nr. 10.

E. Die Rollmuskeltheorie.

1867. **Cohn, H.** Messungen der Prominenz der Augen mittelst eines neuen Instrumentes. Monatsbl. f. Augenhk. August. — Auch im Compte rendu des internat. Ophthalm.-Congresses zu Paris. 1867.

1885. **Cohn, H.** Die Augen der Uhrmacher. Jahresber. der schlesischen Gesellsch. Breslau. 28. Juni.

1886. **Cohn, H.** Die Augen der Uhrmacher. Tagebl. der Naturf-.Versamml. in Berlin. Nr. 9. 23. September.

1887. **Stilling.** Untersuchungen über d. Entstehung der Kurzsichtigkeit. Wiesbaden.

1888. **Stilling.** Kurzsichtigkeit und Schädelbau. Wiesbaden.

1888. **Stilling.** Verhandl. des internat. Ophthalm.-Congresses in Heidelberg, pag. 97. Wiesbaden.

1888. **Cohn, H.** Ebenda, pag. 101.

1888. **Schmidt-Rimpler.** Ebenda, pag. 100.

1888. **Weiss.** Ebenda, pag. 102.

1888. **Weiss.** Kl. M. September.

1888. **Schneller.** C. f. A., pag. 109.

1888. **Schneller.** Bericht des 7. internat. Ophthalm.-Congresses in Heidelberg, pag. 328.

1888. **Seggel.** A. f. A. XVIII, pag. 303.

1888. **Seggel.** München. med. Wochenschr., pag. 5 und 26.

1888. **Pflüger.** Z. f. S. I, pag. 135.

1888. **Bär, N. A.** Ueber das Verhalten des Orbital-Index bei den verschiedenen Refractionszuständen vom 10. bis 19. Lebensjahre. Inaug.-Dissertat. München.

1889. **Cohen, Otto.** Ueber die Gestalt der Orbita bei Kurzsichtigkeit. Arch. f. Augenhk. XIX. pag. 41.

1889. **Schmidt-Rimpler.** Sitzungsberichte der Gesellsch. zur Beförderung der gesammten Naturwissenschaften in Marburg. Nr. 1. — Ferner Gr. A. XXXV, 1, pag. 200. — Fortschr. der Med., pag. 573 und pag. 769. — Gr. A. Bd. XXXV, 4, pag. 249.

1889. **Catania, Romano.** Contributo anatomico allo studio della Miopia. Palermo.

1889. **Weiss, L.** Zur Anatomie der Orbita. S. d. O. Heidelberg.

1889. **Cohn, H.** Breslauer ärztl. Zeitschr. Nr. 10.

1889. **Haab.** Ueber die schulhygienischen Bestrebungen in Zürich mit besonderer Berücksichtigung der Augenuntersuchungen. Vortrag. Aus den Verhandlungen des internat. Congresses für Feriencolonien in Zürich. 1888, Hamburg u. Leipzig. Voss.

1889. **Pristley-Smith.** Brit. med. Journ. Nr. 1552.

1890. **Schmidt-Rimpler.** Fortschr. d. Med. Nr. 2.

1890. **Stilling.** Fortschr. d. Med., pag. 444. 647 und 861.

1890. **Weiss.** A. f. A. XXI. pag. 1.

1890. **Seggel.** Gr. A. XXXVI. 2.

1890. **Fizia.** Das österreichische Gesundheitswesen. Nr. 13. 16.

1891. **Krotoschin, A.** A. f. A. Bd. XXII. 4. pag. 393.

Zu Abschnitt 11: Verhütung der Myopie.

A. Subsellien.

1855. **Fink.** Polytechnisches Centralbl. Lief. 6.

1858. **Schreber.** Aerztliche Blicke in das Schulwesen. pag. 22. Leipzig.

1859. **Schraube.** Die sanit.-poliz. Beaufsichtigung der Schulen. Halle.

1863. **Passavant.** Ueber Schulunterricht vom ärztlichen Standpunkte. Frankfurt a. M.

1863. **Freygang.** Die Schule u. d. leibl. Wohl d. Schuljugend. Leipzig.

1863. **Fahrner.** Das Kind und der Schultisch. Zürich.

1864. **Zwez.** Das Schulhaus und seine innere Einrichtung. Weimar.

1865. **Guillaume.** Gesundheitspflege in den Schulen. Aarau.

1866. **Parow.** Berlin. Schulztg. Nr. 6. Vortrag.

1866. **Keicher.** Quartalschrift für Erziehung und Unterricht. 3. Heft. pag. 208. Biberach.

1866. **Cohn, H.** Deutsche Klinik. Nr. 7.

1866. **Cohn, H.** Unters. d. Augen v. 10.060 Schulkindern. Leipzig.

1867. **Meyer, Hermann.** Die Mechanik des Sitzens mit Rücksicht auf die Schulbankfrage. Virchow's Arch. XXXVIII. 1.

1867. **Cohn, H.** Die Schulhäuser auf der Pariser Weltausstellung. Vom hygienischen Standpunkte beurtheilt. Berlin. klin. Wochenschr. Nr. 41.

1868. **Hermann.** Ueber die Einrichtung zweckmässiger Schultische. Braunschweig.

1868. **Bock.** Volksschulfreund. Nr. 13 und Stiehl's Centralbl. für die gesammte preussische Unterrichts-Verwaltung. pag. 486.

1869. **Schildbach.** Die Schulbankfrage und die Kunze'sche Schulbank.

1870. **Meyer, Hermann.** Briefliche Mittheilungen an den Verfasser mit Zeichnungen.

1870. **Ellinger.** Ueber den Zusammenhang der Augenmuskelthätigkeit mit Scoliose. Wien. med. Wochenschr.

1872. **Schildbach.** Die Scoliose. Leipzig.

1873. **Buchner.** Zur Schulgesundheitspflege. Niederrhein. Corresp.-Bl.

1873. **Meyer, Hermann.** Die Statik und Mechanik des menschlichen Knochengerüstes. Leipzig.

1873. **Cohn, H.** Die Schulhäuser und Schultische auf der Wiener Welt-ausstellung. Breslau. Eine augenärztl. Kritik. Mit 33 Abbild. Morgenstern.

1873. **Cohn, H.** Die neuen Subsellien im Breslauer Johannes-Gymnasium. Verhandl. der schlesischen Gesellsch. 31. Januar.

1874. **Reuss, v.** Wien. med. Presse.

1875. **Löffel.** Volksschulbank. Autographirt in Colmar.

1876. **Linsmayer.** Die Münchener Schulbank. München.

1876. **Kayser.** Privilegirtes Subsellien-System. München.

1877. **Hippauf.** Centralbl. für die gesammte Unterrichts-Verwaltung in Preussen. Mai.

1877. **Baginsky.** Handb. der Schulhygiene. Berlin.

1878. **Koller.** Die Schulbankfrage in Zürich. Zürich.

1878. **Cohn, H.** Die Schulhygiene auf der Pariser Ausstellung. Mit 2 Tafeln. Breslau. Morgenstern.

1879. **Paul.** Wiener Schuleinrichtungen. Wien.

1881. **Weber, A.** Gutachten (s. oben). Darmstadt. März.

1881. **Gross.** Die rechtsschiefe Schrift als Hauptursache der Scoliose und Myopie. Stuttgart.

1881. **Cardot.** Traité de mobilier scolaire. Paris.

1881. Erlass der Breslauer Reg. vom 27. December über Schultische.

1882. Aerztliches Gutachten über das höhere Schulwesen Elsass-Lothringens. Im Auftrage des kaiserl. Statthalters erstattet von einer med. Sachverständigen-Commission. Strassburg.

1882. **Meier, E.** Lehrplan für den Unterricht im Schönschreiben. Frankenberg i. S.

1884. **Siegert.** Die Förderung der Gesundheitspflege durch Lehrer und Lehrervereine. Berlin.

1884. Schulbau-Instruction der Breslauer Regierung vom 23. März.

1884. **Snellen, E. C.** A system of school-seats. Brit. med. Journ. I, pag. 316.

1884. **Armaignac, H.** Revue clinique d'ocul., pag. 177.

1885. **Schenk.** Zur Aetiologie der Scoliose. Berlin.

1885. **Dollmayr.** Das Schreibsitzen und die Schulbank. In „Die Volksschule". Nr. 20. Wien.

1886. **Atzert.** Universal-Schreib-Lesepult. Cassel.

1886. **Pristley-Smith.** Ophthalm. Review, pag. 153.

1887. **Coni, Emile R.** Progrès de l'hygiène dans la république Argentine. Paris.

1887. **Pins, C.** Wien. med. Presse. Nr. 41.

1887. **Kocher.** Correspondenzbl. f. Schweiz. Aerzte. Nr. 11.

1887. **Burgerstein, L.** Die Gesundheitspflege in der Mittelschule. Wien.

1887. **Rosenthal, J.** Vorlesungen über öffentl. und priv. Gesundheitspflege. Erlangen.

1888. **Lorenz.** Die heutige Schulbankfrage. Wien.

1888. **Siegert, W.** Der VII. deutsche Lehrertag und die ärztliche Beaufsichtigung der Schulen. Vortrag. Frankfurt a. M.

1888. **Erismann.** Die Schulhygiene auf der Jubiläums-Ausstellung der Gesellsch. f. Beförderung der Arbeitsamkeit in Moskau. Z. f. S., pag. 347.

1888. **Hinträger, C.** Das deutsche Schulhaus vor 25 Jahren. Ebenda, pag. 142.

1888. Circular-Erlass des preuss. Unterrichts-Ministeriums, die Construction der Schulbänke betreffend, vom 11. April. Ebenda, pag. 330.

1889. **Deuber.** Die Schrift- und Körperhaltungsfrage. Stuttgart.

1889. **Baron, L.** Kath. Schulztg. f. Norddeutschland. Vorschläge z. Verbesserung einiger unzweckmässiger Einrichtungen in Schulen.

1889. **Baron, L.** Sitzerhöhungen für verwachsene und im Wachsthum zurückgebliebene Schulkinder. Breslau, Görlich.

1889. **Wackenroder** in v. Reuss' Artikel „Schultische" in E. R.-E. II. Aufl. Bd. XVII.

1889. **Altschul.** Die Ausstellung von Schulbänken in Prag. Z. f. S., pag. 591.

1889. **Schulthess.** Bestuhlung eines Arbeitschulraumes der Züricher Mädchen-Secundärschule. IV. Winter-Sitzung der Gesellsch. der Aerzte in Zürich.

1889. **Wyss.** Ebenda.

1890. **Pries.** Billige Veränderungen an Subsellien. Z. f. S., pag. 548.

1890. **Féret. A.** Als Pult verstellbarer hygienischer Schultisch. Ebenda.
       pag. 649.

B. Geradhalter.

1840. **Berthold.** Myopodiorthotikon. Cf. Donder's Anomalien der Refrac-
       tion und Accommodation, pag. 351.

1858. **Schreber.** Aerztlicher Blick in das Schulwesen. Leipzig.

1878. **Cohn, H.** Schulhygiene auf der Pariser Ausstellung. Breslau.

1881. **Sönnecken.** Kinnstütze. Vgl. Gutachten des Med.-Collegiums zu
       Breslau vom 10. October 1882.

1888. **Staffel, Fr.** Jahrb. f. Kinderhk. Bd. XXVII, Heft 1.

1889. **Dürr.** Die horizontale Lesestütze. Z. f. S., pag. 267.

1889. **Kuhn.** Universal-Geradhalter. Cf. v. Reuss' Artikel „Schultische"
       in E. R.-E. Bd. XVII.

C. Tagesbeleuchtung.

1754. **Mayer, Tobias.** Experimenta circa visus aciem. Comm. soc.
       reg. IV. pars phys., pag. 97.

1859. **Pappenheim.** Handb. der Sanitätspolizei. Berlin.

1862. **Lange.** Erfordern. eines zweckm. Schulgebäudes. Braunschweig.

1864. **Zwez.** Das Schulhaus und seine innere Einrichtung. Weimar.

1865. **Aubert.** Physiologie der Netzhaut. Breslau.

1865. **Guillaume.** Gesundheitspflege in den Schulen. Aarau.

1866. **Schlesische Gesellschaft** für vaterländische Cultur. Promemoria
       der pädagog. Section. Jahresber. der Gesellschaft.

1867. **Cohn, H.** Berlin. klin. Wochenschr. Nr. 41.

1867. **Kleiber.** Programm der Doroth.-Schule. Berlin.

1868. **Falk.** Die sanitätspoliz. Ueberwachung der Schulen. Leipzig.

1869. **Varrentrapp.** D. V. f. ö. G.

1870. **Reclam.** D. V. f. ö. G.

1870. **Thomé.** Correspondenzbl. des niederrheinischen Vereines. I.
       pag. 112. Köln.

1873. **Hoffmann, H. v.** Kl. M., pag. 269.

1873. **Cohn, H.** Schulhäuser auf der Wiener Welt-Ausstellung. Breslau.

1873. **Schwabe, Erasmus.** Die österreichische Musterschule für Land-
       gemeinden. Wien.

1876. **Posch.** Arch. für Augen- und Ohrenhk. Bd. V, Abtheil. 1, pag. 14.

1876. **Carp.** Abnahme der Sehschärfe bei abnehmender Beleuchtung.
       Dissertat. Marburg.

1876. **Dörinkel.** Derselbe Titel. Dissertat. Marburg.

1877. **Baginsky.** Handb. der Schulhygiene. Berlin.

1878. **Javal.** Annal. d'ocul.

1878. **Cohn, H.** Schulhygiene auf der Pariser Ausstellung. Breslau.

1878. **Albertotti.** Nagel's Jahresber., pag. 167.

1878. **Sous.** Ebenda, pag. 168.

1878. **Galezowsky.** Siehe in **Cohn**, Schulhyg. auf d. Pariser Ausstellung.

1878. **Gross.** Grundzüge der Schulgesundheitspflege. Nördlingen.

1878. **Vogel.** Bayrisches Intelligenzbl., pag. 33.

1879. **Ellinger.** Der ärztliche Landesschulinspector. Stuttgart.

1879. **Just.** Arch. für Augenhk., pag. 191.

1879. **Knauff.** Ueber d. neue akad. Krankenhaus in Heidelberg. München.

1880. **Florschütz.** Kurzsichtigkeit in den Coburger Schulen. Coburg.

1881. **Weber, A.** Referat. Darmstadt.

1882. Ministère de l'instruction publique. Paris. Commissionsbericht.

1883. **Simonoff, L.** Photomètre optique. Paris. Molteri.

1883. **Weber, Leonhard.** Ein neues Photometer. Centralztg. für Optik
    und Mechanik. Nr. 16 und 17; ferner Wiedemann's Annal.
    der Physik. Bd. XX, pag. 326.

1883. **Maiweg.** Bericht der Ophthalm.-Versamml. in Heidelberg.

1884. **Cohn, H.** Tageslicht-Messungen in Schulen. Deutsche med.
    Wochenschr. Nr. 38; ferner Compte rendu des internat.
    hygien. Congresses zu Haag.

1884. **Förster.** Einige Grundbedingungen für gute Tagesbeleuchtung
    in den Schulen. D. V. f. ö. G.

1884. **Hippel, v.** Rectoratsrede. Giessen.

1884. **Weber, L.** Raumwinkelmesser. Zeitschr. für Instr. October-Heft.

1884. **Cohn, H.** Untersuchungen über die Sehschärfe bei abnehmender
    Beleuchtung. A. f. A. Bd. XIII. Januar-Heft.

1885. **Weber, L.** Meteorologische Zeitschr. Juni.

1885. **Cohn, H.** Unters. der Tages- und Gasbeleuchtung in den Audi-
    torien der Breslauer Univers. Berlin. klin. Woch. Nr. 51.

1886. **Cohn, H.** Ueber Sehschärfe bei photometrirtem Tageslicht und
    über den Polarisations-Episcotister. Tagebl. der 59. Natur-
    forscher-Versammlung. Berlin. pag. 222. — Ferner Ber. der
    18. Ophthalm.-Versammlung Heidelberg. pag. 2.

1887. **Bürgerstein.** Die Gesundheitspflege in der Mittelschule. Z. f. S.
    Bd. I. pag. 53.

1887. **Clément, L.** Bericht des hygienischen Congresses in Wien, citirt in Gruber's Vortrag. (Siehe unten.)

1888. **Erismann.** Die Schulhygiene auf der Ausstellung in Moskau. Z. f. S., pag. 347.

1888. **Mets, de.** Annal. et bull. de la société de méd. d'Anvers. September.

1888. **Gruber, F. v.** Versorgung der Gebäude mit Sonnenwärme und Sonnenlicht. Wochenschr. des österr. Igenieur- und Architekten-Vereines.

1888. **Hertel, Axel.** Schulhygienisches von der nordischen Ausstellung in Kopenhagen. Z. f. S., pag. 468.

1888. **Huth.** Tageslicht-Messungen in Berliner Schulen. Z. f. S. Nr. 12.

1889. **Förster.** Prismatische Fenster in der Augenklinik zu Breslau. Klin. Jahrb., pag. 504.

1889. **Wachs, O.** Messungen der Tageshelle in Schulen. Z. f. S., pag. 571.

1889. **Burgerstein.** Zur künstlichen Beleuchtung der Schulzimmer. Ebenda, pag. 17.

1889. **Baron.** Vorschläge zur Verbesserung einiger unzweckmässiger Einrichtungen in den Schulen. Breslau.

1889. **Herzberg.** Gesundheits-Ingenieur. Nr. 3.

1889. **Lummer** und **Brodhun.** Ersatz des Photometer-Fettfleckes durch eine rein optische Vorrichtung. Zeitschr. f. Instr. Januar.

1890. Ausschreiben des herzogl. Sachs.-Meiningschen Staatsministers, betreffend die Anlage von Volksschulen auf dem Lande. Z. f. S., pag. 175.

1890. **Studtmann.** Unters. über die natürliche Beleuchtung in den städtischen Schulen Göttingens. Arch. f. Hygiene.

D. Künstliche Beleuchtung.

1867. **Cohn, H.** Augen von 10.060 Schulkindern, pag. 119 ff. Leipzig.

1867. **Cohn, H.** Augen der Breslauer Studenten. Berl. klin. Wochenschr. Nr. 50.

1871. **Erismann.** Gr. A. Bd. XVII, 2.

1877. **Emmert.** Functionelle Störungen des Auges. Bern.

1879. **Javal.** Revue d'hygiène.

1879. **Cohn, H.** A. f. A., pag. 408.

1880. **Poncet de Cluny.** Progrès méd., pag. 627.

1881. **Hartley.** Journ. of Gas-Lighting. Januar.

1881. **Trélat.** Revue d'hygiène, pag. 951.

1883. **Cohn, H.** Ueber künstliche Beleuchtung. Braunschweig. Vieweg; auch als Referat für den hygienischen Congress zu Berlin vom 18. Mai in den Verhandlungen des Congresses.

1885. **Cohn, H.** Ueber den Beleuchtungswerth der Lampenglocken. Mit 1 Curventafel und 3 Holzschnitten. Wiesbaden. Bergmann.

1885. **Cohn, H.** Unters. über Tages- und Gasbeleuchtung in den Auditorien der Bresl. Univers. Berlin. klin. Wochenschr. Nr. 51.

1886. **Cohn, H.** Elektrisches Licht und Auge. Ebenda. Nr. 21.

1886. **Cohn, H.** Wenham-Lampe und Auer'sches Glühlicht. Bresl. Gewerbebl. Nr. 22.

1888. **Erismann.** Z. f. S. Nr. 10.

1888. **Pflüger.** Kurzsichtigkeit und Erziehung. Festrede. Wiesbaden.

1888. **Möllwald.** Jahresber. des Theresianischen Gymnasiums in Wien. Z. f. S. 1889, pag. 311.

1890. **Jenke.** Ebenda, pag. 460.

E. Handschrift.

1865. **Fahrner.** Kind und Schultisch. Zürich.

1867. **Meyer, Hermann.** Virchow's Arch. XXXVIII, Heft 1.

1875. **Wattenbach, W.** Das Schriftwesen im Mittelalter. Leipzig, pag. 240.

1877. **Ellinger.** Aerztlicher Landesschul-Inspector. Stuttgart.

1879. **Erlenmeyer.** Die Schrift. Grundzüge ihrer Physiologie und Pathologie. Stuttgart.

1880. **Protokoll** der mittelfränkischen Aerztekammer.

1880. **Cohn, H.** Ueber Schrift. Druck und überhandnehmende Kurzsichtigkeit. Rede auf d. Naturf.-Vers. zu Danzig. Tagebl. Nr. 3.

1881. **Daiber.** Körperhaltung und Schule. Stuttgart.

1881. **Sönnecken.** Das deutsche Schriftwesen und die Nothwendigkeit seiner Reform. Bonn.

1881. **Gross.** Die rechtsschiefe Schreibweise als Hauptursache der Scoliose und Myopie. Stuttgart.

1881. **Schubert.** Ueber den Einfluss der rechtsschiefen Schrift auf das Auge des Schulkindes. Bayer. ärztl. Intelligenzbl. Nr. 6.

1881. **Weber, A.** Referat. Darmstadt.

1882. **Hermann.** Die rechtsschiefe Currentschrift. Monatsbl. f. öffentl. Gesundheitspflege. Heft 8.

1882. **Mayer, Wilh.** Bayer. ärztl. Intelligenzbl.

1883. **Berlin** und **Rembold.** Untersuchungen über den Einfluss des Schreibens auf das Auge und die Haltung des Kindes. Stuttgart.

1884. **Schneller.** Lesen und Schreiben. Danzig.

1884. **Kohl, Ferd.** Vorschläge zur Reform des Schreibunterrichtes in höheren Lehranstalten. Osterprogramm des Realgymnasiums zu Osterode in Ostpreussen.

1885. Die Fielitz'sche Lesemaschine. Monatsbl. f. Augenhk., pag. 254.

1885. **Schenk.** Zur Aetiologie d. Scoliose. Berlin.

1885. **Ellinger.** Die optischen Gesetze für Schrift und Schreiben. Berlin. klin. Wochenschr. Nr. 37.

1886. **Schubert.** Ueber d. Haltung d. Kopfes beim Schreiben. Gr. A. Heft 1. — Polemik mit Berlin. Berl. klin. Woch. 1885. Nr. 21 u. 26.

1887. **Cohn, H.** Auge und Handschrift. Vom Fels zum Meer. Novemb.

1887. **Rasmussen, Ph.** Currentrundschrift. Eine Reform d. Rundschrift für Schule und Correspondenz. Bremen.

1887. Ueber d. Schenk'sche Schulbank. Corr. f. Schweiz. Aerzte. Nr. 11.

1888. **Ohmstede, Aug.** Deutsche Cursivschrift. Oldenburg.

1888. **Mayer, Wilhelm.** Die Lage des Heftes beim Schreiben. Friedr. Bl. f. gerichtl. Med. Heft 2.

1889. **Schmarje.** Steilschrift und Schiefschrift. Z. f. S. II, Nr. 8.

1889. **Schubert.** Heftlage u. Schriftrichtung. Z. f. S. Nr. 2.

1889. **Kotelmann.** Wie schrieb man im Mittelalter? Z. f. S. pag. 214.

1889. **Burgerstein.** Die Weltletter. Vortrag. Wien, Verlag von Konegen.

1890. Schlesw.-Holstein'sche Schulzeitung. Nr. 37, 40, 43. Aufsätze über Scharff's Schreibschule.

1890. **Kauff.** Die gerade Schrift bei gerader Körperhaltung. Zwei Theile. Malmedy in Rheinpreussen.

1890. **Fuchs.** Neue Freie Presse vom 20. Mai. Wien.

1890. **Rembold.** Schulgesundheitspflege. Tübingen.

1890. **Hollerung.** Die Medianschrift. Wien.

1891. **Zisché.** Heftlage und Schriftrichtung. Kathol. Schulzeitung für Norddeutschland. Nr. 3.

1891. **Scharff's** Schreibschule. Deutsch 6 Hefte, lateinisch zunächst 2 Hefte. Flensburg.

1891. **Schubert.** Ueber Steilschriftversuche in Schulen. Z. f. S.

1891. **Bayr, Eman.** Steile Lateinschrift. Zweite, vermehrte Ausgabe mit vielen Photographieen. (Erste Ausgabe 1890.) Wien.

1891. Vorlagen und Regeln für Steilschrift. Entw. von der Steilschrift-commission des Ver. f. öffentl. Gesundheitspflege in Nürnberg.

1891. **Heinrich, Josef.** Schreiblesefibel für die österr. Volksschulen. Ausgabe mit Steilschrift. Verlag von Tempsky.

F. Schiefertafel und Wandtafel.

1873. **Cohn, H.** Wien. med. Wochenschr.. pag. 959. Erfahrungen über die Wirkung des Strychnins auf gesunde und amblyopische Augen. (Ueber das Sehen weisser Punkte auf schwarzer Grundlage.)

1878. **Horner.** D. V. f. ö. G. X, Heft 4.

1882. **Cohn, H.** Ueber weisse Kunststeintafeln zur Verhütung der Myopie. C. f. A. November.

1882. **Schmid** in Sachsenhausen. D. V. f. ö. G. XIV.

1886. **Steffan.** Monatsbl. f. Augenhk., pag. 150.

1890. **Albini.** Hygiene d. Auges in d. Schulen. Z. f. S., pag. 524.

1890. **Schmidt.** Wandtafel. Ebenda, pag. 222.

1891. Erlass der Breslauer Regierung. Ebenda. Nr. 3.

G. Zeichnen und Handarbeiten.

1813. **Beer, G. J.** Das Auge. Wien.

1879. **Cohn, H.** Die Augen der Frauen. Vortrag. Breslau. Morgenstern.

1880. Urtheile von Augenärzten über das Liniennetz-, Punktnetz- und Stickmusterzeichnen nach Dr. Stuhlmann's Methode. Zeitschr. d. Ver. deutsch. Zeichenlehrer. Heft 15. Aug. Herausg. von Gräber.

1881. **Weber, A.** Referat. Darmstadt.

1889. **Schulthess.** Tisch zu Handarbeiten. Zürich. Z. f. S., pag. 229.

1889. **Dicksen.** Zeichenbrett. Privat-Mittheil.

1890. **Kohl.** Zeichentisch. Privat-Mittheil.

1891. **Gayen Jan Tecker** in Altona. Z. f. S. Nr. 2.

H. Bücherdruck und Papier.

1865. **Arlt.** Pflege der Augen. Prag.

1878. **Javal.** An. d'oc. Essay sur la physiologie de la lecture.

1880. **Cohn, H.** Ueber Schrift, Druck und Kurzsichtigkeit. Rede auf der Naturf.-Versamml. zu Danzig. Tagebl. d. Versamml. Nr. 3.

1881. **Blasius.** D. V. f. ö. G. Bd. XIII.

1881. **Lüdicke**, citirt im vorigen Aufsatz.

1885. **Fuchs**. Verhütung der Blindheit. Wiesbaden.

1885. Fielitz'sche Lesemaschine. Kl. M., pag. 254.

1886. **Schneller**. Tagebl. d. Naturf.-Versamml. in Berlin. Nr. 9.

1887. **Stilling**. Unters. üb. d. Entstehung d. Kurzsichtigkeit. Wiesbaden.

1888. **Pflüger**. Besprechung des Stilling'schen Buches. Z. f. S. Nr. 5.

1891. Papierzeitung, pag. 358 u. 440.

I. Ueberanstrengung der Augen.

1813. **Beer, J. G.** Das Auge. Wien.

1877. Bericht d. Versamml. d. d. V. f. ö. G. zu Nürnberg. Ueber Ueberbürdung der Schulkinder.

1878. **Alexi.** Bericht d. 6. Versamml. d. d. V. f. ö. G. in Dresden, pag. 59.

1880. **Zehender.** Einfluss des Schulunterrichtes auf die Entstehung der
Kurzsichtigkeit. Stuttgart.

1880. Erklärung der Rostocker Lehrer. Rostocker Ztg. 2.—5. März.

1882. Aerztl. Gutachten der Commission in Strassburg.

1883. **Roth.** Internat. hygienischer Congress in Genf. II, pag. 402.

1883. **Dürr.** Gr. A. XXIX, 1, pag. 143.

1885. **Förster.** A. f. A., pag. 295.

1885. **Fuchs.** Verhütung der Blindheit.

1887. **Heuse.** Centralbl. für allgemeine Gesundheitspflege, pag. 285.

1887. **Preyer.** Naturforschung und Schule. Vortrag auf der Naturf.-
Versamml. in Wiesbaden.

1888. **Laqueur.** Deutsche Revue. Mai-Heft.

1890. **Cohn, H.** Die Schule d. Zukunft. Vortr. Hamburg, Verlagsanst.

1890. **Stadler.** Ueberbürdung in den Schweizer Seminarien. Kathol.
Schulztg. — Auch Z. f. S., pag. 550.

1890. **Key, Axel.** Die Pubertäts-Entwicklung und das Verhältniss
derselben zu den Krankheitserscheinungen der Schuljugend.
Vortrag auf dem internat. Aerzte-Congress in Berlin.

1890. **Schmidt-Rimpler.** Die Schulkurzsichtigkeit und ihre Bekämpfung.
Leipzig.

1890. **Brouardel.** Progrès méd. Bericht der med. Akademie zu Paris
vom 31. December 1889. — Auch Z. f. S., pag. 161.

1891. **Burgerstein.** Die Arbeitscurve einer Schulstunde. Z. f. S.

1891. **Kaiser Wilhelm II.** Rede zur Eröffnung der Schulconferenz in
Berlin. Z. f. S. Nr. 1.

K. Schulärztliche Aufsieht.

1789. **Frank, Joh., Peter.** System einer vollständigen med. Polizey. Bd. II, pag. 460. 3 Capitel: „Von zu früher Anspannung der Jugend“, ferner „Von gesunder Bestellung des Schulwesens“ und „Von der Wiederherstellung der Gymnastik und deren Vortheilen bei der öffentlichen Erziehung“.

1836. **Lorinser, C. J.** Reg.- u. Med.-Rath in Oppeln. Zum Schutze der Gesundheit in Schulen. Berlin. Enslin. (Vorher in d. med. Ztg. des Vereines f. Heilkunde in Preussen. 1836. Nr. 1.)

1866. Promemoria d. pädagog. Sect. Verhandl. d. schles. Gesellsch.

1869. **Virchow.** Ueber gewisse, die Gesundheit benachtheiligende Einflüsse der Schulen, pag. 6. Berlin, Reimer.

1867. **Behrend.** Journ. f. Kinderkrankh., pag. 247.

1871. **Ellinger.** Der ärztl. Land-Schul-Inspector. Stuttgart.

1877. **Baginsky.** Handb. der Schulhygiene. Berlin.

1877. **Cohn, H.** Die Verwechslung von Sehsehwäche und Kurzsichtigkeit im preuss. Abgeordnetenhause. Deutsche med. Wochenschr. Nr. 4.

1880. **Winter.** Tagebl. der Naturf.-Versamml. in Danzig. Nr. 4, pag. 69.

1880. **Virchow.** Rede im preuss. Abgeordnetenhause am 13. December. Sitzungsbericht, pag. 689.

1881. **Weber, A.** Referat. Darmstadt.

1882. Aerztl. Gutachten der Commission in Strassburg.

1882. **Cohn H.** Thesen für den Genfer Congress. Compte rendu des Congresses.

1886. **Cohn, H.** Ueber die Nothwendigkeit der Einführung von Schulärzten. Leipzig, Veit.

1887. **Preyer.** Naturforschung und Schule. Wiesbaden.

1887. **Wasserfuhr.** Referat für den Wiener hygien. Congress. Wien.

1887. **Napias.** Ebenda.

1887. **Cohn, H.** Die ärztliche Ueberwachung der Schulen zur Verhütung der Verbreitung der ansteckenden Krankheiten und der Kurzsichtigkeit. Ref. für den Wiener internat. hyg. Congress. Wien. Verlag des Organis.-Comités. (Daselbst finden sich auch die Actenstücke über die „Freiwilligen Schulärzte in Breslau“ und über ihre Abweisung durch die städt. Schuldeputation abgedruckt.)

1887. **Burgerstein.** Gesundheitspflege in den Mittelschulen. Wien.

1888. **Cohn, H.** Die Schularztdebatte auf dem Wiener hyg. Congresse. Hamburg, Voss. — Auch in Z. f. S. 1888. Beiheft.

1888. Die zweite Stadt in Deutschland mit Schularzt: Breslau. Z. f. S., pag. 125. — Auch in Altschul, „Zur Schularztfrage" abgedruckt.

1889. **Hippel, v.** Ueber den Einfluss hygienischer Massregeln auf die Schulmyopie. Giessen.

1890. **Cohn, H.** Ueber den Einfluss hygienischer Maassregeln auf die Schulmyopie. Hamburg, Voss. — Auch in Z. f. S. Nr. 1 u. 2.

1890. **Altschul.** Zur Schularztfrage. Prag.

1890. **Schuschny.** Schulhygienische Bestrebungen in Ungarn. Wien. med. Wochenschr. Nr. 40—42.

1890. **Schmidt-Rimpler.** Die Schulkurzsichtigkeit. Leipzig.

1891. **Zimmermann.** Vorschläge zu einer natur- und zeitgemässen Reform unserer städt. Volks- u. Mittelschulen. Frankfurt a. M.

1891. **Cohn, H.** Geschichte und Kritik der Breslauer Schulhygiene. Sitzung der schles. Gesellsch. am 13. Nov. — Wird im Jahresbericht der schles. Gesellschaft 1892 und in Z. f. S. 1892, Heft 2 und 3, erscheinen.

Zu Abschnitt 12. Behandlung. Brillen.

1866. **Donders.** Anomalien der Refraction und Accommodation. Wien.

1868. **Dobrowolsky.** Kl. M. Beiheft.

1871. **Erismann.** Gr. A. XVII, 1.

1871. **Cohn, H.** Gr. A. XVII, 2, pag. 292.

1874. **Conrad, M.** Die Refraction von 3036 Schulkindern. Inaug.-Dissertat. Königsberg.

1885. **Förster.** A. f. A., pag. 295.

1885. **Horner.** Ueber Brillen. Zürich. Neujahrsbl. für das Waisenhaus.

1886. **Cohn, H.** Ueber die Nothwendigkeit der Einführung von Schulärzten. pag. 32.

1887. **Stilling.** Untersuchungen über die Entstehung der Kurzsichtigkeit. Wiesbaden.

1889. **Hippel, v.** Ueber den Einfluss hygienischer Massregeln auf die Schulmyopie. Giessen.

1891. **Reuss, v.** Vgl. **Bayr,** Steile Lateinschrift. Wien.

1891. **Pristley-Smith.** Centralbl. f. Therapie. Heft 1, pag. 37 und Brit. med. Journ. Nr. 1552.

Cap. XII. Augenleiden bei Onanisten.

1861. **Griesinger.** Pathologie und Therapie der psychischen Krankheiten, pag. 178.

1867. **Graefe, v.** Berlin. klin. Wochenschr., pag. 320.

1868. **Benedikt.** Elektrotherapie. Wien, pag. 449.

1876. **Michel.** Gr. u. S. Bd. IV, pag. 443.

1876. **Berger, O.** Arch. f. Psychiatrie. Bd. VI, pag. 217.

1876. **Erb.** Krankheiten des Rückenmarkes. Ziemssen's Handb. Bd. XII, 2, pag. 147.

1876. **Leiden.** Ebenda.

1877. **Förster.** Gr. u. S. Bd. VII, pag. 97 u. 228.

1877. **Jolly.** Ziemssen's Handb. Bd. XII, 2, pag. 618.

1877. **Nothnagel.** Ebenda. Bd. XII, 2, pag. 206.

1878. **Eulenburg.** Lehrb. der Nervenkh. Berlin. Bd. II, pag. 459.

1879. **Berger, Oscar.** Zur Aetiologie der Tabes. Bresl. ärztl. Zeitschrift. Nr. 8.

1880. **Berger, O.** Artikel „Beschäftigungsneurose". E. R.-E. I. Aufl., Bd. II, pag. 151 und Bd. IV, pag. 712.

1881. **Mooren.** A. f. A. Bd. X, Ergänzungsheft, pag. 549.

1882. **Cohn, H.** Augenkrankheiten bei Masturbanten. A. f. A. Bd. XI.

1888. **Fürbringer.** Artikel „Onanie" in E. R.-E. II. Aufl. Bd. XIV, pag. 593.

Cap. XIII. Syphilitische Augenleiden.

1832. **Mackenzie.** Praktische Abhandlung über die Krankheiten des Auges. Weimar, pag. 147.

1847. **Desmarres.** Traité des mal. des yeux. Paris, pag. 156.

1850. **Ricord.** An. d'oc. Bd. XXIV, pag. 233.

1858. **Stellwag v. Carion.** Die Ophthalmologie vom naturwissenschaftlichen Standpunkte. Erlangen. II, 2, pag. 954.

1858. **Hutchinson.** Ophthalm. Hosp. Rep. Nr. 5, pag. 229.

1863. **Vose Solomon.** Brit. med. Journ., pag. 263.

1866. **Hirschler.** Wien. med. Wochenschr. Nr. 72—74.

1866. **Graefe, v.** Centrale recidivirende Retinitis. Gr. A. XII, 2.

1867. **Wecker, v.** Traité pratique et théorique des malad. des yeux. Paris, pag. 177 und 623.

1869. **Förster.** Leptothrixfäden im Thränencanal. Gr. A. Bd. XV.

1870. **Estlander.** Gummöse Geschwulst in der Conjunctiva. Kl. M., pag. 259.

1870. **Coccius** und **Wilhelmi.** Die Heilanstalt für arme Augenkranke zu Leipzig, pag. 128—132.

1870. **Fetzer.** Beitr. zur Lehre von der Chorioiditis disseminata. Dissertat. Tübingen.

1871. **Davidson.** De la surdité dans des rapports avec la kératite panniforme et les dents incisives coniques. An. d'oc. Bd. LXV, pag. 125.

1871. **Schmidt-Rimpler.** Kl. M., pag. 94.

1871. **Mauthner.** Die syphilitischen Erkrankungen des Auges. Zeissl's Lehrb. der Syph., pag. 261.

1871. **Manz.** N. J., pag. 221.

1871. **Köbner, H.** Die Uebertragung der Syphilis durch die Vaccination. Arch. f. Dermat. und Syph. Heft 2.

1872. **Schmid, Hermann.** Berlin. klin. Wochenschr. Nr. 23.

1872. **Galezowski.** Journ. d'ophthalm. Mai.

1873. **Horner** in der Dissertation von Jakowlewa. Ueber Keratitis diffusa. Zürich.

1873. **Sturgis.** Amer. Journ. of the med. sciences. Januar.

1873. **Mayer, Lothar.** Eulenberg's Vierteljahrschr.

1873. **Taylor.** New York med. Journ. December.

1874. **Förster.** Chorioiditis syphilitica. Gr. A. XX, 1, pag. 33.

1876. **Savy.** Contrib. à l'étude des éruptions de la conjonctive. Thèse. Paris.

1876. **Hock.** Die syphilitischen Augenkrankheiten. Wiener Klinik. II. Jahrg. Heft 3 und 4.

1876. **Dietlen.** Casuistische Beiträge zur Syphilidologie des Auges. Dissertat. Rostock.

1876. **Pflüger.** Kl. M., pag. 160.

1876. **Michel** in Gr. u. S. Bd. IV, pag. 417.

1877. **Förster.** Gr. u. S. Lehrbuch. Bd. VII, pag. 185.

1877. **Zeissl.** Die syphilitischen Erkrankungen der Augenlider. Allg. Wien. med. Ztg. Nr. 34 bis 37.

1878. **Lubinsky.** Kl. M. April.

1878. **Thiry.** Virchow-Hirsch' Jahresber. Bd. II, pag. 535.

1878. **Bull, Ch. S.** New York Med. Journ. März.

1879. **Hamande.** N. J., pag. 367.

1879. **Falcki.** Ebenda.

1879. **Hamande.** Arch. méd. belge. Bd. XV.

1879. **Boucheron.** L'union méd. Nr. 6.

1879. **Bull.** Amer. Journ. of med. sciences. October.

1879. **Hulst.** Annal. de dermatol., pag. 34.

1880. **Delapersonne.** Arch. d'ophthalm. Bd. I, pag. 499.

1880. **Szokalsky.** C. f. A., pag. 380.

1880. **Schubert.** Ueber syph. Augenerkrankungen. Nach Beobachtungen
aus H. Cohn's Augenklinik. (Enthält auch die Literatur.) Berlin.

1881. **Guinaud.** De la syphilis des verriers. Paris.

1881. **Richon.** Gazette des hôpitaux.

1881. **Moty.** Ebenda, pag. 128.

1881. **Drewes.** Ein Beitrag zur Statistik und Diagnostik der syphilit.
Augenkrankheiten. Aus der Klinik von Baumeister. Berlin.

1881. **Widder.** Gr. A. XXVII, 2, pag. 108.

1882. **Snell.** Med. Tim., pag. 764.

1882. **Streatfield.** Brit. med. Journ. September.

1882. **Wiethe.** Allg. Wien. med. Ztg. Nr. 23.

1882. **Hausmann.** Die Bindehautaffect. der Neugeborenen. Stuttgart.

1882. **Fieuzal.** Congrès internat. d'hygiène. Genève. I, pag. 225.

1883. **Connor.** Annal. de dermatol., pag. 361.

1883. **Mittasch.** Die syphilitischen Erkrankungen der Augenlider.
Dissertat. Würzburg.

1883. **Denti.** Annal. di Ottalm. XII, pag. 559.

1884. **Parenteau.** Des manifestations oculaires de la syphilis. Clermont.

1884. **Hirschberg.** C. f. A., pag. 311.

1884. **Lavergne** et **Perrin.** Annal. de dermatol. Nr. 6 und 7.

1884. **Bäuerlein.** Bericht über die 15jährige Wirksamkeit der Augenklinik in Würzburg.

1884. **Schenkel.** Beobachtungen an den Augen Syphilitischer, insbesondere über das Vorkommen von Netzhautreizung. Prag.
Zeitschr. f. Heilkunde.

1885. **Fuchs.** Verhütung der Blindheit, pag. 145. Wiesbaden.

1885. **Baudry.** Contrib. à l'étude du chancre des paup. Paris.

1885. **Dornig.** Wien. med. Wochenschr. Nr. 11.

1885. **Lang.** Vorlesungen über Syphilis, pag. 421.

1885. **Eveillé.** Rech. statist. sur la syphilis oculaire. Thèse. Bordeaux.

1885. **Meigham.** Med. Tim. and Gaz. I, pag. 5.

1885. **Baum.** Vierteljahrschr. f. Dermatol. u. Syphilis, pag. 97.

1885. **Baudry.** Arch. d'ophthalm., V, pag. 55.

1885. **Grünfeld.** E. R.-E. II. Aufl., Bd. IV, Artikel „Condom".

1886. **Morel-Lavallée.** Annal. de dermatol. et de syphilis. Nr. 2.

1886. **Beck, David, de.** Med. coll. of Ohio. Cincinnati. Vgl. N. J. 1886, pag. 440.

1886. **Jullien.** Maladies vénériennes. Paris, pag. 585.

1886. **Badal.** Arch. d'ophthalm. Nr. 2.

1887. **Tepljaschin.** Wratsch. Nr. 17, pag. 349. — N. J., pag. 417.

1887. **Cohn, H.** Bericht seiner Augenklinik. Breslau.

1888. **Alexander.** Syph. u. Auge. Wiesbaden. 1. Hälfte. 1889. 2. Hälfte.

1888. **Fournier.** Syphilis et mariage. Paris.

1888. **Krelling.** Vierteljahrschr. f. Dermat. u. Syphilis.

1888. **Bergh.** Ueber Ansteckung und Ansteekungswege bei Syphilis. Hamburg.

1888. **Signorini.** Lo sperimentale. III.

1888. **Porter.** Arch. f. Dermatol., pag. 308.

1888. **Wernich.** E. R.-E. II. Aufl., Bd. XVI, Artikel „Prostitution".

1888. **Focke.** D. V. f. ö. G. Bd. XX.

1889. **Pospelow.** Arch. f. Dermatol. u. Syph. Bd. XXI, pag. 50 u. 217.

1889. **Touchaleaume.** Étude sur le chancre syph. de la conjonctive. Thèse. Paris.

1889. **Bulkley.** On unusual methods of acquiring syphilis. Med. News. März.

1889. **Whitehead.** Arch. f. Dermat., pag. 878.

1889. **Grünfeld.** E. R.-E. II. Aufl., Bd. XIX. Artikel „Syphilis".

1889. **Fournier.** Die öffentliche Prophylaxe der Syphilis. Uebersetzt von Lesser. Leipzig.

1889. **Fitzgibbon.** The London med. Record. Nr. 15.

1889. **Vidal.** Annal. de dermat., pag. 337.

1890. **Neisser.** Ueber die Mängel der zur Zeit üblichen Prostituirten-Untersuchung. Deutsch. med. Wochenschr. Nr. 37.

1890. **Deutschmann.** Gr. A. XXXVI, 1, pag. 109.

1890. **Fortuniadès.** Étude sur le chancre syphil. des paupières. Thèse. Paris. (Daselbst auch die Casuistik aus der franz. Literatur.)

1890. **Broich, v.** Arch. f. Dermat. u. Syph. XXII. Jahrg.

1891. **Protzek.** Ueber extragenitale Primäraffecte und ihre Diagnose. Aus Neisser's Klinik. Dissertat. Breslau.

Cap. XIV. Sehschwäche bei Rauchern und Trinkern.

1832. **Mackenzie.** Krankheiten des Auges. Weimar, pag. 811.

1865. **Sichel.** An. d'oc. Bd. LIII, pag. 122.

1867. **Erismann.** Ueber Intoxications-Amblyopieen. Dissertat. Zürich.

1871. **Hirschler.** Gr. A. Bd. XVII, 1, pag. 221.

1877. **Förster** in Gr. u. S., Bd. VII, pag. 201.

1878. **Hirschberg.** C. f. A., pag. 188.

1879. **Cohn, H.** Notiz zur Tabak-Amblyopie. C. f. A., pag. 300.

1882. **Ayres.** Cincinnati Lancet. Februar.

1884. **Bär, Oswald.** Ueber Gesichtsfeldmessungen und deren allgemeine diagnostische Bedeutung. Volkmann's klin. Vortr. Nr. 246.

1885. **Fuchs.** Verhütung der Blindheit, pag. 97 und 242.

1885. **Rampoldi.** Annal. di Ottalm. Bd. XIV, pag. 113.

1886. **Hartbridge.** Brit. med. Journ. I, pag. 200.

1887. **Uhthoff.** Gr. A. XXXII, 4, pag. 95 u. XXXIII, 1, pag. 257.

1887. **Nettleship.** Ophthalm. Review, pag. 227.

1889. **Brauchli** (Haab). Ueber die durch Tabak und Alkohol verursachten Intoxications-Amblyopieen. Dissertat. Zürich.

1889. **Fuchs.** Lehrb. der Augenhk., pag. 477.

Vgl. auch **Hutchinson.** Ophthalm. Hosp. Rep. VII. pag. 169 und VIII, 2, pag. 458.

Cap. XV. Krankheiten in Folge von Blendung.

Galenus. De usu partium. Lib. X, cap. III.

1794. **Adams, G.** Anweisung zur Erhaltung des Gesichtes. Aus dem Englisch. Gotha, pag. 106.

1802. **Beer, G. J.** Pflege gesunder und geschwächter Augen. Wien, pag. 5.

1843. **Guthrie** in Himly's Krankheiten des Auges. Bd. II, pag. 453.

1854. **Jaeger, E. v.** Ueber Staar und Staaroperationen. Wien, pag. 74.

1856. **Arlt.** Krankheiten des Auges. Prag, Bd. II, pag. 127 und 292.

1857. **Mackenzie.** Maladies de l'oeil. Tom. II, pag. 821.

1857. **Förster.** Ueber Hemeralopie und ein Photometer. Habilit.-Schrift. Breslau.

1862. **Böhm.** Die Therapie der Augen mittelst des farbigen Lichtes. Berlin.

1866. **Schirmer.** Kl. M., pag. 261.

1866. **Blessig.** St. Petersburg. med. Zeitschr. VI. Jahrg., Bd. XI, Heft 6 und Heft 12, pag. 343—354.

812   Literatur.

1867. **Aubert.** Physiol. Optik. (Cap. Lichtsinn.) Breslau.

1867. **Czerny.** Sitzungsber. d. Wiener Akad. d. Wiss. Mathem.-naturw. Classe. Bd. LVI. Abtheil. 2, pag. 409.

1868. **Cohn, H.** Ueber Xerosis conjunctivae. Habilitationsschrift. Breslau.

1873. **Dobrowolsky.** An. d'oc. Bd. LXX, pag. 156.

1876. **Mauthner.** Ueber die optischen Fehler des Auges, pag. 676. Wien.

1876. **Brière.** Gaz. des Hôpit., pag. 323.

1879. **Cohn, H.** Vergleichende Messungen der Sehschärfe bei Tages-, Gas- und elektrischem Lichte. A. f. A. Bd. VIII, pag. 408.

1879. **Dufour.** Bull. de la soc. méd. de la Suisse Rom., pag. 267 und 1882, pag. 380.

1879. **Meyer, O. E.** Journ. f. Gasbeleuchtung.

1879. **Schiess-Gemusaeus.** Gr. A. XXV, 3. pag. 373.

1880. **Poncet de Cluny.** Progrès méd., pag. 627.

1880. **Mecklenburg.** Berl. klin. Wochenschr. Nr. 44.

1880. **Reich.** Gr. A. Bd. XXVI, 3, pag. 135.

1881. **Hartley.** Journ. of Gas Lighting. Januar.

1881. **Javal.** Revue d'hygiène, pag. 951.

1881. **Fieuzal.** Revue d'hygiène, pag. 951.

1881. **Nodier.** Sur une ophthalmie, causée par la lumière électrique. Thèse.

1881. **Trélat.** Revue d'hygiène, pag. 951.

1882. **Emmert.** Bull. de la soc. méd. de la Suisse Romaine, pag. 395.

1882. **Partz.** La lumière électrique. Auch Leipziger Illustr. Ztg. vom 17. Februar 1883, Nr. 2068.

1882. **Dumas.** Gaz. hebd. de méd. Bd. XIX, pag. 460.

1882. **Michel.** Bayer. ärztl. Intelligenzbl. Nr. 30.

1882. **Dransart.** An. d'oc. Tom. LXXXVIII, pag. 150.

1882. **Leber.** Gr. A. XXVIII, 3, pag. 255.

1882. **Deutschmann.** Gr. A. XXVIII, 3, pag. 241.

1882. **Haab.** Correspondenzbl. für Schweizer Aerzte, pag. 383.

1883. **Kuschbert u. Neisser.** Xerose-Bacillen. Bresl. ärztl. Zeitschr. Nr. 4.

1883. **Purtscher.** Gr. A. XXIX, 4, pag. 194.

1883. **Cohn, H.** Ueber künstliche Beleuchtung. Braunschweig, Vieweg.

1883. **Sulzer.** Klin. Monatsbl. f. Augenhk. April.

1883. **Emrys-Jones.** C. f. A. Mai.

1885. **Roussanow.** Wratsch. Nr. 16; auch N. J., pag. 255.

1885. **Treitel.** Gr. A. XXXI, 1, pag. 31.

1885. **Fuchs.** Verhütung der Blindheit, pag. 199.

1886. **Fränkel** und **Frank.** A. f. A. XVII, 2, pag. 176.

1886. **Selitzky.** N. J., pag. 375.

1886. **Cohn, H.** S. d. O., pag. 2.

1887. **Treitel.** Gr. A. XXXIII, 2, pag. 73.

1887. **Krawkow.** N. J., pag. 363.

1890. **Jewezky.** Petersburg. med. Wochenschr. Mai.

Cap. XVI. Berufs-Augenkrankheiten.

1. Fortschreitende Kurzsichtigkeit bei gewissen Berufsarten.

A. Augen der Schriftsetzer, *B.* der Lithographen.

1868. **Cohn, H.** Die Augen der Breslauer Schriftsetzer. Berlin. klin. Wochenschr. Nr. 50.

1877. **Cohn, H.** Die Augen der Uhrmacher, Goldarbeiter, Juweliere und Lithographen. C. f. A. April.

1878. **Seggel.** Bayer. ärztl. Intelligenzbl., pag. 33.

1883. **Tscherning.** Gr. A. XXIX, 1, pag. 201.

1883. **Motais.** Hygiène de la vue chez les typographes. Paris.

1890. **Lawrentjeff.** Petersburg. med. Wochenschr. Nr. 35.

C. Augen der Fädlerinnen, *D.* der Musiker.

1887. **Buschbeck.** Vierteljahrschr. f. gerichtl. Med. u. öffentl. Sanitätswesen. Januar.

1886. **Nieden.** Tagebl. der 59. Naturf.-Versamml. Berlin. 23. Sept.

1887. **Stilling.** Untersuchungen über die Entstehung der Kurzsichtigkeit. pag. 166. Wiesbaden.

E. Augen der Uhrmacher.

1866. **Donders.** Anom. der Refract. und Accomm., pag. 288. Wien.

1877. **Emmert.** Refract. u. Accomm.-Verhältn. d. menschl. Augen. Bern.

1877. **Cohn, H.** Die Augen der Uhrmacher. C. f. A. April.

1885. **Cohn, H.** Neue Untersuchungen über die Augen der Uhrmacher. Wanderversamml. d. schles. Gesellsch. 28. Juni in Heinrichau. Bericht der schles. Gesellschaft.

2. Augen der Nähterinnen.

1872. **Mauthner.** Die optischen Fehler des Auges. Wien.

1879. **Cohn, H.** Die Augen der Frauen. Vortr. Breslau, Morgenstern.

3. Augen der Kohlenhauer.

1861. **Decondé.** An. d'oc.

1871. **Schröter, Paul.** Monatsbl. f. Augenhk., pag. 135.

1874. **Nieden.** Berlin. klin. Wochenschr. Nr. 47.

1874. **Noël.** An. d'oc. Bd. LXXII, pag. 201.

1874. **Mooren.** Ophthalm. Mittheilungen, pag. 106.

1875. **Graefe, Alfr.** Motilitätsstörungen in Gr. u. S. Bd. VI, Cap. 9.

1876. **Graefe, Alfred.** Deutsche med. Wochenschr., pag. 260.

1876. **Bär, Oswald.** Deutsche med. Wochenschr., pag. 147 und 324.

1877. **Reuss, v.** Gr. A. Bd. XXIII, pag. 241.

1877. **Dransart.** An. d'oc. Bd. LXXVIII, pag. 109; ferner 1879, Bd. LXXXII, pag. 177 und 1882, Bd. LXXXVIII, pag. 150.

1878. **Warlomont.** An. d'oc. LXXX, pag. 88.

1878. **Nieden.** Deutsche Zeitschr. f. prakt. Med. Nr. 46.

1878. **Schlockow.** Ueber eine eigenthümliche Form von Rückenmarks-erkrankung bei Zinkhüttenarbeitern. Schles. Gesellsch. Jahres-bericht, pag. 212.

1878. **Cohn, H.** Bemerkungen zu diesem Vortrage. Ebenda.

1878. **Taylor.** Lancet, May, u. Brit. med. Journ. IV, pag. 483 und 623.

1878. **Romiée.** Recherches sur le nystagmus. Paris.

1881. **Nieden.** Berlin. klin. Wochenschr., pag. 681.

1884. **Schenkl.** Prag. Vierteljahrschr. f. pr. Heilk. Bd. CXXII, pag. 97.

1884. **Snell.** Brit. med. Journ. II, pag. 121 und 343.

1887. **Jeaffreson.** Ebenda. Juli, 16.

1891. **Rosenbach, O.** Studien über Seekrankheit, pag. 21. Berlin, Hirschwald. (Horizontaler Nystagmus beim Hinausblicken aus dem Coupéfenster in den Wald.)

4. Augen der Feldarbeiter.

1878. **Leber.** Gr. A. XXV, 1, pag. 285.

1881. **Emmert.** Intern. med. Congress in London.

1882. **Lippmann-Berliner.** Ein Fall von Hypopyon-Keratitis durch Schimmelpilze. Dissertat. Berlin.

1882. **Lucanus.** Beiträge zur Pathologie und Therapie des Ulcus serpens. Dissertat. Marburg.

1882. **Martin.** Assoc. franç. Session à la Rochelle. Citirt nach Fuchs, Blindheit, pag. 181.

1883. **Holmes.** Om ulcus corneae serpens. Dissertat. Kopenhagen.

1886. **Layet.** Revue d'hygiène. VIII, pag. 702.

1891. **Schmidt-Rimpler.** Lehrb. d. Augenhk., pag. 442.

5. Schwefelkohlenstoff-Arbeiter.

1885. **Nettleship.** Transact. of the Ophthalm. Soc. of the Unit. Kingd. V.

1886. **Gunn.** Ebenda. VII.

1886. **Hirschberg.** C. f. A.

1886. **Gand.** Bull. de la clin. ophthalm. des Quinze-Vingts.

1886. **Changarnier.** Recueil d'ophthalm.

1887. **De Lavigerie.** Ebenda.

1887. **Dumont.** Ebenda.

1889. **Becker, F.,** in Düsseldorf. C. f. A. Mai.

1889. **Noël** et **Leplat.** An. d'oc. Mars-Avril.

1889. **Maas, Hugo.** Ueber Schwefelkohlenstoff-Vergiftungen. Berlin.
C. f. A., pag. 424.

1889. **Hirschberg.** C. f. A. September.

1890. **Coppez** und **Gallemaerts.** An. d'oc. September.

6. Nitrobenzol-Arbeiter.

1888. **Nieden.** C. f. A. Juli.

7. Bleiarbeiter.

1817. **Beer, G. J.** Lehre von den Augenkrankheiten. II, pag. 499.

1839. **Tanquerel des Planches.** Traité des maladies de plomb. Bd. II,
pag. 208.

1843. **Himly.** Krankheiten des Auges. II, pag. 428.

1867. **Haase.** Monatsbl. f. Augenhk., pag. 225.

1871. **Schneller.** Ebenda, pag. 240.

1873. **Samelsohn.** Ebenda, pag. 246.

1877. **Förster.** Gr. u. S. Bd. VII, pag. 198.

1877. **Leber.** Gr. u. S. Bd. V, 2.

1880. **Schubert.** Aerztl. Intelligenzbl. München. Nr. 12. (Daselbst
auch sehr genaue Literatur.)

1882. **Bellouard.** Arch. d'ophthalm.

1883. **Hirschberg.** Berlin. klin. Wochenschr. Nr. 35.

1885. **Schröder, v.** Gr. A. XXXI. 1, pag. 229.

1889. **Günsburg.** A. f. A. Bd. XX, pag. 255.
Vgl. auch **Hutchinson.** Ophthalm. Hosp. Rep. VII, 1, pag. 6.

Cap. XVII. Verletzungen.

1864. **Demme.** Specielle Chirurgie der Schusswunden. 11. Abth., pag. 6.

1864. **Strohmeyer** in voriger Schrift citirt.

1864. **Zander** und **Geissler.** Verletzungen des Auges. Leipzig.

1865. **Arlt.** Pflege der Augen. Prag.

1867. **Mooren.** Ophthalmiatrische Beobachtungen. Berlin, pag. 23.

1868. **Mooren.** S. d. O. Kl. M., pag. 298.

1868. **Knapp.** Ebenda.

1868. **Cohn, H.** Ueber das Vorkommen von Augenverletzungen bei Metallarbeitern und eine neue Art von Schutzbrillen. Berlin. klin. Wochenschr. Nr. 8 und 9. — Ferner Bresl. Gewerbebl. Bd. XIII, Nr. 21—26.

1869. **Cohn, H.** Ueber weisse und blaue Glimmerschutzbrillen. Berlin. klin. Wochenschr. Nr. 44.

1869. **Mooren.** Sympathische Gesichtsstörungen. Berlin.

1870. **Coccius.** De vulneribus oculi et de oculi vulnerati curandi modo. Lipsiae.

1872. **Cohn, H.** Schussverletzungen des Auges. Erlangen. Einleitung.

1876. **Seidelmann.** Zur Aetiologie und Prophylaxe der Erblindungen. Inaug.-Dissertat. Breslau.

1877. **Landesberg.** Arch. f. Augen- und Ohrenhk. VI. pag. 443.

1879. **Trompetter.** Kl. M., pag. 55.

1879. **Reich.** Kl. M. Bd. XVII.

1880. **Berlin.** Versammlung der ophthalm. Gesellschaft in Heidelberg.

1880. **Krebs.** Femede legemer i Omiet. Dissertat. Kopenhagen.

1880. **Koethe.** Zur Statistik der perforirenden Augenverletzungen. Diss. Greifswald.

1880. **Cohn, H.** Blindenstatistik. Artikel in E. R.-E. I. Aufl.; ferner vermehrt in II. Aufl. 1885, Bd. III, pag. 138.

1882. **Screbitzky.** N. J. 1882.

1882. **Fieuzal.** IV. Congrès d'hygiène. Tome I, pag. 218.

1883. **Szili.** A. f. A. XIII, 1, pag. 33.

1883. **Magnus.** Die Blindheit. Breslau.

1884. **Gühmann.** Die Kalkverletzungen des Auges. Diss. Breslau.

1885. **Fuchs.** Blindheit. Wiesbaden.

1887. **Rosmini.** Annal. di ottalm. XVI, pag. 422.

1888. **Weidmann.** Ueber die Verletzungen der Augen durch Fremdkörper. Dissertat. Zürich.

1888. **Schubert.** Eine neue Arbeiter-Schutzbrille. C. f. A. Mai.

1888. **Cohn, H.** Ueber künstliche Augen aus Vulkanit und Celluloid. Zeitschr. f. Optik u. Mech. Nr. 7.

1889. **Fuchs.** Lehrb. der Augenhk. Wien.

1890. Bericht der Steinbruch-Genossenschaft der Rheinprovinz. C. f. A. Juni.

1890. Schutzbrillen auf der Ausstellung für Unfallversicherung. C. f. A. Juni.

1890. Sanitätsbericht der deutschen Heere im Kriege gegen Frankreich 1870—1871. Berlin. III. Bd. Spec. Theil, pag. 158. Herausgegeb. von der Militär-Medicinal-Abtheilung des preuss. Kriegsministeriums.

1891. **Schmidt-Rimpler.** Lehrb. der Augenhk. Berlin. 5. Aufl., pag. 509.

Cap. XVIII. Augenkrankheiten bei Kindern blutsverwandter Eltern.

1861. **Liebreich.** Deutsche Klinik. Nr. 6.

1868. **Mannhardt.** Gr. A. XIV, 3, pag. 48.

1869. **Cohn, H.** und **Bergmann.** Ueber die Ursachen der Taubstummheit mit besonderer Berücksichtigung der Ehen unter Blutsverwandten. Jubelschr. der Taubstummen-Anstalt zu Breslau.

1871. **Macnamara.** N. J., pag. 351.

1872. **Bayer, Fr.** Ueber Retinitis pigmentosa. Dissertat. Bonn.

1873. **Mooren.** Ophthalm. Mittheilungen aus dem Jahre 1873, pag. 83.

1876. **Leber.** Gr. u. S. Bd. V, pag. 654.

1879. **Hirschberg.** Berlin. klin. Wochenschr. Nr. 47.

1881. **Machek.** N. J., pag. 395.

1882. **Mooren.** Fünf Lustren ophthalm. Wirksamkeit. Wiesbaden, pag. 219 und 301.

1882. **Derigs.** Ueber Retinitis pigmentosa. Bonn, pag. 21.

1883. **Quaglino.** Annal. di Ottalm. XII, 5, pag. 372.

1883. **Rampoldi.** Ebenda. pag. 268.

1883. **Guaita.** Ebenda. Bd. XIII. pag. 229.

1884. **Seggel.** Deutsch. militärärztl. Zeitschr. Nr. 13.

1885. **Ancke.** C. f. A. Juni.

1885. **Wider.** Mittheil. aus Nagel's Klinik in Tübingen. II, pag. 212.

Vergl. auch: **Fieuzal.** Diction. encycl. des scienc. méd. de Dechambre. Bd. XIX.

„ „ **Boudin.** Annal. d'hygiène publ. 2. Sèr., Tome 18.

„ „ **Ayres.** Amer. Journ. of Ophthalm. III, pag. 60.

Cap. XIX. Farbenblindheit.

1777. **Huddar** in a lettre to Pristley. An account of persons who could not distinguish colours. Philos. Trans. of the Royal Soc. of London. Vol. LXVII, Part. 1, pag. 260.

1798. **Dalton.** Extraordinary Facts relating to the visions of colours. Memoirs of the Literary and Philos. Soc. of Manchester. Vol.V, Part. 1.

1837. **Seebeck.** Poggend. Ann. d. Physik u. Chemie. Bd. XLII, pag. 177.

1847. **Ragona Scina.** Su taluni fenomini che presentano i cristalli colorati. Racc. fis. chim. II, 207.

1855. **Meyer, Hermann.** Ueber Contrast- und Complementärfarben. Poggend. Annal. Bd. XCV, pag. 170.

1855. **Wilson, George.** Researches on colour-blindness. Edinburgh.

1858. **Goethe.** Farbenlehre. Didact. Theil, pag. 48. Cotta'sche Ausgabe. Bd. XXXVII.

1867. **Helmholtz.** Physiol. Optik, pag. 405.

1868. **Niemetschek.** Prager Vierteljahrschr. Bd. C, pag. 204.

1873. **Favre.** Réforme des employés de chemin de fer affectés de Daltonisme. Lyon. — Recherches cliniques sur le Daltonisme, du traitement. Lyon 1874 und 1876. — Du Daltonisme dans ces rapports avec la navigation. Lyon.

1874. **Bezold.** Farbenlehre, pag. 183.

1875. **Stilling.** Beiträge zur Lehre von den Farbenempfindungen. Ausserordentliches Beilageheft zu den Kl. M. 13. Jahrg., I.

1875. **Weber, A.** S. d. O., pag. 486.

1876. **Gladstone.** Der Farbensinn. Mit besonderer Berücksichtigung der Farbenkenntniss des Homer. Deutsch. Breslau.

1876. **Aubert** in Gr. u. S. II, pag. 548.

1877. **Magnus.** Die geschichtl. Entwicklung d. Farbensinnes. Leipzig.

1878. **Hering.** Zur Lehre vom Lichtsinne. Wien.

1878. **Virchow.** Bericht d. Berlin. Gesellsch. f. Anthropologie. 19. Oct.

1878. **Cohn, H.** Gestickte Buchstaben z. Diagnose d. Farbenblindheit. C. f. A., pag. 77.

1878. **Cohn, H.** Bericht über d. ophthalm. Vers. zu Heidelberg, pag. 147.

1878. **Cohn, H.** C. f. A., pag. 83.

1878. **Cohn, H.** und **Magnus.** Untersuchung von 5000 Schulkindern in Bezug auf Farbenblindheit. C. f. A. Mai.

1878. **Holmgren.** Die Farbenblindheit in ihren Beziehungen zu den Eisenbahnen und der Marine. Leipzig. — Farbenblindheit in Schweden. C. f. A. 1878, Sept.

1878. **Jeffries, Jaq.** Dangers from Colour-Blindness, in railroad employés and pilots. Boston. (Dort viel Literatur.)

1878. **Cohn, H.** Der Simultancontrast zur Diagnose der Farbenblindheit. C. f. A. Febr.

1879. **Cohn, H.** Die nicht-geschichtliche Entwicklung d. Farbensinnes. Bericht der schles. Gesellsch. 14. Dec. 1878 und in „Studien über angeborene Farbenblindheit". Cap. XII. pag. 275.

1879. **Cohn, H.** Sehschärfe und Farbensinn der Nubier. C. f. A. Juli.

1879. **Stilling.** Die Prüfung des Farbensinnes beim Eisenbahn- und Marinepersonal. Neue Folge. Zweite Lieferung. Cassel.

1879. **Donders.** Bericht d. ophthalm. Gesellsch. zu Heidelberg, pag. 175.

1879. **Cohn, H.** Studien über angeborene Farbenblindheit. Breslau, Morgenstern's Verlag.

1879. **Mauthner.** Vorträge aus dem Gesammtgebiete der Augenhk. Heft 4, pag. 242.

1879. **Cohn, H.** Quantitative Farbensinnbestimmungen. A. f. A. Bd. IX.

1879. **Stilling.** Bericht d. ophthalm. Versamml. zu Heidelberg, pag. 187.

1879. **Hering.** Physiologie des Gesichtssinnes. Hermann's Handbuch der Phys. III.

1879. **Cohn, H.** Die Arbeiten des H. Prof. Holmgren über Farbenblindheit und seine Kampfesweise. Antwort. Mit 1 Tafel. Breslau, Morgenstern.

1880. **Hering.** Zur Erklärung der Farbenblindheit aus der Theorie der Gegenfarben. Jahrb. f. Naturw. „Lotos". I. Prag.

1880. **Schweigger.** Handb. d. Augenhk., pag. 555. 4. Aufl.

1880. **Pflüger.** Tafeln zur Bestimmung d. Farbenblindheit. Bern. 1. Aufl.

1880. **Schmitz.** C. f. A., pag. 276. Sept.

1881. **Cohn, H.** Ueber die schnellste, einfachste und zuverlässigste Methode zur Entdeckung der Farbenblindheit. Berlin. klin. Wochenschr. Nr. 19.

1881. **Mauthner.** Mittheil. d. Wiener Doctoren-Collegiums. VII, 1 u. 2.

1881. **Cohn, H.** Neue Prüfungen des Farbensinnes mit pseudo-isochromatischen Tafeln. C. f. A. Dec.

1882. **Cohn, H.** Ueber Farbenempfindungen bei schwacher, künstlicher Beleuchtung. A. f. A. Bd. XI, pag. 283.

1882. **Hering.** Kritik einer Abhandlung von Donders „Ueber Farbensymptome". Jahrb. „Lotos". Prag.

1882. **Fox.** Examination of Indians at the Government School in Carlisle for colour-blindness. Phil. Med. Times. Bd. XII. pag. 346.

1882. **Hilbert.** Das Verhalten der Farbenblindheit gegenüber der Fluorescenz. Königsberg.

1882. **Macgowan.** Colour-blindness. Lancet. I, pag. 77.

1882. **Kolbe, B.** Untersuchungen auf Farbenblindheit in Russland. St. Petersburger Ztg. Nr. 237.

1882. **Pflüger, Ernst.** Methode zur Prüfung des Farbensinnes mit Hilfe des Florcontrastes. Z w e i t e wesentl. verbesserte Aufl. der „Tafeln zur Bestimmung der Farbenblindheit". Bern, Dalp'sche Buchhandlung.

1883. **Reuss, v.** Untersuchung der Augen von Eisenbahnbediensteten auf Farbensinn und Refraction. Gr. A. XXIX, 2, pag. 229.

1886. **Hering.** „Lotos", naturwissenschaftl. Jahrb. Prag.

1887. **Hering.** Pflüger's Arch. f. Physiol. XL, pag. 1, 29, 91.

1888. **Hering.** Ebenda. XLII, pag. 488.

1889. **Fränkel.** Farbige Brillen f. Farbenblinde. Kl. M., pag. 53.

Vergl. ferner: **Brücke.** Vorlesungen über Physiologie. II, pag. 141.

　　　 „　　 **Blaschko.** Der Daltonismus beim Eisenbahnpersonal. Vierteljahrschrift für gerichtl. Medicin. Neue Folge. Bd. XXI, pag. 75.

Schluss.

1870. **Zehender.** Monatsbl. f. Augenhk., pag. 277.

1871. **Schimmer.** 18. Jahrgang der Mittheilungen aus dem Gebiete der Statistik. Heft 1. Wien.

1871. **Frankl, L. A.** Rede zur Eröffnung des israelitischen Blindeninstitutes in Wien.

1874. **Cohn, H.** Vorarbeiten für eine Geographie der Augenkh. Jena. Mauke's Verlag.

1874. **Emmert.** Correspondenzbl. f. Schweizer Aerzte. Nr. 21 und 22.

1876. **Seidelmann.** Zur Aetiologie u. Prophylaxis der Erblindungen. Dissertat. Breslau. — Ferner: Deutsche med. Wochenschr. Nr. 7—10.

1877. **Mayr, Georg.** 25. Heft d. Beitr. zur Statistik d. Königr. Bayern.

1880. **Schmidt-Rimpler.** Ueber Blindsein. Breslau.

1880. **Cohn, H.** E. R.-E. 1. Aufl. Artikel „Blindenstatistik". — Umgearbeitet in 2. Aufl. 1885, Bd. III.

1882. **Guttstadt.** Zeitschr. d. preuss. statist. Bureaus. Die Gebrechlichen in der Bevölkerung Preussens am 1. December 1880.

1882. **Millingen, van.** Bericht über seine Anstalt in Constantinopel.

1882. **Steffan.** Was können wir dazu beitragen, dem Uebel der Blindheit zu steuern? 4. allgem. Blindenlehrer-Congress. Frankf. a. M.

1883. **Magnus.** Blindheit, pag. 101. Breslau.

1885. **Fuchs, E.** Die Ursachen und die Verhütung der Blindheit. Preisschrift. Wiesbaden.

1885. **Dürr.** Bericht über die ophth. Thätigkeit in den Jahren 1881 bis 1884, nebst einer Mittheilung über die Blindenanstalt in Hannover und einer Zusammenstellung d. Erblindungsursachen der jetzigen Zöglinge. Hannover.

1886. **Corradi, A.** Della ceeita in Italia e dei modi di prevenirla. Giornale d'igiene, pag. 173.

1886. **Alenitzin** und **Syrnew.** Statistik der Blinden in Russland nach der Zählung von 1886. N. J., pag. 112.

1886. **Herrenheisser.** Die Resultate der Augenuntersuchnugen bei den Pfleglingen der beiden Blinden-Institute Prags. Prag. med. Wochenschr.

1888. **Djakonow.** Die Blindenstatistik. Diss. Moskau. N. J., pag. 114.

1889. **Dooremaal, van.** De Blinden in Nederl. Nederl. Tijdschr. Nr. 18.

1889. **Rössler, L.** Zur Aetiologie der Erblindungen. Dissertat. Kiel.

1890. **de la Sizeranne, Maurize.** Dix-ans d'études et de propagande en faveur des aveugles.

Vergl. ferner d. Schriften d. „Society for the prevention of blindness" in London und der „Association Valentin Haüy pour les bien des aveugles" in Paris.

Sachregister.

A.

Abdämpfung des Lichtes durch farbige Gläser 562.

Abductions- und Adductionsschrift 409.

Ablösung d. Netzhaut 206.

Abnahme d. Schschärfe bei abnehmender Helligkeit 349. — der Hypcropie n. d. Jahren 184, 186. — d. Myopie in neuen Schulen 241. — d. Trachoms in d. preuss. Heere 116.

Abrollungsstrecke d. Sehnerv. 282.

Abschrägen d. Fensterpfeiler 379.

Abschürfungen d. Hornhaut 688.

Absolute Hypcropie 178.

Accessorische Apparate 11.

Accommodation 22. — Ermüdung 178. — Krampf 203. 204. — bei Myopie 238. 239. 241. 547. — Krankheit 37. — Muskel 5. 24. — b. Myopie 197. — Ruhe 176. — Schwäche b. Onanie 554. 562. — Theorie 278.

Acutes Trachom 107.

Adaptation d. Auges an Dunkelheit 629.

Adenoides Gewebe 98.

Aderhaut 5. 7. 8. 11. — Entzündung bei Myopie 201. — syphilitische 575.

Aegyptische Augenentzünd. 114.

Albocarbonlicht 395.

Alter der Trachomkranken 119. 120. — Veränderung der Sehschärfe im 32.

Amblyopie 609, s. Sehschwäche. — bei Syphilis 577. — bei Bleiarbeitern 682.

Amerika, Myopie in 250. — Trachom in 130. —nische Schulbänke 326.

Ammen mit Blennorrhoe 63. — mit Syphil. 594. 595.

Analphabeten-Tafeln 30.

Anatomie d. Auges XXXII. 1—14.

Anatom. Unters. bei Retinit. pigmentosa 730.

Anfangsstadium der Pocken 159.

Animale Lymphe 598.

Animalische Vaccination 168.

Anisometropie 289. 418. — der Kunstzeichner 655.

Anlage, Erblichkeit d. zur Myopie 277.

Annäherung des Auges an die Arbeit 296.

Anomalie d. Musc. ret. int. 181.

Anpassung d. Auges an d. Arbeit 254. 257. 258. 264.

Ansteckungsfähigk. d. Trachoms etc. 130—137.

Antiquadruck 453.

Anweisung zu Weber's Raumwinkelmesser 369.

Anzeige strafbarer Hebammen u. Eltern bei Blennorrhoe 71.

Anzeigepflicht bei Trachom 141.

Approche 482.

Architektonische Verzierungen an Schulgebäuden 371.

Arbeitsbrillen im Alter 667.

Arbeitsdistanz 430.

Arbeitsunfähigk. bei Verletzungen 701.

Armee, Pocken in der 169.

Armenier, Myopie bei den 247.

Arteria central. retinae 11.

Asthenopie, accommod. 178. 179. — muscul. 202. — nervos. 179.

Astigmatismus 37. — nach Trübungen 81.

Atrophie d. Aderhaut 198. — b. Syphilis 576. — d. gelb. Fleckes 206.

Atropin 5. 96. —cur 548. —isiren v. Hyperop. 184. —trachom 136.

Auer's Gasglühlicht 395.

Aufklärung des Publicums über Blennorrhoe. 71. —Syphilis 597.

Auge, Schrumpfung des 81.

Augen, contagiöse Entzündung d. 99. —gläser XXVIII. —höhlentheorie 283. —licht, Werth des XXV. —lider 13. — der Leser X. —modell 1. —muskeln 12. —lähmung 577. —schützer 398. —tripper 601. —wässer 155. —zittern 40, b. Kohlenhauern 670.

Ausbruchsstadium d. Pocken 159.

Ausbuchtung des Augapfels 200.

Ausschwitzung ins Kammerwasser 574.

Ausspritzung der Scheide 50.

Auswärtskehrung der Lider 80.

Auswärtsschielen 203.

Axe des Auges 3. 174. 194. — optische 11.

Axencylinder der Schnerven 11. —myopie 36. 204.

B.

Bacillen d. Bindehautsackes 138. — der Xerose 631.

Bacterien des Trachoms 138.

Bäder bei Scrophulose 92.

Badewasser als Träger d. Infection bei Blennorrhoe 51.

Bankhöhe 312.

Bankbreite 315.

Basallinie 416.

Bautechnische Kenntnisse des Schularztes 520.

Bedenklichkeit der Myopie 206.
— des Trachoms 107.
Bedeutung d. Schülermyopie 252.
Behandlung der Blennorrhoe bis
zur Ankunft des Arztes 64. —
der Myopie 540. — der Onanie
561. — der Scrophulose 93—97.
Bekämpfung der Myopie 267.
Belehrung über Blennorrhoe 61.
72. — d. Trachomkranken 140.
— d. Schulkinder üb. d. Sitzen
317. — d. Volkes zur Verhütung
von Erblindungen 772.
Beleuchtung 34. —tabelle 209.
— Beziehung d., zur Sehschärfe
346. — künstliche 393—408.
Belgien, Trachom in 113. — Be-
stimmungen über Trachom 144.
Bengalisches Feuer, Blendung
durch 627.
Benignes Trachom 103.
Berufswahl der Myopen 205.
Beschaffenheit d. Lidbindchaut 98.
Beschneidung, Uebertragung der
Syphilis bei der 597.
Bestrafung der Hebammen bei
Blennorrhoe 71.
Betheiligung der Papillarkörper b.
Follicularcatarrh 105.
Bett, Lesen im 499.
Bewegungen der Augen bei Nah-
arbeit 286.
Bildentstehung im Auge 19.
Bildung, Myopie und 259.
Bindehaut 13. 38. 51. 60. 74.
—catarrh 77. 80. 106. —eczem
76. —entzündung b. Blendung
632. — b. Onanie 555.

Bindehautkrankheiten 83.
Bläschencatarrh 102.
Bläschenförmige Binde- u. Horn-
hautentzündung 76. 77.
Blechschirme 397.
Bleiarbeiter, Sehschwäche d. 682.
— Netzhautentzündung d. 684.
Blendung, Augenleiden d. 625.
— d. bestimmte Farben 643.
— d. elektrisches Licht 406.
— bei Onanie 554. — squellen,
Vermeiden der 636.
Blennorrhoea neonatorum 38.
Blennorrhoe der Ammen 63. —
Behandlung der, bis zum Er-
scheinen d. Arztes 64. — Be-
lehrung über 61. 72. — chro-
nische 99. 104. — d. Erwach-
senen 63. 601. — statt Tra-
chom 103.
Blepharitis ciliaris 76. 79. 80. 82.
95.
Blickbahngesetz 421.
Blindenanstalten 44. — Breslauer
44.
Blindenstatistik d. ganz. Welt 758.
Blinder Fleck 611.
Blindheit 40.
Blitz, grauer Staar durch 632.
Blitzlampe, Hermann's 400.
Blümchen, Blüthen 81.
Blutungen in d. Netzhaut 201. 206.
Bogenlicht 639.
Bordelle 589—593.
Brechkraft 16. 17. 18.
Breitgesichtigkeit 287. 292.
Brennpunkt 15. 37. —strecke 37.
—weite 16. 17.

Breslauer Entbindungsanstalt 44.
— Schüleraugen 210. — Ma-
gistrat zur Schularztfrage 511.
512.
Bright'sche Krankheit b. Bleiver-
giftung 684.
Brillen 17. —gläser 176. —num-
mern 17.
British Museum, Handschriften des
437. 442. 443.
Buchdruck 471.
Buchhalter am Bett 500.
Bücherbretter 316.
Buchstaben, Ersatz d. langen 483.
Bulbus 1. 11.
Büschelförmige Bindehautentzün-
dung 77. 78. 80. — Vertheilung
d. Wimpern 79.
Butzke's Lampen 400.

C.

Cacaoöl, Vergiftung bei Bereitung
des 679.
Cadettencorps, Augenunters. im
preuss. 241. 243.
Calomel bei Phlyctänen 95.
Camera obscura 15. 20.
Campe's Schreibtafel 463.
Canalis Petiti 10. — Schlemmii 2.
Caruncula lacrymalis 2.
Caries des Jochbeines 78.
Cataract, s. Grauer Staar.
Catarrh d. Bindehaut 64. 80. —
siccus 556. — bei Onanie 555.
Celluloid-Augen 723.
Chamaekonchie 286. 292.
Charité in Berlin 44.

Chemische Vorgänge beim Sehen
15. 20.
Chemosis 39.
Chorioidea 1. 2. 5. 11. 25.
Chronische Blennorrhoe 104.
Cicatrix dolorosa 688.
Cigarren, Feuchtigkeit d. 619. —
Gewicht d. 620. —spitze 624.
Ciliargefässe 2.
Ciliarkörper 5. 10. —erkrankung
b. Fremdkörpern 690.
Cilien 76.
Clavierlampen 400.
Cocain 185. — b. Verletzungen 725.
Colberg, Bad 93.
Commission d. Aerzte in Breslau
bei Trachom-Epidemie 123.
Complicationen d. Myopie 265.
Compressen 67.
Compresser Druck 483.
Compression d. Bulbus durch d.
Rollmuskel 285. 293.
Concavbrillen für Myopen 541.
Condom 593.
Congress, hygienischer, in Genf
XXIX. — im Haag XXIX. —
in Wien 512. 513. — in London
436.
Conjunctiva 13.
Conjunctivitis follicularis 102. —
phlyctaenulosa 84. — purulenta
38.
Constantinopel, Trachom in 120.
Contagiöse Augenentzündung 99.
Contractur d. Recti int. 180.
Controlpflicht d. Staates betreffs
der Schulen 503.
Convergente Strahlen 174.

Convergenz bei Myopie 202. — d. Sehlinien 179. —theorie 280.

Convexbrillen bei Myopie 548. —gläser 17. 175. 190. — bei Kopiopie 666.

Cornea 2. 3. 14.

Correctur d. total. Hyperopie 191.

Corpus ciliare 2. — vitreum 2. 11.

Credé's Verfahren b. Blennorrh. 53.

Curventafel d. kurzsichtigen Gymnasiasten 232.

Cyclitis 692.

Cylindergläser 37.

D.

Daltonismus, s. Farbenblindheit.

Danziger Fractur 480.

Daturin, Amblyopie durch Genuss von 620.

Deformation d. Auges 294.

Descemet'sche Haut 2.

Desinfection, Flüssigkeiten zur, d. Auges 52. — d. Wohnungen 140. — der Scheide 50.

Deutsche Schulen, Myopie in 246.

Diamantschrift 196.

Diaphragma 20.

Dicke d. Buchstaben 479.

Dienstboten, Untersuch. d. 146.

Differenz an Schulbänken 303.

Dilatator iridis 4.

Dioptrie 17. 176.

Diphtherie 79. 130. 159.

Directe Uebertragung des follicul. Catarrhs 137.

Directorenconferenz, 5. — schlesische 492.

Disposition zu Myopie 246. — zu Trachom 131.

Distanz an Schulbänken 302. 304.

Dorfschulen, Myopie in 210.

Doppelseitige Beleuchtung in Schulen 382.

Doppelseitige Erblindungen nach Blennorrhoe 41—45.

Doppeltsehen 202.

Dosirung d. Schieloperation 193.

Drehpunkt d. Auges 3. 12.

Druckproben 472—475.

Drucktypen 472.

Druck, grosser X.

Druckfehler 30.

Dunkle Wärmestrahlen 407.

Durchbruch d. Hornhaut 39.

Durchmesser d. Auges 1. 19.

Durchschiessen d. Schrift 483.

Durchschnittsgrade der Myopie 212. 234. —grösse d. Sehschärfe 34.

Durchsichtsstativ, Kallmann's 344.

E.

Ebers' Papyrus 112.

École infirmerie für Trachomkranke 146.

Ectropium 80.

Eczem der Lider 75. 82. 94. — d. Gesichtes 75.

Eczematöse Geschwüre 77.

Educational-Company, Birmingham VIII.

Ehegatten, Trachom unter 131.

Eheschliessung bei Syphilis 588. 589.

Einfallswinkel 388.

Einfluss der Impfung auf Augenentzündung bei Pocken 172.

Eingeschliffene Pipetten 137.

Eingiessen v. Augenwässern 155.

Einseitige Blindheit b. Blennorrh. 42—45.

Einstellung Trachomatöser ins Heer 144.

Eintheilung d. Myopie 196.

Einwärtskehrung d. Wimpern 110.

Einwärtsschielen 179—181.

Eisumschläge 66.

Elektr. Licht 406.

Elementarschulen, Myopie in Pariser 208.

Elevationswinkel 361.

Eltern, Untersuchung d., v. Schulkindern b. Myopie 269. 272. 275—277.

Emmetropie 36. 37.

England, Myopie in 248.

Entfernung d. Eiters b. Blennorrh. 65. — d. Mittelpunkte d. Augen 740.

Entstehung d. Schielens b. Hypermetropie 180.

Entropium 80. 110.

Entzündung d. Aderhaut b. Myopie 199. — d. Sehnerven b. Myopie 295.

Enucleation 720.

Epidemieen v. Blennorrh. 64. — v. Trachom 114. 121. 124.

Epidem. Krankh., Schularzt b. 527.

Erblichkeit d. Farbenblindh. 742. — d. Schielens 188. —stheorie der Myopie 269.

Erblindungen durch Alkoholmissbrauch 616. — d. Pocken 163. — d. Scrophulose 84. — d. Trachom 115.

Erhitzung d. Gaslicht 407.

Erhöhung d. intraocular. Druckes 278.

Ermüdung des Auges der Nähterinnen 665—670.

Ernährung, Einfluss d., b. Blendung 642. — scrophulöser Kinder 88.

Erste Erscheinungen der Scrophulose 88.

Erwachen, Blendung beim 640.

Erweiterung d. Pupillen 4.

Eserin b. Hornhautgeschwüren 96.

Europäische Heere, Trachom in d. 113.

Examenmyopie 244.

Exanthem bei Pocken 160.

Excavation, physiologische 2.

Excentrische Sehschärfe 35.

Exenteration d. Auges 723.

Exstirpation d. Auges 722.

F.

Facultative Hyperopie 177.

Fädlerinnen, Myopie bei 656.

Fähigkeit der Myopen für feine Arbeit 253.

Falsche Ansichten üb. Myopie 205.

Farbe v. Druck und Papier 486. — d. Trachomkörner 101. — d. Wände in Schulen 392.

Farbenblindheit 735—757. — erworbene 740. — im Alterthume

738. — bei Atrophie der Sehnerven 739. 740. — Entfernung
d. Augenmittelpunkte bei 740.
— Erblichkeit d. 742. — Farbige Pulver b. 746. — Laternenprobe b. 754. — particlle 738.
— Theorie 736—738.

Farbige Brillen 642. — b. Farbenblindheit 756.

Fenster, Lage und Zahl der, in
den Schulen 376. 377. 381.
—pfeiler, Abschrägen der 379.
—vorhänge 389.

Feriencolonien 90.

Fernpunkt 194.

Ferrand's Schulhaus 378.

Feuchtigkeit der Wohnungen bei
Scrophulose 90.

Feuerarbeiter, Augenleiden d. 632.

Findelanstalten 45. 63—69.

Finsterniss d. Zimmer b. Scrophulose 90.

Flechte, nässende 75.

Fleck, gelber 6. 7. 9. 19. 35.

Florcontrast 751.

Flugschriften üb. Blennorrhoe 61.

Fluor albus 46. 50.

Fluorescein 686.

Flussbäder bei Scrophulose 92.

Folgezustände d. Hyperopie 178.

Follicularcatarrh 102. — Ansteckungsfähigkeit dess. 136. —
in Schulen 121.

Follikel 99.

Fontana'scher Raum 2.

Form der Buchstaben 480.

Fortschreitende Myopie 294.

Fovea centralis 6. 9.

Fractur 453.

Fragebogen v. Esmarch's 275.

Franklin's Schule 378.

Franzosen, Myopie b. d. 246. 248.

Freiübungen während des Unterrichtes 498.

Fremdkörper im Auge 687. —
Ciliarkörpererkrankung b. 692.
— Hornhautentzündung durch
689. — unter d. oberen Lid 726.

Frühjahrscatarrh 124.

Furchenschrift 409.

Fuscin 9.

Fusel, Einwirkung auf die Sehschärfe 621.

G.

Galvanocaustik bei Trachom 158.
— b. Thränensackeiterung 677.

Garnisonen, Trachom in 135.

Gaslicht, Einfluss aufs Auge b. Uhrmachern 663. — in Schulen 393.

Gasglühlicht von Auer 395.

Gebäranstalten 44. 56. 63. 69.

Geburt, Ansteckung mit Blennorrh.
bei der 50. 62.

Geburtsanmeldung, Belehr. b. d. 61.

Gebote, zehn von Weber 507.

Gefahr der Myopie 255. 264. 277.

Gefässbändchen, scrophulöses 78.

Gefässentwickl. d. Hornhaut 108.

Gegenfarben 737.

Gelbe Tropfgläser 58.

Gemeinsame Waschutensilien bei
Trachom 130. 136. 140.

Genf, Beschlüsse des Congresses
für Hygiene zu 509.

Geograph. Verbreitung d. Trachom 117.

Geradhalter 340.

Geschichte d. Hygiene d. Auges XXVI ff. — der Impfung 167. — des Trachoms 112.

Geschlechtstheile, Schutz d. vor Syphilis 593.

Geschwister, Trachom unter 130. 132. — Retin. pigm. unter 731. 732.

Geschwüre, eczematöse 77. — d. Hornhaut 39. 107. — d. Wimperrandes 76.

Gesetz gegen Alkoholmissbrauch 623. — d. Sehschärfen u. Lichtintensitäten 346—349. — gegen Verwandtschaftschen 735.

Gesichtsfeld 35. 611.

Gesichtswinkel 27. 28.

Gestaltveränderung der Linse 24.

Glasaugen 722. —bläser, Uebertragung der Syphilis unter 596. —dächer in Schulen 383.

Gläserproben 240.

Gläser, cylindr. 37.

Glashaut 11.

Glaskörper 9. 11. 19. 32. 40. — bei Myopie 197. 200. —trübungen 203.

Glaskugeln zur Beleuchtung 398.

Glas, matte Scheiben in Schulen 390. —schutzbrillen 714. —stab Credé's 58.

Glaucom 62.

Gletschertouren, Brillen bei 645.

Glimmer, Cylinder aus 398. — Schutzbrillen aus 718.

Grade Augenmuskeln 12. — d. Myopen 236.

Granulationen 99.

Granulöse Augenentzündung 99.

Grauer Staar 10. — d. Fremdkörper 690. — d. Blitz 632. — s. a. Cataract.

Greisenaugen 33.

Grösse der Buchstaben 475.

Grundfarben 736.

Grüner Staar, s. Glaucom.

Gumma 567.

Güte d. Papiers in Büchern 487.

H.

Hakentafel von Snellen 30. 32. — von Cohn 30. 31.

Hall, Bad 92.

Halsdrüsen, scrophulöse 74.

Haltung der Schüler b. Schreiben 298.

Hammerschlag 689.

Hände von Aerzten u. Hebammen 49. 62.

Handarbeitsunterricht 468.

Handfertigkeitsunterricht 498.

Handgriffe b. Umdrehen d. oberen Lides 108.

Handschrift, Einfluss d. auf Myopie 409.

Handtücher, Uebertrag. d. Blenn. d. 49.

Häufigkeit der Augenerkrank. bei Pocken 164. — der erblichen Myopie 270. 273. — d. facultativen Hyperopie in Schulen 184.

Haupttypen v. Schulbänken 319 ff.

Hausarbeit der Schüler 491. 492.

Hautausschläge bei Syphilis 568.

Hautnarben bei Scrophulose 78.

Hebammen 49—69. —examen 57. —lehranstalt in Breslau 54. 58. —lehrbuch 70. —ordnung 70. — Strafbarkeit d. 71.

Heere, Trachom im 112.

Heftlage, Einfluss der, auf Myopie 411.

Heilbarkeit des Trachoms 158.

Helligkeit auf Schülerplätzen 354. — Beziehung ders. zum Raumwinkel 365. — Tabelle d. 350.

Hemeralopie 628.

Heredität der Myopie 269.

Hilfsapparate des Auges 11.

Himmelslicht, directes auf Schülerplätzen 387.

Hinterhauptlappen 22.

Hintere Kammer 2. 10.

Hintere Sitzlage 308.

Hochgebirge, Trachom im 124.

Hockbank 310.

Höllenstein b. Blennorrh. 52—68.

Holzstoff im Papier 487.

Homatropin 185. 240.

Horizontaldistanz 302. 304.

Hornhaut 2. 83. —abscess 163. —entzündung, bläschenförmige 77, umschriebene 77. 80, bei Blennorrhoe 41, b. Feldarbeitern 673, d. Fremdkörper 689, bei Scrophulose 77, b. Trachom 107. —flecken 85. 128. —geschwür 39. 68. 78. —trübung 40. 45. 80. 81. — s. Keratitis.

Humor aqueus 3.

Humanisirte Lymphe 168.

Hyaloidea 2. 11.

Hydrophthalmus 40.

Hygiene des Auges in Schulen VIII. X.

Hygienische Normallampen von Schuster & Bär 399.

Hyperaesthesia optici 554.

Hypermetropie 36.

Hyperopie 36. — Abnahme m. d. Jahren 184. 186. — Correctur d. 191. — Eintheilung d. 177. 178. 179. — Entstehung des Schielens b. 180. — Grade d. 182 ff. — Ursachen d. 187 ff.

Hypochondrie durch Onanie 557.

Hypopyon 673.

Hypsikonchie 286.

I. J.

Japan, Impfung in 173.

Impfgegner 170.

Impfung 167. — Einfluss d., auf Augenentzünd. b. Pocken 172. —Uebertrag. v. Syph. b. d. 170. 598.

Inanition d. Tabaksamblyopen 619.

Index librorum prohibitorum 485. — orbitae 288. 291.

Indirectes Licht in Schulen 404.

Inhalts-Verzeichniss XII—XXIV.

Infiltrat d. Hornhaut 39. 77. 80.

Innere gerade Muskeln 13.

Inselförmige Atrophie der Aderhaut 199.

Instruction f. Trachom. 153. 157.

Insufficienz der Recti interni 202.
236. 545.

Interferenz 4.

Interlignage 483.

Internate, Trachom in 123. 146.

Intraocularer Druck 278.

Invaliden durch Trachom 113.

Jochbein-Knochenfrass 78.

Jodpräparate 97.

Iris 2. —einklemmung 40. —entzündung 574. —muskeln 4. —
vorfall 81.

Irradiation 458.

Isolirung blennorrh. Kinder 63.

Italiener, Myopie bei den 247.

Juden, Impfung d., in Manchester
169. — Myopie b. 249. —
Farbenblindheit bei 741.

Jugendliche Augen. Refraction d.
183. 235.

K.

Kammer, vordere 2. 3. — hintere
2. 10.

Kammerwasser 3. 19. 40.

Kautschukfabriken, Vergift. i. 679.

Keratitis fasciculosa 78. 82. —
interstitialis diffusa luetica 568.
— phlyctaenulosa 77. — sero-
phulosa 77. — vasculosa 77.
— ulcerosa 82.

Kindergärten, Untersuch. in 243.

Kinder, Schielen der kleinen 191.

Kinnhalter 343.

Klapptische 321.

Knotenpunkt 2. 27.

Kopiopie 178. — Convexgläser b.
666. — der Nähterinnen 665.

Kopfhaltung bei Steilschrift 430.

Körner in der Bindehaut 98. 101.

Körpergrösse b. Schulbänken 333.

Kosten der Medicamente bei Tra-
chomepidemieen 157. — der
Schulärzte 529.

Krampf der Accommodation 203.
278.

Krankheiten der Bindehaut, Hornhaut und Lider, Statistik 83.

Kreuzlehne 309. 314.

Kreuznacher Salz 92.

Krystalllinse 2. 9.

Kritik hygien. Arbeiten IX.

Kritisches Alter der Myopie 206.

Kuhpockenimpfung 167.

Künstliche Beleuchtung i. Schulen
393.

Kunststeintafeln 461.

Kupferstift 155.

Kurzsichtigkeit XXVIII, s. Myopie.

Küsse, Uebertrag. des Trachoms
durch 141. — Uebertragung d.
Syphilis durch 566. 572 —
Uebertragung der Leptothrixfäden durch 573.

L.

Lage der Fenster in Schulen 376.
381.

Lage d. Schreibheftes 412—415.

Lamina cribrosa 2. 11.

Lampe, Butzke's 400. — Wen-
ham 400.

Lampenglocken 396. —teller 398.

Landaufenthalt Scrophulöser 90.

Landrecht, preuss., über Licht etc.
358.

Langbau des Auges 268.

Länge des Sehnerven 281.

Lapis mitigatus 68.

Lateinschrift 450.

Latente Hyperopie 179.

Laternenprobe b. Farbenblindheit 754.

Lebensalter, Beziehung dess. zu Verletzungen 697.

Leber, Genuss v., b. Blendung 647.

Leberthran 97. 647.

Lederhaut 1.

Lehnen an den Bänken 308. 314.

Lehrbücher der Augenheilkunde VII. XXXI. — der Hygiene VII.

Lehrer, Eingiessen von Augenwässern d. 156. — als Schulärzte 530.

Leptothrix 573.

Lesemaschine von Fielitz 479.

Leser, Augen der X.

Leseproben 240.

Lesepulte 314.

Lesestützen 344.

Leucoma 40. 62. — adhaerens u. ectatic. 81. 82. — nach Verbrennungen 686.

Levator palpebrae super. 13.

Licht, Einfluss auf Scrophulöse 90. —erscheinungen, subject. b. Onanie 552. — menge, nothwendige, f. Arbeitsplätze 366. —messungen 349, in Bresl. Gymnasien 354, in der Bresl. Univ. 370. 404. —scheu bei Phlyctänen 77. —sinn 629. —verlust durch Vorhänge 391. —wirkung a. d. Netzhaut 21.

Lid, oberes, Fremdkörper unter 726. —knorpel 13.

Lider 13. 82. 83. — Eczem d. 75. 82. 94.

Liniaturen in Schreibheften 456.

Linse 2. 9. — Gestaltsveränderung d. 24. — Glas- 15. 17. 20.

Linsenmyopie 204. —trübung 10. 40.

Literaturverzeichniss X. 774—821.

Livland, Trachom in 119.

Lues, s. Syphilis. — hereditaria tarda 568.

Luft, Eindringen der, unter das Lid 691. — Einfluss d., auf Scrophulöse 89. — Uebertrag. d. Trachoms durch 137.

Lüftung 141. 151.

Lupentheorie b. Uhrmachern 664.

Lymphdrüsenschwellung 74.

Lymphom 101.

M.

Machtvollkommenheit des Schularztes 517.

Macula lutea 2. 6.

Maculae corneae 81. 82.

Madarosis 79.

Magnet, Entfernung v. Eisentheilchen durch d. 727.

Malignes Trachom 103.

Manifeste Hyperopie 177.

Marine, österr., Trachom in d. 113.

Mariotte'scher Fleck 611.

Mässigkeit b. Amblyopie 623.

Massregeln zum Schutz der Bleiarbeiter 684.

Masturbation 550.

Medicamente bei Scrophulose 94.

Meibom'sche Drüsen 13.

Menschliche Pocken, Impfung v. 167.

Meridiane d. Auges 3. 37.

Messung d. Fernpunktes 195.

Metallarbeiter, Verletzungen bei 711.

Meterkerze 351.

Meterlinse 17.

Mikroskopiren, Blendung beim 628.

Mikrosporon trachomat. 139.

Milchglasglocken 397.

Militär, Grenze d. Myopie beim 258. — Verhütung d. Trachoms beim 142.

Minimum v. Lichtmenge 366. — v. Raumwinkel 368.

Minusdistanz 305.

Mitraillcusenlampe 399.

Modell des Auges 1. — v. Subsellien 333.

Monolateraler Strabismus 181.

Moralische Behandlung der Scrophulose 93.

Mouches volantes 203.

Musculi recti interni 202. — Anomalieen d. 181. — Contractur d. 180.

Musculäre Asthenopie 179. 202.

Muskeln d. Auges 12.

Musterschreibheft 456.

Myopie 36. — als Arbeitsanomalie 257. — Bedenklichkeit d. 206 ff. 265 ff. — Behandlung d. 540. — Berufswahl bei 264. —

Complicationen d. 265. — Concavbrillen b. 541. — Convergenz b. 202. — Convexbrillen b. 548. — Curventafel d. 232. — Disposition zu 246. — Eintheilung 196. — Entzündungen b. 199. 295. — Erblichkeit 269. 277. — bei Fädelarbeit 656. — Falsche Ansichten über 205. — Glaskörper b. 197. 200. 203. — Grad d. 195. 212. 256. — Name d. 201. — b. verschied. Nationen 246. — b. Netzhautleiden 197. 206. — Racenfrage b. 287. 291. — Regressive 238. — Scheinbare 204. — bei Schulkindern 207 ff. — Stationäre u. progressive 204. 271. 294. — bei Studenten 244. — Tabelle d. Sehschärfen b. 267. — Ursachen d. 268. 297. — Verhütung der 297—539.

N.

Nachahmungssucht bei Schielen 189.

Nachbarn in Schulen angesteckt 123. 130.

Nachfragen u. Myopie in Schulen 207.

Nachkrankheiten n. Blennorrh. 62.

Nachtblindheit 628. — Epidemische 634. — b. Retinit. pigmentosa 728.

Nachtsehen 610.

Nachtripper 50.

Nadelarbeiter, Myopie der 665.

834　　　　　　　　　Sachregister.

Naharbeit, Schädlichkeit d. 268.
Naharbeitstheorie 296.
Nahblick 25.
Nahepunkt 663. 667.
Nähterinnen, Kopiopie der 665.
　669.
Narben b. Scrophulose 78. — b.
　Trachom 100.
Nasses Aufwischen in Kasernen
　143.
Nationen, Myopie b. versch. 246.
Naturgesetz, Stilling's 287.
Nebulae 80.
Negative Distanz 304.
Neger, Trachom b. d. 120.
Neigung d. Tischplatte 313.
Nerv. ciliaris 2. — opticus 1. 2. 6.
Nervensystem, Einfluss d. Onanie
　auf das 558.
Nervöse Asthenopie 179.
Netzhaut 5. —bild 28. —farbe
　21. — Ablösung d., nach Ver-
　letzungen 690. —entzündung
　b. Bleiarbeitern 684, b. Myopie
　197. 201. 206.
Neurotomia optico-ciliaris 723.
Nicotin 619.
Nitrobenzolarbeiter, Sehschwäche
　der 680.
Nordlage von Schulzimmern 390.
Normalfeder 426.
Normalhimmel 356.
Normalzustand d. jugendl. Auges
　186.
Nuancen, Wahrnehmen der, von
　Farben 738.
Nystagmus 40. — der Kohlen-
　hauer 670.

O.

Oberer schiefer Muskel 12. 283.
Oberes Lid, Umkehren des 108.
Oberlicht i. Schulen 355. 384. 470.
Oberschlesien, Trachom in 127.
Obstetrices accusandae 71.
Occlusio pupillae 574.
Oesterr. Bestim. üb. Blennorrh. 61.
Offene Gasflammen in Schulen 394.
Oeffnungswinkel 388.
Onanie 550—565.
Operationen bei Trachom 148.
Ophthalmia aegyptica 99. — scro-
　phulosa 72.
Optische Axe 11.
Optotypi 28.
Ora serrata 2. 5.
Orbita 1.
Orbitalindex 286.
Orient, Trachom im 120. 129.
Oertliche Medicamente bei Scro-
　phulose 94.
Ortsabhängigkeit d. Trachoms 133.
Ostseeprovinzen, Trachom in den
　119.

P.

Pädagogische Kenntnisse d. Schul-
　arztes 521.
Pannus scroph. 78. — trachom. 107.
Papeln 567.
Papilla nervi optici 11.
Papillen der Conjunctiva 39. 99.
Pariser Elementarschulen, Myopie
　in 208.
Pariser Schirme 396.
Parterre, Schulzimmer im 365.

Partielle Farbenblindheit 738.

Pausen im Unterricht 490.

Periodisches Schielen 180. 203.

Perimeter 35. 611.

Permanentes Schielen 180. 203.

Perverse Beleuchtung 379.

Petit'scher Canal 10.

Petitdruck X.

Petroleumlampen 399.

Phlyctänen 76. 77. 82. 95.

Photometer 34. 350 ff. 629.

Photophobie 553.

Photopie 552.

Phthisis bulbi 40. 62.

Physiologie des Auges XXXII.

Physikal. Vorgänge beim Sehen 15—22.

Pipetten eingeschliffene 137.

Plagiat der Beer'schen Schrift d. de Lafontaine XXVII.

Platzlänge in Schulen 315.

Pocken 158. — Erblindungen d. 163. —exanthem 160. —Stadien d. 159.

Pole des Auges 2. 3.

Polemik IX.

Polen, Trachom in 118.

Präcipitat 95.

Preisaufgabe der Society for the prevention of Blindness XXIX.

Preishandschrift 445.

Preisrichter für d. Londoner Preisfrage XXIX.

Presbyopie 667.

Preussische Armee, Trachom in der 116.

Preussisches Hebammenlehrbuch 70.

Preuss. wissenschaftl. Deputation für Medicinalwesen 59. 524.

Prismatische Brillen 546.

Prismen vor den Fenstern 372.

Processus ciliar. 5. 10.

Progressive Myopie 205.

Prostitution 589.

Pseudo-isochromat. Proben 747.

Pulver, farbige, z. Farbenblindheituntersuchung 746.

Punctum lacrymale 14.

Punktproben 33.

Punkttafeln 30. 32.

Pupille 2. 3.

Pus bonum 38.

Q.

Quadratgrad 360.

Quantitative Farbensinnbest. 755.

Quartformat der Bücher 484.

Querstriche an Buchstaben 480.

R.

Racenfrage. Myopie als 291.

Raddrehungen des Auges 416.

Raumwinkel 358. — reducirter 363. — Minimum des 368.

Real-Encyclopädie VII. VIII. X.

Reclameschriften XXIX.

Reflexhelligkeit 357.

Refraction 35. — Bestimmung d., durch den Schularzt 523. — jugendlicher Augen 183. 235.

Regenbogenhaut 3.

Regenerativbrenner Siemens' 400.

Regierung in Breslau VIII. 150. 311.

Regressive Myopie 238.

Regierungen, Aufmerksamkeit d.,
auf Trachom 114.

Reinlichkeit in Schulen 150. 375.
— bei Scrophulose 94. — bei
Trachom 133.

Relative Hyperopie 178.

Retina 1. 2. 11.

Retinitis durch Blendung 626. —
pigmentosa 727. — Nachtblindheit bei 728.

Richtungslinien 27.

Roburit 680.

Rollmuskel 12. —theorie 283.

Römer, Trachom bei 112.

Rückenlehne 314.

Rückgratsverkrümmung 299. 418.

Rumänien, Myopie in 250. —
Trachom in 120.

Rundschrift 419. 446.

Russische Schulen, Myopie in 248.

Russ.-türk. Krieg, Trachom im 115.

S.

Salben, Behandlung des Trachom
mit 155.

Salzbäder bei Scrophulose 92.

Sammelforschung üb. Syphilis 585.

Sanatorien, maritime 92.

Sanitätsbericht der preuss. Armee
225. 231. — der deutschen
Heere, betr. Verletzungen 709.

Satiniren des Papiers 487.

Schädliche Wirkungen d. Stilling-
schen Theorie 283.

Schädlichkeit von Concavbrillen
bei Myopie 264. 545.

Schanker, harter 566.

Schattencontrast 750.

Schattiren des Druckes 487.

Schaufenster, Bogenlampen v. 638.

Scheide, Ausspülung der 50.
— Catarrh der 49. — Gono-
coccen der 47.

Scheinbare Myopie 204.

Schiebetische 321. 324.

Schiefe Augenmuskeln 12.

Schiefertafeln 458.

Schieferüberzug auf Wandtafeln
466.

Schielen, Epidemie v. 189. — der
kleinen Kinder 191. — Nach-
ahmung d. 189. — Operation
193. — Spielen mit dem 188.
— bei Trübungen 81.

Schirme zum Schutz d. Augen 91.
— auf Gasflammen 394.

Schleichendes Trachom 107.

Schlemm'scher Canal 2.

Schliessung ungeeigneter Schulen
532.

Schlosser, Verletzung bei 700.

Schmiercur 599.

Schnelle Hilfe b. Blennorrhoea 69.

Schrägschrift 412.

Schreiben, Haltung b. 415. — Lage
des Heftes beim 412—415.

Schreibkrampf 423. —schule
446. —stütze 342. 343. —
tafeln 463.

Schreiberhau, Untersuchungen in
32. 124. 184. 348.

Schriften, populäre, über Schulhygiene XXVI—XXIX. 537.
772.

Schriftproben 28.

Schriftrichtung 411.

Schriftsetzer, Augen der 650.

Schrumpfung des Auges 40. 81.
— durch Fremdkörper 690. —
d. Bindehaut 105. — der Sehnerven bei Bleivergiftung 682.

Schularzt 147. 500 ff. — bautechn.
Kenntnisse des 520. — und
Breslauer Magistrat 511. — b.
epidem. Krankh. 527. — Kosten
der 529. — Lehrer als 530.
—Machtvollkommenheit d. 517.
— Pädagog. Kenntnisse d. 521.

Schulbank, Distanz und Differenz
der 302—304. — Haupttypen
319 ff.

Schulen, Hyperopie in 182. —
Trachom in 121. 130. — Verhütung 146.

Schulgebäude, architekton. Verzierungen an 371.

Schulkinder, Augen der VII. VIII.
— Myopie bei 207 ff. — Untersuch. v., auf Scrophul. 84.

Schultische 297. 318. — Industrie
von 318, vgl. Schulbank.

Schulzimmer, Tiefe der 388.

Schulzwang 274.

Schussverletzungen 705.

Schutzbrillen 636. 714 ff.

Schutz gegen Blennorrh. 63. 67.

Schwabacher Federhalter 426.

Schwangere, Syphilis bei 589.

Schwefelkohlenstoff-Arbeiter, Sehschwäche der 678.

Schweiz, Hebammenordnung d. 70.
— Impfbewegung in der 170.

Schwellung der Lider 38.

Schwerlinie 306.

Sclavenschiff, Trachomepidemie
auf einem 114.

Sclera 1. 2. — bei Myopie 196.

Scoliosen 298. 302.

Scotom 610. 614. 627.

Scrophulose, Name etc. 73. — Einfluss von Licht u. Luft 89. 90.
— Erblindungen d. 84. — Ernährung bei 88. — Erste Erscheinungen 88. — Moral. Behandlung 93. — Ursache 87.

Seclusio pupillae 575.

Secret, Bedeut. d. b. Trachom 137.

Seebäder 92.

Sechospize 93.

Sehaxe 19.

Sehnerv 1. 6. 9. 11. —Abrollungsstrecke d. 282. —aushöhlung
82. —Entzünd. 295. —scheibe
11. — Zerrungstheorie 281.

Sehroth 21.

Sehschärfe 26. 31. — im Alter 33.
— Bez. zu Beleuchtung 346.
— Einfluss des Fusels auf die
621. 622. — Excentrische 35.
— b. Myopie 201. 237. 266.
267. — übernormale 33.

Sehschwäche XXX, 37. — bei
Myopie 281. — bei Nitrobenzol-
arbeitern 680. —u.Schielen 181.

Sehstörungen bei Trachom 101.
107. 115. 128.

Sehwinkel 27.

Sehzellen 7. 8.

September, Zunahme d. Trachoms
im 117.

Siebförmige Platte 11.

Silberlösung 52.

Simultancontrast 750.

Sitzhöckerlinie 306.

Sitzlage 307.

Soolbäder 92.

Sonnenfinsterniss, Erblindung bei 626.

Sonnenstrahlen, Schädlichkeit der 389.

Specifische Coccen 104. 139.

Speckglanz des Papiers 488.

Spannung des Auges 3.

Sphincter pupillae 2. 4.

Spiegelcontrast 750.

Spiegel vor den Fenstern 372.

Spiegeluntersuchung d. Refraction 240.

Spucknäpfe in Schulen 151.

Staar, grauer 10. 773. — bei Blendung 632. — vorderer 40. — grüner 772.

Staatliche Ehezeugnisse b. Syphilis 588.

Staatsexamen in der Augenheilkunde 62. 152. 771.

Staats-Massnahmen zur Verhütung der Blindheit 771.

Stadien der Pocken 159.

Staphylom 40. 62. 197. 213. 237.

Stassfurter Salz 92.

Statistik, Breslauer Uhrmacher 662. — der Hyperopie 182. — der Myopie in Schulen 215 ff. — syphilitischer Augenkrankheiten 580. — des Trachoms 118.

Staub als Träger d. Trachoms 149.

Steigen der Myopenzahl in den Classen 210. 226.

Steilschrift 427. 446. — Geschichte der 436 ff.

Steinbrüche, Verletzungen in 699.

Stenographie in Schulen 457.

Stereoskopische Uebungen 192.

Stickerinnen, Augen der 668.

Stigmographische Methode 466.

Stirnrahmen 345.

Strabismus 179. —Verhütung 191.

Strabotomie 193.

Strafbarkeit der Hebammen und Eltern bei Blennorrh. 70. 71.

Strahlenkörper, Entzünd. d. 694.

Stramoniumblätter, Amblyopie d. Genuss v. 619.

Strassenbeleuchtung durch Bogenlicht 639.

Strychnin gegen Amblyopie 624.

Studenten, Myopie bei 244.

Stylographische Tinte 458.

Subjective Erschein. b. Trachom 106. — Farbensinnproben 742.

Subsellien 209. 297. 318 ff. — im Haus 338. — Aenderung von schlechten 536.

Successivcontrast 749.

Symblepharon 110. 686.

Sympathische Erkrankung 692. — Uebertragung der 694.

Syphilis 565. — Eheschliessung bei 589. — Schutz vor 594. — Uebertragung b. d. Impfung 598.

System der Hygiene des Auges XXX ff. — Schwierigkeit des XXXI.

T.

Tabakkauer, Amblyopie d. 624.

Tabellen d. Sehschärfe b. Myopie 266. 267.

Tabes 553.

Tarsus 13.

Taschenwörterbücher, Druck in 471.

Tastsinn 26.

Taubstummenanstalt, Trachom in der Breslauer 122.

Taufe bei Blennorrhoe 46. — bei Lichtscheu 96.

Tenon'sche Kapsel 2. 193.

Tenotomie 193.

Tensor chorioideae 2.

Test-types 28.

Thermoeauter bei Thränensack-eiterung 677.

Thränen b. Phlyctänen 77. 78.

Thränensackeiterung 675.

Thränenträufeln 676.

Thränenwege 14.

Tischbreite in Schulen 316.

Tiefe des Schulzimmers 388.

Tinte, Farbe der 457.

Todesfälle bei Herausnahme des Auges 722.

Totale Farbenblindheit 738. — Hyperopie 177.

Touchiren 68. 154.

Trachom 98. — polonicum 118. — Abnahme in Deutschland 116. — Ansteckungsfähigkeit 130. 137. — Bacillen d. 138. — Belehrung über 140. — echtes 126. — Einseitigkeit d. 130. 133. —epidemieen 114. 121. 124. —erblindung 115. — Galvanocaustik b. 158. — i. Garnisonen 135. — Geograph. Verbreitung 117. — Geschichtliches 112. — im Heere 113. —heilbarkeit 158. —curse 152. — Narben b. 100. — Operation d. 148. —verhütung 142. — Vorschriften über 153. 156.

Transplantation von Kaninchenbindehaut 725.

Trichiasis 110.

Tripper 47. 50. 104.

Trochlearis 12. 283. 292. 293.

Trockenes Aufwischen in Schulen 150.

Tropfgläser 58. 65. 137.

Tuberculin 74. 97.

Tuberculose 73. — Bacillen 48. 74.

Türkische Armee, Trachom in d. 115.

Turnspiele 497.

Tylosis 79.

Typograph. Punkt 472.

U.

Uebergangsfalte 98.

Uebernormale Sehschärfe 33.

Uebersichtigkeit 174.

Uebertragung d. Blennorrhoe 48. 603. — d. sympath. Augenentzündung 694. — d. Syphilis 595 ff. — d. Trachoms 130.

Ueberwachung d. Augen b. Pocken 173. — d. Prostitution 590.

Uhrmacher, Augen der 286. 661.
— schulen, Myopie in 247. 663.
Ultrarothe Wärmestrahlen 407.
Umgebung v. Schulhäusern 384.
Umdrehung d. Lider 79. 108. 726.
Umschläge, kalte 66. 155.
Unbewegliche Subsellien 321.
Unfallversicherung 719.
Universal-Schreibtisch 339.
Unterricht d. Lehrers in Hygiene
530. 537. — Pausen im 490.
Unterscheidung v. Trachom und
follicul. Catarrh 105.
Untersuchung von Schülern auf
Refractionsleid. 182—187. 209.
Unwahre Behauptung von Magnus
43. 759. — von Stilling 263.
— von Wingerath 262. 263. 527.
533. — von v. Hippel 526. 532.
Ursache d. Augenzitterns d. Berg-
leute 672. — follicul. Catarrhs
136. — d. Hyperopie 187. —
d. Myopie 268 ff. — d. Pocken
166. — d. Scrophulose 87.

V.

Vaccination 167.
Variola 159.
Variolation 167.
Vasa vorticosa 2.
Vena central. retinae. 11.
Ventilation in Arbeitsräumen 680.
— in Schulen 151.
Veränderliche Subsellien 321.
Veränderungen d. Ader- u. Netz-
haut bei Retinitis pigmentosa
729. — d. Augenhintergrundes
b. Myopie 238.

Verbiegungen d. Lidknorpels 110.
Verbinden d. Auges u. Lid: eczem
75. — b. Scrophulose 91.
Verbreitung, geograph., des Tra-
choms 117.
Verbrennungen d. Auges 686.
Verdauung scrophulös. Kinder 89.
Verderblicher Einfluss d. Myopie
auf Sehschärfe 267.
Vererbung d. Myopie 269—278.
539.
Vergiftung in Kautschukfabr. 679.
Verhältniss v. Fenster z. Boden-
fläche 377 ff. — d. Hyperopie
zum Schielen 183. — d. Seh-
schärfe zum Schielen 183.
Verheiratung Kurzsichtiger 539.
— Blutsverwandter 735.
Verhütung d. Blennorrh. d. Augen
49. 606. — d. Myopie 297. — d.
Onanie 559. — d. Pocken 167.
— des Schielens 190. — der
Scrophulose 87. — d. Trachoms
139. — von Augenkrankheiten,
die der Zukunft vorbehalten ist
XXXII. 772. 773.
Verkäsung 73.
Verkrümmung d. Lider 110.
Verkürzung d. Bindehaut 110. —
d. Recti interni 180.
Verlauf der Myopie 201. — der
Pocken nach d. Impfung 169.
— d. Rollmuskels 284. 293. —
des Trachoms 106.
Verleger X. 481.
Verletzungen d. Auges 685. —
Arbeitsunfähigkeit bei 701. —
Beziehungen zwischen Lebens-

alter und 697. — bei Metallarbeitern 711. — Netzhautablösung b. 690.

Vermeidbarkeit von Augenkrankheiten 763. — v. Erblindungen
764.

Vermeiden v. Sehädlichkeiten b.
Myopie 206. — v. Speisen b.
Serophulose 89.

Verordnung der Regierung zu
Breslau 150.

Verringerung d. Trachomfälle in
d. preuss. Armee 116.

Verschiedene Arten v. Augenleiden
b. Poeken 165.

Verstellbare Spiegel vor Fenstern
375.

Verstopfung d. Drüsen des Lides
etc. 111.

Vertheilung d. Arbeitszeit 372.

Vertrocknung d. Bindehaut 111.
630.

Verwachsene Schulkinder 338.

Verwachsung d. Lides m. d. Augapfel 110.

Verwandtschaftsehen, Gesetz geg.
735. — Verhältniss der, zu
anderen 734.

Verwechslung v. Buchstaben 482.

Volksbadcanstalten 136.

Vorbeugung der Wiederkehr von
Phlyctänen 96.

Vorbeugungsmittel b. Pocken 173.

Vorboten d. sympath. Augenentzündungen 693.

Vordere Kammer 2. — Sitzlage 307.

Vorhänge 389. — Lichtverlust d.
391.

Vorkommen d. Blattern 163. —
d. Hyperopie 181. — d. Myopie
b. Schulkindern 207.

Vornähung 193.

Vorschläge z. Beseitigung d. Trachoms in d. Armee 145.

Vorsicht b. Reinigung blennorrh.
Augen 38. 65.

W.

Wahl d. Berufes b. Myopen 205.
549.

Wahrer Grad d. Hyperopie 177.

Wände, Farbe der, in Schulen
392.

Wandkarten, Druckgrössen auf
478.

Wandtafeln in Schulen 464.

Waschgefässe, Verbreitung des
Trachoms durch 122. 130. 140.

Wasser, destillirt., zur Verhüt. d.
Blennorrhoe 51. 56.

Wassersucht des Auges 294.

Weisser Fluss 46. 49.

Weitsichtigkeit 36. 187. 667.

Welt, Farbenblindheit in d. ganz.
742.

Weltausstellungen, Wiener und
Pariser, Schulhäuser auf d. 378.

Wenhamlampe 400.

Werkstattoperateure 698.

Wiederholte Untersuchungen von
Bahnbeamten 740. — derselben
Schulkinder 236.

Wiederimpfung 167. — Uebertragung d. Syphilis bei d. 598.

Wiederkehr der serophulösen Erscheinungen 88.

Wiener Schulbank 325. 335.

Wilde Völker, Schschärfe bei 33.

Wimpern 13. 51. 76. 79. — Einwärtskehren der 110.

Wissenschaftliche Deputation für Medicinalwesen 59. 524.

Wolle, gefärbte, zur Untersuchung auf Farbenblindheit 743.

X.

Xerosis 111. 630. 635. — Bacillen der 631.

Xerophthalmus 111. 630. 635.

Z.

Zahl der Gasflammen in Schulen 394.

Zähne bei ererbter Lues 569.

Zeichenunterricht 466.

Zeilenlänge 484.

Zeitungssteuer 654.

Zerdrückung der Sehnerven 82.

Zerrung der Sehnerven durch den Rollmuskel 285.

Zerstörungen am gelben Fleck d. Blendung 626.

Zoppot, Bad 93.

Zufällige Ursachen d. Schielens 188.

Zuhalten d. Augen bei Scrophulose 91.

Zuhälter 591.

Zunahme der Aderhautatrophie bei Myopie 201. — des Grades der Myopie 237. — der Myopie 255, 256. — in Schulen 210. 212. 242. 252.

Zusammendrücken d. Bulbus durch den Rollmuskel 284. —kneifen der Augenlider bei Myopie 201. —leben bei Trachom 124.

Zuckerwasser b. Kalkverbrennung 724.

Zwangskrankencassen 141.

Zwangsweise Operationen 148. — Behandlung des Trachom 141. 148.

Zwischenpfeiler an Fenstern in Schulen 371

Zwischenräume zwischen d. Zeilen X. 483.

Zwischenscheidencanal 11. 197.

Namenregister.

A.

Abegg 51.
Adams 641.
Adamück 132. 136. 224. 241. 242.
Adelmann 119.
Adler 159. 162. 164. 165. 216. 456.
Aëtius 52.
Agnew 217. 251.
Albert 432.
Albertotti 347. 348.
Albini 146.
Alenitzin 758.
Alexander 572. 573. 581—584.
Alexi 491.
Almenar 586.
Altschul 538.
Alpinus Prosper 112.
Andrews 406.
Angelo Michel 440. 442.
Anke 733.
Anroy v. 222. 245.
Appia 148.

Arlt v. XXVIII. 89. 90—94. 97.
112. 132. 162. 273. 277. 280.
418. 471. 498. 548. 583. 610.
627. 636. 637. 641. 688. 712.
Atzert 339.
Aubert 347. 349. 629.
Axenfeld 225.
Ayres 617. 733.

B.

Bacon 218.
Badal 581.
Bader 121.
Baer 289.
Baginsky 305. 376. 382. 394. 503.
Balduin 120.
Bannwarth 753.
Bär O. 615. 671.
Barellai 92.
Barnard 298.
Baron 333. 338. 392.
Basevi 137. 139.

Baudry 572.

Bäuerlein 83. 580.

Baum 571.

Baumeister 581.

Baumgarten 138.

Bayer 54.

Bayr 427. 430. 432. 433. 446. 542.

Beck 583.

Becker F. 678. 680.

Becker O. 217. 227. 255.

Beer G. J. XXVI. XXVII. 489. 632. 640. 682.

Beger 44.

Beheim 219.

Behrendt 503.

Bellouard 683.

Benedict T. W. 46. 162.

Benedict M. 292. 564.

Berg 695.

Berger O. 550.

Bergh 585. 586. 588. 592. 595. 596.

Bergmann 734.

Berlin XXIX. 221. 230. 418, 419. 420—425. 428. 455. 464.

Berthold 340.

Beselin 222.

Bezold v. 752.

Beyer 330.

Bider 225.

Bion 90.

Bircher 294.

Bischoff 52.

Bismarck 452.

Bitot 635.

Bjerrum 222.

Blacesowic 139.

Blasius 486, 487.

Blessig 635.

Bock Emil 59.

Bock 310.

Bockhardt 48.

Böhm 193. 644.

Boissonneau 699, 712.

Boll 21.

Bonpland 33.

Bonnet 722.

Borthen 220.

Boubnoff 405.

Bouillaud 555.

Bouvy 463.

Bowman 121.

Bremer 42. 43. 164. 759—762. 765.

Brière 61.

Brignoni 223. 250.

Broich v. 594. 597.

Brouardel 499.

Brück 555.

Brücke 23. 25.

Brush 643.

Buchner 305. 319. 378.

Bumm 47. 48. 63.

Burchardt 30. 32. 218. 239.

Burnett 120.

Burgerstein 455. 512.

Burgl 216. 227. 234.

Burow 119. 340.

Buschbeck 656—658.

Butzke 400.

C.

Callan 216. 250.

Campe 463.

Cardanus 201.

Cardot 325.

Carlo, Del 223. 250.

Caron de Villards 164.

Carp 347. 348.

Carstädt 462.

Carter 720.

Celsus 112. 647. 685.

Chalybaeus 491.

Changarnier 678.

Claisse 44.

Classen 217. 228.

Cluny Poncet de 406.

Coccius 165. 166. 171. 580. 583.
   698.

Cohn E. 51. 56.

Cohn F. 166.

Collard 245. 251.

Colsmann 720.

Conrad 216. 227. 234. 240. 547.

Cooper 628. 637.

Coronel 463.

Corradi 758.

Coursserant XXIX.

Crainieean 120. 126. 225. 246.

Credé 50. 52—61.

Critchett 720.

Cunier 698.

Curschmann 564.

Czerny 626.

D.

Daac 748.

Dahlfeld 192.

Dalinger 43.

Dalton 739.

Dantone 164.

Darwin 258. 262.

Davidson 245.

Deeondé 670.

Delboeuf 756.

Dennett 219.

Denti 571.

Deputation f. Med.-Wes. 59. 524.

Derby 216. 217. 220. 221. 241.
   242. 245. 250. 251. 548.

Derigs 733.

Desguin 125. 513. 528.

Deutschmann 603. 626. 695. 731.

Devaux 528.

Dirksen 467.

Dobrowolsky 221. 248. 278. 548.
   643.

Dörffel 1.

Dörinkel 348.

Donders 31. 32. 35. 175. 177.
   178. 179. 181. 182. 187. 188.
   197. 198. 201. 205. 206. 242.
   244. 245. 253—257. 262. 269.
   340. 661. 743. 747.

Dor 30. 216. 218. 227. 247. 249.
   272. 396. 745.

Dransart 672.

Drewes 581.

Dufour XXIX. 626. 648.

Dumont 172. 678.

Dürer Albrecht 439. 442.

Dürr 44. 186. 220. 221. 229. 240.
   344. 346. 492. 768.

E.

Ebers 112.

Eder 433.

Ellinger 381. 425. 503.

Ellis 224.

Emmert 216. 217. 219. 227. 228. 247. 281. 394. 418. 663. 664. 674.

Emrys Jones 632.

Engelmann 21.

Erasmus v. Rotterdam 586.

Erismann 183—185. 215. 226. 234. 235. 241. 248. 270. 271. 339. 395. 404. 405. 544. 545.

Erb 558.

Erlenmeyer 409. 410.

Esmarch v. 275. 276. 316.

Eulenburg III. IV. 42. 758. 759.

Eveillé 581.

F.

Fahrner 298. 302. 309. 315. 319. 413. 522.

Falk 376. 378. 382. 394. 503.

Falk, Minister 497.

Fankhauser 394.

Favre 741.

Felsenreich 54.

Féret 339.

Ferrand 378. 380. 383.

Fetzer 584.

Feuer 117. 152.

Fialkowsky 144. 314.

Fick 138.

Fielitz 479.

Fieuzal XXIX. 52. 61. 72. 646. 695. 733.

Fink 298.

Fitzgibbon 596.

Fizia 44. 225. 289. 291.

Flemming 2.

Florschütz 219. 229. 241. 372. 418.

Flügge 48. 520. 539.

Fodor 513.

Förster 35. 79. 103. 105. 123. 126—129. 132. 133. 137. 140. 144. 149. 157. 279. 295. 338. 372. 374—376. 383. 385—390. 492. 541. 542. 555. 570. 573. 575—577. 610. 611. 613. 616 bis 618. 620. 624. 629. 683. 688. 703.

Fournier 571. 583. 588. 594.

Fox 220. 222. 250. 742.

Frank 503. 511.

Fränkel 56. 756.

Franklin 378.

Freygang 298.

Fricke 450.

Fröbel 468.

Frost 224. 720.

Fuchs XXIX. 41. 45. 51. 55. 63. 71. 90. 108. 111. 132. 136. 141. 144—147. 163. 164. 427. 430. 446. 486. 569. 585. 588. 589. 605. 615. 619. 620. 622. 627. 631. 671. 684. 691. 695. 706. 719. 720. 724. 733. 734. 735. 759. 770.

Fuhrmann 54. 58.

Fürbringer 551. 559. 561. 564.

Fürst 55.

G.

Gaffky 138.
Galenus 626.
Galezowsky 383.
Galilei 636.
Gand 678.
Gardner 223.
Gärtner 221. 244.
Gayat 248.
Geigel 555.
Geiger 738.
Geismar 390.
Geissler 697. 698.
Gelpke 31. 86. 87. 126. 187.
   225.
Germann 119. 224.
Gibson 46. 50.
Giffard 77. 695.
Gilbert 477.
Giraud-Teulon 489.
Gladstone 738.
Glauning 428.
Goethe 587. 742.
Goldfinger 714.
Goltz v. d., Pascha 252.
Gosky 445.
Gosselin 724..
Gossler, Minister 497.
Gottstein 260.
Graefe A. 52. 583. 671. 673.
   723.
Graefe A. v. XXV. XXVIII. 52.
   68. 96. 193. 202. 477. 555.
   576. 644. 728.
Grasselli 120.
Griesinger 557.

Grigorjew 116.
Grimm Jac. 452. 454.
Gross 414. 417. 450.
Gruber v. 385. 389.
Gruber Max 432.
Grünfeld 594.
Guglielmeth 224.
Gühmann 724.
Guillaume 302. 384.
Gunn 678. 679.
Gunning 192.
Guthrie 634.
Guttstadt 758.

H.

Haab 45. 54. 58. 60. 104. 225.
   241. 242. 626. 704.
Haan de 31. 32. 33.
Hadlow 221. 248.
Haenel 218. 228.
Hairion 121.
Haltenhoff XXIX. 626.
Hamande 571.
Hamecher 723.
Hansen 221. 676. 703.
Happel 341.
Harpain 125.
Hartley 639.
Harvey 443. 444.
Hasner 281. 340. 698.
Hausmann 605.
Hanssmann 44. 52.
Hebra 164. 583.
Heddäus 224.
Heffter 341.
Hefner-Alteneck 638.

Heidrich 26.

Heinrigs 445.

Hell 222. 224. 230.

Helmholtz v. 8. 12. 15. 23. XXV. XXVIII. 736. 743. 744.

Hensen 23. 25. 278.

Henze 445.

Hering 736. 737.

Hermann 304. 305.

Herrmann 400.

Herrenheiser 768.

Hersing 222. 230.

Hertel 390.

Herzberg 391.

Herzenstein 219.

Hess 633.

Heymann 41.

Himly 173.

Hippauf 328. 337.

Hippel v. IX. 222. 224. 231. 241. 243. 259. 261. 262. 356. 514. 515—538.

Hirschberg 41—43. 83. 112. 114. 126. 129. 130. 164. 603. 612. 613. 615. 617. 620. 678. 679. 695. 732. 733. 759. 760 bis 762.

Hjort 164.

Hoffmann v. 215. 226. 350.

Hoffmann A. 222. 223. 242. 246.

Holmes Axel 676.

Holmgren 741. 743.

Horner 41. 62. 70. 84. 162. 173. 242. 258. 262. 264. 458. 464. 465. 543. 582. 583. 742.

Huddart 736.

Hufeland 454.

Humboldt A. v. 33. 478.

Humboldt W. v. 454.

Hutchinson 569. 619. 620.

Huth 35.

Hutten, Ulrich v. 586.

I. J.

Jacobi 607.

Jaeger v. 200. 208. 215. 257. 633. 636.

Jan Gayen 466.

Javal 192. 261. 275. 376. 383. 384. 387. 450. 472. 478. 480—486. 548. 646. 738.

Jenner 167.

Jewezki 633. 635.

Jolly 557.

Jones 41.

Jong de 225.

Issigonis 225. 251.

Jullien 571.

Jüngken XXVIII. 46. 114.

Just 218. 228. 229. 372. 418. 491.

Iwanoff 197.

K.

Kafemann 479.

Kaiser 326.

Kallmann 344.

Kaltenbach 51. 56.

Kartulis 138.

Kayser 260.

Kauff 446.

Keber-Cohn 166.
Kepler 19.
Kerschbaumer 44.
Key Axel 224. 230. 231. 266.
    499.
Kirchner 225. 231. 249. 260.
    275—277. 289—292.
Kirkpatrik 121.
Klein XXIX. 24. 197.
Klopstock 454.
Knies 91.
Knapp 120. 583.
Köbner 598. 601.
Koch Rob. 55. 74. 97. 138.
Kocher 315.
Kohl 467.
Köhler 74.
Kolinski 225.
Koller 333.
Königshöfer 74.
Königstein 52. 54. 55.
Koppe 216. 227. 243.
Köster 338. 466.
Köthe 697. 710.
Kotelmann 33. 217. 227. 274.
    418.
Krähnert 375.
Krawkow 647.
Krebs 703.
Krelling 570.
Kremer 223. 225. 245.
Kroll 192.
Kroner 49.
Krotoschin 293.
Krug 126. 153. 156.
Krüger 215. 226.
Krukenberg 54.

Krükow 42. 164.
Kryloff 339.
Kucharsky 138.
Kuh 693.
Kuhn 345.
Kühne 7. 21.
Kunze 323. 324.
Kussmaul 504.

L.

Laboulaye 482.
Ladenburg 186.
Lafontaine 738.
Lafontaine F. L. de XXV. XXVI.
Lamansky 424.
Lavoisier 477.
Landesberg 42. 43. 164—166.
    171. 708. 759—762.
Lang 376.
Langerhans 130.
Laqueur 311. 406. 500. 504.
Larrey 113.
Lavallé Morell 572.
Lavergne 583.
Lavigerie de 678.
Lawrentjeff 116. 225. 652. 655.
    670.
Layet XXIX. 678. 685. 699. 703.
    719.
Leber 206. 630. 633. 675. 683.
    723. 732. 733.
Lefort 63.
Leibnitz 454.
Leininberg 266. 275.
Lerche 634.
Levy 695.

Lichtenstaedt XXV.
Liekroth 326. 327. 337.
Liebreich 733.
Limburg 695.
Lippmann-Berliner 675.
Litzmann 70.
Lochner 426.
Löffel 320.
Löhmann 480.
Lopatin 222.
Lorenz 315. 332. 432.
Loring 216. 250. 273.
Lorinser 503.
Löwenthal 491.
Lucanus 109. 131. 676.
Lüdicke 487.
Ludwig XIV. 480.
Lummer 353.

M.

Maas 678.
Maegowan 742.
Maehcck 733.
Mackenzie 46. 114. 162. 618. 636. 692.
Magne 250.
Magnus IX. 43. 44. 84. 115. 164. 172. 584. 603. 695. 696. 732. 738. 765.
Maiweg 372.
Maklakoff 215. 247.
Mannhardt 247.
Manteuffel v. 504.
Manolesen 220. 222. 246. 250.
Manz 124—126. 164—166. 171. 221. 229. 234.
Martin 674. 676.

Maschke 74.
Masini 223. 250.
Mauthner 15. 30. 583. 643. 743. 746. 747. 748. 757.
Mavrogény Pascha 115. 120.
Mayer Tob. 346. 347.
Mayer W. 418. 425. 430.
Mayerhausen 30.
Mayhöfer 633.
Mayr G. 758.
Mazza 695.
Mecklenburg 648.
Medem VIII. 225.
Meier 312.
Meighan 571.
Mets de 148. 225.
Meyer Herm. 305. 309. 314. 315. 413. 751. 752.
Meyer O. E. 642.
Michel 75. 101. 125. 138. 634. 745.
Mill John St. 559.
Millingen v. 42. 115. 120. 121.
Mittendorf 220.
Montagne D. 164.
Monti 74. 93.
Mooren 83. 118. 182. 207. 548. 554. 583. 671. 721. 722.
Moselhion 52.
Motais 651—654.
Moyne 223.
Müller 134. 720.
Munk 22.

N.

Nagel 172. 262. 267. 268. 271. 272. 275.

Napias 513. 528.
Napoleon 112.
Neisser 47. 48. 138. 582. 600.
  602. 605. 607. 631.
Netoliczka 219. 229. 241.
Nettleship 617. 678. 720.
Newton Isaac 443. 444.
Nieden 665. 671. 672. 680 bis
  682.
Niemann 218. 228. 501.
Niemetschek 740.
Nikati 218. 249. 274.
Nodier 632. 637. 648.
Noiszewski 139.
Nordensen 221. 695.
Nothnagel 557. 558.

O.

Oettingen, v. 119.
Ohmsted 446.
Olshausen 52. 56.
Oppert 164. 165.
Ott 215. 216. 241.

P.

Pagenstecher 720.
Palamedes 410.
Pappenheim 376.
Pardini 223.
Parow 302. 305. 321. 325.
Partz 639.
Passavant 298.
Passauer 141. 142. 144.
Paul 325. 335.
Paulsen 220. 281.

Peard 322. 323.
Peltzer 144.
Pettenkofer 505.
Perrin 583.
Pflüger VIII. 216. 227. 246. 262.
  268. 272. 294. 295. 315. 408.
  485. 752. 756.
Philipen 222.
Philipp 285.
Pins 336.
Piringer 606.
Poleck 621.
Pocnet 723.
Ponfick 573.
Porta 15.
Posch 347. 349.
Pospelow 572. 574. 595.
Prager 143.
Preyer 503.
Priebatsch 314. 339.
Pristley-Smith 219. 248. 262. 266.
  278. 336. 541. 736.
Protachow 145.
Protzek 582.

R.

Rählmann 104.
Rampoldi 617. 733.
Randall 207. 223. 245. 246. 251.
Rassmussen 446.
Raymond XXVIII.
Reclam 376.
Reich 32. 104. 116. 129. 218.
  220. 221. 229. 241. 247. 632.
  634. 648. 706.
Rein 173.

Reinhardt 44.
Rembold 221. 230. 418. 420. 425.
428. 455. 464.
Reuss v. 66. 215. 216. 220.
226. 227. 238. 239. 304. 321.
324. 335. 346. 418. 432. 542.
671.
Richaud-Landrau 698.
Rindfleisch 73.
Risley 220. 251.
Ritzmann 205. 470.
Roberts 130. 220. 251.
Romiée 672.
Rosenbach O. 671.
Rosmini 120.
Rössler 769.
Roussanow 647.
Roszahegyi 513.
Roth XXIX. 61. 772.
Rust 112.
Rüte 209.

S.

Salomonsen 598.
Saltini 225. 250.
Samelsohn 683.
Sämisch 101. 114. 118. 338.
733.
Sand, George 413.
Sanson 23.
Sattler 138. 158. 555.
Savy 571.
Scellingo 223. 250.
Schadow 221.
Schäfer 222.
Scharff 427. 433. 446.

Scheidig 714.
Scheiding 216. 227. 272.
Scheiner 19.
Schenk 315. 331. 418. 425.
Scherdin 224. 266.
Schiericke 136.
Schillbach 219.
Schilling 125.
Schirmer 43. 51. 52. 759 bis
762.
Schiess-Gemusaeus 266. 548. 646.
Schjötz 222.
Schleich 223. 224.
Schlockow 635.
Schmidt 463. 745.
Schmidt-Rimpler 52. 99—102.
105. 118. 138. 139. 150. 173.
192. 201. 223. 230. 241. 243.
261. 262. 265. 274. 285. 287.
288—292. 348. 418. 538. 583.
666. 687. 693. 695. 720. 728.
749.
Schmitz 745.
Schnabel 583.
Schneller 224. 231. 262. 274.
282. 294. 295. 418. 479. 485
bis 488. 682.
Schöler 41. 83. 690. 723.
Schraube 298.
Schreber 298. 340.
Schröder 51. 56. 548.
Schröder, v. 583. 683.
Schröter 671.
Schtschepotjeff 221.
Schubert 220. 390. 414—418.
424—427. 430. 444. 446. 486.
580. 582. 584. 683. 717.

Schulthess 470.
Schultz 215. 224. 226.
Schultze M. 6. 7. 9.
Schuppli 341.
Schürmayer 207.
Schuschny 225.
Schuster & Bär 408.
Schwabe 224. 231.
Schwarzbach-Bcheim 219.
Schweigger 41. 103. 104. 181. 743.
Scina Ragona 750. 751.
Seebeck 741, 743. 745.
Seggel 201. 218. 222. 230. 234. 245. 262. 266. 267. 289. 291. 292—294. 372. 418. 583. 652.
Seidelmann 42. 43. 115. 164. 165. 603. 696. 706. 721. 760—764.
Sclitzky 634.
Sichcl 618.
Siegert 312.
Siegmund 583.
Sicmens 400.
Signorini 598.
Simi 250.
Simmelbauer 714.
Sismann 225.
Sizcranne Maur. de la 772.
Skrebitzky 706. 709.
Snell 44. 720.
Snellcn XXIX. 28 — 33. 176. 235.
Soemmering XXVI.
Soennccken 343. 419. 450. 452.
Solomon 696.
Sous 347. 348.

Soranus 52.
Sormani XXIX.
Spring 756.
Stadler 499.
Steffan 58. 164. 463. 764. 765.
Stein 33.
Steinheim 720.
Stellwag v. Carion 66. 676. 711.
Stern 149. 151.
Steven 218.
Stilling IX. 223. 240. 246. 258. 262. 264. 267. 268. 282—286. 289. 292—295. 485. 549. 659. 664. 745—748. 750. 755.
Stolte 42. 43. 759—762.
Straumann 275.
Streatfield XXIX.
Studtmann 371.
Stuhlmann 466.
Sulzer 626.
Syrncw 758.
Szili 699. 710.
Szokalsky 208.

T.

Tancquercl des Planches 682.
Tauchnitz 471.
Tauffer 225.
Taylor 598. 673.
Tepljaschin 572.
Thicbcn 461.
Thilcnius 215. 226.
Thomé 382.
Thurmann 589.
Tiffany 225.
Toldt 432. 446.

Torella 586.
Touchaleaume 573.
Trélat 384. 387. 404. 639.
Tréfort, Minister 528.
Trompetter 703. 704.
Tscherning 221. 245, 256. 257. 258. 262. 265. 266. 652.
Turnbull VIII.
Tweedy 44.

U.

Uffelmann 151.
Uhlick 113.
Uhthoff 616.
Ulrich 224. 241. 242. 246.

V.

Valenta 41. 52. 56—59.
Vandenesch 328. 337.
Varrentrapp 376. 378. 379. 394.
Vella 586.
Vennemann 131. 141.
Vessely 258.
Vidal 593. 596.
Villards, Caron de 164.
Vinci. Leon. da 15. 410. 441. 443. 444. 737. 750.
Virchow 73. 278. 503. 515. 624. 738.
Vogel 643.
Völkers 23. 25. 43. 278. 759. 760—762.
Vossius 126. 136. 138. 148. 158.

W.

Wachs 368.
Wackenroder 329.
Wagner Rich. 454.
Waldeyer 573.
Wallerstein 125.
Wallichs 512.
Walter 632.
Ware James 207.
Warmholtz 478.
Wasserfuhr 513.
Weber A. 220. 229. 297. 316. 318. 379. 380. 391. 419. 446. 450. 455. 463. 464. 469. 476. 483. 485. 486. 502. 507. 751. 755.
Weber L. 34. 351—363. 400. 401.
Wecker v. 52. 583.
Weckmann 391.
Weidmann 704.
Weigert 166.
Weiss 119. 224. 230. 249. 281. 288—290.
Wendschuch 714.
Wernich 590. 591.
Wesp 399.
Westphal 220.
Whitehead 598.
Widder 583.
Wider 733.
Widmark 224.
Wieland 454.
Wilhelm II. Kaiser 493.
Willy 223.
Wingerath Director IX. 241. 262. 283. 289. 519. 527. 532.

Winter v., Oberbürgermeister 503.
Wilson 741.
Woinow 247.
Wolffberg 66. 753.
Wundt-Lamansky 421. 424.
Wyss 315.

Y.

Young-Helmholtz 736.

Z.

Zander 697. 698.
Zehender 490. 497.
Zeissl 571.
Zimmermann 498.
Zültzer 160. 166. 167. 169.
Zweifel 49.
Zwingmann 223.
Zwez 298. 376. 384.